Sobotta Atlas der Anatomie
Allgemeine Anatomie und Bewegungsapparat

Sobotta解剖学图谱
解剖学总论和肌骨骼系统

主　编　Friedrich Paulsen, Jens Waschke
主　审　丁自海
总主译　刘　芳　杨向群
主　译　张志英　李玉泉　黄菊芳　牛云飞

第 **24** 版

河南科学技术出版社
· 郑州 ·

内容提要

1904年出版至今,《Sobotta解剖学图谱》铸就了解剖学图谱的一座丰碑,它以逼真的解剖插图、详细的表面解剖图片、影像诊断图像和可快速查阅的参考表格,深深吸引了全世界医师、医学生的目光。《Sobotta解剖学图谱》提供的经典插图可以直接与陈列在实验室的解剖标本相媲美,以无与伦比的准确性将学生引入解剖学殿堂。《Sobotta解剖学图谱》(套装4册)(德文第24版)是一部闻名全世界、制作质量极高的详细的解剖学图谱。其1500余幅插图——从标本绘制的图、切面图、表格到放射影像、超声影像、CT和MRI——涵盖了人体大体解剖的所有方面。Sobotta的目的是针对医学生和医师双方的需要,直接供临床应用时参阅。

图书在版编目(CIP)数据

Sobotta解剖学图谱. 解剖学总论和肌骨骼系统/(德)弗里德里希·保尔森,(德)延斯·瓦施克主编;张志英等主译. —24版. —郑州:河南科学技术出版社,2022.12

ISBN 978-7-5725-0652-9

Ⅰ.①S… Ⅱ.①弗… ②延… ③张… Ⅲ.①人体解剖学—图谱 Ⅳ.①R322-64

中国版本图书馆CIP数据核字(2022)第160343号

出版发行:河南科学技术出版社
北京名医世纪文化传媒有限公司
地址:北京市丰台区万丰路316号万开基地B座115室　　邮编:100161
电话:010-63863186　010-63863168

策划编辑:焦万田
文字编辑:郭春喜
责任审读:周晓洲
责任校对:龚利霞
封面设计:中通世奥
版式设计:崔刚工作室
责任印制:程晋荣
印　　刷:河南瑞之光印刷股份有限公司
经　　销:全国新华书店、医学书店、网店
开　　本:889 mm×1194 mm　1/16　　**印张**:96.25　　**字数**:2650千字
版　　次:2022年12月第24版　　2022年12月第2次印刷
定　　价:1200.00元(全4册)

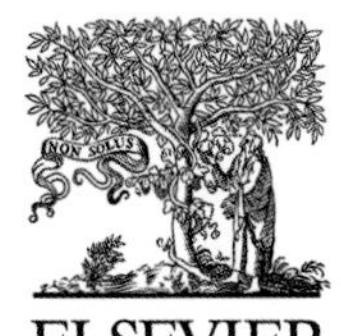

Elsevier (Singapore) Pte Ltd.
3 Killiney Road, #08-01 Winsland House I, Singapore 239519
Tel: (65) 6349-0200; Fax: (65) 6733-1817

Original publication:
Elsevier GmbH
Bernhard-Wicki-Str. 5, 80636 Munich, Germany
Sobotta, Atlas der Anatomie-3 Bände und Tabellenheft im Schuber, 24th edition

ISBN:9783437440106

This Translation of Sobotta, Atlas der Anatomie-3 Bände und Tabellenheft im Schuber, 24th edition, by Friedrich Paulsen & Jens Waschke was undertaken by Henan Science and Technology Press and is published by arrangement with Elsevier (Singapore) Pte Ltd.

Sobotta, Atlas der Anatomie-3 Bände und Tabellenheft im Schuber, 24th edition, by Friedrich Paulsen & Jens Waschke 由河南科学技术出版社进行翻译,并根据河南科学技术出版社与爱思唯尔(新加坡)私人有限公司的协议约定出版。

《Sobotta 解剖学图谱:解剖学总论和肌骨骼系统》(第 24 版)(张志英,李玉泉,黄菊芳,牛云飞　主译)
ISBN: 978-7-5725-0652-9

注　意

本译本由 Elsevier (Singapore) Pte Ltd. 和河南科学技术出版社完成。相关从业及研究人员必须凭借其自身经验和知识对文中描述的信息数据、方法策略、搭配组合、实验操作进行评估和使用。由于医学科学发展迅速,临床诊断和给药剂量尤其需要经过独立验证。在法律允许的最大范围内,爱思唯尔、译文的原文作者、原文编辑及原文内容提供者均不对译文或因产品责任、疏忽或其他操作造成的人身及(或)财产伤害及(或)损失承担责任,亦不对由于使用文中提到的方法、产品、说明或思想而导致的人身及(或)财产伤害及(或)损失承担责任。

著作权合同登记号:豫著许可备字-2021-A-0159

院士简介

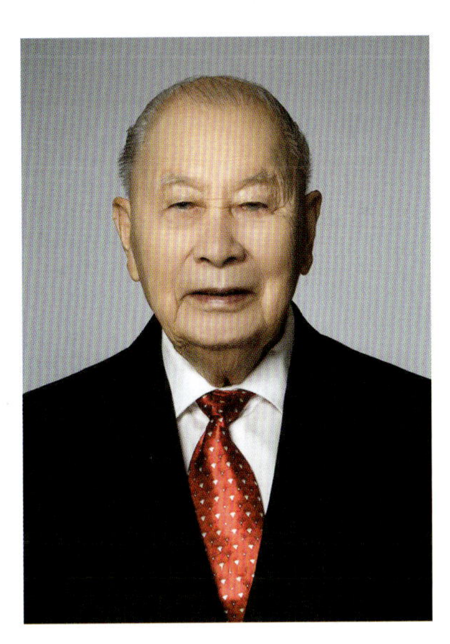

钟世镇 中国工程院资深院士，1925 年生，广东省五华县人。我国现代临床解剖学奠基人，我国数字人和数字医学倡导者。中国解剖学会名誉理事长，南方医科大学临床解剖学研究所名誉所长，广东省创伤救治科研中心名誉主任，中华医学会数字医学分会终身名誉主任，国际数字医学会名誉会长，广东省增材制造协会名誉会长，第 174 次和 208 次香山科学会议执行主席。获国家科技进步二等奖 6 项，获广东省科学技术突出贡献奖、“何梁何利基金”科技进步奖、中华医学会数字医学分会创始成就奖、中国显微外科终身成就奖、“叶剑英奖”“柯麟医学奖”。第六届全国人大代表，获“全国优秀教师”“全军优秀共产党员”“总后勤部科技一代名师”等荣誉称号。

主审简介

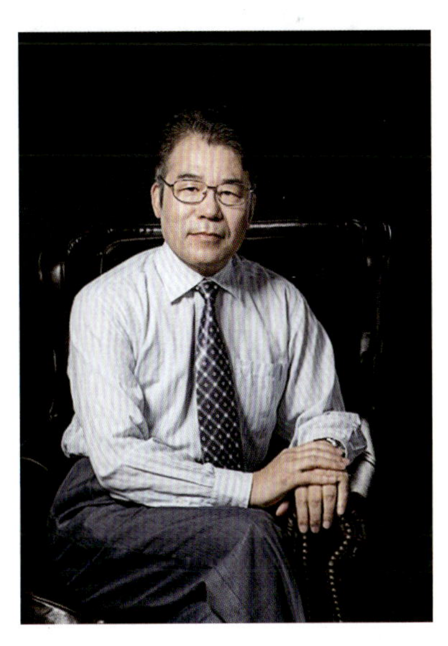

丁自海　南方医科大学教授、博士生导师、微创外科解剖学研究所所长，临床解剖学家。在临床解剖学研究中，特别在皮瓣解剖学、脊柱微创解剖学、腔镜解剖学等领域取得一系列成果。发表论文120余篇。培养硕士、博士、博士后60余名。享受国务院政府特殊津贴。现任中国解剖学会理事，中国解剖学会护理解剖学分会主任委员，国家自然科学基金评审和教育部学位论文评审专家。获军队、省部级科技进步奖6项。主持国家自然科学基金和军队、省部级重大科技计划项目6项。总主编《钟世镇现代临床解剖学全集》《临床解剖学丛书》(第2版)，主编、主译解剖学专著15部。

编者名单

主　审　丁自海
总主译　刘　芳　杨向群
主　译　张志英　李玉泉　黄菊芳　牛云飞
副主译　马坚姝　张红旗　张露青　黄会龙
译　者　(以姓氏笔画为序)

马坚姝　大连医科大学
牛云飞　海军军医大学附属长海医院
叶　文　海军军医大学
刘　芳　海军军医大学
乔　梁　海军军医大学
李　雷　南京医科大学
李玉泉　海军军医大学
杨向群　海军军医大学
何　晨　海军军医大学
冷　傲　海军军医大学
张　郑　海军军医大学
张红旗　复旦大学上海医学院
张志英　海军军医大学
张善强　汕头大学医学院
张露青　南京大学医学院
范　凯　大连医科大学
季胤俊　海军军医大学附属长海医院
秦　杰　复旦大学上海医学院
秦　铭　海军军医大学
顾昊煜　海军军医大学
黄会龙　海军军医大学
黄菊芳　中南大学基础医学院
崔　进　海军军医大学附属长海医院
蔡梦溪　海军军医大学
熊　鲲　中南大学基础医学院
霍奕鸣　海军军医大学

序

问渠那得清如许，为有源头活水来。《Sobotta解剖学图谱》，是由德国学者编写，在国际上颇具影响力的经典巨著。在此次的德文第24版中，F. Paulsen和J. Waschke沿用了第1版的3卷内容，将解剖学与临床医学紧密结合，增加了大量的临床要点和临床案例，同时对肌、关节和神经图表进行了修订，更加有利于读者理解绘图中的解剖学结构及其临床意义，体现出“满眼生机转化钧，天工人巧日争新；预支五百年新意，到了千年又觉陈”。

气清更觉山川近，意远从知天地宽。在总主译刘芳教授和杨向群教授组织的国内15所院校专家团队的辛勤努力下，经主审丁自海教授的倾力把关和河南科技出版社的鼎力支持，出版了这套高水平译著。春种一粒粟，秋收万颗种，该书的出版为我国解剖学和临床学科的学术发展添砖加瓦，提供了难能可贵的“独留巧思传千古”资料。

看似寻常最奇崛，成如容易却艰辛。这部巨著的主要特点是胚胎发育与大体结构相结合，穿插临床真实案例，并附患者影像学资料。请君莫奏前朝曲，听唱新翻杨柳枝。该书体现解剖与临床的完美结合，借图表进一步展示全身各部肌的起止、分布、神经支配和功能。我是长年耕耘在我国临床解剖学园地里的一名老园丁，关怀着园地里的一花、一草、一木，采得百花成蜜后，为谁辛苦为谁甜。这套译著是新出现在园地里的一朵奇葩，对于解剖学教师、医学生及临床医师都有很好的参考价值。在庆贺优秀版本出版之际，我欣为之序！

中国工程院院士
南方医科大学教授 钟世镇

2021年夏于广州

前 言

《Sobotta 解剖学图谱》(*Sobotta Atlas der Anatomie*)德文第 24 版由 Friedrich Paulsen 和 Jens Waschke 主编,于 2017 年出版,该(德文)版图谱距离 1904 年 Johannes Sobotta 第 1 版图谱的出版已有 113 年。

现代人体解剖学的概念,不再是单独讲述人体宏观结构的大体解剖学,而是以经典的人体解剖学为基础,广泛吸纳了细胞生物学、发育生物学、人体胚胎学、组织学、人类学、病理学等学科的最新发展成就,并将它们有机地融合于大体解剖学之中,同时还用最新的知识和思维解释了某些疾病的发病机制,提供新的诊断和治疗方法,特别是结合解剖学知识介绍了一些新的、行之有效的外科手术,从而大大拓宽了解剖学的理论内涵和应用范畴。《Sobotta 解剖学图谱》在描述人体宏观结构的大体解剖学内容的同时还涵盖上述内容。

《Sobotta 解剖学图谱》共分 3 卷,包括解剖学总论和肌骨骼系统,内脏器官,头部、颈部和神经解剖。绘图非常精美、结构展示真实而准确,在图的下方配以文字说明,介绍图的呈现方式及展示内容。在这一版中,作者针对图的内容,引入了大量的相关临床要点及临床案例,将解剖与临床的关系体现得淋漓尽致。此外,两位教授还对《Sobotta 解剖学图谱》的肌、关节和神经图表进行了修订再版,以图表的形式呈现肌的起止、分布、神经支配和功能,每块肌都附有一个小的示意图,并以红色突出显示相应肌;所有图表与图谱中的相关图片相互呼应并为之提供参考。

中文版的页码及排版方式与原著完全对应,专业名词索引采用英中对照的形式附于各卷包括图表分册的最后。在翻译的过程中,译者基本按照原著的原意进行翻译,同时也对表述存在歧义、错误或不妥的个别语句及绘图进行了修改。中文名词的翻译以我国公布的《人体解剖学名词》(第 2 版)和《组织学与胚胎学名词》(第 2 版)为准,对于少量尚未涵盖的名词,译者根据经验和中文习惯进行了翻译;对于个别临床常用的非标准名词予以保留。

此版《Sobotta 解剖学图谱》译者来自国内 15 所院校,并请第 41 版《格氏解剖学》的主译丁自海教授作为全套图谱的主审,对译文进行审阅把关。各章节的译文均经过初稿、译者互审、副主译统稿、主译审校及主审把关,力求翻译准确,用词得当,语句流畅。各位译者认真负责、尽心尽力,经过多环节的审校和把关,有力地保证了译著的质量。

我们有幸邀请到国内著名临床解剖学家、中国工程院资深院士、南方医科大学钟世镇教授为本中文版作序,在此表示深深的谢意!

感谢河南科学技术出版社对翻译工作和译著出版的大力支持,在译者、主审和出版社编辑们的共同辛勤付出和不懈努力下,这套百年巨著德文第 24 版的中文版得以与广大读者见面,在此谨向所有为译著顺利出版做出贡献的同仁们致以衷心的感谢! 也期望本中文版译著对我国解剖学和临床学科的发展有所帮助。

由于译者受各自专业所限,可能对于某些内容如胚胎发育、临床相关内容等的描述不够准确,或者出现错误,敬请读者批评指正。

刘 芳 杨向群

2021 年 6 月

主编简介

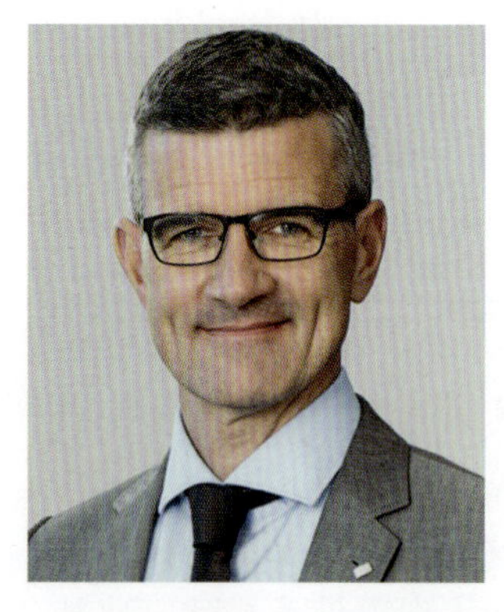

Friedrich Paulsen 教授

为学生开设的解剖课

在 Friedrich Paulsen 教授的教学中，他反复强调的一点就是，确保学生们在他的解剖课上都能实地解剖捐献的遗体。他认为，亲自动手解剖是极其重要的，不仅仅能更好地理解解剖学的三维立体结构、获得所有医学领域的基础知识，同时在解剖课上，你还将首次触摸并感觉人体各个器官和组织，而且在大多数情况下，这也将是你第一次密切接触有关死亡、将死和临床死亡原因的诸多问题。你不仅要学习解剖学，而且还要学习作为团队中的一员如何去处理这样一个非常独特而又富有挑战性的场面。

Friedrich Paulsen 教授 1965 年出生于基尔，在布伦瑞克市高中毕业，他最初接受的是护士培训，之后他进入基尔 Christian Albrechts 大学(CAU)学习医学。他在 CAU 口腔颌面外科专科医院完成实习医师培训后，在 CAU 耳鼻喉科专科医院做过一段时间的住院医师。1997 年，他在 CAU 解剖学研究所获得医学博士学位，1998 年转到该所工作，并于 2001 年进一步获得国家解剖学博士学位。2003 年，他获得位于慕尼黑的 Ludwig Maximilians 大学(LMU)和位于哈雷/威滕堡的 Martin Luther 大学(MLU)解剖学系的全职教授职位。他在哈雷创建了一个临床解剖学培训中心。这次在谢绝了 Saarland 大学提供的教授职位之后，他接受了位于纽伦堡的 Friedrich Alexander 大学(FAU)解剖学教授和解剖学研究所所长的职位，这是他自 2010 年以来一直担任的职位。同时，他一再谢绝其他一些著名大学提供的教授职位。

Friedrich Paulsen 教授是英国、爱尔兰及罗马尼亚解剖学会的荣誉会员。他曾获多项科学奖项，包括 Dr. Gerhard Mann SICCA 研究奖、德国眼科医师联合会的 SICCA 研究奖，以及位于斯洛伐克布拉迪斯拉发的 Comenius 大学的纪念章等。此外，他还获得了数项教学奖。

他的研究重点是眼表面的先天免疫反应及眼干燥症的病因。他曾赴西班牙和英国进行访问研究，他是 *Annals of Anatomy* 期刊的主编，并担任 *Learning and Teaching* 期刊副总裁，自 2016 年起成为 FAU 大学行政管理机构成员。

Friedrich Paulsen 教授
功能和临床解剖学系
解剖学研究所
弗里德里希-亚历山大大学
学院大街 19 号
91054 埃尔朗根
德国

主编简介

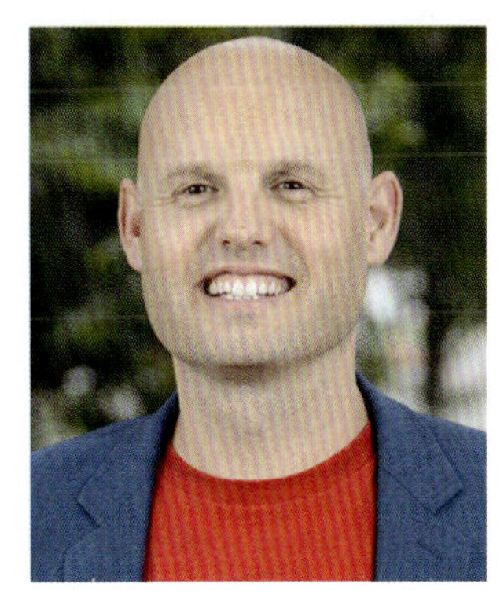

Jens Waschke 教授

使解剖课更贴近临床

Jens Waschke 教授认为,现代解剖学教学中最重要的挑战之一就是如何优化课程,以满足临床培训及之后临床实践的要求。

他认为:"解剖学图谱中的临床相关内容为医学院第一学期学生提供了解剖学的基础知识,同时也向他们表明,完全掌握人体解剖学对他们之后的临床实践是十分重要的,而不仅仅是死记硬背一些解剖结构。另一方面,我们倾向于避免涉及高度专业化的细节,因为这些精细解剖只供少数专家之需要,偶尔用于疾病诊断或手术,就像其他的现代解剖学图书中所描述的那样。由于在接受培训的初始阶段,学生还不能区分哪些是必需的基础知识,哪些是专业化知识,这可能会导致他们的心理负担过重,反而阻止他们专注于那些必要的基础知识。"

Jens Waschke 教授(1974 年出生于拜罗伊特)在维尔茨堡大学学习医学,2000 年在 Detlev Drenckhahn 教授的指导下获得解剖学博士学位。经过在解剖学教研室和内科的实习后,他于 2007 年获得解剖学和细胞生物学教授资格。2003—2004 年 Jens Waschke 作为访问学者,在 Fitz-Roy Curry 教授的指导下,在加利福尼亚大学戴维斯校区工作了 9 个月。从 2008 年起,他担任了维尔茨堡大学新成立的解剖学研究所第三科室主任,随后任慕尼黑 Ludwig Maximilians 大学教授,自 2011 年起担任该校解剖学研究所第一科室(植物解剖学)负责人。Jens Waschke 教授热衷于德国解剖学会的相关工作,他是该学会专业解剖学组的一名考官,同时也是该学会研究委员会的成员,是减少甲醛暴露工作组的领导。他是国际解剖学家协会联合会(IFAA)的代表、埃塞俄比亚解剖学会(ASE)名誉会员。

在他的研究工作中,主要研究了细胞黏附调节和人体内外屏障功能的生物学机制。他的研究主要集中在炎症反应过程中内皮屏障的调节,以及在大疱性皮肤病天疱疮、克罗恩病和心律失常性心肌病等疾病中的细胞黏附损伤机制。其目的是为了更好地了解细胞黏附并发现新的治疗方法。

Jens Waschke 博士,教授
解剖学研究所
第一科室(植物解剖学)
Ludwig Maximilians 大学(LMU)
Pettenkofer 大街 11 号
80336 慕尼黑
德国

德文第24版序言

1904 年 5 月，Johannes Sobotta 在其图谱第 1 版的序言中写道："从尸体解剖课上获得的长期经验使得作者确保那些显示周围神经系统和血管的绘图准确描绘了其关联结构，这与学生习惯于在尸体上看到的是一样的，即他们描绘的血管和神经都来自同一区域。此外，在图谱的编排上，文字叙述部分与整页图表交替出现。后者包含图谱的主要插图，而前者除了草图、示意图和图例外，还包含一段简明扼要的文字，以帮助学生在解剖实验室使用该书时能快速查找相关信息。"

如同时尚会经常变化一样，学生的阅读和学习习惯也发生着变化。多媒体无处不在，各种信息和新鲜刺激唾手可得，这无疑是这些习惯以前所未有的速度发生改变的主要原因。出版商和出版社必须跟上这些发展的步伐和学生们不断变化的期望，了解他们想要的图谱和教科书，并保证附有数字版。除了采访学生和系统调查之外，出版商有时还可以从教科书市场本身来衡量学生的期望。声称内容全面详尽的教科书越来越遭到抛弃，而那些教学上能满足学生教育需求且涵盖了课程和考试内容的教科书反而更受欢迎——无论他们是学习医学、牙科还是生物医学的。同样，如其他的解剖学图谱一样，《Sobotta 解剖学图谱》中的绘图以其精确的写实绘法表现了实际解剖时的情景，曾使全世界的几代医师和医学专家为之着迷，但学生们时常反映这些绘图太过于复杂和详细。这一冲突的现实要求我们考虑，如何进一步发挥这部解剖学图谱的明显优势——一部有 100 多年传承历史，再版了 23 次的德文解剖学图谱，它早已成为准确性和质量的基准——以满足现代教学理念，而整体上又不失其独特、高档和原创的特点。

出于教学原因，我们保留了 Sobotta 的最初理念，择其精华予以出版。内容编排上如同自第 1 版以来的那样，分为 3 卷：①解剖学总论和肌骨骼系统；②内脏器官；③头部、颈部和神经解剖。虽然第 1 版序言中提及的排版概念可能是过时的，即每幅绘图配一段解释性文字，但现在这种方式又重新流行起来了——我们只是简单地将其现代化了。因此，本书中的每幅绘图均以一小段解释文字结束，旨在向学生介绍所显示的结构，以及说明在这个特定区域选择这种特殊的解剖方法和显示方式的原因。各个章节都按目前的学习习惯进行了系统的编排，同时也更新或替换了多幅绘图。这些新图大多是从学习者的角度进行设计的，使之更容易研究血液供应和神经支配的主要路径。此外，我们还修改了许多现有的插图，并减少了标注的数量，使用粗体字方便访问解剖内容。大量的临床实践案例（"临床要点"）以最有活力的方式向初学者展示有些"枯燥"的解剖学主题，向初学者证明解剖学对于他们以后的职业生涯有多重要，并让他们对即将到来的临床培训有一种诱人的体验。修订后的另一个特点是，每个章节新增了一段介绍性序言，概括了本章节学习内容和关键问题，并包括一个真实的临床案例。此外，每一章结尾都总结性地提出一些问题，这些代表性的问题在解剖学考试的口试和笔试中常常被问及。与第 23 版一样，每章还包括一段每一身体局部胚胎学的简介。

读者应该注意两件事：

1. 第 24 版《Sobotta 解剖学图谱》无法替代常规的解释性教科书。

2. 教育理念不管有多好，学生自己仍然需要花很多时间进行强化学习——好的教育理念只代表获取知识更容易。解剖学其实并不难学，但的确需要花费很多时间；要知道多花费一些时间是值得的，因为从长远来看，每个人——包括医师和患者——都会受益匪浅。《Sobotta 解剖学图谱》第 24 版的目的是，不仅促进了你的学习，而且还使你花在学习上的时间变得轻松愉快。因此，《Sobotta 解剖学图谱》将是你今后反复想翻阅和咨询的工具书，不论是在你的学习阶段，还是在你之后的职业生涯中。

埃尔朗根和慕尼黑，2017 年夏

正值第一版出版 113 年之际

Friedrich Paulsen 和 Jens Waschke

德文第24版致谢

《Sobotta 解剖学图谱》第 24 版的修订工作再次充满乐趣,越置身其中,对《Sobotta 解剖学图谱》的自豪感就越强烈。

尤其是现在,以 Sobotta 一以贯之的高品质要求,再次出版这部解剖学恢宏巨著,更需要在出版社的协调下进行大量的团队合作。Katja Weimann 博士承担了《Sobotta 解剖学图谱》第 24 版修订的主要工作,她广泛协调了整个项目,我们非常感谢她的辛勤付出。此外,若没有 Andrea Beilmann 博士的长期经验,许多工作是不可能完成的。她曾参与了《Sobotta 解剖学图谱》前几个版本的修订工作,一直是我们 Sobotta 团队的强大精神支柱。对她给予的帮助和支持,我们由衷地表示感谢。Benjamin Rempe,负责《Sobotta 解剖学图谱》第 24 版修订工作的幕后 4 人小组的成员之一,第一次参与此项目,但他以全部的热心和激情投入了这项任务。他独特的激励团队的方式深深地感动了编辑们,这也成为了他们的动力源泉。Benjamin:非常感谢你。现在,我们时常愉快地回忆起每月的电话会议,从中得知 Benjamin Rempe 和 Andrea Beilmann 博士是如何帮助我们精心制作 Sobotta 图谱,他们虽然方法不同,但都直观地采取了统一的工作方式,展现出非凡的天赋。Sibylle Hartl 与 Andrea Beilmann 博士合作,负责协调此项目,并负责整个印刷工作。我们衷心地感激她。Dorothea Hennessen 和 Rainer Simader 博士共同负责《Sobotta 解剖学图谱》第 24 版修订出版的全部管理工作,他们从未对 Sobotta 团队失去信心,也不担心时间过于紧凑。如果没有他们两位的坚韧和维护,那么此版以现在的式样出版发行是不可能的。在此,我们一同感谢 Antje Kronenberg 博士(负责编辑)、abavo GmbH 团队(负责图像处理技术和文字输入)和 Nicola Kerber(版式设计),感谢他们的参与,他们理应分享成功后的喜悦。另外,Ursula Osterkamp-Baust 博士竭尽全力为图谱编制索引,对此我们深表感谢。

特别感谢我们的插图绘制团队:Katja Dalkowski 博士,Marie Davidis,Johannes Habla,Anne Kathrin Hermanns,Martin Hoffmann,Sonja Klebe,Jörg Mair 和 Stephan Winkler,他们不仅更新了原有的绘图,还帮助我们绘制了大量新插图。

我们还要感谢为我们提供临床图像的各位专家教授,他们是:慕尼黑 Ludwig Maximilians 大学临床放射学研究所的 Frank Berger 博士,埃尔朗根/纽伦堡 Friedrich Alexander 大学耳鼻喉科语音矫正和儿童听力专科的 Christopher Bohr 教授,杜塞尔多夫 Heinrich Heine 大学眼科的 Eva Louise Bramann 博士,莱比锡大学耳鼻喉科和门诊部主任 Andreas Dietz 教授,杜塞尔多夫 Heinrich Heine 大学眼科的 Gerd Geerling 教授,哈雷/威滕伯格 Martin Luther 大学的大学医务室和门诊神经内科的 Berit Jordan 博士,慕尼黑 Ludwig Maximilians 大学外科的 Axel Kleespies 博士,维尔兹堡 Julius Maximilians 大学耳鼻喉疾病中心的 Norbert Kleinsasser 教授,汉堡-阿尔托纳/奥腾森耳鼻喉科诊所的 Hannes Kutta 博士,维尔兹堡 Julius Maximilians 大学麻醉科的 Christian Markus 博士,埃尔朗根/纽伦堡 Friedrich Alexander 大学解剖学第二科室的 Jörg Pekarsky,哈雷/威滕伯格 Martin Luther 大学放射诊断科的 Dietrich Stövesandt 博士,慕尼黑 Ludwig Maximilians 大学外科的 Jens Werner 教授,埃尔朗根的 Tobias Wicklein 博士,以及哈雷/威滕伯格 Martin Luther 大学医务室和门诊神经内科主任 Stephan Zierz 教授。

最后但同样重要的是,我们要感谢我们的家人。在我们全身心投入第 24 版《Sobotta 解剖学图谱》这段时间里,他们不仅非常宽容和理解,而且无论何时,在我们需要反馈的时候,他们都为我们提出了非常有帮助的建议。你们一直都是我们真正的支持者。

埃尔朗根和慕尼黑,2017 年夏

Friedrich Paulsen 和 Jens Waschke

1. 缩写列表

单数：

A. = 动脉
Lig. = 韧带
M. = 肌
N. = 神经
Proc. = 突起
R. = 分支
V. = 静脉
Var. = 变异

复数：

Aa. = 动脉
Ligg. = 韧带
Mm. = 肌
Nn. = 神经
Procc. = 突起
Rr. = 分支
Vv. = 静脉

♀=女性
♂=男性

> 百分比：
> 鉴于个体测量值的巨大差异，以百分比表示的大小只能作为一个近似值。

2. 方向和位置的一般术语

下列术语用来表示身体各器官或各部分相互之间的位置，不管身体处于何体位（如仰卧或直立），不管四肢的方向和位置。这些术语不仅用于人体解剖学，而且也用于临床医学和比较解剖学。

一般术语

前-后＝前面-后面（如胫前动脉和胫后动脉）
腹侧-背侧＝朝向腹部-朝向背部
上-下＝上面-下面（如上鼻甲和下鼻甲）
颅侧-尾侧＝朝向头部-朝向尾部
右-左＝右侧-左侧（如右髂总动脉和左髂总动脉）
内-外＝内面-外面
浅-深＝浅面-深面（如指浅屈肌和指深屈肌）
中，中间＝位于另两个结构之间（如中鼻甲位于上鼻甲和下鼻甲之间）
正中＝位于中线（脊髓前正中裂），正中平面是一个矢状面，分身体为左右两半
内侧-外侧＝靠近身体中线-远离身体中线（如腹股沟内侧窝和外侧窝）
额的＝位于额状面，但也朝向前面（如上颌骨的额突）
纵向的＝与纵轴平行（如舌的上纵肌）
矢状的＝位于矢状面
横的＝位于横断面
横向的＝横向方向（如一块胸椎的横突）

表示四肢方向和位置的术语

近侧-远侧＝朝向或远离肢体附着端或某结构的起点（如桡尺关节近侧和远侧）
用于上肢的
桡侧-尺侧＝在桡侧-在尺侧（如桡动脉和尺动脉）
用于手部的
掌侧-背侧＝朝向手掌-朝向手背（如掌腱膜，骨间背侧肌）
用于下肢的
胫侧-腓侧＝在胫侧-在腓侧（如胫前动脉）
用于足部的
跖侧-背侧＝朝向足底-朝向足背（如足底外侧和内侧动脉，足背动脉）

3. 括号的使用

[ ]：方括号内的拉丁术语是指《解剖学术语》（1998）的备选术语，如肾 Ren[肾 Nephros]。为了保持图表说明的文字短小精悍，备选术语一般只用于词根不同的单词，因为这对准确无误地理解临床术语（如肾病学）是必需的。它们主要用来标注图表中具有中心作用的特定器官或结构。

( )：圆括号的使用方式有以下几种

- 引用《解剖学术语》中的以圆括号列出的名称，如腰小肌（M. psoas minor）
- 尚未收入官方命名系统中的名称，但主编认为这个称谓很重要且具临床意义，如颧牙槽嵴（Crista zygomaticoalveolaris）
- 指示某一给定结构的起源，如动脉的脊髓支（椎动脉）

颜色比对

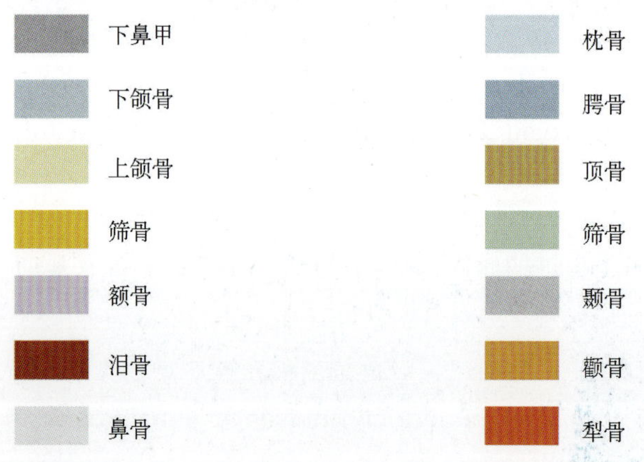

新生儿时，一种颜色可表示不同的颅骨

鼻骨，颞骨，下颌骨
上颌骨，门齿骨
枕骨，腭骨

目　录

第 1 章　解剖学总论

解剖学平面和方位 …… 4
表面解剖 …… 14
发育 …… 18
肌骨骼系统 …… 20
神经血管 …… 36
影像学方法 …… 47
皮肤及附属结构 …… 51

第 2 章　躯干

表面解剖 …… 58
发育 …… 61
骨骼 …… 63
影像学方法 …… 88
肌 …… 94
神经血管 …… 118
局部结构,腹后壁 …… 127
女性乳房 …… 138
局部结构,腹前壁 …… 142

第 3 章　上肢

表面解剖 …… 156
发育 …… 158
骨骼 …… 160
影像学方法 …… 182
肌 …… 186
神经血管 …… 224
局部结构 …… 262
断面 …… 285

第 4 章　下肢

表面解剖 …………………………………………… 294
骨骼 …………………………………………………… 296
影像学方法 ………………………………………… 344
肌 ……………………………………………………… 350
神经血管 …………………………………………… 380
局部结构 …………………………………………… 404
断面 …………………………………………………… 428

附录

图片示例 …………………………………………… 436
索引 …………………………………………………… 437

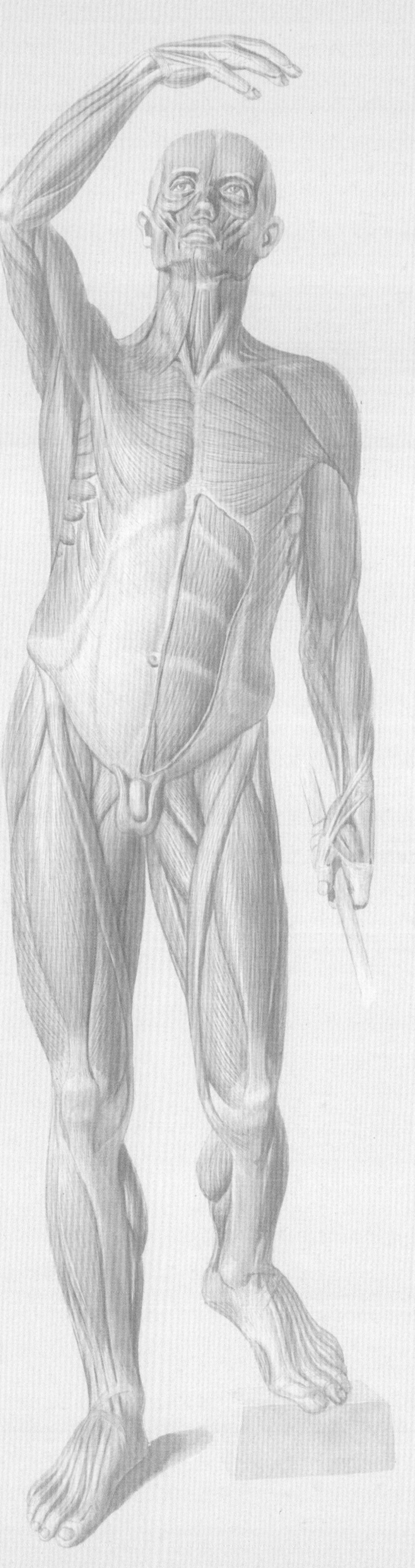

第 1 章

解剖学总论

解剖学平面和方位 …… 4

表面解剖 …… 14

发育 …… 18

肌骨骼系统 …… 20

神经血管 …… 36

影像学方法 …… 47

皮肤及附属结构 …… 51

1

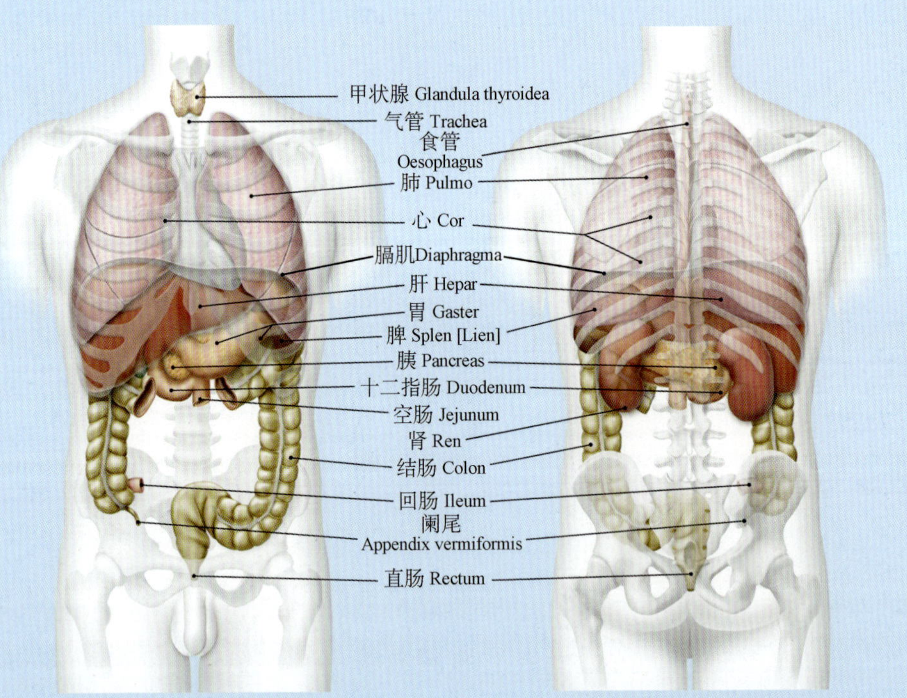

引言

希腊词“ανατεμνειν”（anatemnein）意味着“切开”，它描述了一种最古老的解剖学方法，是古代时所实施的方法。解剖学是研究正常人体结构的科学。没有解剖学知识，推断不出其功能。没有正常结构和功能知识，就不能理解其病理学变化。学习一种新语言，需要有基础词汇和语法知识。解剖学也是如此，为了能够学好这门学科，需要学习基本结构和功能性知识，这在医学研究中是**至关重要的**。在临床实践中，不仅身体的平面、轴及标志线、运动方式、方向术语的描述有着重要作用，而且肌骨骼系统，包括生物力学过程、内部器官定位及体表投影，循环系统、神经系统的结构知识也极其重要。它们构成诊断（特别是影像技术，如 X 射线、超声、闪烁成像、计算机断层扫描、磁共振成像）和治疗手段的**基础**。

主题

学习本章后，你应该能够：

- 在自己身上进行解剖学定位，把身体分成不同的部分并描述之，了解主要的轴、面，描述运动方向，了解方向术语、身体各部分位置和一般解剖学术语；
- 将身体表面划分成不同区域，描述内部器官在身体表面的投影位置；
- 从受精开始，描述胚胎发育的主要过程；
- 了解肌骨骼系统的组成结构，如骨的分类，长骨的构造，骨骼结构名称，关节的结构，关节类型，关节运动和关节辅助结构术语（如椎间关节、关节唇、关节囊、韧带）；
- 描述肌的一般基本概念，如骨骼肌的结构、肌的类型、肌腱附着部位、辅助肌和肌腱，并描述肌力学原理；
- 描述各种循环系统，如体循环，包括心和主动脉、静脉，肺循环，出生前心血管系统，门静脉系统和富有淋巴结的淋巴系统（淋巴循环）；
- 理解神经系统（结构、躯体和自主神经系统），了解体表的节段性分布；
- 描述诊断成像技术的原理，如常规 X 线，超声扫描术（ultrasound），计算机断层扫描，磁共振成像，闪烁成像。
- 描述皮肤结构及其附属结构。

临床要点

为了反映许多解剖细节对未来日常临床工作的参考价值，下面描述一个典型案例，以示本章内容的重要性。

动脉导管未闭(Botalli)(PDA)

个案研究

1 位早产女婴，妊娠 34 周零 2 天出生(34＋2 NNW)，出生后不久(第 4 天)出现呼吸短促，营养不良，脸色苍白，手脚冰凉。

检查结果

新生儿站值班儿科医师检查发现：腹部触诊肝、脾大(hepatosplenomegaly)，心脏听诊在左侧第 2 肋间隙有隆隆的机器般杂音(收缩期渐强和舒张期渐弱杂音)，同时伴有胸部呼呼的触觉感。摸脉时，脉搏快、脉压大(Pulsus celer et altus)。医师立即采取了进一步的诊断检查。

诊断过程

心电图显示左心室压力增大，胸部 X 线显示肺血管扩张和心左缘增宽。完整的超声心动图(彩色多普勒检查，见图 a)显示主动脉和肺动脉之间有血液流动，这是分流的直接图像。

分流器是一种位于正常独立血管或腔隙间的短交通连接。

患者动脉导管未闭(Botalli)(PDA)的诊断(图 b)就这样确诊了。

诊断

动脉导管未闭。

治疗

利用前列腺素合成抑制药布洛芬进行药物治疗，可以从血流动力学上有效关闭开放的动脉导管。

后期进展

虽然患者症状在治疗后略有改善，但仍可闻及明显的心脏收缩期杂音，彩色多普勒检查仍可检测到动脉导管未闭。鉴于此，于第二天通过插入一个保护系统，进行了心导管介入封堵术。术后不久，女孩的脉搏已经恢复至正常范围内，呼吸平稳，无心脏杂音。这个女孩在新生儿病房住院一段时间，恢复良好，可以出院。

解剖实验室

根据以心为中枢器官的大、小循环的压力和血流方向，描述患有动脉导管未闭的女婴，其血液如何流动(→图 1.39)?

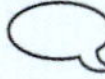

思考出生后还有哪些血液分流途径已经闭合。

返回临床

出生后，由于肺扩展而氧浓度增加，而且通常第 1 次呼吸会引起动脉导管收缩和闭合。在早产儿，有很多器官还没有完全发育成熟。动脉导管持续不闭合的原因是由于这里的血管平滑肌发育不良，因此收缩不佳，相对较高的前列腺素浓度使动脉导管维持开放状态。

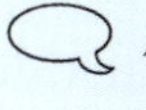

从妊娠第 28 周起，为避免动脉导管过早闭合，孕妇不宜服用前列腺素合成抑制药(如布洛芬)用于镇痛治疗。

出生后，前列腺素水平通常迅速下降，动脉导管自动闭合。因此，以前列腺素合成抑制剂进行治疗往往是成功的。

出生后，对新生儿进行初步检查是为了确定所有重要的功能，如呼吸和心血管系统是否正常。

在动脉导管完全未闭的情况下，由于体循环压力高于肺循环压力，形成从左到右的血液分流，由此导致左半心体积超负荷，血液从主动脉流入肺部，增加了肺动脉血流及肺循环压力，一部分血液从肺部到达左心室、再到主动脉，这样血液再次通过未闭的动脉导管循环流入肺部(机器样杂音)，出现体循环血供不足现象(手脚冰凉)，心率反应性增加(脉搏加快)以运输足够的氧气到达身体末梢。如果动脉导管未闭得不到治疗，不断增加的压力导致肺部血管受损，血管结构重塑，从而使压力进一步增大，并可能因增加太多以致超过体循环压力，血液发生(由右向左)反流，肺循环尚未经过充分氧气交换的血液直接进入体循环，其结果是出现发绀(皮肤、嘴唇及黏膜呈淡蓝色)，以及血容量迅速下降，某些情况下，心脏会出现失代偿。

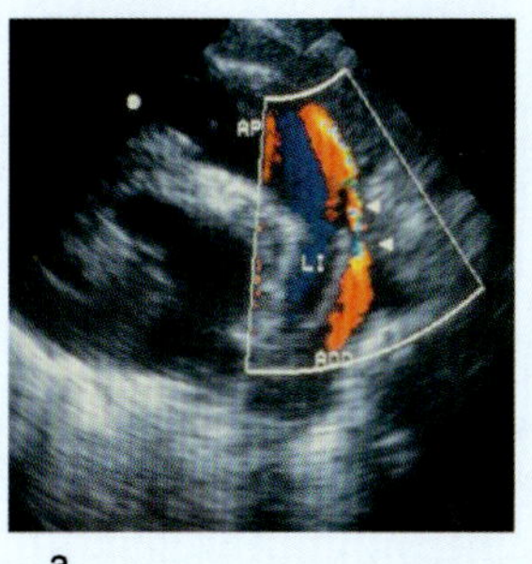

a

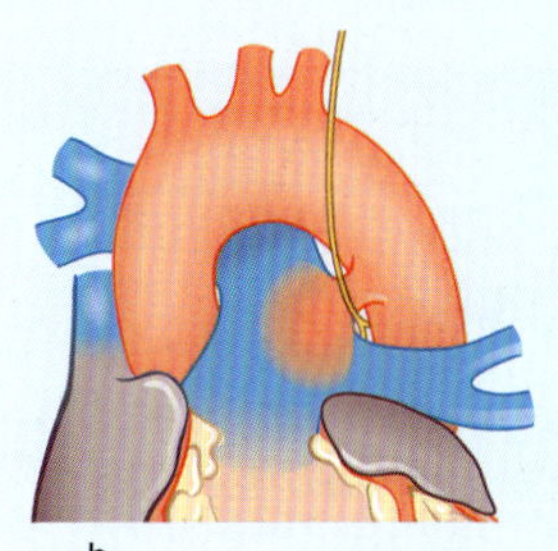

b

图 a　彩色多普勒检查[O548]。

图 b　动脉导管未闭(Botalli)[L126]。

解剖学平面和方位

人体的分部

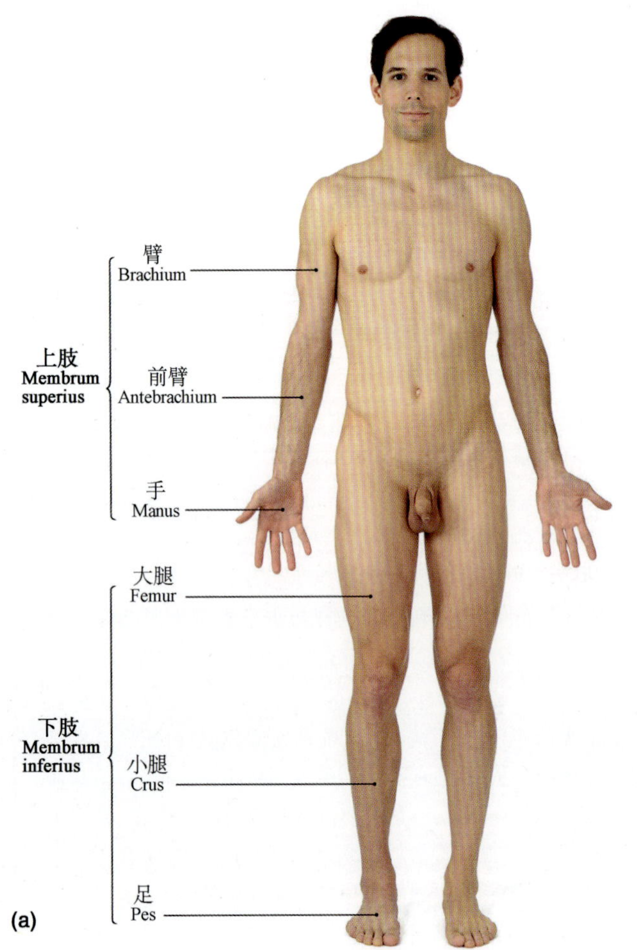

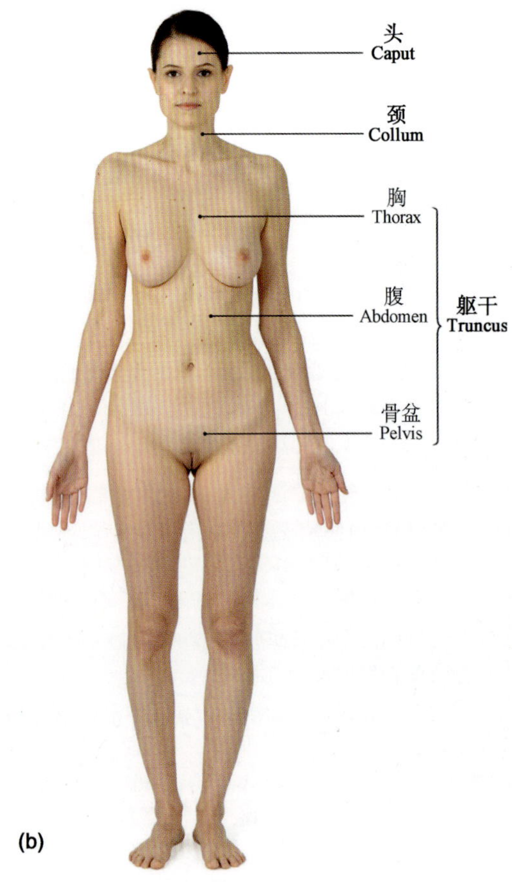

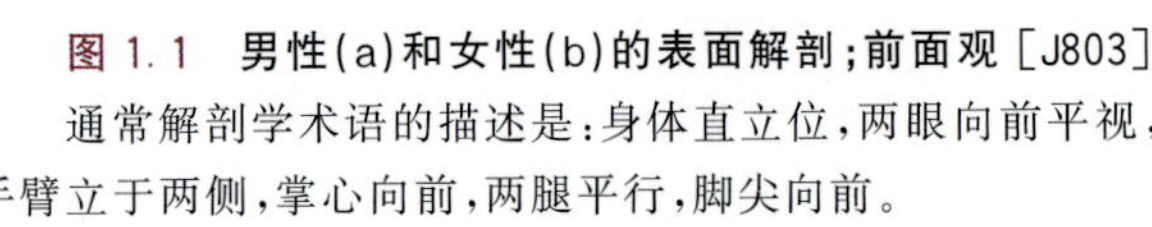

图 1.1 **男性(a)和女性(b)的表面解剖;前面观** [J803]

通常解剖学术语的描述是:身体直立位,两眼向前平视,手臂立于两侧,掌心向前,两腿平行,脚尖向前。

身体分为头部(caput)、颈部(collum)、躯干(truncus)[包括胸部(thorax)、腹部(abdomen)、骨盆部(pelvis)、背部(dorsum)]和上肢(membrum superius)、下肢(membrum inferius)。上肢分成臂(brachium)、前臂(antebrachium)和手(manus),下肢分为大腿(femur)、小腿(crus)和足(pes)。

第二性征:人体外表由生命不同阶段的身体属性来确定,这些在男性和女性中以性别特征体现(性别差异)(尤其是性成熟后)。性器官的发育是由基因决定的,负责其发育的是主要性器官(卵巢和睾丸),称为主要性特征。性别的外表特征称之为第二性征(见表),发育于青春期。

外表特征	
男性	**女性**
长胡须	乳腺(Mamma)
前胸、腹部长毛(个体差异较大),还可见于背部和四肢	皮下脂肪分布均匀(轮廓较平滑、一致)
阴毛一直长到肚脐	阴毛高度不超过阴阜
发际线减少(发际线后退,斑秃)	发际线平坦
体型较大	体型及肌肉质量较小
骨盆较窄	骨盆较宽、水平、椭圆

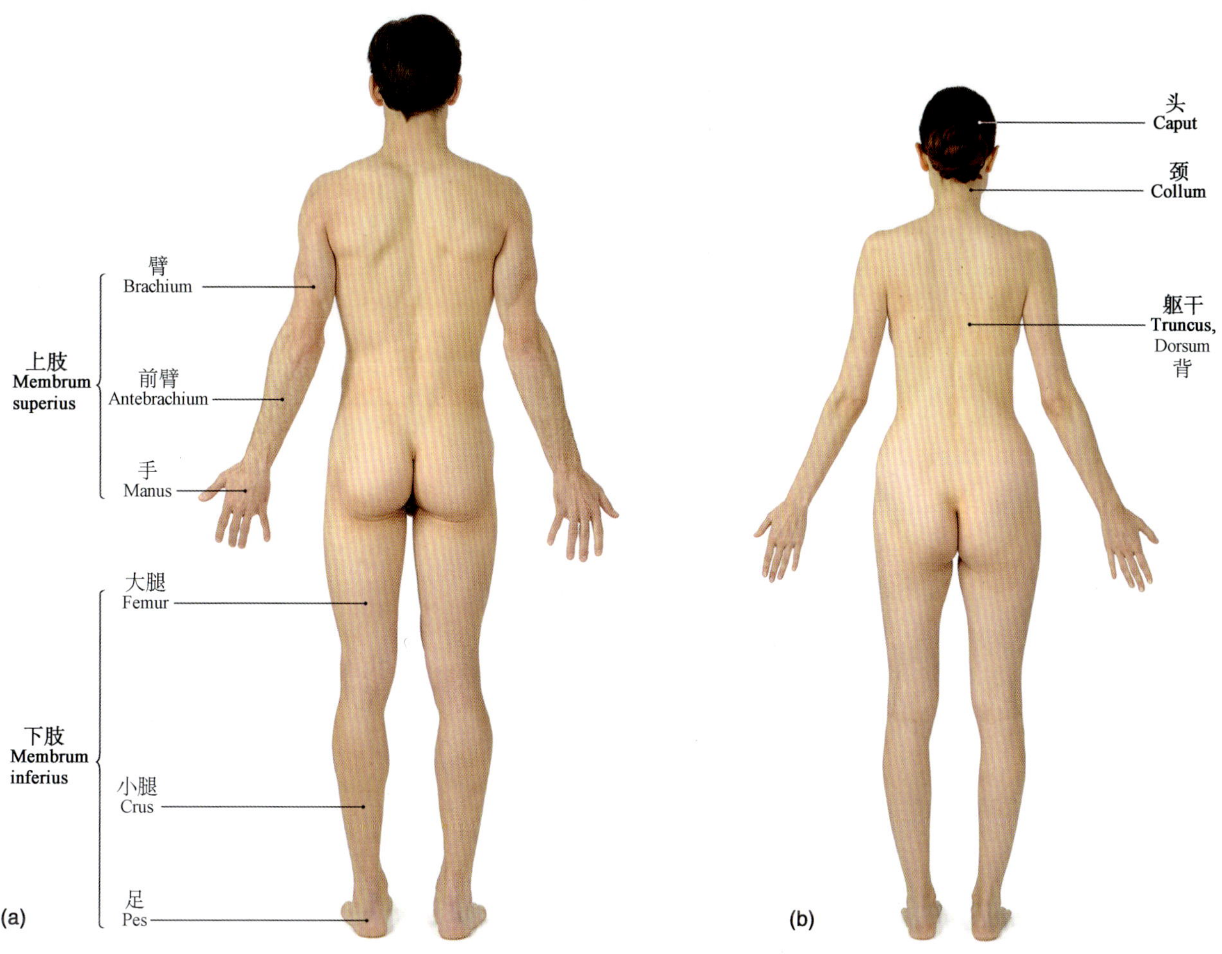

图 1.2 男性(a)和女性(b)的表面解剖(后面观)[J803]

临床要点

作为**病历**的一部分(从古希腊语 αναμνησις,anámnesis =提醒),记录患者既往病史和与目前主诉相关的病史。详细的病史包括生物的、心理的和社会方面的病史。收集到的信息通常可以获得关于危险因素和结果的相关结论,尽管询问病史可能会产生有益的澄清效果,但与治疗没有直接关系。通常在做医疗检查前询问病史,但在紧急情况下,需要立即治疗,它必须推迟到以后。询问病史的目的是通过主要症状及排除标准,最大可能地精确诊断。为了确诊,通常需要进一步检查。

人体的比例

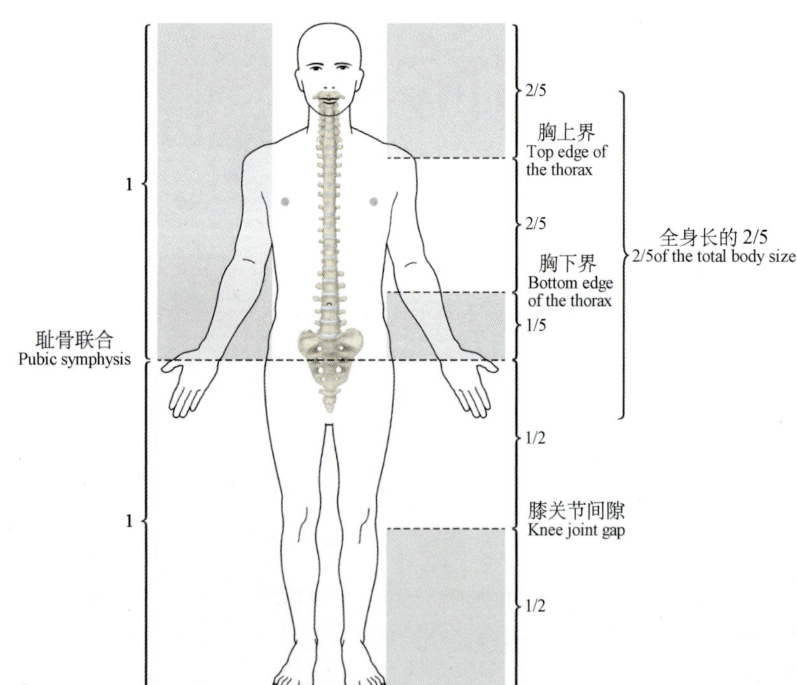

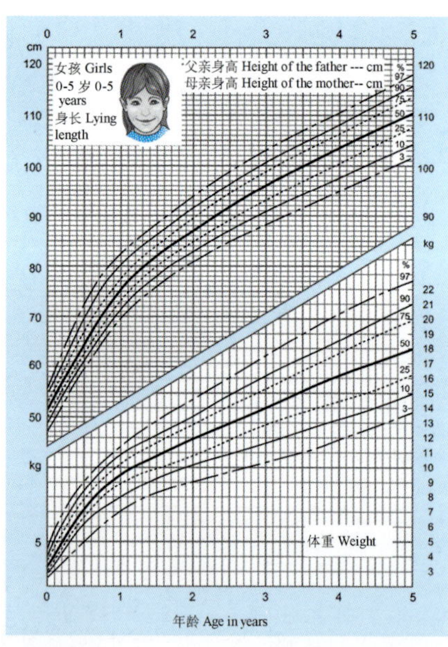

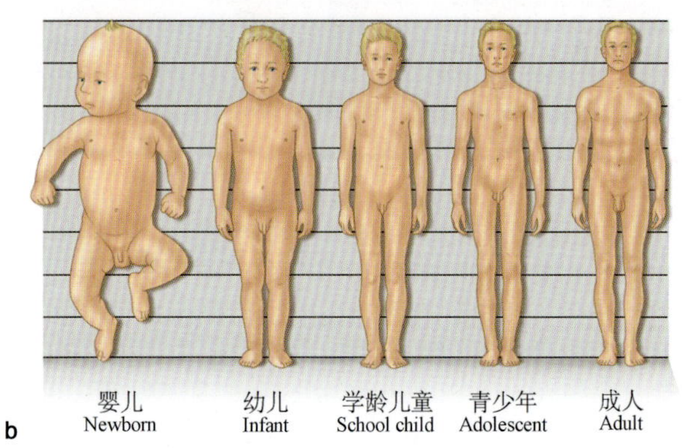

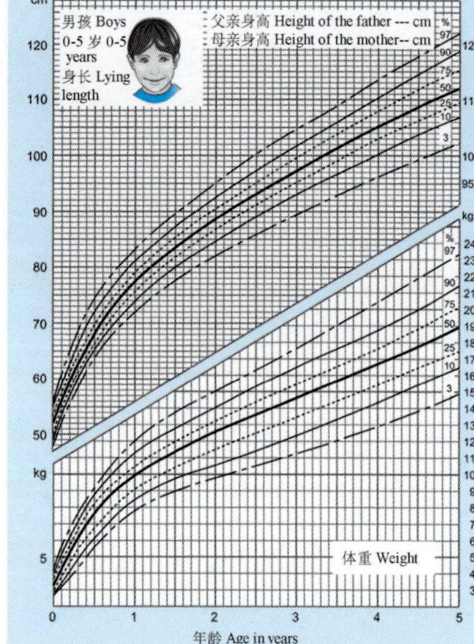

图 1.3a-c

a **正常身体比例(前面观)**[L127]

如果一个成年人被水平分成相等两半,其中点大约在耻骨上缘水平。下半部分以膝为平面可分为另外相等的两部分。上半部分可以分成5个相等的部分,其中,头部和颈部向下至肩部上缘形成2/5,胸部占2/5,腹部占1/5,脊柱占身体全长2/5。

b **不同发育阶段的身体比例**[L238]

身长是指从头顶到脚底(身体长度)的长度。在儿科,出生后分为不同发育阶段。在不同发育阶段,身体长度不断改变。①新生儿期(出生后前2周);②婴儿期(直到1岁结束);③幼儿期(至5岁结束);④学龄期(至青春期开始);⑤青春期(成熟至成年,长短不一);⑥青年期(骨骼系统长度的发育和生长完成);⑦成年人。有时"老年"一词后来被用于医学上年长的成年人。在这个时候,身体的长度由于衰老的退行性变化过程已经减少了。

c **百分位数曲线**[L157]。

临床要点

为了评估儿童正常的身体生长(标准)或异常的身体生长(变异),身高、体重和头围分别与年龄进行相关性分析,见百分表(图1.3c),左侧为女孩(0—5岁),右侧为男孩(0—5岁)。

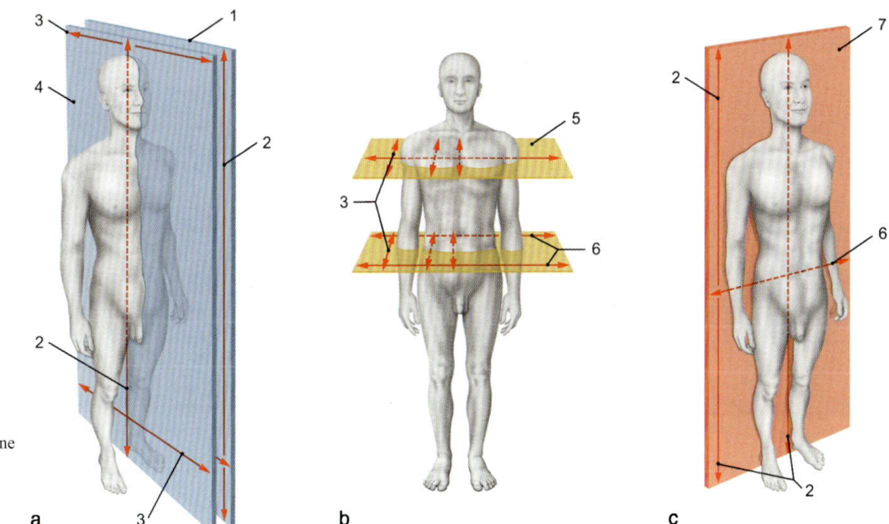

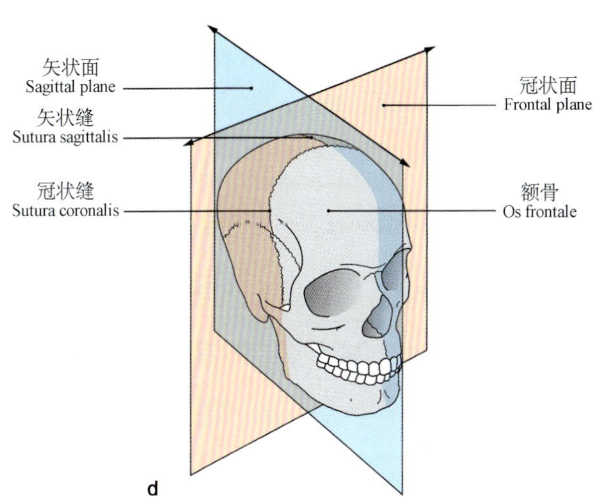

主要的轴	
矢状轴	垂直于冠状轴和垂直轴
冠状轴	垂直于垂直轴和矢状轴
纵轴或垂直轴	垂直于冠状轴和矢状轴

主要的面	
正中(矢状)面	对称平面，把身体分成相等的两部分
矢状面	所有平行于正中(矢状面)的平面
水平面	身体的所有横截面
冠状面	平行于前额的面

图 1.4　轴、面及放射学术语[L127]

a 矢状面，位于矢状轴与垂直轴之间。

b 截平面＝水平面(Planum transversale)，位于冠状轴和矢状轴之间。

c 额状面＝冠状面(Planum frontale)，位于纵轴和冠状轴之间。

d 冠状缝和矢状缝，特别是在放射学中用作运动术语，矢状层对应矢状面，冠状层对应冠状面。

运动的方向	
伸	躯干或四肢的伸展
屈	躯干或四肢的弯曲
外展	将四肢从躯体上拉开
内收	将四肢拉向躯体
上举	把手臂举过水平面以上
旋转	四肢沿着纵轴向内和外旋转
环转	旋转，由内收、外展、屈和伸组成的复合运动

放射学切面术语	
放射学术语	**解剖学术语**
矢状层	矢状面
冠状层	冠状面
轴层	水平面

放射学成像程序中的术语(计算机断层摄影和磁共振成像)将 3 个主要的解剖学平面以层的形式体现自己的命名法。

方向和姿势术语

解剖学运动术语		
部位	术语	运动
四肢	伸	伸长
	屈	弯曲
	展	拉离躯体
	收	拉向躯体
	举起	高过臂/肩水平面以上
	放下	低于臂/肩水平面以下
	内旋	向内旋转
	外旋	向外旋转
	旋前	手/足的旋转运动,手向内或足底向外
	旋后	手/足的旋转运动,手掌向外或足底向内
	桡侧展	手/手指展向桡侧
	尺侧展	手/手指展向尺侧
	掌屈/手掌屈	手掌屈向手臂前部为掌屈
	跖屈	足底屈向腿后部
	背屈	手掌屈向手臂后部为背屈
	对指	把拇指与小指相对
	复位	将拇指返回到示指旁边
	内翻	用距跟舟关节提起足的内侧缘
	外翻	用距跟舟关节提起足的外侧缘
脊柱	旋转	沿纵轴旋转
	侧屈	侧向倾斜
	前倾(屈)	向前倾斜
	后倾(伸)	向后倾斜
骨盆	屈(前/腹侧倾)	骨盆向前倾斜
	伸(背旋转)	骨盆向后伸展
颞下颌关节	展(下降)	张开下颌
	收(上提)	关闭下颌
	前移	下颌推向前方
	后退	拉回下颌
	闭合	咬合上、下颌牙齿
	内错位	一侧下颌面对腹内侧
	侧殆运动	一侧下颌面对背外侧

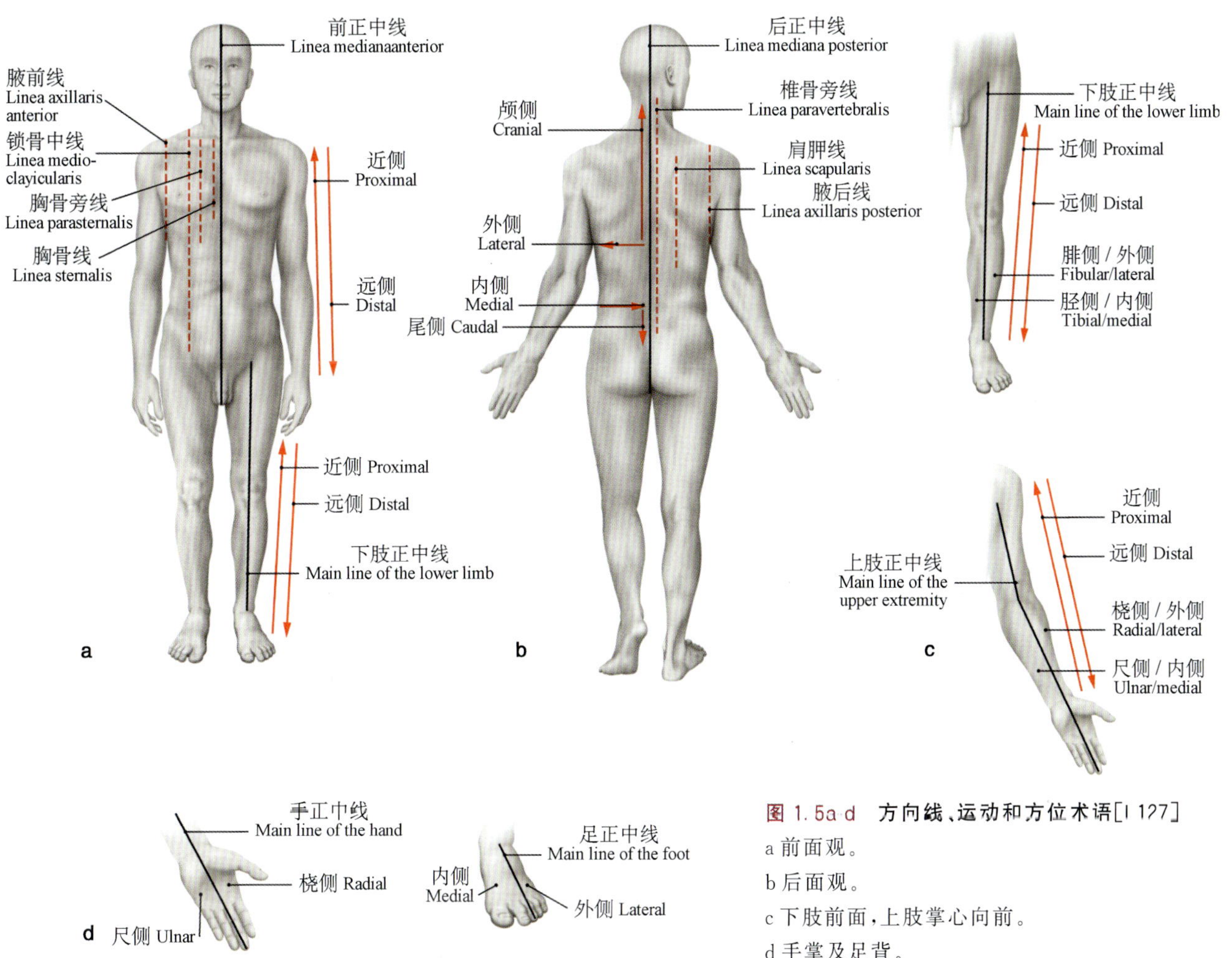

图 1.5a-d 方向线、运动和方位术语[1 127]

a 前面观。

b 后面观。

c 下肢前面，上肢掌心向前。

d 手掌及足背。

身体运动及方位术语			
颅侧或上	靠近头部	顶端	靠近或属于顶部
尾侧或下	靠近尾骨	基部	靠近基部
前或腹侧	靠近前面	右侧	右
后或背侧	靠近背部	左侧	左
外侧	靠近侧面，离开中线	近侧	靠近躯干
内侧	在内侧，靠近中线	远侧	靠近肢体末端
中线	在正中平面	尺侧	靠近尺骨
中间部	位于两者之间	桡侧	靠近桡骨
中枢	靠近躯体内部	胫侧	靠近胫骨
周围	靠近躯体表面	腓侧	靠近腓骨
深	远离表面	掌侧	靠近手掌
浅	位于表面	跖侧	靠近足底
外	外面	背侧	(四肢)靠近手或脚的后面(背)
内	内面	前部	靠近前面
		嘴侧	靠近口腔或鼻尖(仅用于与头相关的术语)

运动术语

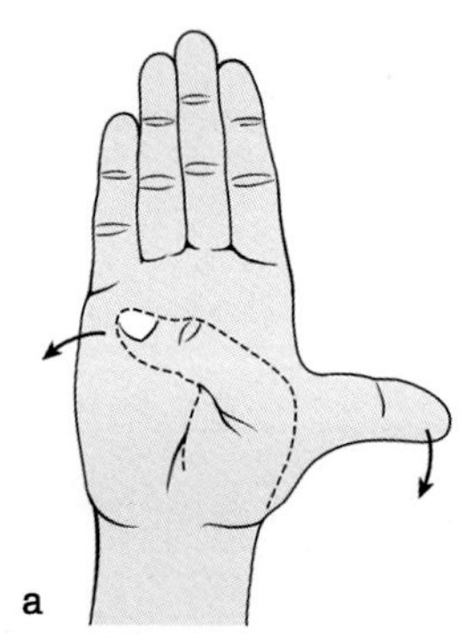

拇指对掌 / 复位
Opposition/reposition of the thumb

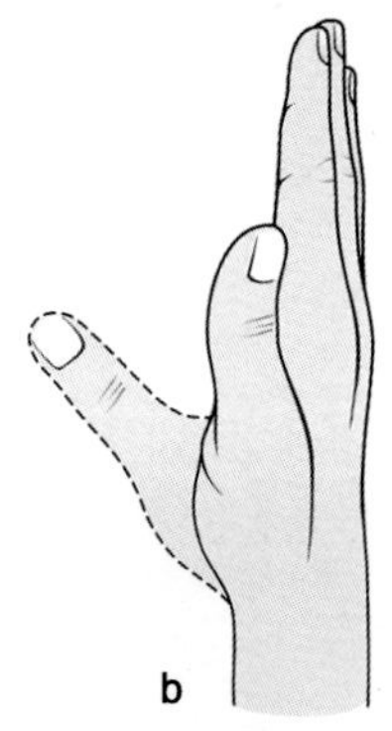

拇指外展 / 内收
Abduction/adduction of the thumb

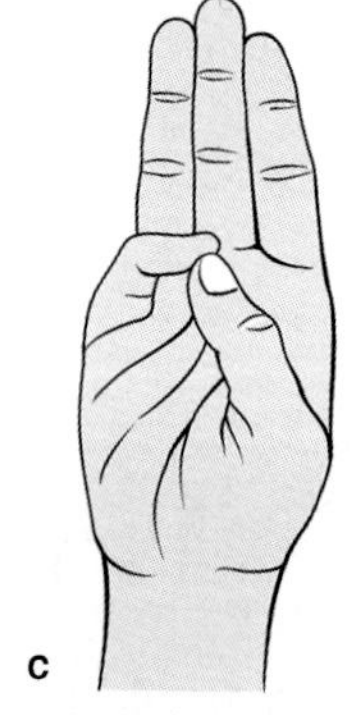

拇指对指（以拇指和小指为例）
Opposition(thumb lttle finger sample)

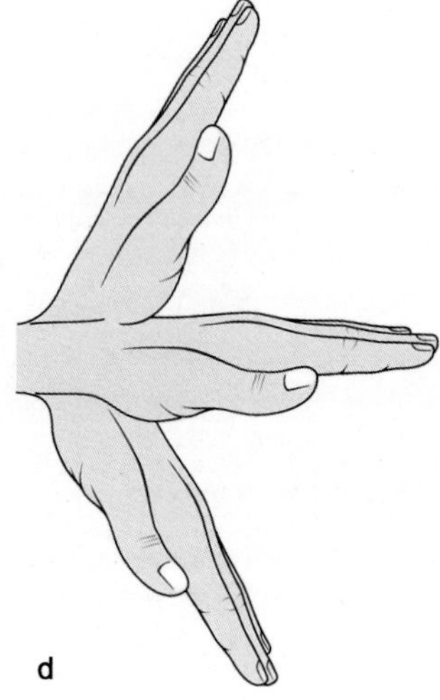

手背伸 / 掌屈
Dorsal extension/ palmar flexion of the hand

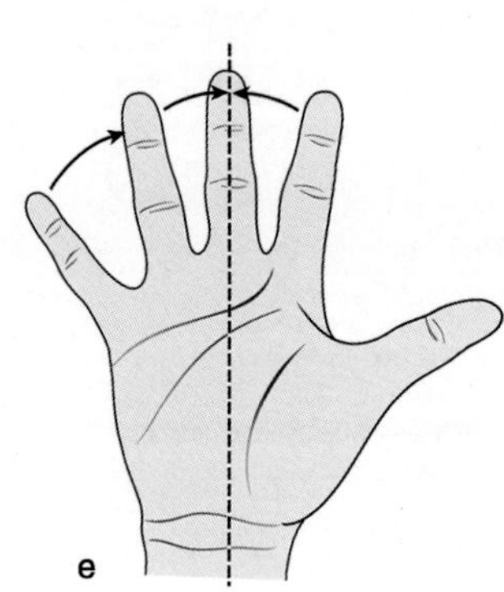

手指内收
Adduction of the fingers

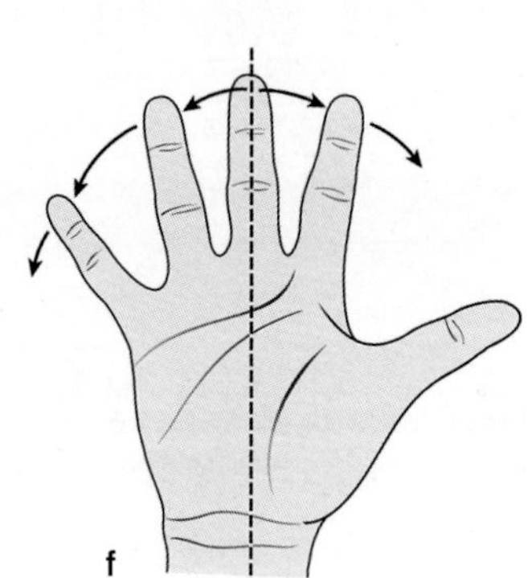

手指外展
Abduction of the fingers

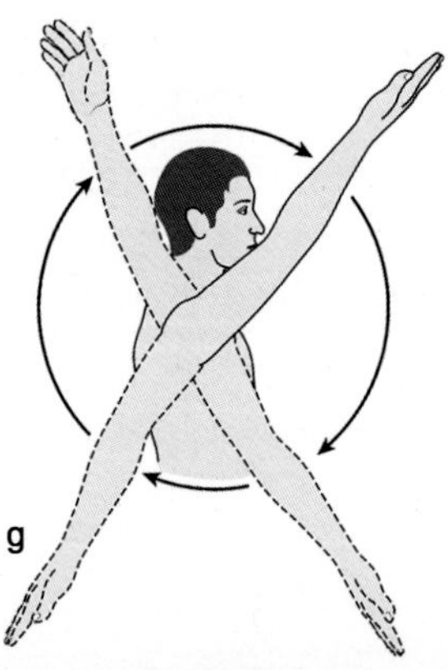

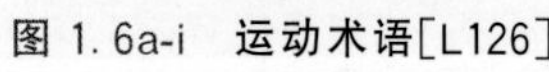

肩关节环转
Circumduction in the shoulder joint

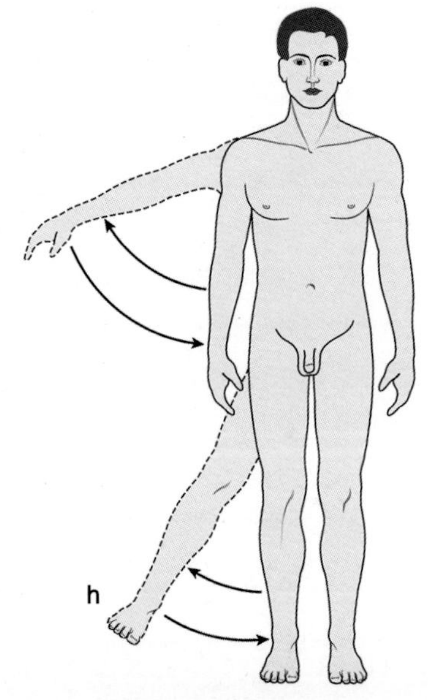

臂和腿外展 / 内收
Abduction/adduction of the arm and leg

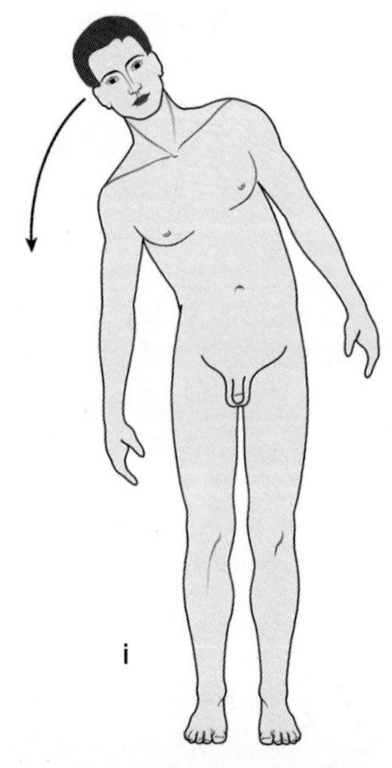

躯干侧屈
Lateral flexion of the trunk

图 1.6a-i　运动术语[L126]

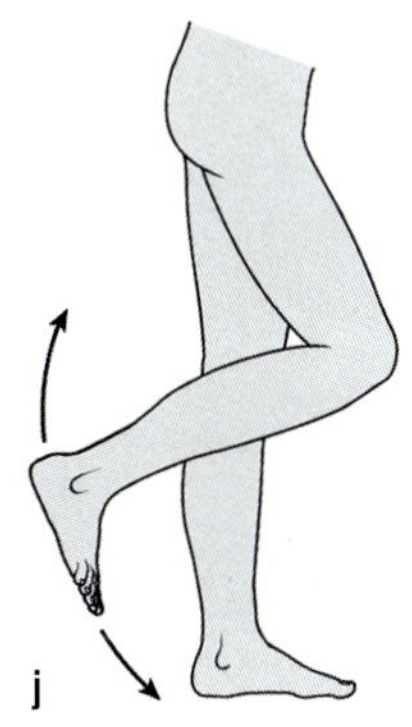

膝关节屈 / 伸
Flexion/extension in the knee joint

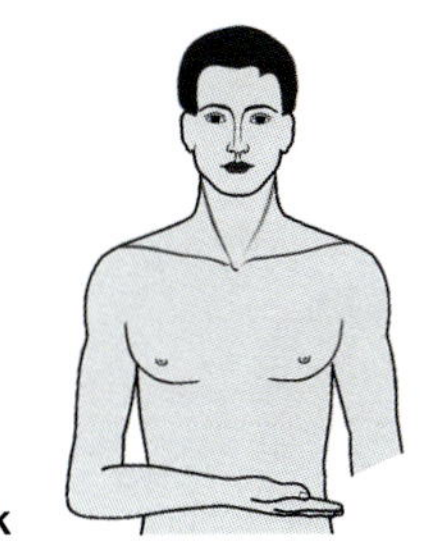

肩关节旋内
Internal rotation in the shoulder joint

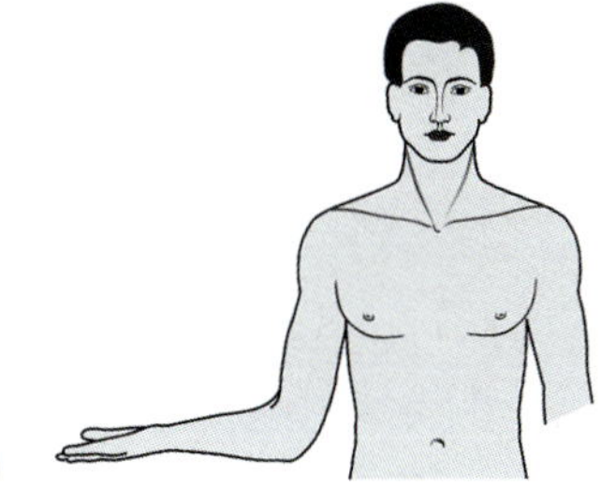

肩关节旋外
External rotation in the shoulder joint

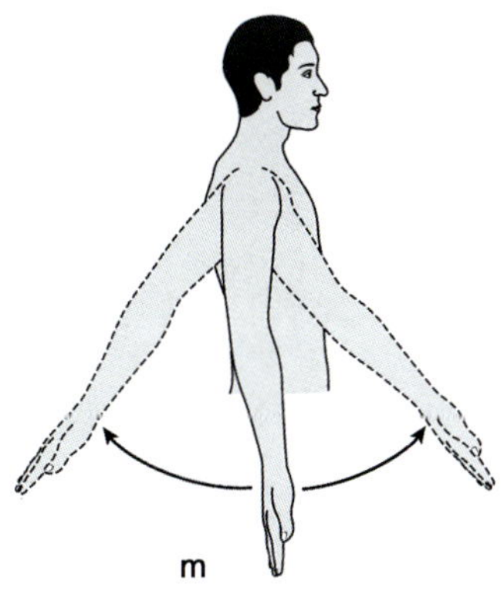

臂前屈 / 后伸
Anteversion/retroversion of the arm

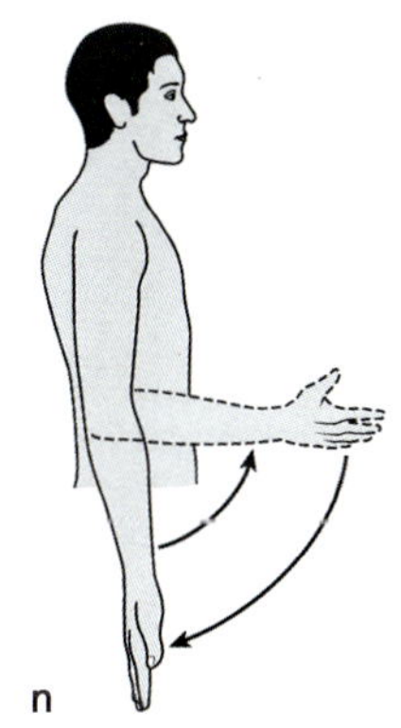

肘关节屈 / 伸
Flexion/extension in the elbow joint

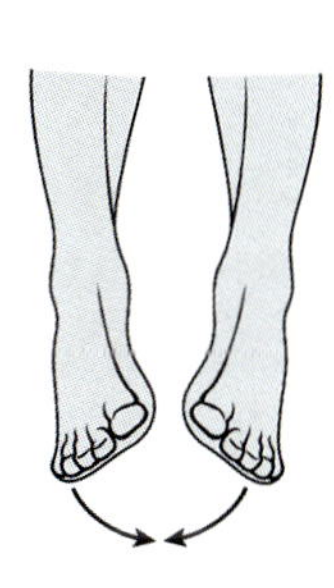

足内翻
Inversion of the foot

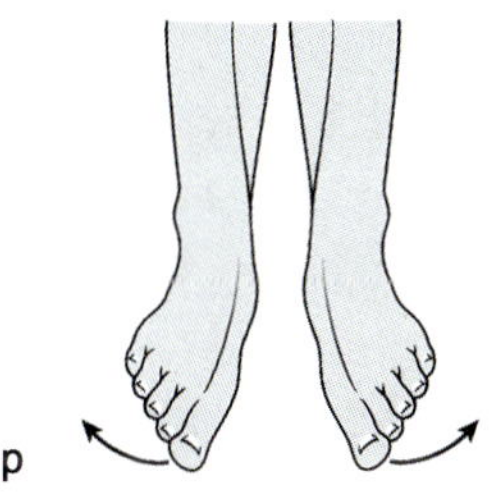

足外翻
Eversion of the foot

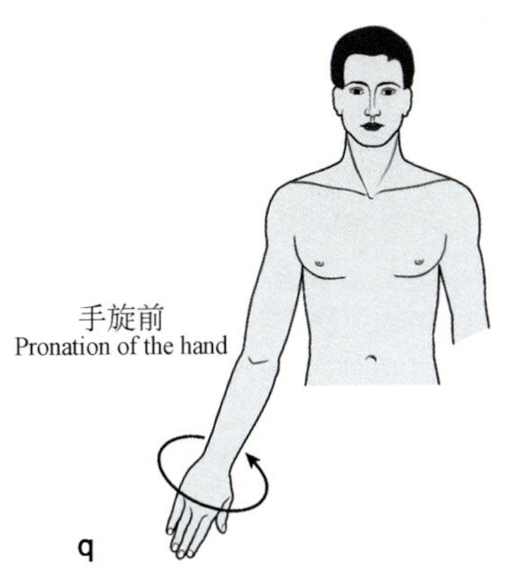

手旋前
Pronation of the hand

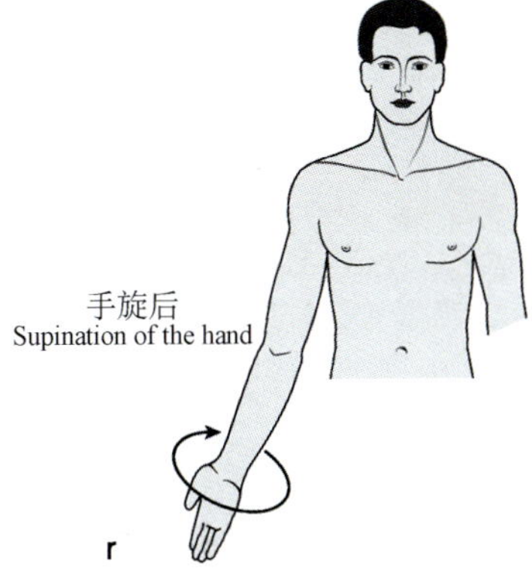

手旋后
Supination of the hand

图 1.6j-r 运动术语[L126]

身体分区

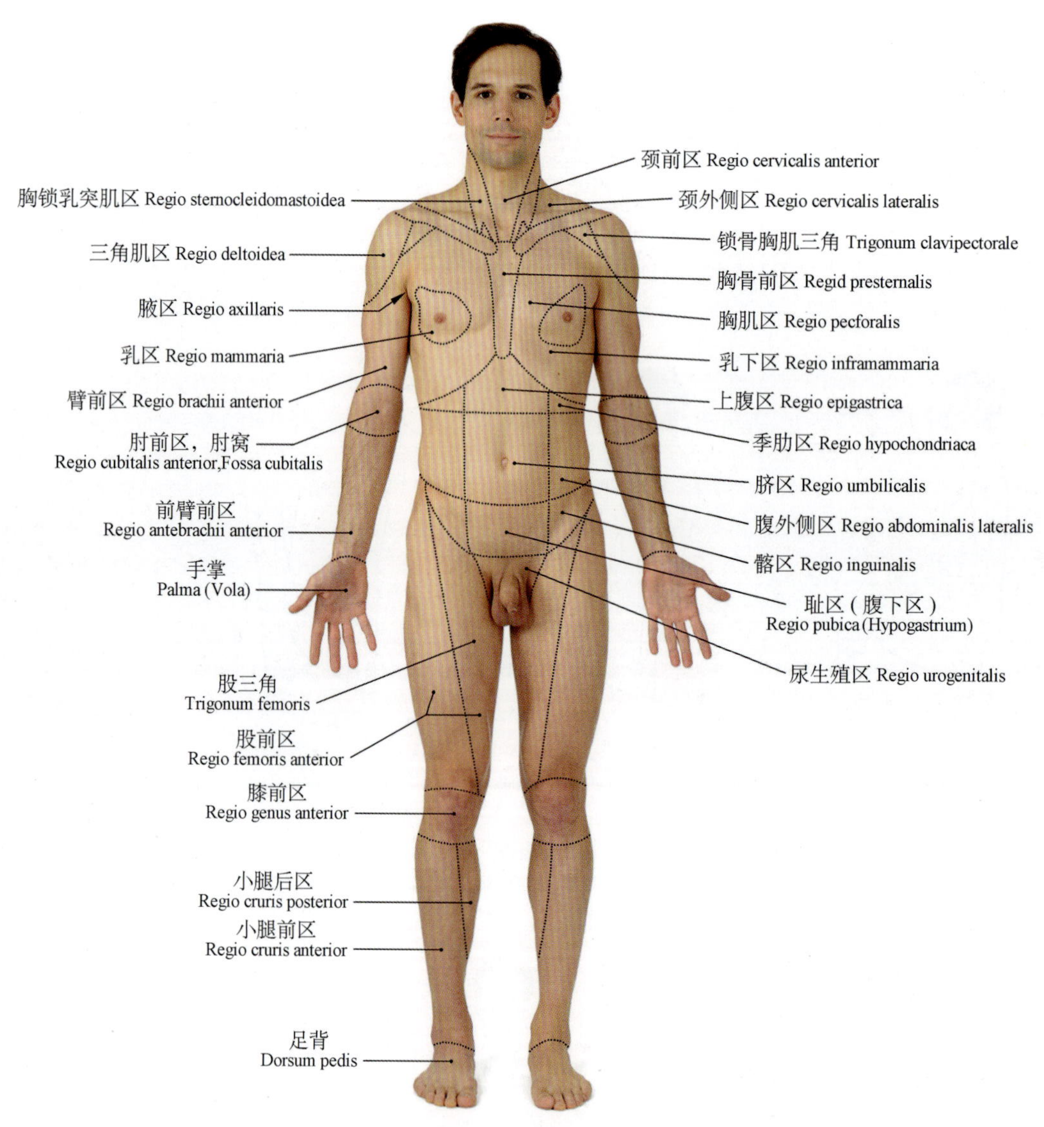

图 1.7 身体分区；前面观[J803]

身体表面被划分成多个区域，便于描述和定位。

区：分区；三角：三角形。

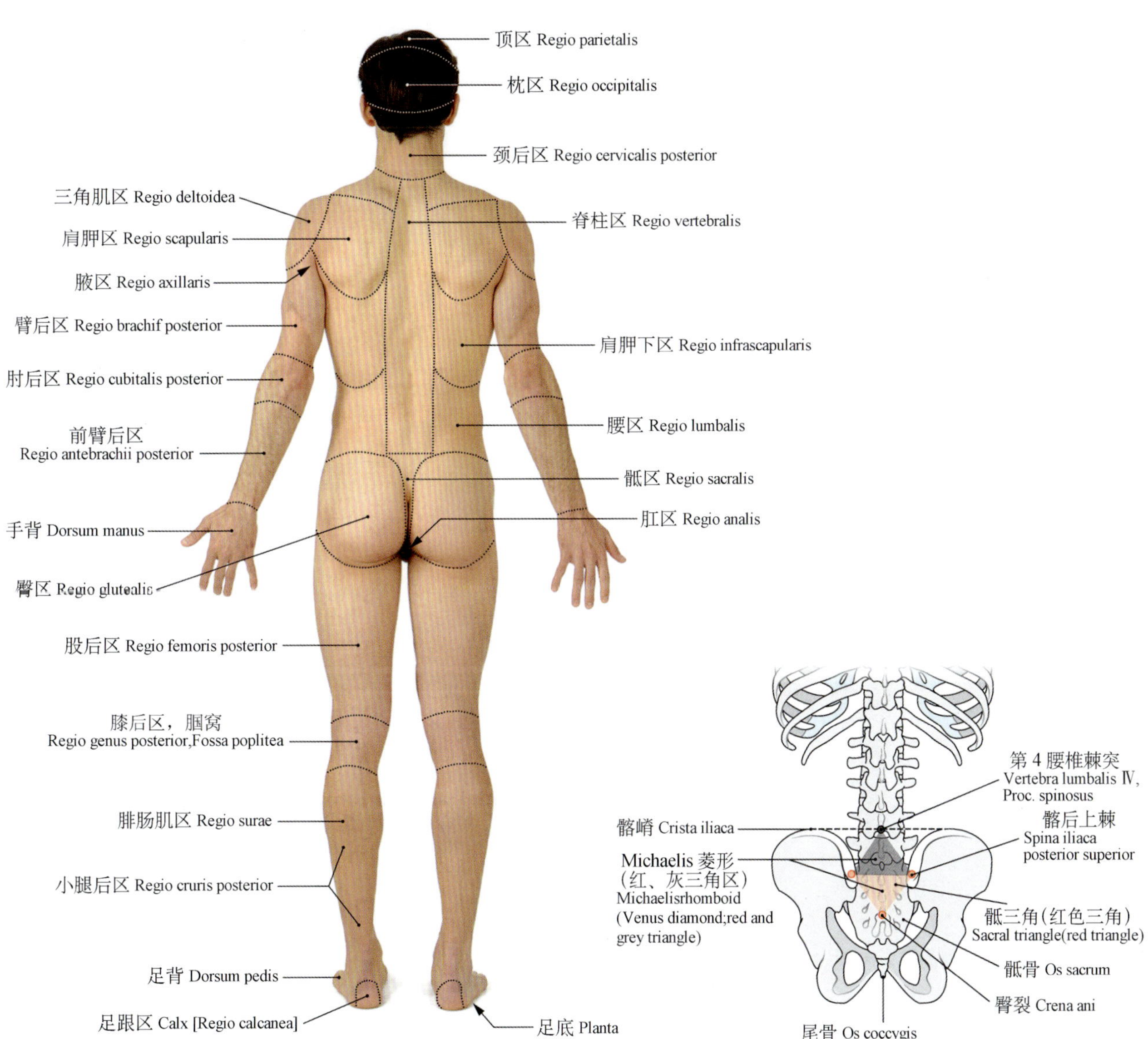

图 1.8　人体分区，后面观[J803]

身体表面被划分成多个区域，便于描述和定位。

区：分区；三角：三角形。

图 1.9　Michaelis(Venus diamond)菱形与骶三角，后面观[L126]

可触摸和可见的 Michaelis 菱形(女性)和骶三角(男性)示意图。

松弛皮肤张力线

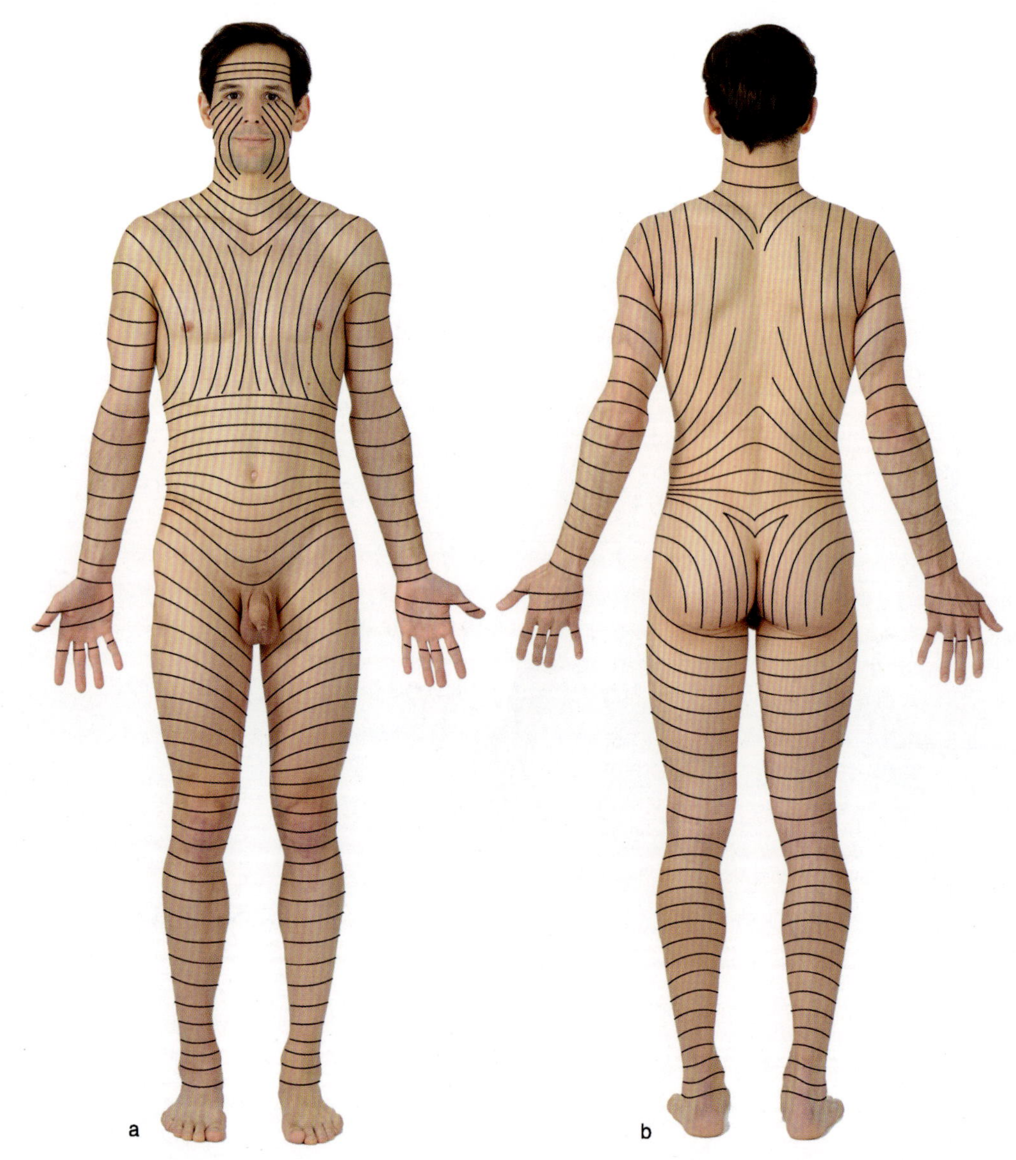

图 1.10a、b　松弛皮肤张力线

a 前面观，b 后面观[J803]。

张力线(syn. Langer's lines)是由皮肤平行排列的胶原蛋白和网状层的弹性纤维形成。它们的发展取决于年龄、营养状况、一般情况和解剖结构特点。

临床要点

任何对皮肤的伤害都会留下不同程度的痕迹，如被撞击后的膝盖瘢痕，或切除阑尾后的腹部瘢痕(阑尾切除术)。瘢痕是组织修复的最终生理状态，由粗糙的胶原结缔组织组成。瘢痕不同于周围皮肤，缺少毛发、皮脂腺和(或)汗腺。如果瘢痕出现在暴露部位或变成增生性(形成瘢痕疙瘩)，则会影响美观。为了使身体留下的瘢痕尽可能分散，在有计划的手术过程中，沿着皮肤的张力线做切口。在伤口边缘，垂直或与其有一定角度的张力远高于与伤口边缘平行的张力。因此，要尽可能地沿张力线方向做手术切口，可以减少伤口边缘扩大(裂开)和伤后瘢痕发展的风险。

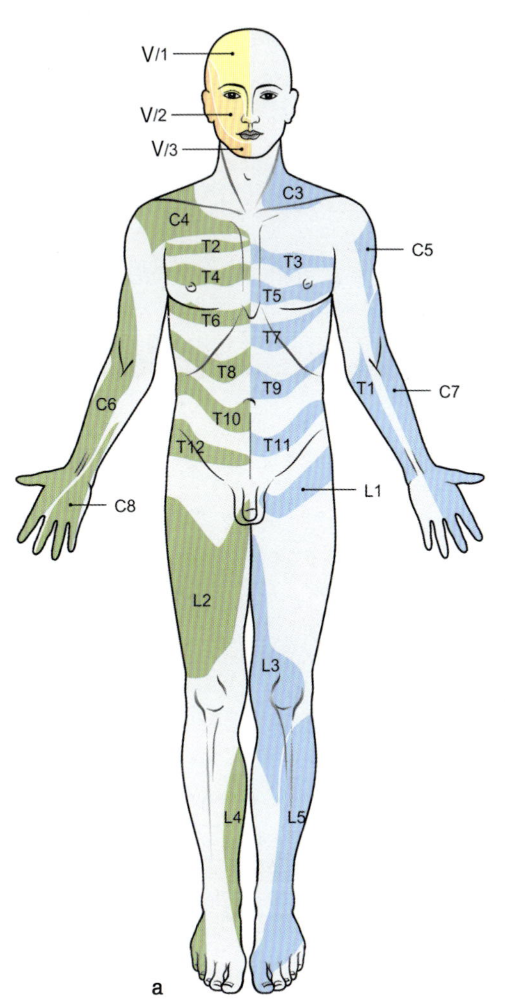

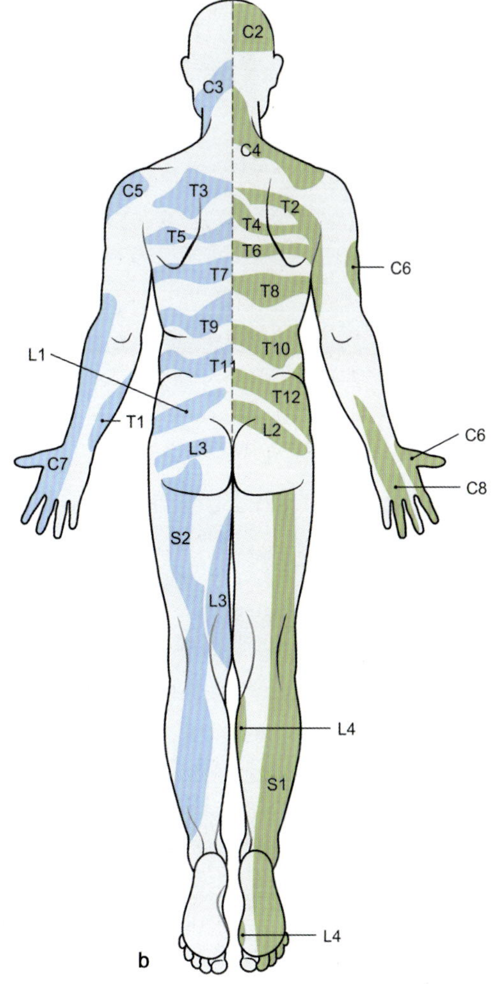

图 1.11a、b　皮肤节段性神经支配(皮节)

a 前面观,b 后面观[L126]。

皮节是由一对脊髓神经(脊神经,图 1.45)的感觉纤维自主支配的皮肤区域。每对脊神经分配到皮肤的某个区域,然而,相邻脊神经支配区域重叠。此外,许多皮肤神经由几对脊神经的感觉纤维组成,神经纤维交织在一起(脊神经前支在颈部形成臂丛,在腰骶部形成腰骶丛,图 1.46),这样皮节不同于皮神经的神经支配区域。除了中间区域外,其他重叠非常少,每对脊神经的**支配区域**(由某一特定的感觉神经支配的皮肤区域)远小于由它支配的总皮肤区域。为描述清楚,皮肤节段性分布分别用身体右侧(绿色)、身体左侧(蓝色)代表。例如,T7 在左边蓝色区域可见,T8 在右边绿色区,T9 又在左边蓝色区域等。没有颜色的区域(如 C4、T2 之间和 T3 中间线周围区域),存在极大的变异,个体区域间有很大的重叠性,因此其具体分布有可能不清。皮节的呈现是基于 Lee 和同事(2008)皮肤组织卡证据的。为了保持图像清晰易懂,S3、S4 和 S5 的皮肤分布没有显示(它们覆盖会阴区域,包括肛门和外生殖器)。面部皮肤不是由脊神经支配,而是由脑神经支配[三叉神经(V)]。与脊神经相似,它的 3 个分支也有自主性感觉神经支配区(黄色)。

临床要点

脊神经损伤通常会导致其支配区域的感觉缺失。**带状疱疹**是一种病毒性疾病,伴有皮肤剧烈疼痛、皮疹和水疱。病毒会影响脊神经。这种病毒会触发炎症,炎症从神经扩散到与之相关的皮肤组织,并触发皮肤症状(俗称**带状疱疹**)。这种疾病是由**水痘-带状疱疹病毒**引起,属于疱疹病毒家族,在儿童期,如果孩子从未接种过水痘疫苗,99% 被传染的病例会罹患**水痘**。该病毒可以存留在体内(脊神经节),并能在免疫力低下时重新被激活。

内部器官，表面投影

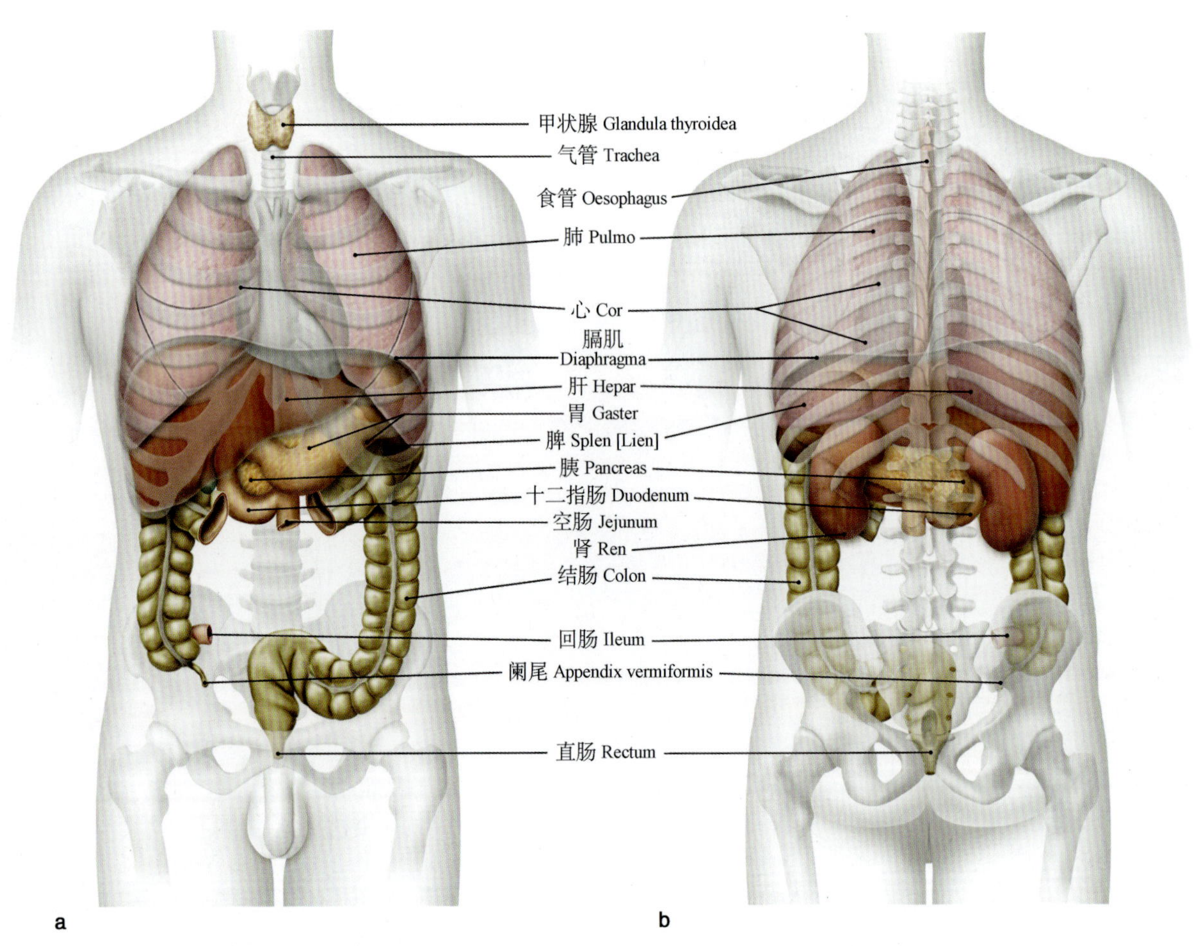

图 1.12　人体内部器官的体表投影[L275]
内部器官在躯干前面(a)和后面的投影(b)：食管、甲状腺、气管、肺、心、膈肌、肝、胃、脾、胰、十二指肠、空肠、肾、结肠、回肠、阑尾和直肠。

临床要点

即使没有检测仪器，通过物理检查也有可能获知某些器官的情况及其体表投影。**听诊**(源自拉丁语 auscultare = listen)指对身体的监听，通常使用听诊器。听诊是对患者身体检查的一部分。**叩诊**(源自拉丁语 per cutere = beat)指为了诊断，轻拍身体表面，其下组织产生振动，振动的声音可以反映组织的状态。因此，器官的大小和位置(如肝)或组织内的空气含量(如肺)可以得到评估。

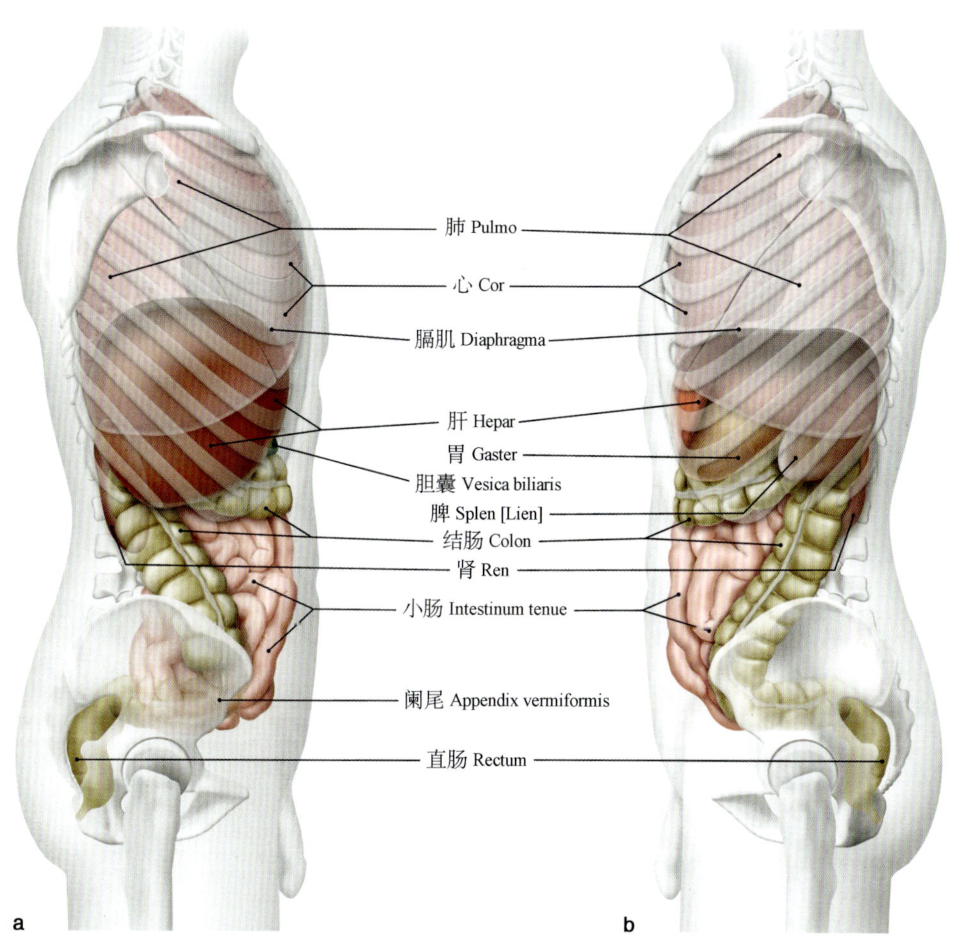

图 1.13a、b 内部器官在体表的投影[L275]

内部器官在躯干右侧壁（a）和左侧壁上（b）的投影：肺（Pulmo）、心（Cor）、膈肌（Diaphragma）、肝（Hepar）、胃（Gaster）、胆囊（Vesica biliaris）、脾[Splen（Lien）]、结肠（Colon）、肾（Ren）、小肠（Intestinum tenue）、阑尾（Appendix vermiformis）和直肠（Rectum）。

临床要点

通过了解体内器官在体表的**投影**，在初次体格检查和无既往病史资料时，疾病症状可与特定器官相联系，如阑尾炎（阑尾的炎症）通常与右下腹部不适有关。

发育

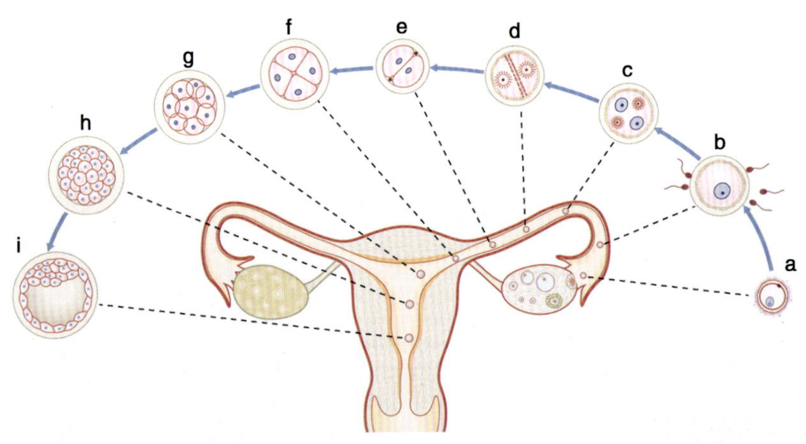

图 1.14 胚胎发育第 1 周:受精和植入[E838]

正常情况下,**排卵**(a)后 24 小时内,**受精**(b)发生于输卵管壶腹部。卵细胞和精子的细胞核融合形成**杂合子**(c)。随后的细胞分裂(2-、4-、8-和 16 **细胞阶段**;d-h)生成一个细胞集合体(桑椹胚),该细胞集合体被运输进入子宫腔。大约在受精后第 5 天,桑椹胚内出现充满液体的囊腔(**胚泡**,i),胚泡于第 5～6 天植入准备就绪的子宫内膜。

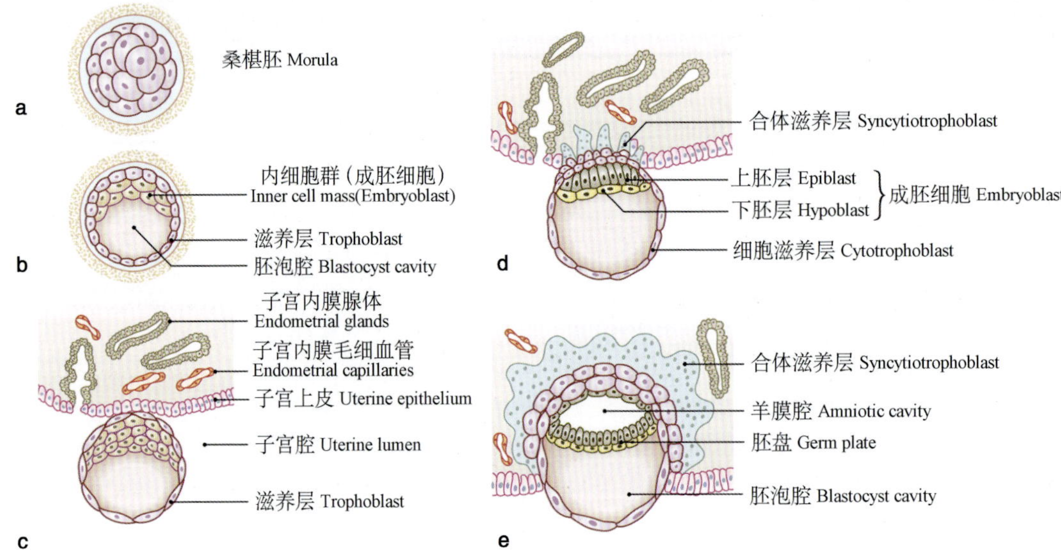

图 1.15 胚胎发育第 1 周和第 2 周:二胚层(embryonic)胚盘[E838]

当桑椹胚(a)分化为胚泡时,胚泡形成一个内细胞群(**成胚细胞**)和一个较大的充满液体的胚泡腔,外细胞层为**滋养层**(b)。滋养层和母体组织形成**子宫胎盘循环**(c-e)。胚泡发育成二胚层**胚盘**,具有外胚层(成胚细胞背侧表面的柱状细胞)和内胚层(腹侧表面的立方细胞)。外胚层在背面形成一个腔,成为**羊膜腔**。原始的胚泡腔成为初级卵黄囊,其内衬有内胚层细胞。在第 12 天,真正的卵黄囊在外胚层形成,原始胚泡腔内衬胚外中胚层。

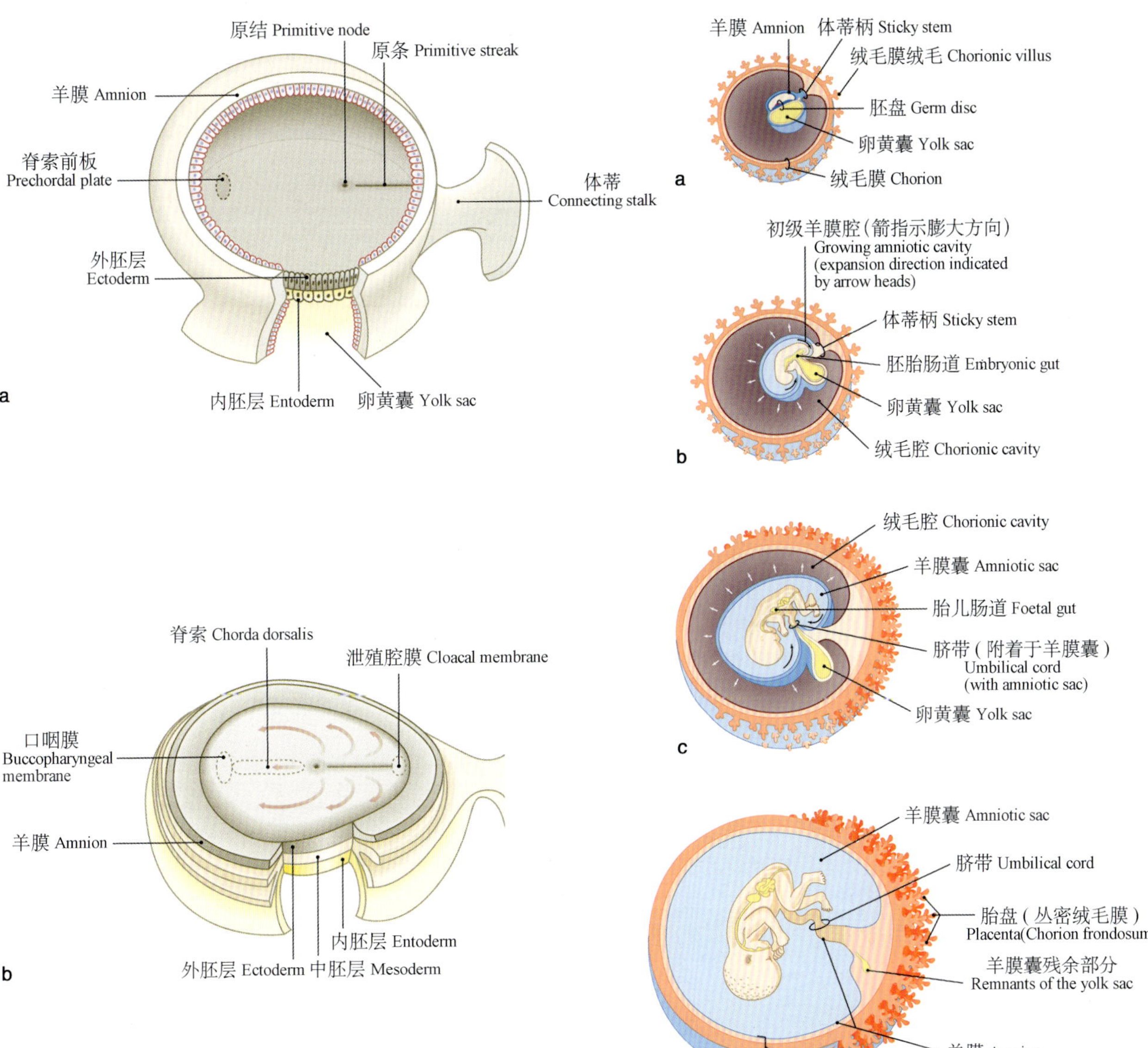

图 1.16　胚胎发育第 3 周：原肠胚[E838]

三层胚胚盘的发育始于外胚层背侧表面的原条。原条以原结为标志(a)，从原条迁出的细胞在卵黄囊顶部和羊膜腔的外胚层之间形成**胚内中胚层**(原肠)。一些颅侧突出的细胞向胚胎头侧扩展形成**脊索突**。此处，在外胚层，**脊索前板**(外胚层和内胚层直接相贴，二者之间没有中胚层)形成。脊索突发育成管和**背侧索**(胚胎的原始稳定结构)，以后在发育中退化(b)，仅有椎间盘髓核作为脊索的遗迹而存留。一些中胚层细胞迁移超过脊索前板形成心脏。**三胚层**(外胚层，中胚层，内胚层)是**所有器官发育**的原基。为获得更多的有关什么器官从什么胚层发育的知识，参见胚胎学教科书。

图 1.17　进一步发育[E347-09]

a 如图 1.16a 所示，第 3 周：羊膜覆盖在胚胎的背侧表面；在这个早期阶段，**绒毛膜腔**仍然很大。b 在第 4 周，**羊膜**包裹整个胚胎，只有脐带例外。c 在羊膜迅速成长之后的时段，绒膜腔和卵黄囊生长缓慢使它们越来越小。d 最后羊膜完全取代了绒毛膜腔，形成**羊膜囊**，卵黄囊退化成残骸。

（张志英　译）

骨骼

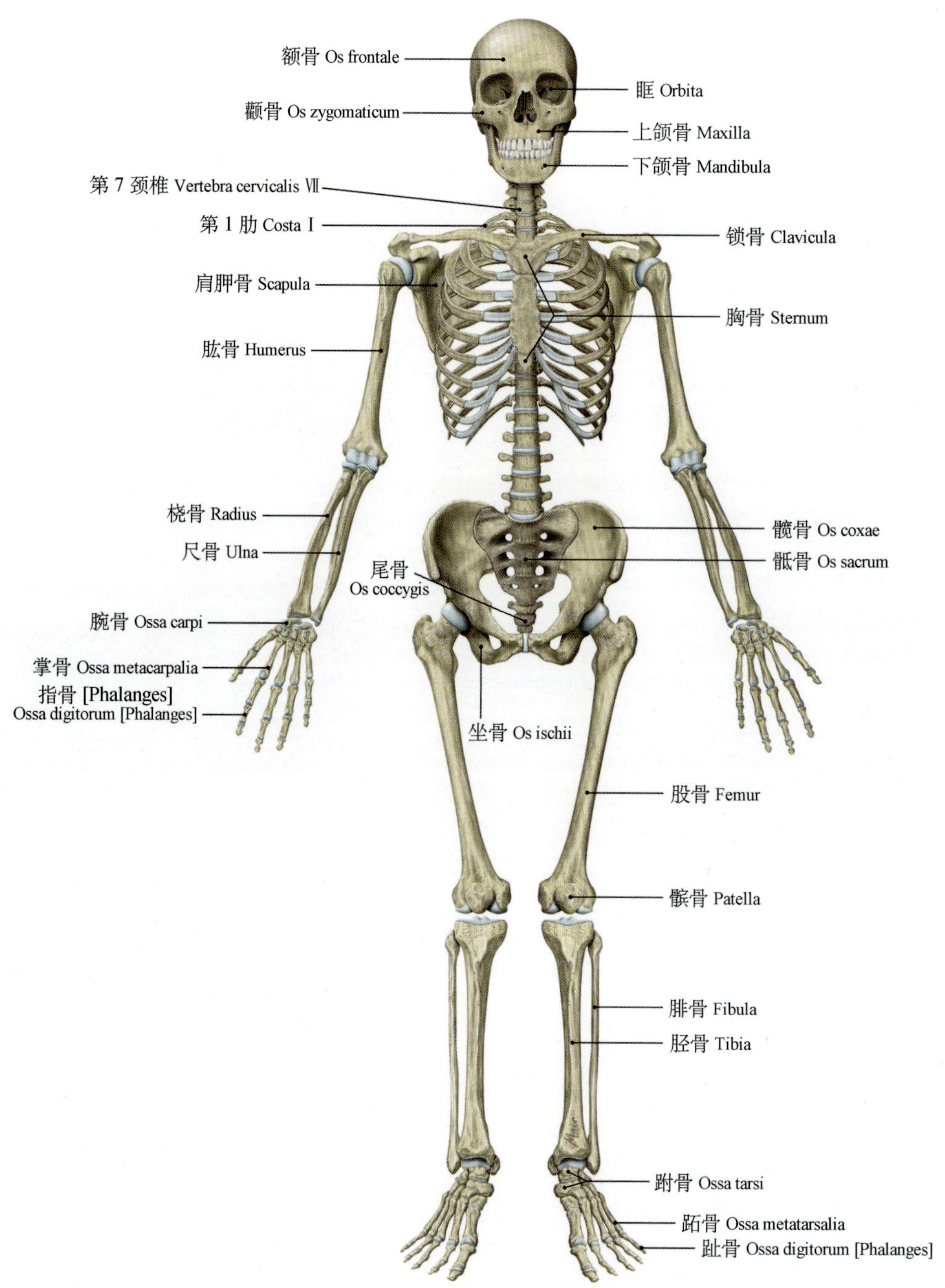

图 1.18 **全身骨骼，前面观**[L127]

根据骨的形态和结构可以分为：

- **长骨**（Ossa longa），四肢中空性骨，如股骨和肱骨
- **短骨**（Ossa brevia），如腕骨和跗骨
- **扁骨**（Ossa plana），如肋骨、胸骨、肩胛骨、髂骨和颅骨
- **含气骨**（Ossa pneumatica），如额骨、筛骨、蝶骨、上颌骨和颞骨
- **不规则骨**（Ossa irregularia，不能划入其他类型的骨），如椎骨和下颌骨
- **籽骨**（Ossa sesamoidea，包埋在肌腱内），如髌骨
- **副骨**（Ossa accessoria，不恒定）如颅骨的缝间骨、颈肋

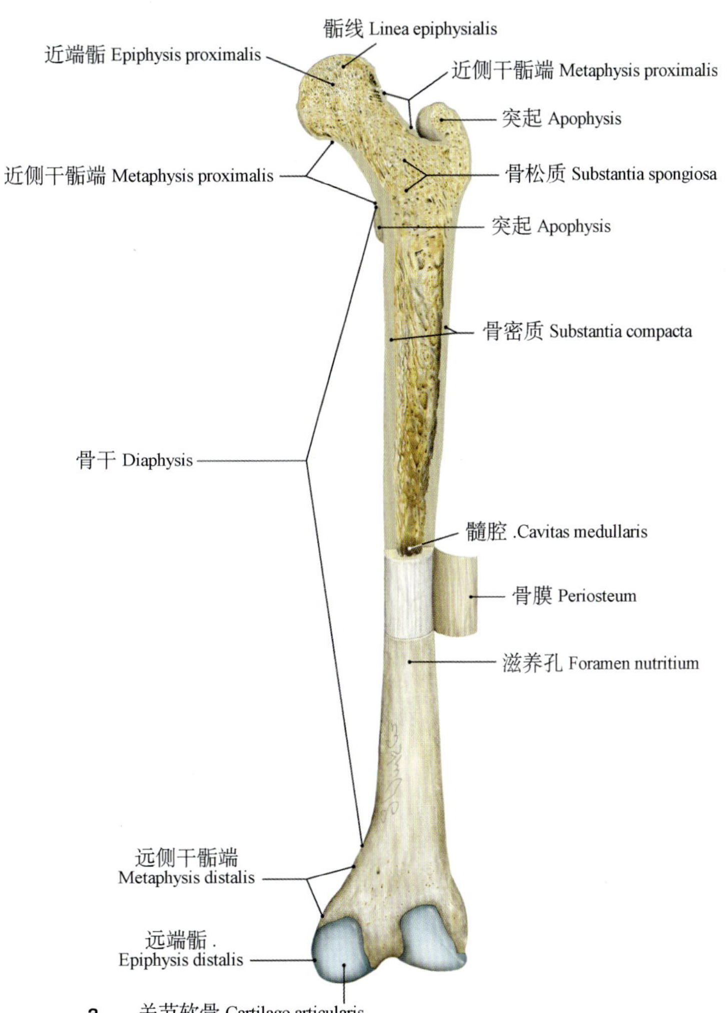

图 1.19a 长骨的结构；成人右侧大腿骨（股骨）近侧端冠状切面。骨干的一部分骨膜被翻起（后面观）

a 肉眼可区分没有明显分界的两种不同的骨组织：骨密质或皮质[在骨骺（骨的末端）处很薄，在骨干处坚固]和骨松质[位于骨骺端和干骺端（骨干和骺之间的部分）]。

骨干处的**骨密质**表现为致密块；骺和干骺端的**松质骨**构成一个由分支的棒状骨（**骨小梁**）组成的精细的三维系统，按应力的大小区分为张力骨小梁或压力骨小梁。特殊的多孔结构仅仅在骺端和干骺端能清晰地看到。骨小梁之间的间隙被造血的红骨髓（青年人）或黄骨髓（老年人）填充。单个骨小梁的方向与骨内产生的张力和压力线平行。（在股骨，这些力是来自近侧且偏心的，给骨增加了额外的弯曲应力）。在漫长的进化过程中，骨以最少的材料和重量发育出最大可能的机械坚固性。

连接滋养管（斜穿密质骨）的滋养孔，是血管进出骨髓的开口（供应骨干的血液）。在干骺端和骨骺区较薄的皮质骨内也有许多不同大小的孔，由此向骨骺供血。

骨的构造

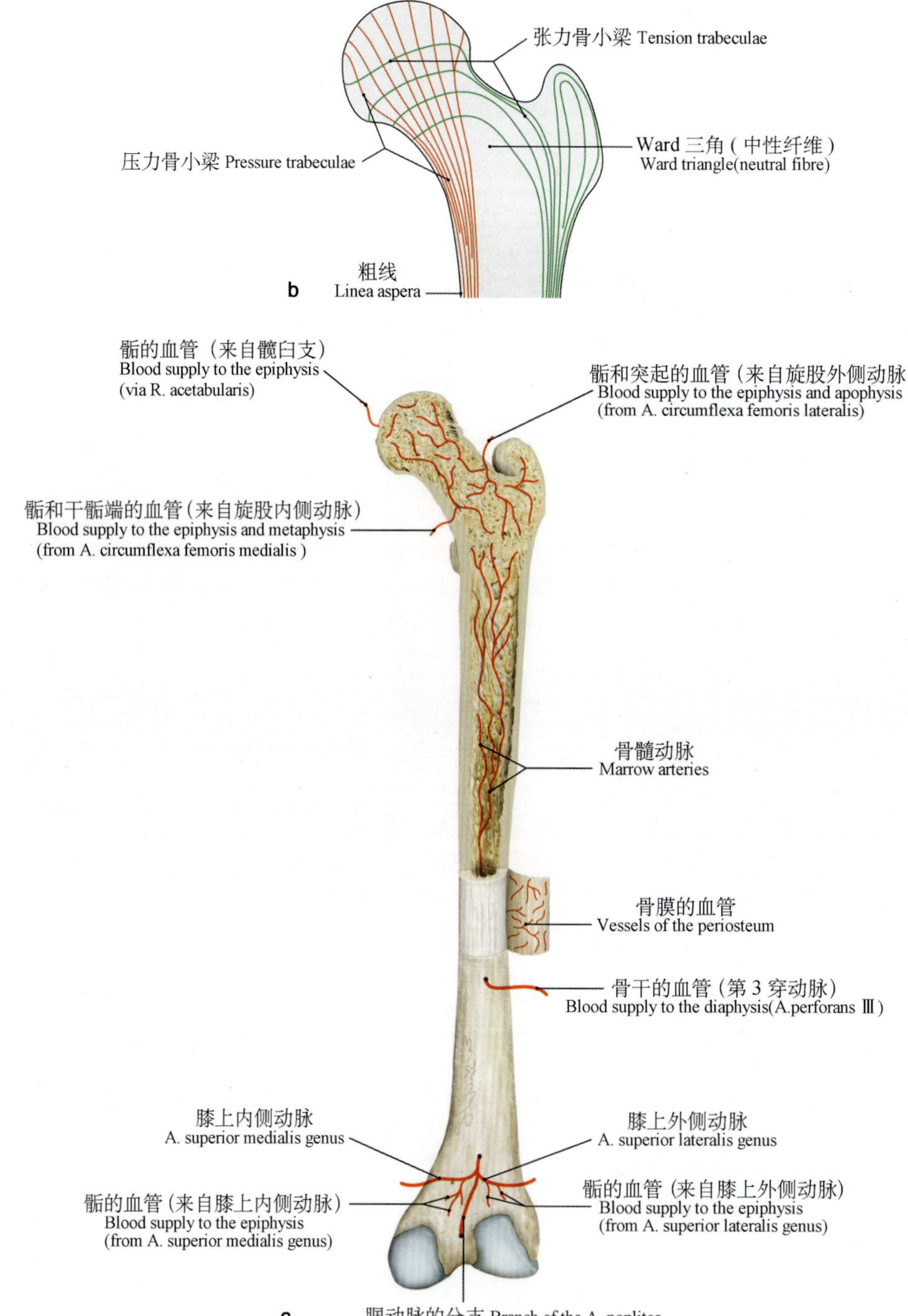

图 1.19b-c

b **骨的功能调节**［L126］

骨密质（皮质）和骨松质适应骨应力的大小。在高应力（压力）区域，骨密质较厚（**定量调整**）。例如，在股骨，可以在内侧看到这一现象（较厚的皮质骨，粗线），因为在冠状面上这里的骨暴露于强烈的弯曲力之下。施加在骨上的压缩力和牵引力，通过压缩性小梁（压力轨迹）和牵引性小梁（牵引轨迹）的排列而被吸收（**定性调整**）。在此过程中，压力轨迹被压缩（压缩轨迹）；张力轨迹被拉伸（膨胀轨迹）。在没有受到任何应力的区域，没有松质骨形成。这被称为**中性纤维**。在股骨中，它不是以纤维的方式呈现，而是 Ward 三角区。

c **长管状骨的血液供应**

仅显示了动脉。骨干的血液供应是通过**滋养血管**实现的（如图所示股骨通常有 2 处）。在干骺端和骨骺区域，皮质骨较薄并被许多不同大小的孔穿通，这些孔是局部血管（尤其是向骨骺供血的血管）的入口。这些血管的进入点并不是指滋养孔。**骨髓动脉**行于骨干的中央，皮质或骨密质供血来自**血管丰富的骨膜**（图 1.20b）。其余骨皮质血供见图 1.20a。

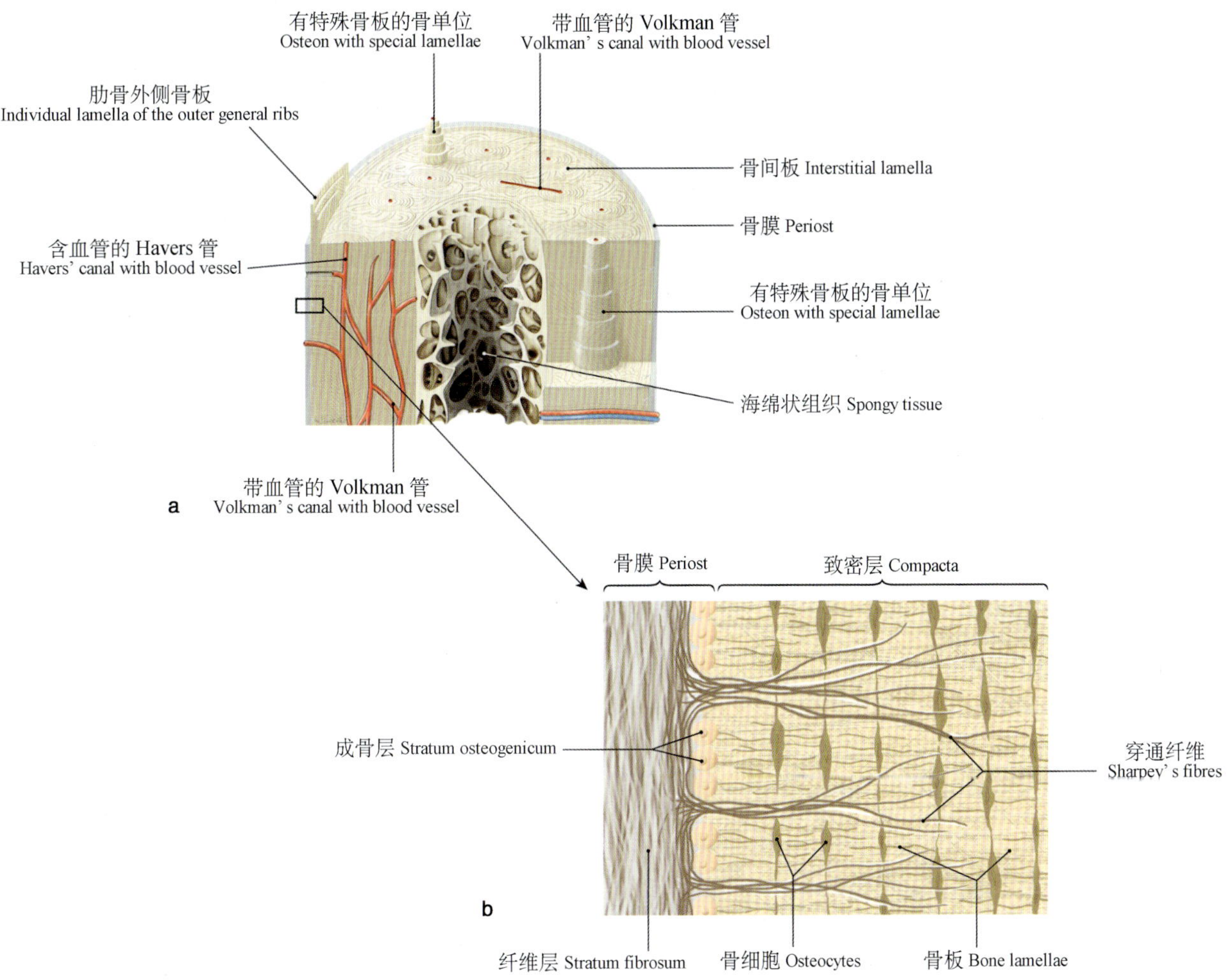

图 1.20a、b　长骨的结构(a);骨膜的结构(b),(图 1.20a 断面放大). a [L266],b [L127]

a　骨密质(皮质)和骨松质具有相同的成熟骨的基本组织结构,称为**板层骨**。成熟骨的构筑单位是骨板层,后者形成细管状系统(**骨单位**),特别是在致密骨中。在松质骨中,骨板层多数平行于骨小梁的表面。在骨密质中,含管道的骨板层构成骨单位,它是 1 个由 5～20 层骨板(**特殊骨板**)组成的系统(Havers 系统),该系统围绕 Havers 管同心排列,长度可达数厘米。**骨单位板层**中的胶原纤维团呈螺旋状缠绕,其旋转方向在不同板层间变换。

旧的退化的骨单位残余(**骨间板**)填充在完整骨单位之间的空隙。在骨密质外表面和内表面,由围绕整个骨的板层骨(外和**内环骨板**)覆盖。

b　神经支配丰富的骨膜覆盖骨的外表面。它是胶原纤维构成的外纤维鞘。胶原纤维(贯通纤维)从纤维鞘放射状进入骨密质(皮质),并将骨膜固定到骨上。内面是成骨细胞层。它直接位于骨骼上,由覆盖所有骨内表面即骨内膜的相同细胞构成。骨的重建和修复过程源于此。

临床要点

导致 2 个或多个碎片的形成,伴有或不伴有移位的**骨折**。除疼痛外,体征还包括运动异常、运动时的摩擦音(摩擦咯吱声)、轴偏移、早期的肌麻木(肌运动缺失)和相应的 X 线检查结果。**骨折**最理想的**愈合**环境是完全不负重和不移位。在这种情况下,骨碎块将能恢复到完全承载能力;长骨髓腔也能得到相应的恢复。对于骨折的愈合,骨的血液供应起着关键作用(尤其是关节囊区域的骨折及实施接骨术的情况)。只有在小的、无刺激性的骨折情况下才有可能发生无结痂的初级骨折愈合(使用最佳适应骨折断端的钢板和螺钉进行接骨术之后)。作为**初级**骨折愈合的一部分,骨折间隙可由来源于开放的 Havers 管的毛细血管桥接,围绕此间隙,骨形成并伸长。对于**继发**骨折愈合,通常有较厚的**骨痂**形成,后者再逐渐转变为功能性骨质。

骨髓

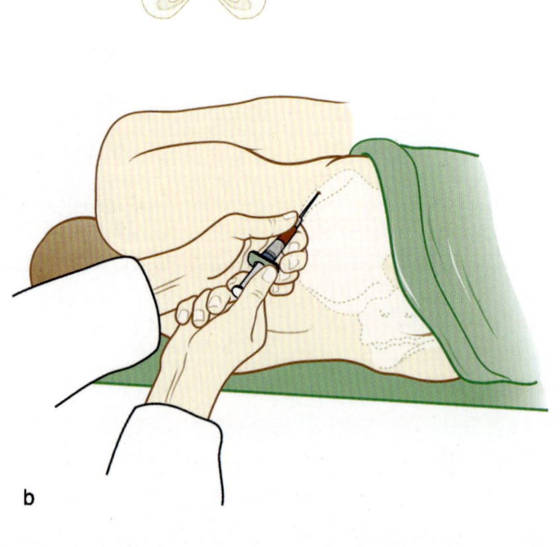

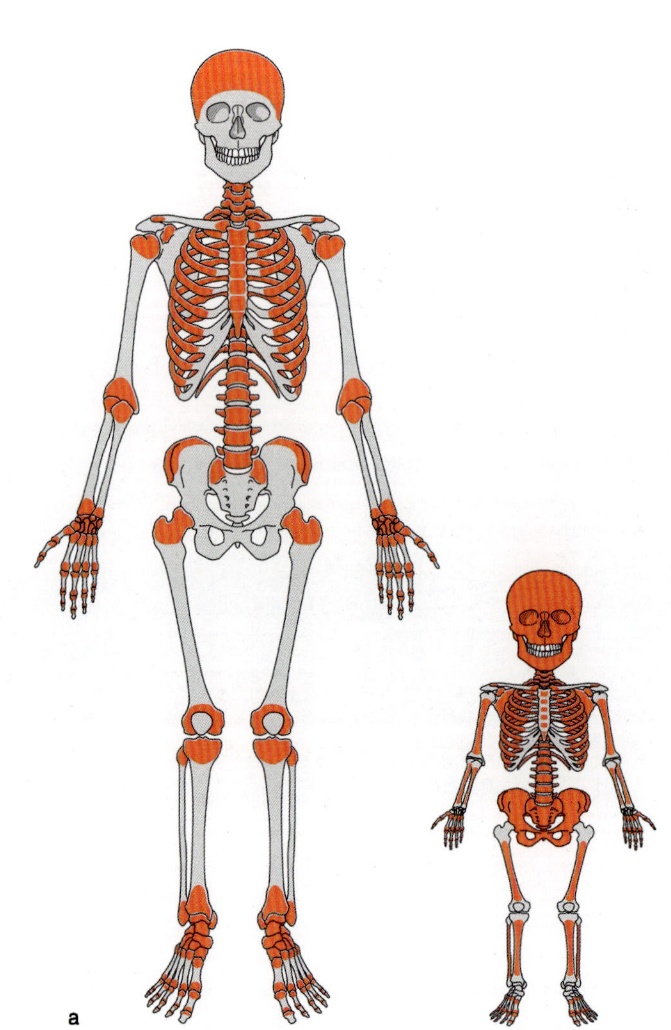

图 1.21a、b 造血的红骨髓和黄骨髓的分布(a);骨髓采集(b),a [L127],b [L126]

a 在胎儿期,血液的形成开始于卵黄囊,并逐渐被造血器官(肝和脾)所取代。从胚胎发育的第 5 个月起,骨髓开始造血,儿童的全部骨髓均可参与造血。成年人的红骨髓仅存在于长骨的骨骺和其余类型骨的特定区域。必要时,主要位于骨干中的黄骨髓可在短时间内转化为红骨髓。红骨髓执行造血任务;黄骨髓主要由脂肪和结缔组织组成。

b **采集骨髓**时,髂后上棘和髂嵴很容易在皮下触摸到,活检针插入这个部位。上面的示意图显示了要穿刺的红骨髓区域。

临床要点

在生理条件(如高原训练)和病理条件(如大量失血)下,成人骨干中的黄骨髓可以在短时间内转化为红骨髓,为身体产生更多的血液。如果刺激(高原训练)消失或血液供应平衡,再转变为黄骨髓。**骨髓穿刺**可出于诊断目的(如怀疑造血系统紊乱,如白血病所进行的骨髓活检)或出于治疗目的(如从捐赠者采集健康骨髓,后续用于白血病患者的移植治疗)。最常见的骨髓穿刺部位(图 1.21b)是髂嵴(**髂嵴腰椎穿刺**)。目前很少开展胸骨穿刺。

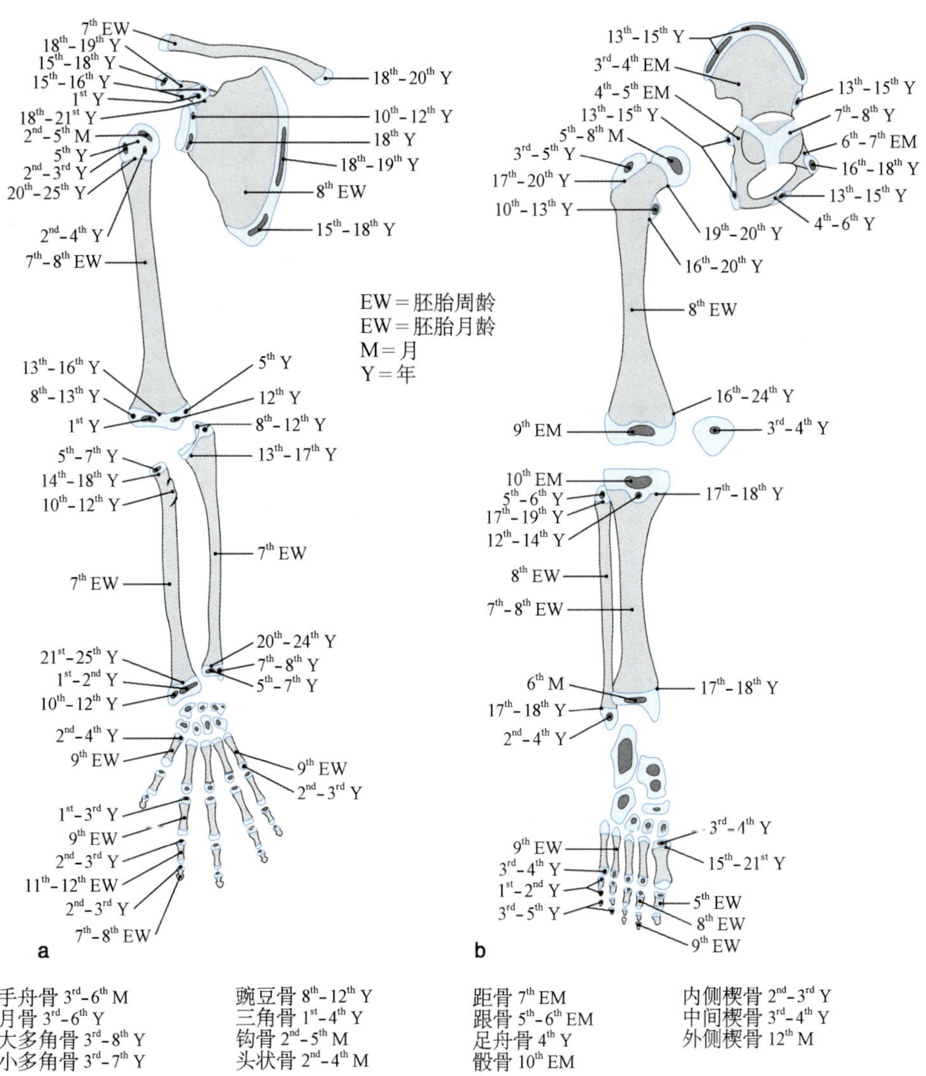

图 1.22a、b　上肢骨(a)和下肢骨(b)的骨化；骺和隆起的骨化中心位置及骨化中心形成的时间顺序[L126]

骨发育(**骨发生**)始于胚胎结缔组织的整合(间充质的整合)。骨发生有 2 种类型：膜成骨，骨形成细胞(成骨细胞)由间充质细胞直接分化而来，该细胞产生骨组织(骨化)。由此产生的骨也被称为**结缔组织骨**(膜化骨)，如锁骨。**软骨成骨**来源于间充质细胞的软骨形成细胞(软骨母细胞)首先创建一个骨的软骨模型(原始的透明软骨)。然后软骨模型转变为骨：在骨干区域，随着软骨膜骨领的发育而发生**软骨膜骨化**(发生的过程与膜成骨的过程相似)。在干骺端区域，**软骨内骨化**以生长板发育的形式发生，生长板在骨生长完成之前都能检测到(见组织学教科书)。由此产生的骨也称作**替代骨**(软骨化骨)。

这些**骨化中心**出现的时间顺序保存了骨骼发育阶段的线索，从而也保存了个体骨骼和骨骼年龄的线索。初级骨化中心和软骨内骨化存在区别：初级骨化中心在胎儿时期出现于骨干区域(**骨干骨化**)；原始软骨骺和隆起以及扁骨边缘的软骨内骨化，除了股骨远端和胫骨近端骨骺(成熟的标志)，仅在出生后开始(**继发性或骺和突起骨化**)。随着骺板(骨性结合)的闭合，骨的长度生长即完成。此后，在 X 线图像中，孤立的骨化中心不再可见。

临床要点

对于规划儿童骨科疾病和畸形的治疗和预后，确定骨龄和生长潜力都是非常重要的。骺板损伤(如关节附近的骨折)是令人担忧的，尤其是在下肢区域，因为生长障碍可能导致腿长度的差异或伴随关节错位。

骨关节

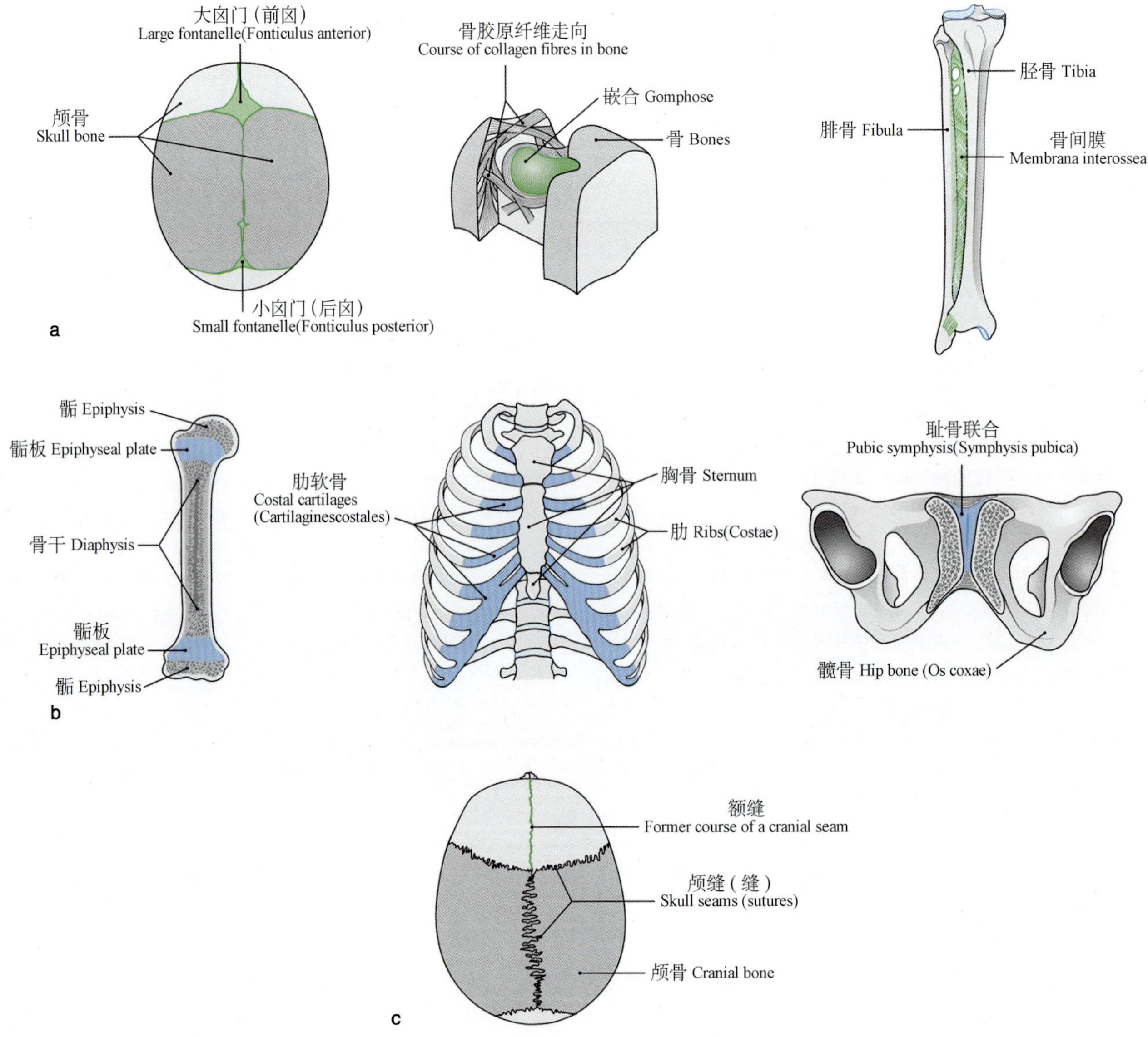

图 1.23a-c 不动连结：a 纤维连结［韧带连结］；b 软骨连结［synchondrosis］；c 骨性结合［synostosis］［L126］

a **纤维连结** 骨以结缔组织相连，称为纤维连结。包括缝（颅缝）、韧带连结（如胫骨和腓骨之间的连结）和嵌合（如上颌和下颌骨牙槽内的牙齿固定）。

b **软骨连结** 软骨连结是骨通过**透明软骨**（透明软骨结合，如骨骺板或肋骨与胸骨之间的连结）或**纤维软骨**（纤维软骨结合，如耻骨联合）的连结。

c **骨性结合** 骨性结合是骨**融合**在一起，如在颅骨的额骨。骨性结合源自韧带连结和透明软骨结合。

临床要点

当一个关节内的 2 块骨（如关节感染或固定后）融合时会发生**关节僵硬**。关节发育障碍可导致组成关节的骨融合，最终导致骨性结合。这种情况在手、足骨骼中特别常见。出于治疗原因使关节固定称为**关节固定术**。如果因骨折愈合不成功而出现假性关节，则称为**假关节**。

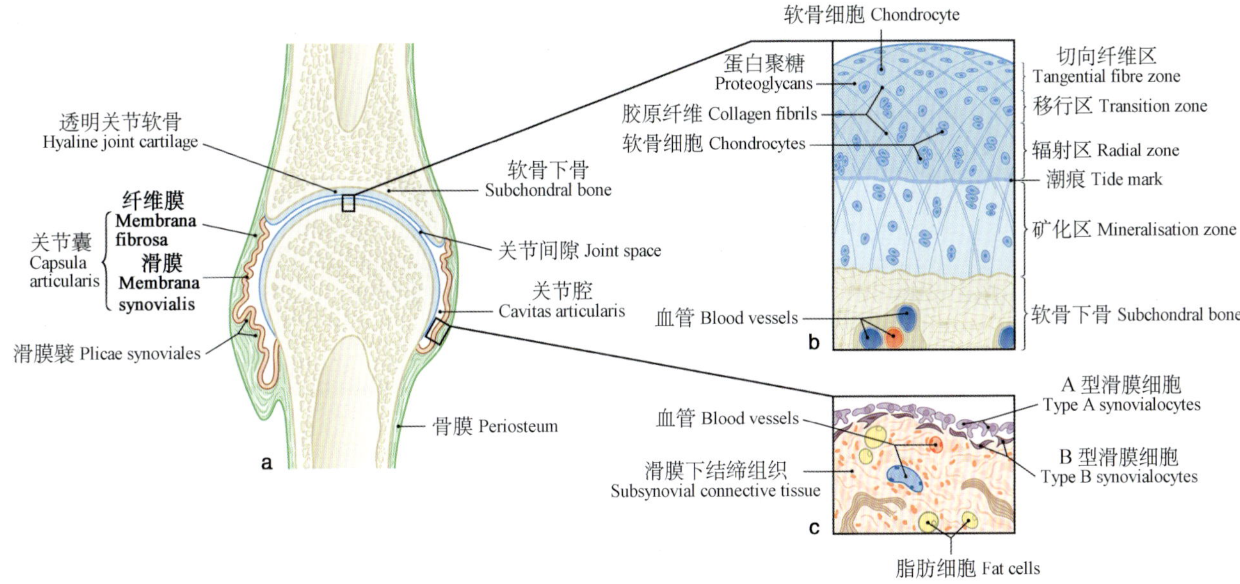

图 1.24a-c **可动连结，滑膜关节(a)、关节软骨(b)和关节囊(c)；剖面示意图。未显示运动关节的肌和加强关节囊的韧带** [L126]

a **关节的结构** 骨的两端覆盖透明关节软骨，软骨深部为软骨下骨。关节囊包围关节腔，由外层的**纤维膜**和内层的**滑膜**组成。滑膜分泌润滑液(滑液)进入关节腔，对关节软骨、部分关节内结构起营养和润滑的作用(关节面滑动时避免摩擦)，同时也能吸收震荡(压力均匀分布)。由于特别牢固的关节囊使活动性非常受限的关节被称为微动关节(如腕和踝的小关节；滑膜关节)。

b **透明软骨的结构** 关节表面覆盖着一层不同厚度的透明软骨(关节软骨)。纤维软骨仅见于下颌关节和胸锁关节。软骨厚度取决于应力大小(指关节 1～2mm，髌骨 4mm，髌骨 6～7mm)。

软骨细胞(chondrocytes)产生细胞外基质，细胞外基质由蛋白聚糖(结合水)和胶原纤维构成。胶原纤维在关节软骨内排列整齐，并形成拱廊(Benninghoff 拱廊)，后者可分为不同区域(切向纤维区、移行区和辐射区)。潮痕是在非矿化和矿化软骨之间形成的边界(矿化带)。关节软骨固定在软骨下骨上，形成光滑的表面，减少关节诸骨之间的摩擦，它将压力分布在软骨下骨上。

c **关节囊的结构** 关节囊由纤维膜和滑膜组成。**纤维膜**由致密结缔组织构成。**滑膜**由以下几层组成：浅层疏松的 A 细胞(A 型滑膜细胞或 M 细胞，吸收关节软骨代谢产物的特化的巨噬细胞)，B 细胞(B 型滑膜细胞或 F 细胞，产生胶原和包括滑膜透明质酸在内的蛋白聚糖的活化的成纤维细胞)和富含毛细血管、成纤维细胞和脂肪细胞的滑膜下结缔组织。

<table>
<tr><td colspan="3">关节</td></tr>
<tr><td>不动连结(Synarthroses，Continuous Joints)</td><td colspan="2">可动连结(Diarthroses，Discontinuous Joints)(→图 1.25)</td></tr>
<tr><td>• 由结缔组织、软骨或骨组织填充于诸骨元素(板、连结)之间。
• 没有间隙
• 低到中等移动性</td><td colspan="2">• 组成关节的诸骨
• 关节间隙
• 关节面覆盖软骨(Facies articularis)
• 关节腔(Cavitas articularis)
• 周围的关节囊(Capsula articularis)
• 关节囊的增强韧带
• 取决于韧带，良好或受限的活动性
• 能够运动和稳定手腕的肌</td></tr>
<tr><td>不动关节(→图 1.23)
• 韧带连结(fibrous joints)
• 软骨连结(软骨关节，多为纤维软骨＝连结)
• 骨性结合(骨关节，不能运动)</td><td>可动关节 可分为数类，其分类依据是：
• 关节的外形和构成(图 1.25)
• 运动轴的数量(单轴，双轴，多轴)
• 构成关节的骨的数目(单关节，复关节)</td><td>微动关节(固定关节)是一种刚性关节，因关节由紧张的韧带连接，运动范围受到严重限制。</td></tr>
</table>

关节的分类

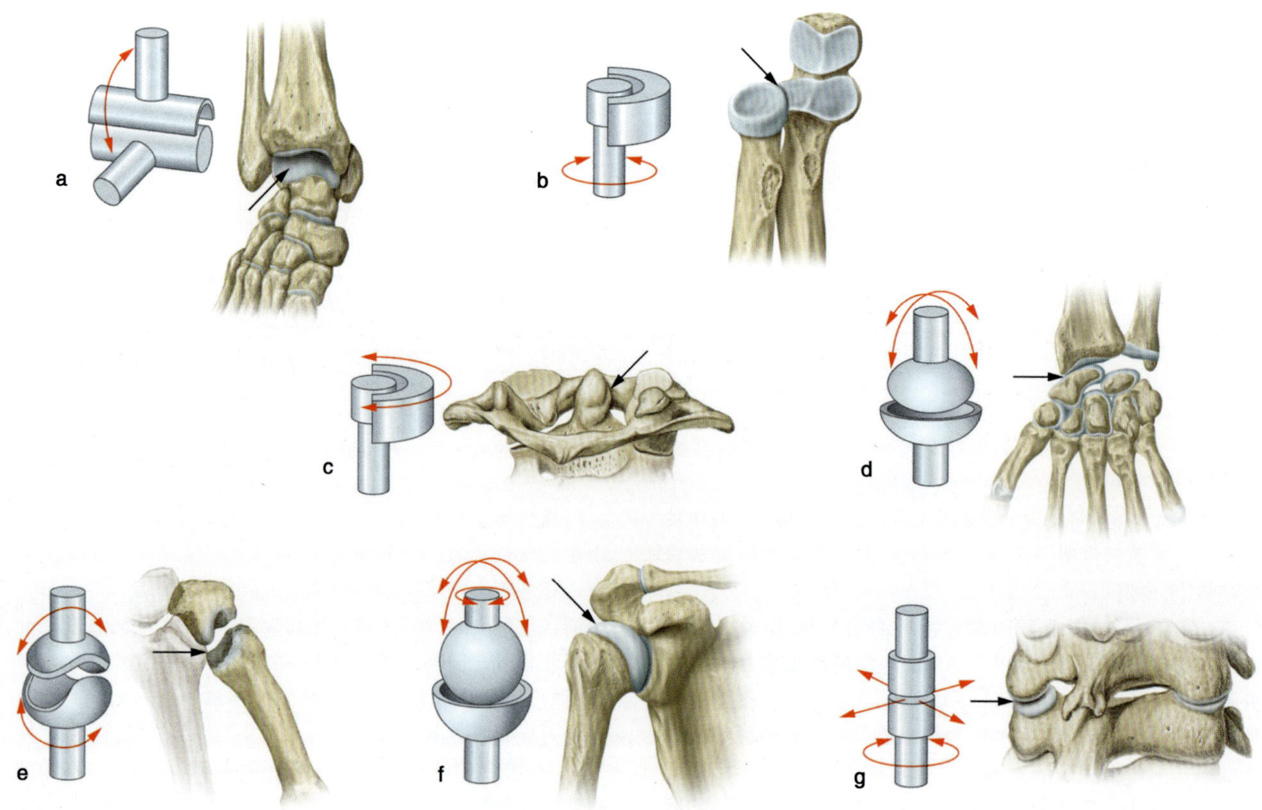

图 1.25a-g　**关节，滑膜关节**[L127]

关节通常有很大的运动范围。根据其形状和可能的运动来划分。根据其主要运动轴（对应于人体的轴）的数量可区分为单轴、双轴和多轴关节。

a **枢轴关节，圆柱形关节（屈戌关节）**：单轴关节，只能做屈伸运动（如距小腿关节）

b **车轴关节，圆锥形关节**：单轴关节，允许做旋转运动（如桡尺近侧关节）

c **车轮关节，车轴关节**：允许做旋转运动的单轴关节（如寰枢正中关节）

d **椭圆关节**：双轴关节，允许做屈、伸、外展、内收和轻微环转运动（如近侧腕关节）

e **鞍状关节**：双轴关节，允许做屈、伸、外展、内收和轻微环转运动（如：拇指腕掌关节）

f **球窝关节**：多轴关节，允许做屈、伸、外展、内收、旋内、旋外和环转运动（如肩关节）

g **平面关节**：允许在不同方向上做简单滑动的关节（如椎间关节）

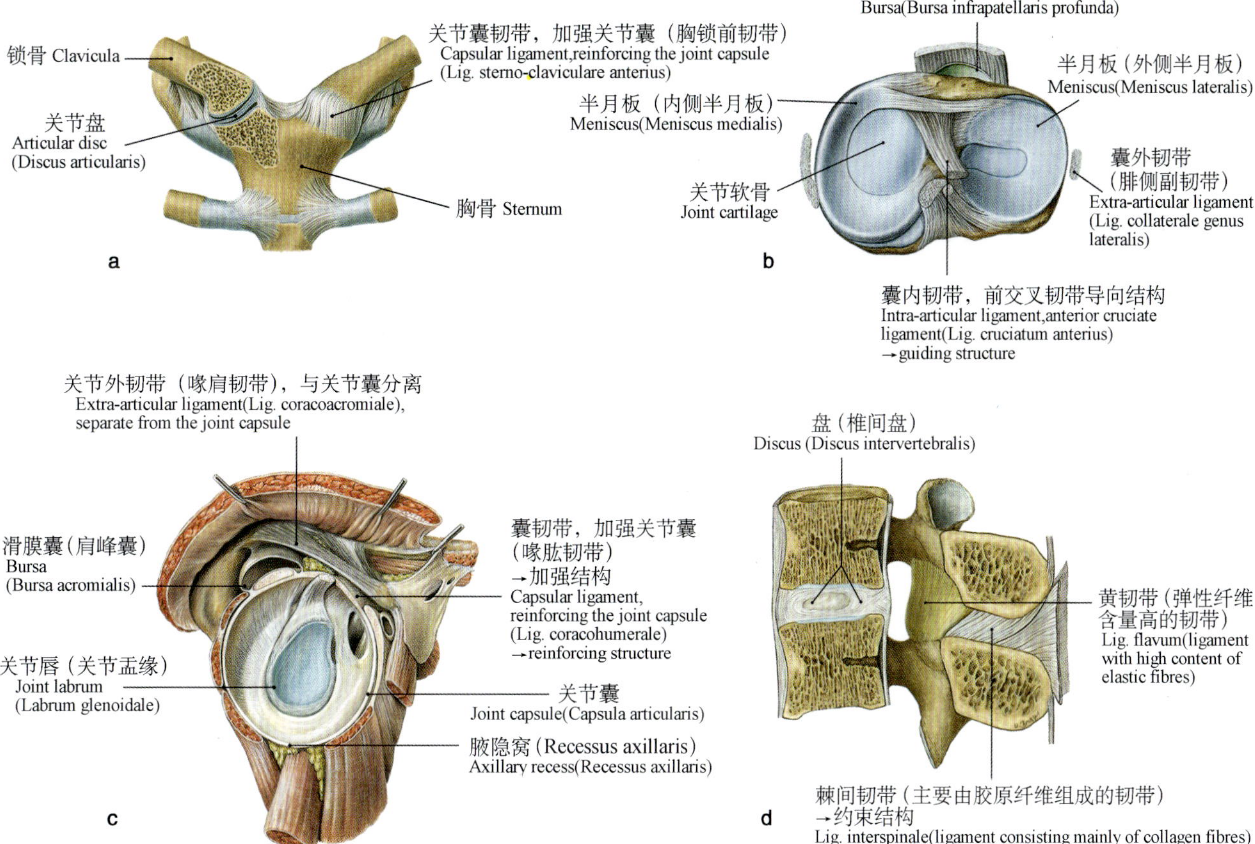

图 1.26a-d **关节的辅助结构**

为适应其生物力学功能和活动范围，许多关节具有关节内辅助结构：**关节内关节盘**可补偿关节面之间的不协调（不均匀），并重新分配作用于它们的压力。关节盘可以是完整圆盘（**关节盘**＝满月，如胸锁关节[a]或脊柱的椎间盘[d]），或者以部分盘的形式出现（**半月板**＝新月，如膝关节的内侧半月板和外侧半月板[b]）。**关节唇**（唇缘）由致密结缔组织和纤维软骨组成，通过骨环（盘状软骨）固定，用于加深关节窝（如肩关节中的关节**唇**[c]）。**滑膜囊**（Bursae synoviales）是一种关节内随着机械应力增加而出现的充满液体的小囊（像垫子）。它们能减少肌腱、肌、骨或皮肤之间的压力或基于张力的摩擦力。像关节囊一样，滑膜囊的外层为纤维鞘，内层为滑液鞘。后者分泌液体至小囊（Synovia）内。

根据它们的位置，可分为皮肤下囊（Bursa subcutanea）、腱下囊（Bursa subtendinea，如髌下深囊[b]）和韧带下囊（韧带下囊，如肩峰下囊[c]）。韧带是连接和固定可移动骨性结构的致密胶原结缔组织。它们以**关节内韧带**（如前交叉**韧带**[b]）或**关节外韧带**（如胫侧副韧带[b]）的形式出现。与关节囊整合在一起的关节外韧带称为**囊韧带**（如胸锁前韧带[a]或喙肱韧带[c]）。它们与**囊外韧带**相反，而后者与关节囊无关。从功能上**加强韧带**（如胸锁前韧带[a]或喙肱韧带[c]）可与**导向韧带**（如前交叉韧带[b]）和**限制韧带**（如棘间韧带[d]）不同。通常情况下，韧带有多种功能或附加特性。连结椎弓的黄韧带[d]含有较高比例的弹性纤维。

临床要点

退行性改变在某些关节中很常见，称之为**骨关节炎**（关节磨损）。仅在德国，有 500 万～600 万人患有关节病（退行性关节病）。因此，关节病是家庭医师最常诊治的疾病。但免疫性疾病也普遍存在，如**类风湿关节炎**，其主要发生在关节囊内，并伴随关节软骨破坏以及损伤或炎症。这些疾病往往导致滑膜受到刺激，从而使其向关节腔内分泌更多的滑液。结果可导致**关节腔积液**，整个关节的紧张、疼痛和肿胀可能非常显著。创伤可导致滑膜囊炎症（**滑膜炎**）。这可能会使其肿得更大，并影响邻近结构，如压迫神经或限制相邻关节的运动。膝关节内某些滑膜囊的慢性刺激被认为是一种职业病，出现在以跪为主的行业里（如铺地板工）。

关节的活动范围

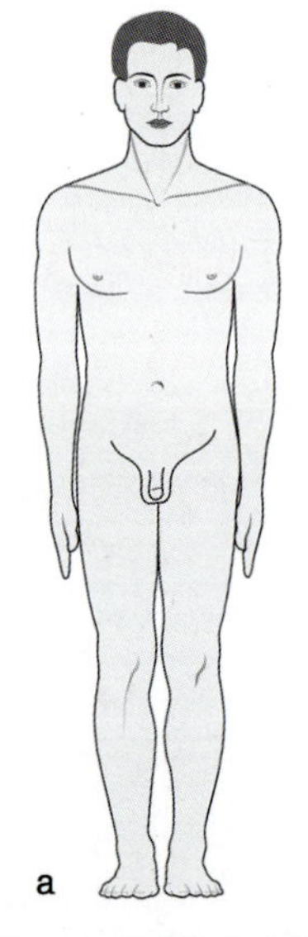

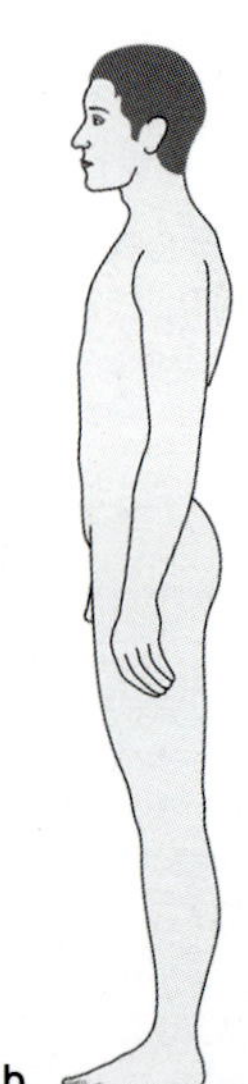

图 1.27a、b 关节运动幅度的分类：中立位零度法［L126］

对于关节检查时运动范围的标准化分类，常采用中立位零度法。关节位置是以手臂下垂的直立人的位置作为零度起始位置给出的（a 从前面看和 b 从侧面看）。从这个零度获得的移动范围是以角度来测量的。首先确定远离身体的活动范围，然后确定靠近身体的活动范围。

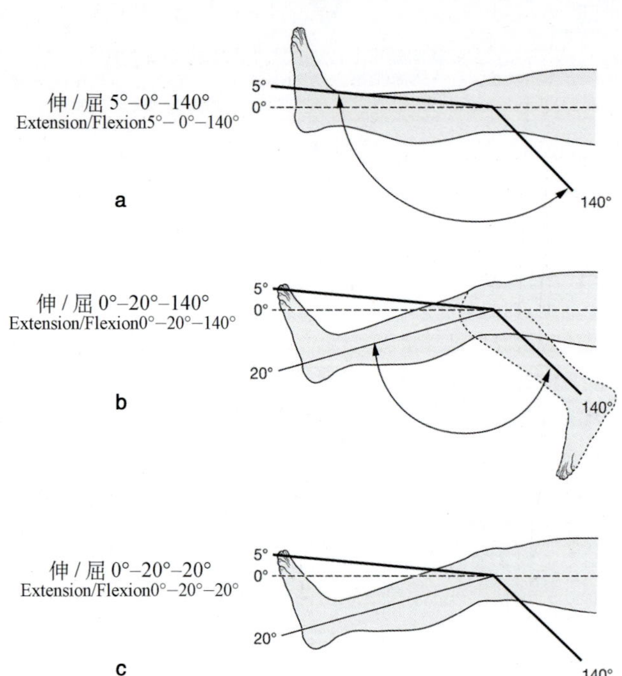

图 1.28a-c 关节运动幅度的分类：示例［L126］

a 正常健康膝关节的活动范围为伸 5°和屈 140°。与足呈直角（90°）为踝关节的零位。从此位置，可以进行 20°伸和 40°屈（未显示）。膝关节的正常活动范围为 5°-0°-140°（伸膝、零位、屈膝）。踝关节为 20°-0°-40°（背屈、零位、跖屈）。

b 膝不能伸（见临床要点）。

c 膝完全僵直（见临床要点）。

临床要点

关节运动范围的缩小与关节运动的受限有关。如果关节运动受到限制，或者关节不能到达零度位并且有挛缩，可以用中立位零度法精确地测量。

屈曲挛缩后关节活动受限情况下的运动模式为 0°-20°-140°（图 1.28b：膝关节不能伸，不能达到零度，膝关节屈至 20°并可进一步屈到 140°）。由于骨化引起的**膝关节完全僵硬**（关节强直）使得膝关节被固定在屈 20°的状态下。其运动模式为 0°-20°-20°（图 1.28c：膝关节不能伸，不能实现零位，膝关节在屈 20°后不能再进一步屈）。

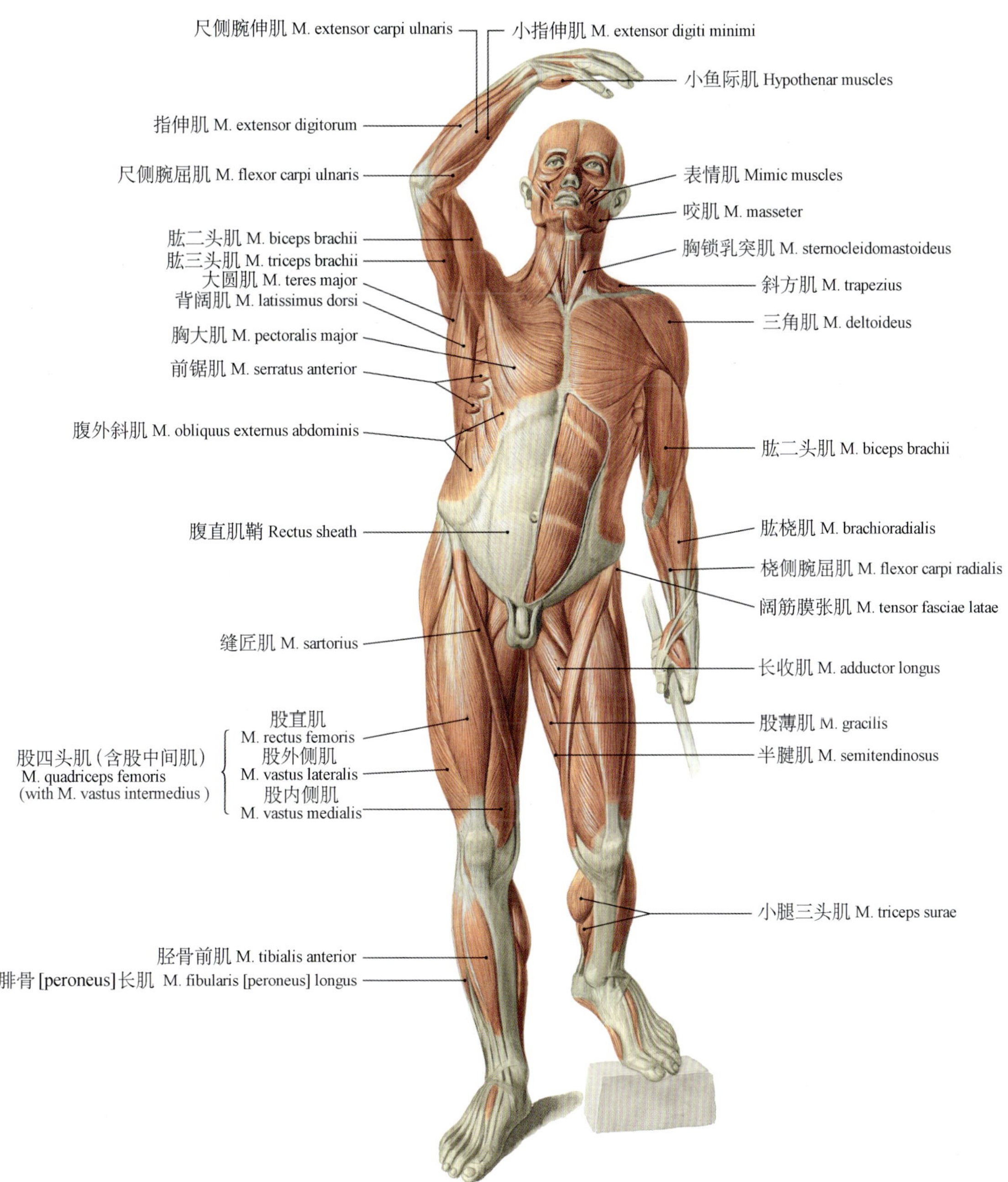

图 1.29 **张力性肌和运动性肌**

人体有 600 多块肌，占体重的 25%（女性）到 40%（男性），在静止状态下需要消耗身体 20%的能量。在运动性能达到顶峰时，此值可以上升到 90%。从功能上，工作肌也称为梭外肌，可区分为**张力性肌（紧张力性肌）**和**运动性肌**。张力性肌（**红肌**）是为了连续发挥效能而设计的，不容易疲劳且血供丰富（如长收肌）。运动性肌（**白肌**）用于快速、短暂而有力的收缩，容易疲劳，毛细血管较少，主要进行无氧运动（如肱二头肌、股外侧肌、股内侧肌、胫骨前肌）。从事耐力运动的人（马拉松运动员）有更多的红肌；从事短而剧烈肌运动的人（短跑运动员）有更多的白肌。

一块肌（或一肌群）不可单独运动，都得依赖于一块或多块对立肌（拮抗肌）。因此，在上肢和下肢，有伸肌（兴奋肌）和屈肌（拮抗肌）。肌的活动基本上可分为 2 种类型：**静力肌和动力肌**。例如，骑自行车运动中，除了关节韧带外，手臂、颈部和背部的肌在保持躯干和头部稳定中执行静力肌的运动，而参与踏板运动的肌则执行动力肌的运动。

肌的分类

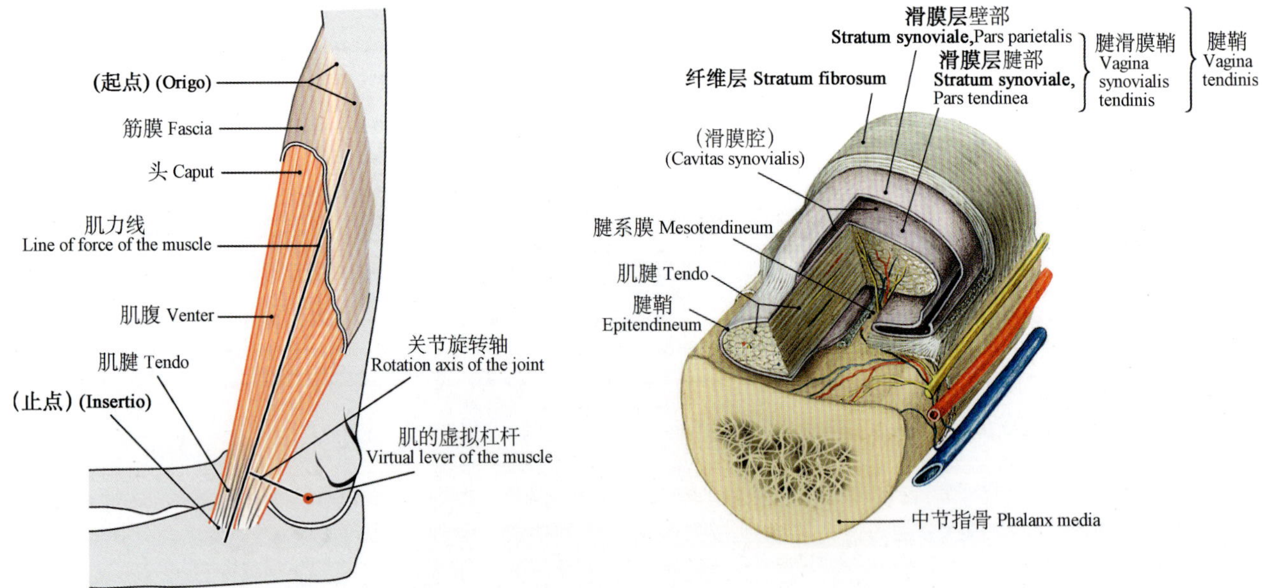

图 1.30　骨骼肌结构[L126]

骨骼肌使构成关节的骨运动，其具有固定的起点和可变的止点。根据定义，起点是多腱的或多肉质的。与止点相比它有更广泛的附着范围，并相对固定。四肢肌的起点通常靠近躯干侧（近端），止点远离躯干侧（远端）。躯干肌的起点通常近尾侧，而止点近颅侧。在静止骨上的附着点称为定点，在移动骨上的附着点称为动点。定点和动点不是绝对的。当肢体不向躯干运动，而躯干向肢体运动时，定点和动点可互换。肌腹通过肌腱附着于骨骼上（肌腱，图 1.31）。骨骼肌传递到关节上的力的大小取决于杠杆的长度（从肌力线到关节转动轴的垂直距离＝杠杆力臂）。杠杆长度的变化取决于关节的位置，称之为虚拟杠杆。大多数肌的表面有筋膜包裹。筋膜由纤维结缔组织构成，包绕单块肌、多块肌（肌群）和肌腱的鞘。筋膜使骨骼肌收缩时避免影响周围结构。

图 1.31　腱鞘、腱纤维鞘、腱滑膜鞘的结构，以手指为例

腱鞘有助于提供更好的滑动并保证肌腱不偏离于骨或韧带。在结构上，它们类似于关节囊或位于肌腱周围的滑膜囊。腱鞘的内层（滑膜层，腱部）与肌腱相贴，外层（滑膜层，壁部）与腱鞘的纤维层相贴。滑膜腔内（滑液腔）有润滑液（滑液）。小血管通过短的和长的系带（不同长度和宽度的腱系膜）到达肌腱。系膜尤其存在于指屈肌腱中。

肌腱将肌的收缩力传递到骨上。它们主要由平行的胶原纤维、少量的弹性纤维及其间的蛋白聚糖和糖蛋白组成。肌腱的活性细胞称为腱细胞。肌腱外有疏松结缔组织包裹（腱外膜）。可分为牵引和滑动肌腱。肌腱的牵引方向与肌的方向相同。滑动肌腱可在偏折点[如骨缘、骨隆突或籽骨（位于肌腱内）]改变肌的运动方向。在接触面上，肌腱在转折点上滑动肌腱，并承受压力和张力。此处是肌腱中纤维软骨发生的部位。

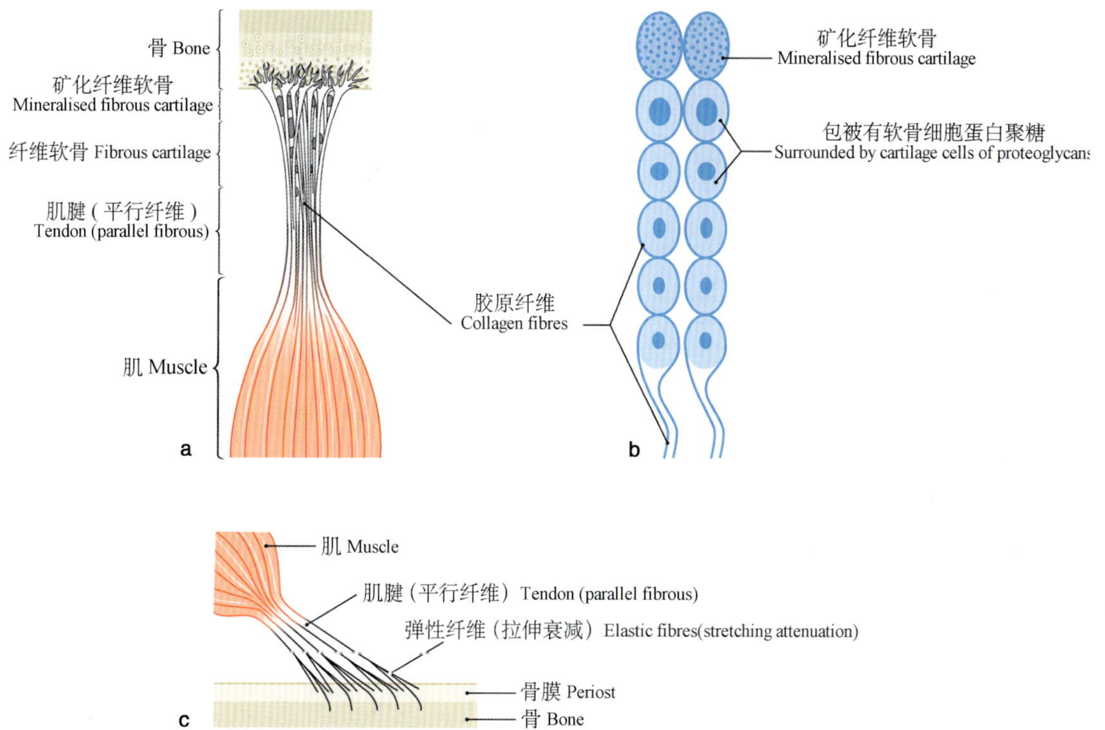

图 1.32a-c **肌腱附着区的结构**[L126]

为了避免肌腱从附着区域撕脱或撕开，肌腱附着区存在不同弹性的结缔组织、软骨和骨，以使其能够相互适应，可区分为软骨骨突附着区和骨膜骨干附着区。

a，b **软骨-骨突附着区**具有肌附着于原来软骨骨突区域的特点。然而，其他肌（如咀嚼肌）也会出现这种情况。在附着点有纤维软骨，其中直接覆盖骨的软骨层矿化。附着区没有骨膜；胶原纤维直接进入骨并锚定肌腱于此。

c **骨膜-骨干附着区**位于长管状骨的骨干。骨膜中肌腱的胶原纤维向骨内辐射，从而将肌腱固定在皮质骨上。通过这种方式，力被传递到一个非常大的区域。胶原纤维很少直接进入骨。因此，在这个部位没有骨膜。在骨骼上，附着区域表现为突起（结节）。

临床要点

由于过度使用引起的疼痛性**腱鞘炎（肌腱炎）**很常见，特别是在手和足。当屈曲手的肌过度使用时常发生**狭窄性腱鞘炎**（stenosing tenosynovitis）。从事重复性运动相关职业或活动的人（工匠、运动员、钢琴演奏者，在某些情况下被认为是职业病）容易患这种疾病。在疾病的过程中，受影响的肌腱发生轻微损伤，机体试图借助炎症反应来修复损伤。炎症与肌腱肿胀有关，后者反过来限制腱鞘并导致肌腱结节形成。在屈指肌中，肌腱以环状（Ligg. anularia）韧带的方式被固定。增厚的肌腱区域被嵌入单个环状韧带中，导致**“扳机指”现象**。

肌的分类

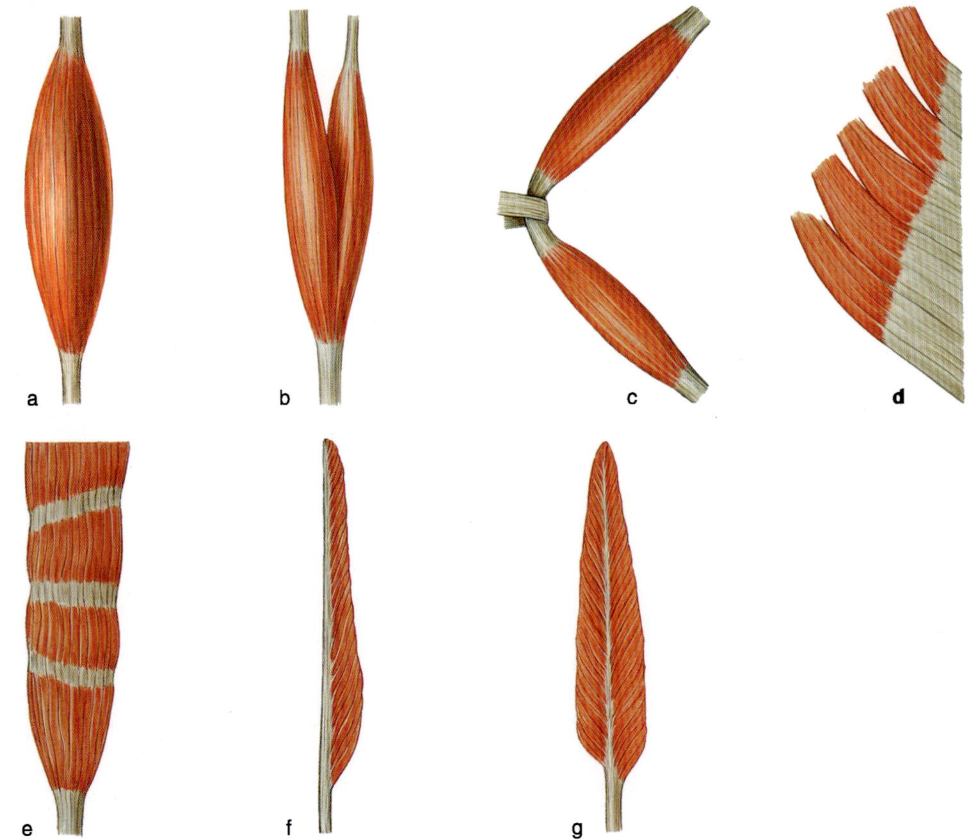

图 1.33a-g 肌的类型

可根据以下情况对肌进行划分：①肌纤维的排列（与肌腱的牵拉方向平行，用较小的力产生大幅度的运动，或羽状的＝肌纤维以锐角[羽状角]呈对角线排列，具有长而宽的肌腱，需用较高肌力）；②肌头的数量（1，2 或多头）；③所涉及关节的差异（取决于肌所带来的运动是否涉及 1 个或 2 个关节，或与关节无关：单关节肌、双关节肌，无关节涉及的假性肌）；④或形态。

在显微镜下，骨骼肌有横纹。根据肌的形态可分为：

a 单头的，平行纤维肌（梭形肌）。

b 二头的，平行纤维肌（二头肌）。

c 双瓣的，平行纤维肌（二腹肌）。

d 多瓣的，扁肌（扁平肌）。

e 被中间腱分为多瓣的（多腹肌）。

f 半羽肌（半棘肌）。

g 多羽肌（羽状肌）。

定义

功能上，可分为被动和主动骨骼肌系统。

- **被动骨骼肌系统**包括骨、关节和韧带。骨骼赋予身体一定的形态，并作为肌的附着点，形成保护内脏的体腔，关节以灵活的方式连接骨骼。
- **主动骨骼肌系统**由骨骼肌组成，其以关节为枢纽运动骨骼，且可随意控制。

临床要点

强烈的、异常的压力（运动中常见）可能导致肌组织撕裂（如果损伤较大时，则会**撕裂肌纤维**或**撕裂肌**）。大腿和小腿肌最常受到影响。相反，**肌肉劳损**与伴有肌细胞破坏和出血的肉眼可见的结构变化无关。通常情况下，某些肌肉剧烈运动几小时或几天后，就会出现**肌肉酸痛**（肌肉疼痛）。这是由于肌纤维的微小撕裂和随后的炎症反应所引起的轻微疼痛。

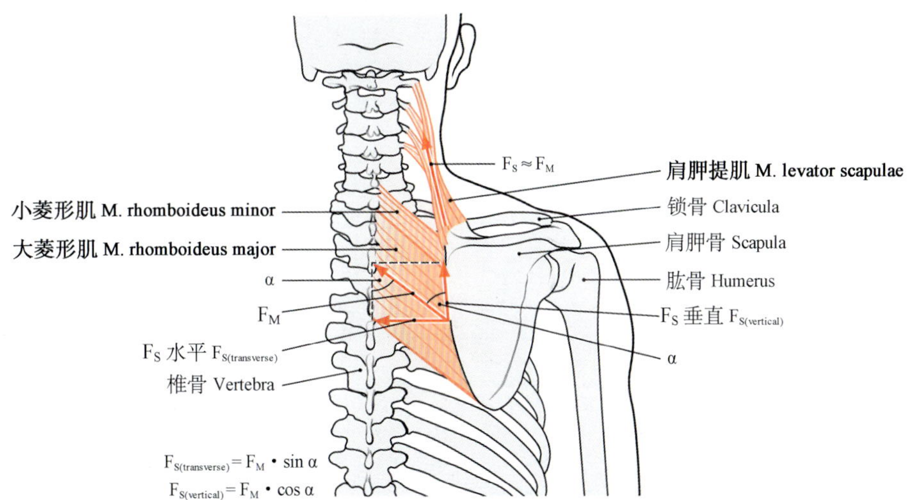

图 1.34　肌和肌腱力；以肩胛提肌和菱形肌为例的肌和肌腱力向量[L126]

肌力量与肌的生理横截面之间存在直接的比例关系（肌的提升力相对于垂直于纤维方向的所有肌纤维的横截面）。如果肌腱向牵引力方向运动（如肩胛提肌），则产生的全部动量转移到肌腱。在这种情况下，肌力（F_M）和肌腱力（F_S）几乎相等。

如果肌纤维与肌腱牵拉方向成一定角度（如大菱形肌和小菱形肌），则只有一部分收缩力转移到肌腱。这时，与肌力（F_M）垂直的肌腱力（F_S[垂直的]）被 cosα 因子减小，而横向肌腱力[F_S（横向的）]被 sinα 因子减小。

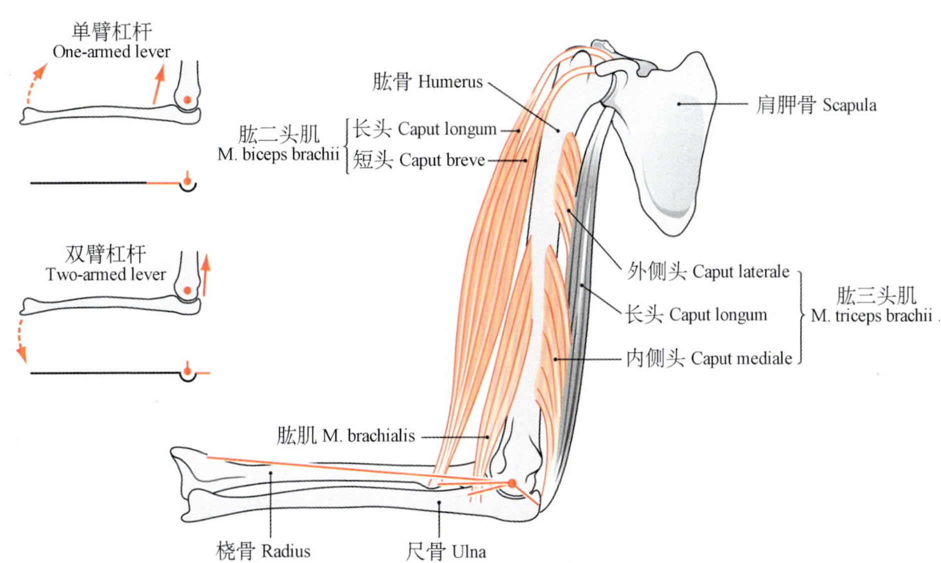

图 1.35　杠杆臂和肌活动；肘关节的主要肌及其解剖杠杆臂（红线）[L126]

杠杆臂是位于旋转中心和力作用点之间的杠杆的一部分。对于围绕关节旋转轴移动的骨骼，肌必须使用解剖（实际的）杠杆臂来产生扭矩。杠杆臂的长度取决于肌附着点和关节旋转中心之间的距离。例如，当臂向躯干移动时，肱桡肌的解剖杠杆臂较长，而肱肌的解剖杠杆臂较短。如果肌做单臂杠杆运动，则组成关节的骨将沿肌牵引的方向运动（如肱桡肌，肱二头肌，肱肌）。在双臂杠杆的情况下，肌附着点沿肌牵引的方向运动，而关节主要的骨则沿相反的方向移动（如肱二头肌，见图 1.30）。

心血管系统

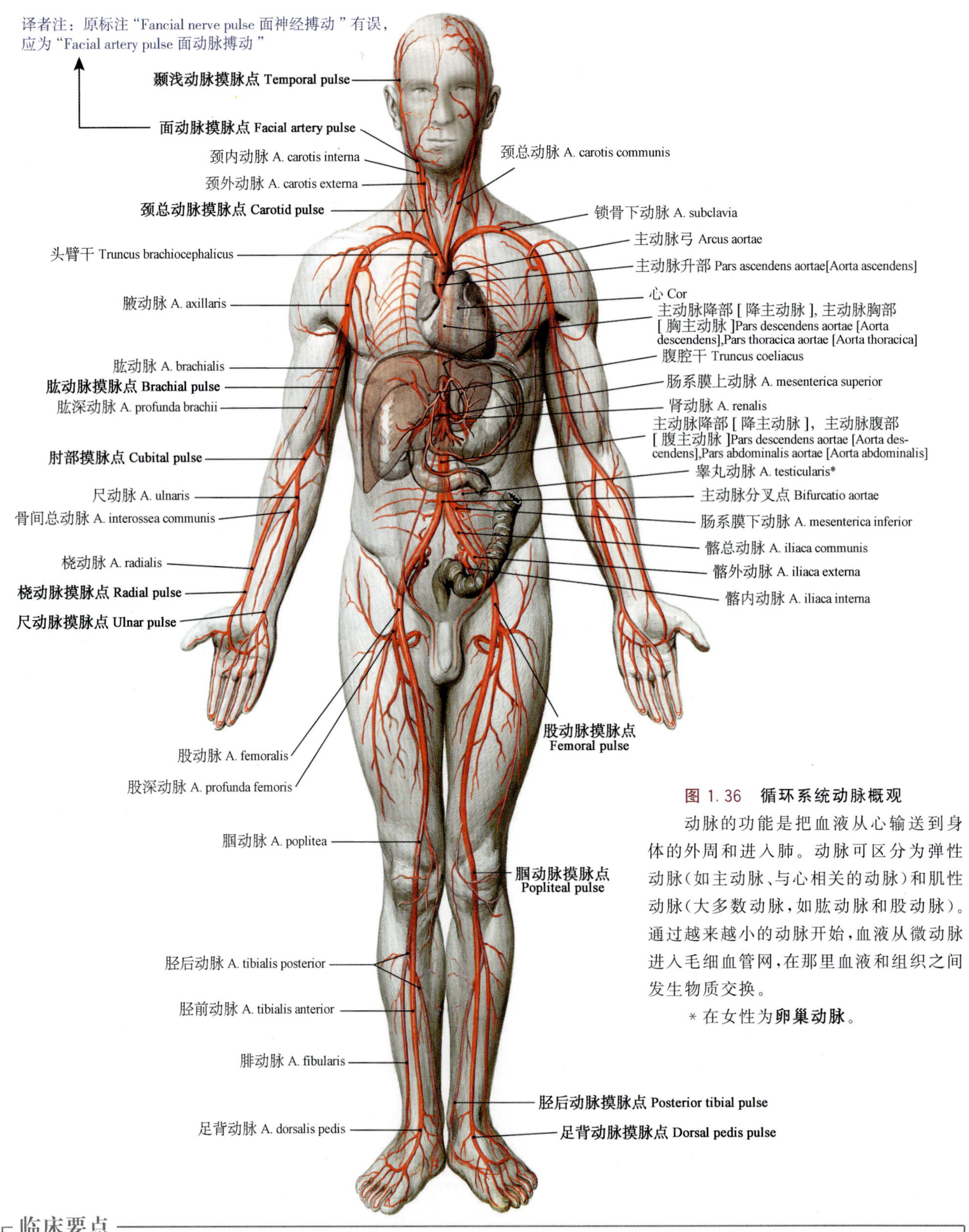

图 1.36 循环系统动脉概观

动脉的功能是把血液从心输送到身体的外周和进入肺。动脉可区分为弹性动脉（如主动脉、与心相关的动脉）和肌性动脉（大多数动脉，如肱动脉和股动脉）。通过越来越小的动脉开始，血液从微动脉进入毛细血管网，在那里血液和组织之间发生物质交换。

* 在女性为**卵巢动脉**。

临床要点

在身体的许多部位，大动脉和中动脉都在近体表处走行。他们的**脉搏**可以通过将动脉按压在其下面较硬的结构上感受到。离心最远的可触及的脉搏是足弓上的足背动脉。脉搏的检查可提供很多线索，如心跳频率、上肢和下肢的循环差异，更概括地说，身体各部的血流。末梢动脉的病理性闭塞（如在动脉硬化的情况下）导致供血区组织坏死（如冠状动脉闭塞导致心脏病发作或心肌梗死）。

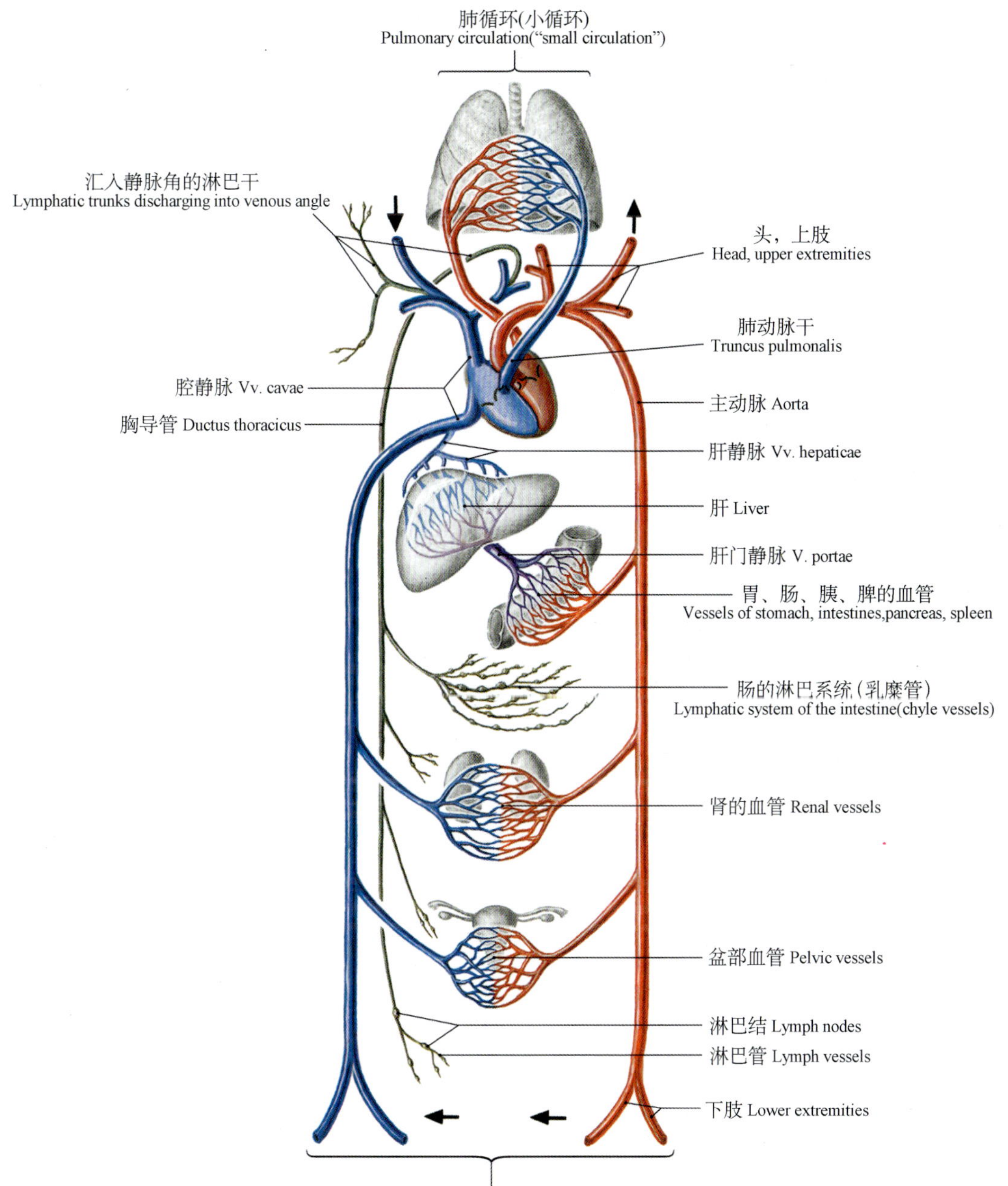

图 1.37　**体循环和肺循环**[S010-2-16],[L238]

体循环和肺循环共同构成血液循环，通过血液循环可以使动脉和静脉在由血管和心组成的心血管系统内连续运行。血液必须通过紧密相连的两个循环(体循环和肺循环)，心是血液输送的动力泵，位于两个循环系统之间。左半心将含氧丰富的血液泵入主动脉，然后进入体循环的动脉血管系统，血液通过相连的动脉干(动脉、小动脉)，最后到达毛细血管床，在那里进行物质交换。

含氧低的静脉血通过大(体)循环的静脉(微静脉、静脉)回到右半心。在这里，血液被泵入小(肺)循环，通过肺部毛细血管重新供氧，再回到左半心，在此重新开始一个新的大、小循环过程。根据血液流经血管的口径大小，进一步分类为大循环血管(动脉、静脉)和微循环血管(血管直径$<100\mu m$；小动脉、毛细血管、小静脉)。

心血管系统

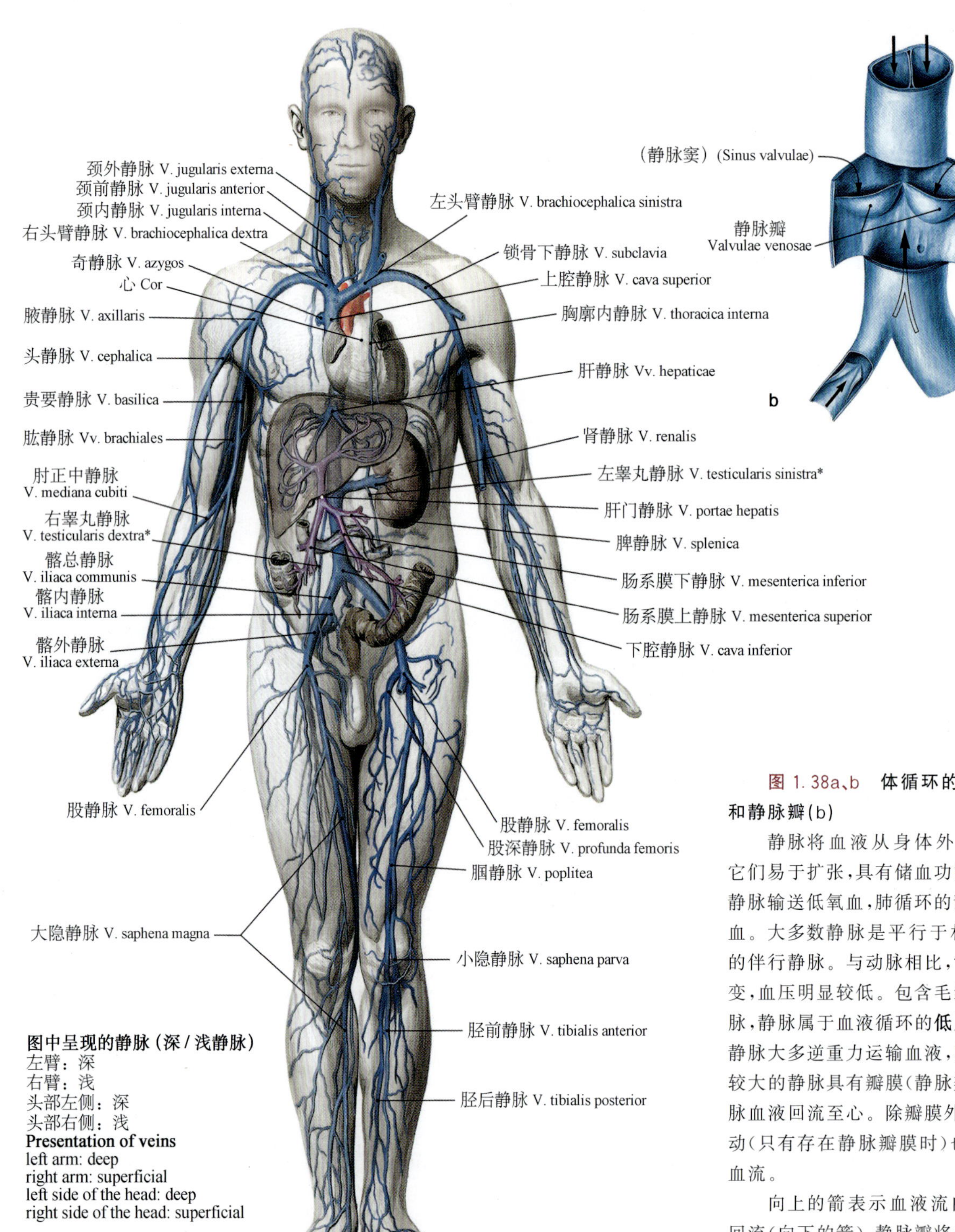

图 1.38a、b **体循环的静脉概观(a)和静脉瓣(b)**

静脉将血液从身体外周输送回心。它们易于扩张，具有储血功能。体循环的静脉输送低氧血，肺循环的静脉输送高氧血。大多数静脉是平行于相应动脉走行的伴行静脉。与动脉相比，它们的行程多变，血压明显较低。包含毛细血管和小静脉，静脉属于血液循环的**低压系统**。由于静脉大多逆重力运输血液，四肢和下颈部较大的静脉具有瓣膜(静脉瓣)，以支持静脉血液回流至心。除瓣膜外，肌和动脉搏动(只有存在静脉瓣膜时)也会影响静脉血流。

向上的箭表示血液流向。如果出现回流(向下的箭)，静脉瓣将关闭。

身体的大部分部位在皮下脂肪中含有**浅**静脉系统，与平行于动脉走行的**深**静脉系统相通(两个系统由静脉瓣隔开，因此血液只能单向地从浅静脉流向深静脉)。四肢的静脉存在较大的个体差异。

* 在女性为卵巢静脉。

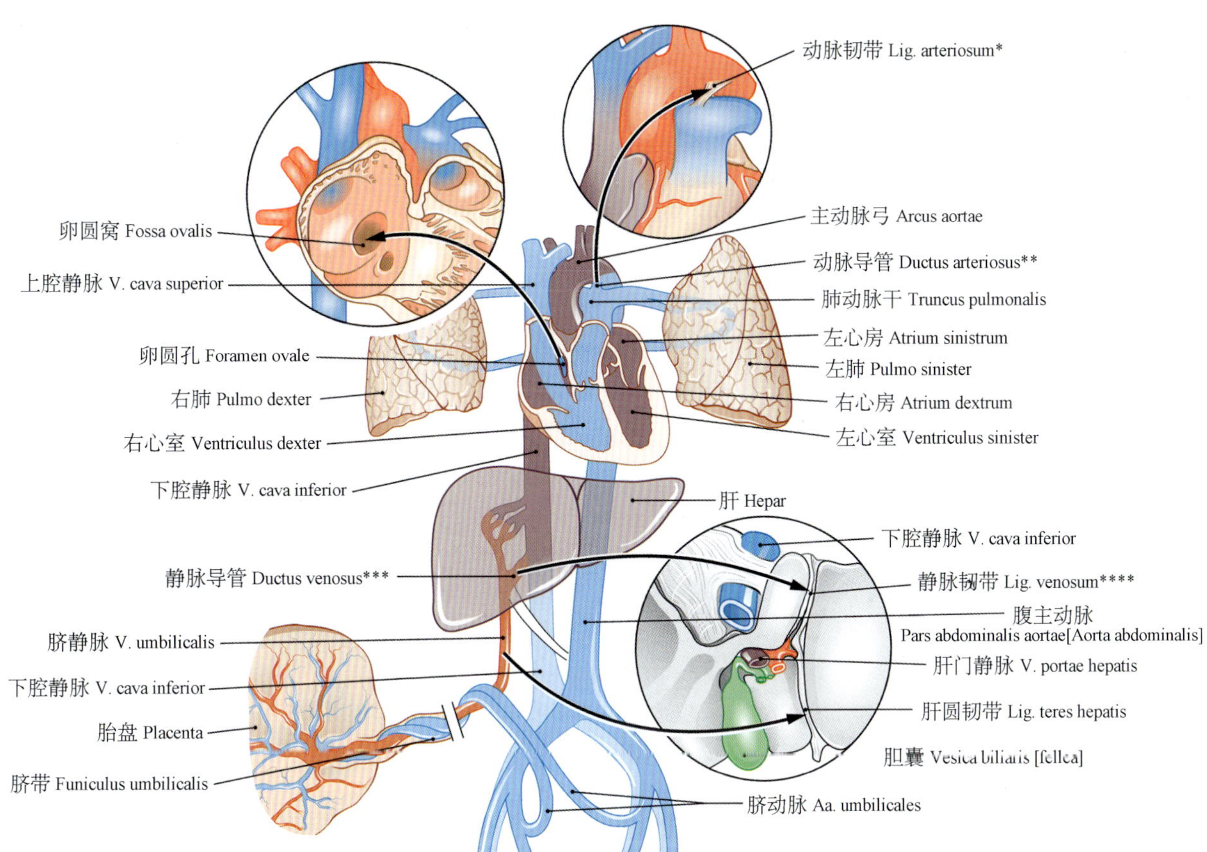

图 1.39 胎儿心血管系统的组成；示意图根据[S010-17][L126]

箭指示血流的方向。胎儿血液循环与出生后血液循环不同。

从胎盘经脐静脉进入肝的**氧合血**，通过静脉导管(Arantii)直接进入下腔静脉。来自下腔静脉的主要血流经房间隔上开放的卵圆孔，从右心房直接进入左心房。从这里血液进入左心室，通过主动脉分布于体循环。

来自上半身的**静脉血**通过上腔静脉进入右心房，大部分直接进入右心室。心脏收缩时，大部分血液通过动脉导管(Botalli)直接进入降主动脉。因为胎儿的肺尚未张开，所以两个短途的心循环(开放的卵圆孔和开放的动脉导管)是必要的。胎儿的体循环中，大部分血液通过髂血管到达 2 条脐动脉，由此通过脐带进入胎盘。

随着肺的发育和呼吸的开始，出生后不久胎盘循环中断并**关闭**以下结构：

- 静脉导管。
- 卵圆孔。
- 肺动脉干和主动脉弓之间的动脉导管。
- 脐动脉和脐静脉。

此时，心血管系统只包括心脏及大循环(体循环；供应机体组织)和小循环(肺循环；气体交换)(→图 5.39)。成人静息时的心输出量为 70ml。

在任何时刻，大约 64％的血液都存在于静脉系统中，这一数值可增加到大约 80％(血液储备)。骨骼肌的小动脉和微动脉主要决定血管阻力。动脉系统(高压系统)的血压约为 100 mmHg，而静脉系统的血压约为 20 mmHg。在这两个系统之间是发生物质交换的毛细血管区域。

* Botallo 韧带。
** Botallo 导管。
*** Arantius 导管。
**** Arantius 韧带。

门静脉循环

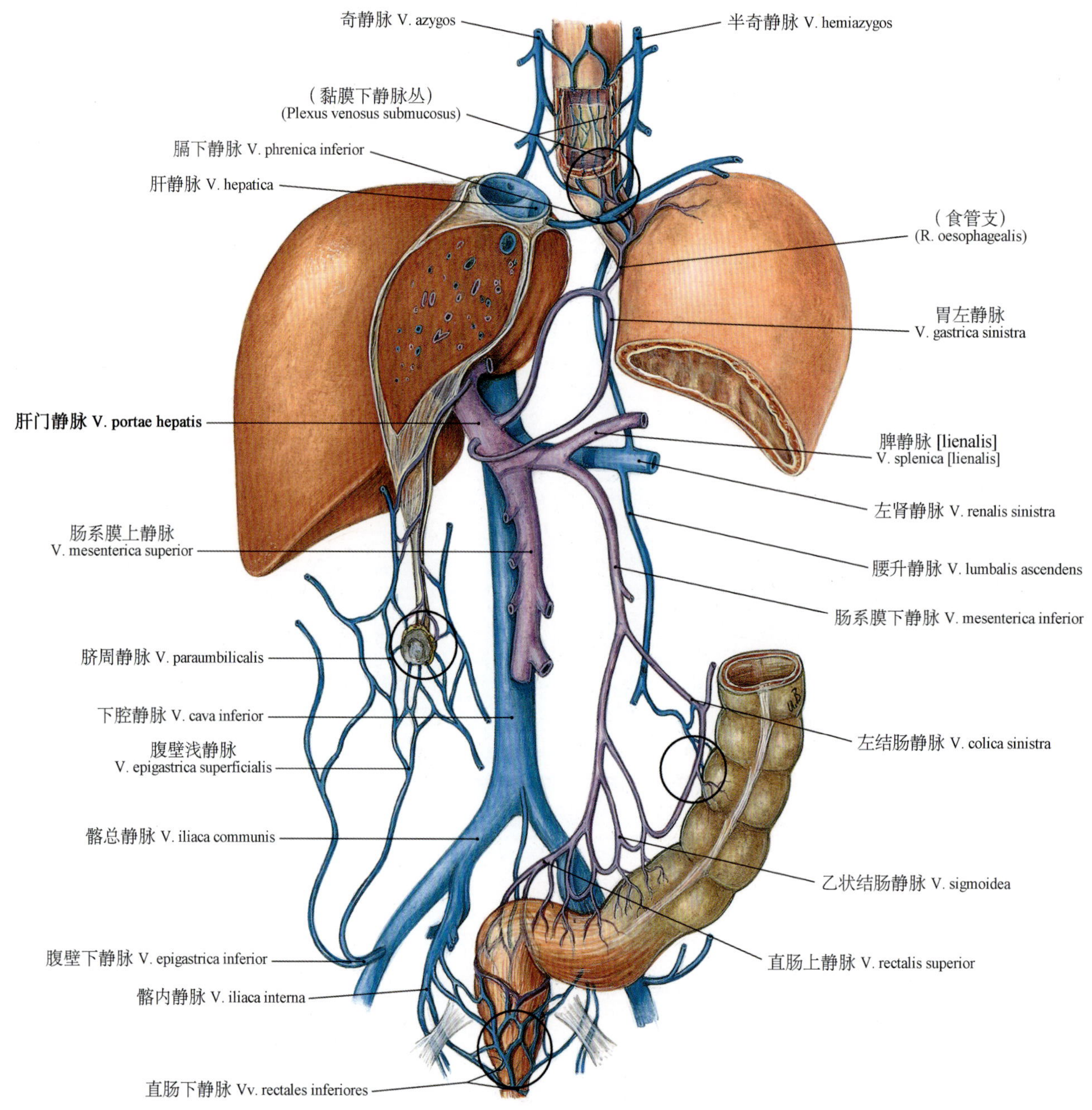

图 1.40 肝门静脉和下腔静脉

半示意图；流入下腔静脉的呈蓝色；肝门静脉属支呈紫色。可能的门-腔静脉吻合用黑圈突出。

肝门静脉循环在体循环（大循环）中具有特殊的地位。两种毛细血管区（肠、肝）依次相连。在进入体循环之前，来自大多数不成对腹部器官（胃、部分肠、胰、脾）的静脉血回流入肝门静脉，再从肝门静脉进入肝。这样，在腹部消化器官吸收的许多营养物质进入肝，并在这里进行代谢。血液经肝静脉（Vv. hepaticae）进入下腔静脉，只有这样血液才能经肝至体循环。

临床要点

在肝硬化患者中，肝较高的阻力，导致**肝门静脉压**增高，这意味着流经肝的血液就减少。剩余的血液需绕过肝，通过门腔吻合直接进入上、下腔静脉系统。当吻合区的静脉不能适应增加的血流量时，将发生扩张（**静脉曲张**的发生）。这使得胃食管过渡区形成静脉曲张、脐周静脉曲张（罕见）即所谓的水母头，或肛管内静脉曲张。尤其是**食管静脉曲张**在进食时容易受损，导致危及生命的出血。

（李玉泉 译）

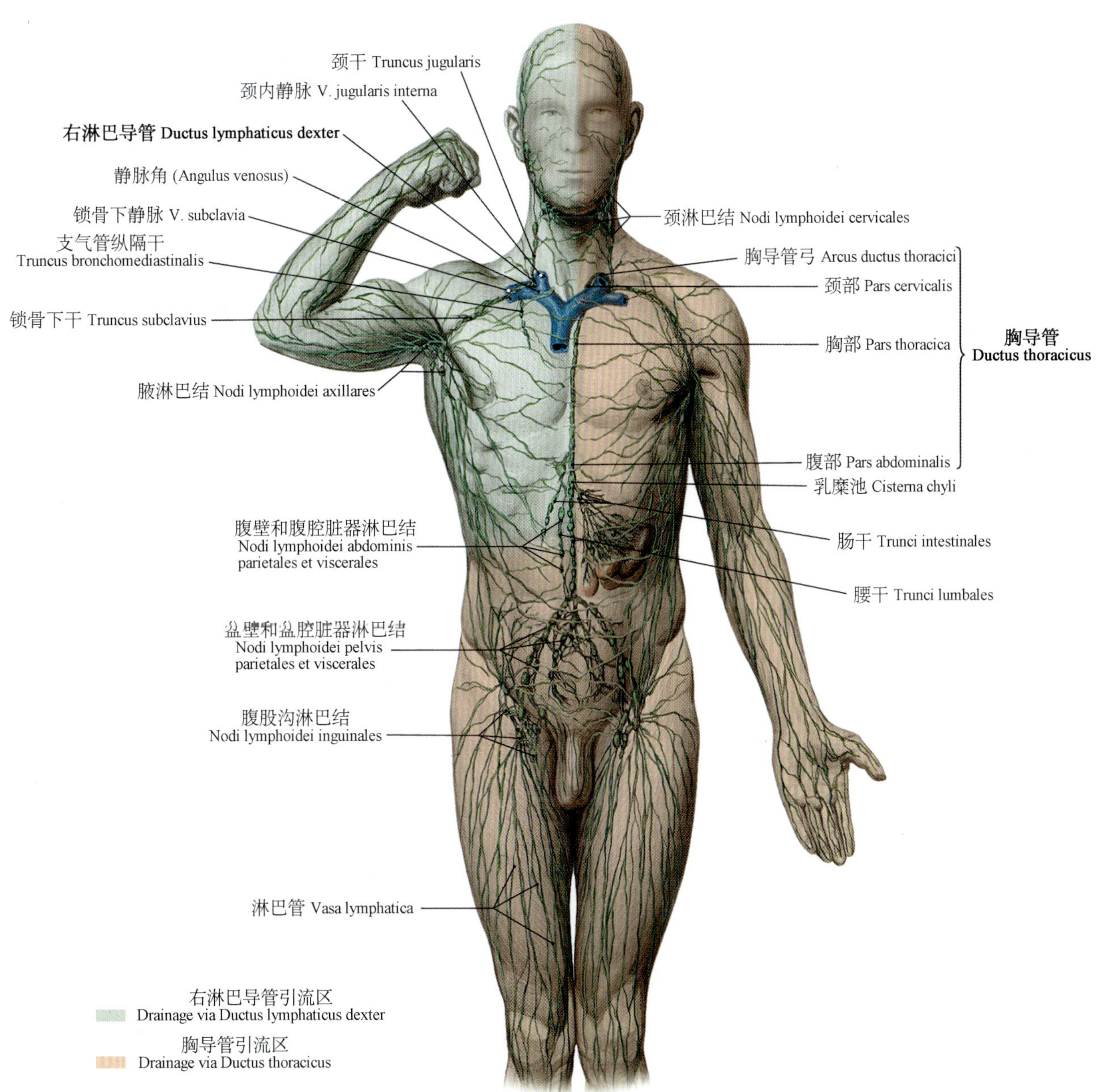

图 1.41 **淋巴管系统概述**

身体各部的**毛细淋巴管**吸收组织间隙内的液体(淋巴),并借集合淋巴管引流至**淋巴管**及中间**淋巴结**。引流并过滤机体局部淋巴的淋巴结称为局部淋巴结。收集其他淋巴结所引流淋巴的淋巴结称为集合淋巴结。

全身的淋巴最终被引流至 2 条**淋巴导管**(即胸导管和右淋巴导管),而后汇入体循环的静脉。机体绝大部分的淋巴引流至**胸导管**,而后汇入由左颈内静脉和左锁骨下静脉所形成的左静脉角。身体右上部分的淋巴回流至**右淋巴导管**,后者注入由右颈内静脉和右锁骨下静脉所形成的右静脉角。除淋巴管道和淋巴结外,淋巴系统还包括有**淋巴器官**(胸腺、骨髓、脾、扁桃体、黏膜相关淋巴组织)。其功能为免疫和脂肪吸收。

淋巴结

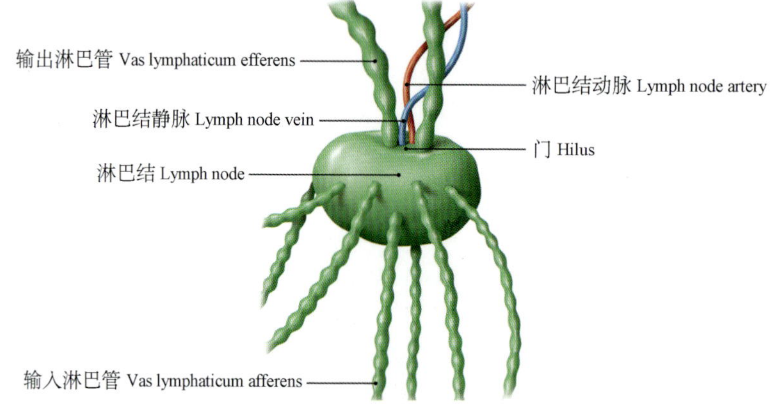

图 1.42 **带输入和输出淋巴管的淋巴结；部分示意图** [L127]

淋巴结为淋巴系统的重要组成部分，被视为**次级淋巴器官**。淋巴结的形态多样（多数淋巴结呈晶状体或豆状，直径介于5～20mm）。全身约1000个淋巴结，其中200～300个淋巴结位于颈部。功能上，淋巴结为免疫系统的一部分，在抗感染中发挥重要的作用。

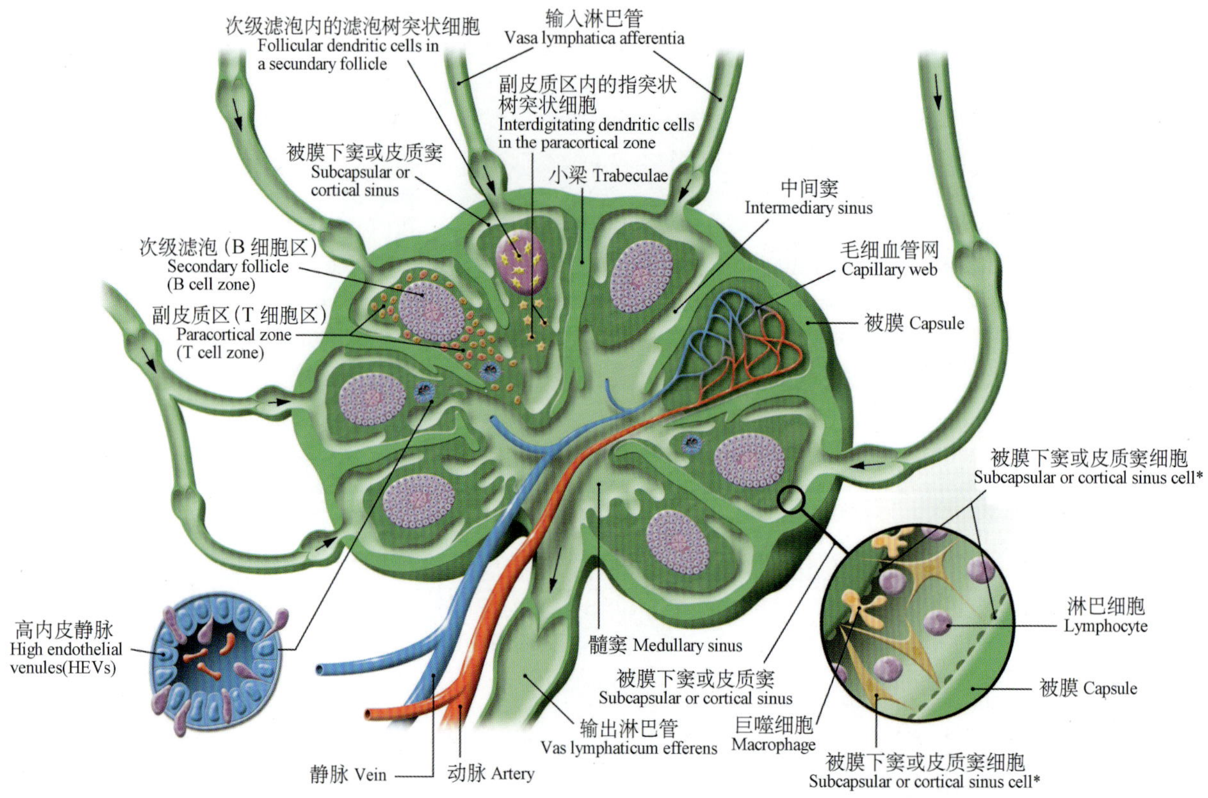

图 1.43 **淋巴结；断面示意图（参照[S010-2-16]）**

除输入淋巴管（vasa afferentia）和输出淋巴管（vasa efferentia）外，此图显示了淋巴结的其他结构，包括营养血管、B细胞区（次级滤泡）和T细胞区（副皮质区）等淋巴结分区、高内皮静脉、滤泡树突细胞和交错树突细胞、髓窦、中间窦和被膜下窦或皮质窦及其细胞结构[L127]。

* 窦壁细胞（网状细胞）不但衬贴于内壁，而且穿行于窦腔。

临床要点

淋巴结检查是患者体格检查的一个重要方面。检查主要包括颈部、腋窝和腹股沟区可触及的淋巴结。淋巴结增大可以是炎症（淋巴结炎）或恶性疾病（如恶性肿瘤转移或淋巴系统的特发疾病，如霍奇金病）的一个征象。

哨位淋巴结指引流恶性肿瘤（尤指乳腺癌、前列腺癌和恶性黑色素瘤）淋巴的第一级淋巴结。如哨位淋巴结内存在有肿瘤细胞，则有极高可能检出淋巴转移灶。如哨位淋巴结内未检出肿瘤细胞，意味着不太可能出现淋巴结转移。因此，明确哨位淋巴结的情况对于患者进一步的治疗至关重要。

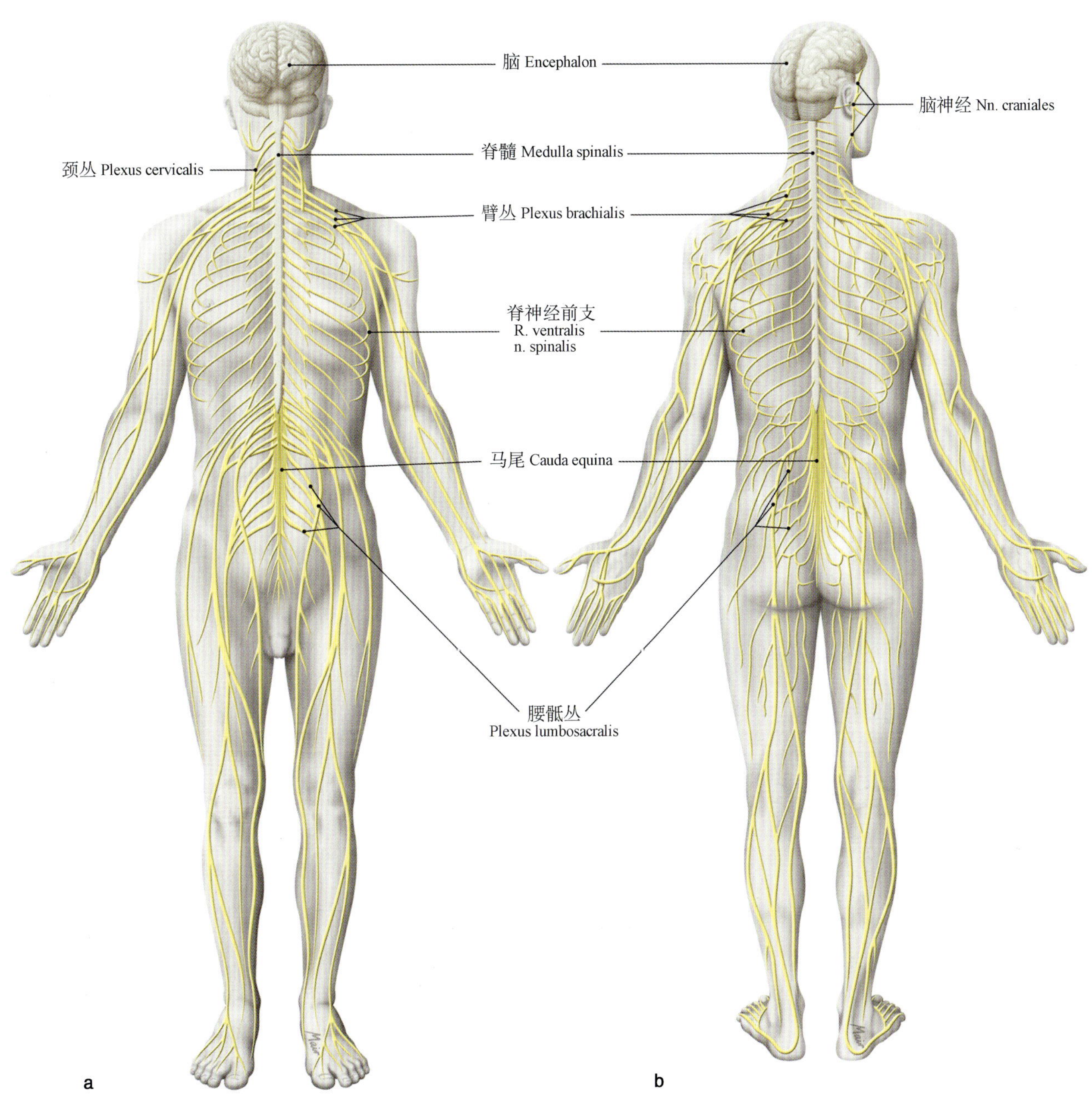

图 1.44 **神经系统结构前面观(a)和后面观(b)参照** [S0110-2-16],[L127]

神经系统分为中枢神经系统(CNS;脑、脊髓)和周围神经系统(PNS)。周围神经系统主要包括与脊髓相连的脊神经及与脑相连的脑神经。

神经系统控制肌肉和肠道的活动,并常借助联系外部环境和机体内部而发挥复杂的功能,如经验的储存(记忆)、逻辑思维(思考)和情感。神经系统可使人体快速适应外部世界和机体内部的改变。功能上,神经系统可分为**自主神经系统**(也称自主神经系统和内脏神经系统,主要控制肠道活动,通常不受意志控制)和**躯体神经系统**(也称意识性神经系统,支配骨骼肌、意识性感知觉及与环境的联系)。自主神经系统和躯体神经系统密切交织,彼此间存在着相互作用。除神经系统外,内分泌系统也参与调控机体功能。

脊神经

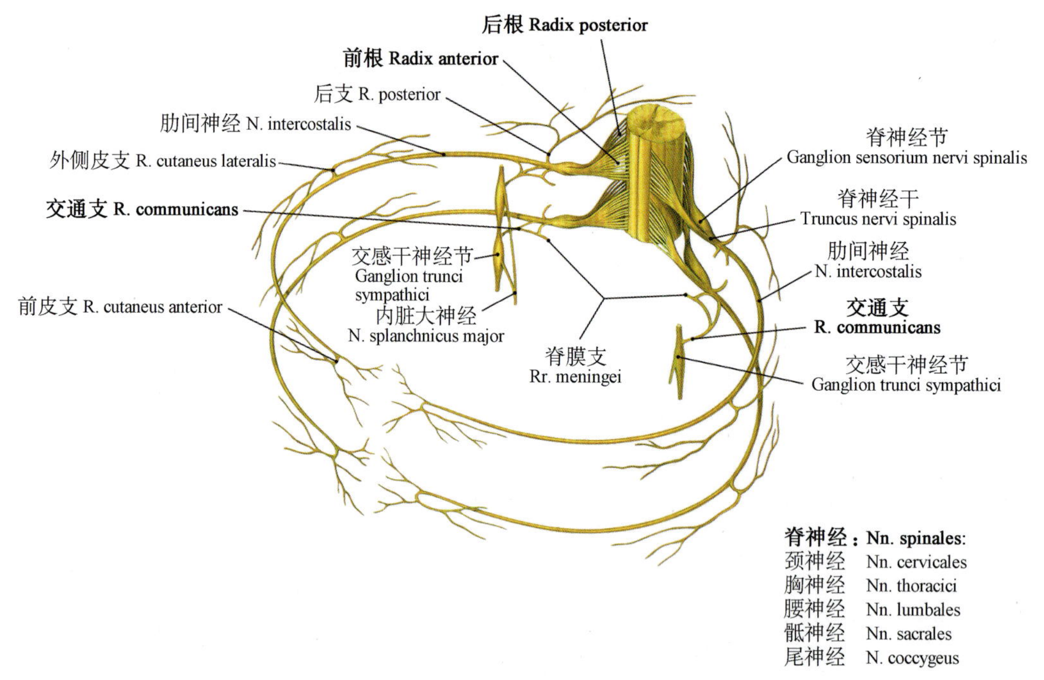

图 1.45 两对胸神经示意脊神经(脊髓节段)(左上斜外侧观)

人体有 31 对脊神经(8 对颈神经、12 对胸神经、5 对腰神经、5 对骶神经和 1 对尾神经)。每条脊神经均由前根(Radix anterior)和后根(Radix posterior)组成。运动神经元的胞体(perikarya)位于脊髓的灰质内,其发出的运动性纤维经前根离开脊髓;感觉神经元的胞体位于背根神经节(Ganglion sensorium nervi spinalis)内,其中枢突经后根进入脊髓。脊神经借助交通支与交感干神经节相连。所有脊神经的后支及 T2-T11 胸神经的前支依然保持节段性分布的特点。其他脊神经的前支则相互交织形成神经丛(颈丛、臂丛和腰骶丛)。

临床要点

过度饮酒、糖尿病、维生素 B 缺乏、重金属和毒品中毒,以及血液循环损伤可导致周围神经障碍。这可能导致神经细胞(神经元)的功能障碍或过度兴奋。当多条神经受累时,则称为**多发性神经病**(polyneuropathy)。

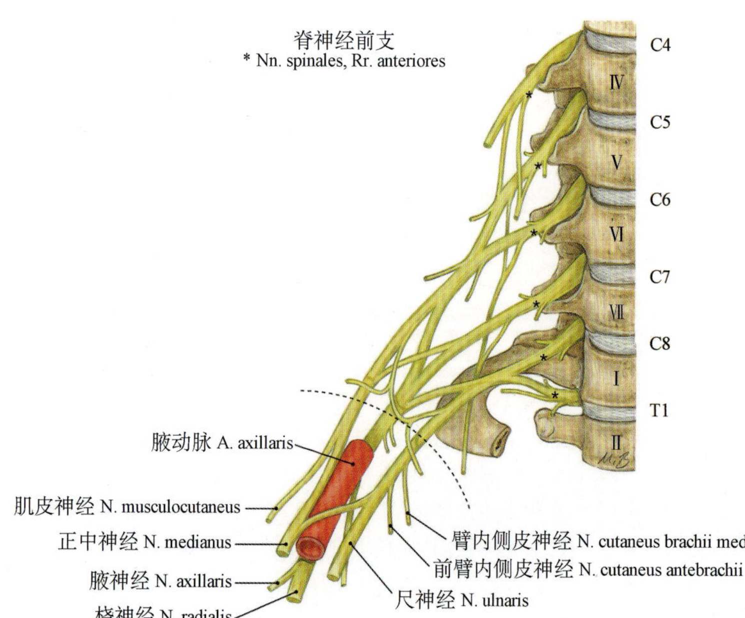

图 1.46 臂丛示意神经丛前面观

神经丛指的是神经纤维形成的网状结构。人体有颈丛、臂丛和腰骶丛。因颈丛和臂丛并无连接,故而将两者分开描述。相反,腰丛和骶丛相连,称为腰骶丛。臂丛支配肩部和上肢的肌肉运动和感觉,是由 C5-T1 脊神经的前支交织而成,属躯体神经丛。躯体神经丛与自主神经丛不同,后者如上腹部的腹腔丛和肠系膜上丛,两者常合称为腹腔神经丛。自主神经丛内含交感神经纤维和副交感神经纤维(→图 1.48a 和图 1.48b)。

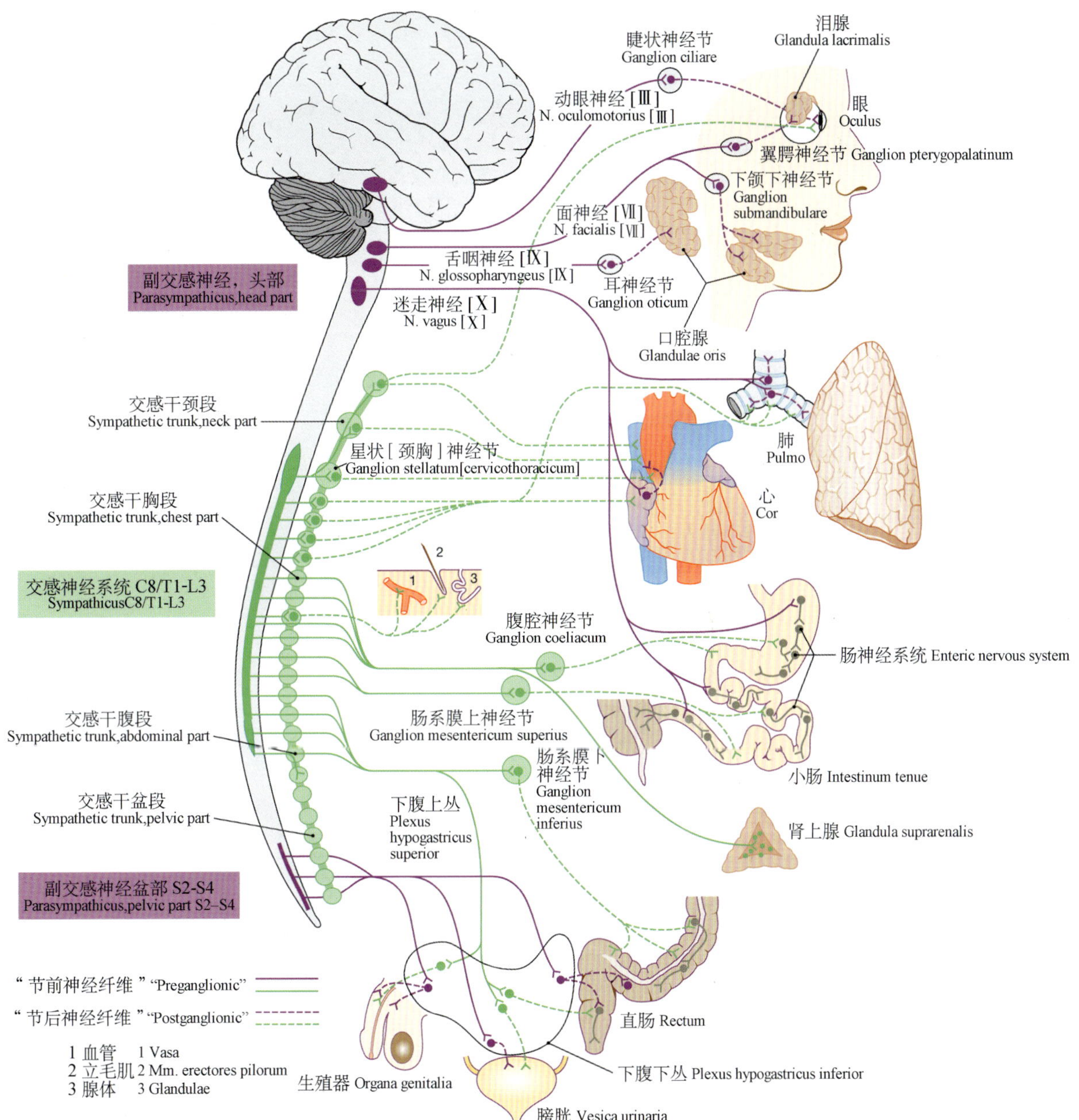

图 1.47 **自主(植物)神经系统**[L106/L126]

自主神经系统包括交感神经、副交感神经和肠神经系统。

交感神经系统的神经元胞体位于脊髓胸腰段的外侧角内，其发出的节前纤维行至交感干神经节和消化道的神经节，在此交换神经元，由节后神经元发出的节后纤维分布于效应器。在活动和紧急情况下，交感神经兴奋以赋予机体应变能力。交感神经系统还包括肾上腺髓质，后者可释放肾上腺素和去甲肾上腺素。

副交感神经系统的低级中枢位于脑干和骶髓内。副交感神经系统的节前神经元发出的节前纤维行至头、胸和腹腔效应器附近的神经节，在此交换神经元，由节后神经元发出较短的节后纤维分布至效应器。与交感神经系统不同，副交感神经系统兴奋体现在食物摄入与消化以及性唤起。

肠神经系统调节肠道活动，并接受交感神经和副交感神经系统的调控。

临床要点

自主神经系统功能紊乱与几乎所有医学学科均有关系。自主神经系统功能紊乱可以作为独立的疾病出现(如遗传性自主神经病变)，也可以是其他疾病的结果(如糖尿病和帕金森病的自主神经病)，同时也可以为机体对外部影响或其他疾病的反应(如压力、剧烈疼痛或精神疾病伴**自主神经功能失调**)。因受累部位的不同，自主神经系统功能紊乱可以主要体现为循环系统、消化系统、性功能或其他功能的障碍。

自主神经系统

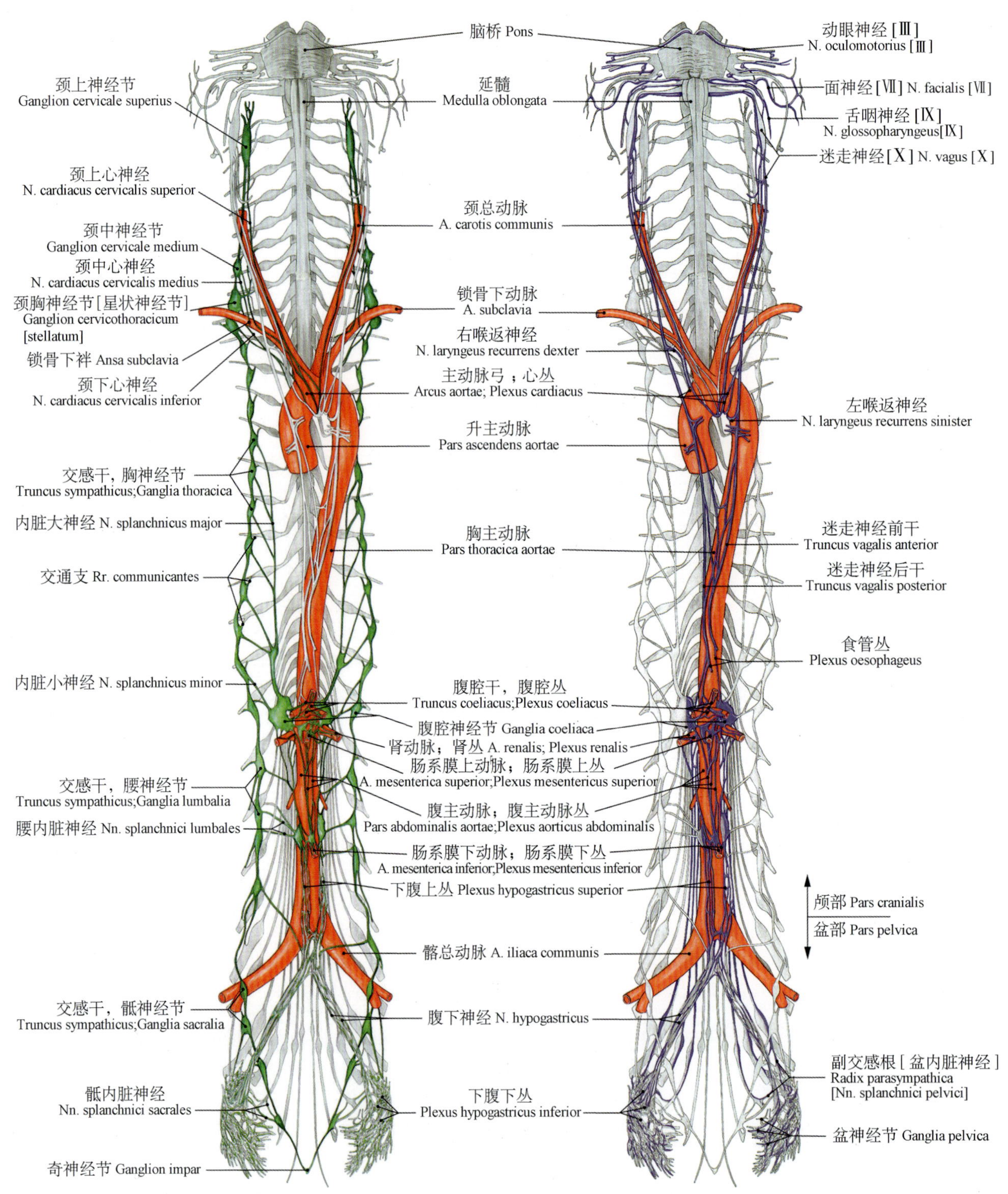

图 1.48a、b 交感神经系统(a)和副交感神经系统(b)示意图

交感神经节列于脊柱两侧，彼此借节间支相连形成交感干(Truncus sympathicus)(绿色)。副交感神经纤维(紫色)常与其他神经纤维伴行。自主神经纤维形成自主神经丛。

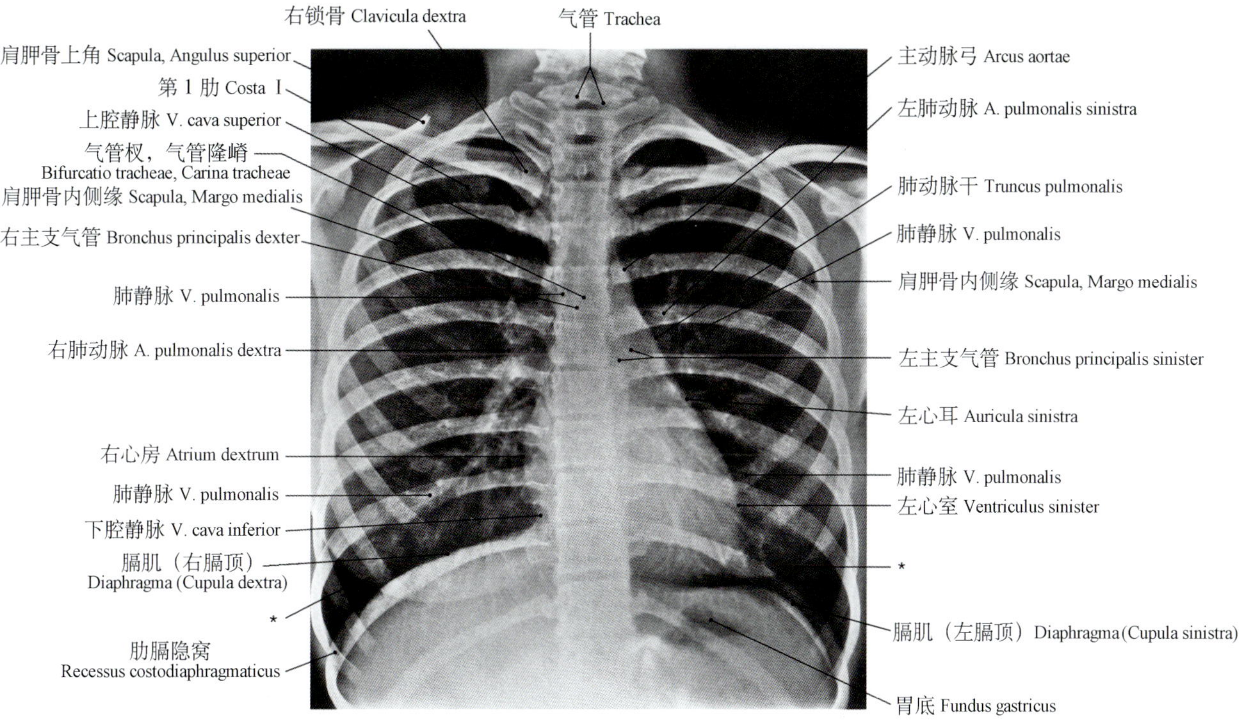

图 1.49 常规 X 线检查，胸部 X 线片[R316-007]

标准 X 线无疑是医院内医学成像最常用的方法之一。评价之前，应明确采用何种技术及是否获得标准影像。胸部 X 线片是最常见 X 线成像检查。检查时，患者直立，面向 X 线胶片，此时，X 线由后向前穿过患者胸部。当患者处于平卧位时，X 线由前向后穿过患者胸部。良好的胸部 X 线片可以显示主支气管和肺部血管、心纵隔轮廓、膈肌、肋和周围软组织。

* 乳房影（轮廓）。

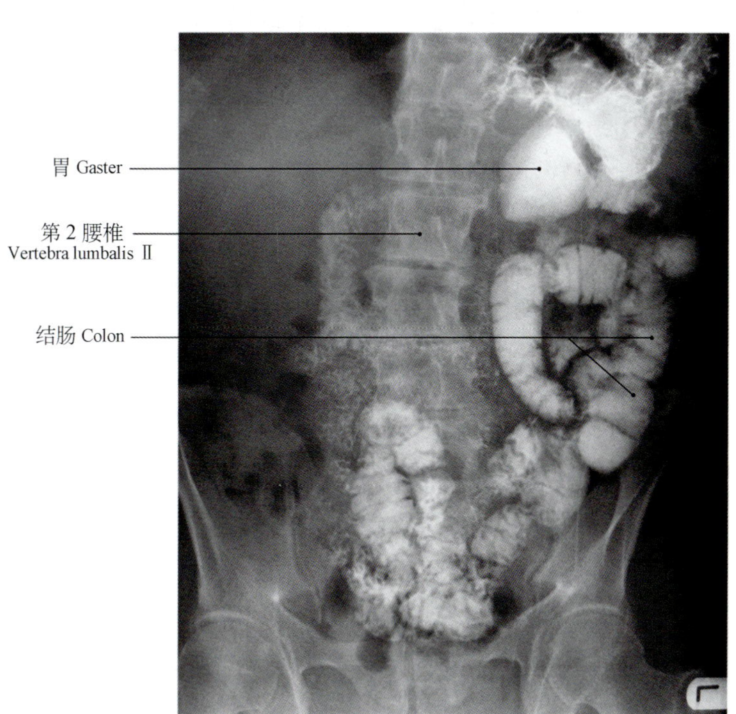

图 1.50 常规 X 线检查，大肠造影剂成像[E402]

为显示动脉、静脉、肠襻或其他中空器官，这些器官必须充满能比正常情况下吸收更多 X 线的物质。而且，所使用的物质不得有毒。目前，最常用的造影剂是硫酸钡，这是一种不可溶且无毒的高密度盐。为清晰显示血管，常选用含碘制剂作为造影剂。碘造影剂安全，而且被大多数患者所耐受。碘造影剂由泌尿生殖道排出，因此，肾、输尿管和膀胱（静脉尿路造影术、静脉尿路造影片）也可以被显示。

闪烁摄影术及超声检查

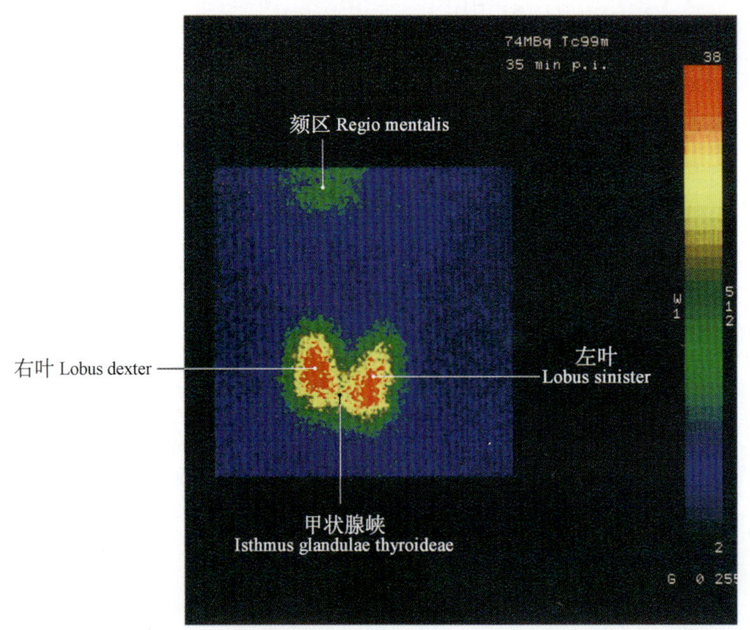

图 1.51 闪烁摄影术，甲状腺的闪烁图像[R316-007]

在闪烁摄影术中，γ射线（一种电磁射线）被用来产生图像。γ射线是由不稳定原子核衰变而产生，而X线是电子轰击原子过程中所释放的多余能量。检查时，必须给患者使用γ射线发射器。目前，放射性同位素锝-99m（^{99m}Tc）的使用最为频繁，且常与其他试剂同时注射。放射性同位素注射后，依据人体吸收、分布、代谢和排泄放射性药物的方式，用γ相机生成图像。

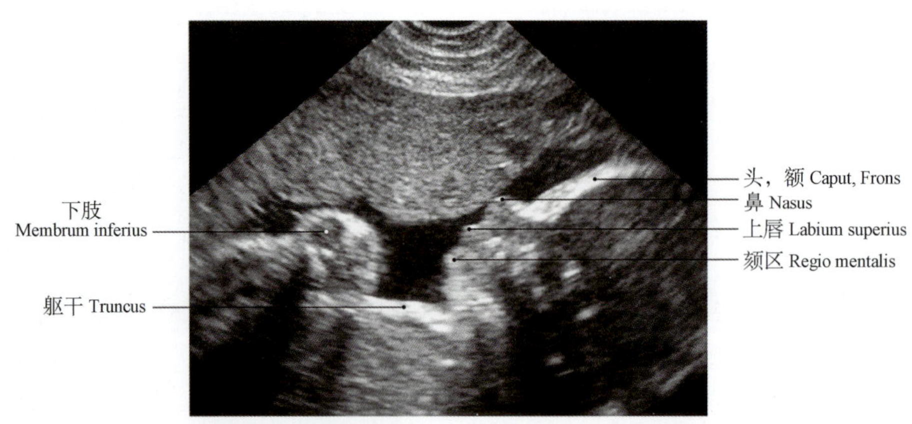

图 1.52 超声检查，孕 28 周胎儿的超声图像（外侧面观）[T909]

超声检查广泛运用于医学的各个领域。超声波是一种（不具有电磁辐射）超高频声波，是由压电材料产生的一系列声波。超声波经体内器官与其内容物（子宫内的胎儿）反射后，被同样的压电材料所接收，而后由计算机进行后处理，可在显示器上创建一个实时图像，这样就可以跟踪胎儿四肢活动和张口情况。

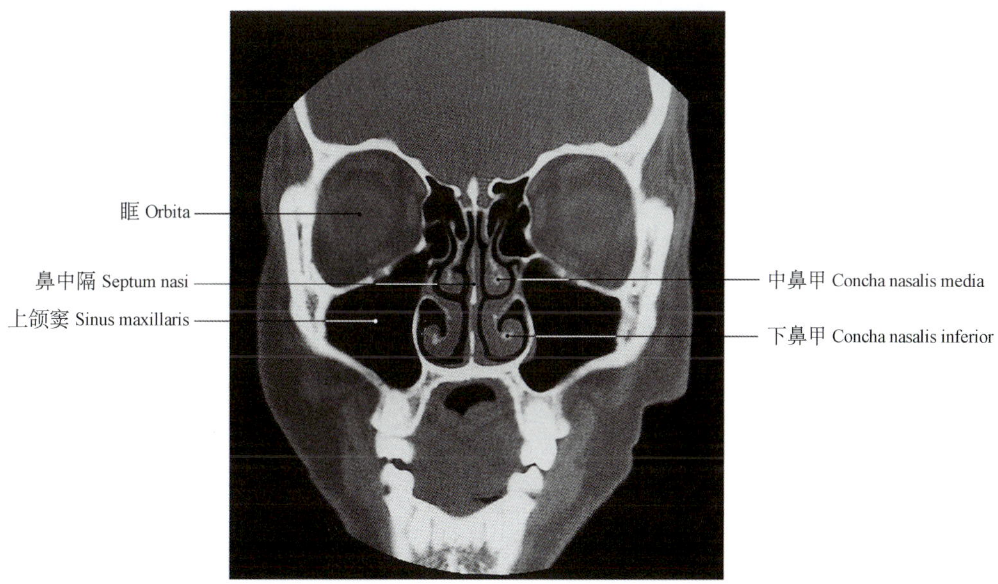

图 1.53 计算机断层成像，鼻旁窦的计算机冠状断面成像(CT)[R331]

计算机断层成像(CT)是由 Godfrey Hounsfield 爵士于 20 世纪 70 年代研发的。从那时起，CT 扫描装置得以不断完善和发展。计算机断层摄影可在人体横断面或此图所显示的冠状面上，生成一系列的断面影像。检查时，患者平卧于扫描床上，X 线球管围绕身体逐层扫描。然后，计算机利用复杂的数字图像分析技术，从所记录的大量数据中生成断面图像。

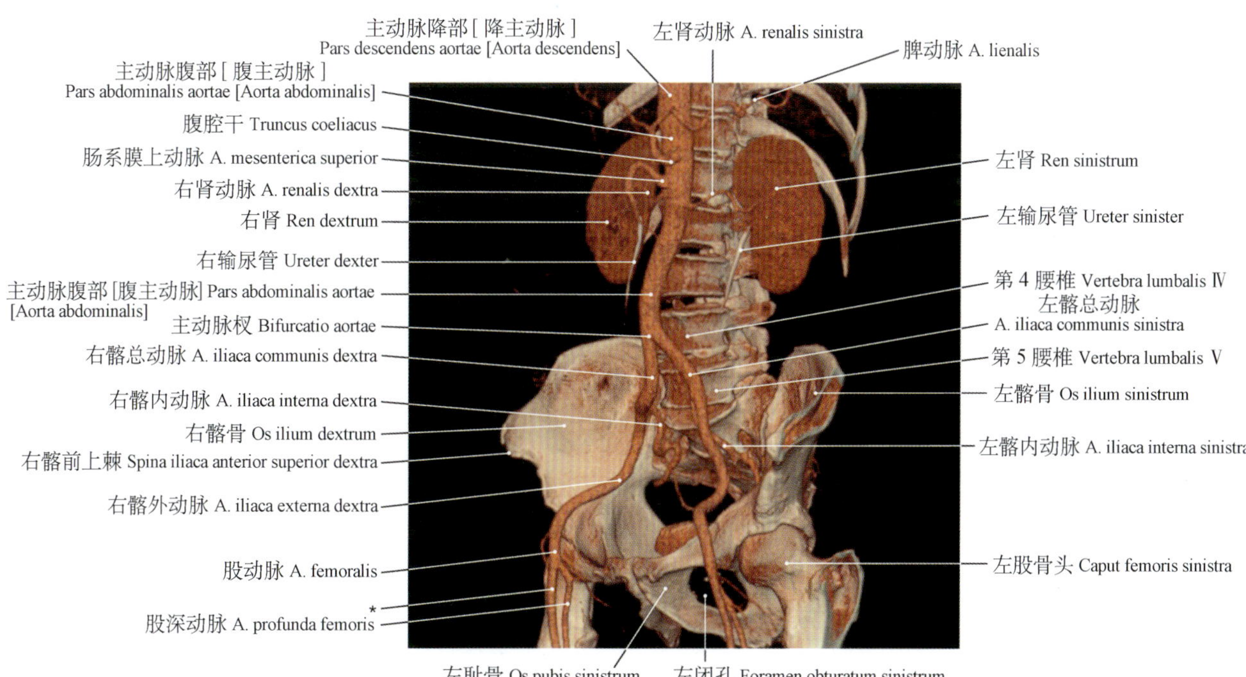

图 1.54 3-D CT 血管造影术，腹部和盆部的多排 CT 连续断面经容积重建技术(VRT)处理而获得的 3-D CT 血管造影图像[R316-007]

现代计算机断层成像技术(如 64 排多层螺旋 CT)为 CT 诊断提供了新的维度和适应证：当今最先进的仪器和技术为患者接受最低剂量的干预提供了保证。对多层 CT 所获得的图像进行适当后处理，可以重建血管的三维影像。静脉快速注射碘化造影剂时，扫描血管相关区域。然后，计算机对所获的分支血管连续断面图像进行处理，即可生成三维图像。

* 临床术语：股浅动脉。

磁共振成像

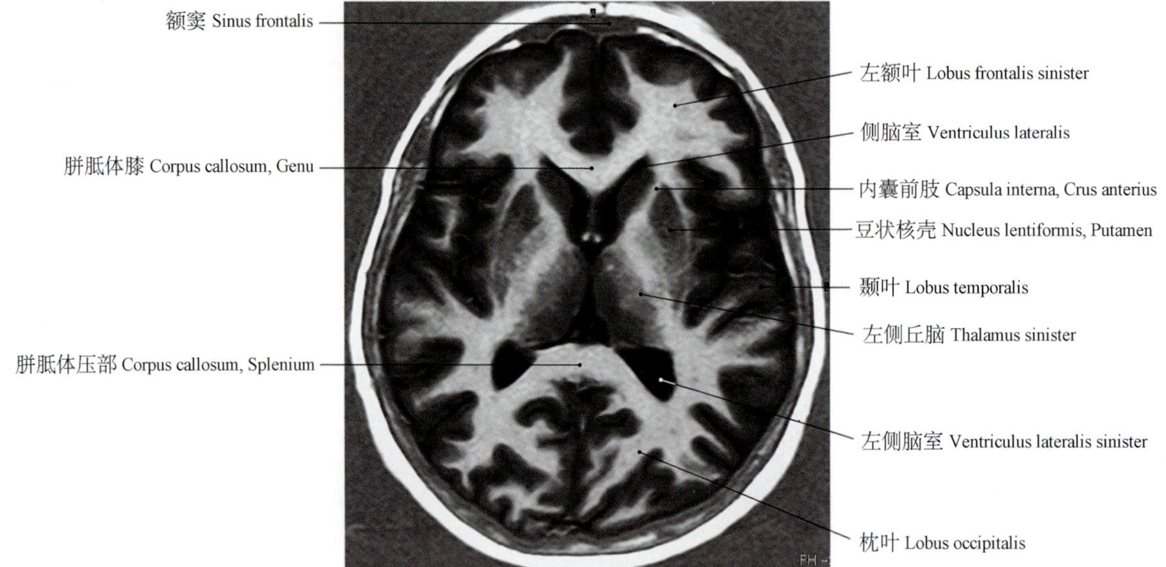

图 1.55 磁共振断层成像术(MRT),脑部轴向(横断面)磁共振影像(T1 加权)[R316-007]

在磁共振成像(MRI)检查中,患者被置于一强磁场中。此时,身体所有的氢质子将沿着磁场方向排列。若患者受到短时间的射频脉冲作用时,质子方向发生偏移。在回复至初始位置的过程中,氢质子释放出射电信号。质子回复至初始位置所需的强度、频率和时间影响着所释放的信号。前述信号经计算机分析和后处理后即可生成图像。

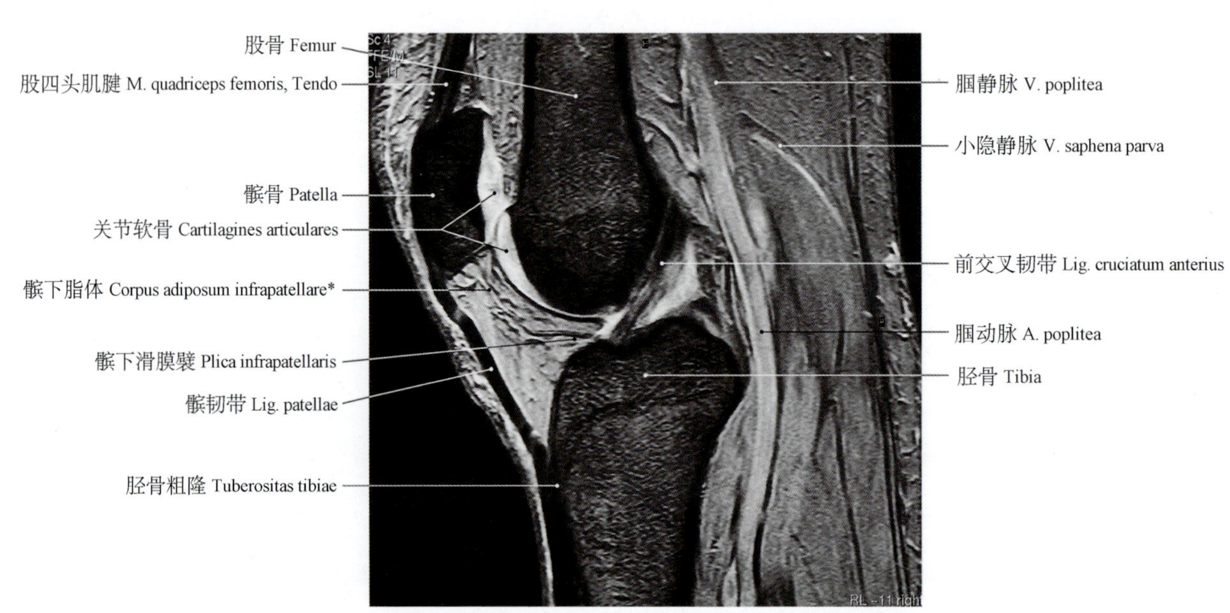

图 1.56 磁共振断层成像,膝关节矢状面磁共振图像(MRI,T2 加权)[R316-007]

通过改变激发氢质子的脉冲序列,可以评估氢质子的不同特征,此即为扫描**加权**。借脉冲序列和扫描参数的改变,可获得 T1 加权像(液体为黑色,脂肪为白色,如黑色为关节液)和 T2 加权像(液体为白色,脂肪为灰白色,如此图即清晰显示髌骨和胫骨间的 Hoffa)以增强不同组织特性。MRI 还可用于生成周围和中心循环的血管影像。

* Hoffa 脂肪垫。

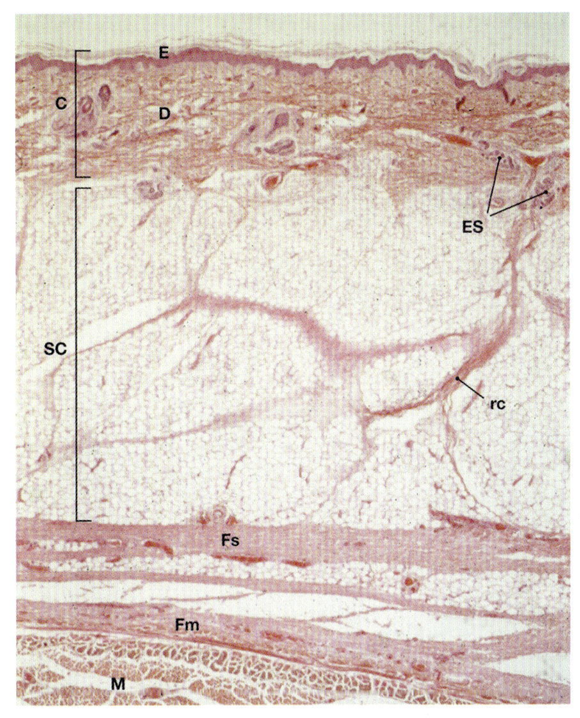

图 1.57 皮肤层次，integumentum commune（含毛发皮肤）

C：皮肤，由表皮（E）和真皮（D）组成；SC：皮下组织；Fs：浅筋膜；Fm：肌筋膜；M：肌；rc：支持带，HE 染色，放大 22 倍[S010-2-16]

皮肤（cutis）由**表皮**（表面的皮肤；epithelium）及其深面的**真皮**（dermis）组成（真皮为纤维弹性结缔组织层，其内有毛细血管网、特化感受器、免疫细胞、褪黑激素生成细胞、汗腺、毛囊、皮脂腺、平滑肌细胞等，人体不同部位的真皮厚度不尽相同）。真皮的深面为**皮下组织**（也称皮下脂肪组织）。作为人体最大的器官（约 2 m^2），皮肤可以保护机体以避免机械损伤和水分丢失，还具有温度调节和感觉的作用。

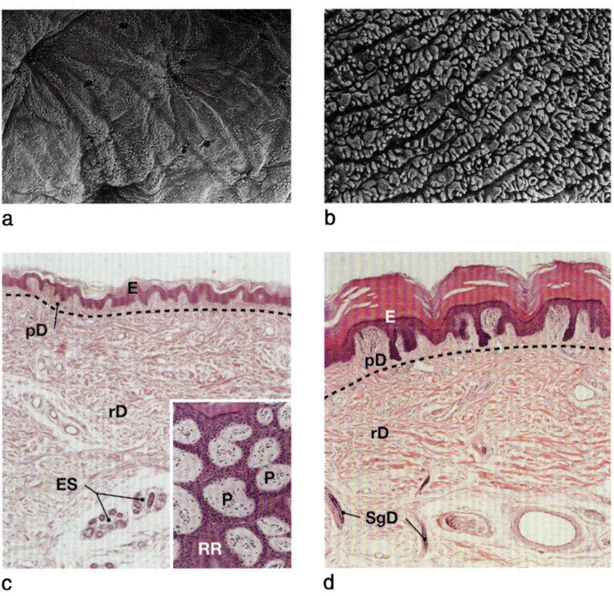

图 1.58a-d 多毛皮肤（a 和 c：指背）和无毛皮肤（b 和 d：指尖）

E：表皮；P：乳头；pD 和 rD：真皮乳头层和真皮网织层；RR：表皮突；Sg：小汗腺；SGD：汗腺管。虚线示前述真皮不同层次间分界（乳头层和网织层）。c 和 d 为 HE 染色，放大 45 倍，c 中插图放大 100 倍[S010-2-16]

a 和 b 为去除表皮后，真皮乳头层表面的扫描电镜图像。c 和 d 为经表皮和真皮的垂直切面以示其组织学结构。c 中插图为经表皮（紫色）和真皮乳头层（粉红色）的正切面。

临床要点

表皮和真皮之间借助多种不同的蛋白质和结构相连接。如任何一种负责表皮和真皮连接的蛋白质或结构遗传物质缺失的话，剪切力将导致伴有**水疱**（bullae）的撕裂。在某些情况下，可导致表皮的广泛脱落。黏着结构组成成分的自身抗体的作用也可以引起表皮脱落（大疱性类天疱疮）。

毛发

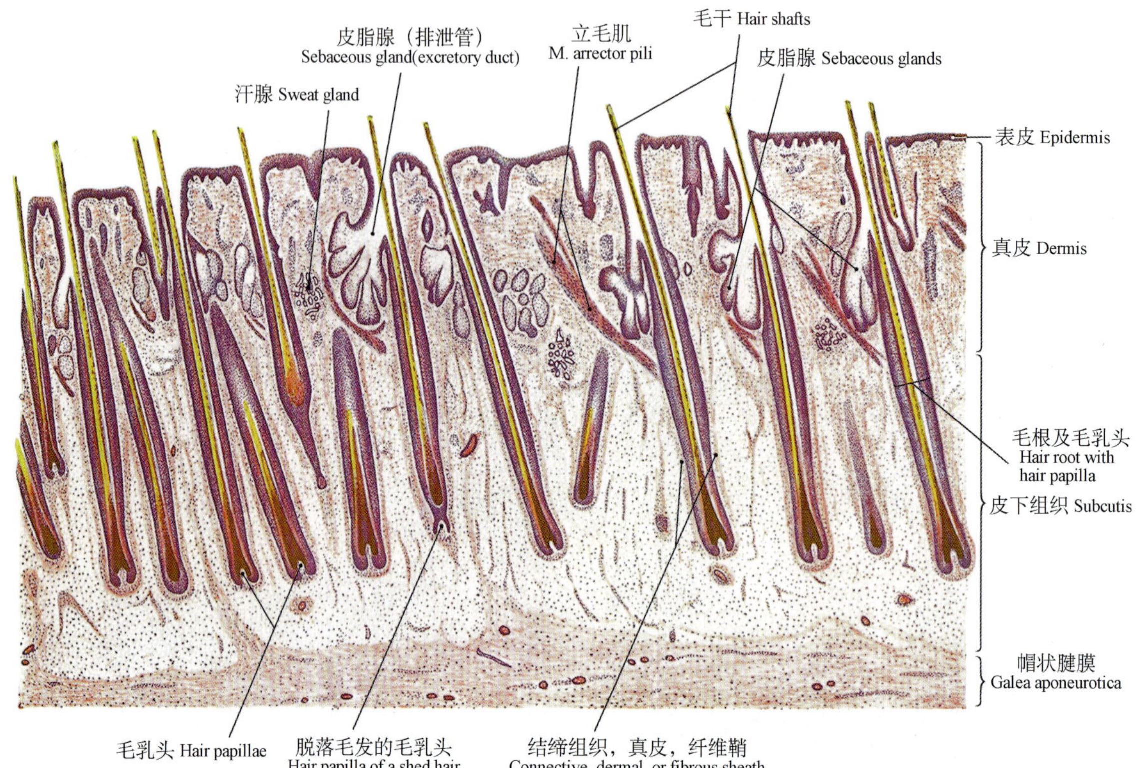

图 1.59 **毛发，Pili；经头皮的纵切面**[R170]

毛发为表皮角质化的产物，源自表皮内陷反折所形成的毛囊，其基底部含有丝分裂活跃的细胞（基质细胞）。基质细胞分化成角细胞，由其形成毛干。出生后，毛发可被分为两种基本类型：

- **毫毛**（绒毛），柔软、短（毛囊位于真皮）、稀疏、无色、无髓质。胎毛及儿童与女性大部分体表的毛发为毫毛。
- **终毛**（长毛），坚韧、长（毛囊常伸至皮下组织）、粗密、颜色较深，有髓质；常见的终毛如头发、睫毛、眉毛、阴毛、腋毛和男性胡须，具有明显的种族差异。

毛发既能保护皮肤免受紫外线和高温的伤害，还具有触觉功能。

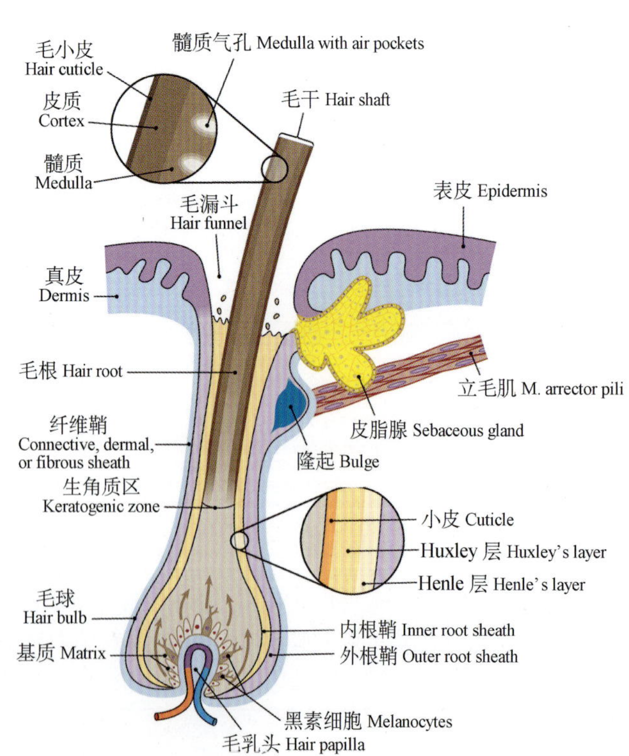

图 1.60 **毛囊的结构；纵切面**[R170-3]

毛发生于圆柱形表皮反折，此反折可伸至真皮或皮下组织，被称为毛囊。毛囊包括毛球和毛乳头。**毛囊**由血液营养，为毛生长的源头。每个毛囊均有一皮脂腺（**毛皮脂腺单位**）和与之相关的平滑肌（**竖毛肌**）。后者在交感神经兴奋时使毛直立，表皮收缩形成小凹（鸡皮疙瘩）。

具体结构为：

- 完全角质化的**毛干**具有表皮毛根鞘。
- 未角质化的**毛根**，借生角质区（毛细胞的角质化）与角质化的毛干分开。
- **毛球**（bulbus pili），为毛膨大的上皮起始部，含分裂活跃的**基质细胞**。
- **毛乳头**，真皮内富含细胞的结缔组织突起，向上延伸至毛球。
- **毛漏斗**：毛囊于体表的开口，其周围常见皮脂腺。
- **上皮根鞘**，可分为内根鞘和外根鞘：**内**根鞘由内向外包括有小皮、Huxley 层和 Henle 层；**外**根鞘由几层明亮而未角质化的细胞构成，其角质化仅见于毛漏斗以及与表皮相延续的区域。

毛色不但取决于遗传因素，也取决于毛内的黑色素（melanin）。一旦黑色素生成停止，毛色将变为灰色或白色。

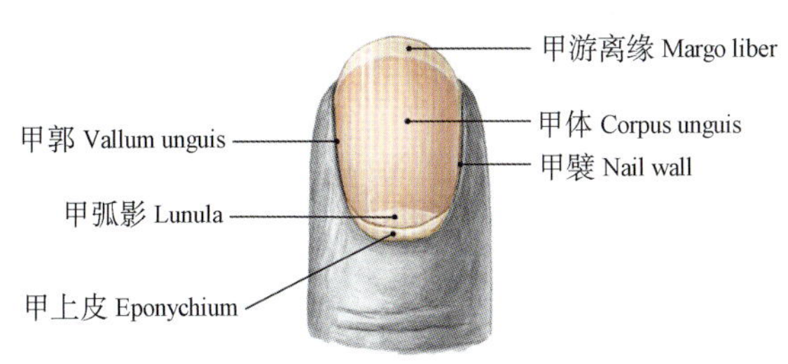

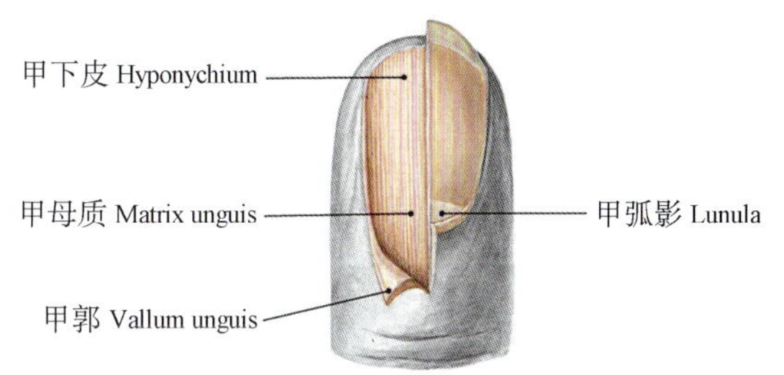

图 1.61 指甲

指甲(unguis)为指/趾末节远端背面凸形、半透明角蛋白板(甲板)。甲为足趾和手指提供保护,同时支持抓握功能。甲位于两侧似口袋状的皮肤(甲床,甲郭)上,围以皮肤皱襞(甲襞)。甲床背面末端处甲板深面上皮被称为甲上皮(小皮,Cuticula)。此处,甲板锚定于甲床。

图 1.62 末节手指;部分去除

甲游离缘深面的上皮称为甲下皮(hyponychium)。甲下皮的深面为甲床,由疏松结缔组织构成,与末节指骨骨膜紧密连接。向近侧端,甲下皮移行为甲母质(matrix unguis),后者生成甲板(经体表可见的甲弧影)。

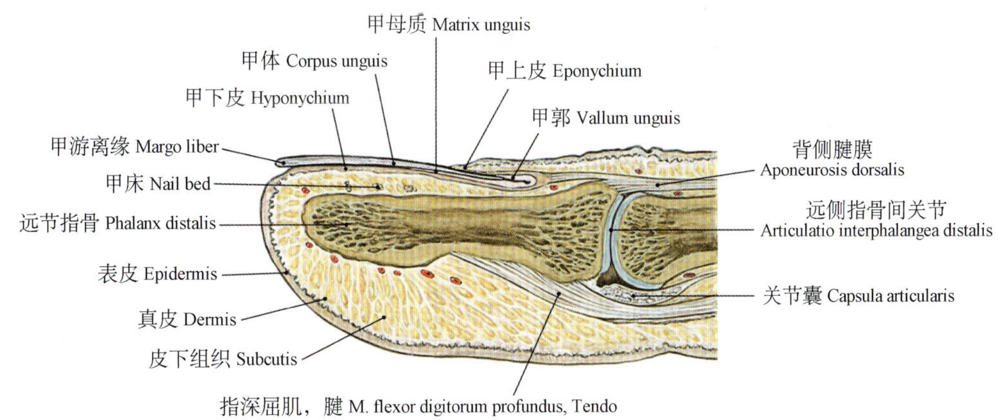

图 1.63 末节手指,Phalanx distalis(矢状面)

甲床为甲与末节指骨之间的部分,包括上皮(甲下皮和甲母质)及深面的真皮。

临床要点

甲下方的**白色斑点**是由甲板与甲床融合不良所造成的。斑点处光线折射的变化使甲板呈现乳白色,类似于甲弧影。甲板和甲床间融合不良可由多种原因诱发,如撞击、毒品或其他疾病。**脆甲症**为生物素(维生素 H)缺乏的症状之一。生物素参与角蛋白的形成,而角蛋白为甲板的主要成分。多种全身性疾病伴有甲的变化,如银屑病可导致形成甲**凹陷(小斑点)**,以及**油染**,部分患者尚可出现**甲破裂**或极度的**甲营养不良**。皮肤和甲的损伤可继发真菌定植(**甲真菌病**),对于此种情况,尤其是发生于趾甲,需进行长期治疗。

练习题

为检查你是否完全掌握本章内容，请口头回答下列问题。

阐明骨的结构

- 如何根据形状和结构区分骨？

长管状骨如何分类？

- 骨折愈合的过程是怎样的？
- 骨连结的类型有哪些？
- 骨如何在功能上适应不断增加的应力？

描述关节结构：

- 关节的类型有哪些？
- 关节囊的组成如何？
- 何为基本体位 0°位法？
- 何为微动关节？
- 关节的辅助结构有哪些？
- 滑膜囊的结构是怎样的？

阐明骨骼肌结构：

- 骨骼肌的类型有哪些？如何给骨骼肌分类？
- 腱鞘的结构是怎样的？
- 何谓骨骼肌活力？
- 何为杠杆臂？
- 何为动态肌活力？

阐明不同循环系统：

- 上肢和下肢的哪些部位可以触及脉搏？
- 何为循环系统中的低压系统？
- 有哪些机制可促使静脉血液回流至心？
- 何为胎儿循环中的短循环系统？
- 何为肝门静脉循环？
- 请解释身体的淋巴回流路径？
- 淋巴结的基本结构是怎样的？

阐明颈部淋巴回流路径：

- 颈部有多少淋巴结？
- 颈部有哪些淋巴结组？
- 喉部淋巴回流的解剖学基础是怎样的？
- 有哪些结构的淋巴被引流至颈部淋巴结？

阐明神经系统结构：

- 神经系统可分为哪几个部分？
- 何为皮节？
- 何为自主（植物）神经系统？
- 何为肠神经系统？

阐明成像技术方法：

- 列举一些临床实践中使用的成像方法。
- 如何区分计算机断层扫描和磁共振成像？
- 何为造影剂成像？
- 超声检查相对于常规 X 线检查有哪些优势？

阐明皮肤及其辅助结构：

- 皮肤的层次有哪些？指甲的结构是怎样的？
- 毛发的结构是怎样的？
- 毛发的基本类型有哪些？

（叶　文　译）

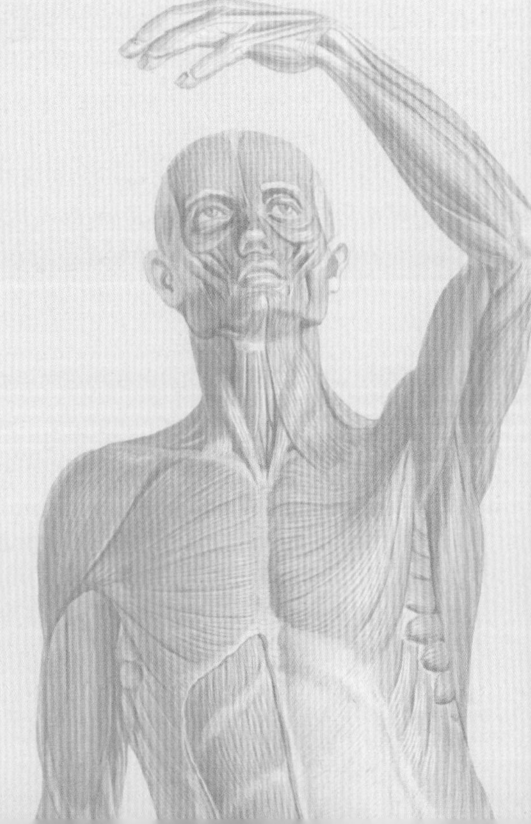

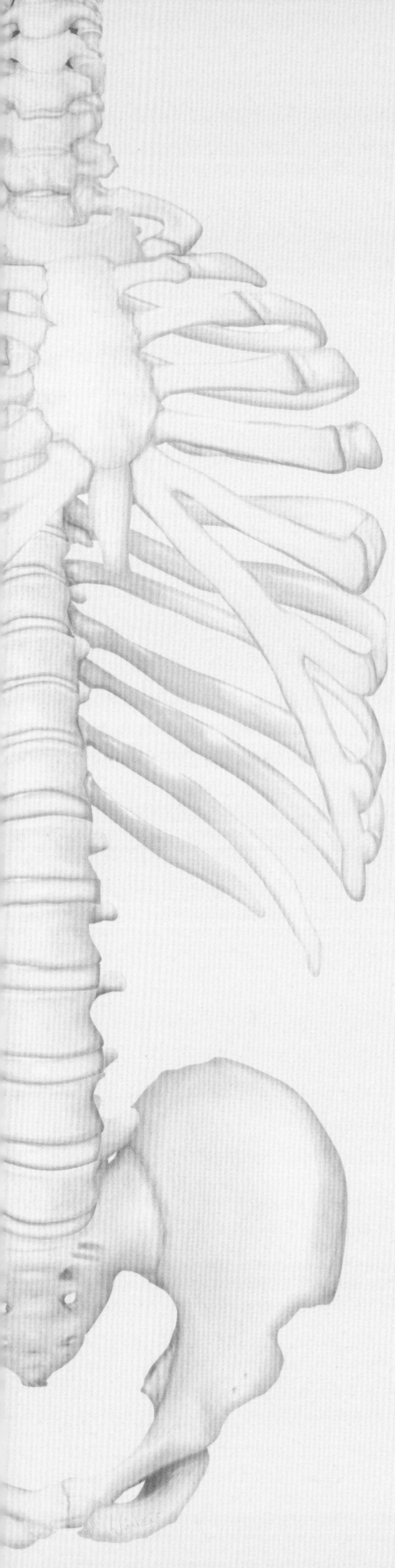

第 2 章
躯　干

表面解剖 …………………………………… 58

发育 ……………………………………… 61

骨骼 ……………………………………… 63

影像学方法 ……………………………… 88

肌 ………………………………………… 94

神经血管………………………………… 118

局部结构，腹后壁……………………… 127

女性乳房………………………………… 138

局部结构，腹前壁……………………… 142

2

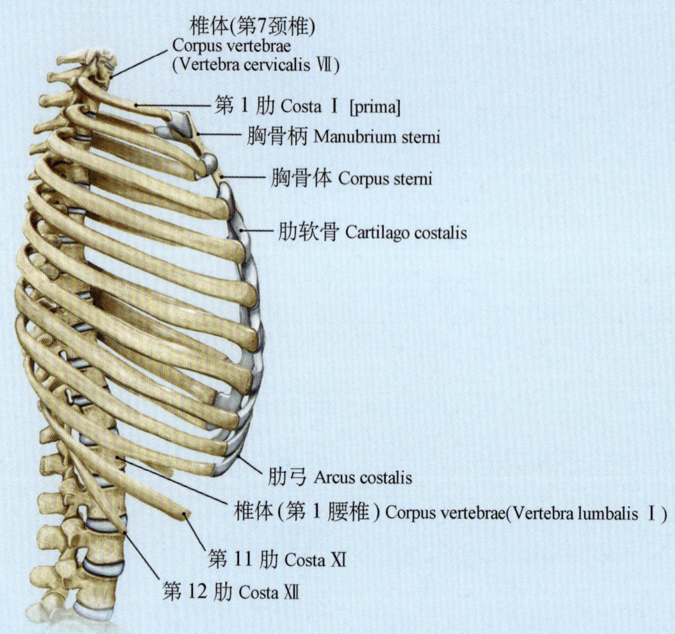

引言

躯干支撑头部和上肢,以灵活的方式固定。**脊柱**是躯干的支撑结构,它的椎骨从上向下逐渐增大,以支撑身体的重量。为了缓冲冲击,椎体之间有由纤维环和中心胶状物组成的**椎间盘**。为了防止损伤,椎管内的脊髓被椎弓所包围。下段椎体融合为**骶骨**,并与髋骨形成稳定的骨盆。人类脊柱弯曲的特征是由两足行走和躯干直立造成的。在椎骨的背面和两侧有多种肌(原生肌),使椎骨间能够产生运动。躯干的内脏位于脊柱前方的腔内,包括胸腔、**腹腔**和**盆腔**。胸腔由胸壁构成,包括 12 对肋、胸骨和椎骨,肌位于肋之间。而腹壁只由肌及其肌腱(腱膜)组成。胸腔和腹腔由**膈肌**分隔。**乳腺**(乳房)位于胸壁外的前部,可以在胸大肌表面自由移动。在妊娠期,可分泌对婴儿营养非常重要的乳汁。男性在腹壁下部有一条**阴囊**与腹腔之间的通道(**腹股沟管**),将精索及其包含的结构与腹腔内相应的器官和结构连接起来。女性也有腹股沟管。

主题

通过本章学习,你应该能够:

- 指出并说出可以触摸到的表面解剖结构,掌握躯干的分区和结构定位;
- 解释生皮节和 Head 区的区别;
- 了解腹壁、肋、胸骨和脊柱的发育,以及临床相关的变异和畸形;
- 描述脊柱和胸部的骨性结构及相应的关节。命名各种韧带,在骨骼或图片上指认,概述单个关节和整体的运动范围;
- 描述背部原生肌和相应的筋膜,以及头部和躯干的姿势和运动功能;
- 描述腹壁层次结构,尤其是腹壁、胸壁的肌,包括胸腔和腹腔之间的膈肌及颈部的肌;
- 说出腹直肌和腹斜肌的起点和止点,解释腹壁疝好发的腹壁薄弱点;
- 描述膈肌的结构和神经支配,指出穿经结构穿过的孔裂,并说出可能的薄弱点;
- 说出侧副循环;
- 描述腋窝淋巴结和腹股沟淋巴结的收集区域;
- 概述腰椎穿刺、硬膜外穿刺和胸腔穿刺术的形态学原则;
- 从局部解剖学和外科学角度描述女性乳房;
- 从发育和临床角度阐明腹股沟管;
- 阐明腰骶神经丛的结构。

临床要点

为了不失去许多解剖细节对未来日常临床生活的参考价值，下面描述一个典型的案例，说明为什么这一章的内容如此重要。

腹股沟疝

个案研究

一名27岁男子发现右腹股沟区肿物，在做运动或咳嗽致腹部加压时变大。开始肿物很小，但在过去的2个月里一直在生长。有时，他的右下腹和腹股沟区也有隐痛。除此之外，该青年感觉良好，没有其他不适或疾病，也没有服用药物。

检查结果

站立位时，在腹股沟区皮肤可见一长条形肿块。肿块可以很容易地手动推回（复位）。腹股沟区无压痛，复位无疼痛。如果检查者用示指从尾端向腹股沟内环方向轻轻按压，并在按压腹股沟皮肤的同时让青年男子咳嗽，会在指尖感知到突向阴囊的肿块，这是腹股沟疝的明显征象。疝囊的颈部大致位于腹壁下血管外侧和耻骨结节上方。

诊断过程

腹股沟疝的诊断不需要更多的资料。只要临床检查就可确诊。可能的话，在站立的患者身上进行检查，就像这个病例中的年轻人一样。当用示指或小指通过阴囊或腹股沟皮肤的疝浅环探查，腹股沟管深环应该在指尖的位置（图a）。要求患者咳嗽和（或）腹部加压，这样即使是很小的疝也可以触及。这个年轻人被诊断为腹股沟斜疝。在这个病例中，疝囊已经延伸到腹股沟外侧窝，通过腹股沟深环经腹股沟管进入阴囊。疝孔是腹股沟管深环。这3个手指规则有助于区别腹股沟区的腹股沟直疝和股疝。

股疝在老年妇女中更为常见。

右手或左手的手掌从后面置于髂前上棘上。中指代表斜疝的途径，示指代表直疝，环指代表股疝（图b）。

诊断

腹股沟疝。

治疗

腹股沟疝通常需要手术治疗。患者被告知将进行微创TEPP（全腹膜外补片成形术）手术并做好准备。作为TEPP的一部分，内镜通过腹部皮肤上的2～3个小切口进入腹腔。在手术过程中，暴露并切开疝囊，将其内容物（导致肿块和轻度疼痛的肠襻）复位至腹腔中，最后成功消除疝囊。手术过程中，在腹壁两层之间（腹横肌的后面和壁腹膜的前面）放置一个薄的塑料网片。

后期进展

这种手术的最大优点是能够立即承受压力，这通常使患者在一周内做剧烈运动成为可能。手术后的第二天，这位年轻人就可以回家了，一周之内可以全身心地投入到自己爱好的排球运动，完全没有疼痛，腹股沟区没有肿块。

解剖实验室

在解剖实验室观察腹股沟管的境界和内容物（图2.151）。

不论性别，生殖股神经的生殖支和髂腹股沟神经都行经腹股沟管。

在男性腹股沟管内，观察除精索（包括睾丸动脉、蔓状静脉丛、输精管、输精管动脉、生殖股神经的生殖支）外的髂腹股沟神经。在女性，子宫圆韧带、生殖股神经生殖支、髂腹股沟神经和淋巴管从子宫行经到腹股沟区。

返回临床

腹股沟管是疝的易发部位。疝环是区分腹股沟斜疝和直疝的关键。

腹股沟直疝位于内侧。

在该病例中，患者是腹股沟斜疝，这不是遗传的，而是后天形成的。这种后天形成的斜疝最常见于成年人腹壁损伤，主要发生在男性。腹股沟直疝穿过无肌肉的腹股沟三角区（Hesselbach三角）进入腹股沟内侧窝。此三角形区是一个薄弱点，因为在这个区域，腹壁仅由腹横筋膜和壁腹膜组成。在这种情况下，疝环位于腹壁下血管的内侧。

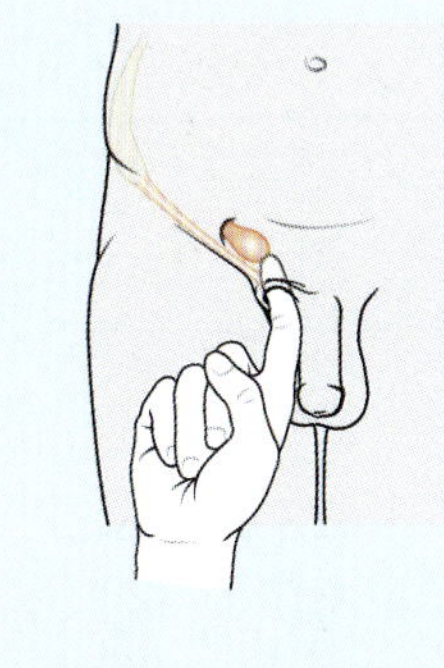

图a 腹股沟疝的指诊［L126］

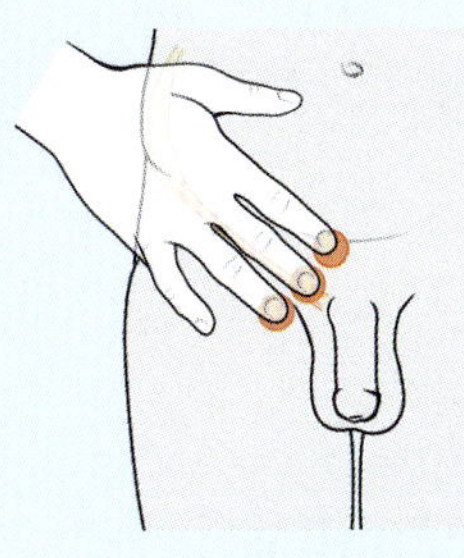

图b 三指法则明确腹股沟区的腹股沟直疝和股疝［L126］

背部

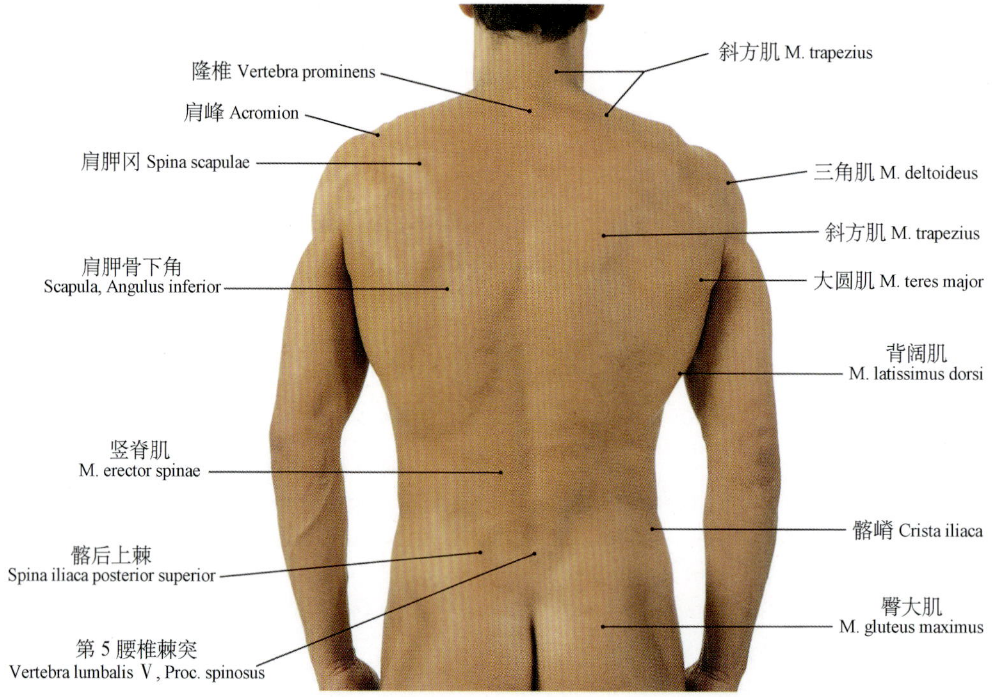

图 2.1 背部轮廓

背部轮廓提供了有用的体表标志，以确定不同区域的脊柱、肌、脊髓末端的大致位置或器官（如肾）的位置。特别容易触及的骨点包括第 7 颈椎（隆椎）棘突、肩峰、肩胛冈、肩胛下角和第 5 腰椎棘突。

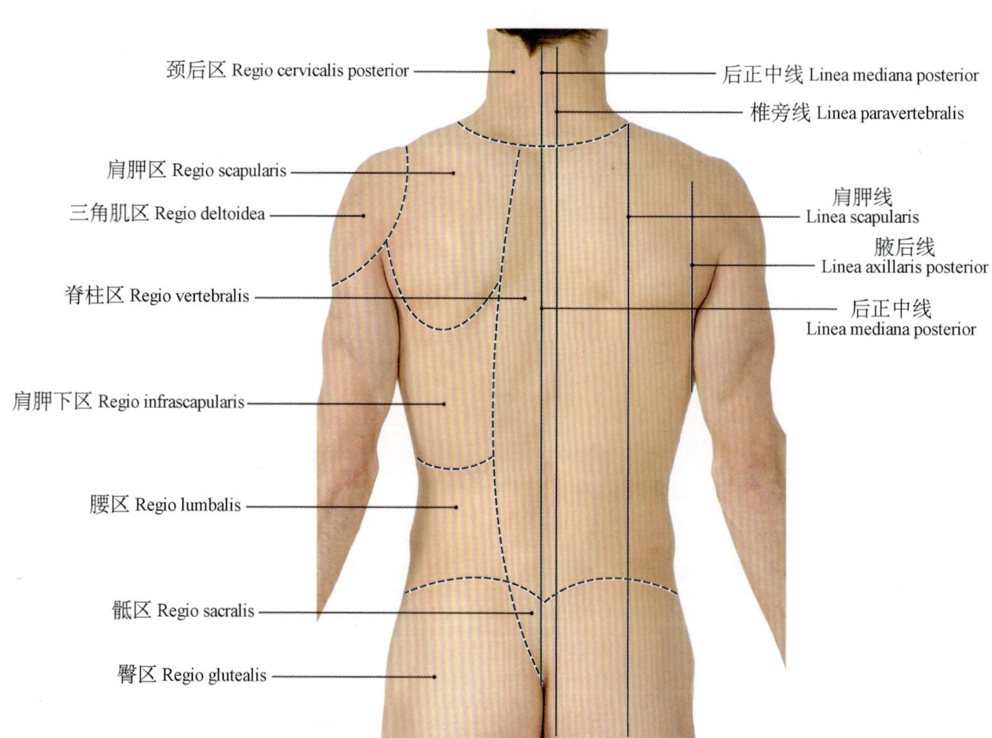

图 2.2 背部分区和标志线［J803］

背部和颈部的形态分区：颈后区（项部）、脊柱区、肩胛区、肩胛下区、三角肌区、腰区、骶区和臀区。后正中线、椎旁线、肩胛线和腋后线作为标志线。

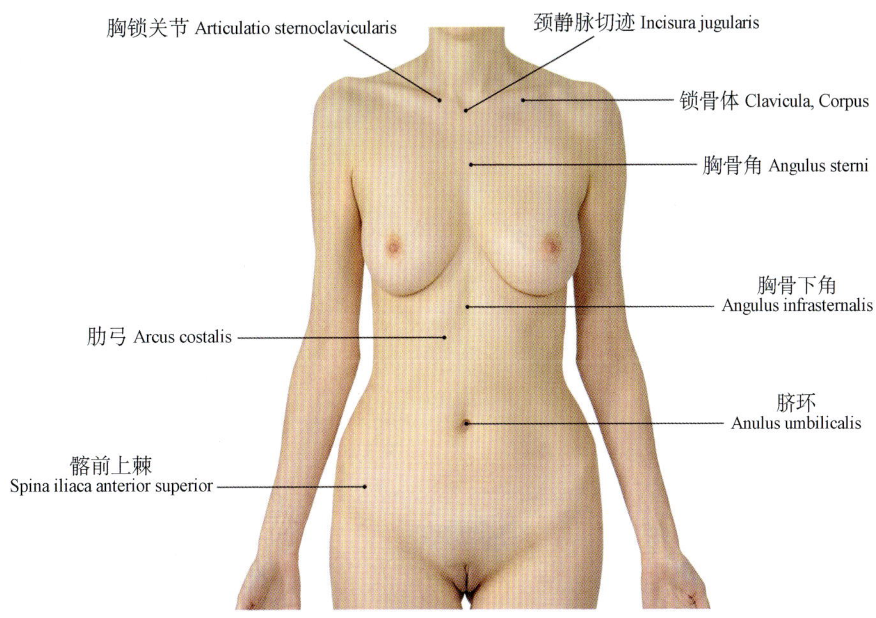

图 2.3 **年轻女性的胸和腹壁**[J803]
体表标志对于确定腹内器官的方位很有价值，如肋弓、脐（脐环）和髂前上棘等。

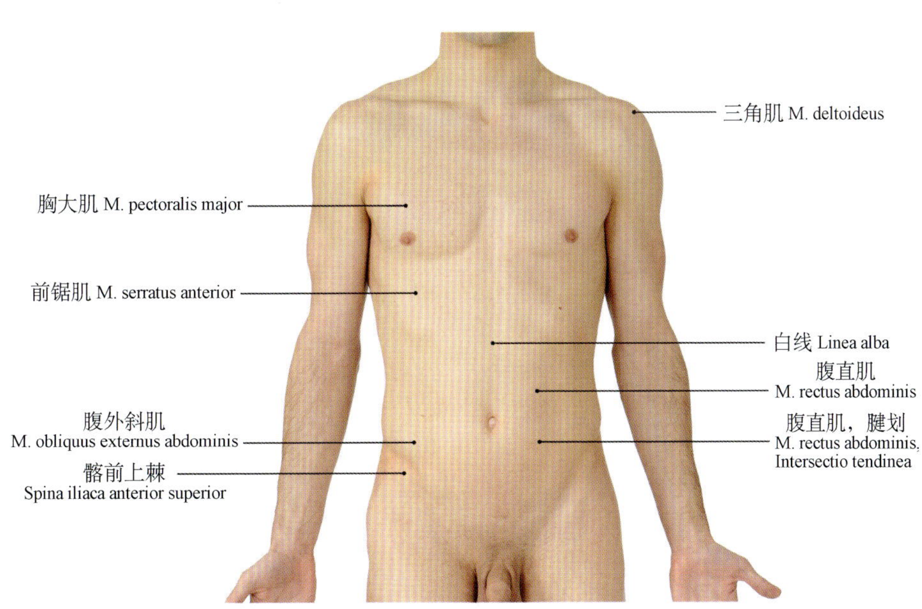

图 2.4 **年轻男性胸和腹壁**[J803]
腹前壁的体表标志。

胸壁和腹壁

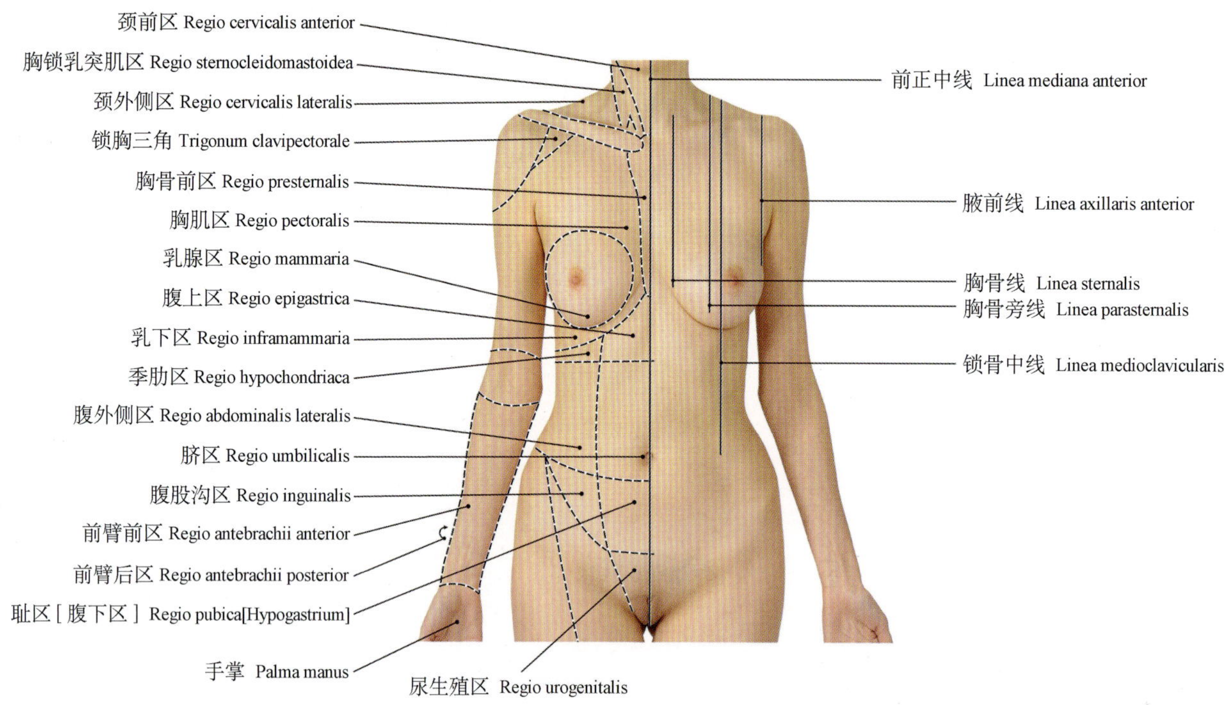

图 2.5 年轻女性胸、腹壁的分区和标志线[J803]

颈根部和胸、腹壁的形态分区：颈外侧区（颈外侧三角），胸锁乳突肌区，颈前区（颈前三角），锁胸三角，胸骨前区，乳房区，乳房下区，三角肌区，腹上区，季肋区，脐区，腹外侧区，耻区和尿生殖区。前正中线、胸骨线、胸骨旁线、锁骨中线和腋前线作为体表标志线。在女性，胸肌区和乳房、乳房区、乳房下区有重叠。前正中线、胸骨线、胸骨旁线、锁骨中线和腋前线作为体表标志线。

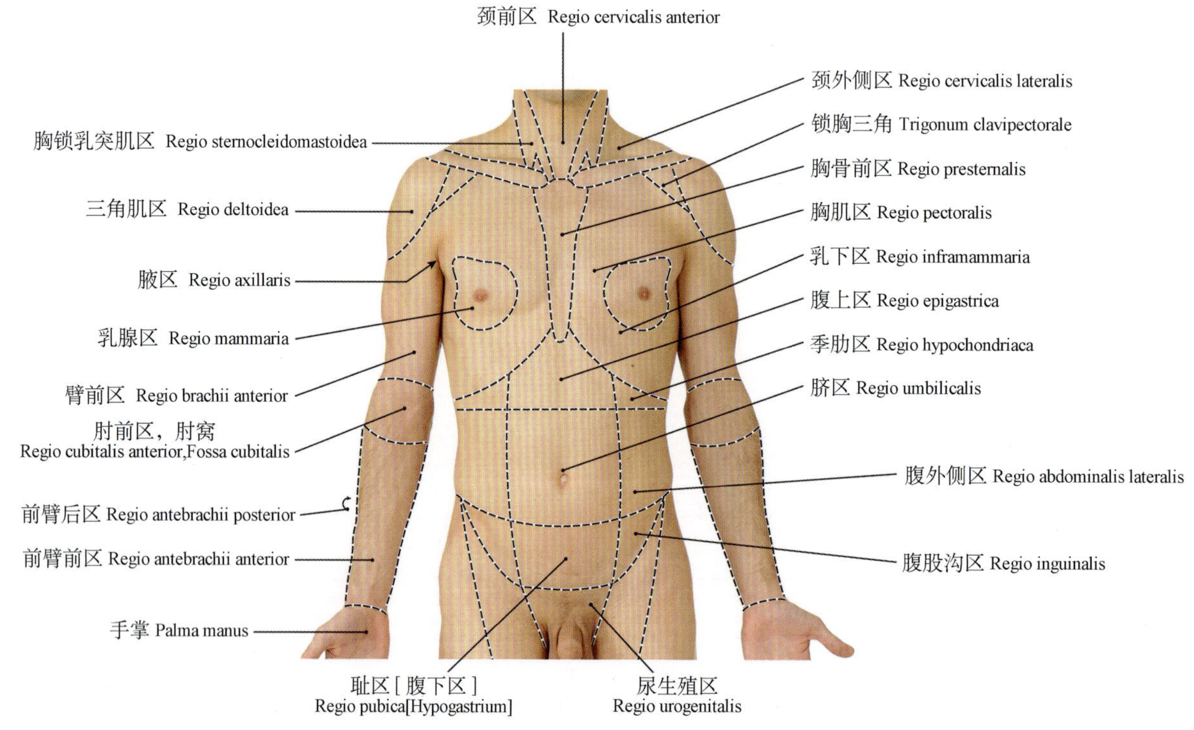

图 2.6 年轻男性胸、腹壁的分区和标志线[J803]

颈根部和胸、腹壁的形态分区：颈外侧区（颈外侧三角）、胸锁乳突肌区、颈前区（颈前三角）、锁胸三角、胸骨前区、乳房区、乳房下区、三角肌区、腹上区、季肋区、脐区、腹外侧区、耻区和尿生殖区。与女性相同（图 2.5），体表标志线包括前正中线、胸骨线、胸骨旁线、锁骨中线和腋前线。

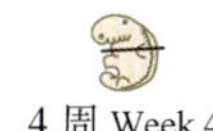

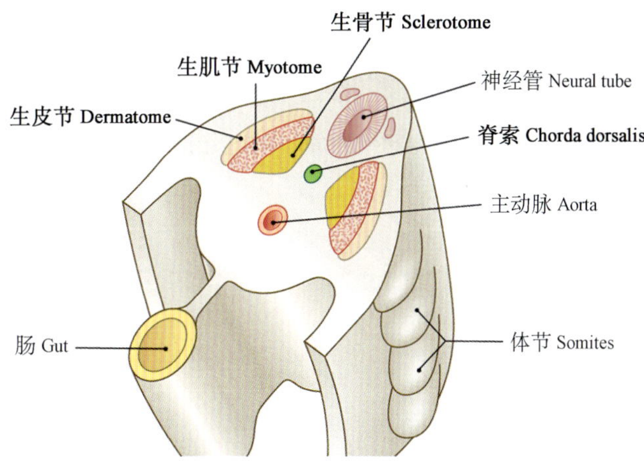

图 2.7　**躯干壁的发育：第 4 周体节分化[E838]**

腹侧和背侧躯干壁的支持和运动肌系统的成分完全来自于**中胚层**。中胚层在脊索背侧和神经管两侧浓缩为体节和不分节侧板中胚层。在体节的腹内侧段，生骨节可在第 4 周分化形成。**生骨节**细胞在神经管和脊索周围分布，分化为原始椎骨。**生肌节**和**生皮节**从体节侧部产生，生成肌和皮肤细胞。

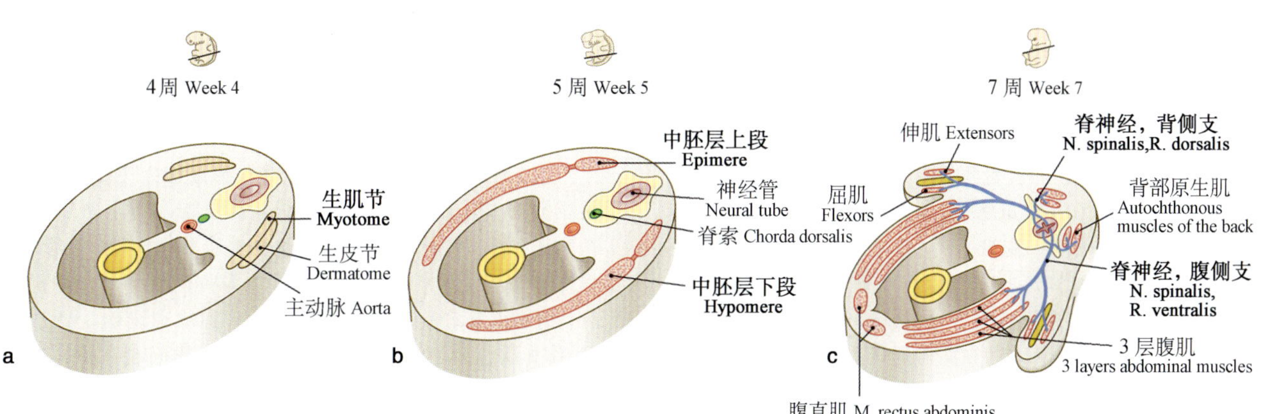

图 2.8a-c　**躯干壁发育：来自生肌节的中胚层上段和下段的形成[E838]**

躯干横纹肌于第 4 周发育于生皮肌节的外侧段。在第 5 周大量腹侧群间充质细胞出现，下肌节（形成斜角肌、椎前颈肌、舌骨下肌、肋间肌、肋下肌、胸横机、腹斜肌、腹直肌、腰方肌、盆底肌和肛门及尿道括约肌）从一小群背侧组分离出来，成为中胚层的**上段**（形成原生肌-竖脊肌）。在第 7 周，腹壁的腹斜肌和腹直肌从中胚层下段分化出来。中胚层上段形成背部原生肌部分。中胚层的上段和下段由不同神经支配：脊神经腹侧支支配下段，脊神经背侧支支配上段。

临床要点

个别肌的缺失确实会发生，但往往与临床无关。相反，不同程度的运动障碍分别与单侧或双侧，胸肌、斜方肌和（或）前锯肌的缺失有关。在非常罕见的**梅干腹综合征**（Prune-Belly syndrome），腹肌会完全缺失。内脏器官可以通过皮肤触摸到。较大的肌缺损可导致腹壁疝。

发育

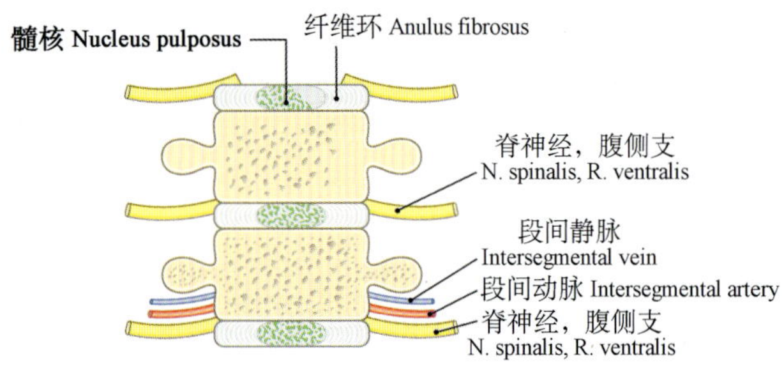

图 2.9 躯干壁的发育：成人脊柱髓核是脊索的遗迹[E838]

从发育的第 4 周开始，细胞从生骨节迁移并定植在神经管的周围。部分细胞环绕脊索分化为椎体，脊索则逐渐退化成为椎间盘中心胶状髓核的小基底。

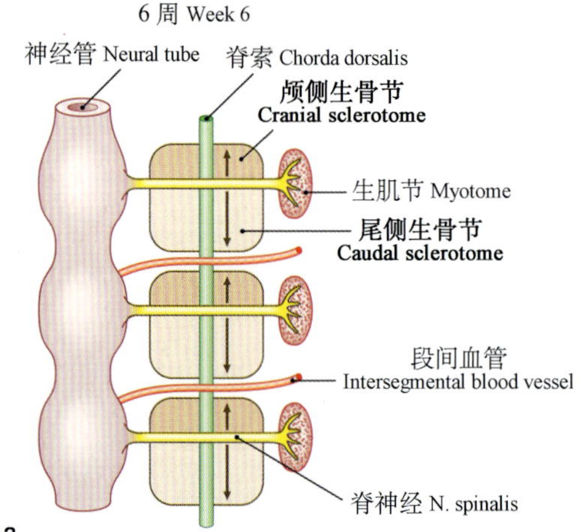

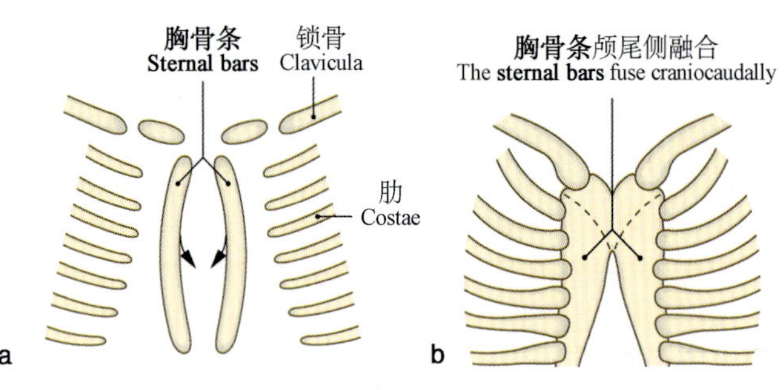

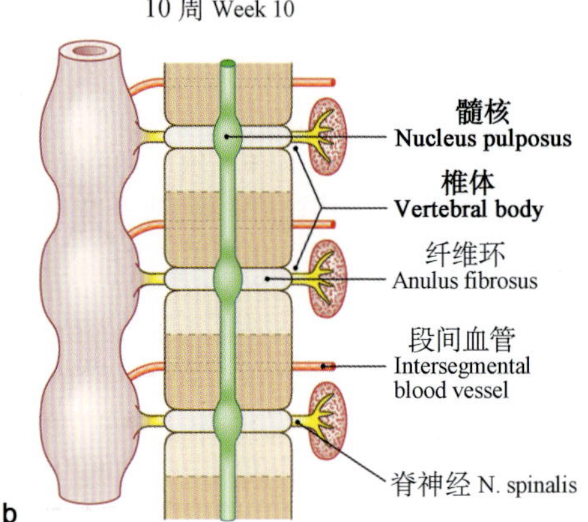

图 2.10a、b 肋和胸骨的发育[21][E347-09]

胸骨由两个有一定距离、纵向的间充质组织的胸骨条发育而来(a)，并融合在一起(b)。剑突在 20—25 岁期间骨化。胸部的肋和颈部及腰部的肋突由腹外侧方向迁移的生骨节细胞形成。它们向背侧连接脊柱，部分向腹侧连接胸骨(第1～7 肋，**真肋**)，第 8～10 肋在腹侧通过肋软骨弓(**假肋**)与胸骨连接。第 11 和 12 肋只与椎体相连，前端在腹侧胸壁游离(**浮肋**)。

图 2.11a、b 两个相邻的生骨节形成椎体[E838]

生骨节分为头侧和尾侧部。生肌节源自生骨节，通常由脊神经支配。段间血管在生骨节和生肌节之间(第 6 周，a)。每个椎骨是通过相邻的尾侧生骨节与头侧生骨节融合形成的。脊神经属于生肌节，它被包裹在头侧和尾侧生骨节之间，作为融合的一部分，从椎间孔穿出。椎间盘在椎体系统之间发生(b)。只有由部分生肌节形成的肌(如短回旋肌，→图 2.74)可以使相邻的两个椎体相互运动。参与相邻两椎体之间各自运动的所有结构的功能单元称为运动节段。

临床要点

脊柱裂是一种分裂的、背部开放的脊柱，单个或多个椎弓没有生长融合。如果椎弓开放，会伴有神经褶膨出，称为**先天性椎弓不连**。如果脊髓也受到影响，这可能出现瘫痪。如果椎弓裂隙被皮肤覆盖，则称为隐性脊柱裂。如果椎体中只出现 1 个而不是 2 个软骨中心，结果会产生**楔状椎体**(半椎体)。如果椎间盘退化使两个椎骨融合在一起，则形成**脊椎分节不全**。**胸骨合并障碍**常形成于胸骨体或剑突的裂隙。临床上这些类型的脊柱或孔通常是没有意义的。**副肋**常见于颈、腰椎区(颈、腰肋)。在腰椎区，副肋通常无临床意义。而在颈部，它们可能导致臂丛或锁骨下动脉的压迫(见 S. 65 和 73)。

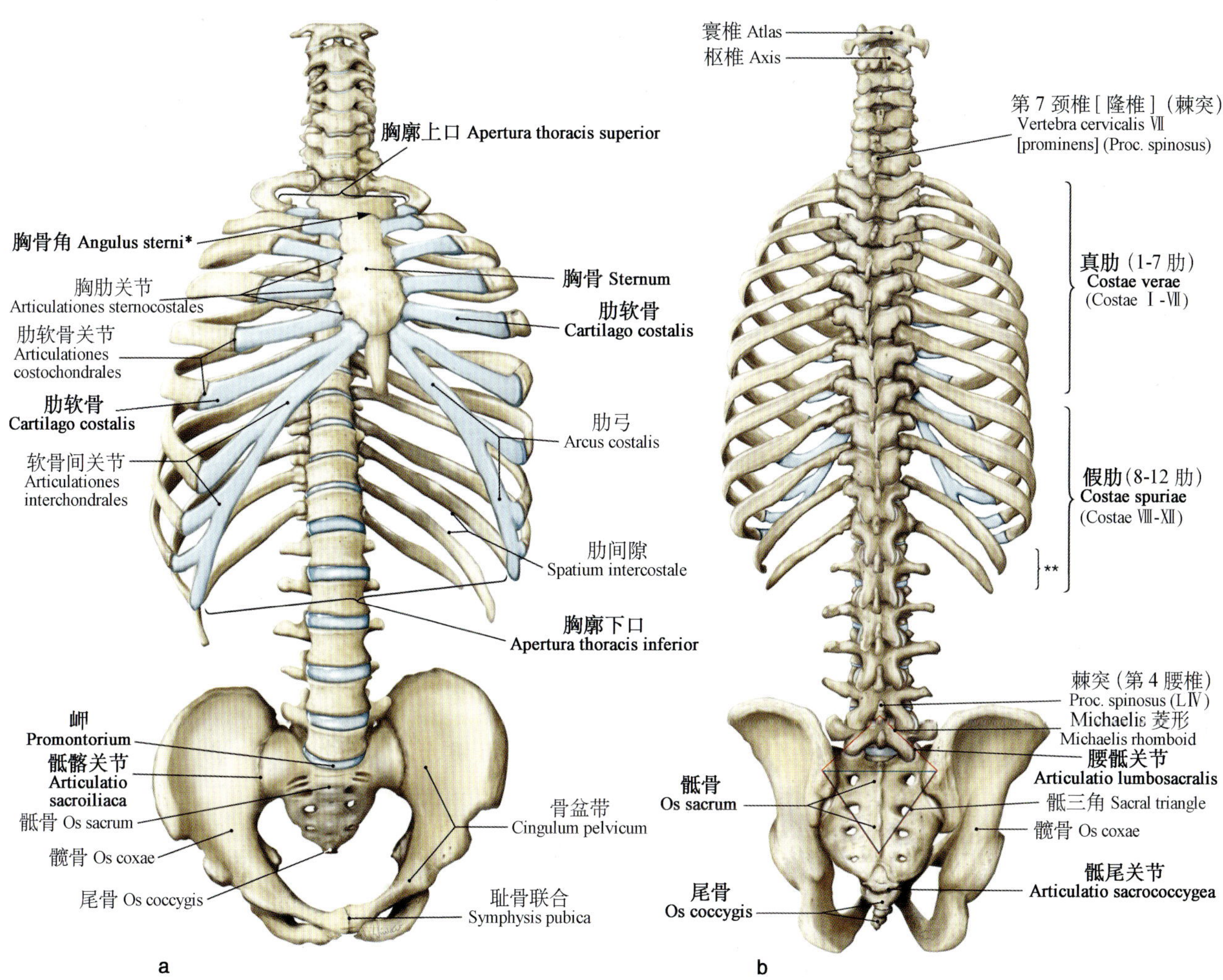

图 2. 12a、b　躯干的骨及软骨[前面观(图 2. 12a)和后面观(图 2. 12b)][L266]

图中可以看到胸廓骨、脊柱和骨盆带。所有的肋都与脊柱相连，但只有上 7 对肋通过肋软骨与胸骨直接相连，因此称为**真肋**，其余 5 对肋称为**假肋**；第 11、12 肋没有与肋弓接触(**浮肋**)。女性背部第 4 腰椎棘突与髂后上棘和臀裂起点之间的菱形连接称为 **Michaelis 菱形**(腰椎菱形，金星菱形)。在男性，骶三角(连接髂后上棘和臀裂的起始)是可见的。

* 临床术语：Ludovici 角。

** 浮肋(第 11～12 肋)。

临床要点

临床检查中可触及的**胸骨角**(Ludovici 角)是胸部定位的重要标志。它位于第 2 肋水平。骶三角的形状(男性)或女性的 Michaelis 菱形(腰菱形)提供了骨盆的形状信息。在骨盆畸形的情况下，如由于佝偻病(维生素 D 缺乏)横轴延长；在脊柱侧弯的情况下，它变得不对称。**第 4 腰椎棘突**与髂嵴最高点位于同一平面，可为腰椎穿刺及蛛网膜下隙内或硬膜外麻醉提供参考。

躯干骨

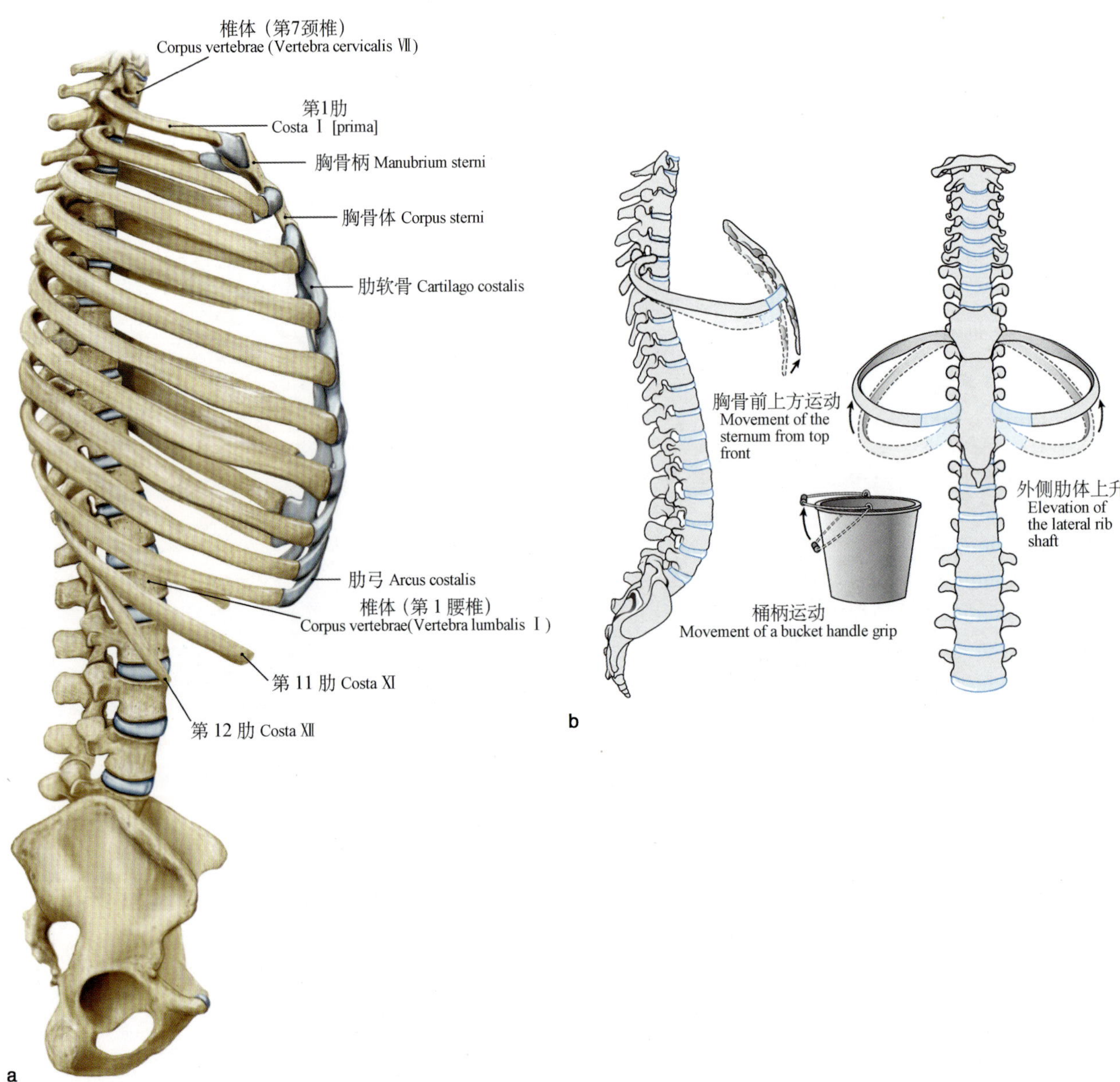

图 2. 13a、b 躯干骨和软骨(a)；右侧面观；胸壁的运动(b) a［L266］；b［L126］

图中是右侧胸廓和 12 对肋。第 11 肋及其肋体沿肋弓的延长线仍向腹侧延伸。第 12 肋通常要短得多。吸气时，胸肋关节和肋椎关节的运动通过抬高肋弓导致胸廓的延伸，如图中所示水桶提柄。

临床要点

随着年龄的增长，肋软骨骨化，肋骨降低，胸骨靠近脊柱，使整个胸廓变平，胸廓下口缩小，因此易发生肋骨骨折，如在复苏过程中，对 50 岁以上的人即使胸部施加少量压力，也会引起骨折。相反，年轻人的胸部（尤其是儿童）可以耐受强力按压而不会发生肋骨骨折。

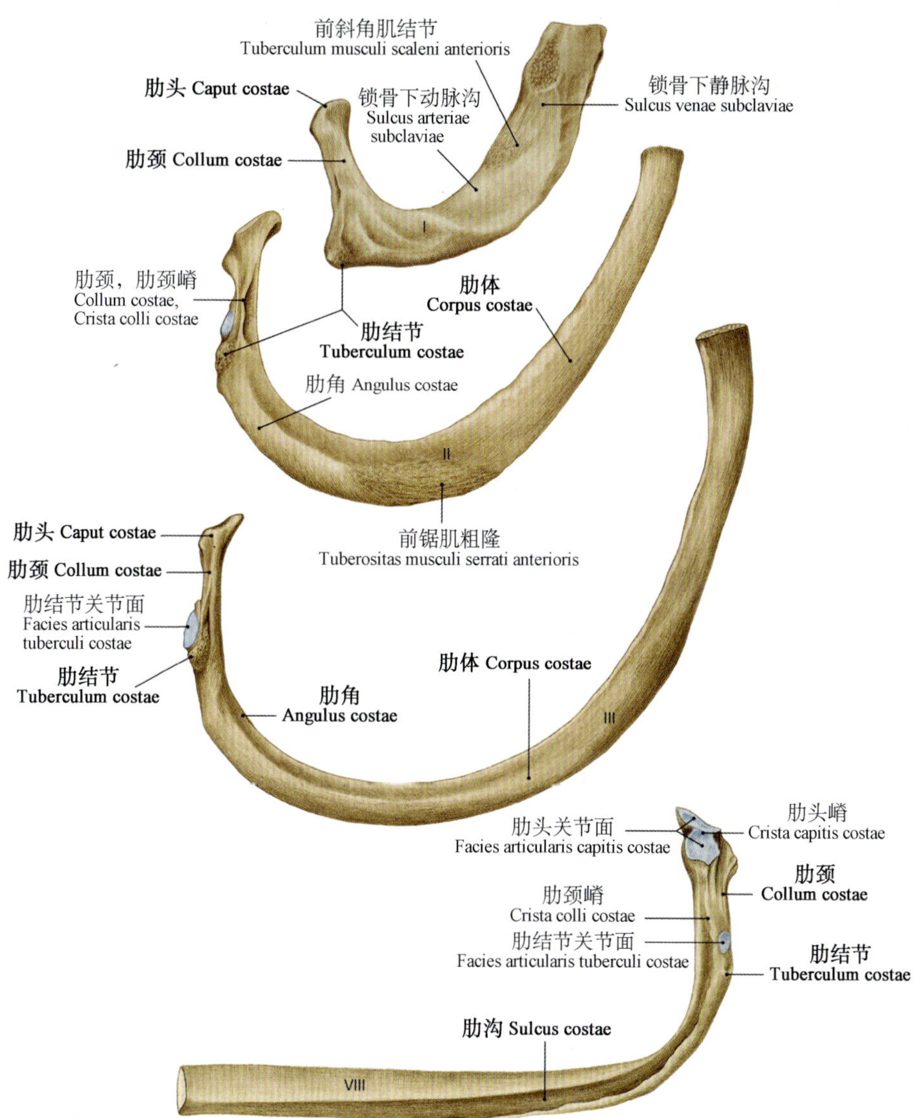

图 2.14　**肋；第 1～3 肋（上面观）；第 8 肋（下面观）**

第 3～10 肋是典型的形状。肋头呈楔状，有两个关节面（肋头关节面）。肋结节有 1 个关节面（肋结节关节面）。肋间静脉、动脉和神经位于肋沟。肋体腹侧末端的内凹有利于与肋软骨的接触。**第 1、2、11 和 12 肋**无典型的肋骨结构。第 1 肋粗短、宽且有较明显的曲线，肋头只有一个关节面。第 2 肋有一个较浅的肋沟和一个作为前锯肌起点的前锯肌结节。第 11 和 12 肋的肋头只有一个关节面，它们与肋弓没有接触，腹侧末端较尖。它们也没有肋结节。

临床要点

肋骨异常是很常见的。

- 大约 1% 的人有**颈肋**，为第 7 颈椎横突增大形成的肋骨。除了单侧或双侧横突扩大外，还可能出现与额外的胸骨相连的肋。颈肋对臂丛下部神经根的压迫可导致尺神经感觉丧失和运动障碍。
- 在**双头肋**畸形中，2 根肋骨部分融合。
- **分叉肋**是一种变异，肋骨在前部分叉形成两个末端。
- 主动脉峡部狭窄时，在肋沟内走行的肋间动脉扩张，可导致骨压力性萎缩，被称为**肋骨侵蚀**。

肋

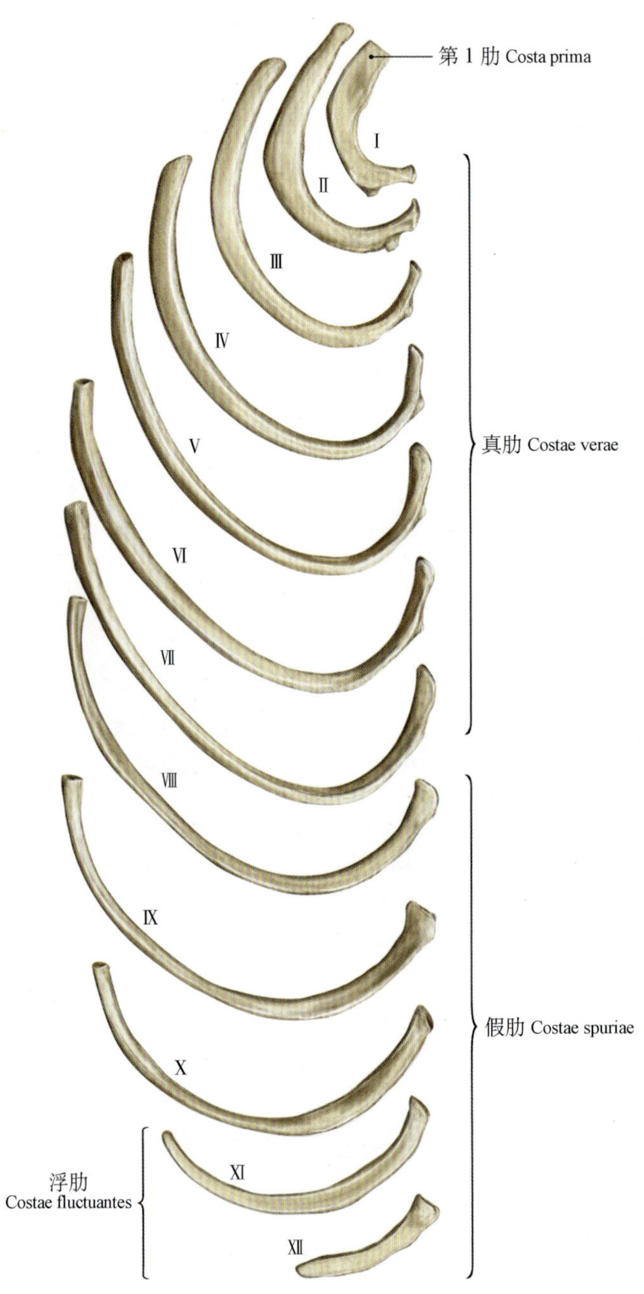

图 2.15 肋；左侧 1～12 肋的骨性部分(上面观)

通常有 12 对肋。根据肋与胸骨(通过肋软骨)或肋弓是否连接，或保持不接触胸骨或肋弓，可分为**真肋**(第 1～7 肋直接与胸骨连接)，**假肋**(不直接与胸骨连结)和**浮肋**(前端游离于胸壁肌间)。

临床要点

腰肋是一种常见的肋变异，有 7%～8%的人受此影响。作为额外的肋，它像第 11、12 肋一样游离于胸壁肌，但不来自胸椎，而是开始于第 1 或第 2 腰椎。它们可以发生在靠近肾的位置，并在这个区域引起疼痛。

(黄菊芳 译)

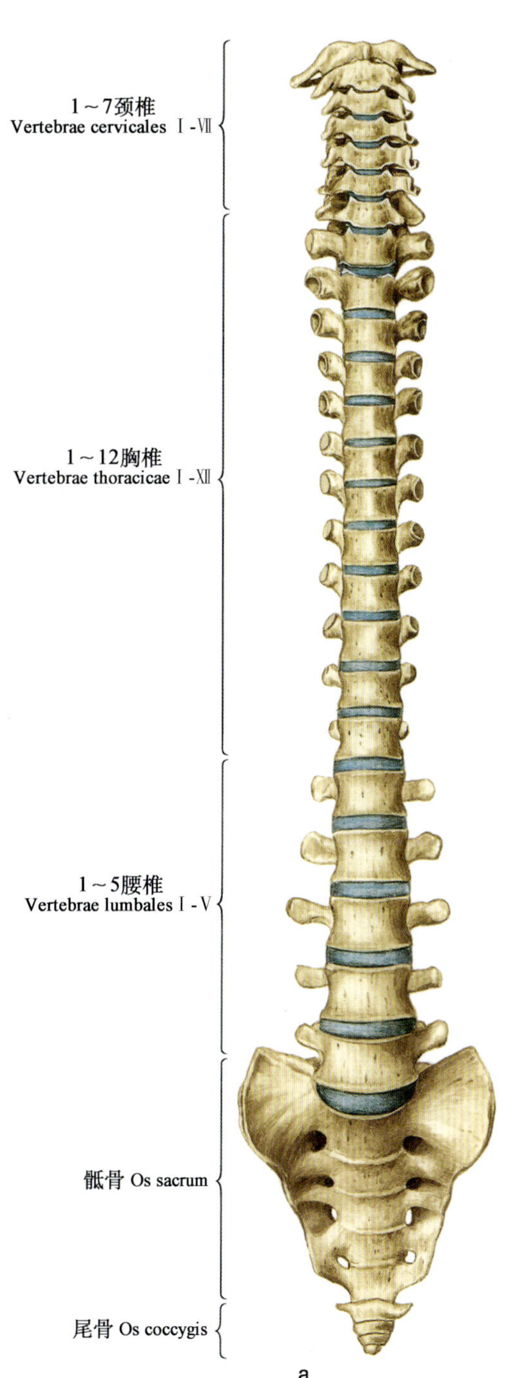

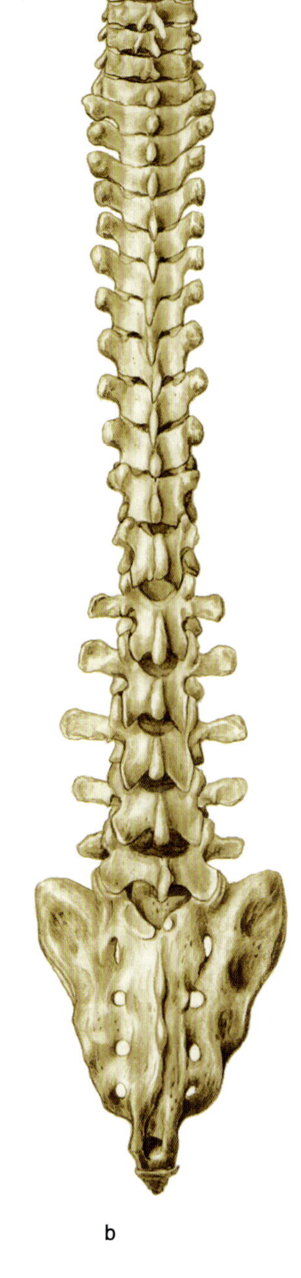

图 2.16　**脊柱前面观(a)和后面观(b)**

脊柱约占人体身长的 2/5，其中，椎间盘的高度占脊柱高度的 1/4。脊柱包括 24 块独立椎骨(7 块颈椎、12 块胸椎和 5 块腰椎)和骶骨(Os sacrum)及尾骨(Os coccygis)。胸椎与 12 对肋相连结；骶骨与髋骨相关节。人体处于直立位时，脊柱内的压力由上向下递增。

临床要点

如第 5 腰椎与骶骨融合(只有 23 块独立椎骨)，则称为**腰椎骶化**(Sacralisation)。如第 1 骶椎未与第 2 骶椎融合，而依然保留分离的状态(25 块独立椎骨)，则称为**骶椎腰化**(Lumbalisation)。此种情况下，X 线图像将显示 6 块腰椎和 4 块骶椎。如骶骨显示为 5 块椎骨，则是由第 1 尾椎的骶化而造成。如第 1 颈椎(寰椎)与颅骨融合，则称为**寰椎同化**(Assimilation of the atlas)。

脊柱

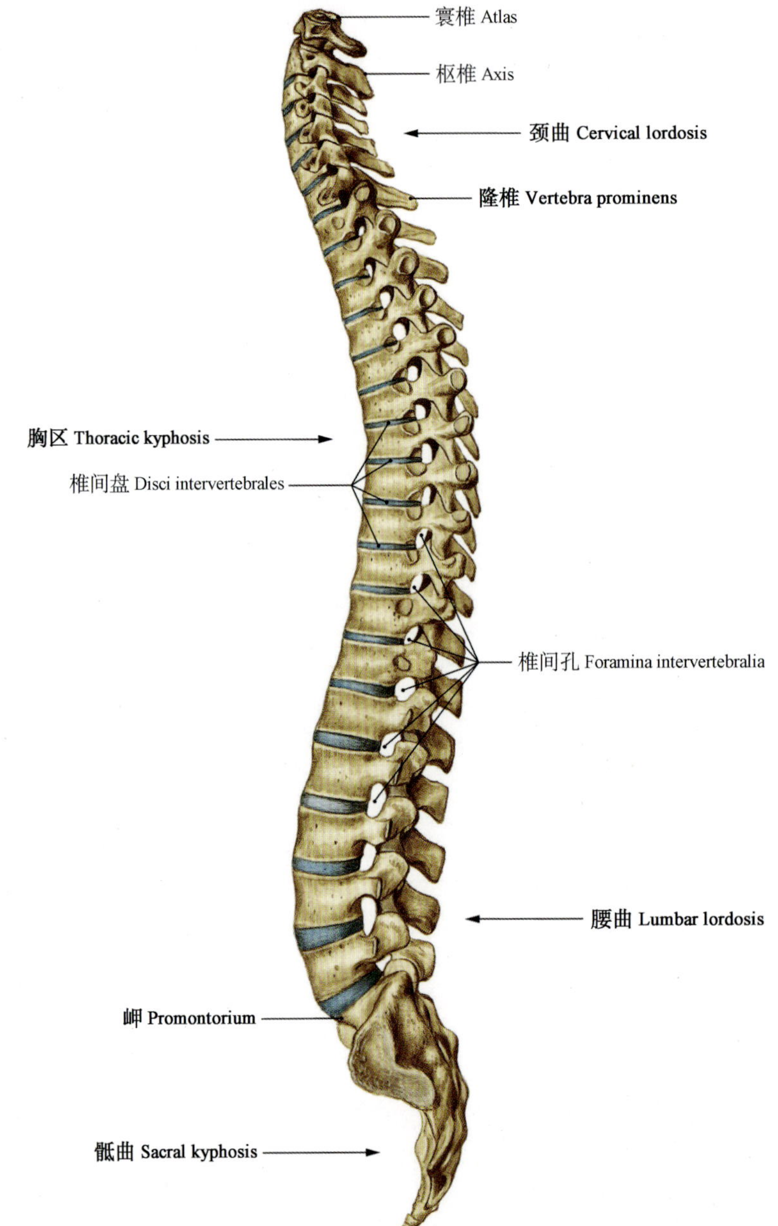

图 2.17　**脊柱(左侧面观)**

在矢状面上,显示脊柱特征性弯曲。

• 颈曲(凸向前)。
• 胸曲(凸向后)。
• 腰曲(凸向前)。
• 骶曲(凸向后)。

脊柱前凸(lordosis)是医学术语,指脊柱向前凸出而形成的弯曲,脊柱后凸(kyphosis)则指的是脊柱向后凸出而形成的弯曲。

在出生后的头几个月,脊柱的所有组分呈现为单一的向后凸出的弯曲。婴儿抬头使颈曲出现,坐立、行走使腰曲形成。

在人出生后的头两年,骨盆渐向前倾以助其行走,脊柱的生理弯曲得以形成。在此之前,脊柱的所有组分均呈现为凸向后的单一弯曲。

临床要点

脊柱在冠状面上的过度弯曲(**脊柱侧弯**)均为病理性质。此种脊柱生长畸形常伴有脊柱侧弯固定、脊柱扭转和中轴器官旋转,且无法借助肌运动进行生理矫直。脊柱侧弯是已知时间最久的需矫形的疾病之一。尽管进行了大量的科学和临床研究,诸多致脊柱侧弯的因素依然存在,且尚无满意的解决方案。然而,几乎每个人都有程度不同的脊柱侧弯,因为大多数人双腿的长度并不相同。

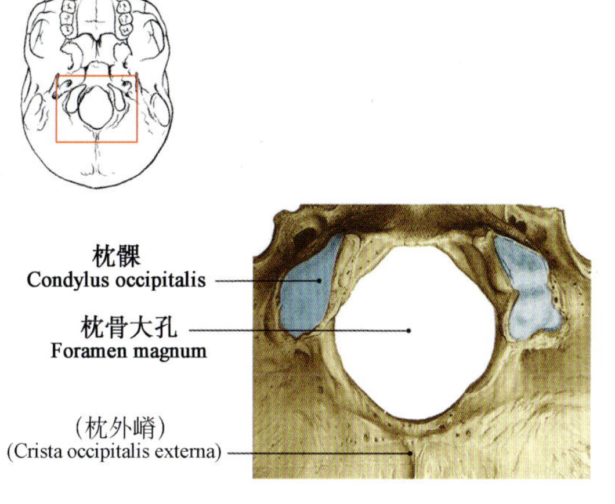

图 2.18 **枕骨大孔及其周围参与形成寰枕关节的部分枕骨(下面观)**

枕髁位于枕骨大孔的前外侧。

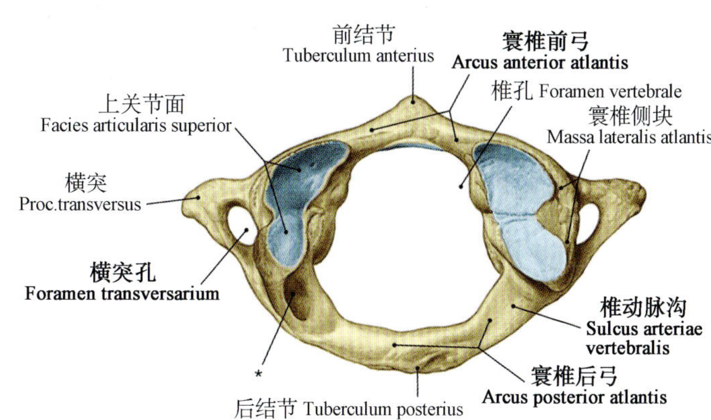

图 2.19 **第 1 颈椎,寰椎(上面观)**

寰椎无椎体。在发育过程中,寰椎的椎体与枢椎融合形成齿突。寰椎前弓(Arcus anterior atlantis)位于齿突的前方并与之相关节。寰椎后弓(Arcus posterior atlantis)中点无棘突,而是代之以后结节。寰椎的上关节面常分为两个部分。与其他椎骨相比,寰椎的横突略长。

* 变异:椎动脉管。

前结节
Tuberculum anterius
齿突凹 Fovea dentis
寰椎前弓 Arcus anterior atlantis
寰椎侧块
Massa lateralis atlantis
寰椎侧块
Massa lateralis atlantis
下关节面
Facies articularis inferior
横突
Proc. transversus
椎孔
Foramen vertebrale
横突孔
Foramen transversarium
后结节 Tuberculum posterius
寰椎后弓 Arcus posterior atlantis

图 2.20 **第 1 颈椎(下面观)**

与枢椎齿突相关节的齿突凹位于寰椎前弓的内面。下关节面略凹而倾斜,其与水平面之间的角度约为 30°。颈椎特有的横突孔供椎动脉穿过。

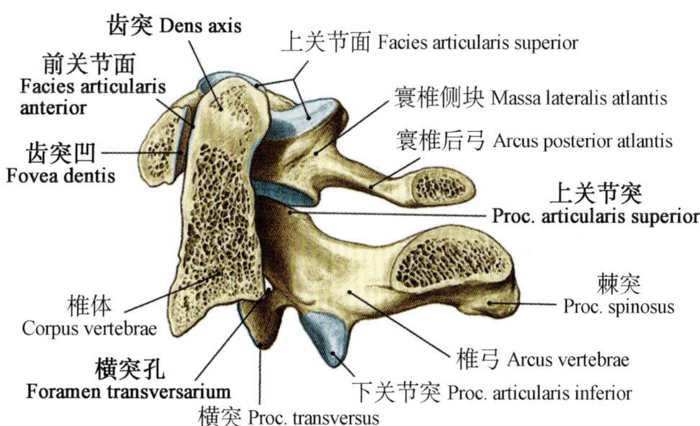

图 2.21 **第 1 和第 2 颈椎(寰椎和枢椎)正中切面(左侧面观)**

正中切面显示出椎管。寰椎和枢椎借齿突凹和齿突前关节面所形成的寰枢正中关节相连结。寰椎后弓远小于枢椎椎弓。

临床要点

颈椎的退行性变随年龄的增长而愈发常见,其也可表现为**颈椎骨软骨病**(osteochondrosis intervertebralis)伴后份骨质增生,此种情况可致椎管狭窄,并最终引起脊髓受压。颈椎的**关节炎**(Arthrosis)和钩椎关节间隙(→图 2.24)伴骨赘形成将导致椎间孔和(或)横突孔变窄,其症状与脊神经受压及椎动脉和交感神经丛受压类似。**寰椎弓的分离性骨折**(Isolated fractures of the atlas arch)在车祸后尤为常见,但在过去几年中由于车辆安全措施(安全气囊)的改善而有所减少。骨折必须与寰椎变异相鉴别,与诸如寰椎椎动脉管等变异或诸如**寰椎同化**(寰椎与颅底的内表面融合)之类畸形不同,寰椎骨折多见于寰椎弓(见第 73 页)。

颈椎

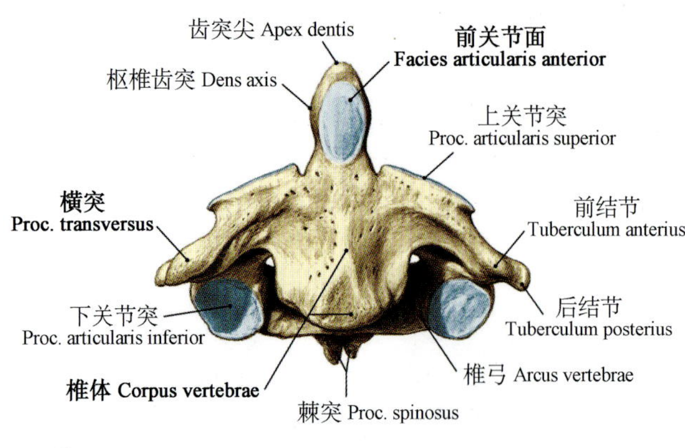

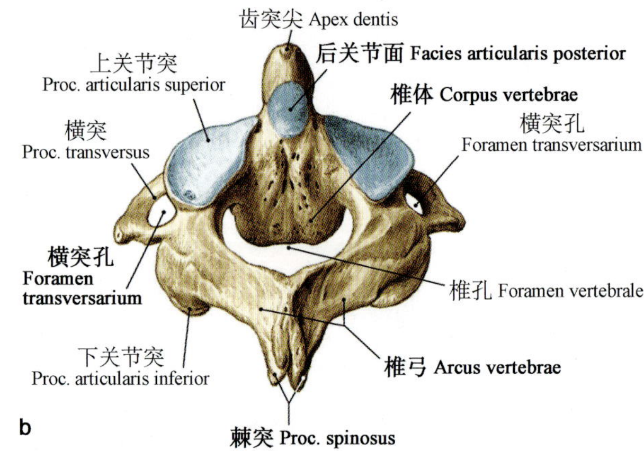

图 2.22 第 2 颈椎、枢椎前面观(a)和后上面观(b)

与其他颈椎相比，枢椎独具特征性的齿突，其前面和后面分别有前关节面(Facies articulares anterior)和后关节面(Facies articulares posterior)。上关节突的关节面斜向两侧，下关节突的关节面朝冠状面倾斜。从第 3 颈椎开始上关节突的关节面均朝冠状面倾斜。枢椎的横突(Proc. transversus)发育较差，棘突(Proc. spinosus)常分叉。

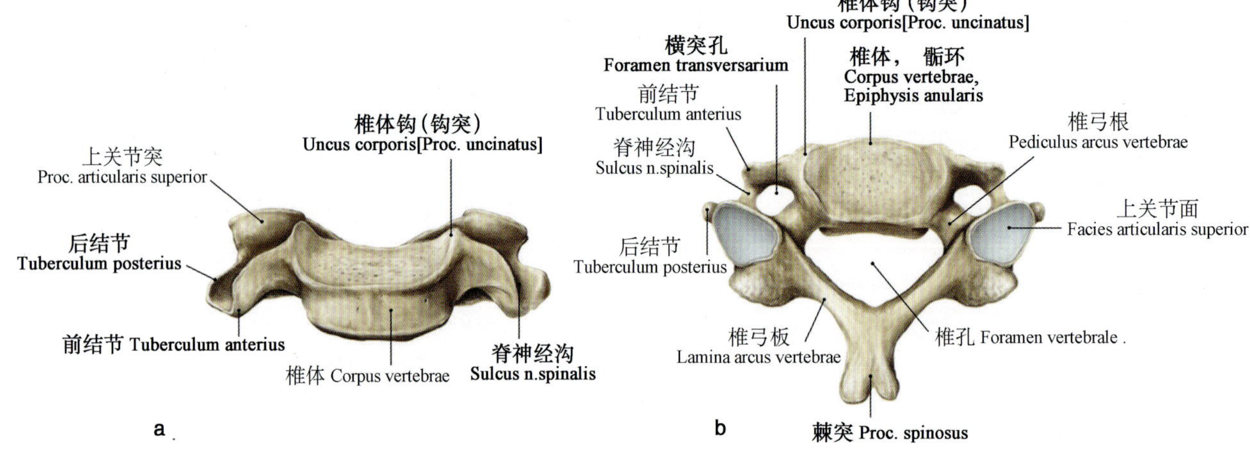

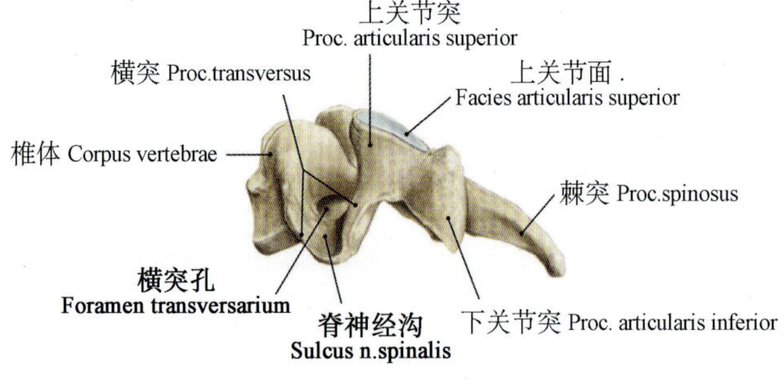

图 2.23 第 5 颈椎

前面观(a)，后面观(b)和左侧面观(c)[L266]。

第 5 颈椎具有第 3～6 颈椎的典型结构，棘突短而分叉，与第 7 颈椎长而不分叉的棘突不同。横突较短，上有横突孔。横突伸向两侧，其末端有前结节和后结节，两者之间为脊神经沟。椎孔较大，呈三角形。椎体的横轴比矢状轴长，其前后部的宽度一致。

临床要点

齿突骨折或枢椎椎体骨折(称为 Hangman 骨折)存在颈髓受压的风险，通常由机动车事故所致。齿突骨折也可发生于幼儿，其诊断较为困难。

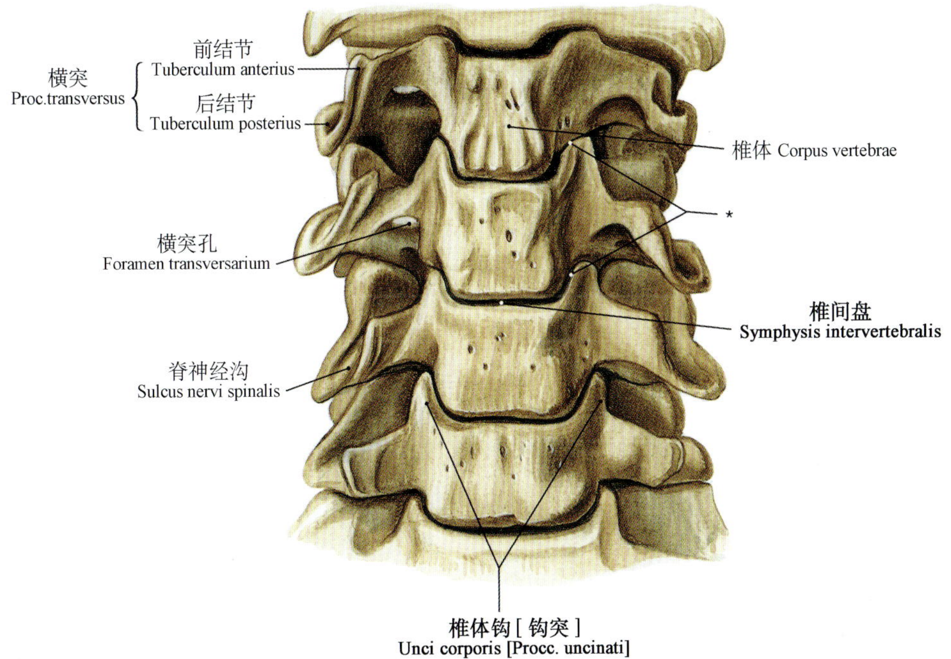

图 2.24 第 2～7 颈椎(前面观)

第 3～6 颈椎具有颈椎的典型结构，而第 1、2、7 颈椎则各有其特点。颈椎椎体上面侧缘向上的突起为椎体钩(Unci corporis)，也称钩突。钩突与其上位颈椎椎体的外侧份和后份相关节，形成钩椎关节。

* 所谓的钩椎间隙。

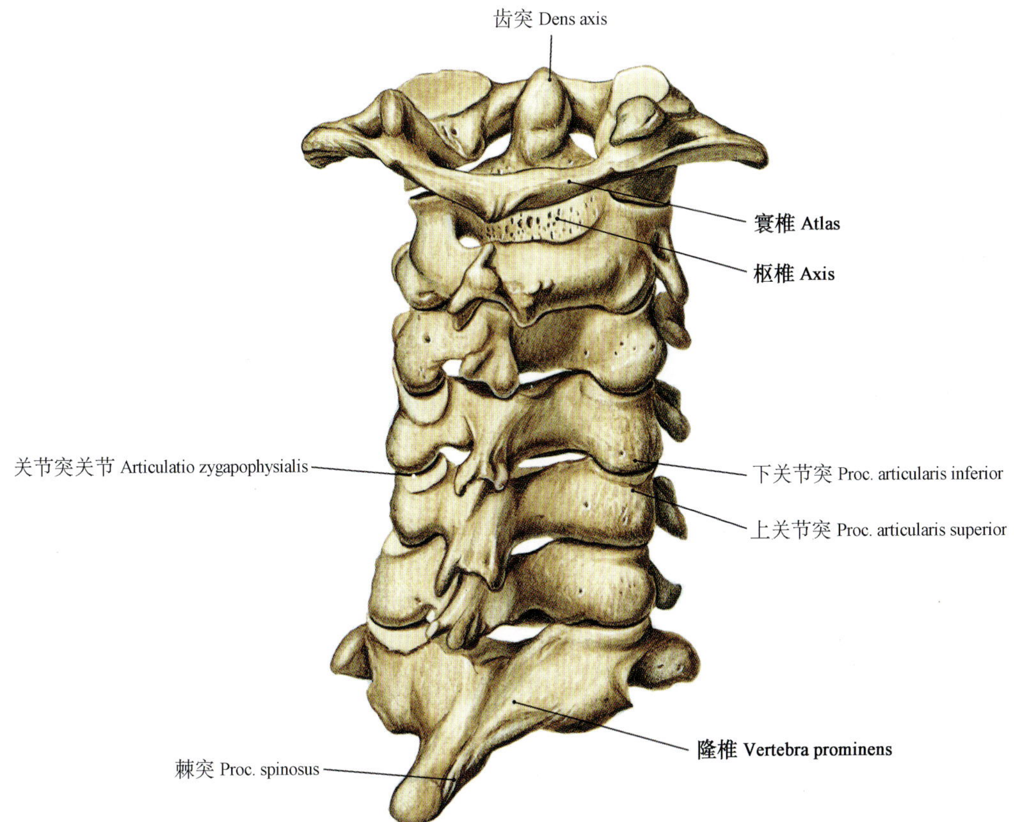

图 2.25 第 1～7 颈椎(后外侧观)

第 7 颈椎[又称为**隆椎**(Vertebra prominens)]，其棘突长而不分叉，易于颈后触及。然而，隆椎棘突可与更加突出的第 1 胸椎棘突相混淆。在关节突关节内，椎骨关节突(上关节突或下关节突)的关节面(上关节面或下关节面)与相对应部分关节面相关节。

胸椎

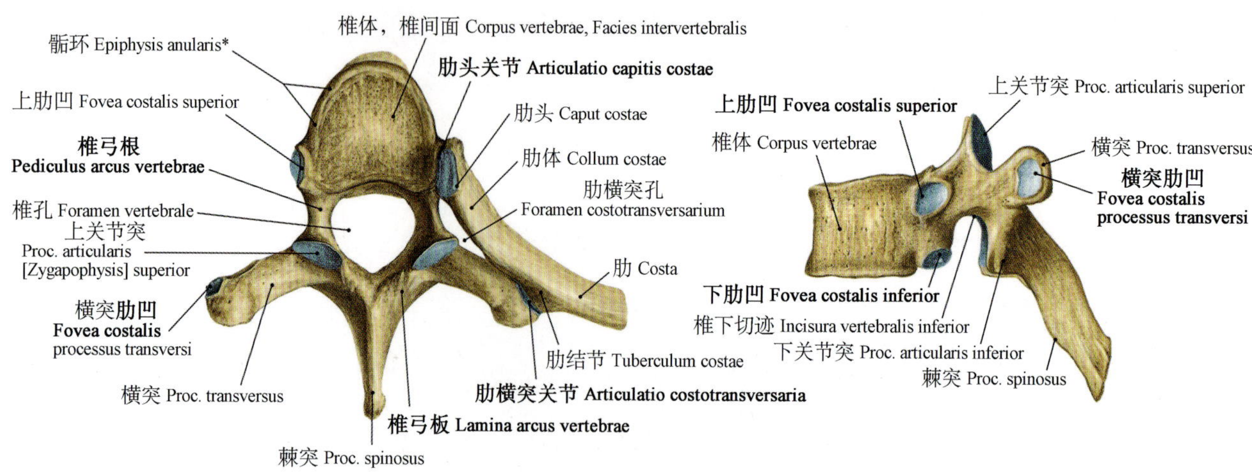

图 2.26 椎骨的结构特征，以第 5 胸椎为例（上面观）

椎弓（Arcus vertebrae）分为椎弓根和椎弓板。横突和棘突分别由椎弓伸向两侧和后方。关节突（Procc. articulares）的关节面位于椎弓的上面和下面，参与形成关节突关节。椎体两侧有上、下关节面（上肋凹和下肋凹）与相应的肋头相关节。胸椎横突上有横突肋凹，与相应肋骨的肋结节关节面相连结形成肋横突关节。

* 也称为环状缘。

图 2.27 第 6 胸椎（左侧面观）

此图可见肋凹关节面（上肋凹和下肋凹）和几乎呈冠状位的构成关节突关节的关节突（上关节突和下关节突）。此图还可见与肋结节相关节的关节面（横突肋凹）、椎下切迹及斜向后下方的棘突。

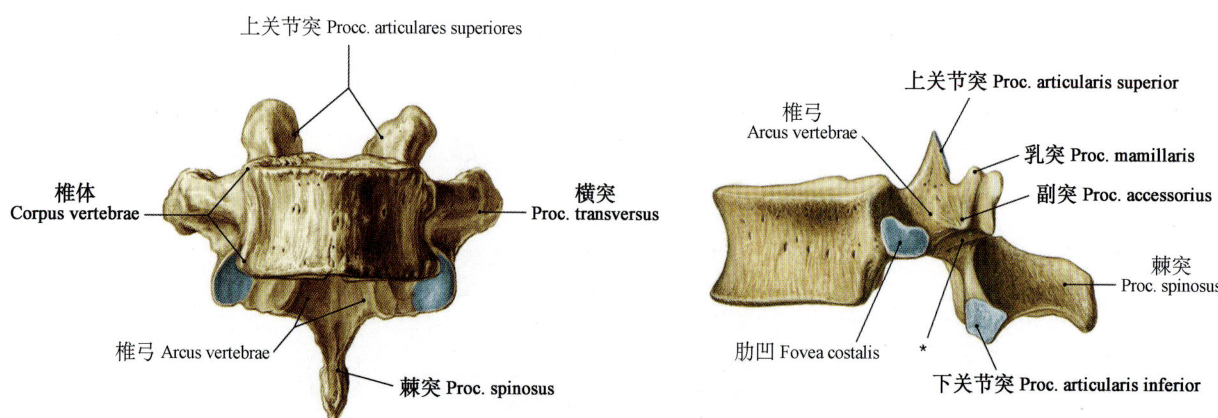

图 2.28 第 10 胸椎；带上、下椎板的椎体（前面观）

上、下关节突的关节面分别向上和向下伸出，并超出椎体上面和下面水平。

图 2.29 第 12 胸椎（左侧面观）

第 12 胸椎椎体两侧均只有一个肋凹，并且已经显示出腰椎的特征：下关节突的关节面朝向外侧。同时可见乳突和副突。

* 上、下关节突之间的椎弓部分（称为峡部＝关节间部）。

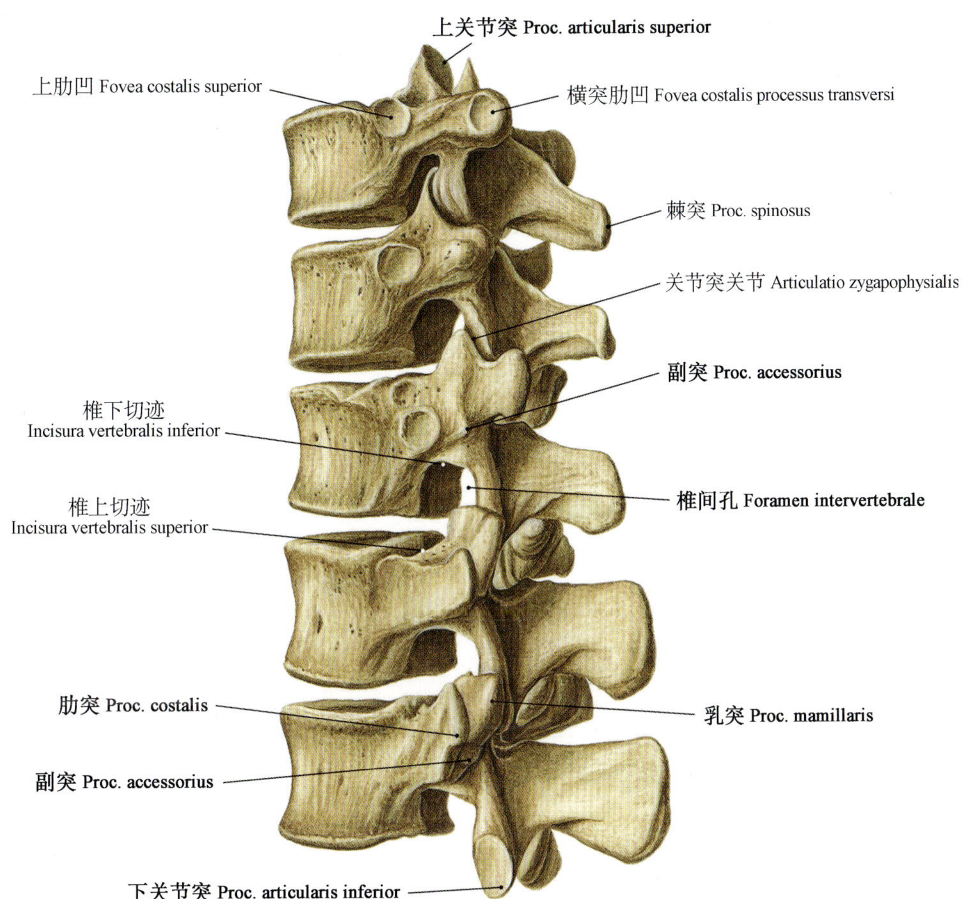

图 2.30　第 10～12 胸椎及第 1～2 腰椎(左后面观)

由于需承受较高压力,腰椎椎体较其他椎骨椎体要强大得多。腰椎的棘突短而宽,水平伸向后方。肋突(与肋骨同源,与椎骨融合)、较大变异的副突,上关节突(支撑关节面)和乳突(横突的其余部分)及上有下关节面的下关节突均源于腰椎椎弓。

临床要点

- 椎间盘向后外侧突出或因椎骨关节炎而出现的骨赘可导致**椎间孔狭窄**(narrowing of the Foramen intervertebrale)和脊神经根受压而引发一系列的症状。
- **腰肋**(lumbar ribs)因其与肾邻近,可引起肾的疼痛。
- **侧椎弓柱**(Lateral vertebral arch columns)可导致下关节突由椎弓后份脱离,棘突与椎骨其余部分分离,也称为**椎骨脱离**(spondylolysis)。
- 腰椎峡部的骨分离(→图 2.29)可从根本上导致椎骨的真正滑脱(**脊椎前移**spondylolisthesis)。

腰椎

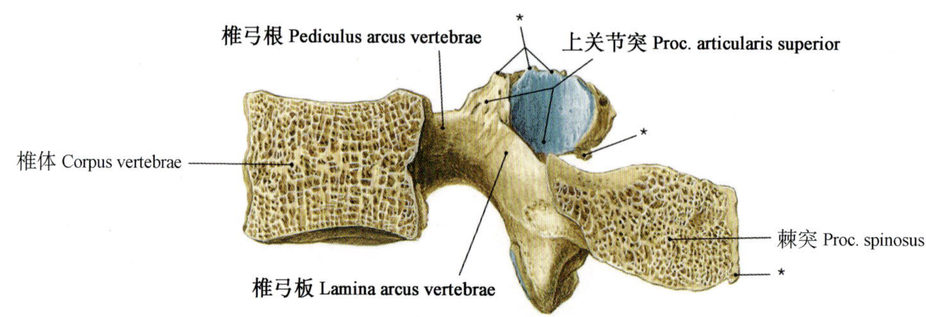

图 2.31　老年人的第 3 腰椎；正中切面；左侧面观

两上关节突的关节面彼此相对（此即从侧面无法清晰观察到上关节突关节面的原因），并与相邻上位椎骨的下关节突相关节。

* 韧带起源的骨化。

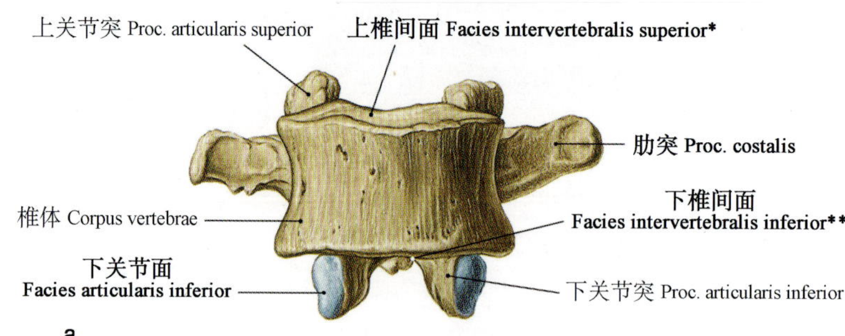

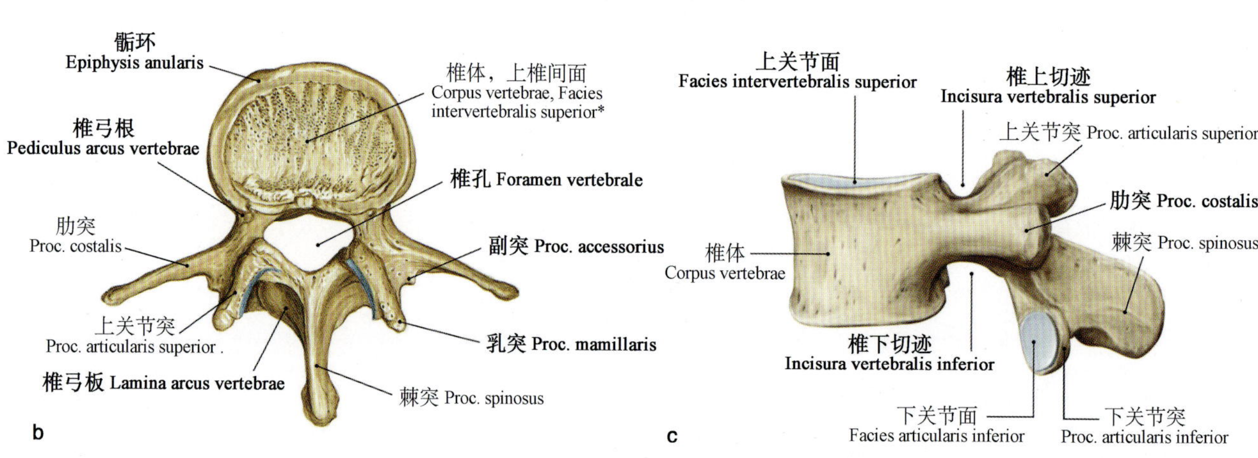

图 2.32　第 4 腰椎

前面观（a），上面观（b）和左侧面观（c）［C L266］。

腰椎椎弓根非常强大，与其大小相适应。椎弓侧面可见多个突起（肋突、副突、乳突和上、下关节突），椎弓后方可见粗壮的棘突。前面观可见粗壮的椎体（Corpus vertebrae），并具有特征性的顶板和基板（即上下椎间面，Facies intervertebrales superior and inferior）。关节突关节的关节面向上和向下超出椎体的上面和下面。

* 也称：顶板。

** 也称：底板。

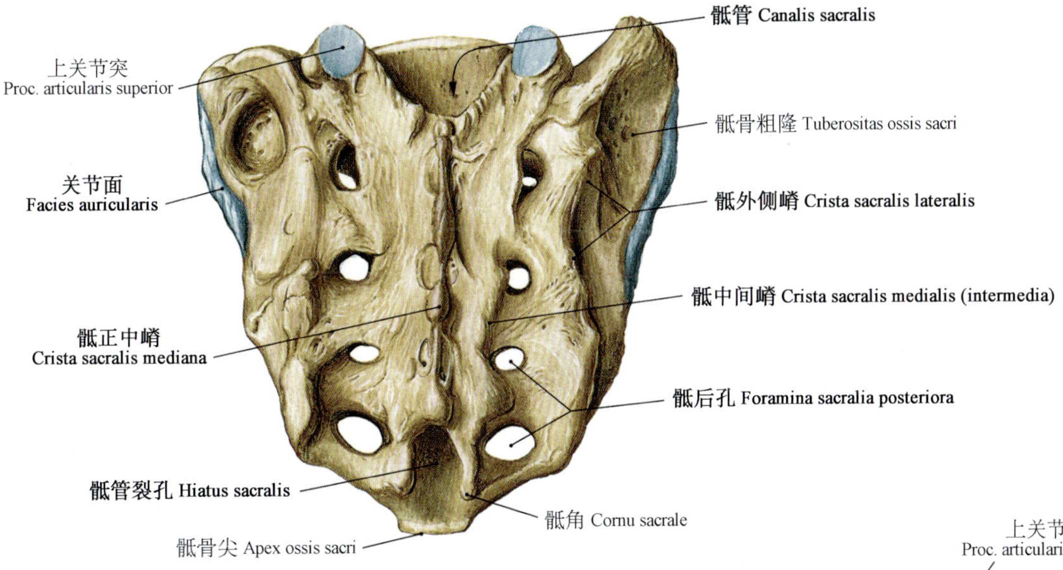

骶管 Canalis sacralis
上关节突
Proc. articularis superior
骶骨粗隆 Tuberositas ossis sacri
关节面
Facies auricularis
骶外侧嵴 Crista sacralis lateralis
骶中间嵴 Crista sacralis medialis (intermedia)
骶正中嵴
Crista sacralis mediana
骶后孔 Foramina sacralia posteriora
骶管裂孔 Hiatus sacralis
骶角 Cornu sacrale
骶骨尖 Apex ossis sacri
a

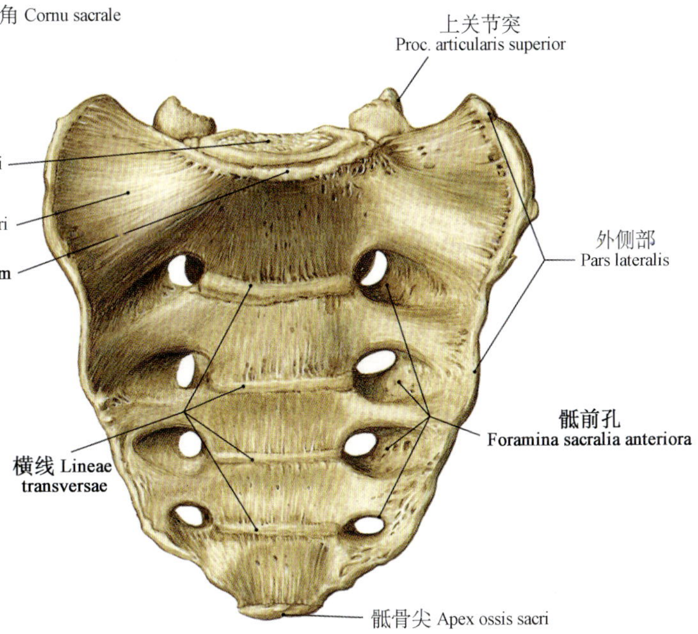

上关节突
Proc. articularis superior
骶骨底 Basis ossis sacri
骶骨翼 Ala ossis sacri
岬 Promontorium
外侧部
Pars lateralis
骶前孔
Foramina sacralia anteriora
横线 Lineae
transversae
骶骨尖 Apex ossis sacri
b

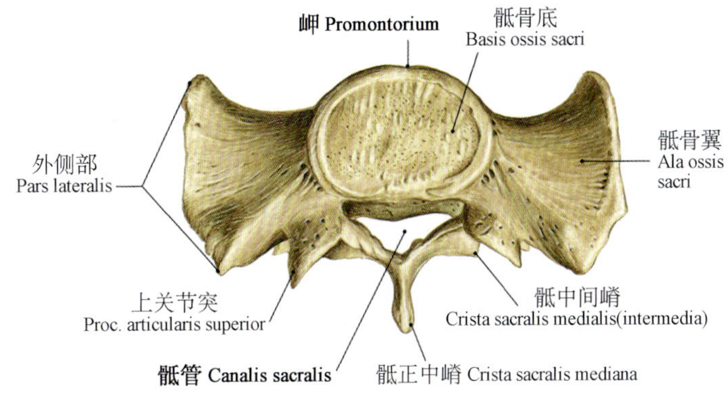

图 2.33 **骶骨**

后面观(a)，前面观(b)和上面观(c)。

骶骨**背面**(Facies dorsalis)有 5 条由相应突起愈合而成的形态各异的纵行带状骨嵴。骶椎的棘突相互愈合形成**骶正中嵴**(Crista sacralis mediana)，其关节突相互融合形成**骶中间嵴**(Crista sacralis medialis)。在骶中间嵴的两侧可见横突愈合的遗迹，即为骶外侧嵴(Crista sacralis lateralis)。骶正中嵴止于骶管裂孔上方，此裂孔为椎管的下端开口，可用作骶管麻醉的入路。

骶骨**盆面**(Facies pelvina)可见骶椎椎体融合而形成的横线(Lineae transversae)和成对的骶前孔，内有骶神经前支穿出。骶前孔两侧的部分被称为骶骨的外侧部。

上面观可见**骶骨底**(Basis ossis sacri)，其作为一完整关节面并借椎间盘与第 5 腰椎相连结。该椎间盘向盆腔方向凸出，与骶骨底前缘前突的部分一道被称为**岬**(promontorium)。骶骨翼由骶骨底伸向两侧，形成外侧部的上份。骶骨底的后方有三角形的骶管，两侧有上关节突，其与第 5 腰椎相关节。

骶骨和尾骨

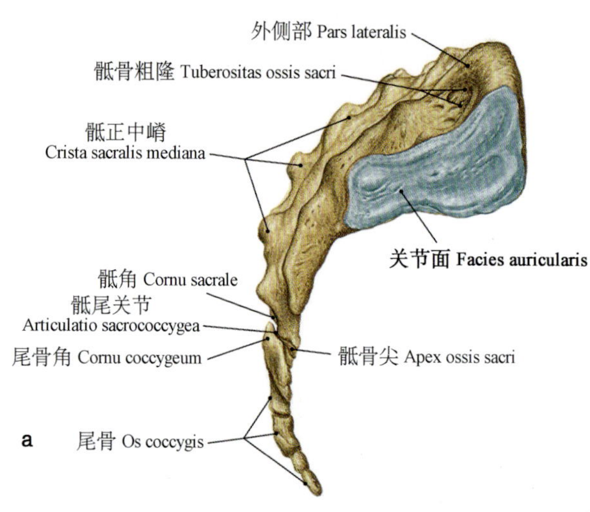

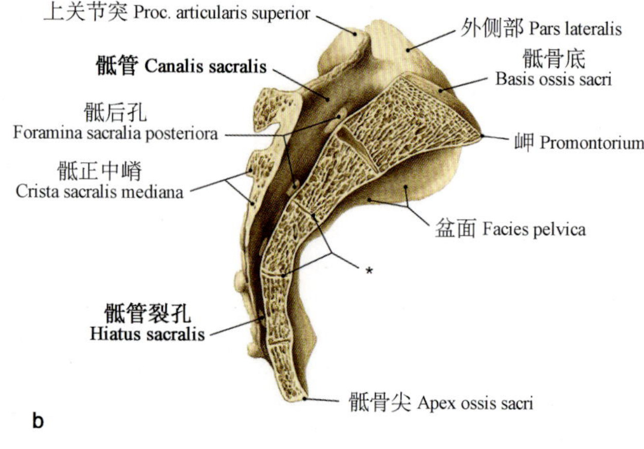

图 2.34 骶骨

右侧面观(a)和正中切面(b)。

骶骨侧面观可见耳状面,其与髋骨构成关节(骶髂关节 Articulatio sacroiliaca)。骶粗隆位于耳状面的后方,为韧带的附着部位。正中切面可见骶管裂孔的入口及与之相延续的骶管。

* 成人骶骨可遗留有骶椎间盘组织的遗迹。另外,骶椎的部分融合亦较常见。

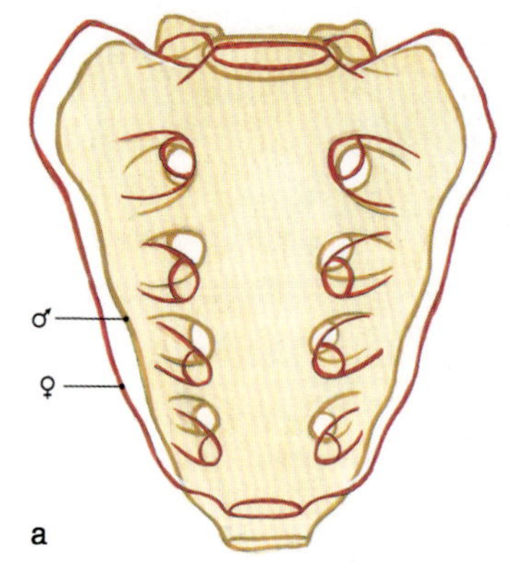

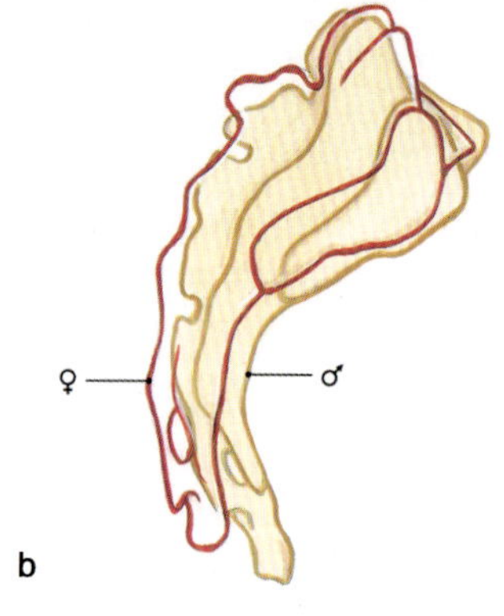

图 2.35a、b 骶骨;性别差异

男性骶骨略长于女性,但其宽度较窄。女性骶骨的形态有助于形成宽大的骨盆,从而利于分娩。

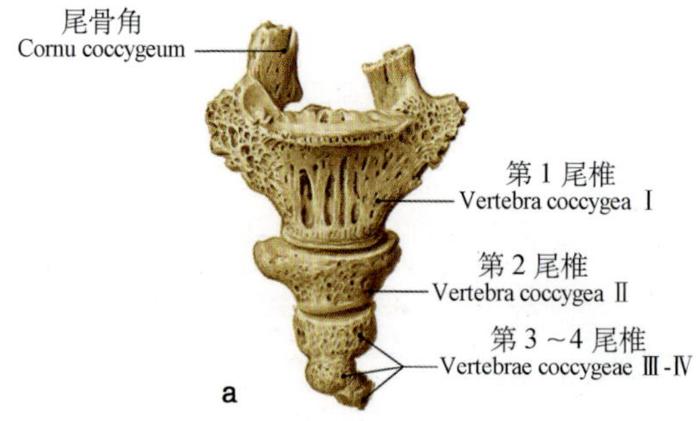

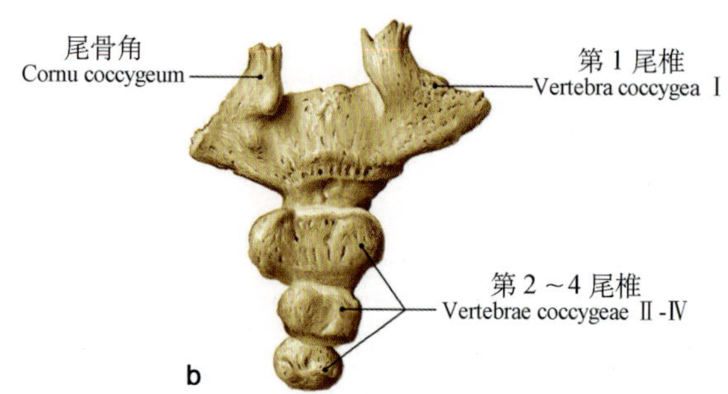

图 2.36 尾骨

前上面观(a)和后下面观(b)。

尾骨由 3~4 节尾椎融合而成。但如此图所示,部分个体的尾骨也可由 5 节退化的尾椎融合而成。尾骨借尾骨角和退化的椎体与骶骨相连结。

尾椎的大小从上向下逐渐减小。仅第 1 尾椎具有类似于典型椎骨的结构。

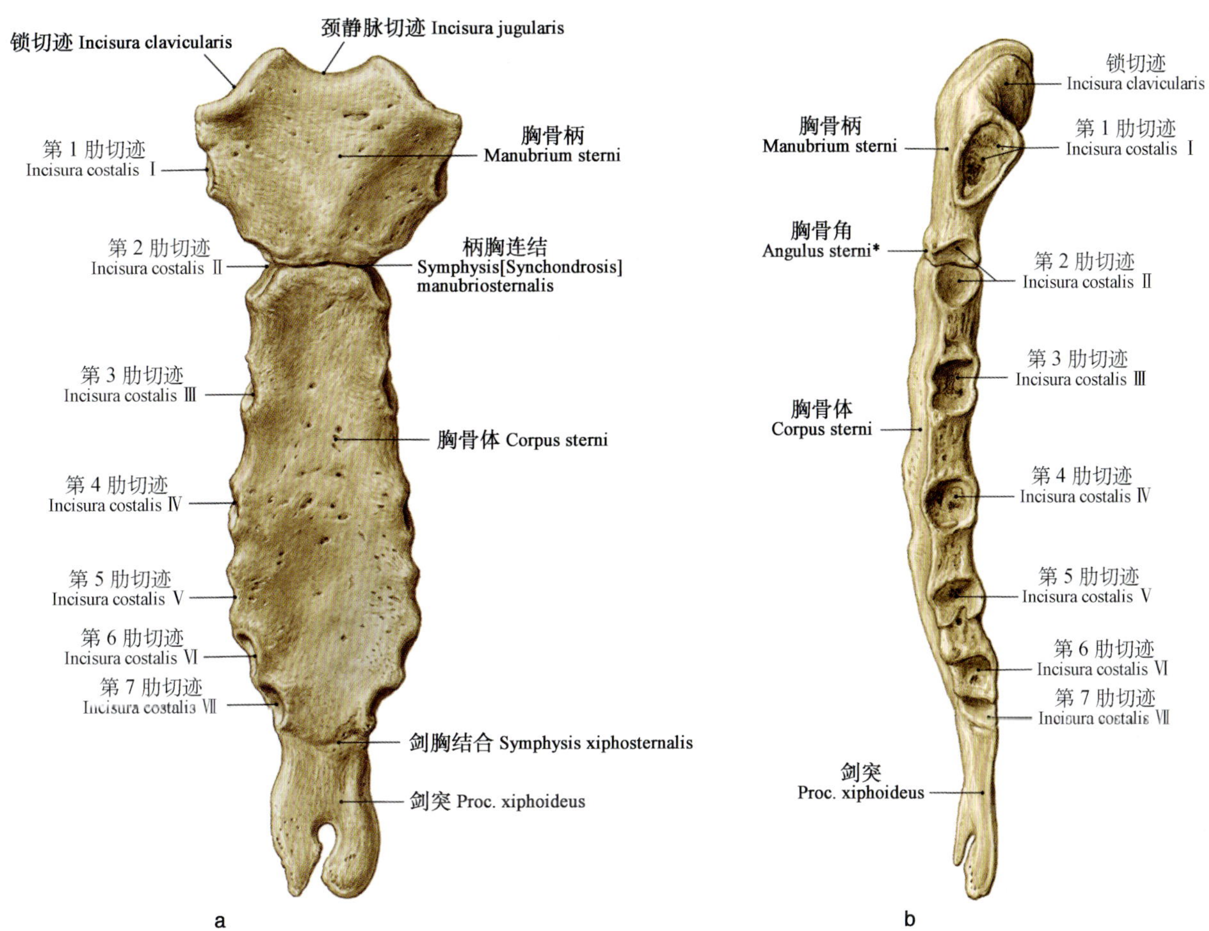

图 2.37 **胸骨**

前面观(a)和侧面观(b)。

胸骨可分为柄(Manubrium)、体(Corpus)和剑突(Proc. xiphoideus)3部分。胸骨上的颈静脉切迹构成胸廓上口的前上缘。此外,胸骨分别通过锁切迹和肋切迹与锁骨和第1~7对肋连结。胸骨体分别借助**柄胸联合[软骨结合]**[Symphysis (Synchondrosis) manubriosternalis]及**剑胸联合**(Symphysis xiphosternalis)与胸骨柄和剑突相连结,部分个体的剑突可分叉。

* Ludovici角。

临床要点

骨髓穿刺可以在胸骨及骨盆的髂嵴上进行。尽管如今已极少采用,**胸骨穿刺**依然可以获取骨髓细胞,并在对其进行相关评估的基础上诊断血液相关疾病。胸骨穿刺的进针部位多选择第2肋和第3肋根部水平之间的胸骨体正中线上。例如,肥胖患者胸骨穿刺的操作较常用的髂嵴穿刺更为简单易行。**不可作为穿刺的部位**包括肋与胸结合区,因这一区域可能有软骨结合,以及胸骨体的下2/3,因为胸骨的发育源自成对的骨系统,可能有一个**先天性胸骨裂**(胸骨内开口)和穿刺针可穿透心脏(见第62页)。

胸骨

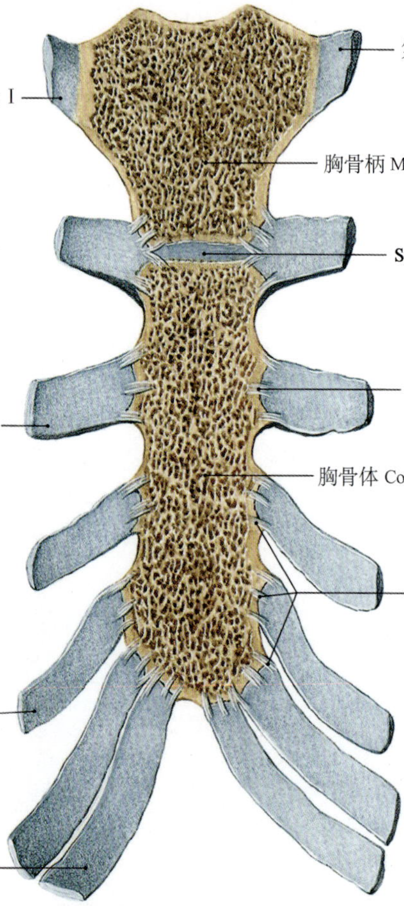

第 1 肋软骨联合 Synchondrosis costae Ⅰ
第 1 肋软骨 Cartilago costalis Ⅰ
胸骨柄 Manubrium sterni
柄胸联合
Symphysis [Synchondrosis] manubriosternalis
胸肋关节内韧带
Lig. sternocostale intraarticulare
第 3 肋软骨
Cartilago costalis Ⅲ
胸骨体 Corpus sterni
胸肋关节
Articulationes sternocostales
第 5 肋软骨
Cartilago costalis Ⅴ
第 7 肋软骨
Cartilago costalis Ⅶ

图 2.38 胸骨及与肋软骨的连结(冠状切面)

仅有部分胸肋连结为真正的关节。软骨结合为另一种常见的胸肋连结方式(第 1、6 和 7 肋)。

锁骨 Clavicula
胸锁关节，关节盘
Articulatio sternoclavicularis,Discus articularis
肋锁韧带 Lig. costoclaviculare
关节囊 Capsula articularis
第 1 肋软骨；第 1 肋软骨结合
Cartilago costalis I; Synchondrosis costae Ⅰ
胸骨柄 Manubrium sterni
柄胸联合 Symphysis [Synchondrosis] manubriosternalis
锁间韧带
Lig. interclaviculare
肋锁韧带
Lig. costoclaviculare
胸锁前韧带
Lig. sternoclaviculare anterius
胸肋辐状韧带
Lig. sternocostale radiatum
第 2 肋软骨 Cartilago costalis Ⅱ

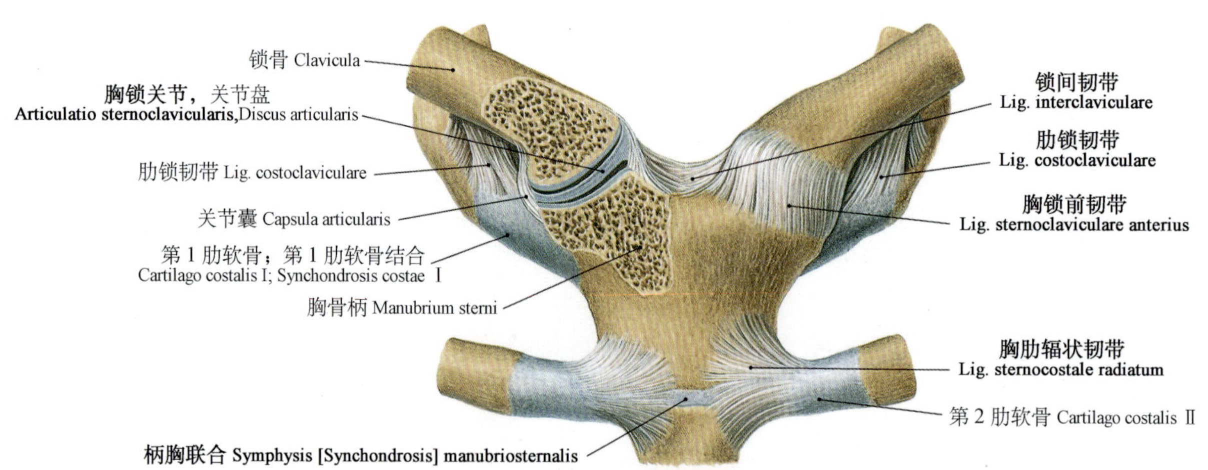

图 2.39 胸锁关节

前面观；右侧关节冠状面切开。

胸锁关节是一种功能性**球窝关节**，可以在 3 个轴上进行运动。关节内有一纤维软骨性的**关节盘**，后者将关节腔分成 2 个部分(**双腔关节** dithalamic joint)。这种关节的形状与多轴运动的要求及关节处于不同位置时所承受的不同机械应力相适应。由于关节盘能够吸收高剪切力，关节面可以保持很小。胸锁前后韧带、锁间韧带和肋锁韧带加强胸锁关节的关节囊。

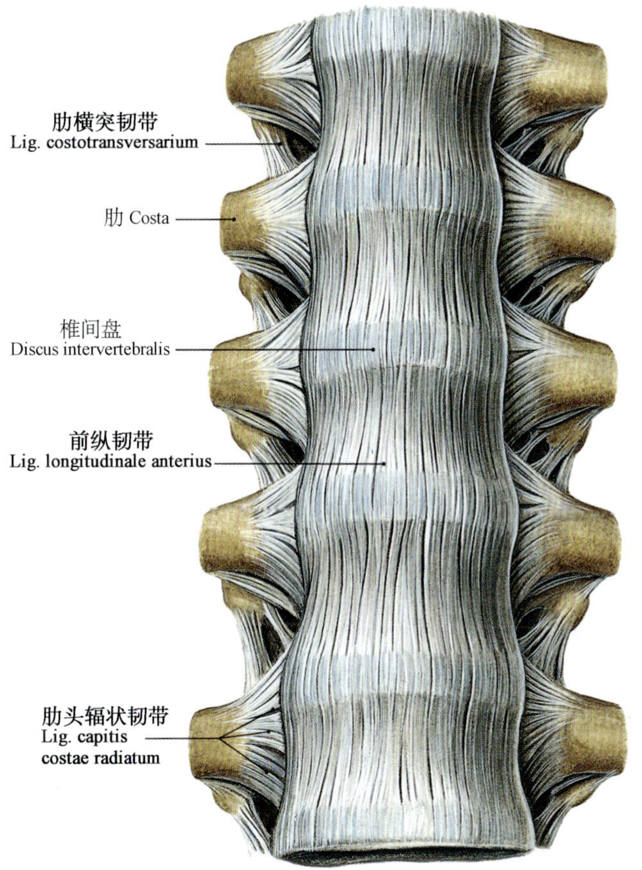

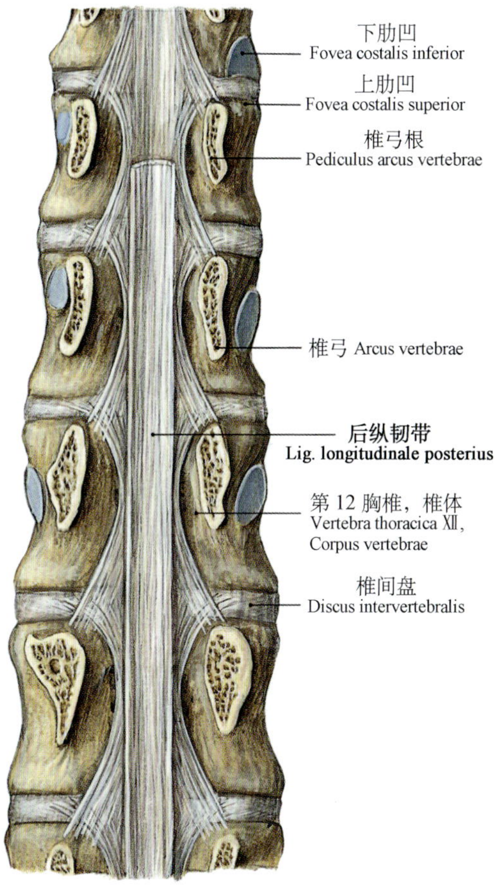

图 2.40　以下胸段脊柱为例显示脊柱韧带(前面观)

前纵韧带(Lig. longitudinale anterius)由寰椎前结节向下**延伸**至骶骨。其牢固附着于椎体及椎间盘的前面。伸直时韧带可增加脊柱的强度。

图 2.41　以下胸段和上腰段脊柱为例显示脊柱韧带(后面观)

后纵韧带(Lig. longitudinale posterius)起自覆膜，向下延伸至骶管。其与椎间盘和椎体上下缘紧密连结，可固定椎间盘。**弯曲**时韧带可增加脊柱的强度。

脊柱的韧带

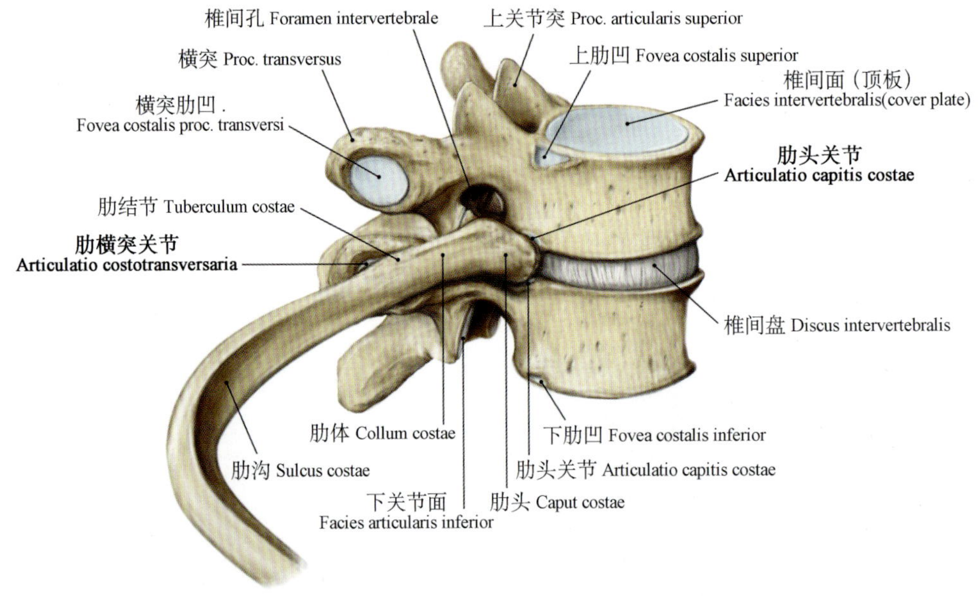

图 2.42 肋椎关节；第 7 和第 8 胸椎高度的肋椎关节(右侧面观)[L266]

肋头借肋头关节与胸椎相连结。除了第 1、11、12 肋之外，其余的肋头关节均为双腔关节(dithalamic joint)，因为每个肋头与相邻两个椎骨的顶部和底部边缘相关节。

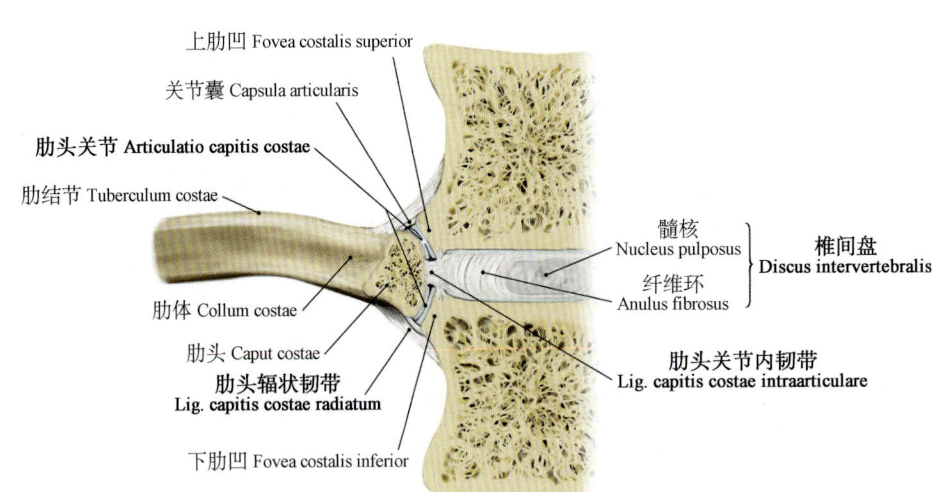

图 2.43 肋头关节(右侧面观)[L266]

第 2～10 对肋骨的肋头同时与相邻两个椎体的上下缘并通过韧带(肋头关节内韧带 Lig. capitis costae intraarticulare)与椎间盘相关节，韧带被固定在肋嵴上(未显示)。关节腔被分隔为 2 个部分(双腔关节)。

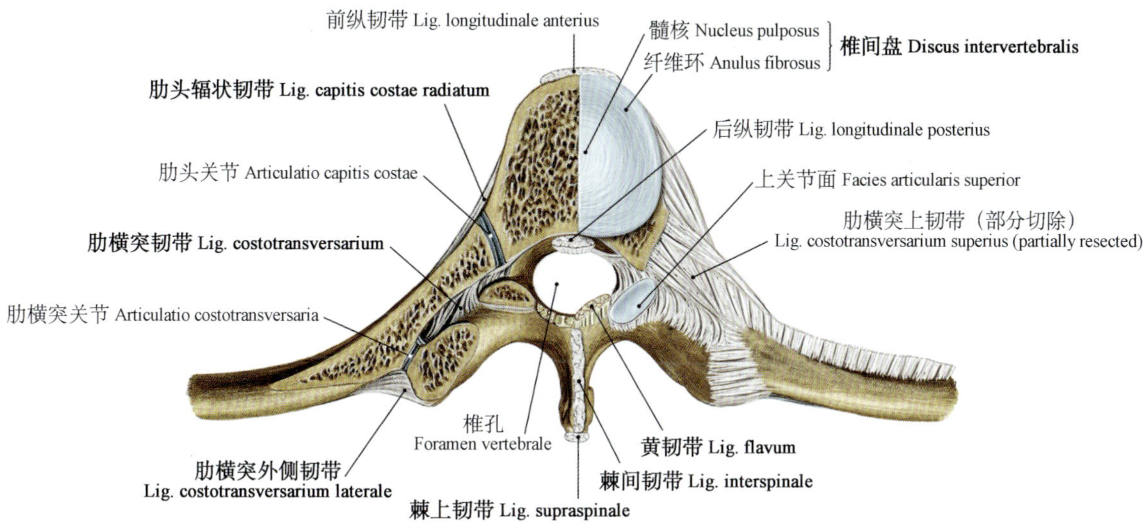

图 2.44　肋椎关节

左侧为经肋头关节(肋椎关节)下份的横断面；右侧显示椎体上方的椎间盘和关节囊周围韧带(上面观)。

肋与相应胸椎的横突以**肋横突关节**(Articulatio costotransversaria)相连结，如第 1 对肋与第 1 胸椎之间或第 5 对肋与第 5 胸椎之间均借肋横突关节相连(第 11 和第 12 肋除外)。这使肋结节关节面和横突肋凹相关节，此关节的关节囊较为薄弱，由不同韧带加强(图 2.45)。

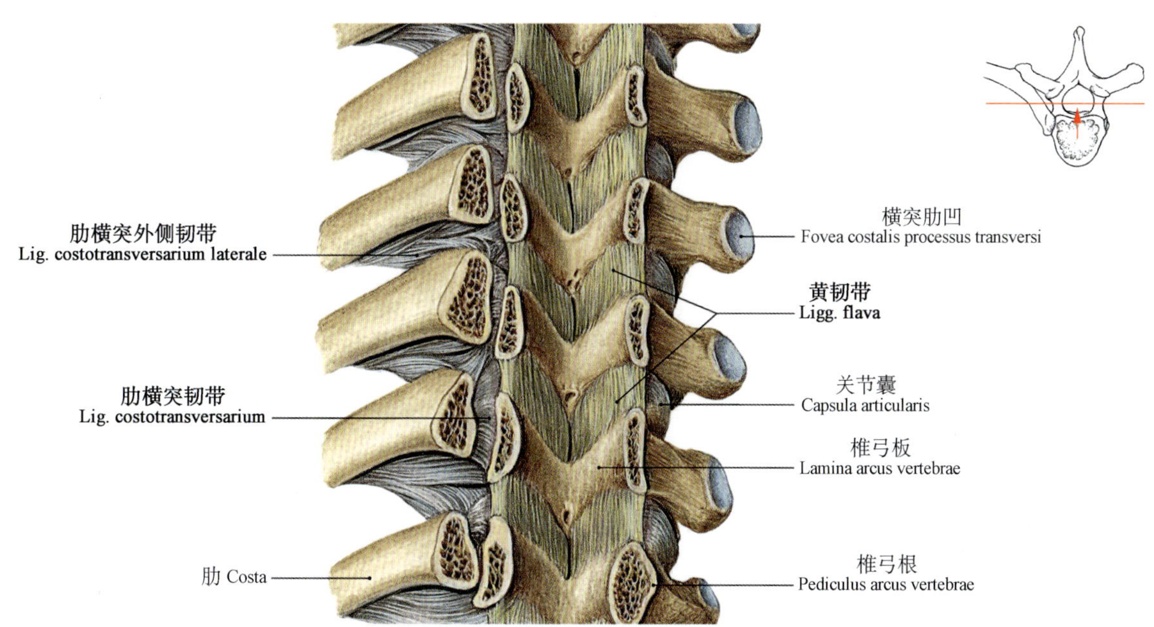

图 2.45　椎弓复合物(前面观)

黄韧带(Ligg. flava)节段性张于相邻椎弓之间(呈淡黄色，由极密集的弹性纤维排列成剪刀状网格而形成)，形成椎间孔的后界，黄韧带可于各个方位上拉伸，以助于背部肌肉使处于任一屈曲位的脊柱伸直。

脊柱的韧带

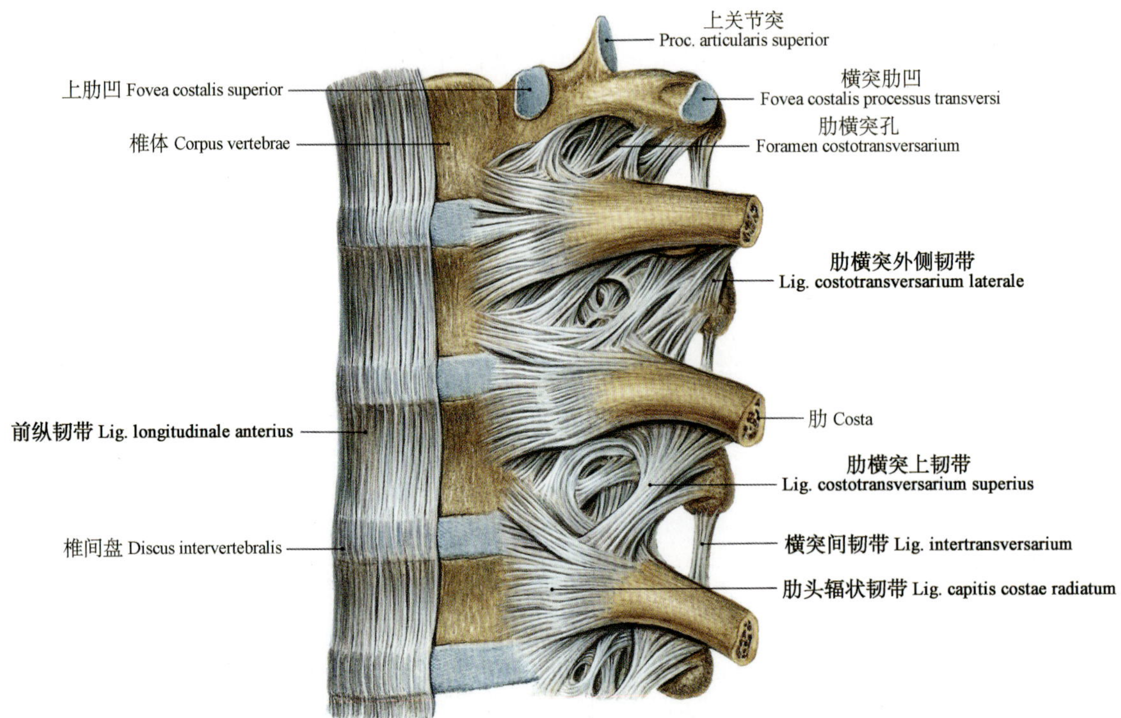

图 2.46 脊柱的韧带和肋椎关节

左侧面观；已切除前纵韧带侧部。

各肋头关节的关节囊分别由肋头辐状韧带加强；肋横突关节的关节囊由肋横突韧带(肋横突外侧韧带和肋横突上韧带 Lig. costotransversarium laterale and Lig. costotransversarium superius)加强。

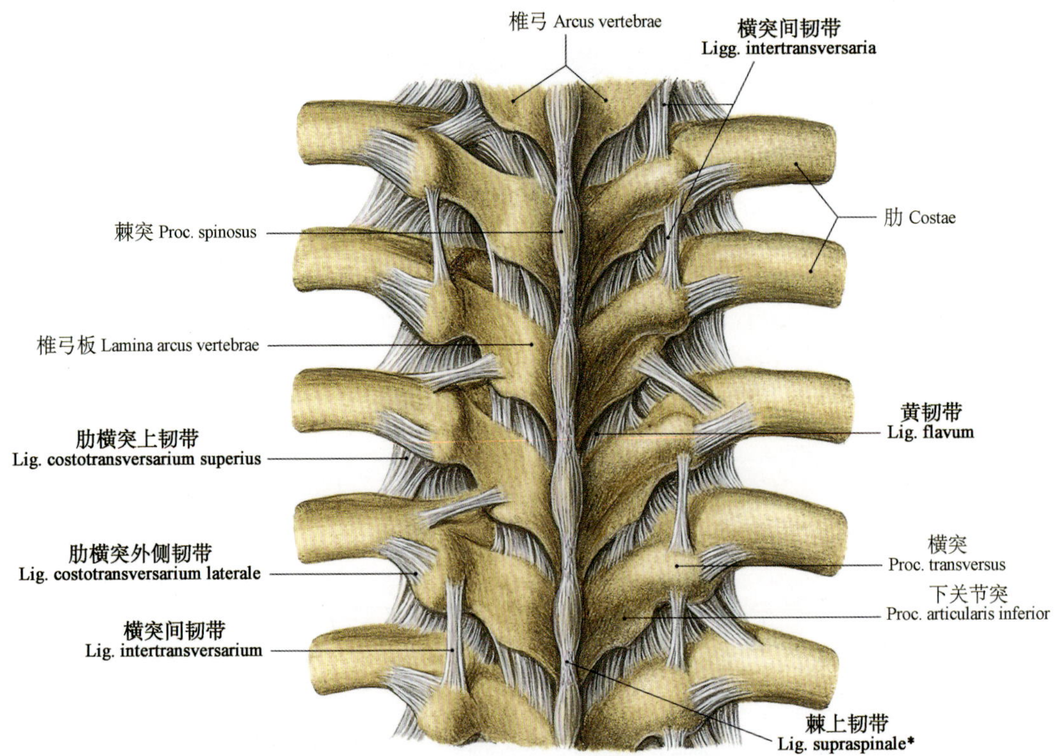

图 2.47 椎弓的韧带和肋椎关节(后面观)

肋横突关节的关节囊由肋横突外侧韧带和肋横突上韧带从后方加强。横突间韧带为关节的稳定性提供了额外的保证。

* 胸腰筋膜的中间部分称为棘上韧带。

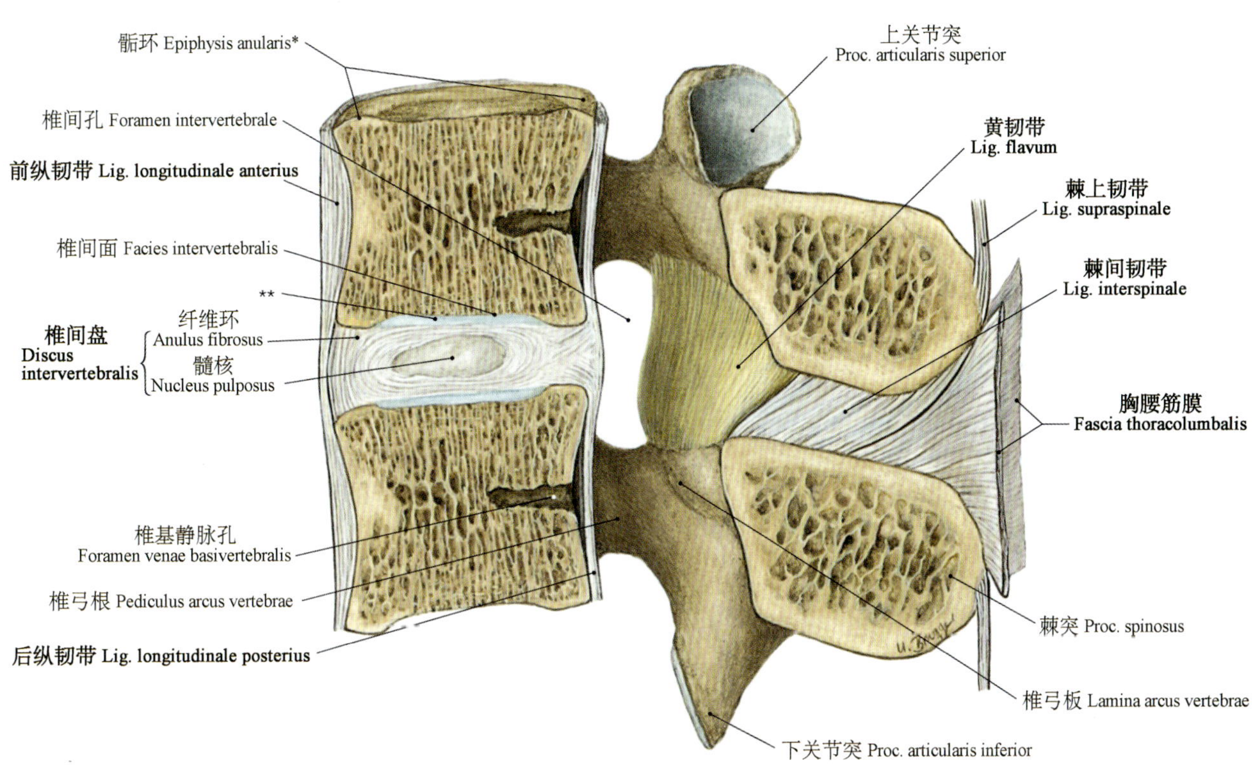

图 2.48 腰椎运动节段正中切面(左侧面观)

椎间盘(Discus intervertebralis)由起源自脊索背侧的中央胶状核(髓核 Nucleus pulposus)和围绕髓核的结缔组织环(纤维环 Anulus fibrosus)组成,但两者之间并无截然分界。纤维环大部分附着于椎骨的骨性边缘及覆盖于椎体上下面中央的透明软骨终板(**),后者为椎体骨骺(*)未骨化的部分。纤维环的后份与后纵韧带融合,其前份贴于前纵韧带并向前微伸。椎间盘作为椎间联合的主要方式连结相邻的两块椎骨。黄韧带、棘间韧带和棘上韧带的张力维持椎弓区的稳定。在胸腰区,棘间韧带呈放射状融入胸腰筋膜。

* 也称为环状缘。

** 覆盖于基板上的透明软骨。

临床要点

遗传性(HLA-B27 阳性)强直性脊柱炎(Bechterew 症)常伴韧带处纤维环、椎骨关节、肋头辐状韧带、肋横突韧带、前纵韧带和棘间韧带的进行性骨化。疾病早期,常仅累及骶髂关节。此时,尽管患者屈曲能力受限,但其背部轮廓正常。随着病程的发展,患者背部逐渐呈现为平板状(仿佛被熨平了)。此外,患者胸壁扩张明显受限,呼吸功能减弱。

(熊 鲲 译)

颅部关节

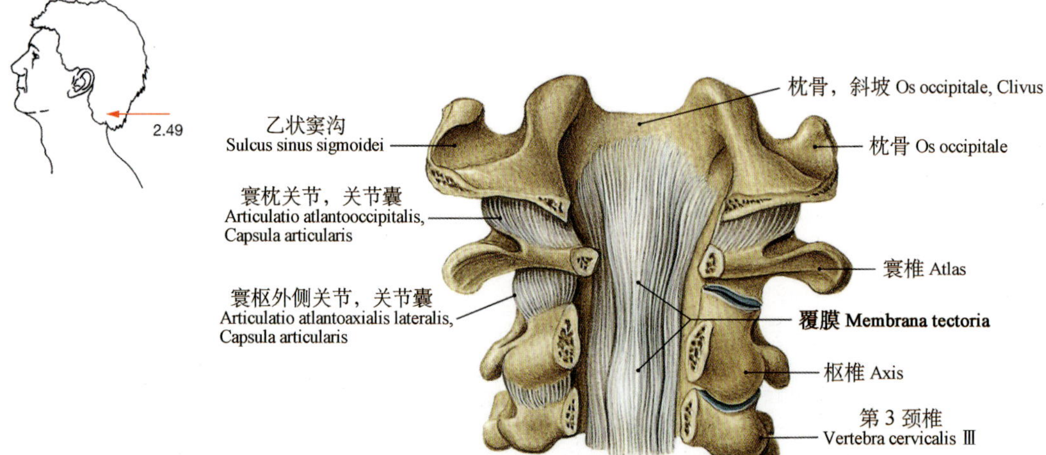

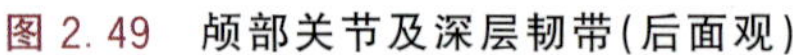
图 2.49　**颅部关节及深层韧带(后面观)**

覆膜为后纵韧带向颅侧的延伸，覆盖寰枢正中关节(此图未显示)的韧带和关节囊。寰枕关节的关节囊见于枕骨和寰椎之间的外侧，寰枢外侧关节的关节囊则见于寰椎和枢椎之间。

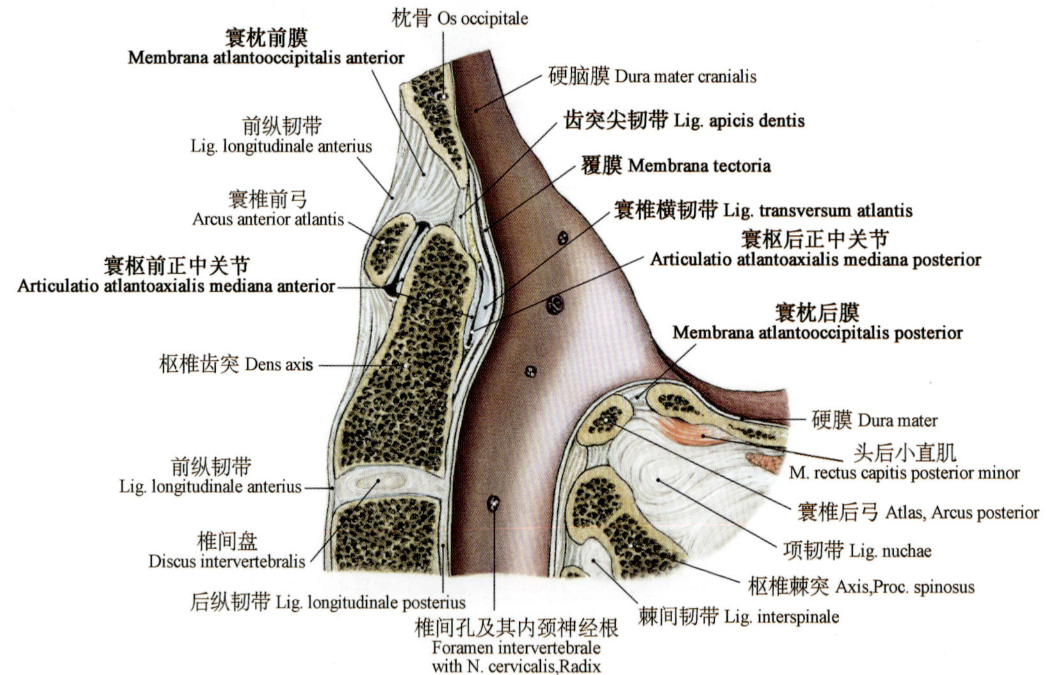

图 2.50　**颈枕移行区中的寰枢关节及其韧带正中矢状面(左侧面观)**

寰枢外侧关节和寰枢正中关节常被合称为颅部下位关节，以此与寰枕关节组成的颅部上位关节相对应。此图所示为正中矢状面，枢椎齿突与其前方的寰椎前弓形成具有一定活动度的骨连结，即寰枢正中关节。在寰椎的上方，**寰枕前膜**和**前纵韧带**加强寰枢正中关节的关节囊。在背面，纵束和寰椎横韧带(合称**寰椎十字韧带**)加强寰枢正中关节的关节囊，并形成“十字韧带”覆盖覆膜，其背面又被硬脊膜所覆盖。在椎管背侧，**寰枕后膜**由枕骨、寰椎及位于颈部后面的**项韧带**之间延伸至枕部。

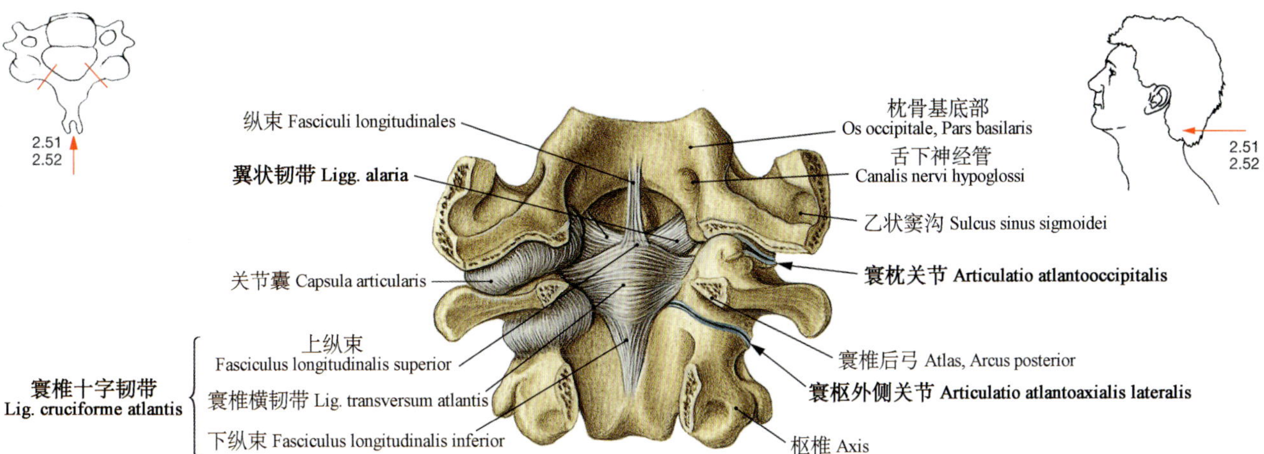

图 2.51　颅部关节及深层韧带；后面观；去除覆膜后

此图中可见由寰椎横韧带和两纵束所形成的寰椎**十字韧带**，其后面可见羽翼状韧带（**翼状韧带**）（图 2.52）。翼状韧带始自枢椎齿突的尖和两侧，并向外上方延伸。此图的一侧可见寰枕关节和寰枢关节的关节囊，另一侧去除了关节囊，可见开放的寰枕关节和寰枢外侧关节。

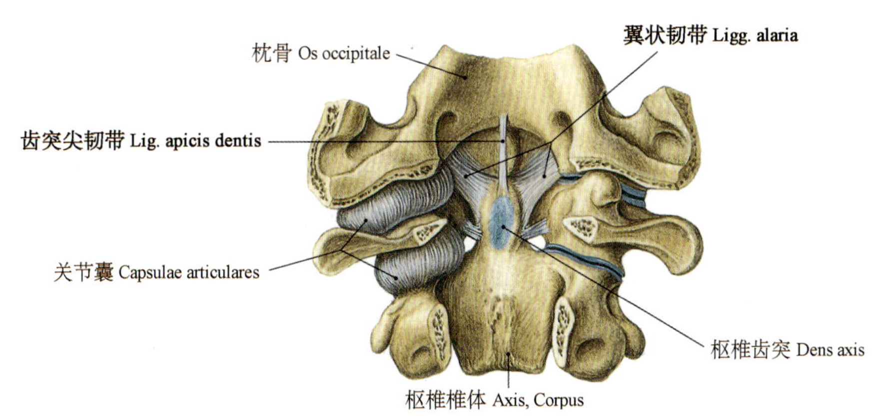

图 2.52　颅部关节及深层韧带

后面观；去除了寰椎十字形韧带和覆膜。图上可见**翼状韧带**（图 2.51），此韧带常投射至寰椎侧块和纤细的**齿突尖韧带**。

临床要点

寰椎横韧带或寰椎十字韧带破裂情况下，患者可出现椎管内的枢椎齿突脱位，由此可造成延髓和脊髓挫伤或结构分离（**颈部骨折**）。随之引发呼吸和血液循环的神经中枢毁损，可致患者即刻死亡。

有时，枢椎齿突的缺失和不完全形成可导致**寰枢关节半脱位**。

颅部关节

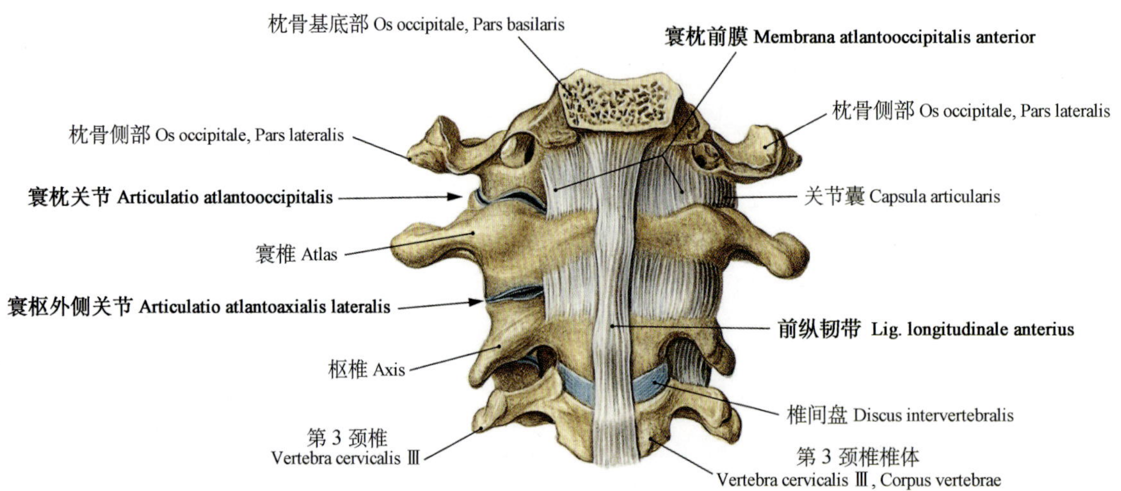

图 2.53 **颅部关节及其韧带和颈椎上段(前面观)**
中线上,可见**前纵韧带**。**寰枕前膜**展于枕骨和寰椎之间,其外侧可见寰枕关节的关节囊。此图仅保留左侧的关节囊,对侧关节囊已去除。

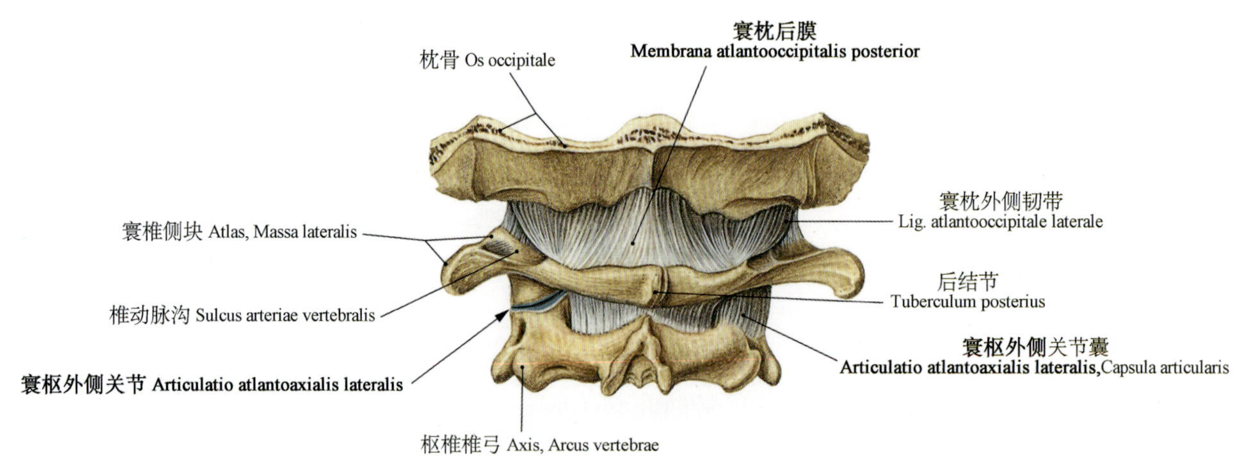

图 2.54 **颅部关节(后面观)**
背侧面上,枕骨和寰椎后弓之间可见寰枕后膜和寰枕外侧韧带,寰椎与枢椎之间可见寰枢外侧关节的关节囊。此图上,左侧寰枢外侧关节的关节囊已去除。

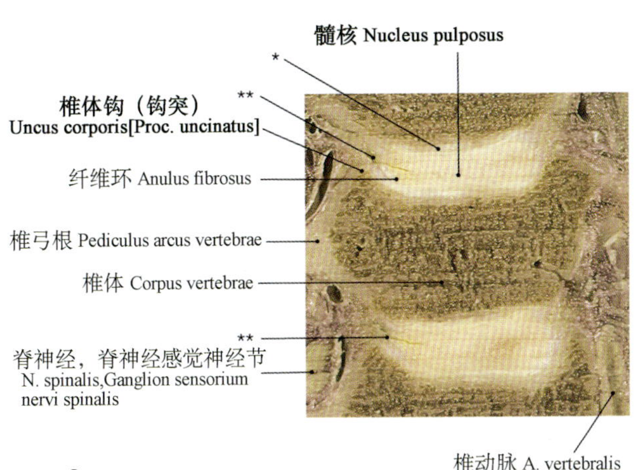

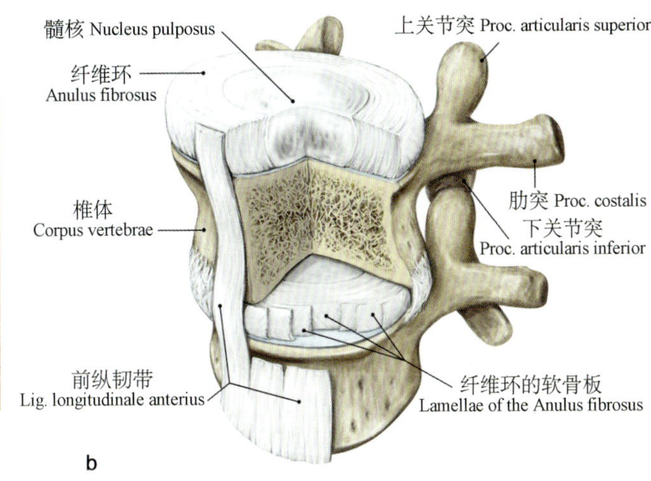

图 2.55a、b　**椎间盘**

a 颈椎间盘，额状切面；前面观。

早在生命的第 1 个 10 年，所谓的钩椎间隙（uncovertebral gaps）（**）始形成于颈椎间盘的外侧份。在 5—10 岁，颈椎间盘上有裂隙形成，呈现出关节样特征，被称为钩椎关节。功能上，钩椎关节有助于颈椎运动，但随年龄增加可出现完全撕裂，由此对颈椎运动造成负面影响（见临床意义）。

b 腰椎间盘示意椎间盘结构；前上面观。[L266]椎间盘的外周部为纤维环，为胶原纤维交叉形成的多层环样结构，其前后分别与前纵韧带和后纵韧带相融合。纤维环可进一步分为外部区（external zone）、内部区（internal zone）及移行区（transition zone），后者与胶冻状的髓核相连。髓核位于上位椎体下面的终板与下位椎体上面的终板之间，其周围被纤维环（移行区）所包绕。若纤维环撕裂，可致椎间盘突出。（参见临床要点，图 2.57）。

* 椎体表面覆盖的透明软骨终板是椎体骨骺的未骨化部分。

** 所谓的钩椎间隙（uncovertebral gap）。

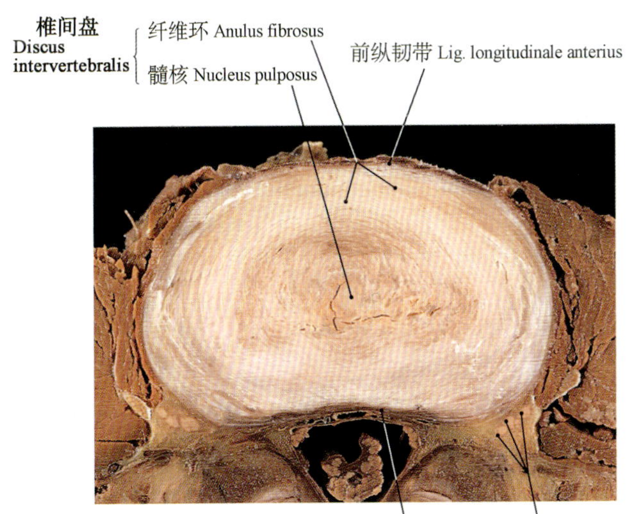

图 2.56　**腰椎间盘（上面观）**

椎间盘由位于中央、源自脊索的胶冻状核（**髓核**）及围绕髓核的结缔组织环（**纤维环**）所构成。

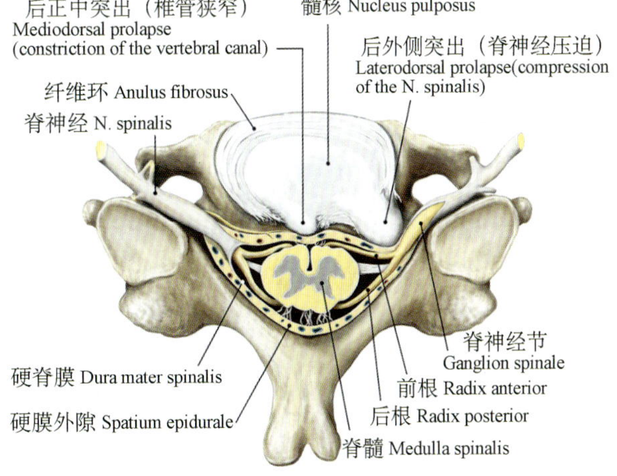

图 2.57　**椎间盘突出** [L266]

此图示椎间盘后外侧突出伴脊神经压迫及椎间盘后正中突出伴椎管狭窄。

临床要点

腰椎和颈椎椎间盘退行性改变最常见（图 2.57），可以导致椎间盘突出或脱出（**椎间盘滑脱**、髓核疝出）。椎间盘向后外侧突出最为常见，而向后正中突出则较为少见。突出的椎间盘可致脊神经根受压（**脊神经根综合征**），最常累及 S1、L5 和 L4 节段。在脊柱颈段，源自于钩椎柱的椎间盘破裂可引发椎间盘疝。

颈椎,X线

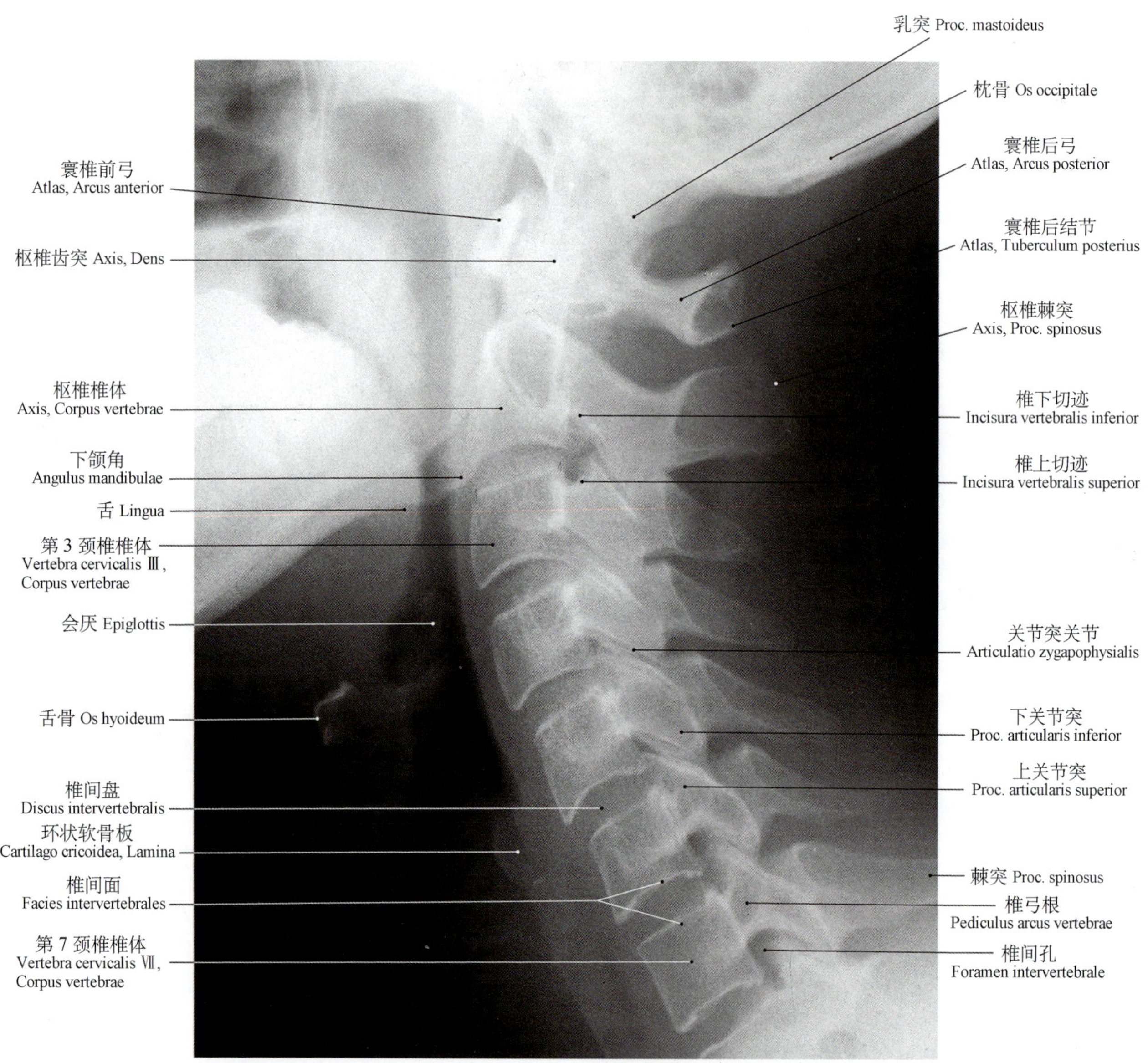

图 2.58 颈椎;侧位 X 线图像
检测设置:受试者处直立位;X 线束的中心定位于第 3 颈椎处;双肩下垂[T904]。

临床要点

脊柱凸向后的弯曲称为**脊柱后凸**(kyphosis)。生理情况下,脊柱胸段呈现轻度后凸。但是,脊柱颈段和腰段的后凸则是病理性改变。脊柱后凸逐渐增加可形成驼背,并呈现出不同的外观[如幼儿早期可表现为**驼背**(humpback),青年人可表现为青少年或青年的脊柱后凸,也即 Scheuermann 病。随着年龄的增长,患者可伴发弹性消失和椎间盘退变,即老年人脊柱后凸]。先天性脊柱后凸常由椎骨分节不良或形成障碍造成。

非生理性的、脊柱过度前弯称作**脊柱过度前凸**(hyperlordosis),尤其好发于脊柱腰段。

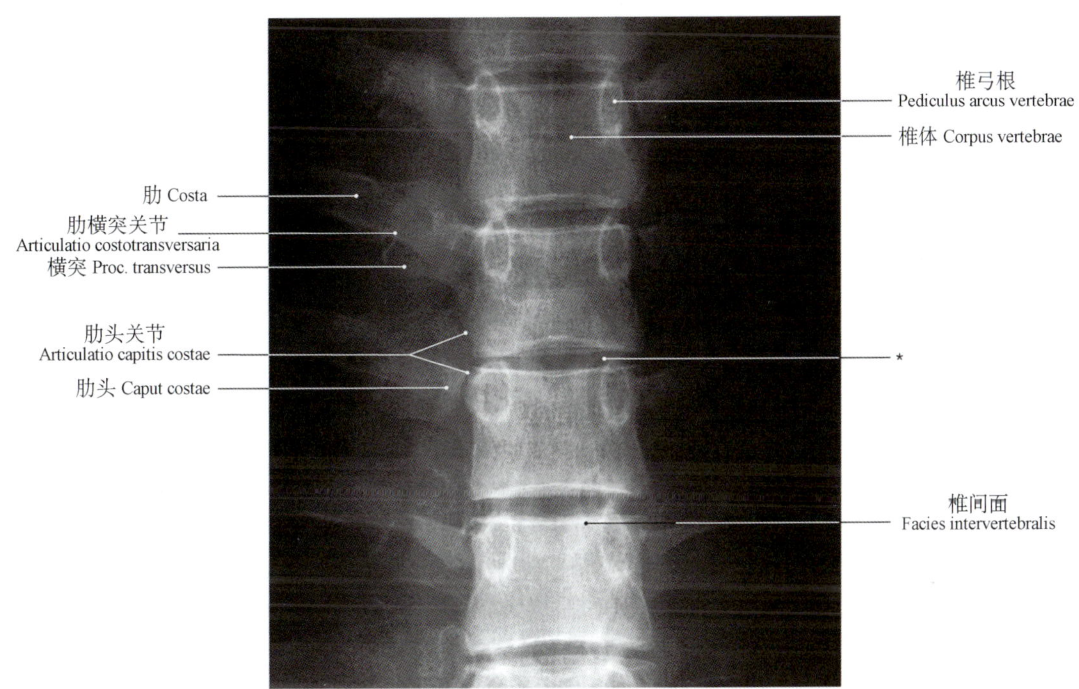

图 2.59 胸椎；前后位 X 线影像

参数设置：身体直立位，吸气位；X线束的中点定位于第 6 胸椎［T902］。

＊椎间盘间隙。

临床要点

椎体内有密集的毛细血管网，使得恶性肿瘤常转移至脊柱。恶性肿瘤转移破坏受累椎骨的正常骨基质和力学性质，此种情况下，即使很小的负荷也可引发椎体塌陷。椎骨碎片常可进入椎管内或椎间孔内，导致脊髓和脊神经的损伤和压迫。

腰椎,X 线

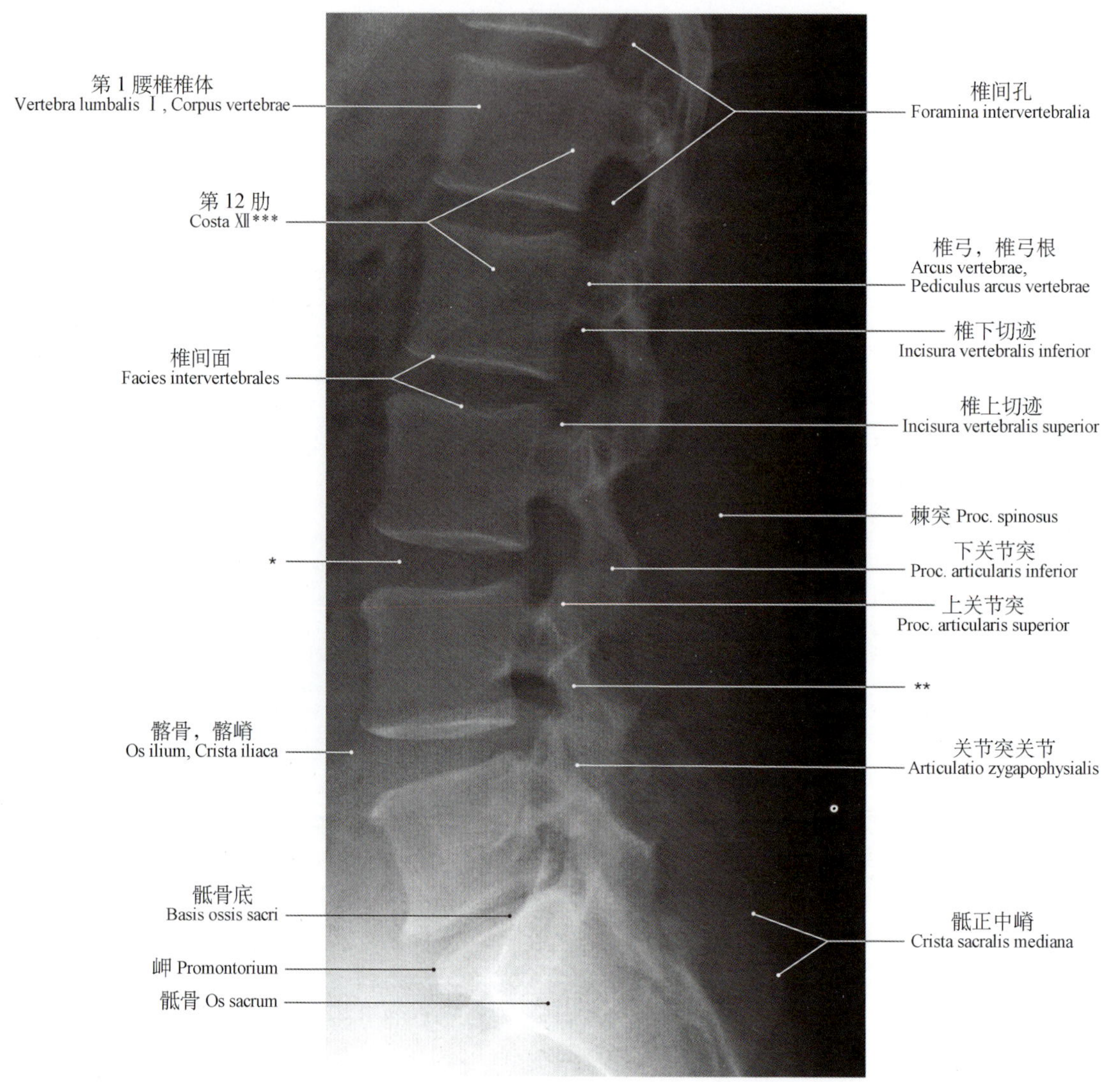

图 2.60 腰椎侧位 X 线图像

检测设置:受试者处直立位;X 线束的中心定位于第 2 腰椎。下位腰椎前缘的椎体性影像为腰椎退行性改变的初始征象,是一种病理性改变[T902]。

* 椎间盘间隙。

** 上下关节突之间的部分椎弓(也称椎弓峡部或关节突间部)。

*** 示意第 12 肋的走行。在此 X 线影像上,第 12 肋显示不清。

临床要点

骨质疏松症是一种代谢性骨病,发病机制尚不清楚,其特征是在不改变骨外形的情况下,局部或全身的骨质量或密度降低。骨质疏松症多发生于 55 岁以上的女性和 70 岁以上的男性。遗传易感性、身体活动缺乏、营养状况差和雌激素水平低是导致骨质疏松症的原因。由于骨结构的弱化,患者常发生椎骨骨折、桡骨远端骨折及股骨颈骨折等。

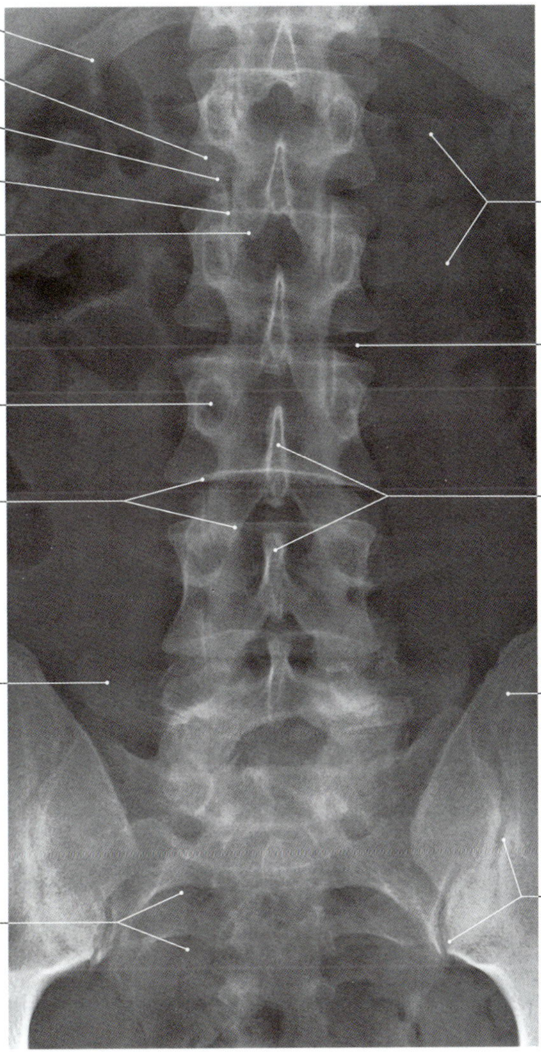

第 12 肋 Costa Ⅻ
第 1 腰椎椎体
Vertebra lumbalis Ⅰ, Corpus vertebrae
上关节突 Proc. articularis superior
关节突关节 Articulatio zygapophysialis
下关节突 Proc. articularis inferior
椎弓根 Pediculus arcus vertebrae
椎间面 Facies intervertebrales
肋突 Proc. costalis
骶前孔 Foramina sacralia anteriora
肋突 Procc. costales
*
棘突
Procc. spinosi
髋骨；髂骨
Os coxae; Os ilium
骶髂关节 Articulatio sacroiliaca

图 2.61 腰椎和骶骨；前后位 X 线影像

参数设置：受试者呈直立位；X 线束的中点定位于第 2 腰椎[T902]。

* 椎间盘间隙。

上关节突 Proc. articularis superior
椎弓根 Pediculus
*

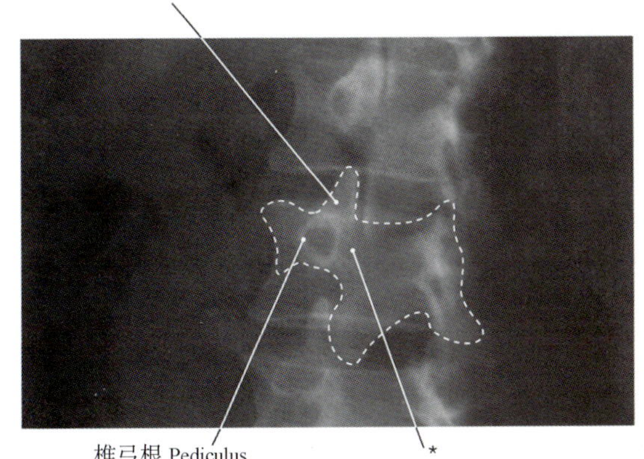

图 2.62 腰椎；倾斜 X 射线束图像（直立位）[E402]

经验丰富的放射科医师可在此倾斜位 X 线图像中识别出一个形似狗的影像（苏格兰狗“Scotty dog”，虚线围成的部分），其中心部为关节突间部。关节突间部是一临床术语，指关节突关节上下关节面之间的椎弓部分（→图 2.29）。

* 关节突间部。

临床要点

关节突间部（也称峡部）的骨折导致影像学上“狗”的外形改变，如由部分溶解而形成的类似狗的项圈等。关节突间部骨折多由运动损伤所造成，尤多见于 L4 和 L5 的关节突间部（峡部）。然而，即使在没有关节突间部骨折的情况下，上位椎骨也相对于其下方的椎骨向前滑移。究其原因，通常是由遗传或退行性变等所引起的关节面位置变化所致。所有上述情况（包括关节突间部骨折）统称为**脊椎前移**（spondylolisthesis），即椎骨滑脱（vertebral slippage）。

脊柱，CT

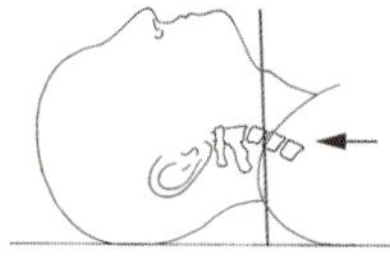

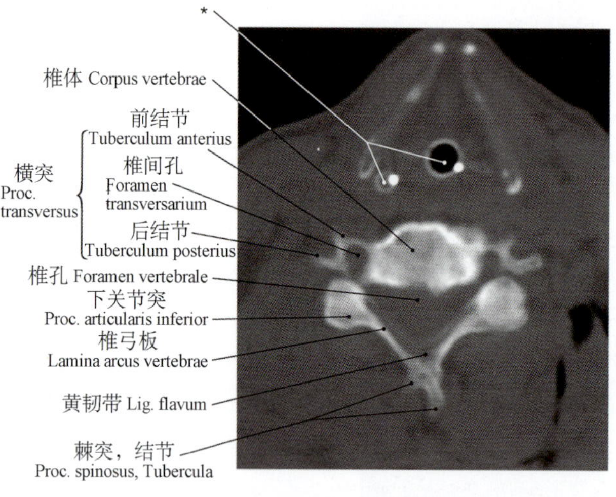

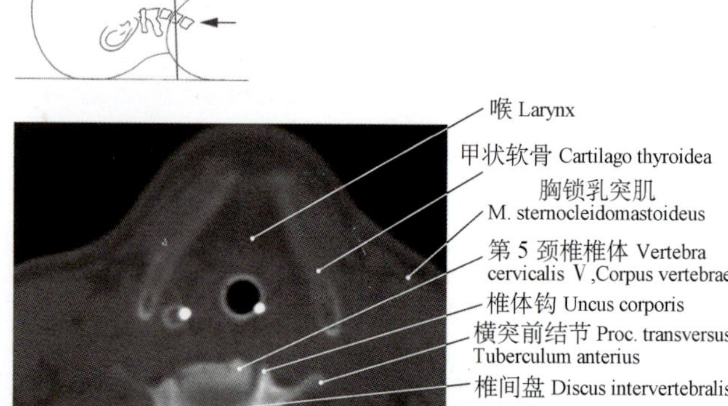

图 2.63 颈椎；经第 4 和第 5 颈椎椎间盘水平的 CT 影像[T902]

＊人工呼吸管及内镜。

图 2.64 颈椎；经第 5 颈椎水平的 CT 影像[T902]

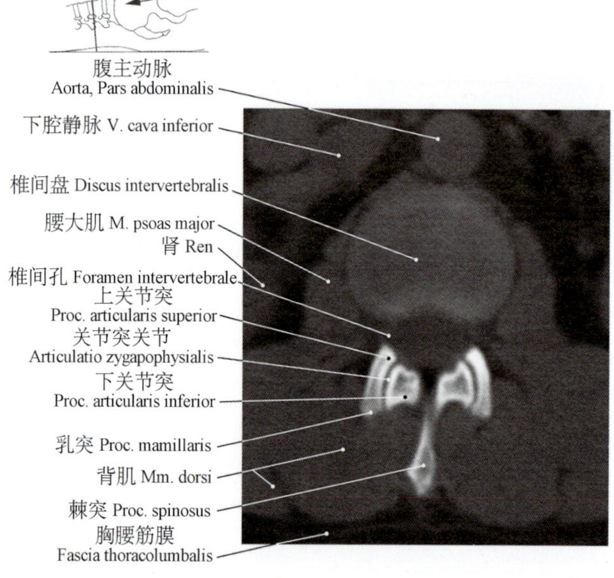

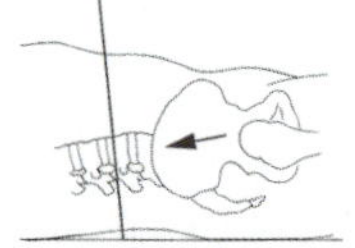

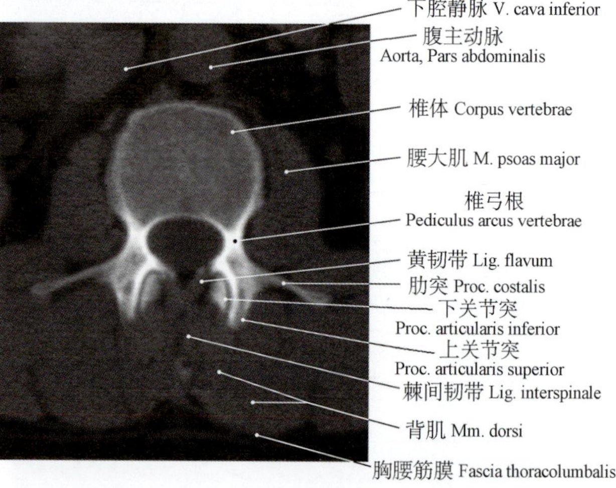

图 2.65 腰椎；经第 2 和第 3 腰椎椎间盘水平的 CT 影像[T902]

图 2.66 腰椎；经第 3 腰椎椎弓根水平的 CT 影像[T902]

临床要点

某些遗传性疾病与椎骨数目的变异有关。譬如，**克利佩尔-费尔**综合征（Klippel-Feil syndrome）即是由于胚胎早期的遗传性发育障碍所致的颈椎融合（通常是寰椎和枢椎的融合，或第 5 和第 6 颈椎的融合）。由颈椎融合造成此种疾患的典型表现为颈部变短，并常有肩部上抬。此病常伴有脊柱裂、低位耳及心和其他器官的畸形。

当一个椎骨仅由相应生骨节的一侧发育时，被称为半个椎体，即**半椎体畸形**（hemivertebra）。

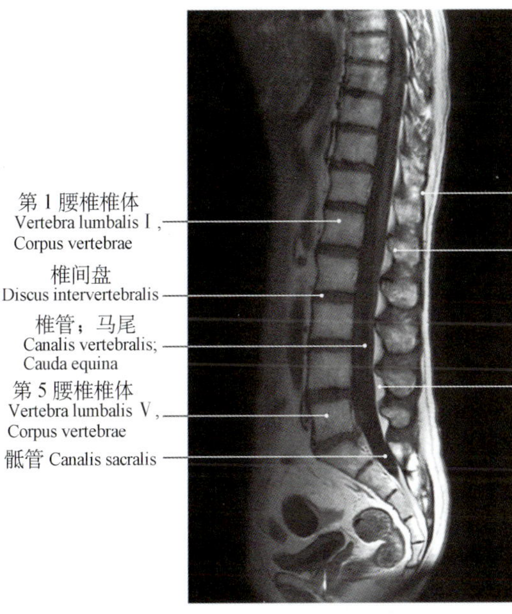

图 2.67 脊柱腰段(经脊柱胸段、腰段和骶骨的正中矢状面 MRI)[T906]

MRI 是适用于椎间盘、脊髓和硬膜外隙检查的影像学技术。

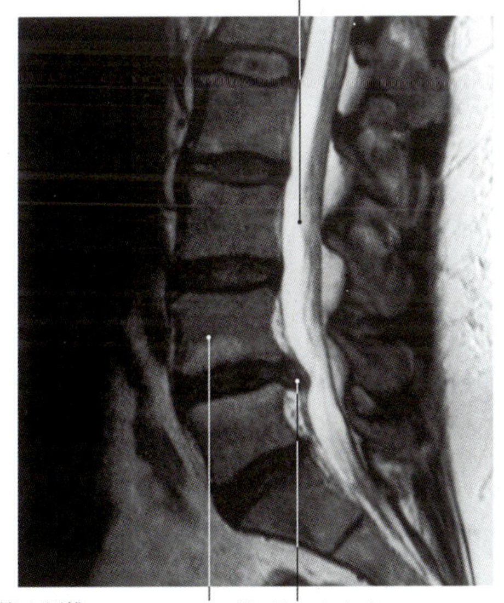

图 2.68 椎间盘后正中突出；脊柱腰段矢状断面 MRI T2 加权成像[E402]

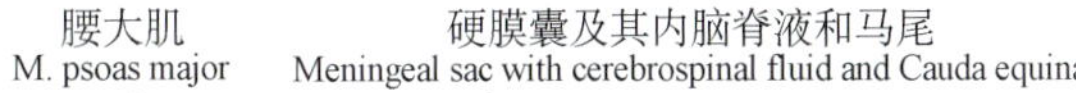

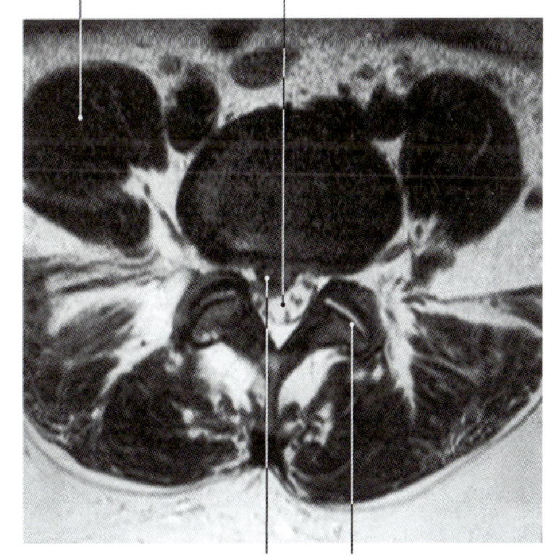

图 2.69 椎间盘后正中突出(脊柱腰段横断面 MRI T2 加权成像)[E402]

临床要点

年龄增加会降低纤维环和髓核保留水分的能力，除其他症状外，还会导致纤维环中形成细小裂缝(Chondrose 退化性软骨病?)。上述情况可以通过放射学影像上椎间盘高度的降低及脊柱运动节段的活动度增加而导致病理性不稳定进行诊断。随着疾病的进展，椎间盘高度的逐渐降低及由此引起的机械缓冲功能的减弱导致椎体上表面和下表面的应力增加。在放射学上，表现为放射性密度增加为特征的**骨化**(sclerotisation)，即**骨软骨病**(osteochondrosis)。此外，还可导致放射学影像上清晰可见的**椎体骨赘**(spondylophytes)的形成。若纤维环的径向裂纹恶化，可造成椎间盘组织显露于椎间间隙外，即出现**椎间盘脱出**(disc prolapse)(图 2.68 和图 2.69)。

背部浅层肌

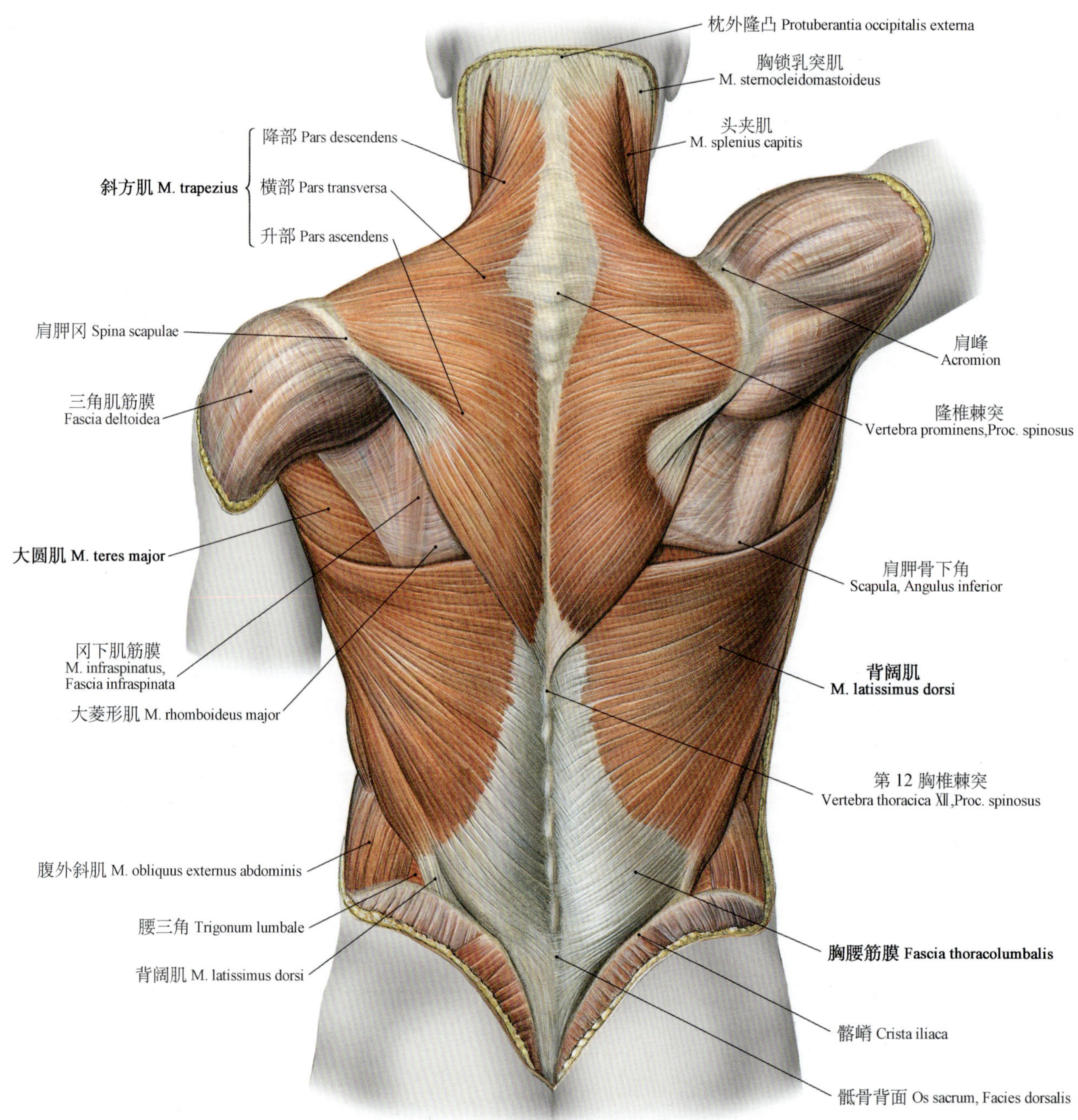

图 2.70　躯干-臂肌和躯干-肩带肌浅层(后面观)

斜方肌和背阔肌构成背部肌浅层的绝大部分。**斜方肌**附着于肩胛骨,因而可以运动肩带骨。此外,斜方肌还可以向后拉肩胛骨靠向脊柱,从而使锁骨也产生相同的运动。斜方肌的升部和降部纤维可内拉肩胛骨下角。此外,斜方肌降部可内收肩关节,并协同前锯肌上提肩关节。

背阔肌是人体面积最大的肌。此肌可以下拉已上提的臂部,也可使臂部内收,同时还可以将内收的臂部拉向后内,使臂部内旋,并协助呼气。背阔肌常被称为大衣口袋肌(coat pocket muscle)。从进化的角度看,背阔肌与**大圆肌**同源。此肌也可将臂部拉向后内,并协助臂部的内收和旋内。

→T27,28

临床要点

临床上,常取部分**背阔肌**以修复躯干壁的损伤,以及乳腺癌切除后的重建。为此,需切取以胸背动、静脉为蒂的皮瓣。位于胸前区的**胸大肌**常用作带蒂皮瓣移植修复**面部损伤**。

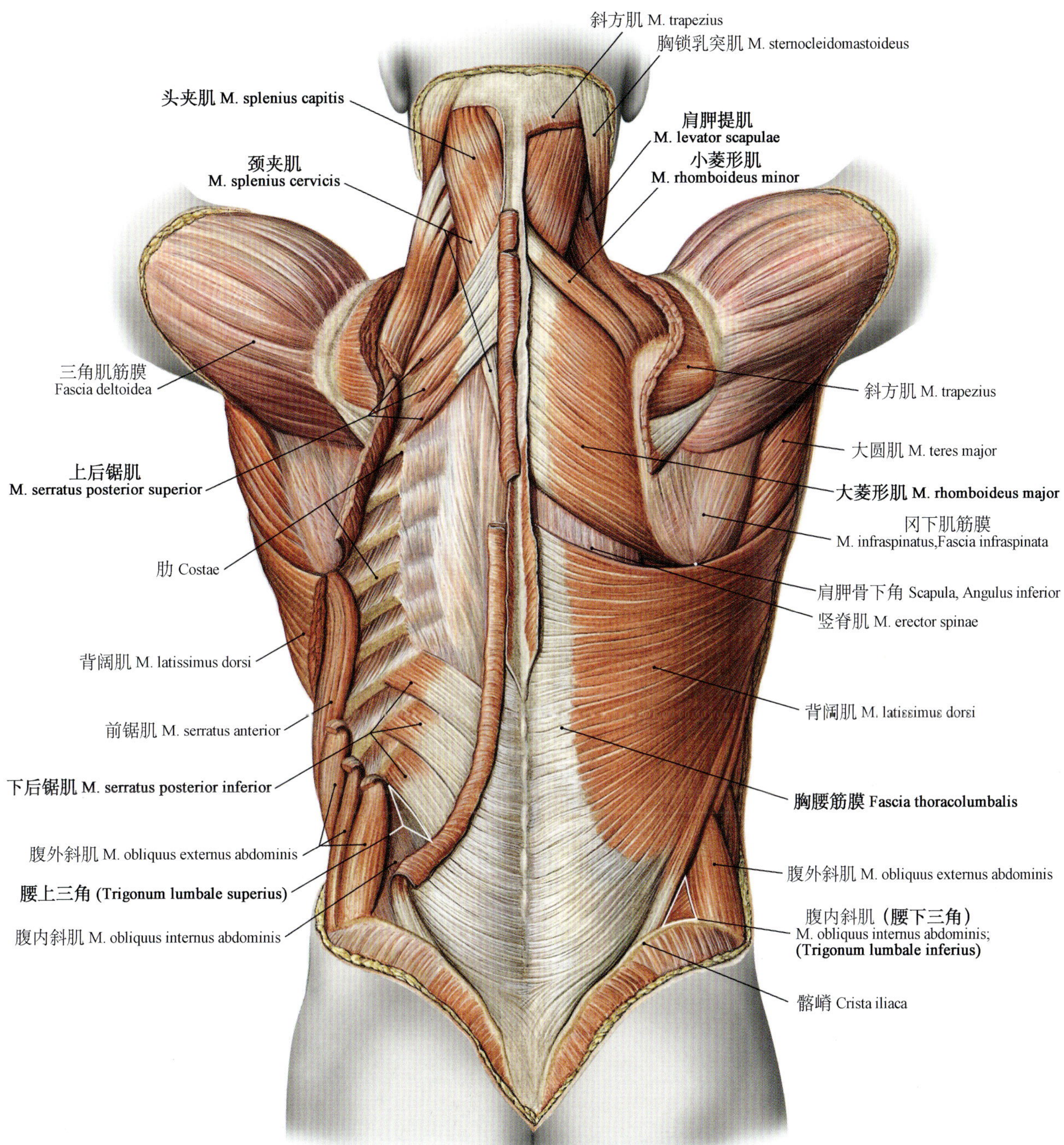

图 2.71 **躯干-臂肌和躯干-肩带肌深层(后面观)**

切除右侧斜方肌,可见位于其深面的**肩胛提肌**、**小菱形肌**和**大菱形肌**。肩胛提肌可上提肩胛骨,同时可将肩胛骨下角转向内侧。

小菱形肌和大菱形肌将肩胛骨固定于胸部,并可拉肩胛骨靠向脊柱。

切除左侧肩胛提肌、大菱形肌、小菱形肌和背阔肌后,可见深部的**上后锯肌和下后锯肌**。上后锯肌可上提上位肋,并助吸气。下后锯肌可扩大胸腔下口,并于膈肌肋部收缩时稳定下位肋,因此,该肌也因助吸气的作用而归于呼吸肌。

胸腰筋膜为坚韧的腱膜,其与脊柱和肋骨背面共同形成骨纤维管,包绕背部固有肌。胸腰筋膜浅层还是背阔肌和下后锯肌的起点,并与竖脊肌腱膜紧密融合。向上,胸腰筋膜分隔颈夹肌与斜方肌和菱形肌,并与项部筋膜融合。胸腰筋膜深层见图 2.72。

在**腰上三角**(也称 Grynfelt-Lesshaftluschka triangle)和**腰下三角**(也称 Petit triangle)处,可分别形成 Grynfelt 腰疝和 Petit 腰疝。

→T27,28

背部深层肌

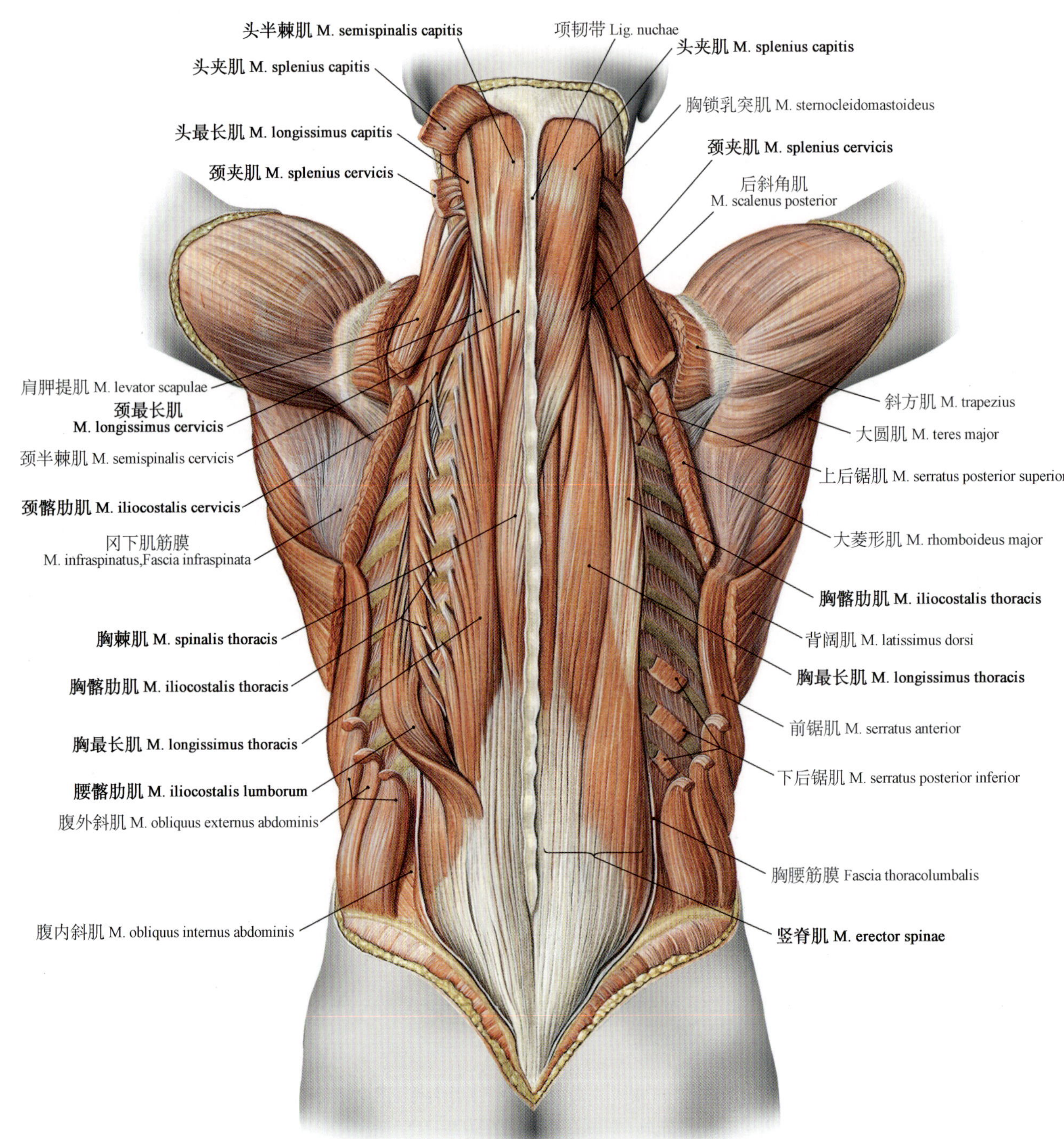

图 2.72 背深部固有肌浅层(后面观)

背部固有肌统称为**竖脊肌**,其肌纤维分为内侧和外侧两组,每组均分别包含若干肌(图 2.73)。竖脊肌起自骶骨背面,向枕骨方向延伸。腹肌和竖脊肌可视为一个功能单位(弓-腱原理 bow-tendon principle)。

→T 18

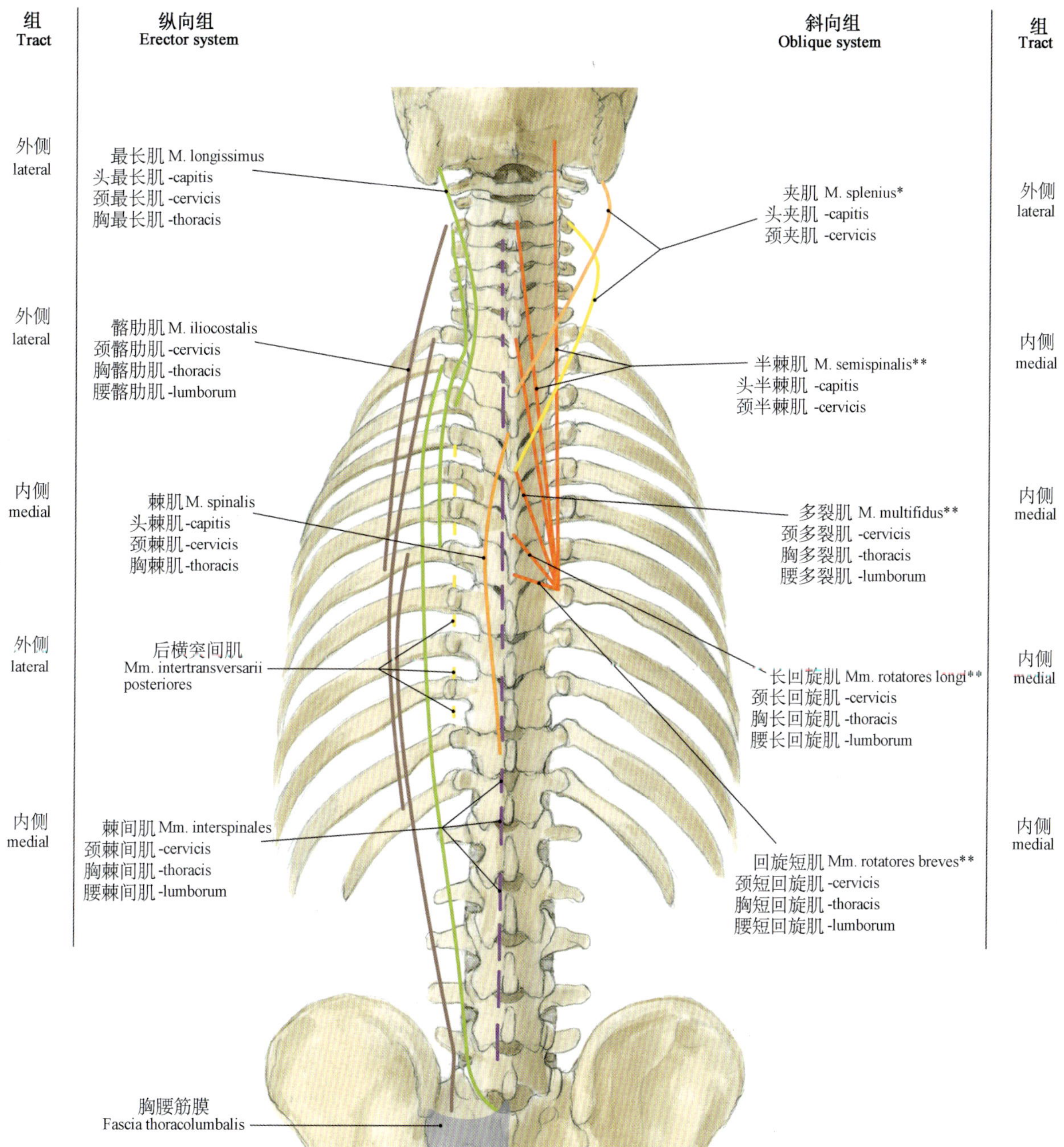

图 2.73 **背部深层固有肌各组走行示意图**

背部固有肌统称为竖脊肌，其肌纤维可分为纵向和斜向2组，也可分为外侧和内侧2组。

竖脊肌外侧组包括横突间肌群（横突间肌）、骶棘肌群（髂肋肌和最长肌）和棘横突肌群（颈夹肌和头夹肌）：

- 横突间部的肌位于横突之间，具有固定及侧屈和伸的作用。
- 骶棘部肌可伸展脊柱，致伸、侧屈和旋转同侧躯干。
- 根据弓-腱原理（bow-tendon principle），棘横突部起稳定器的作用，该部肌与颈部短肌一道，运动颈椎和寰枕关节。

竖脊肌内侧组包括棘部（棘间肌和棘肌）、横突棘肌群（回旋短肌、回旋长肌、多裂肌、半棘肌）。功能上，棘部肌的主要作用为伸和扭转脊柱；横突棘部的肌具有稳定，并使脊柱向对侧旋转的作用。

* 棘横突部。

** 横突棘部。

背部深层肌

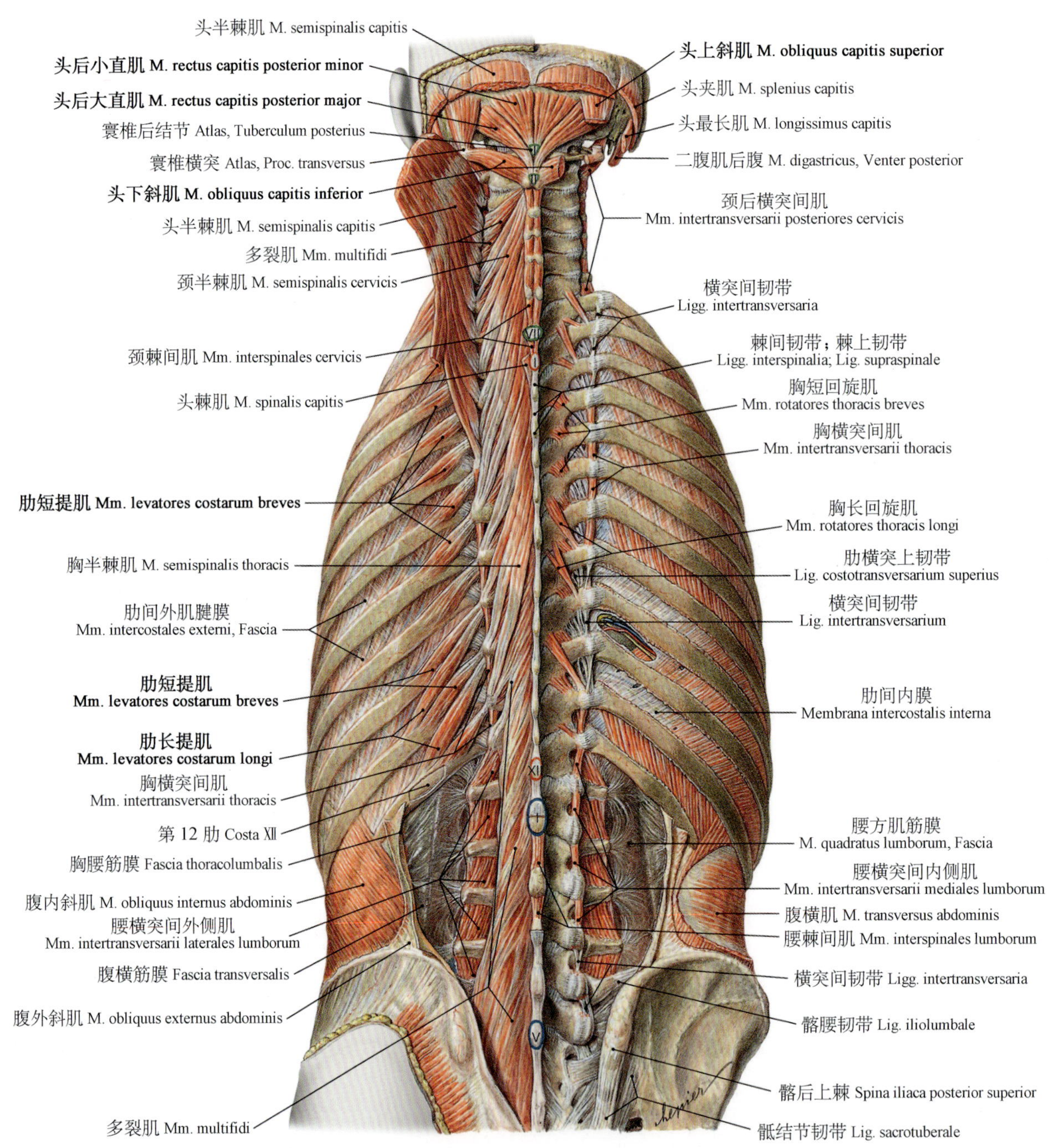

图 2.74　背部和颈部枕下肌（后面观）

切除头夹肌和头半棘肌后，可见位于其深面的颈部短肌（头后小直肌、头后大直肌、头上斜肌、头下斜肌）。

此图还显示肋提肌。因该肌由脊神经后支支配，故未将其归于背部固有肌。肋提肌收缩可旋转同侧肋骨，并可使对侧肋骨向一侧倾斜。部分学者认为，肋提肌具有协助呼吸的作用。此图显示的其他背部固有肌的分类参见图 2.73。

→T18

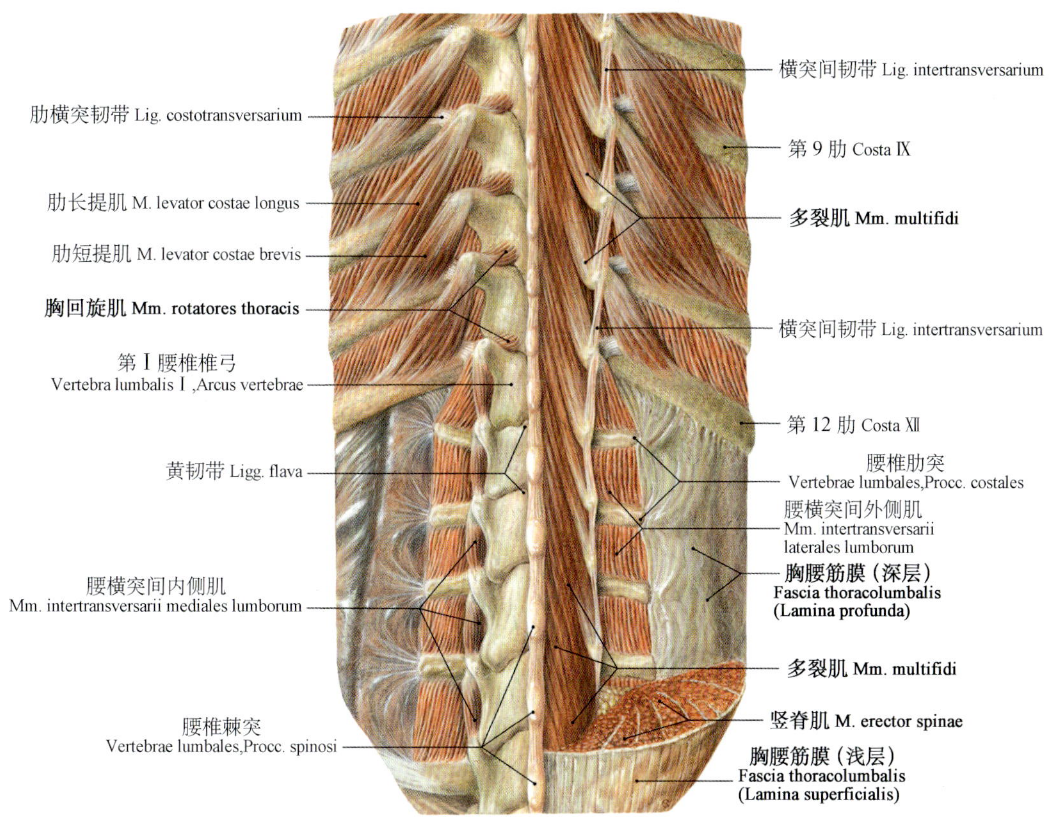

图 2.75 脊柱下胸段和腰段背肌深层(后面观)
图中可见经右侧竖脊肌下份的横断面，内侧为多裂肌，该肌属于竖脊肌内侧组。此外，还显示出胸腰筋膜的浅层和深层。于身体左侧，可见胸回旋肌。

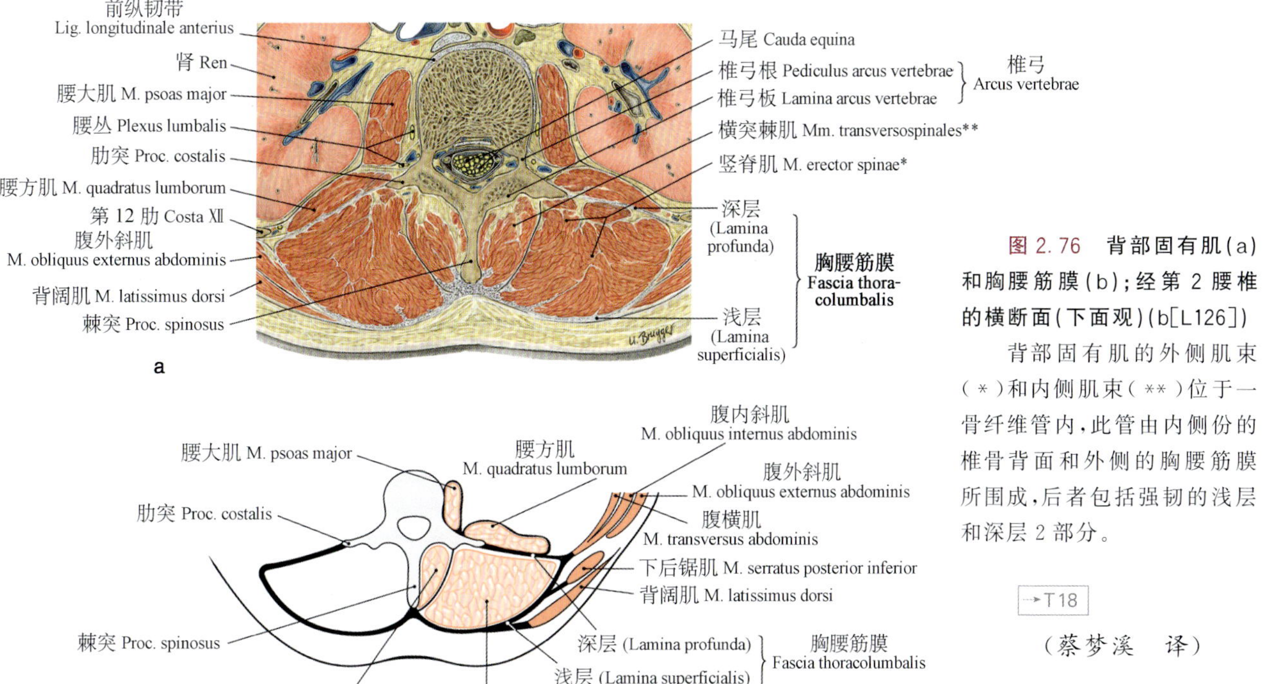

图 2.76 背部固有肌(a)和胸腰筋膜(b)；经第 2 腰椎的横断面(下面观)(b[L126])
背部固有肌的外侧肌束(*)和内侧肌束(**)位于一骨纤维管内，此管由内侧份的椎骨背面和外侧的胸腰筋膜所围成，后者包括强韧的浅层和深层 2 部分。

→T18

（蔡梦溪 译）

颈肌

头上斜肌
M. obliquus capitis superior
头后小直肌
M. rectus capitis posterior minor
头后大直肌
M. rectus capitis posterior major
寰椎后弓 Atlas, Arcus posterior
头下斜肌 M. obliquus capitis inferior

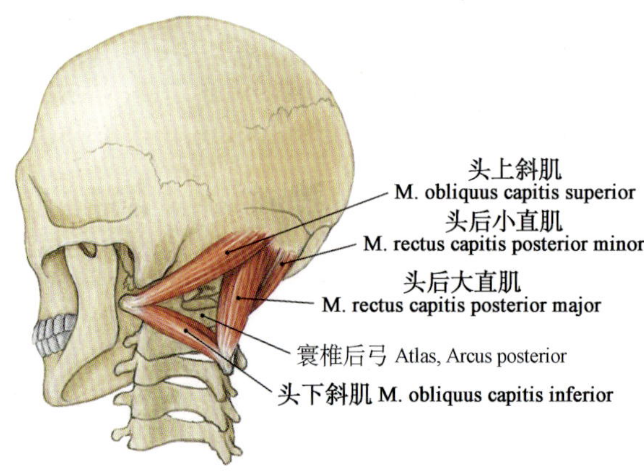

图 2.77　颈部短肌，枕骨下肌群，后外侧观

头后大直肌、头上斜肌和头下斜肌共同构成三角结构（**椎动脉三角**）。头后小直肌位于头后大直肌的内侧。在功能上，这 4 块肌可以控制头部关节（寰枕关节和寰枢关节）的精确运动并可对寰枕和寰枢关节进行微小调整。

→T18

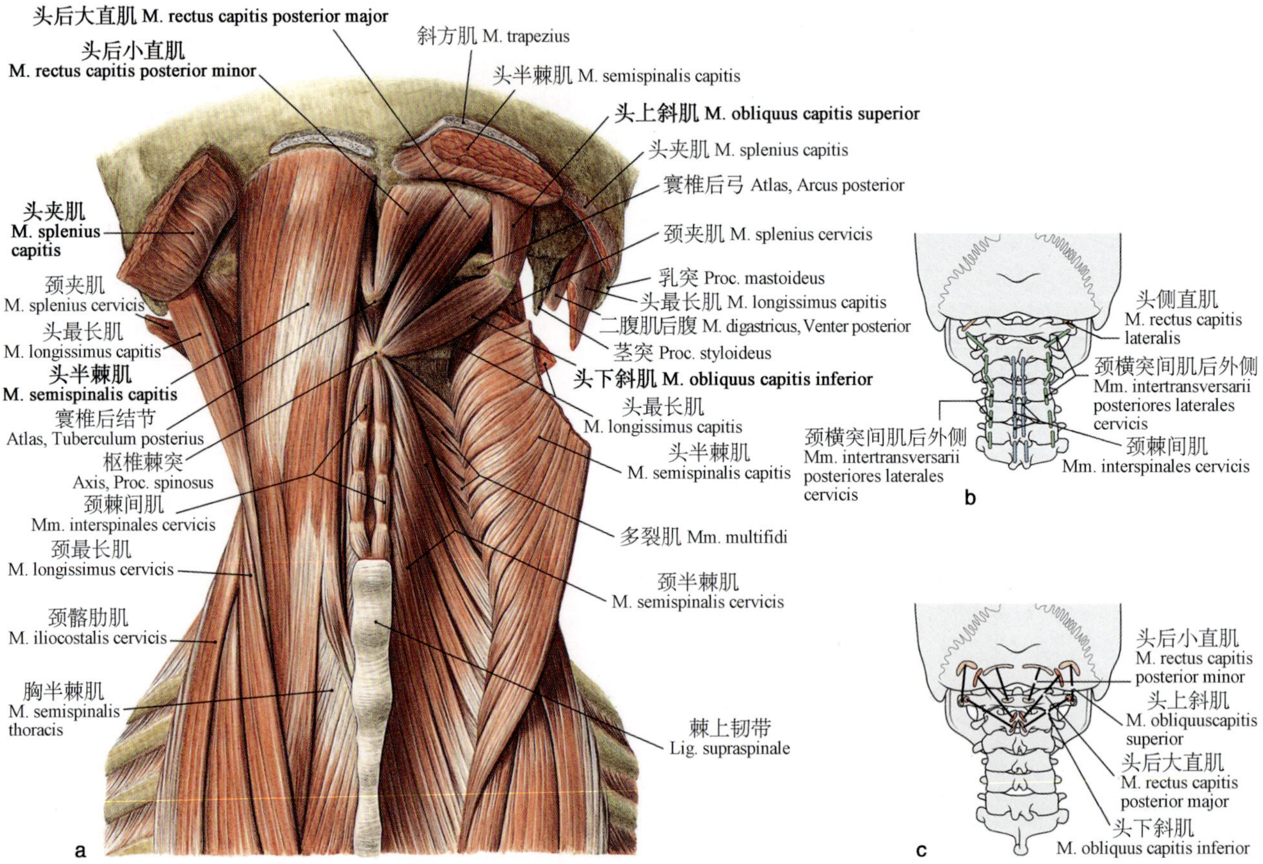

头后大直肌 M. rectus capitis posterior major
头后小直肌
M. rectus capitis posterior minor
斜方肌 M. trapezius
头半棘肌 M. semispinalis capitis
头上斜肌 M. obliquus capitis superior
头夹肌 M. splenius capitis
寰椎后弓 Atlas, Arcus posterior
颈夹肌 M. splenius cervicis
乳突 Proc. mastoideus
头最长肌 M. longissimus capitis
二腹肌后腹 M. digastricus, Venter posterior
茎突 Proc. styloideus
头下斜肌 M. obliquus capitis inferior
头最长肌
M. longissimus capitis
头半棘肌
M. semispinalis capitis
多裂肌 Mm. multifidi
颈半棘肌
M. semispinalis cervicis
棘上韧带
Lig. supraspinale
头夹肌
M. splenius capitis
颈夹肌
M. splenius cervicis
头最长肌
M. longissimus capitis
头半棘肌
M. semispinalis capitis
寰椎后结节
Atlas, Tuberculum posterius
枢椎棘突
Axis, Proc. spinosus
颈棘间肌
Mm. interspinales cervicis
颈最长肌
M. longissimus cervicis
颈髂肋肌
M. iliocostalis cervicis
胸半棘肌
M. semispinalis thoracis
a
头侧直肌
M. rectus capitis lateralis
颈横突间肌后外侧
Mm. intertransversarii posteriores laterales cervicis
颈横突间肌后外侧
Mm. intertransversarii posteriores laterales cervicis
颈棘间肌
Mm. interspinales cervicis
b
头后小直肌
M. rectus capitis posterior minor
头上斜肌
M. obliquuscapitis superior
头后大直肌
M. rectus capitis posterior major
头下斜肌
M. obliquus capitis inferior
c

图 2.78a-c　背肌和颈肌，枕下肌群（后面观）（b，c [L126]）

a 为了展示颈部的短肌，右侧的头夹肌和半棘肌已切除。头后小直肌起于寰椎后结节，止于下项线内侧部。头后大直肌起于枢椎的棘突，止于头后小直肌外侧的下项线。头上斜肌起于寰椎横突，止于头后大直肌的上外侧。下斜肌起自枢椎的棘突，止于寰椎的横突。

b 颈部短肌的位置和 c 头部短肌（枕下肌群）的起止点。

→T18

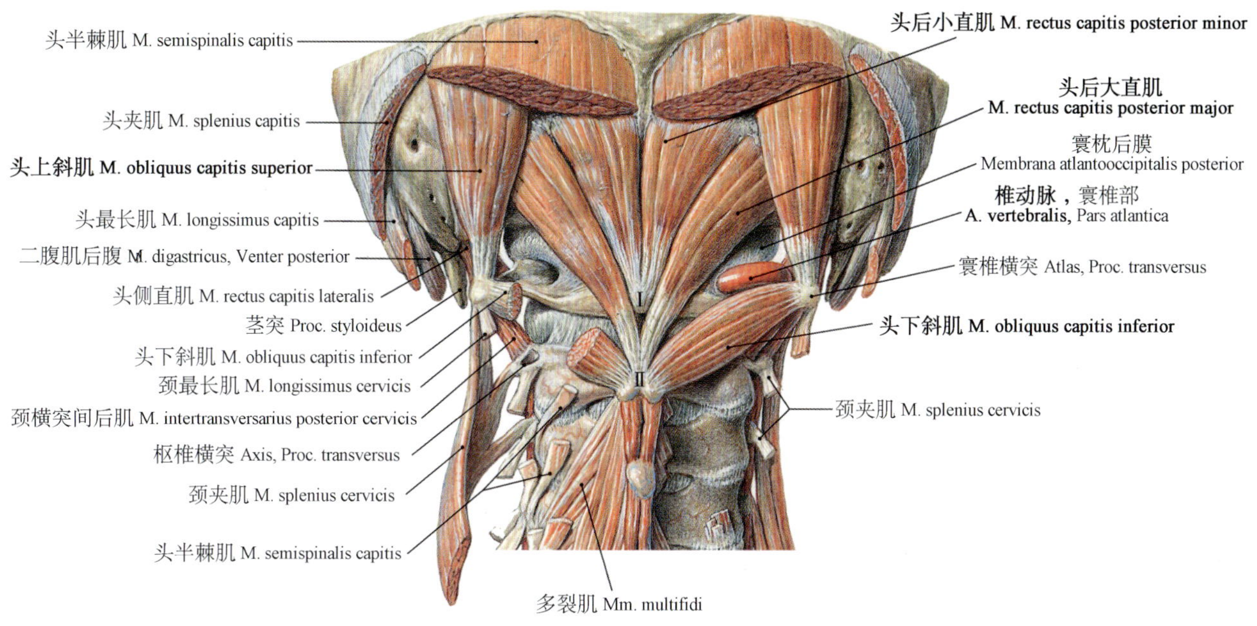

图 2.79 **颈肌，枕下肌群(后面观)**

头后大直肌、头上斜肌和头下斜肌围成椎动脉三角(**枕下三角**)，椎动脉横过此三角底部的寰椎后弓。

Ⅰ＝寰椎后结节；Ⅱ＝枢椎棘突。

→T18

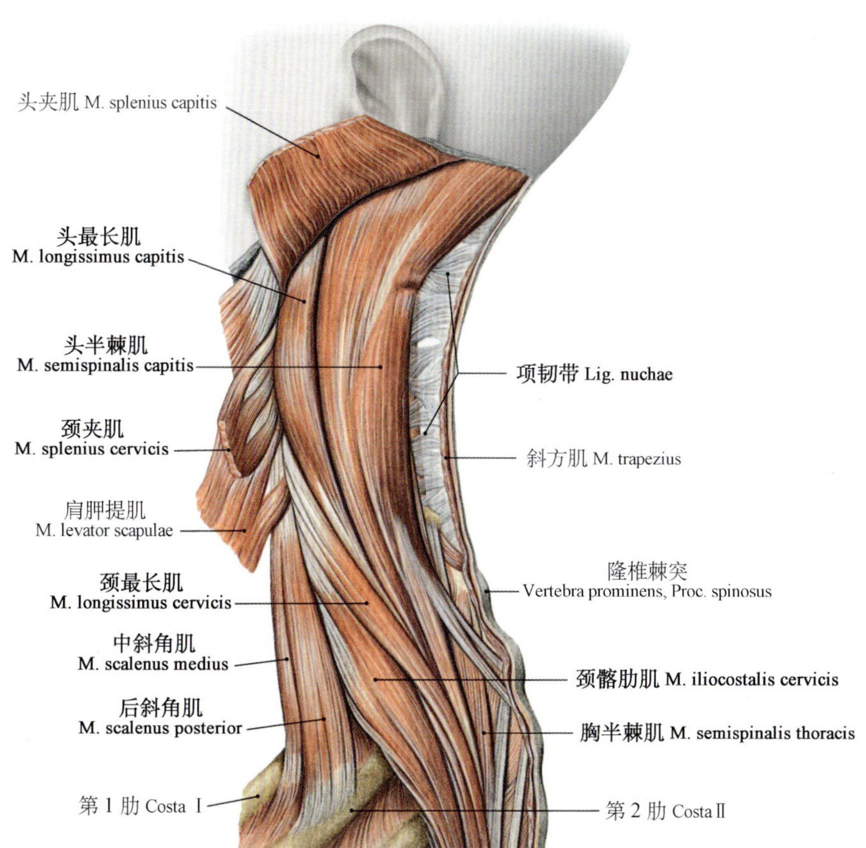

图 2.80 **背肌和颈肌(左侧面观)**

切除头夹肌(残余部分翻向颅侧)，颈部外侧观从前向后可见中斜角肌、后斜角肌及固有背肌的外侧束(颈髂肋肌，颈最长肌，颈夹肌，头最长肌)和中间束(胸半棘肌，头半棘肌)。去除颈部区域的背肌浅层后，中线处可见项韧带和斜方肌残留部。

→T18

胸腹壁肌

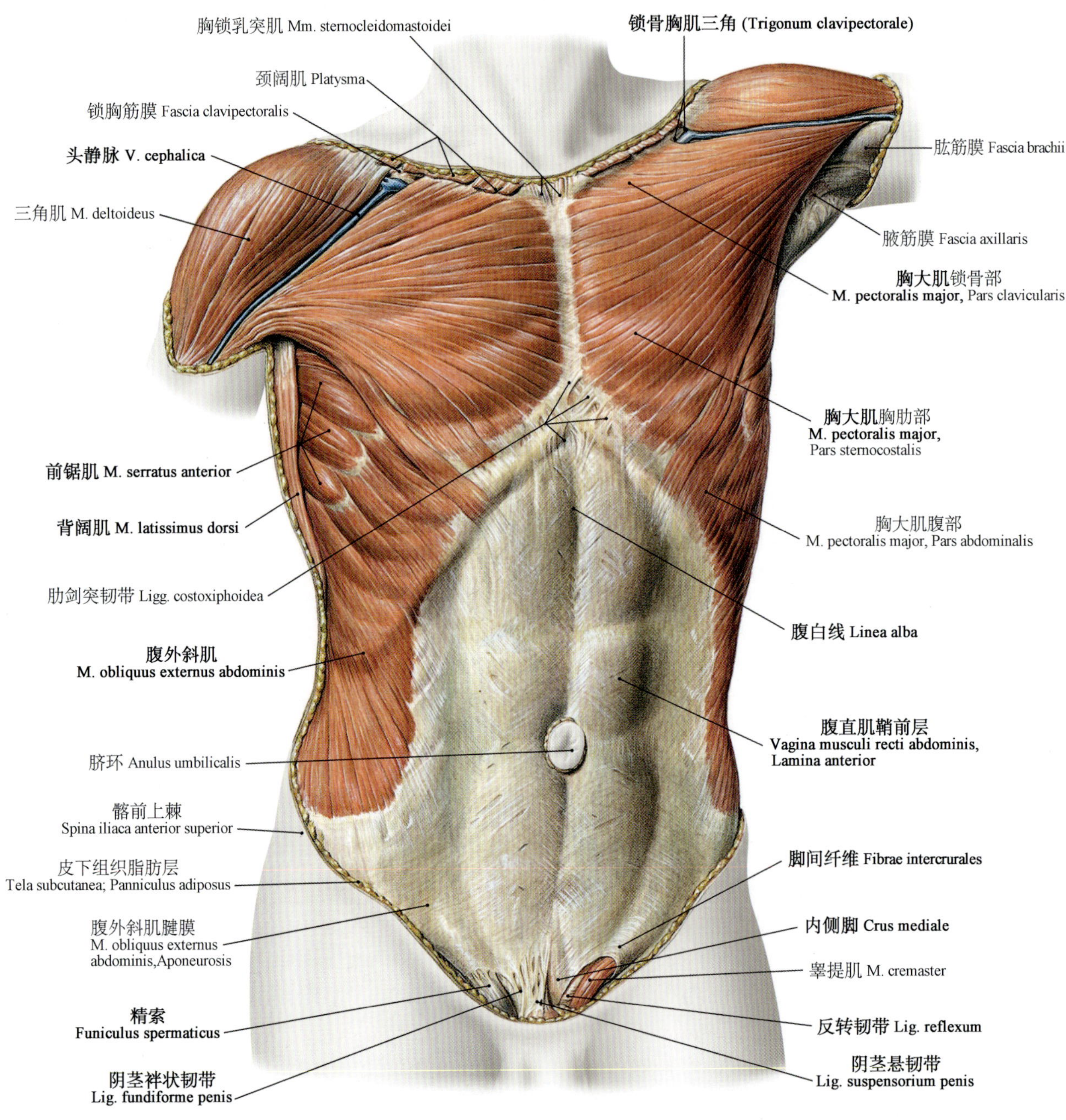

图 2.81　**胸腹壁肌浅层(前面观)**

头静脉在三角肌和胸大肌间走行,通过锁胸三角(锁骨下窝)向深部注入腋静脉。胸大肌下缘形成腋前襞,背阔肌前缘形成腋后襞,前锯肌形成腋窝的底。

在功能上,**胸大肌**通过肩关节参与臂部的前屈,也是强有力的内收肌和旋内肌。当臂部固定时,胸大肌也能拉肩部向前下,同时还具有辅助吸气的功能。

在腹部,腹直肌鞘由腹斜肌的腱膜构成。在外部可见**腹外斜肌**及其腱膜构成了腹直肌鞘的外表面。

在中线,腱膜在腹白线处相互交织,腹白线下部可见阴茎悬韧带、阴茎系韧带和阴茎悬肌。在其外侧可见精索,精索对侧可见腹股沟管浅环及其内侧脚、脚间纤维和反转韧带。

→T15,24,25,28

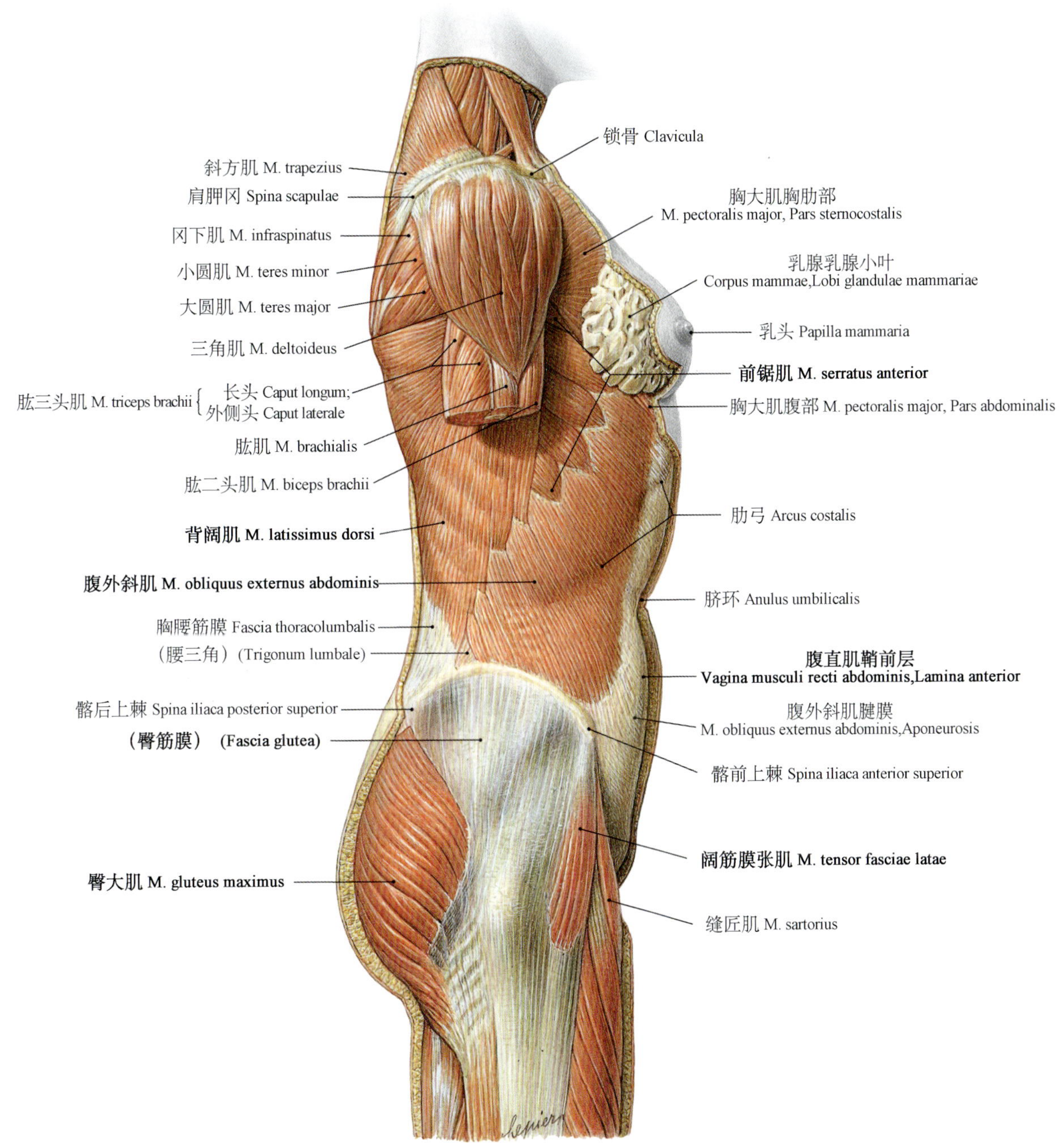

图 2.82 **胸腹壁肌群，胸肌和腹肌（右侧观）**

外侧观可见女性乳房和胸大肌。腹壁外侧观可见与**前锯肌**交错、在背侧被背阔肌覆盖的腹外斜肌的起点。

腹外斜肌从后外上向前内下延伸。起于下位肋骨的纤维几乎垂直于髂嵴的外唇，其余纤维横过躯干腹侧移行为薄片状的腱膜并参与腹直肌鞘的构成。在大腿的上部，可见臀肌筋膜及**臀大肌**和放射入髂胫束的**阔筋膜张肌**。

→T15,24,25,28

胸及胸壁肌

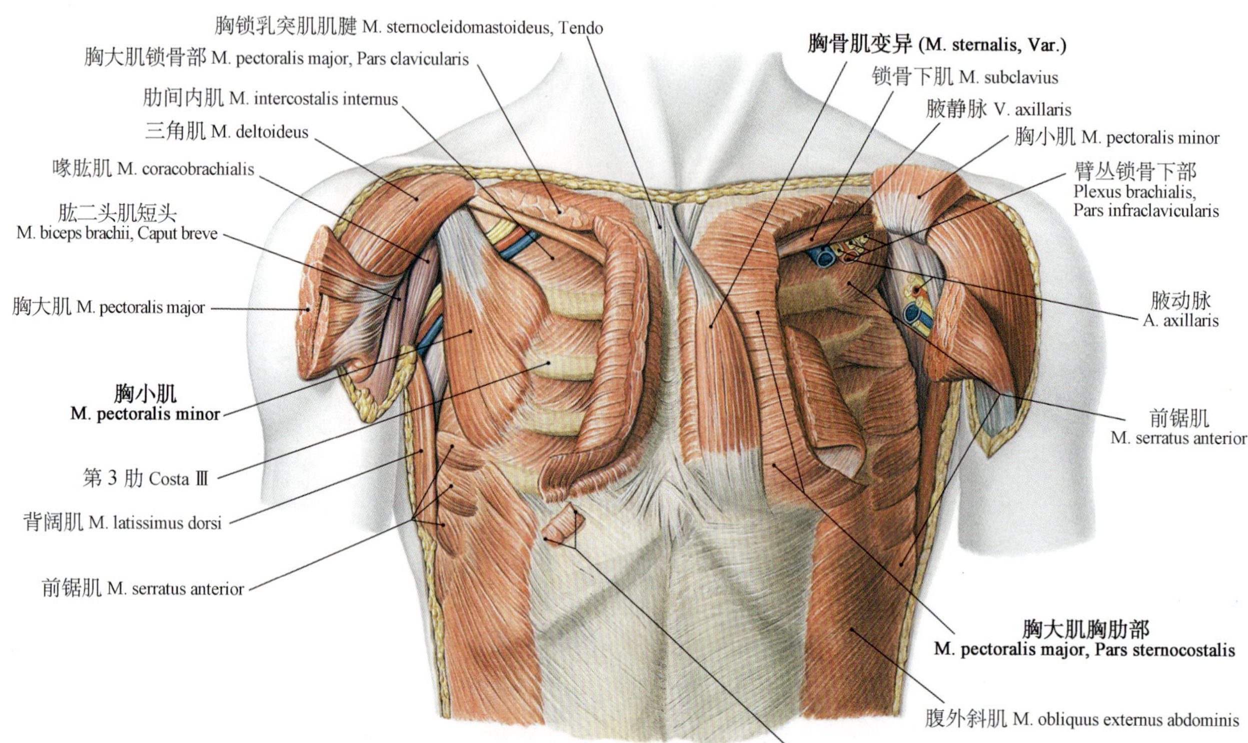

图 2.83 胸壁肌(前面观)

两侧胸大肌和左侧胸小肌均已移除。右侧胸小肌下方可见血管神经束向上肢延续。尽管**胸小肌**被认为是肩肌,但是它并不起于上肢,而是起于喙突。胸小肌止于第3～5肋,可下降和旋转肩胛骨。变异的胸骨肌出现在胸大肌表面的情况也时有发生。

→T13,15,24

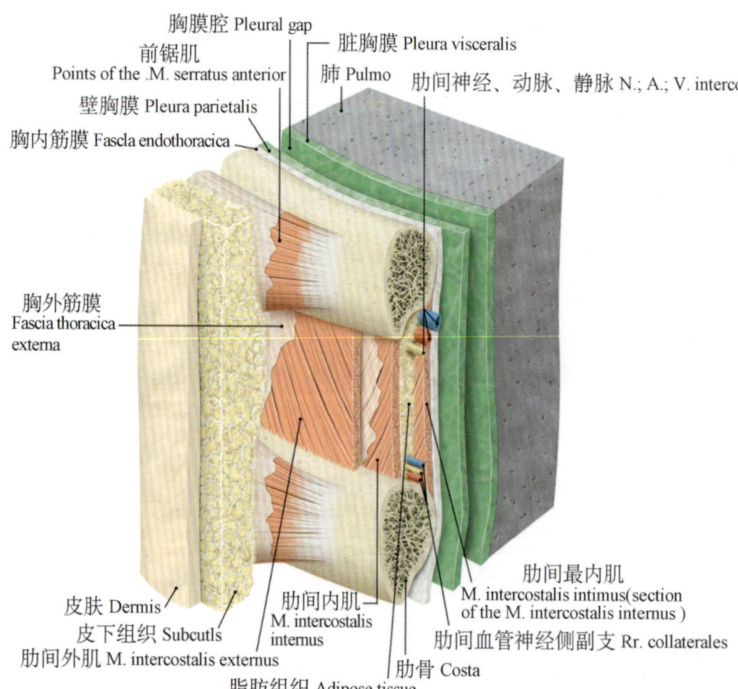

图 2.84 胸壁结构和肌,以肋间隙为例

胸壁从外向内的组成:皮肤,皮下组织,前锯肌筋膜,前锯肌,胸外筋膜,肋间外肌,肋间内肌,肋间最内肌(肋间内肌的一部分),肋间内筋膜(未显示,图2.85),胸内筋膜,壁胸膜。胸膜腔和覆盖在肺表面与壁胸膜相连的脏胸膜。肋间神经、动脉和静脉走行在肋下缘,从外向内进入肋沟,较小的侧副支沿肋上部走行。

→T13

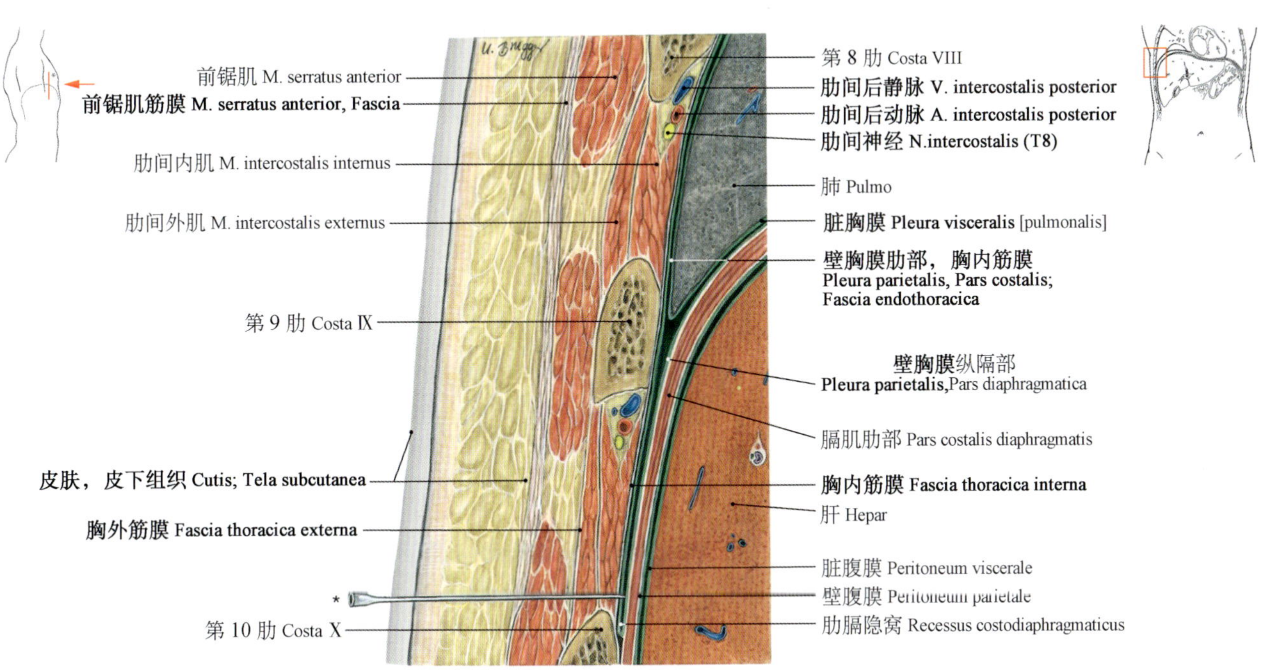

图 2.85 **胸壁肌，经 2 个肋间隙的冠状切面**

肋间内肌及其最内部（肋间最内肌）被真正的肌筋膜，即胸内筋膜所包裹。肋间内肌在朝向胸腔的一面，连同胸内筋膜位于肋间筋膜和壁胸膜之间。穿刺针所在的位置是胸膜腔穿刺术时的位置。

* 显示胸膜腔穿刺时穿刺针的位置。

临床要点

在胸膜腔积液的病例中，胸膜腔穿刺部位位于覆盖肋骨内面的壁胸膜和覆盖肺的脏胸膜之间。诊断性穿刺（如炎症病例的取材）和治疗性穿刺（如恢复肺通气量）有些不同。在胸膜腔穿刺时穿过的结构包括皮肤，皮下组织，前锯肌筋膜，前锯肌，胸外筋膜，肋间外肌，肋间内肌，肋间内筋膜，胸内筋膜，壁胸膜。胸膜腔穿刺常在肋上缘进行，因为血管神经束（肋间动脉、静脉和神经）在肋下缘走行。

胸壁肌

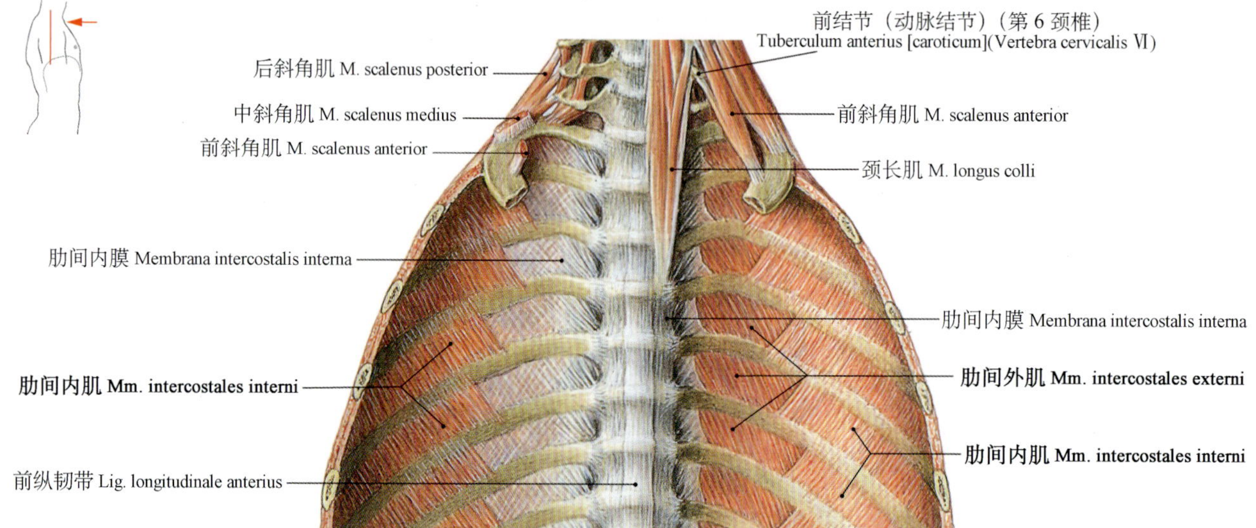

图 2.86 胸腔后壁（前面观）

肋间外肌从后上向前下走行，它们从肋结节起始向前延伸至胸骨旁肋软骨交界部（未显示）。在吸气过程时这些肌与软骨间肌（未显示）可共同举肋向上。**肋间内肌**从后下向前上走行。它们起于肋角直至胸骨（未显示），呼气时可降肋向下。然而走行在肋软骨之间的部分（软骨间肌）是个例外，它具有支持吸气的功能。跨过多个肋骨节段并具有与之同样功能的肋间内肌。肋下肌未在此图展示。

→T 11-13

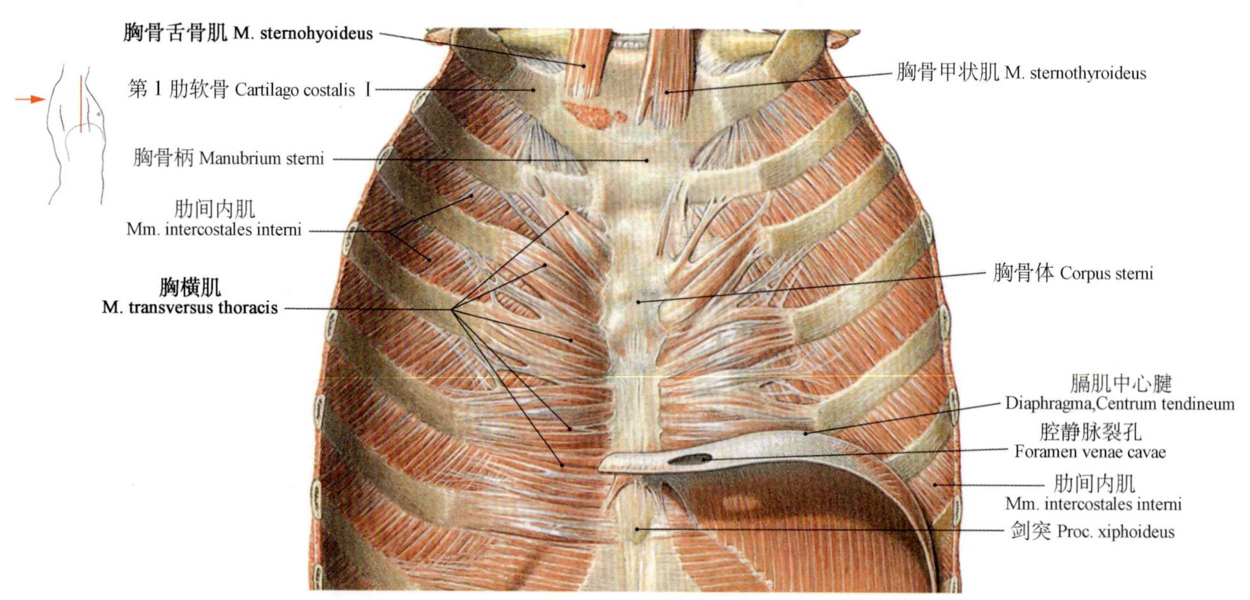

图 2.87 胸腔前壁（后面观）

胸腔前壁内面观可见胸骨两侧的**胸横肌**。它们起于胸骨的外侧和剑突，止于第2～6肋软骨的内侧面，是**呼气肌**。胸骨甲状肌和胸骨舌骨肌起于胸骨柄后面。

→T 13

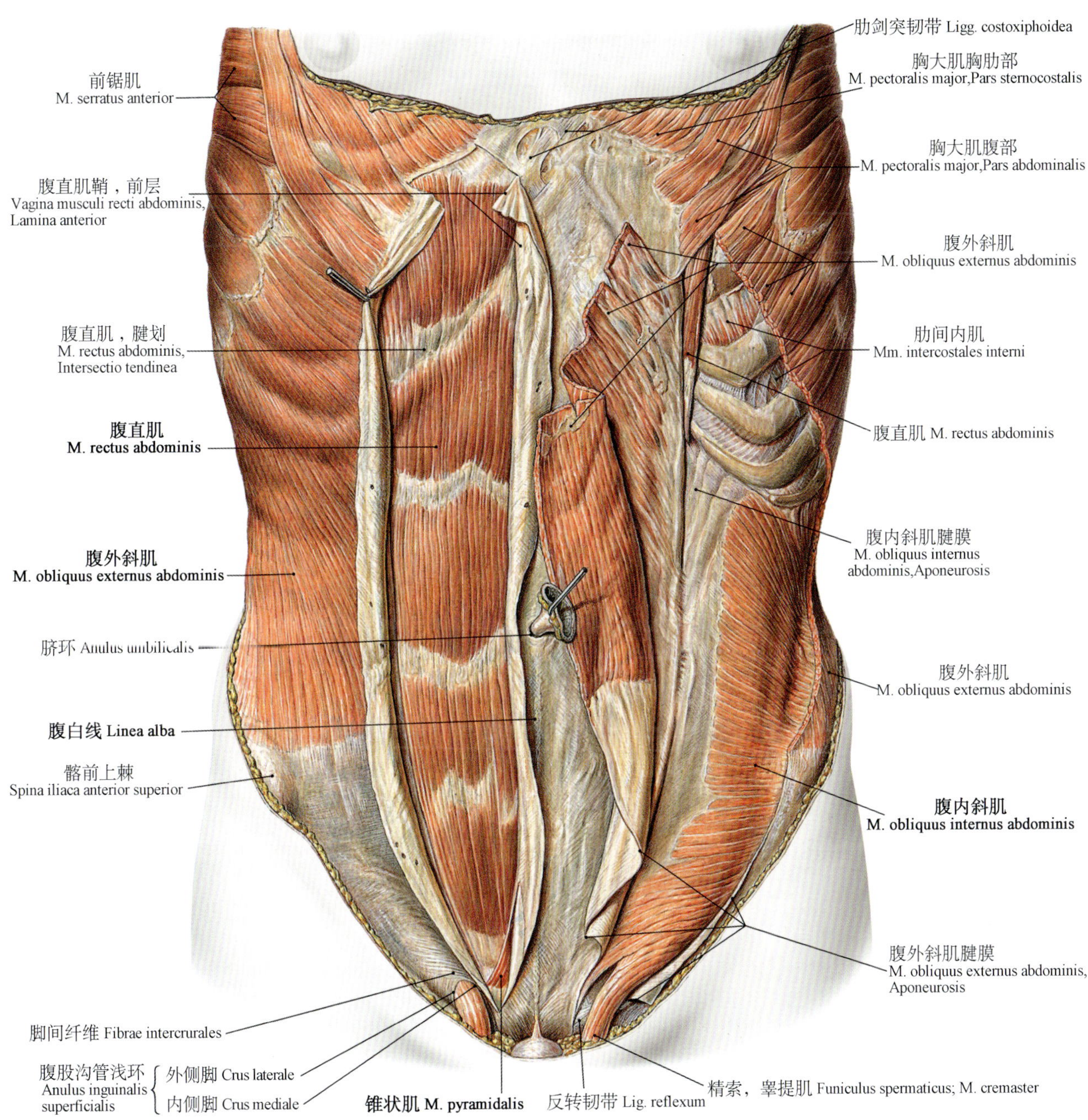

图 2.88　腹肌浅层和中层(前面观)

在右侧，腹直肌鞘浅层(前层)已经打开，可见**腹直肌**，其肌腹由 3～4 个腱划分隔，经过锻炼可以形成所谓的“六块腹肌”。腹直肌位于腹直肌鞘内，可前屈和侧屈躯干。在腹直肌鞘下方可见三角形、起于耻骨上缘止于腹白线的**锥状肌**。锥状肌类似一个退化的囊(从比较解剖学角度来看，袋鼠具有高度发达的锥状肌)。

在左侧，**腹外斜肌**被切断并翻开至腹直肌鞘上部，其大部已移行为腱膜，并构成腹直肌鞘浅层(前层)。腹外斜肌具有前屈、侧屈和扭转躯干的作用，并且具有斜向支撑和紧张腹壁的作用。与对侧腹外斜肌及腹内斜肌和腹横肌共同作用形成功能集合。

→T 13-15,24

腹肌

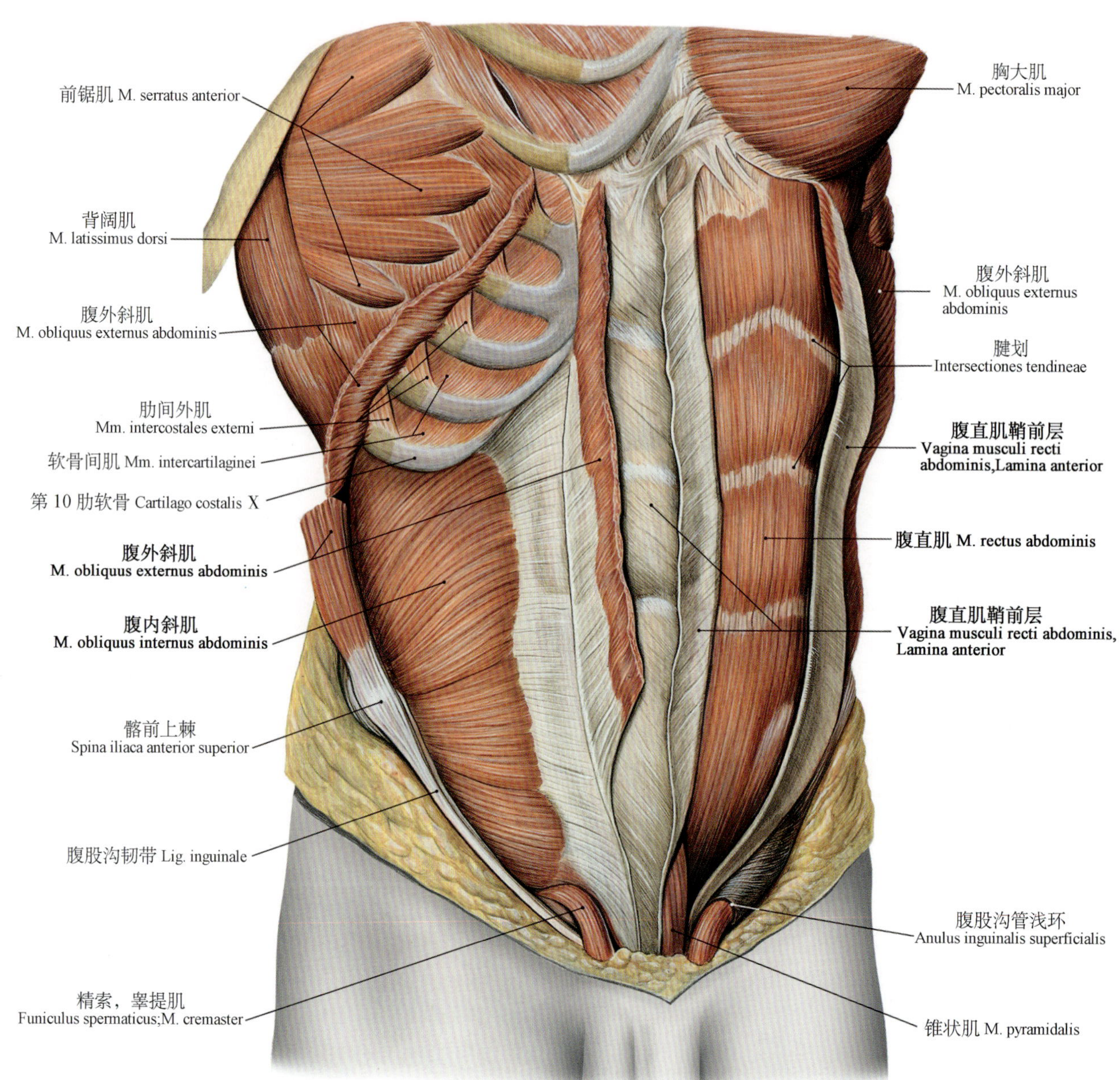

图 2.89 **腹肌中层(前面观)**

在右侧,腹外斜肌大部分被移除。在其深面可见**腹内斜肌**,它的腱膜参与构成腹直肌鞘的浅层(前层)和深层(后层)。腹内斜肌纤维从下外行向上内,其功能是斜向支撑和紧张腹壁,并可前屈、侧屈和扭转躯干。

→T13-15,24

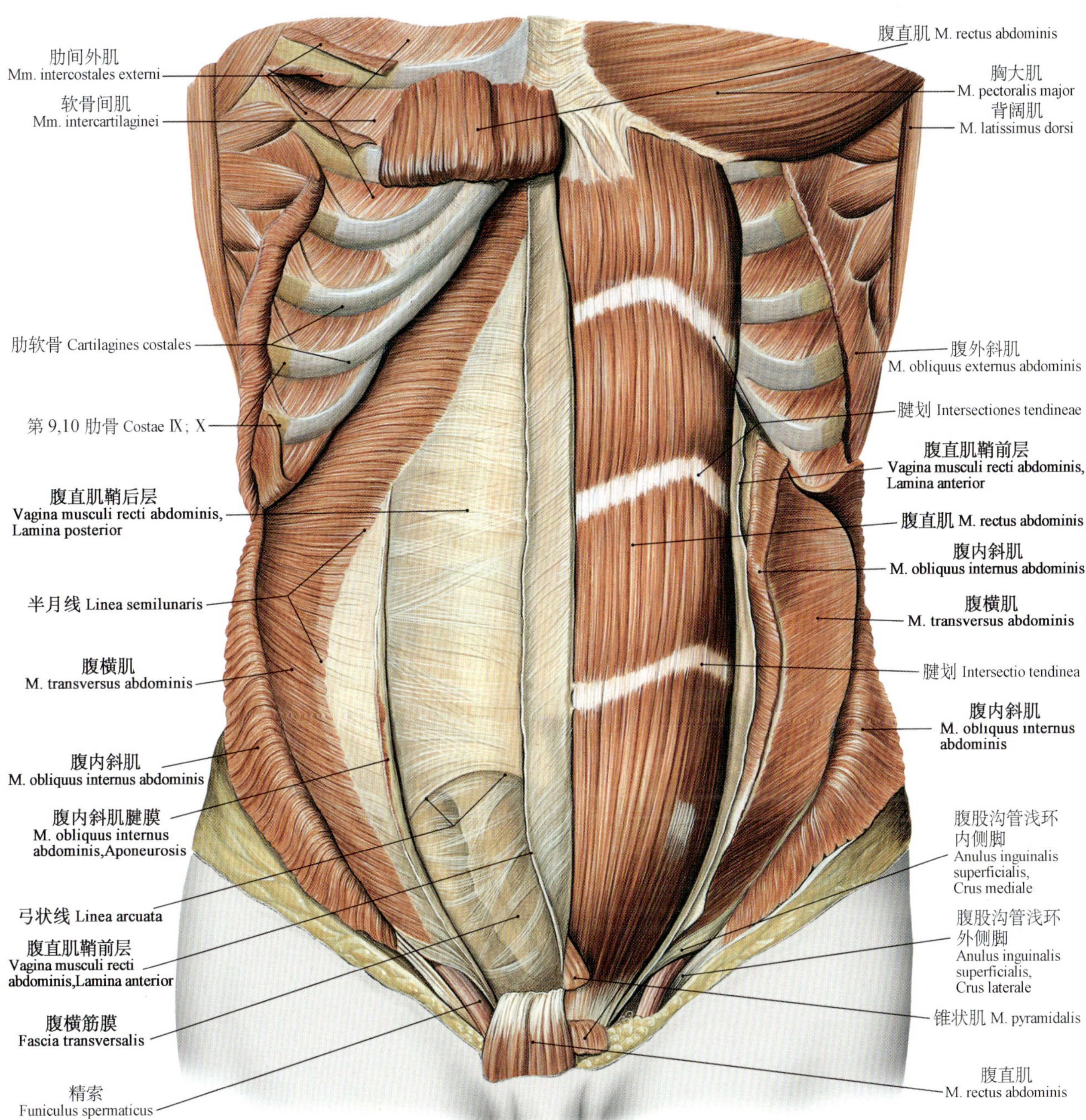

图 2.90 **腹肌深层(前面观)**

腹部右侧可见腹横肌,腹直肌鞘前层已移除,腹直肌从腹直肌鞘内被游离移除。

在新月形线(半月线)区域,**腹横肌**肌纤维移行为腱膜,并构成腹直肌鞘深层(后层)的主要部分。弓状线以下,腹横肌腱膜参与构成腹直肌鞘的前层(→图 2.93)。腱膜辐射至腹白线。功能上,腹横肌主要参与卷腹和强制呼气。

弓状线以上部分(从胸骨到弓状线)的腹直肌鞘深层(后层)由腹内斜肌腱膜后层和腹横肌腱膜组成,而弓状线以下部分仅由腹横筋膜和壁腹膜构成。

→T 13-15

临床要点

一种罕见的Spieghelian **疝**可发生在弓形线的外侧边缘,与半月线相邻。腹壁手术瘢痕可能是**切口疝**的起始点。

肌的功能

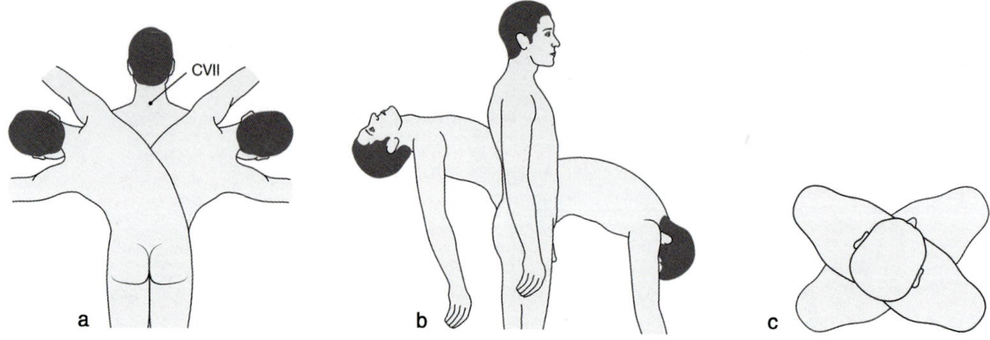

图 2.91 a-c 躯干的运动方向[L126]

a. 躯干侧屈。

两侧侧屈正常范围在 40°(0°～40°)。隆椎(第 7 颈椎)和第 1 骶椎是直立和测量最大侧屈角度的参考点。躯干侧屈由腹外斜肌、腹内斜肌、腰方肌、髂肋肌、腰大肌、最长肌和夹肌完成。

b. 躯干的前屈(屈)和后屈(伸)。

运动幅度接近屈 100°和伸 50°。肩胛骨肩峰到髂嵴的直线用于检测屈伸角度,躯干前屈由腹直肌、腹外斜肌、腹内斜肌和腰大肌完成。后伸则由髂肋肌、腰大肌、最长肌、夹肌、棘肌、半棘肌、多裂肌、斜方肌和提肋肌完成。

c. 躯干的旋转。

躯干两侧前后旋转的角度大约为 40°。双侧肩胛骨肩峰之间的连线可以作为参考轴线。躯干向同侧旋转由腹内斜肌、髂肋肌、最长肌和夹肌完成。向对侧旋转由腹外斜肌、半棘肌、多裂肌、回旋肌和提肋肌完成。

各个脊椎节段的活动范围主要受椎骨间连接的限制。作为整个脊柱,前屈和后伸为 100°-0°-50°;侧屈为 0°/40°;旋转范围为 40°-0°-40°,这些数据可作为分析运动受限时的正常参考值。

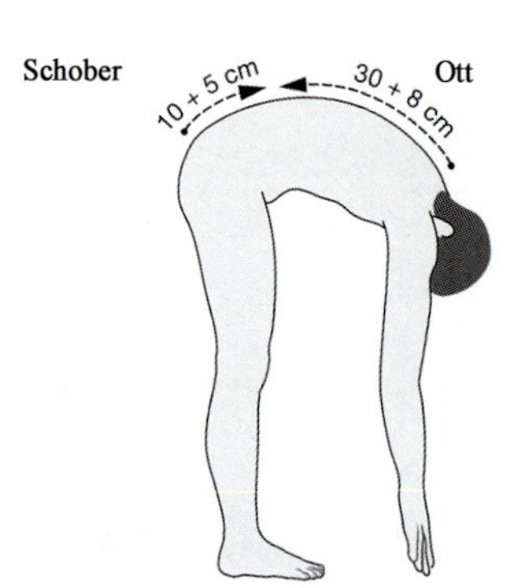

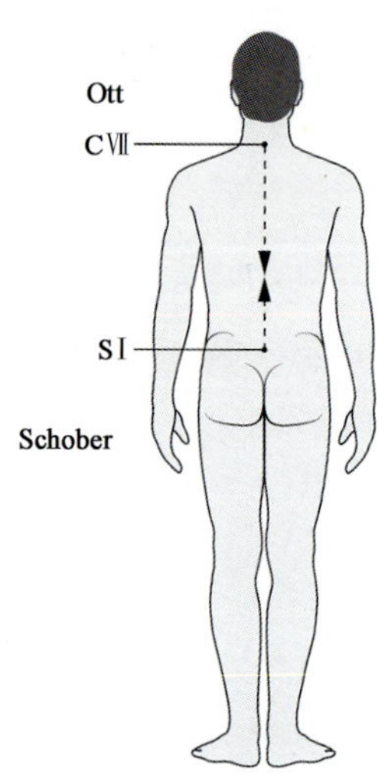

图 2.92 脊柱腰段(Schober 法)和胸段(Ott 征)运动受限的客观分析(L126)

临床要点

Schober 法:在检查腰椎运动受限时,要求患者直立,检查者将右拇指置于骶正中嵴的顶端,右手示指放在其上部约一手宽(10 cm)的腰椎棘突上。当患者做最大前屈时,此两点之间的距离通常会增加约 5cm(4～6cm)。

Ott 征:同样适用于胸椎区域活动度的测量。测量段从第 7 颈椎棘突(隆椎)至其尾骨方向 30cm,前屈后测量增加的距离(正常为 8cm)。

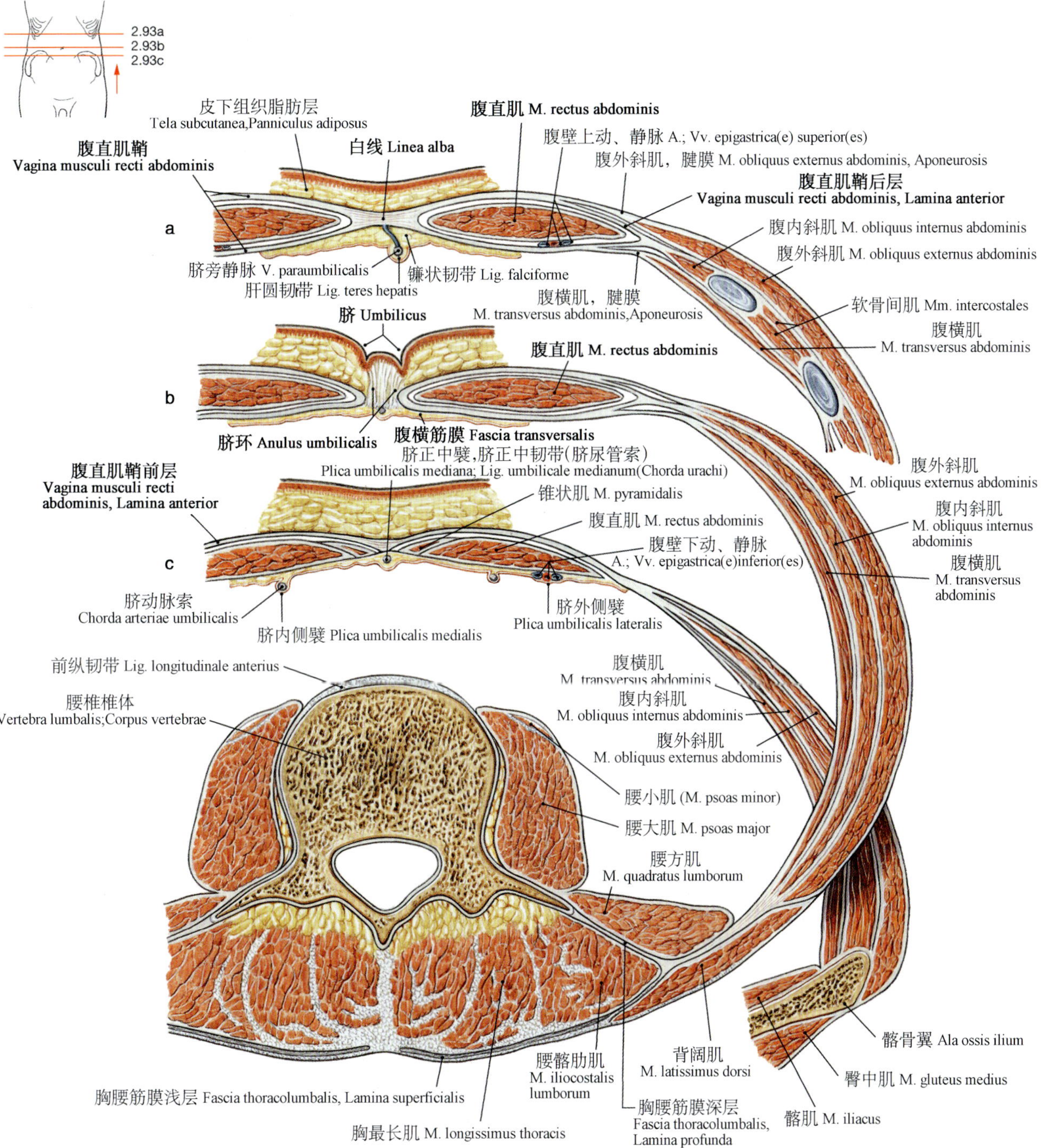

图 2.93a　腹直肌鞘的结构(水平切面,下面观)

腹直肌和锥状肌位于由腹部肌的腱膜(腹外斜肌、腹内斜肌和腹横肌及腹横筋膜和位于腹壁内表面的壁腹膜)组成的固定的结缔组织鞘(腹直肌鞘)内。所有肌的腱膜均参与组成位于正中的腹白线。腹直肌鞘上部和下部的结构不同,其分界在**弓状线**。

在弓状线**以上**,腹直肌鞘的前层由腹外斜肌腱膜和腹内斜肌腱膜的前层组成,后层由腹内斜肌腱膜的后层和腹横肌腱膜及腹横筋膜和壁腹膜构成(a,b)。在弓状线**以下**,三层肌的腱膜均走行在腹直肌前面(c),而腹直肌鞘的后层非常薄,仅由腹横筋膜和壁腹膜组成(→图 2.90)。

脐是腹前壁潜在的薄弱点,因为脐窝和脐乳头区域比其他区域薄(b)。

→T 14-16,18,42

(马坚妹　译)

腹壁，CT

2.94a
2.94b

腹直肌 M. rectus abdominis
脐环 Anulus umbilicalis
腹横肌腱膜 M. transversus abdominis, Aponeurosis
腹内斜肌腱膜 M. obliquus internus abdominis, Aponeurosis
腹外斜肌腱膜 M. obliquus externus abdominis, Aponeurosis
腹外斜肌 M. obliquus externus abdominis
腹内斜肌 M. obliquus internus abdominis
腹横肌 M. transversus abdominis
腰方肌 M. quadratus lumborum
竖脊肌 M. erector spinae
a

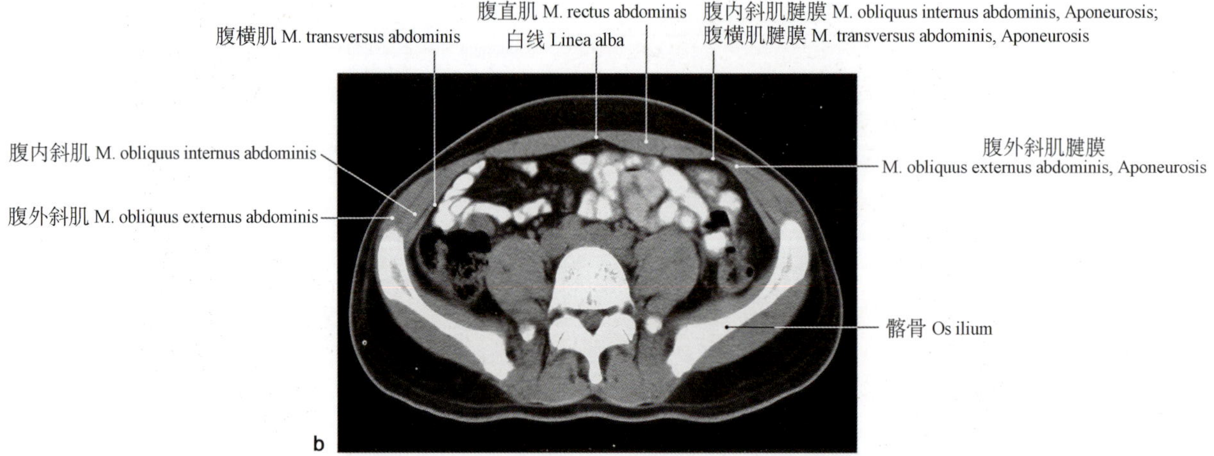

图 2.94a、b　**腹肌（前面观）；计算机断层（CT）横切面**［T893］

在 CT 片上，腹斜肌和腹直肌可被彼此分开。竖脊肌和腰方肌亦清晰可见。

临床要点

脐疝发生在新生儿和成年人——新生儿脐疝是由于脐乳头尚未发育完善；成年人脐疝是在腹壁过度牵张情况下（如妊娠，肥胖），脐乳头结缔组织向外**突**出形成的，疝口即脐环。

脐膨出（先天性脐疝）是由于胎儿时期持续存在生理性脐疝导致的一种先天性缺陷。

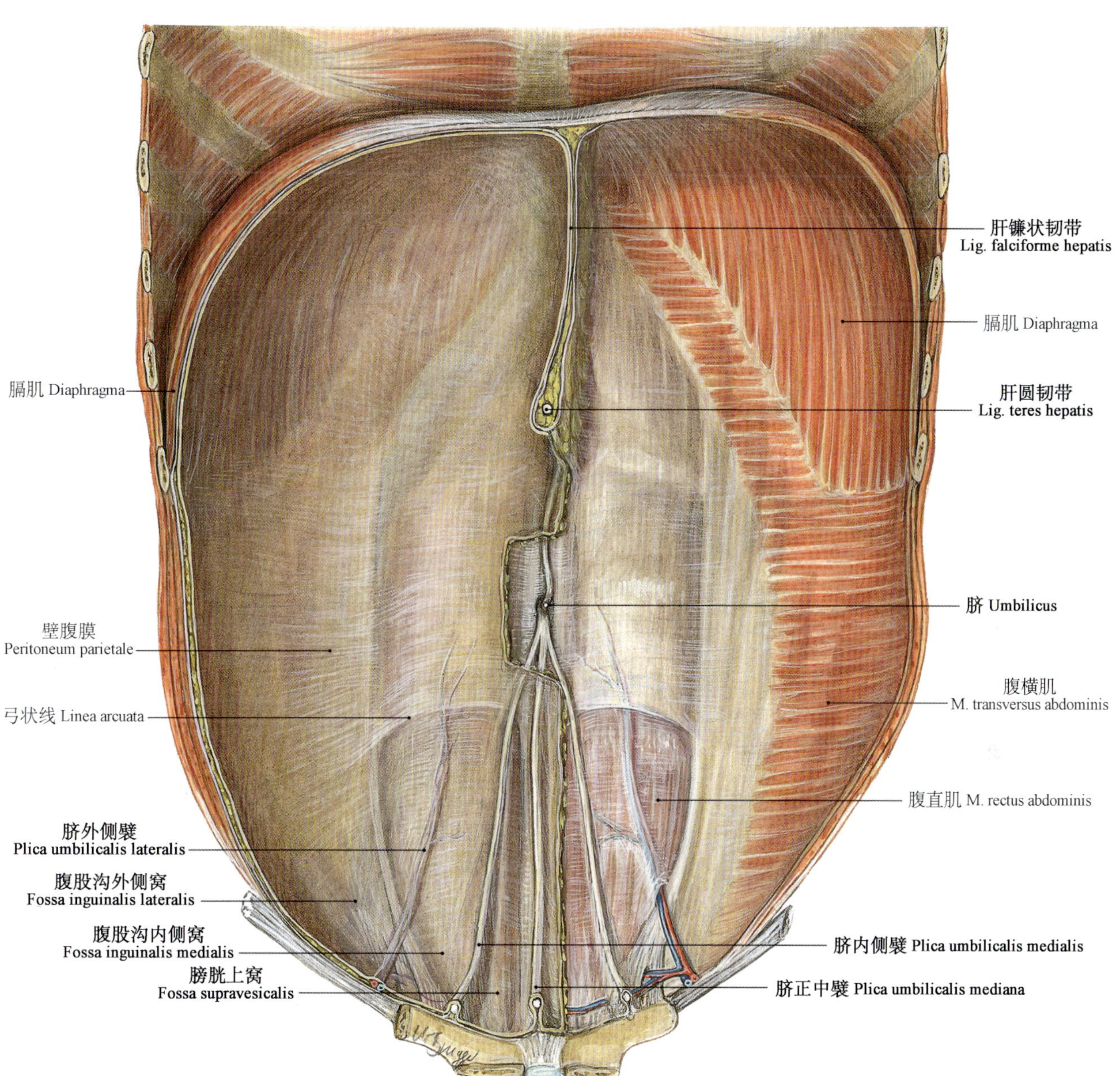

图 2.95　腹前壁内面

后面观，右侧，覆于膈肌和腹横肌的筋膜及腹膜已被移除。

腹壁的内面，可见不同皱襞（Plicae），陷凹（fossae）和韧带（Ligamenta）。**肝镰状韧带**（形似镰刀的条带状物），从膈肌下面至肝上面，以直角连于腹前壁内面。此韧带延伸至脐（Umbilicus），是胎儿时期脐静脉系膜的发育残余物。脐静脉在出生后迅速闭锁，在镰状韧带的边缘形成圆形的结缔组织条索（**肝圆韧带**）。在脐以下，可见**脐正中襞**（内含退化的脐尿管——原始尿道，行于膀胱顶和脐之间）、**脐内侧襞**（内含退化的脐动脉）和**脐外侧襞**（内含腹壁下血管）。皱襞之间形成隐窝（膀胱上窝，腹股沟内侧窝和腹股沟外侧窝）。**腹股沟外侧窝**与其下方的腹股沟深环位置相对应；**腹股沟内侧窝**与腹股沟浅环的位置居同一水平。

→T 14,15,19

膈肌和腹后壁

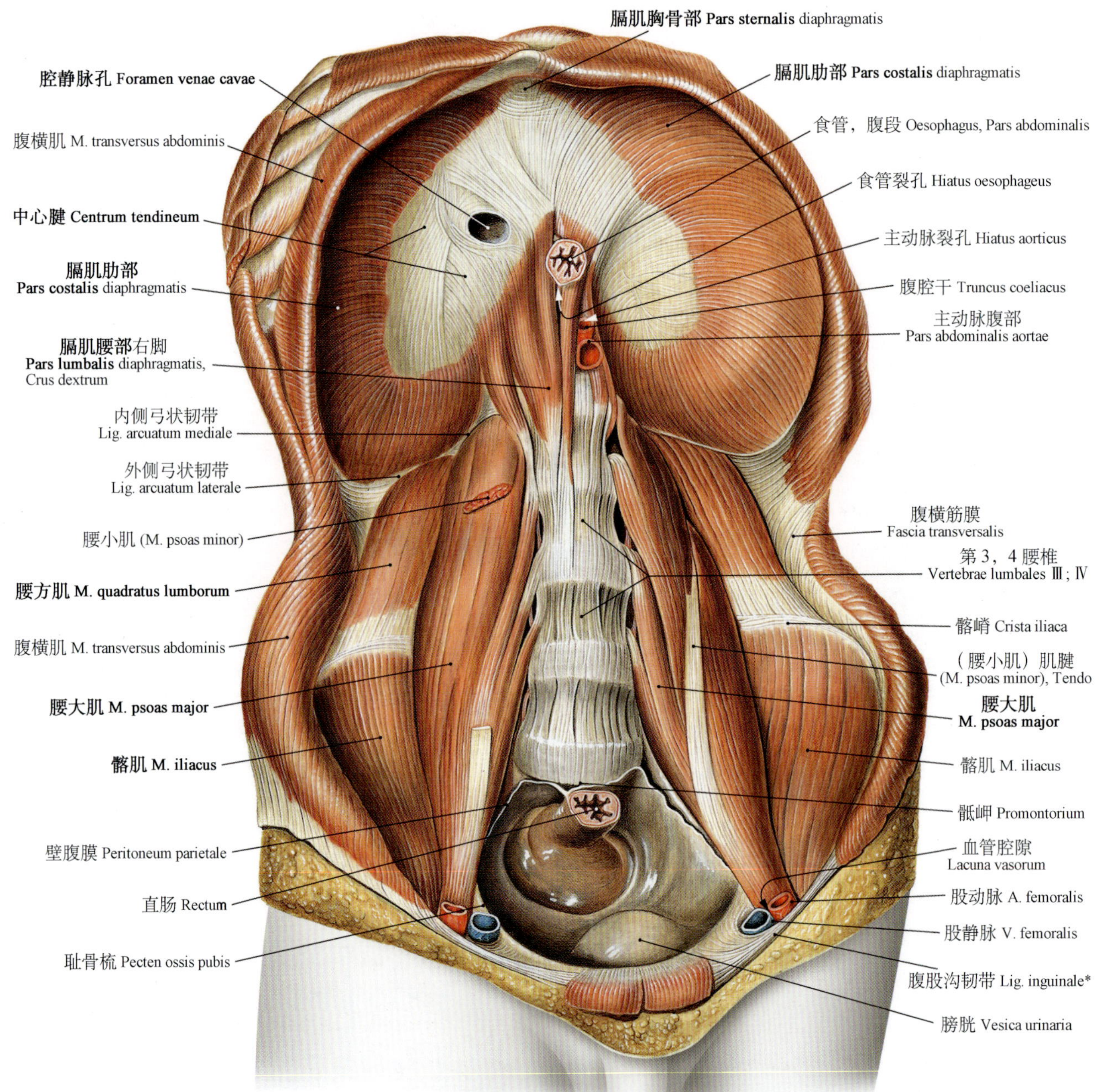

图 2.96 膈肌、腹肌(前面观)

膈肌由**中心腱**(Centrum tendineum)和起自胸骨(胸骨部)、肋(肋部)和腰椎(腰部)的肌性部分组成。

腹膜后间隙移除后，可见位于椎旁的髂腰肌(由**腰大肌**和**髂肌**组成)、腰方肌和存在变异的腰小肌。

腰大肌与起自髂窝的髂肌一起，止于股骨小转子，是髋关节最强大的屈肌。此肌可使上半身由卧位变成坐位，并参与躯干的侧屈。**腰方肌**起自髂嵴内唇，附着于第 12 肋及第 1～4 腰椎的横突，可降第 12 肋，并使躯干侧屈。

* Fallopian 韧带 或 Poupart 韧带。

→T15,16,19,42

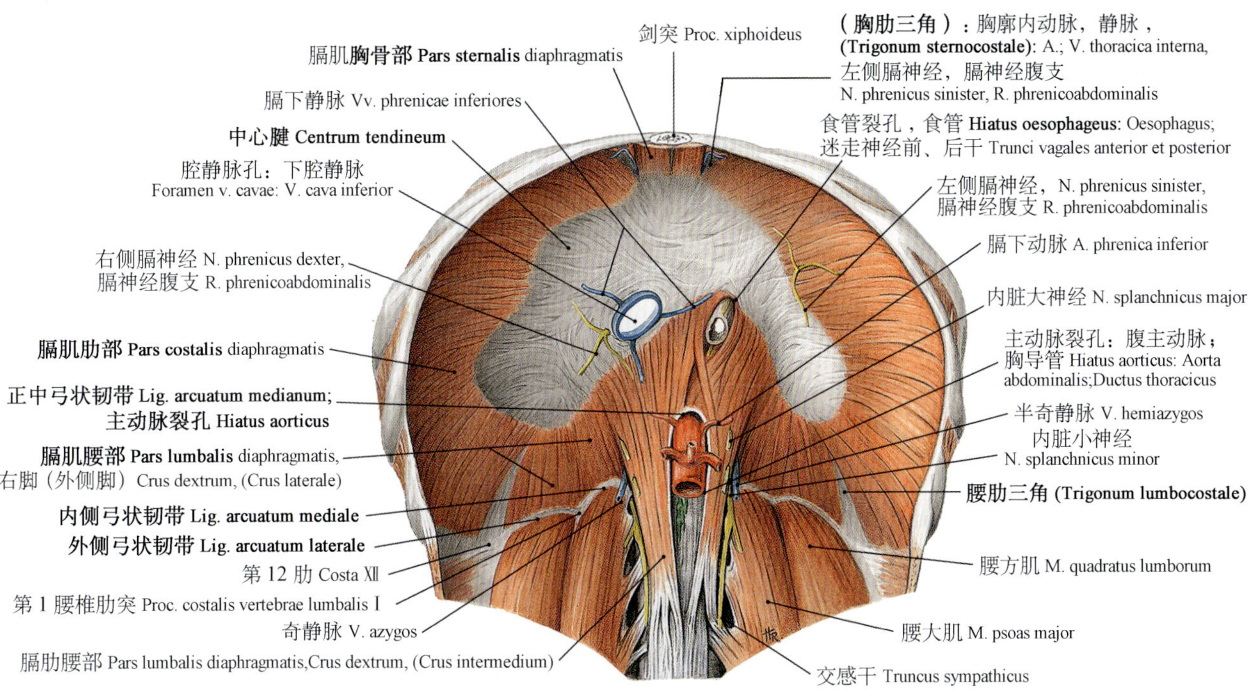

图 2.97　膈肌（下面观）[L240]

膈肌分为中心腱及胸骨部、肋部和腰部。**胸肋三角**位于胸骨部和肋部之间，腰肋三角（Bochdalek 三角）位于肋部和腰部之间。通常所描述的胸廓内血管穿过胸肋三角这种说法并不准确，此血管走行于胸肋三角的前面。

→T19

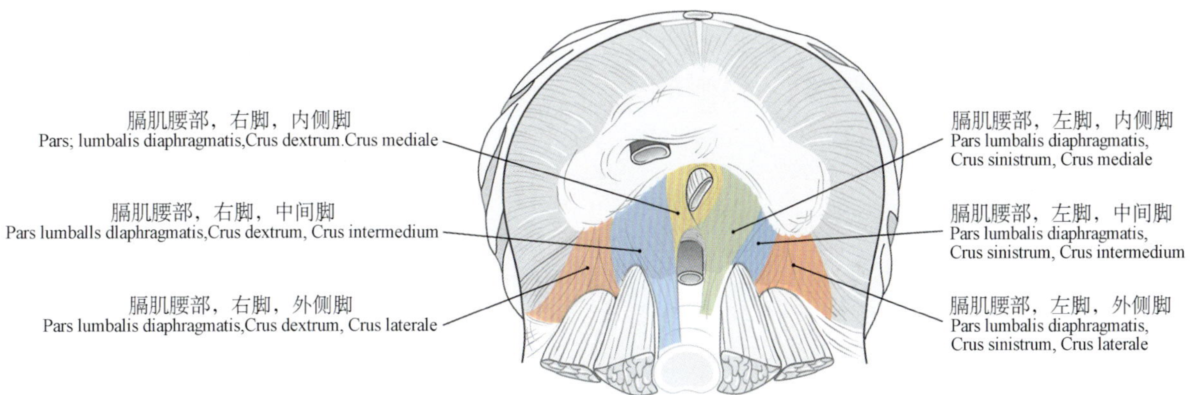

图 2.98　膈肌（下面观）[L126]

涂色的区域是膈肌右脚（Crus dextrum）和膈肌左脚（Crus sinistrum）。每侧膈肌脚分为内侧脚（右：黄色；左：绿色），中间脚（浅蓝色）和外侧脚（红色）。右膈脚附着于第 1～3 腰椎椎体及其中间的椎间盘。左膈脚附着于第 1、2 腰椎及两者之间的椎间盘。右内侧脚形成环，环绕食管（食管裂孔）。左、右膈脚借助主动脉后方的腱弓（主动脉裂孔）和脊柱彼此相连。在腰大肌以上，膈肌的筋膜形成内侧弓状韧带；在腰方肌以上，形成外侧弓状韧带。

膈肌

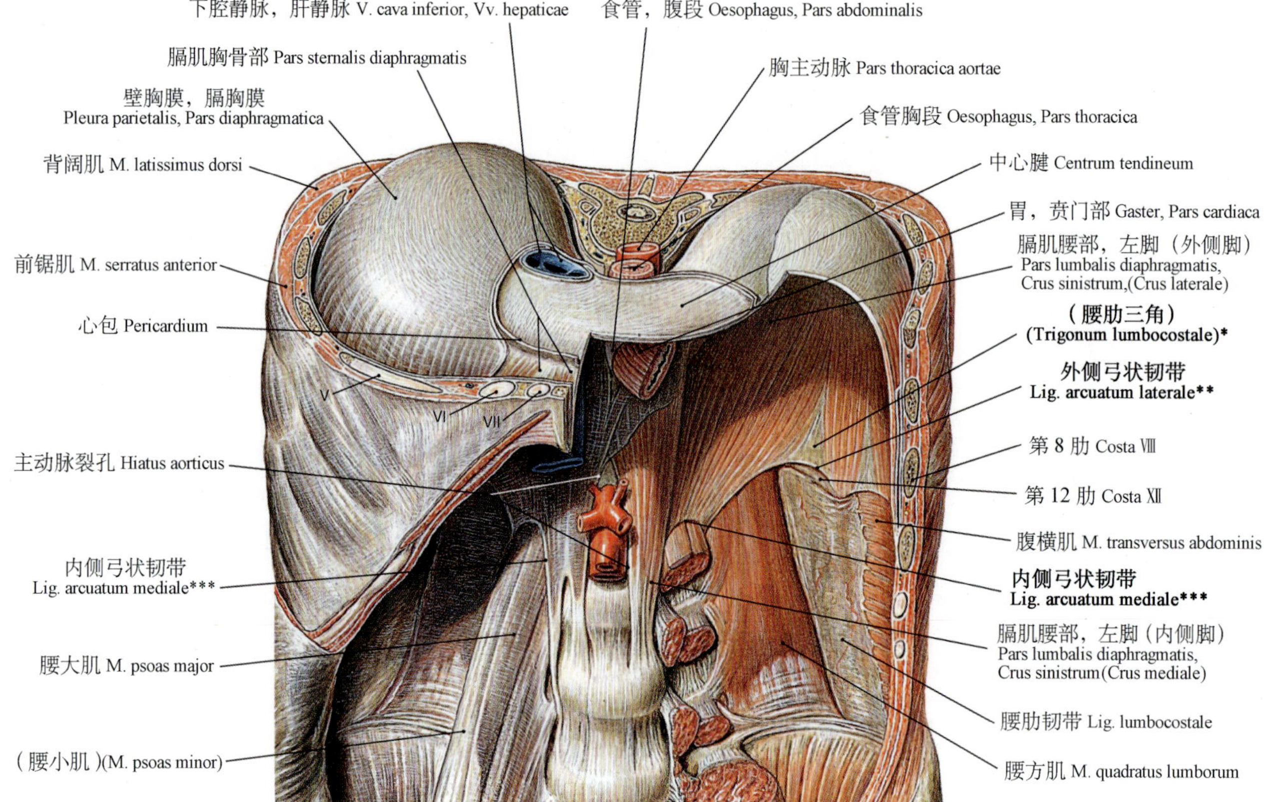

图 2.99 膈肌孔裂和腹后壁肌（前面观）

膈肌位于胸腔和腹腔之间，呈双圆顶状隆凸（→图 2.96 和→图 2.100）。

* 临床术语：Bochdalek 三角。

** quadratus arcade（外侧弓状韧带）。

*** psoas arcade（内侧弓状韧带）。

→T19

临床要点

膈疝分为先天性（Hernia diaphragmatica spuria）和后天性（Hernia diaphragmatica vera）两种类型。如果移位的器官被腹膜覆盖（疝囊），即真疝。

先天性膈疝通常是由于膈肌上存在间隙，通过此间隙，腹部器官（胃、肠、肝、脾）可进入胸腔。先天性膈疝［常见于膈肌的胸肋三角和腰肋三角这两个生理性的薄弱区（Morgagni 疝）］，通常无疝囊。

后天性膈疝通常是滑动疝或食管裂孔疝（→图 2.101）。发生食管裂孔疝时，胃的一部分通过食管裂孔突至膈肌以上的不同位置。在滑动疝，贲门通过膈肌向上进入胸腔。此外，还有**混合**膈疝。特别严重的形式是**高位胃**（胸胃，胃的大部分滑入胸腔）。

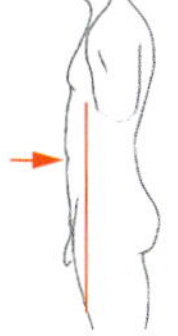

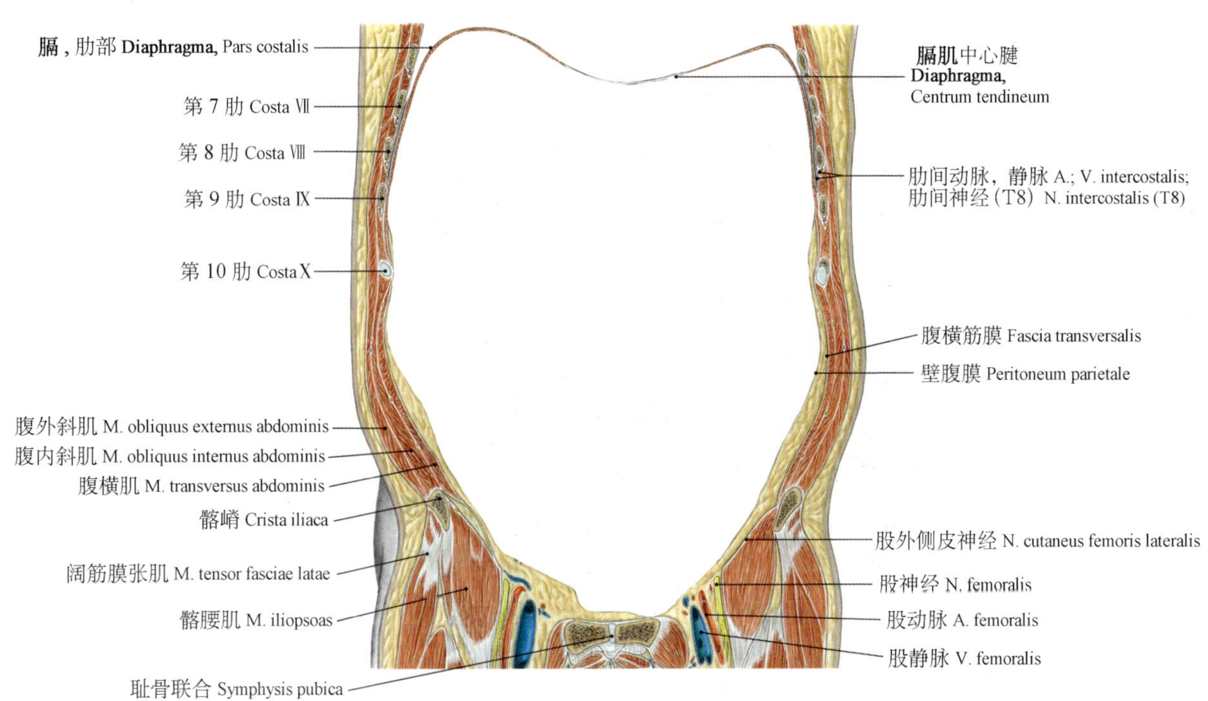

图 2.100　膈肌，腹壁斜肌（冠状面，前面观）[L238]

图中显示较薄的膈肌圆顶形隆凸。肋部起自第 9 肋骨侧面，辐射至中心腱。膈穹顶位置在正常呼吸时位于第 5、6 肋间隙。腹外侧壁由斜肌（腹外斜肌、腹内斜肌和腹横肌）构成。

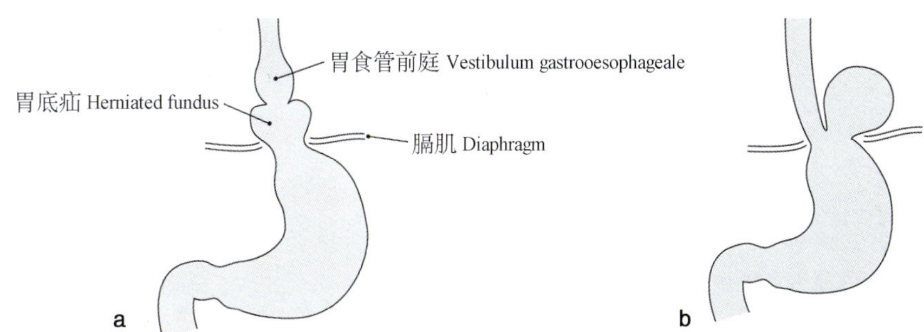

图 2.101　轴向（滑动疝）(a)和食管裂孔旁疝(b)示意图[S008-3]

躯干腹侧动脉

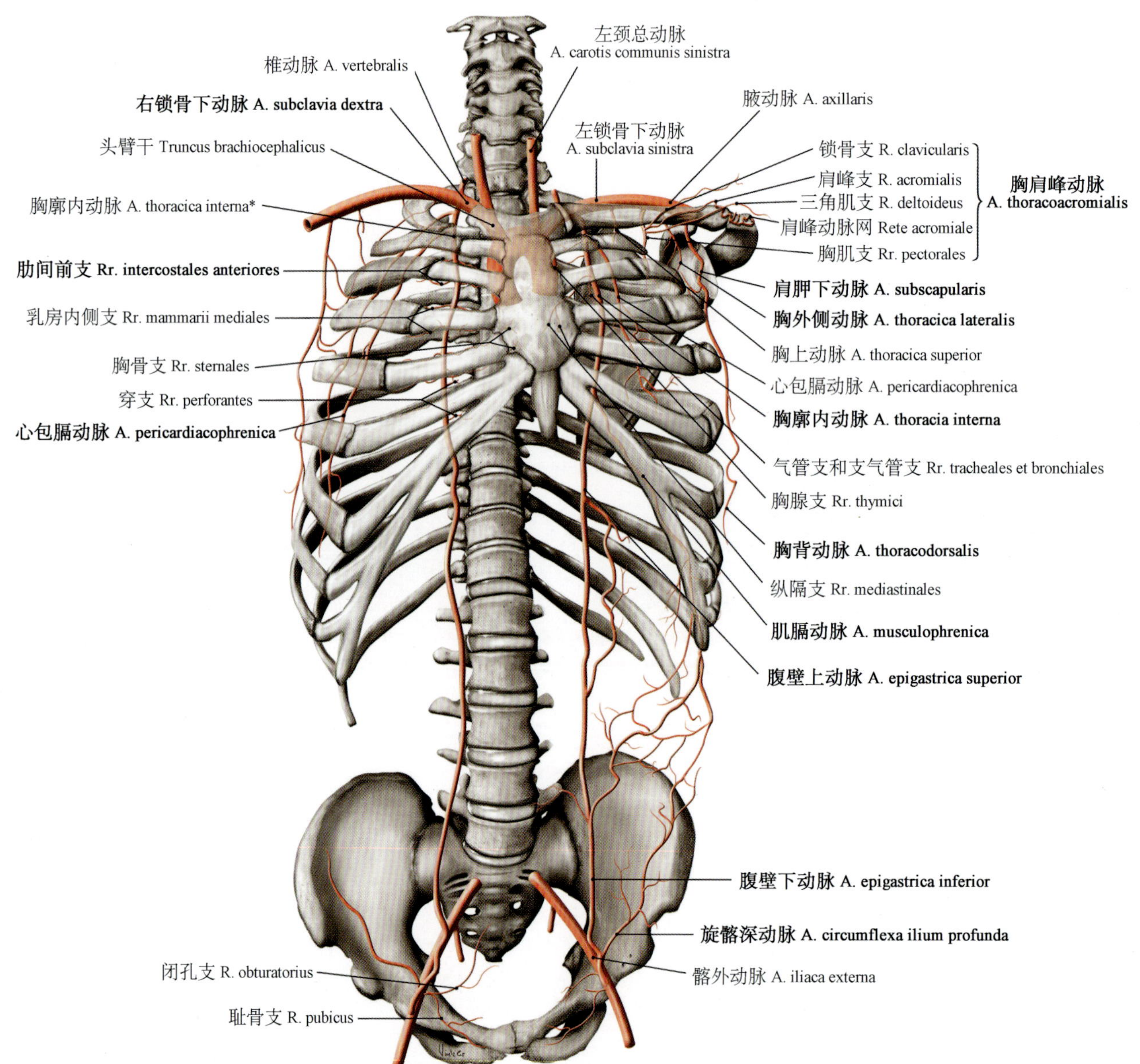

图 2.102　**躯干腹侧壁的动脉**[L266]

躯干腹侧壁的血供来自锁骨下动脉、腋动脉、髂外动脉和股动脉的分支。腹壁肌接受起自腹主动脉的节段性分布腰动脉的血供(未显示)。

*临床术语:乳房内动脉。

胸廓内动脉分支	
• 纵隔支	• 穿支
• 胸腺支	一乳房内侧支
• 支气管支	• 肋间前支
• 气管支	• 肌膈动脉
• 心包膈动脉	• 腹壁上动脉
• 胸骨支	

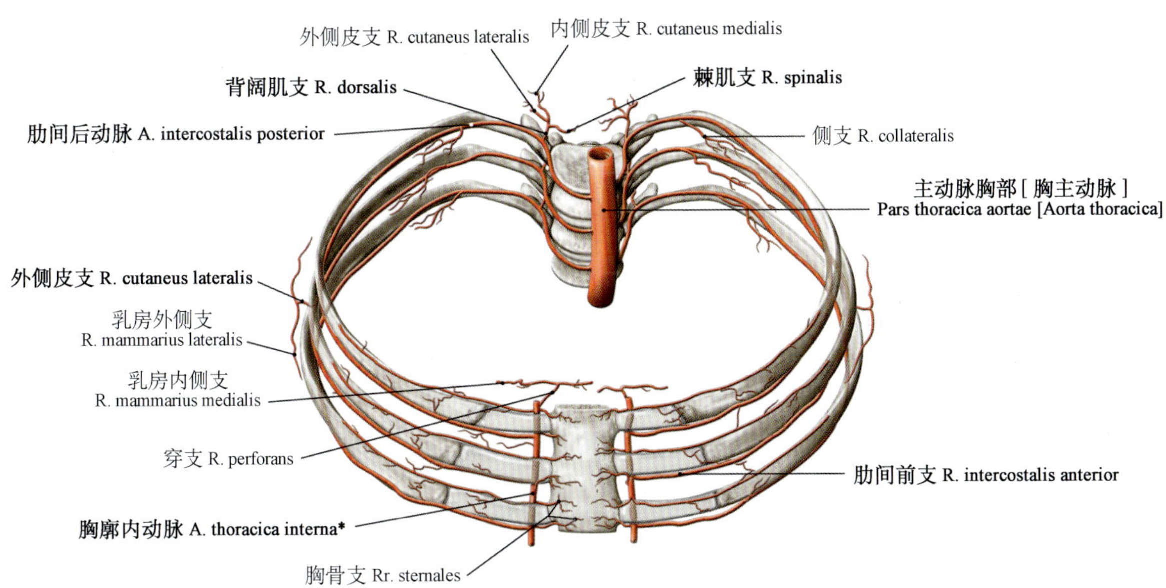

图 2.103 胸壁的动脉[L266]
肋间动脉在胸廓内动脉和胸主动脉之间形成吻合。
* 临床术语：乳房内动脉。

胸主动脉分支	
• 肋间后动脉	-侧支
-背支	-外侧皮支
-内侧皮支	-乳房外侧支
-外侧皮支	
-脊髓支	

临床要点

主动脉峡狭窄：是指主动脉弓区域的主动脉狭窄，导致纵向和横向旁路循环的形成。

- **纵向旁路循环**：在锁骨下动脉和髂外动脉之间，借助胸廓内动脉、腹壁上动脉和腹壁下动脉（在腹直肌鞘内），以及腹壁区的肌膈动脉、腹壁下动脉和旋髂深动脉。
- **横向旁路循环**：在胸廓内动脉和胸主动脉之间，通过右肋间前动脉和肋间后动脉，为胸腔、腹腔器官供血。肋间动脉的扩张导致肋骨的消损（见第 65 页临床要点）。旁路循环有助于维持部分体壁和下肢的血液供应（上肢和下肢之间的血压差通常可以测出）。

躯干腹侧壁静脉

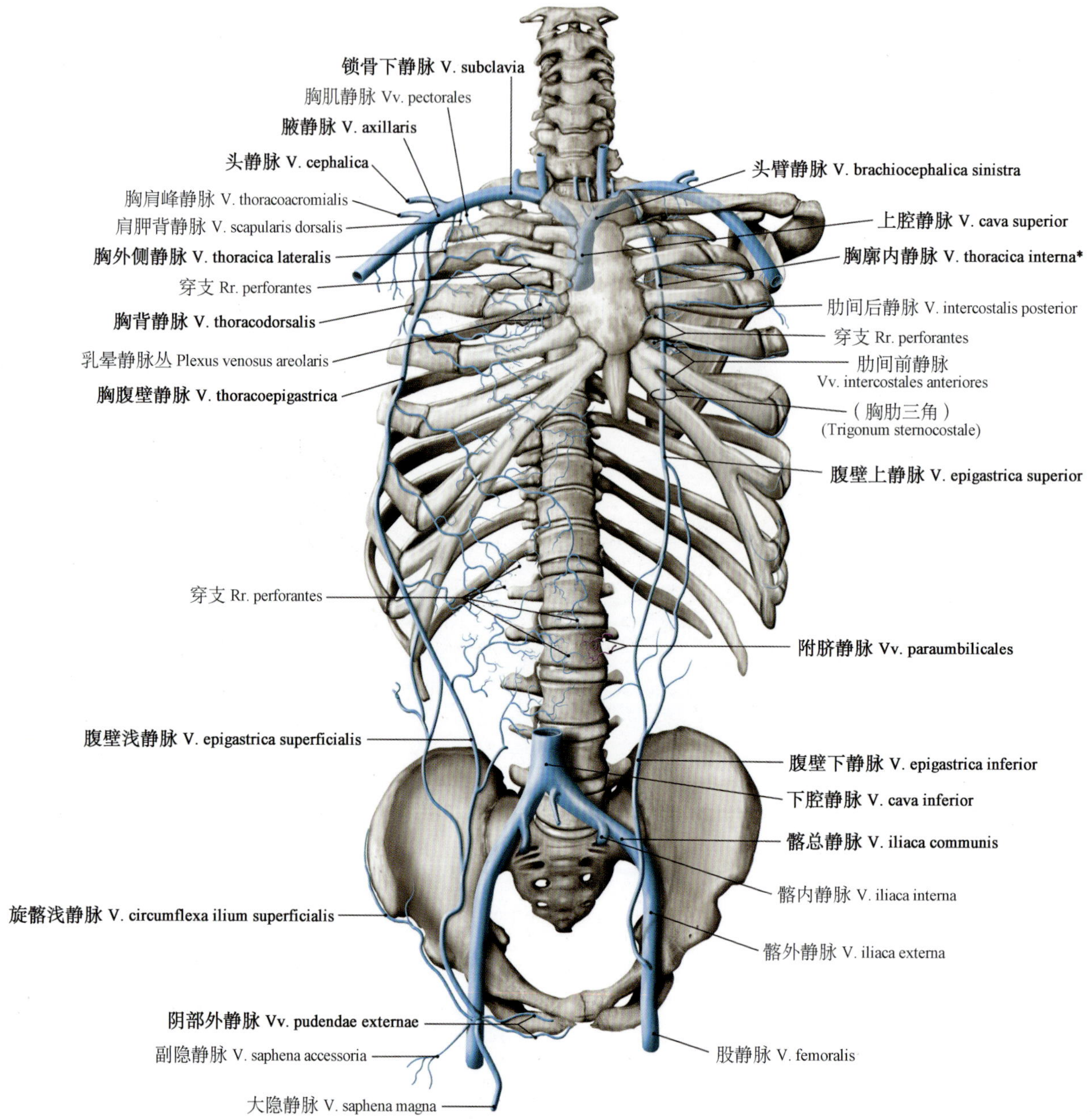

锁骨下静脉 V. subclavia
胸肌静脉 Vv. pectorales
腋静脉 V. axillaris
头静脉 V. cephalica
胸肩峰静脉 V. thoracoacromialis
肩胛背静脉 V. scapularis dorsalis
胸外侧静脉 V. thoracica lateralis
穿支 Rr. perforantes
胸背静脉 V. thoracodorsalis
乳晕静脉丛 Plexus venosus areolaris
胸腹壁静脉 V. thoracoepigastrica
穿支 Rr. perforantes
腹壁浅静脉 V. epigastrica superficialis
旋髂浅静脉 V. circumflexa ilium superficialis
阴部外静脉 Vv. pudendae externae
副隐静脉 V. saphena accessoria
大隐静脉 V. saphena magna
头臂静脉 V. brachiocephalica sinistra
上腔静脉 V. cava superior
胸廓内静脉 V. thoracica interna*
肋间后静脉 V. intercostalis posterior
穿支 Rr. perforantes
肋间前静脉
Vv. intercostales anteriores
（胸肋三角）
(Trigonum sternocostale)
腹壁上静脉 V. epigastrica superior
附脐静脉 Vv. paraumbilicales
腹壁下静脉 V. epigastrica inferior
下腔静脉 V. cava inferior
髂总静脉 V. iliaca communis
髂内静脉 V. iliaca interna
髂外静脉 V. iliaca externa
股静脉 V. femoralis

图 2.104 躯干腹侧壁的静脉[L266]
在上腔静脉和下腔静脉之间，躯干腹侧壁的静脉形成浅静脉（显示身体的右侧）和深静脉（显示身体左侧）吻合。
* 临床术语：乳房内静脉。

奇静脉 V. azygos
椎骨
Vertebra
副半奇静脉
V. hemiazygos accessoria
肋间后静脉
Vv. intercostales posteriores
肋间前静脉
Vv. intercostales anteriores
胸廓内静脉 V. thoracica interna
胸骨 Sternum
半奇静脉 V. hemiazygos

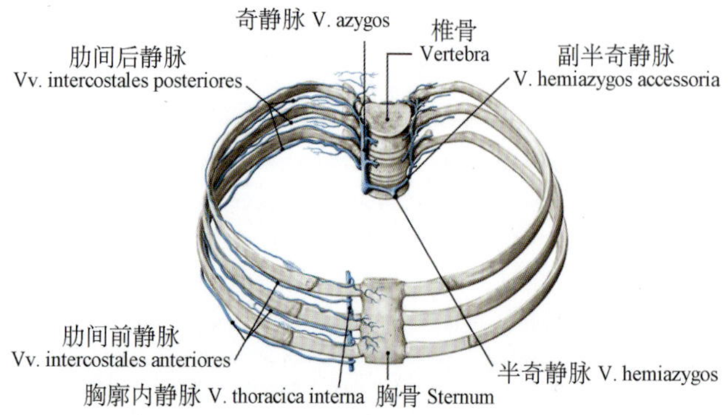

图 2.105 胸壁的静脉[L266]
胸壁静脉和动脉伴行。在前面，肋间前静脉注入胸廓内静脉；在后面，注入奇静脉、半奇静脉及副半奇静脉，两者之间形成静脉吻合。

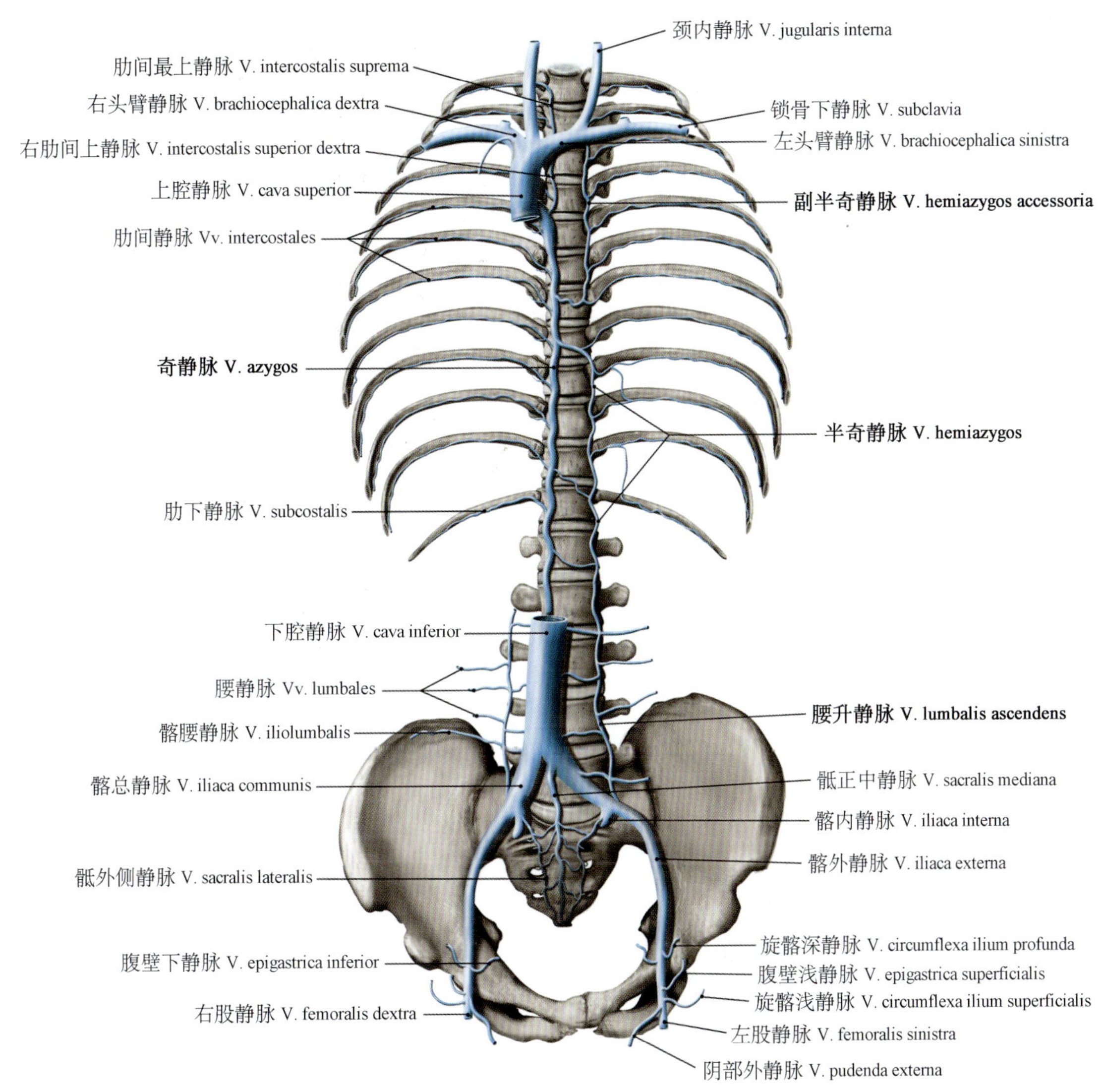

图 2.106 **奇静脉系统**[L266]

奇静脉系统收纳髂内静脉和上腔静脉之间的静脉血。右腰升静脉在下腔静脉之后连接奇静脉和右髂总静脉。此外，腰升静脉也可直接注入下腔静脉。该系统中，骶静脉丛、椎外和椎内静脉丛及腰静脉互相沟通。

临床要点

血栓或肿瘤导致上腔静脉、下腔静脉或髂总静脉淤血，这种情况下，上腔静脉和下腔静脉之间可形成旁路循环（**腔静脉吻合**）。

- 在髂外静脉和上腔静脉之间，通过腹壁下静脉，腹壁上静脉，胸廓内静脉和头臂静脉。
- 在股静脉和上腔静脉之间，通过旋髂浅静脉/腹壁浅静脉，胸腹壁静脉，腋静脉和头臂静脉。
- 在髂内静脉和上腔静脉之间，通过骶静脉丛，椎外及椎内静脉丛，奇静脉和半奇静脉。
- 在腰静脉和上腔静脉之间，通过腰升静脉，奇静脉和半奇静脉。

门腔吻合（→图 6.90，Vol. 2）。

胸壁动脉和静脉

肋颈干 Truncus costocervicalis
肋间最上动脉 A. intercostalis suprema
锁骨下动脉 A. subclavia
肋间后动脉 A. intercostalis posterior
侧支（肋间后动脉）
R. collateralis (A. intercostalis posterior)
胸主动脉 [Aorta thoracica]
Pars thoracica aortae
[Aorta thoracica]
胸廓内动脉
A. thoracica interna*
前穿支
R. perforans anterior
肋间前支
R. intercostalis anterior
肌膈动脉
A. musculophrenica
腹壁上动脉
A. epigastrica superior

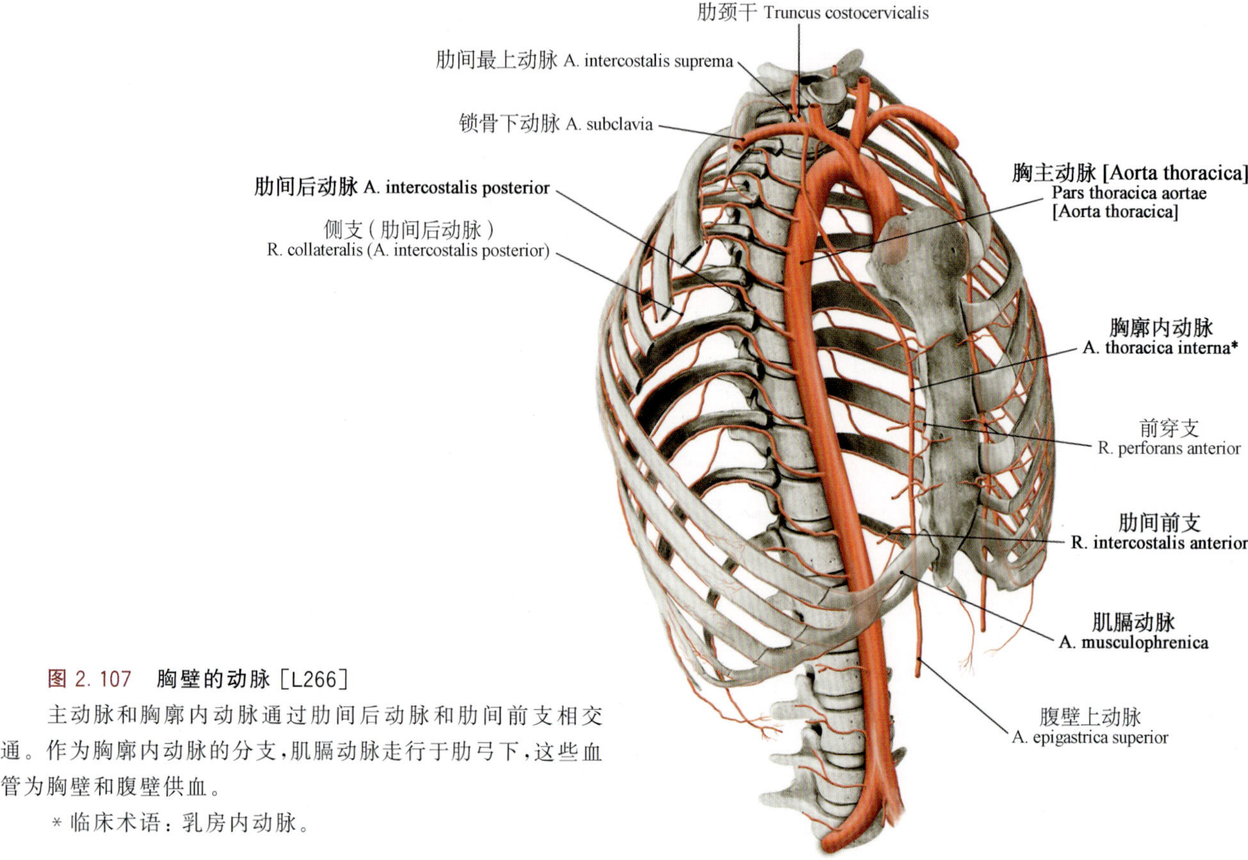

图 2.107 胸壁的动脉 [L266]

主动脉和胸廓内动脉通过肋间后动脉和肋间前支相交通。作为胸廓内动脉的分支，肌膈动脉走行于肋弓下，这些血管为胸壁和腹壁供血。

* 临床术语：乳房内动脉。

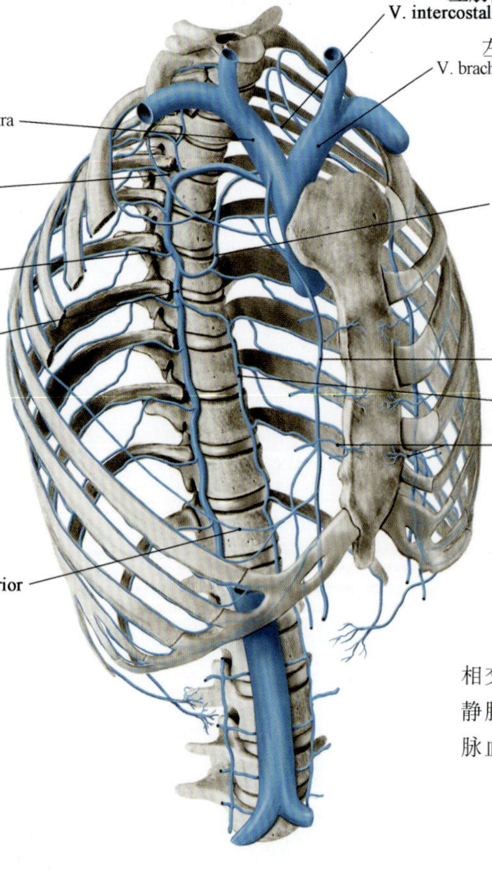

左肋间上静脉
V. intercostalis superior sinistra
左头臂静脉
V. brachiocephalica sinistra
右头臂静脉
V. brachiocephalica dextra
右肋间上静脉
V. intercostalis superior dextra
肋间后静脉
V. intercostalis posterior
副半奇静脉
V. hemiazygos accessoria
奇静脉 V. azygos
胸廓内静脉
V. thoracica interna*
半奇静脉 V. hemiazygos
前穿支 R. perforans anterior
肋间前静脉
V. intercostalis anterior

图 2.108 胸壁的静脉[L266]

上腔静脉和下腔静脉通过腰静脉、半奇静脉和奇静脉相交通。此外，奇静脉系统和胸廓内静脉之间通过肋间后静脉和肋间前静脉相吻合。这些静脉收纳胸壁和腹壁的静脉血。

* 临床术语：乳房内静脉。

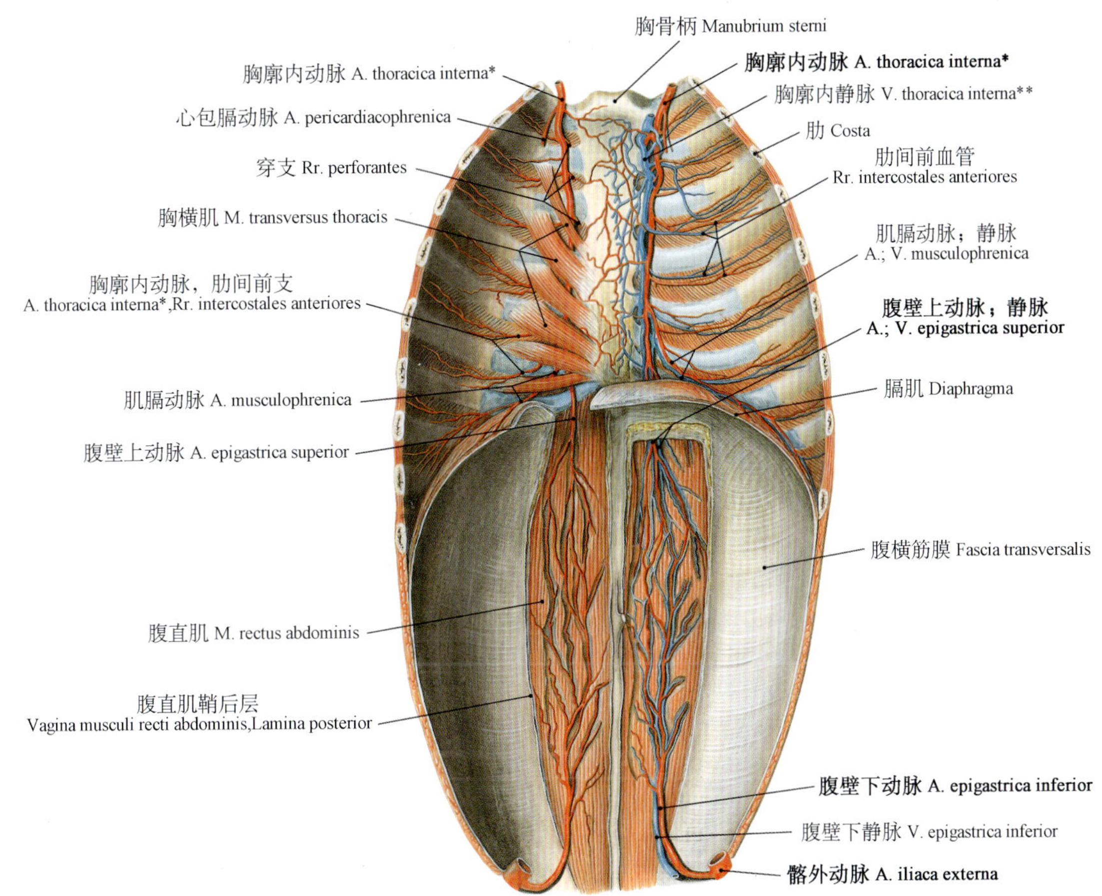

图 2.109　**躯干腹前壁后面的血管(后面观)**

腹壁血管(腹壁上和腹壁下血管)行于腹横肌的后面，在腹部上 2/3，清除腹直肌鞘和腹横筋膜后可见腹壁血管。左侧的胸廓内动脉被胸横肌覆盖，该动脉穿过膈肌的胸肋三角，进入腹直肌鞘，延续为腹壁上动脉。腹壁下动脉起自髂外动脉。

* 临床术语：乳房内动脉。

** 临床术语：乳房内静脉。

临床要点

和大隐静脉相似，胸廓内动脉(乳房内动脉)通常用于**心冠状动脉高度狭窄**血供**旁路重建术**。主动脉峡狭窄时的旁路循环见第 119 页；腔静脉吻合见第 121 页。

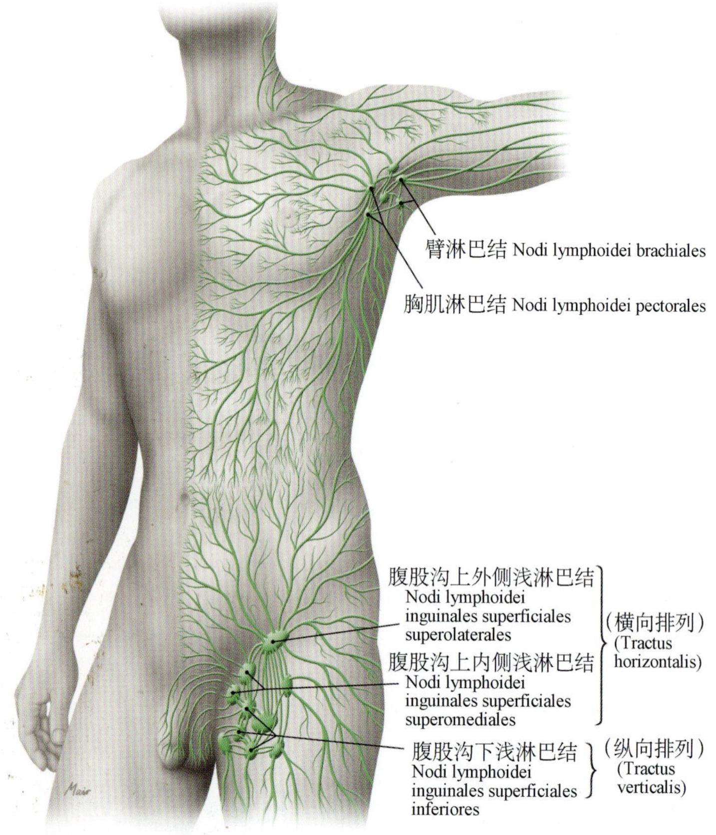

图 2.110 **躯干腹侧壁浅淋巴管和局部淋巴结**[L127]

腋淋巴结(包括上肢和胸肌淋巴结)收纳整个上肢,胸前外侧壁,脐以上腹侧壁及背部相应区域的淋巴回流(→图 2.111)。

腹股沟浅淋巴结包括纵向和横向 2 组,收纳整个下肢,脐以下腹壁,背部的相应区域及外生殖器(包括阴茎),会阴和肛门区域的淋巴回流。

女性淋巴管起自子宫体和子宫输卵管接合部,与子宫圆韧带伴行,穿过腹股沟管(→图 2.113),将淋巴引流至腹股沟浅淋巴结。

在**男性**,睾丸的淋巴被引流到主动脉旁淋巴结(未显示)。

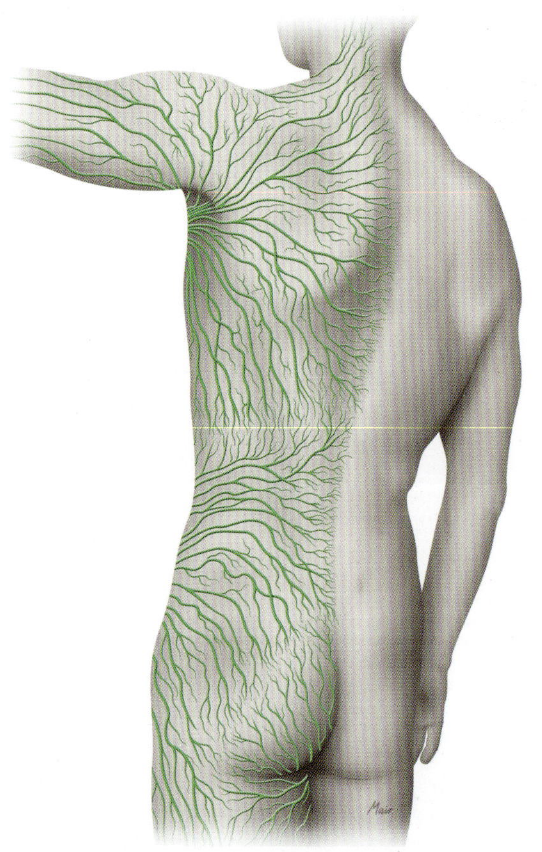

图 2.111 **躯干后壁的浅淋巴管**[L127]

脐以上背部淋巴回流至腋淋巴结,脐以下淋巴回流至腹股沟浅淋巴结。

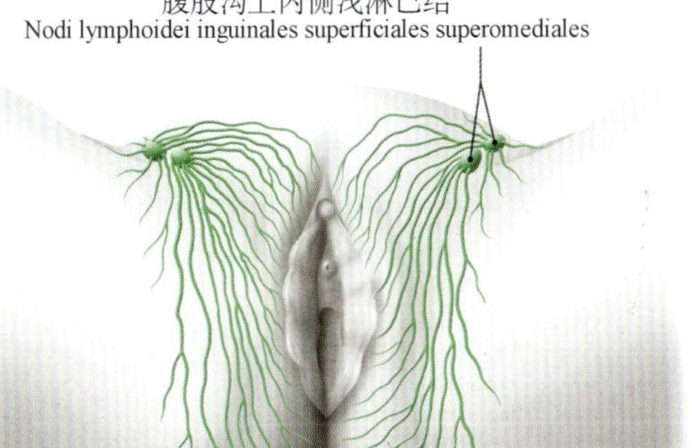

图 2.112　女性外生殖器及会阴、肛区的浅淋巴管和局部淋巴结（下面观）[L127]

外生殖器、会阴和肛区的淋巴回流至腹股沟浅淋巴结。第 1 级是**腹股沟上内侧浅淋巴结**。

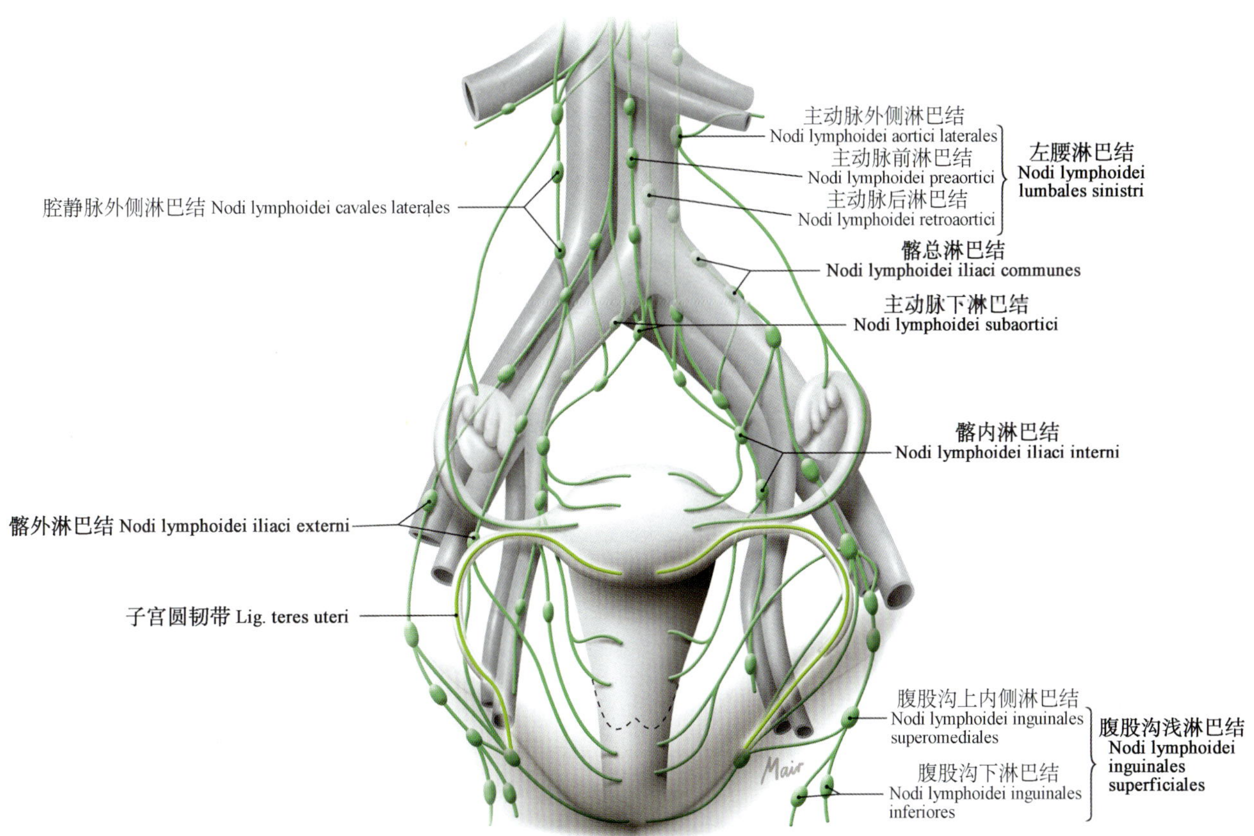

图 2.113　阴道、子宫、输卵管和卵巢的浅、深淋巴管和局部淋巴结（前面观）[L127]

- 阴道上 2/3 的淋巴回流至盆腔淋巴结，而下 1/3 的淋巴回流至腹股沟淋巴结。
- 卵巢、输卵管和一部分子宫底和子宫体的淋巴管伴随卵巢悬韧带内的卵巢动脉，注入**腰淋巴结**。
- 一部分子宫底、子宫体和子宫颈的淋巴管伴随子宫动脉，注入**髂淋巴结**。
- 一部分子宫底和子宫体的淋巴管伴随子宫圆韧带，注入**腹股沟浅淋巴结**（颜色加深部分）

临床要点

腹股沟淋巴结在炎症和肿瘤的病理改变中具有重要的临床意义。局部淋巴结增大具有重要的预警意义。子宫病变经子宫圆韧带，通过腹股沟管的**淋巴转移路径**已得到确认。

背部皮肤神经支配

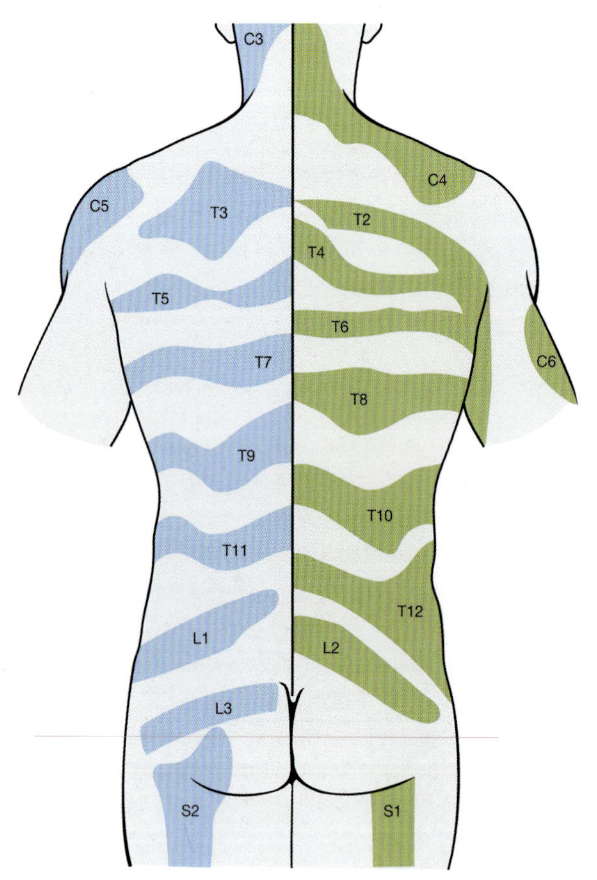

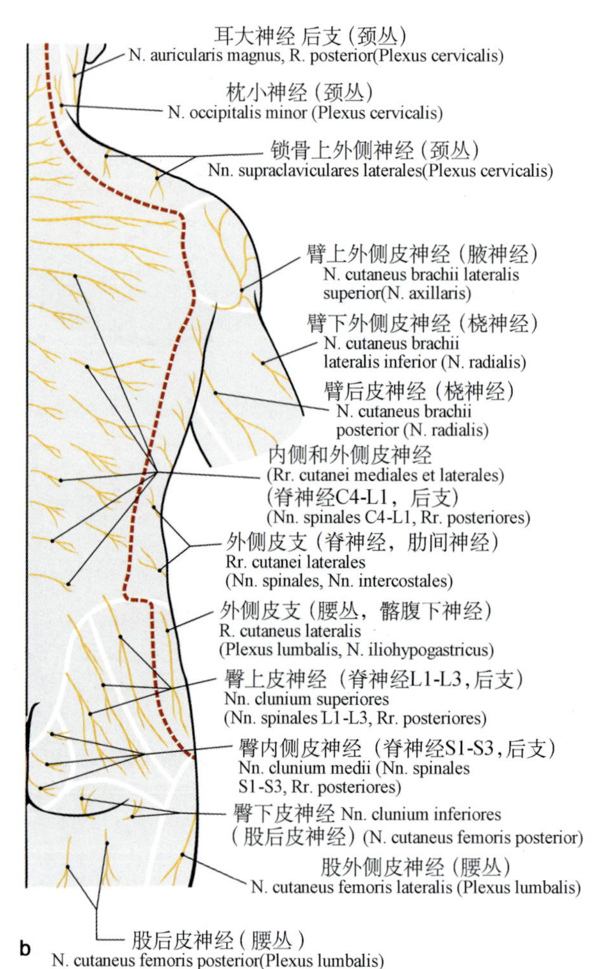

图 2.114 皮神经节段性分布(皮节)

(a 全身观)和背部的皮神经(b 半身观);后面观。[L126]。

由于一些皮神经由多个脊神经纤维组成,皮节不同于皮神经的分布区域。皮节分别在左侧(蓝色)和右侧(绿色)交替显示。例如,T7 在左侧用蓝色展现,T8 在右侧用绿色,而 T9 又在左侧用蓝色等。出现这种呈现方式的原因是,皮节不是各皮肤感觉神经分布的独立区域,而是发生不同程度的重叠(仅在中线处重叠程度很低),可形成一个较强的感觉平面。无色区域(如中线附近 C4、T2 和 T3 之间的区域)变异性强,个体间重叠可能性大,因此无法明确标注皮节的分布。皮节的分布是基于 Lee 和同事(2008)提供的基于实验的皮节卡。为了保持画面清晰,易于理解,皮节 S3、S4 和 S5 未显示(它们覆盖肛门和外生殖器在内的会阴区域)。皮神经如右图所示。红虚线(图 2.114b)示脊神经的后支(背侧)和前支(腹侧)分布区域间的界限。

附图:原文中 green,应该为 blue。

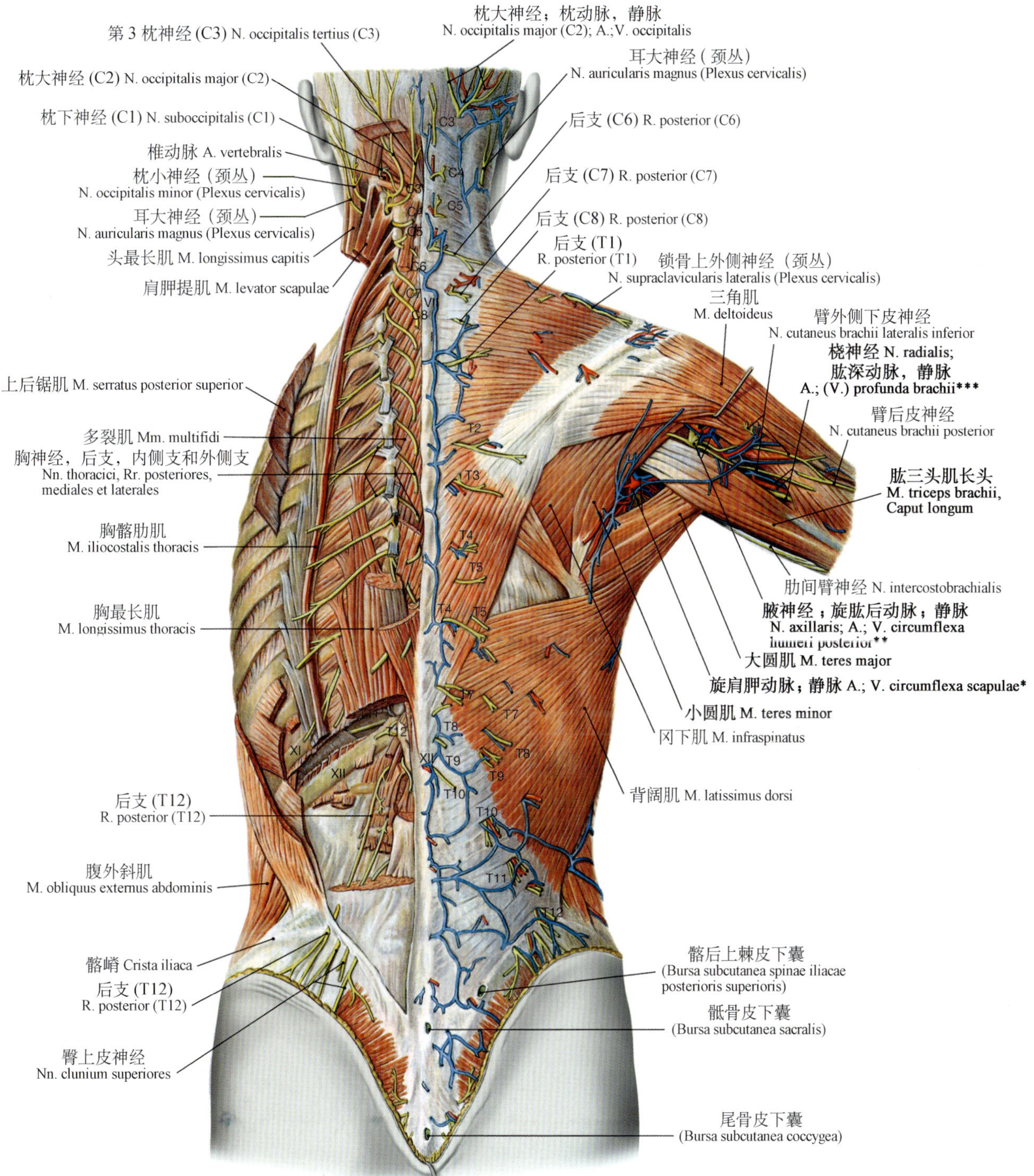

图 2.115 背部血管和神经

后面观；移除左侧的浅层肌和上肢带骨。**三边孔**的血管和神经：旋肩胛动脉和静脉（边界：上界-小圆肌，下界-大圆肌，外侧-肱三头肌长头）。

四边孔的血管和神经：旋肱后动脉和静脉、腋神经（边界：上界-小圆肌，下界-大圆肌，内侧-肱三头肌长头，外侧-肱骨骨干）。

三头肌缝（肱骨肌管）中的血管和神经：肱深动脉和静脉，桡神经（边界：上界-大圆肌，内侧-肱三头肌长头，外侧-肱骨干）。

* 腋窝内侧间隙的血管和神经。

** 腋窝外侧间隙的血管和神经。

*** 三头肌缝中的血管和神经。

颈部血管和神经

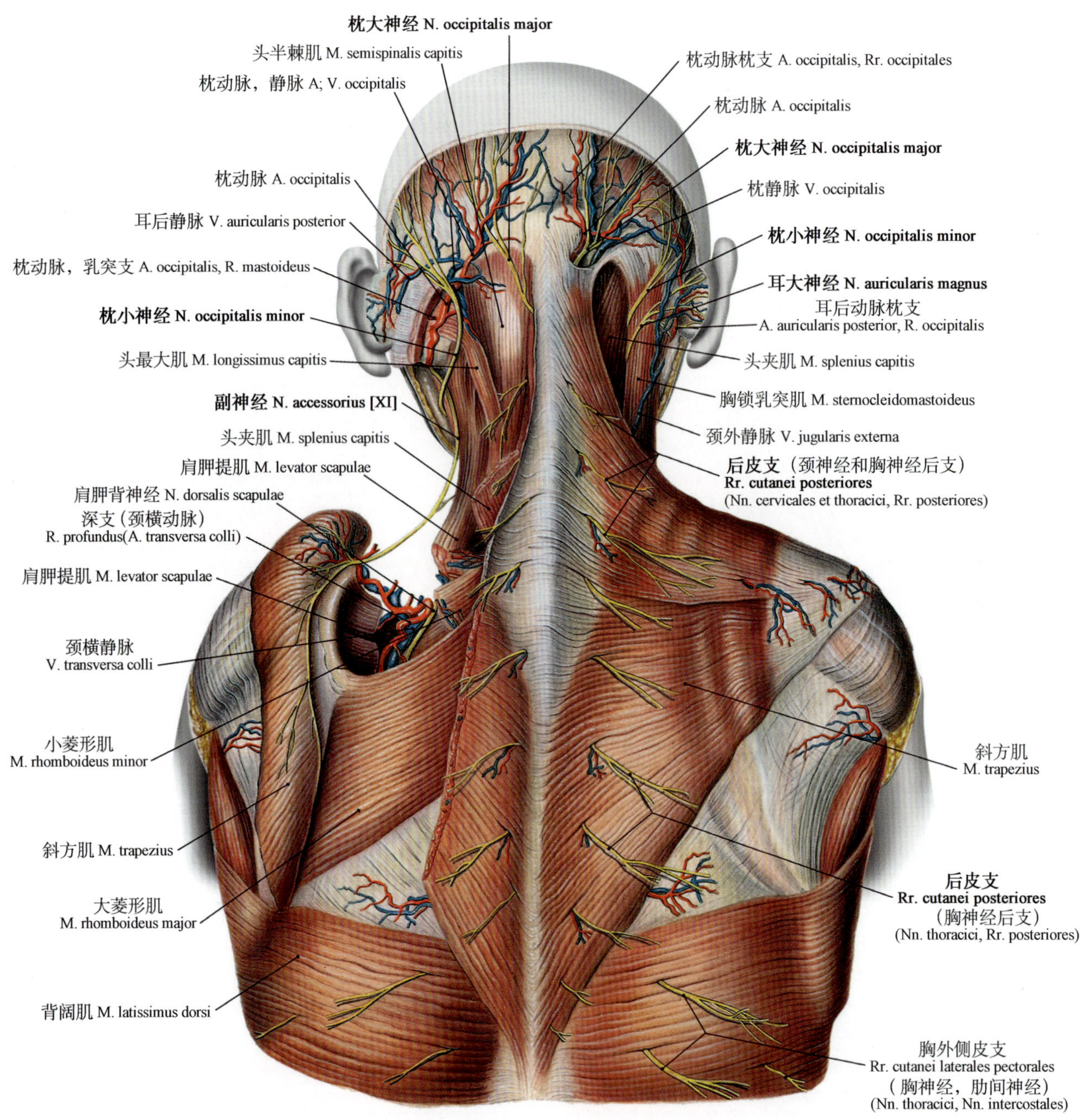

图 2.116 枕区、颈后区[项区]和背上部的血管及神经（后面观）

一直到肩胛线，背部皮肤接受节段性脊神经后支（后皮支）的支配。来自 C2 的枕大神经和来自 C3 的第 3 枕神经（未显示）分布于颈后部和枕区。来自颈丛的枕小神经穿过神经阻滞点（Erb 点）。颈部和肩胛区副神经的走行如图所示。

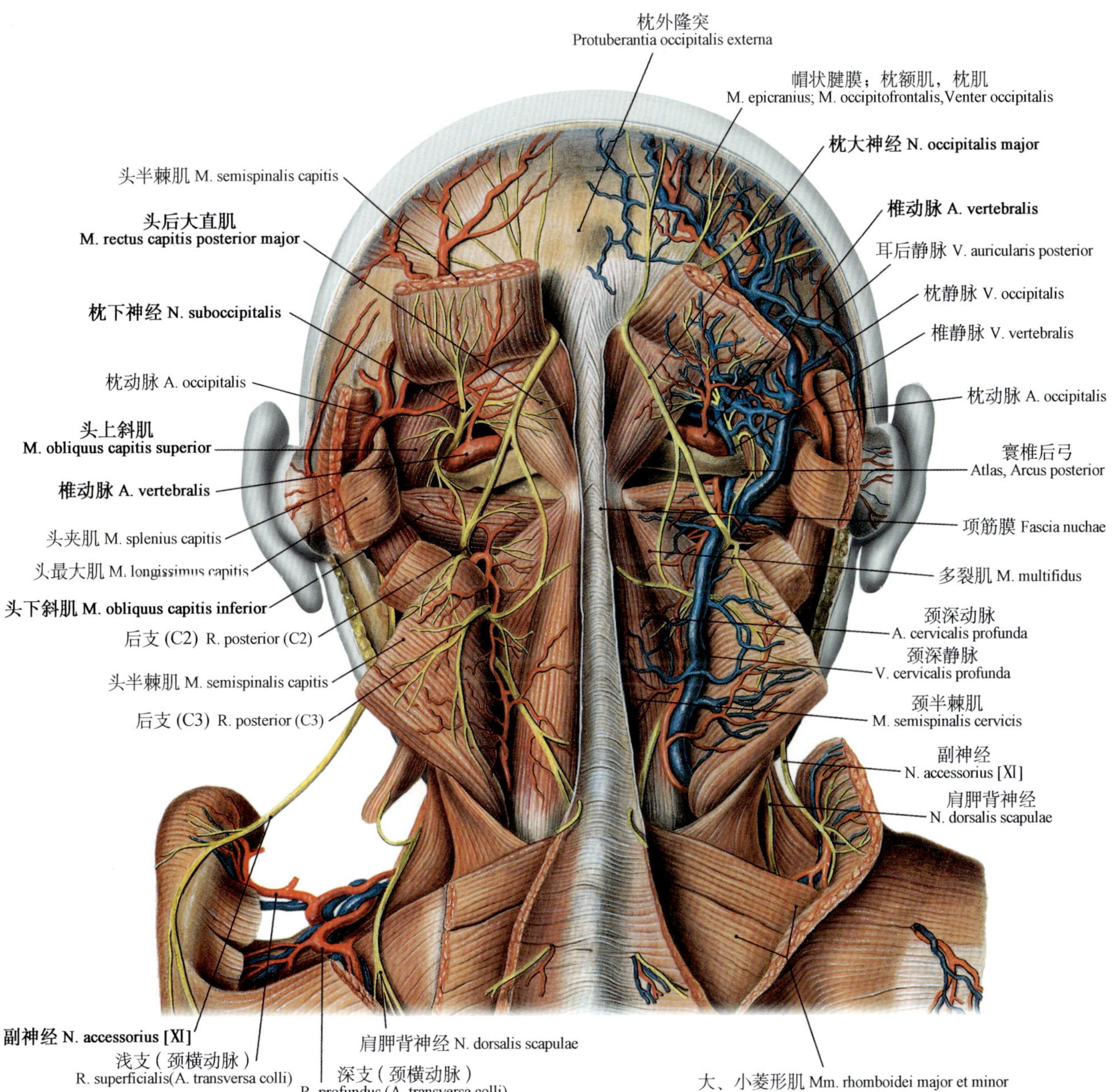

图 2.117 枕区和颈后区的血管及神经(后面观)

为显示两侧深部的神经血管走行，斜方肌、胸锁乳突肌、头夹肌和头半棘肌被分离并部分切除。两侧短的颈肌（头后小、大直肌和头上、下斜肌）构成椎动脉三角（也称**枕下三角**）。除了动脉和静脉，枕大神经、枕下神经和副神经也有显示。

颈部神经和颈后区深层结构

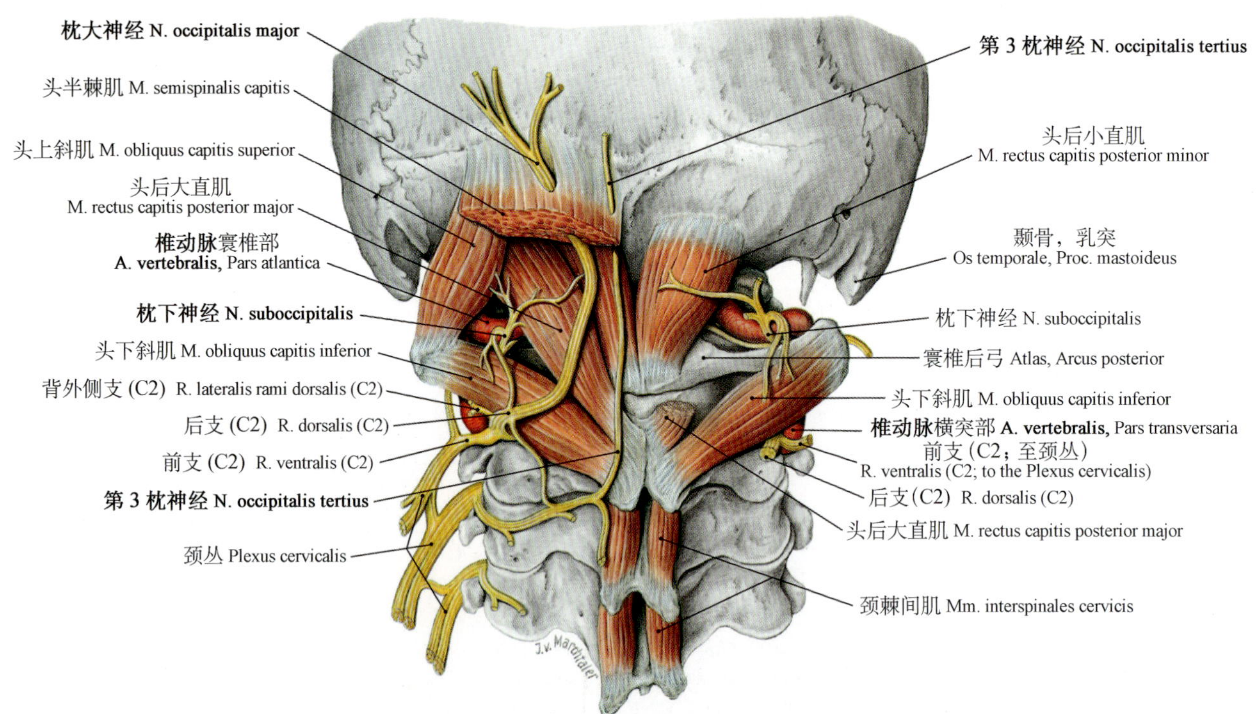

图 2.118 颈后区神经（后面观）
来自 C2 的后支在枕后部延续为**枕大神经**。来自 C3 的后支在项韧带处延续为**第 3 枕神经**。在椎动脉三角深部，椎动脉下面，来自 C1 的后支支配短的颈肌，称为枕下神经。

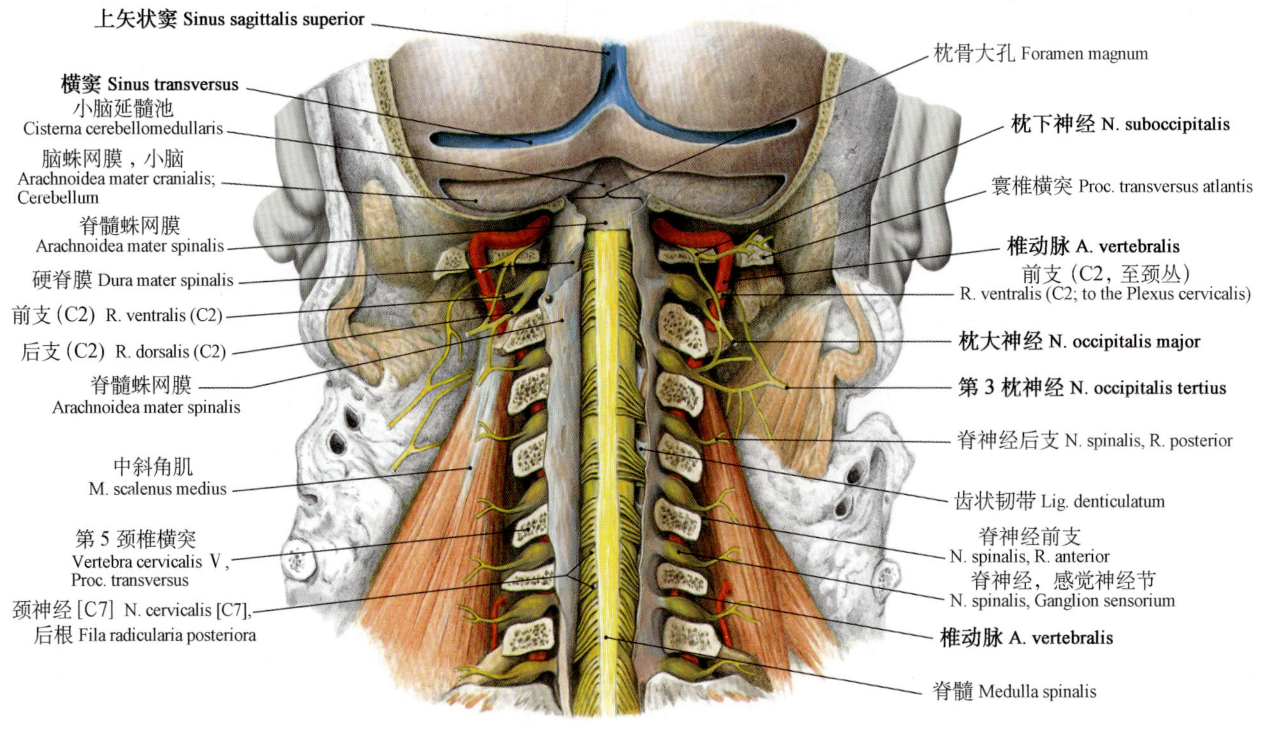

图 2.119 颈后区深部的血管、神经和椎管内容物（后面观）
从后面打开椎管，移除枕骨；这提供了开放的上矢状窦和横窦硬脑膜视野。

在颈椎之间可见上升的**椎动脉**。

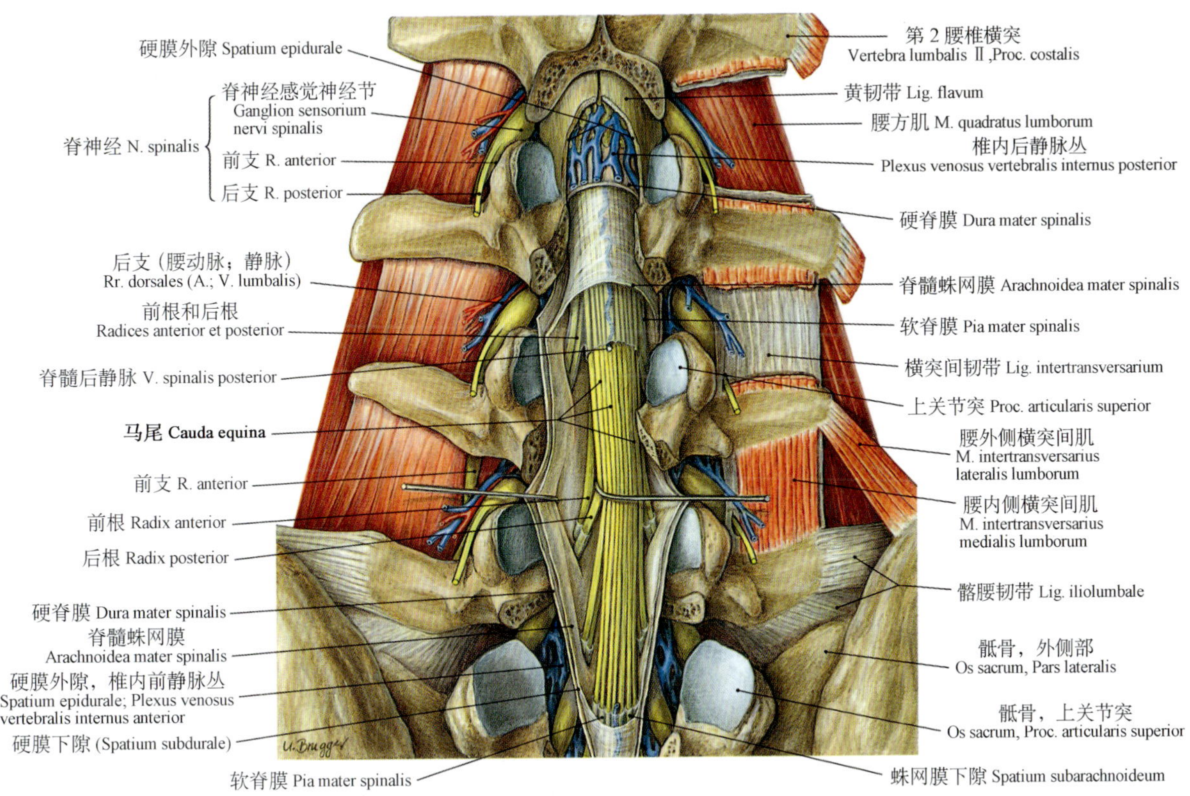

图 2.120 开放的腰椎椎管的血管和神经（后面观）

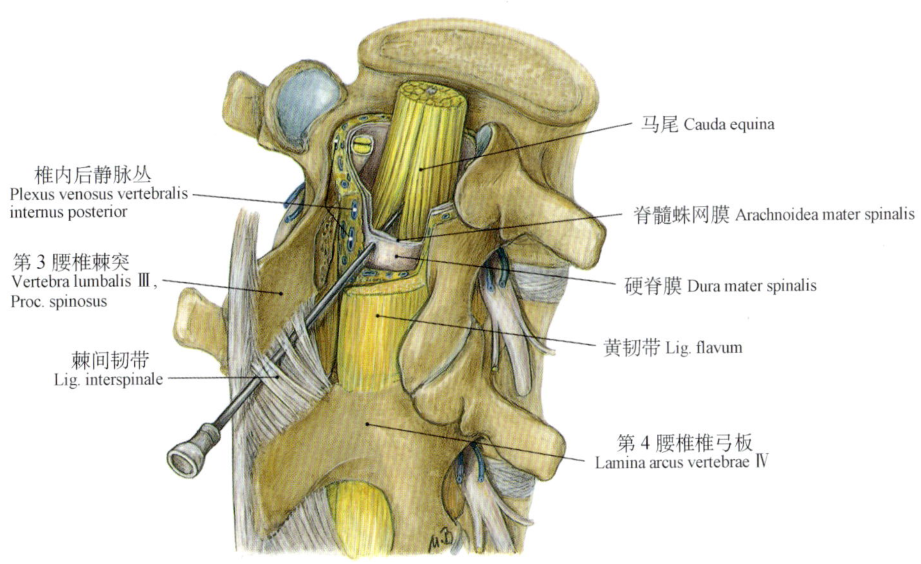

图 2.121 腰椎穿刺进针操作

临床要点

为抽取脑脊液进行诊断或经蛛网膜下腔用药，需要进行**腰椎穿刺**。→图中所示穿刺部位在第 2 腰椎下方。为确保不伤及脊髓，通常穿刺部位选在 L3/L4 和 L4/L5 棘突之间。在这一水平可见马尾；蛛网膜下隙最膨大。穿刺针经棘上韧带、棘间韧带、黄韧带、硬膜外隙、硬脊膜和蛛网膜，直到进入蛛网膜下隙（图 2.121）。

（范　凯　译）

脊神经和椎间孔

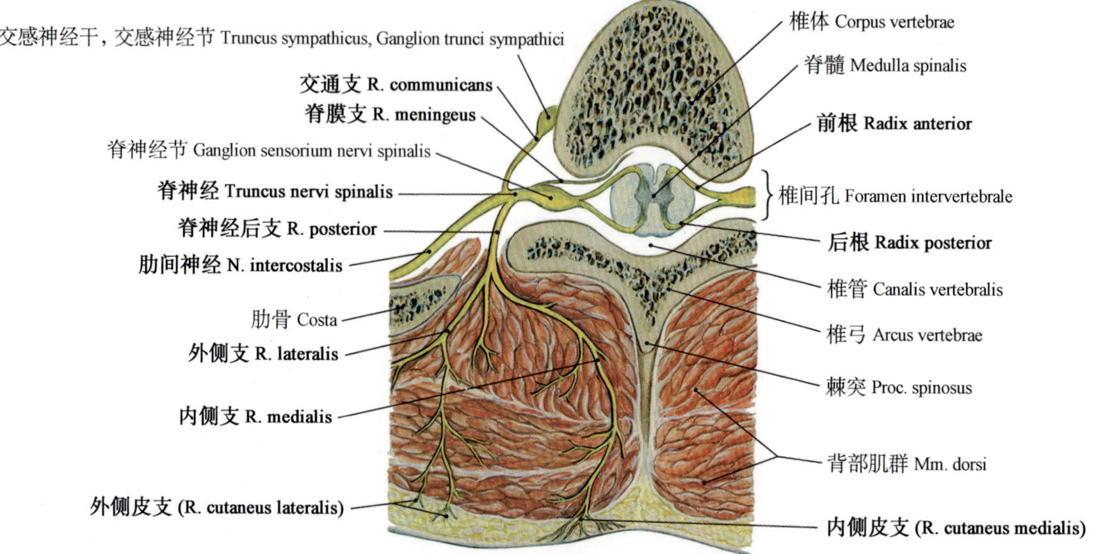

图 2.122 **胸段脊神经(下面观)**

脊神经干(Truncus nervi spinalis)仅长约几毫米，由脊神经前根和后根汇合而形成。脊神经干发出较粗大的前支(在胸段为肋间神经)和较细小的后支，其中后支又分为内侧支(R. medialis)和外侧支(R. lateralis)，支配背部固有肌群，其终末支(内侧皮支和外侧皮支)分布于背部皮肤。脊神经借交通支与交感干相连。脊神经的脊膜支于椎管内下行，分布于脊柱的韧带和脊髓。肋间神经于肋下(未显示)前行，支配肋间外肌和肋间内肌，其外侧皮支和前皮支分布于皮肤。

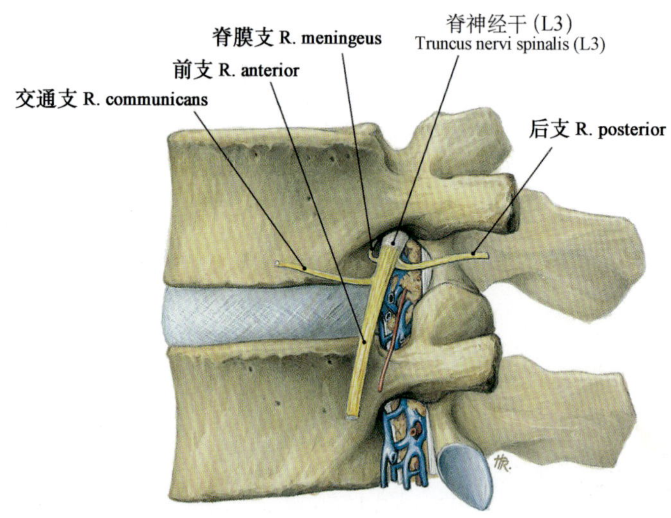

图 2.123 **腰段脊神经(左侧面观)**[S010-17;L240]

脊神经穿出椎间孔后，分为前支、后支、脊膜支和交通支。

临床要点

后外侧椎间盘突出、椎骨赘生物或肿瘤可导致**椎间孔狭窄**，脊神经根受压，引发神经功能丧失。

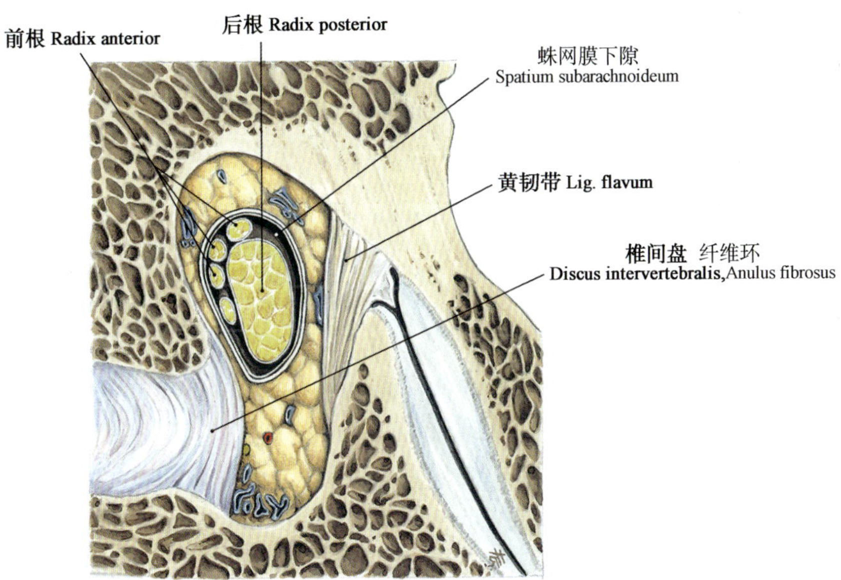

图 2.124 **腰段脊神经；经椎间孔水平的矢状切面（左侧面观）**[S010-17；L240]

脊神经前根和后根在椎间孔内尚未汇合成为脊神经；脊神经的前、后根均被硬脊膜包裹，浸于脑脊液中。向前，可见椎间盘；向后，可见黄韧带及相邻的关节突关节。

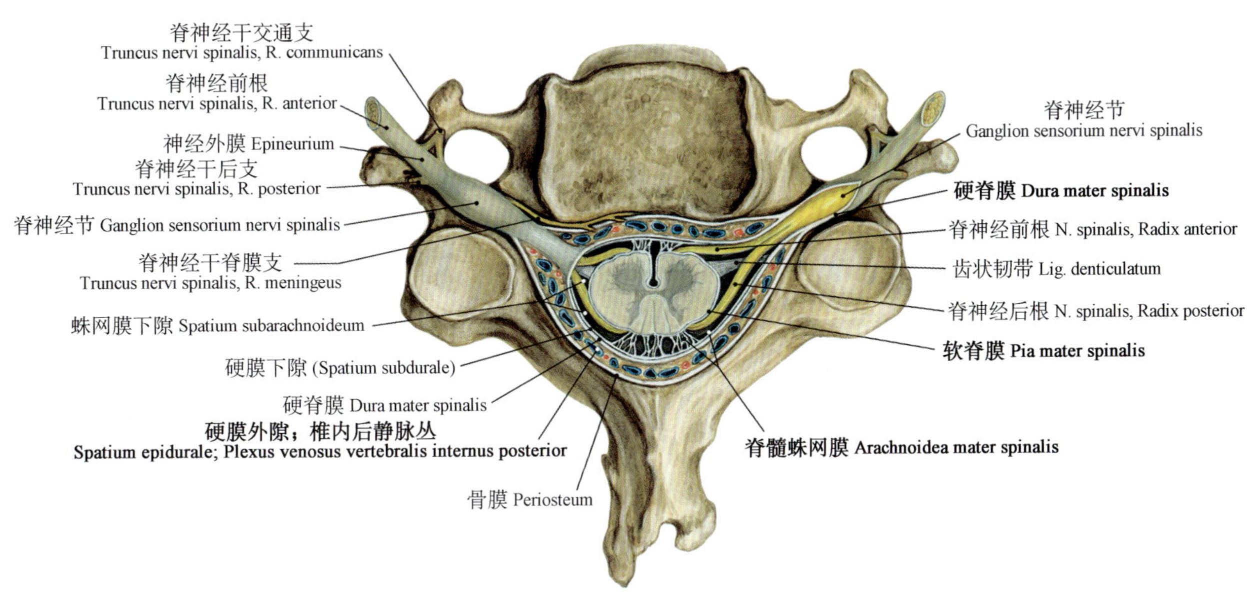

图 2.125 **椎管内容物；经第 5 颈椎的横断面（上面观）**

脊髓被硬脊膜、蛛网膜和软脊膜包裹，浸于蛛网膜下隙内的脑脊液中。在椎管内，脂肪组织包裹硬膜囊及脊神经根，并起保护作用。上述脂肪组织内含有静脉丛（椎内前静脉丛和椎内后静脉丛）和滋养血管。

硬膜外麻醉见第 403 页 Vol3。

脊神经

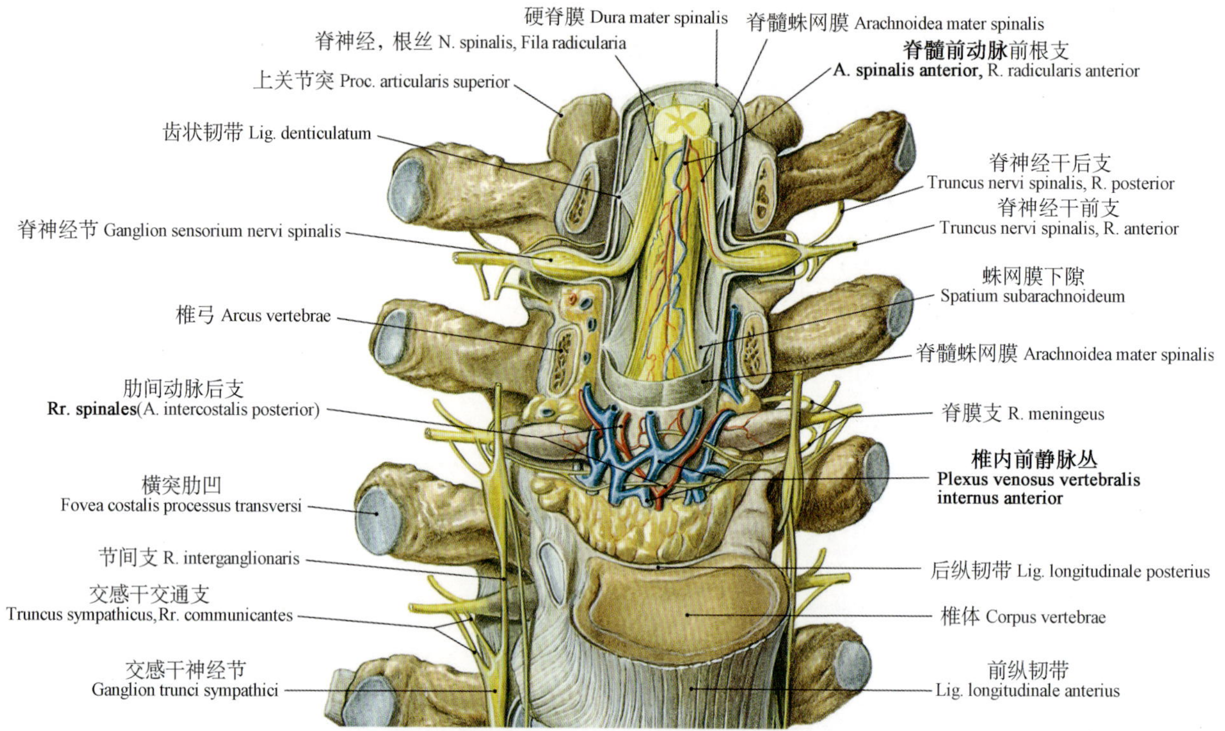

图 2.126 脊柱胸段及其内的脊髓和交感干(前面观)
于椎管内可见硬膜外隙包绕脊髓被膜，于脂肪组织内可见椎内前静脉丛和肋间后动脉的脊支。脊髓前动脉沿脊髓下行。

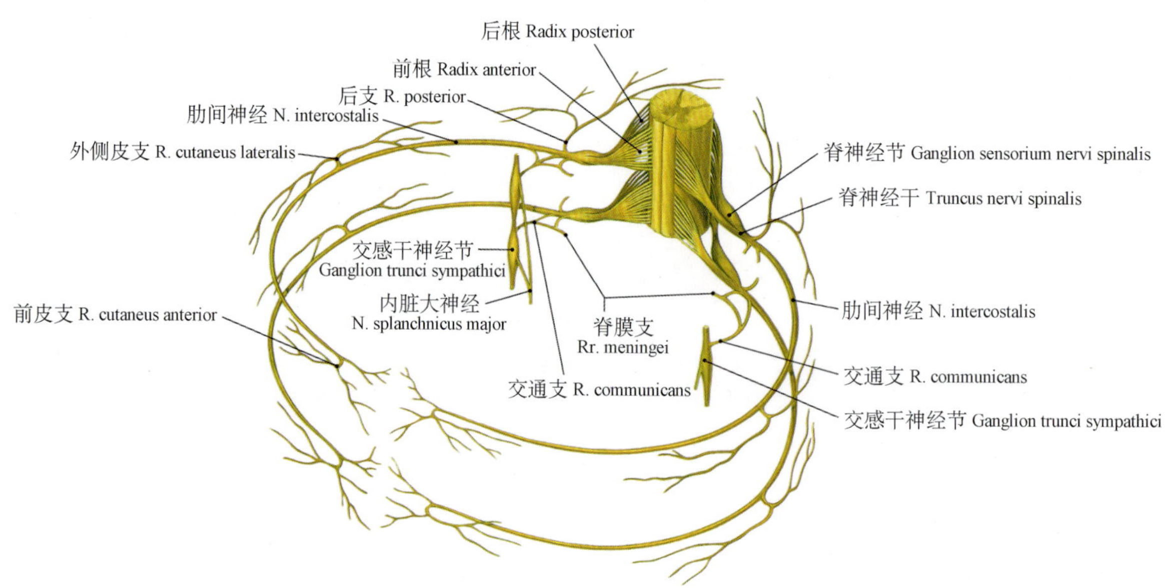

图 2.127 相邻两条胸神经示意脊神经结构和脊髓节段(斜上面观)

每条脊神经均由前根和后根汇合而成。前根内为运动神经纤维，其胞体位于脊髓灰质内；感觉神经纤维的胞体位于背根神经节内，经后根进入脊髓。脊髓和交感干之间通过交通支连接。背部的脊神经分支呈节段排列；除第 2～11 肋间神经外，其余脊神经的前支形成神经丛。

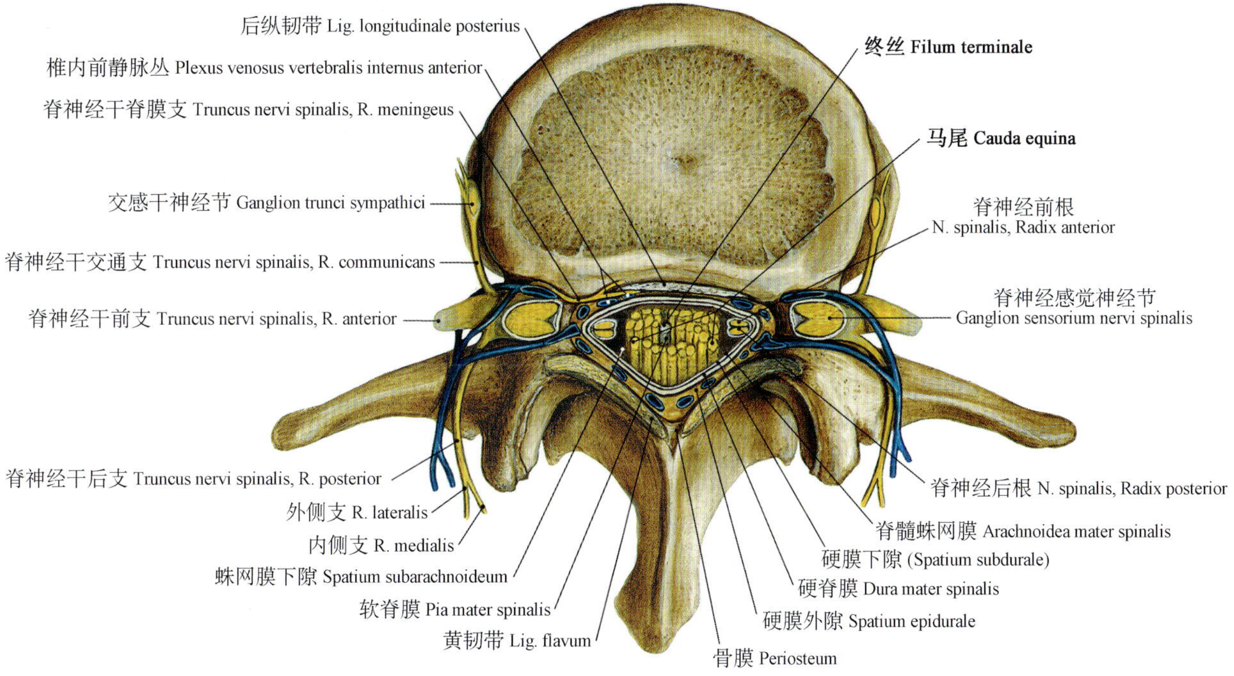

图 2.128 **椎管的内容物;经第 3 腰椎水平横断面(上面观)**

第 1 或 2 腰椎下方,第 2 腰神经的神经根下行,继而与包含尾神经在内的神经根于硬膜囊内形成一疏松的神经根束,直至相应的椎间孔。前述神经根束称为**马尾**,其内可见纤细的**终丝**连于脊髓圆锥。

腰椎穿刺见第 403 页 Vol3。

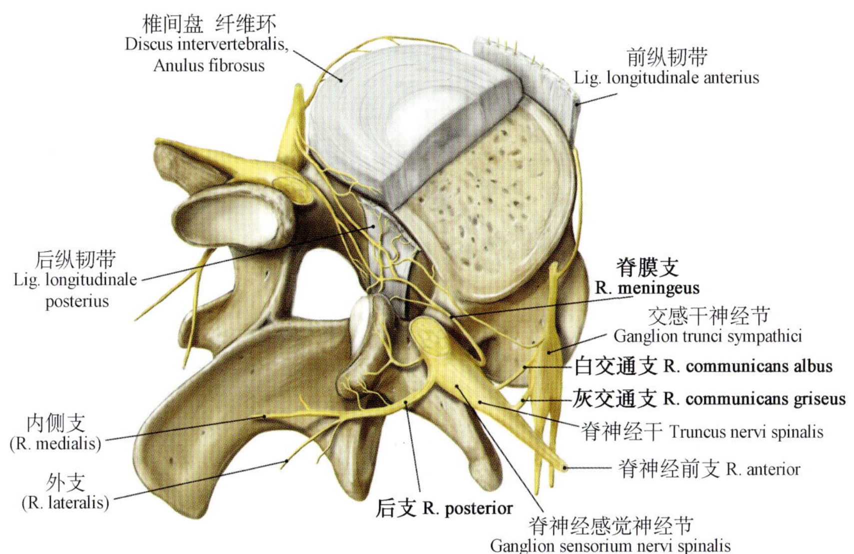

图 2.129 **脊柱的神经(右外上面观)**[L266]

此图显示脊神经的分支及其与周围结构的毗邻,包括:司脊髓被膜感觉的**脊膜支**;由**后支**发出至关节突关节的关节囊的细小分支;以及连接交感干的白交通支和灰交通支。

交感神经的节前纤维经**白交通支**由脊髓侧角至交感干。

交感神经的节后纤维经**灰交通支**由交感干至脊神经。交感干的自主神经纤维支配脊柱的椎间盘和韧带。

椎管的血管和神经

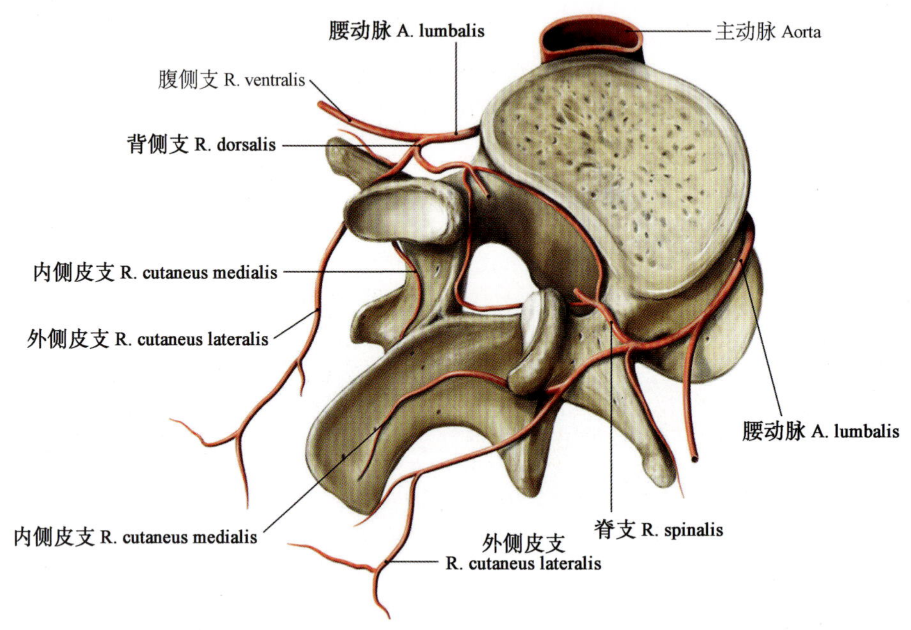

图 2.130 椎管的动脉(右外上面观)[L266]

脊柱胸段和腰段由节段性动脉营养。胸主动脉发出成对的**肋间后动脉**，其支分呈节段性分布，为相邻的椎体供血。每条肋间后动脉发出**背侧支**，后者再发出**脊支**穿经相应节段的椎间孔进入椎管。腹主动脉发出成对的**腰动脉**。在椎管内，节段性动脉借升支和降支于多个水平上吻合。椎弓板和棘突由背侧支分支营养。与其伴行的同名神经相似，动脉背侧支的终末支同样分为**内侧皮支**和**外侧皮支**。前述节段性动脉还营养背部的骨性结构、肌肉，其终末支营养背部皮肤。

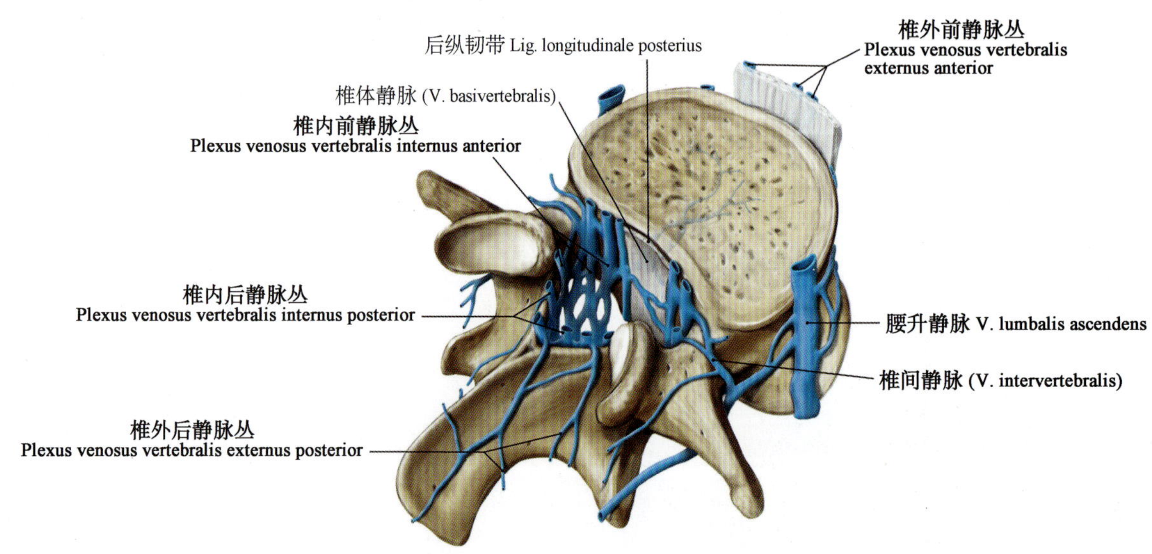

图 2.131 椎管的静脉(右外上面观)[L266]

椎管内有密集的静脉网，形成**椎内前静脉丛**和**椎内后静脉丛**。椎内静脉丛位于硬膜外隙内，包裹脊髓的被膜、骨髓及马尾。椎内前静脉丛和椎内后静脉丛经椎间静脉与**椎外后静脉丛**相交通。在脊柱腰段，椎间静脉回流至沿椎旁上行的腰升静脉(在脊柱胸段，经奇静脉、半奇静脉和副半奇静脉回流)。腰升静脉收集椎体前部椎间盘和**椎外前静脉丛**的静脉血。

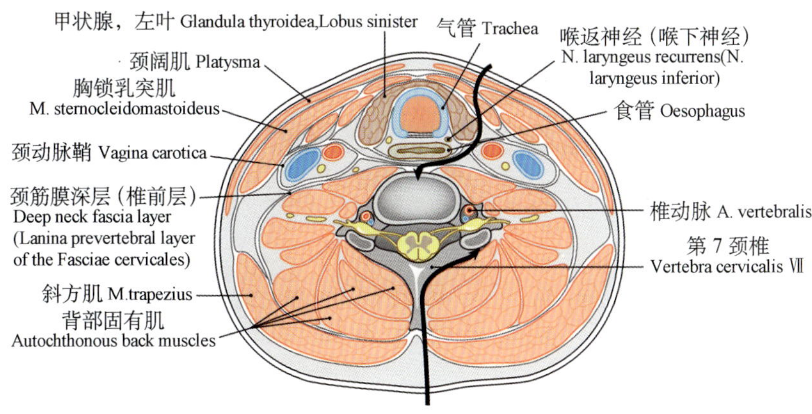

图 2.132 经第 1 气管软骨环水平的颈椎手术前入路；水平切面[L126]

确定手术入路是脊柱手术方案中不可或缺的一部分；脊柱手术的适应证有多种，包括椎间盘突出症、椎管狭窄、脊柱侧弯、椎体骨折、椎体原发及转移性肿瘤、先天疾病或退行性病变（如椎骨滑脱）等。外科医师须从外部切开脊柱周围的软组织。经第 1 气管软骨环水平的前手术入路中，于胸锁乳突肌前缘切开，而后将颈部脏器及其筋膜翻向前，同时将颈动脉鞘及其内容物保留于入路的后方。

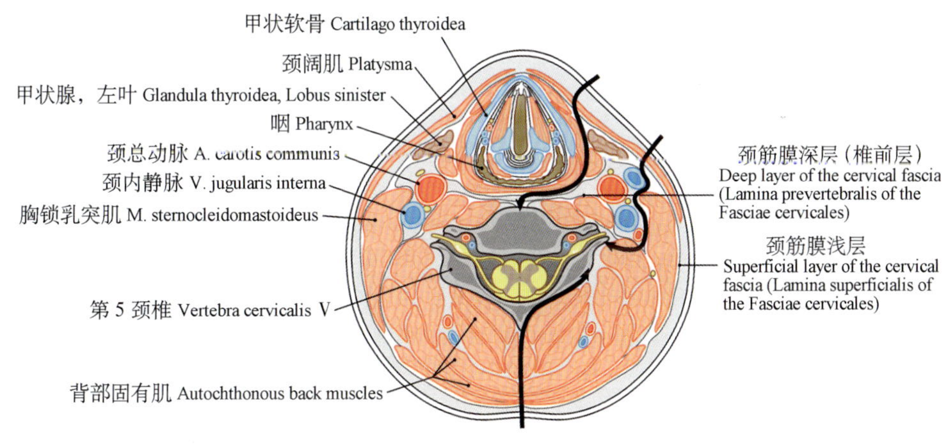

图 2.133 经声襞水平的颈椎手术入路（水平切面）[L126]

根据患者所患疾病的不同（图 2.132），可选择前、外侧或后入路进行脊柱颈段的手术。

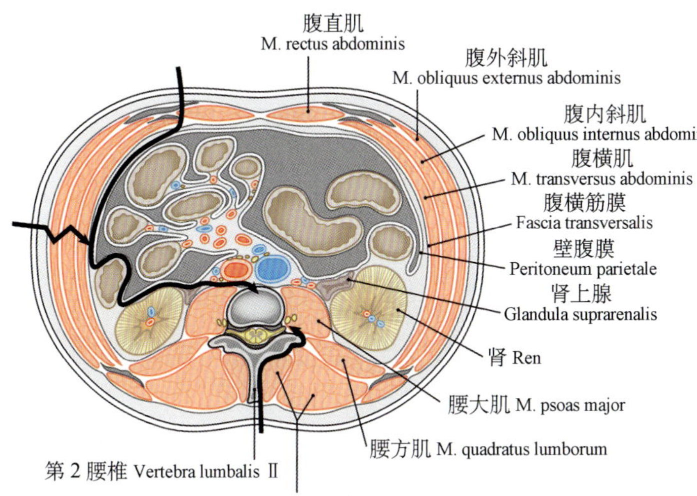

图 2.134 经第 1 腰椎水平的脊柱腰段手术入路（水平切面）[L126]

与脊柱颈段类似，可根据手术原因（图 2.132）选择前、外侧或后入路施行脊柱腰段手术。前入路和外侧入路均应避免伤及腹膜。与前两者相比，后入路相对简单，因为术者可将棘突作为相应腰椎的着力点。

女性乳房

女性乳房，概述与发育

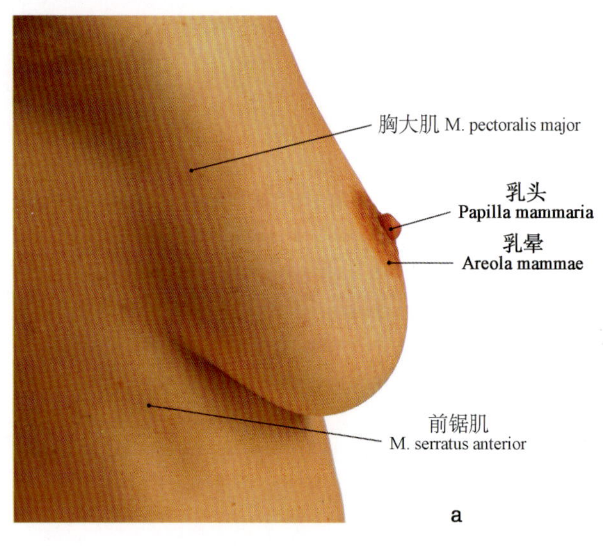

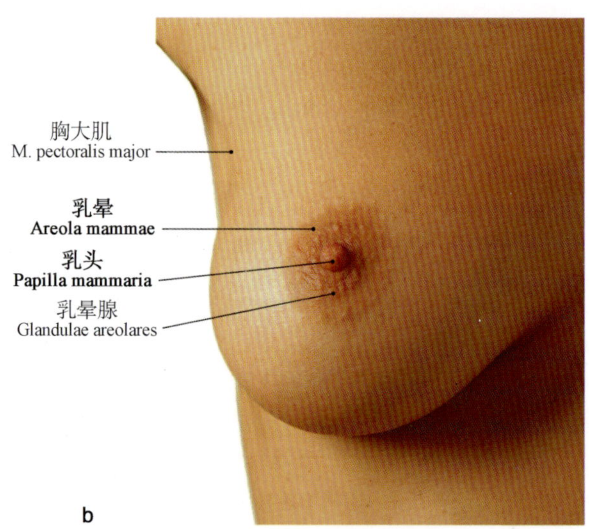

图 2.135 乳房[侧面观(a)和前面观(b)]

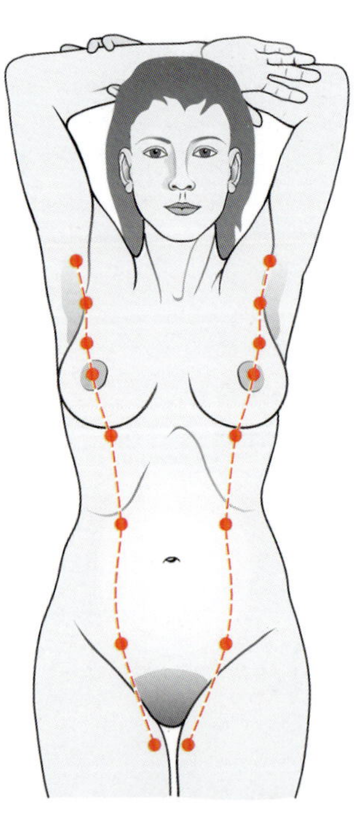

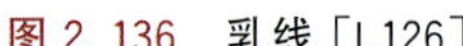

图 2.136 乳线 [L126]

乳腺发育始于乳线，后者为胚胎第 6 周外胚层表面细胞发育而来的条状致密的上皮，由腋窝延伸至腹股沟区。除胸大肌表面的发育成为乳房以外，其他部分的乳线均退化。

临床要点

乳头缺如(**无乳头**)或乳房缺如(**无乳房或乳腺发育不全**)是罕见的先天性疾病，可出现于单侧或双侧。若出现多个乳头或乳房，则称为**多乳头**或**多乳房**，此种情况通常是由遗传因素造成，也可发生于男性。

男性体内退化的乳房组织在出生后一般不会进一步发育。然而，如果男性的乳房持续生长(一般由激素水平紊乱造成)，则称为男子**女性型乳房**。

部分女性乳房过大(**乳房肥大**)，可导致肩部和背部疼痛，因此需要进行缩乳术。

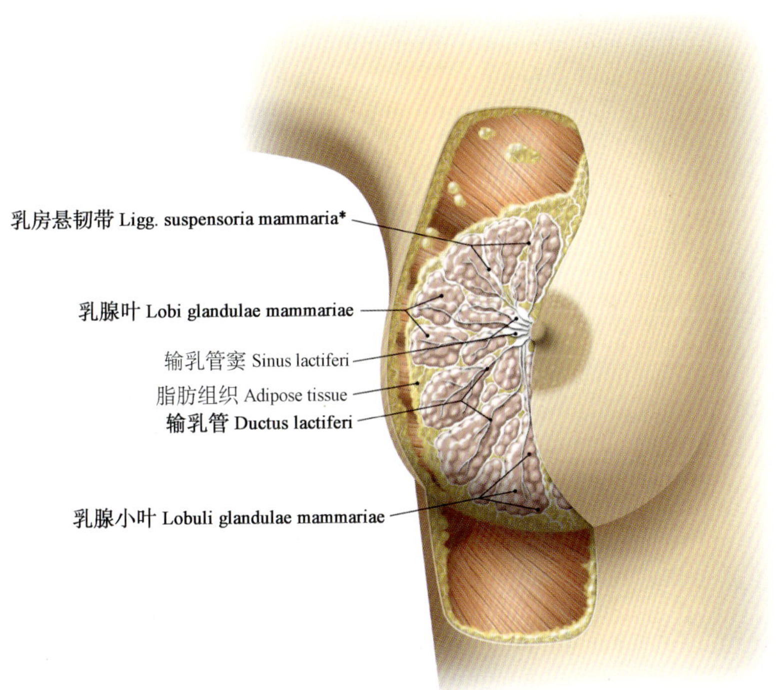

图 2.137 乳房（前面观）[L127]

乳房由乳腺和纤维基质组成，后者内有脂肪组织。乳房有多达 20 个乳腺叶，每个乳腺叶均借单独的输乳管开口于乳头。乳腺叶内有若干乳腺小叶，后者的排泄管汇合成为输乳管。妊娠期间，乳腺组织逐渐具有泌乳的功能。

*临床术语：Cooper 韧带。

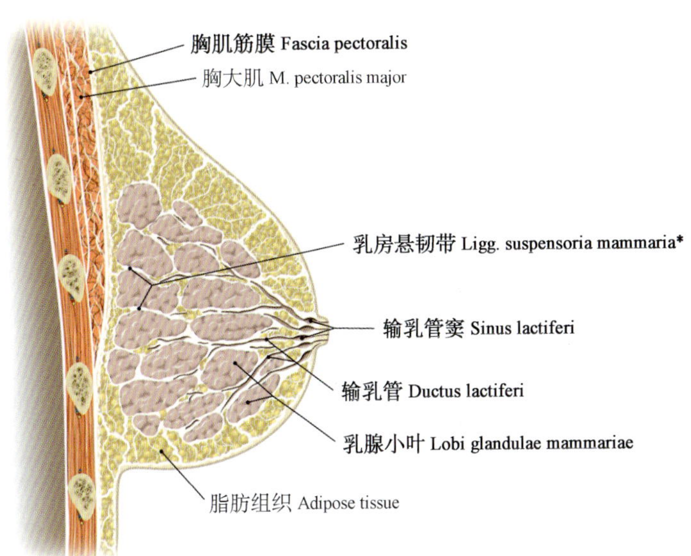

图 2.138 乳房（矢状切面）[L127]

乳房借坚韧的结缔组织即乳房悬韧带（Cooper 韧带）固定于胸肌筋膜，并赋予乳房一定的活动度。

*临床术语：Cooper 韧带。

女性乳房，血供和淋巴引流

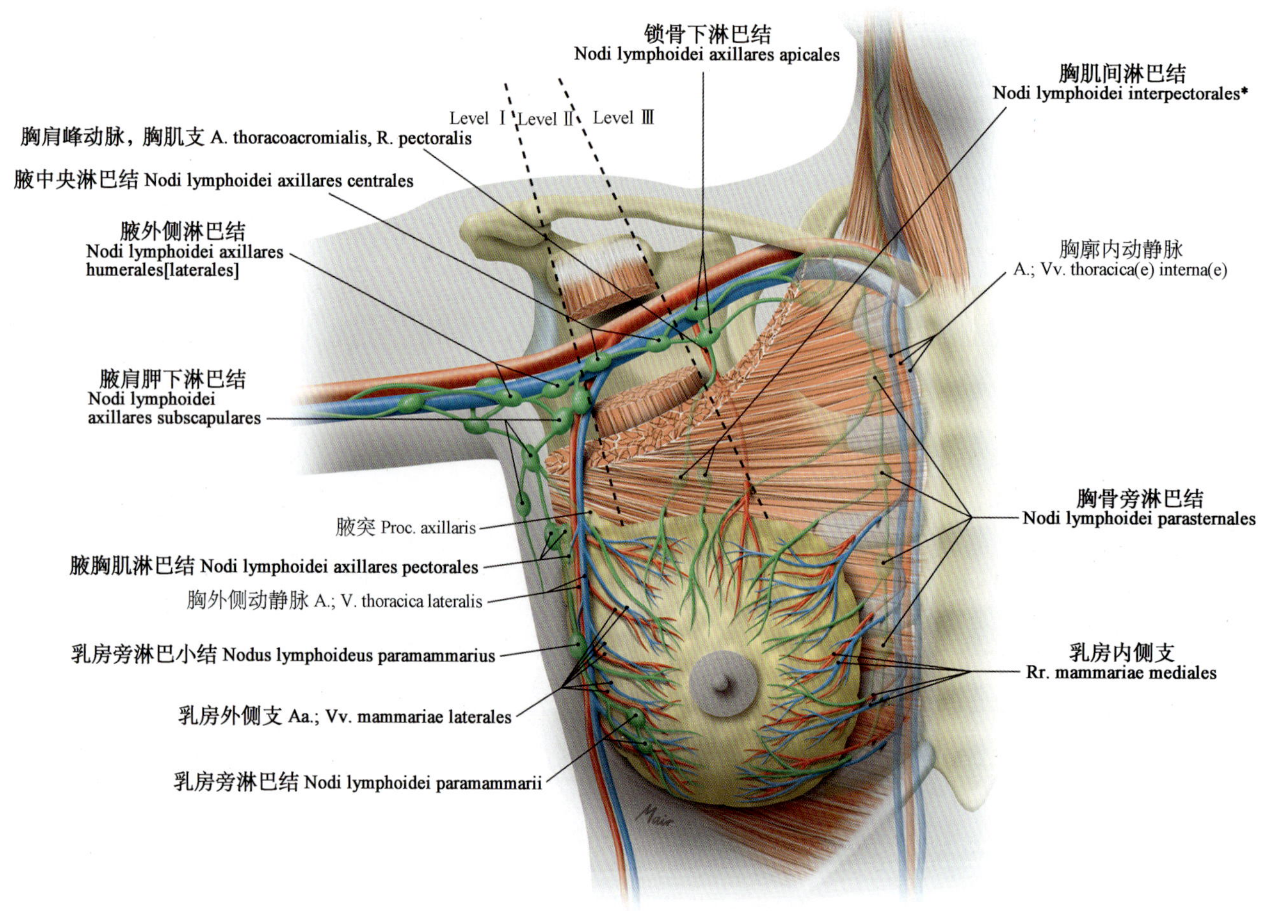

图 2.139 女性乳房的血供和淋巴引流及局部淋巴结的位置

腋淋巴结大约有 40 个，其不仅仅引流整个上肢的淋巴回流，还引流乳房 2/3 的淋巴及大部分胸壁和上腹壁的淋巴。**锁骨下干**收纳腋淋巴结的淋巴，进而右侧回流至**右淋巴导管**和左侧回流至**胸导管**（未显示）。

*临床术语：Rotter 淋巴结。

临床要点

从临床局部解剖和肿瘤外科视角来看，女性乳房的淋巴结借胸小肌分为**三级**。

- Ⅰ级位于胸小肌的外侧。
- Ⅱ级位于胸小肌深面。
- Ⅲ级位于胸小肌的内侧。

两侧的胸骨旁淋巴结彼此相互交通。淋巴液经Ⅰ级淋巴结回流至Ⅱ级，再回流至Ⅲ级的尖淋巴结，由此淋巴回流至锁骨下干。

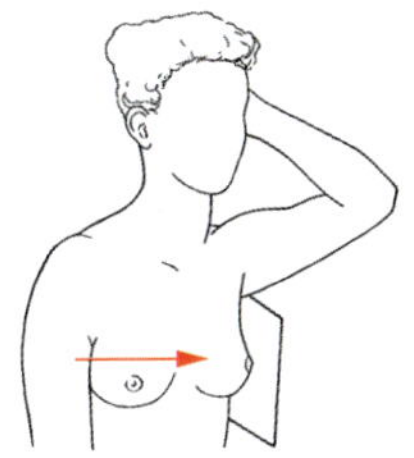

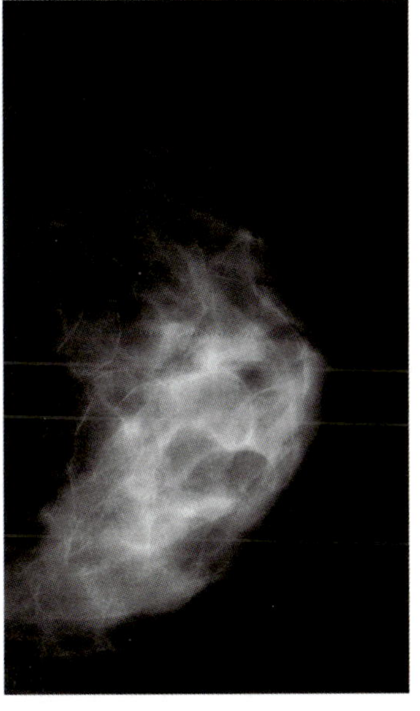

图 2.140 一名 47 岁女性的乳房 X 线片（乳房摄影术）

乳房摄影术是用于早期诊断乳腺癌（女性最常见的癌症）的 X 射线检查。

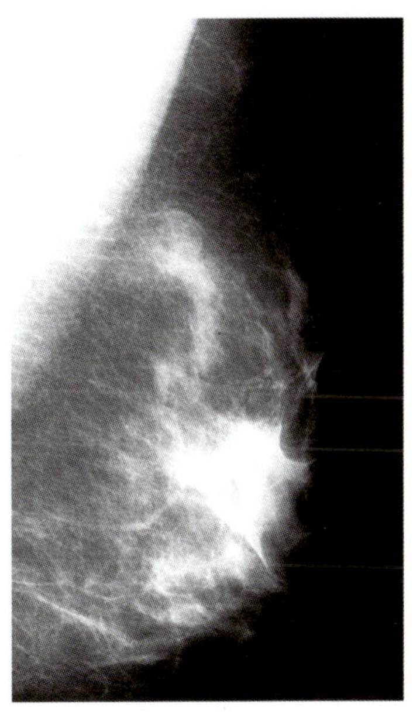

图 2.141 一名 23 岁女子的乳房 X 线片（乳房摄影术）[G198]

此图可见正常的乳房组织，显示为未聚集的白色团块阴影，主要位于乳头后方。对于年轻女性，乳房组织可能非常致密，仅含有少量散在的脂肪。

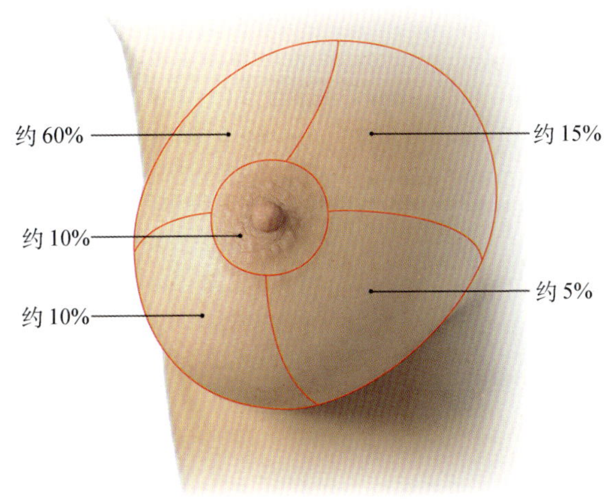

图 2.142 乳腺癌发生率与位置的关系

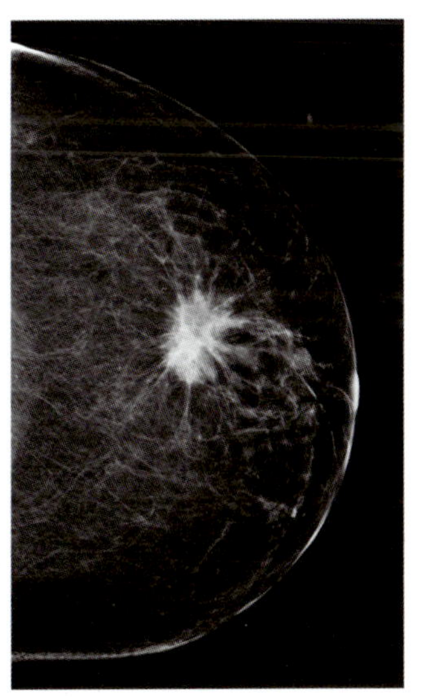

图 2.143 恶性乳腺癌的 X 线片[T903]

临床要点

在德国，因癌症死亡的女性患者中有 18%为**乳腺癌**，乳腺癌居癌症死亡的首位，甚至高于肠癌和肺癌。对于年龄 35～55 岁女性而言，乳腺癌是首位死亡原因。约 60%的乳腺癌发生于乳房的外上象限（图 2.142）。乳腺癌多源自输乳管上皮（导管癌），主要转移至腋窝淋巴结，较少转移至胸骨后（胸骨旁）淋巴结。引流区的第 1 个淋巴结常称为前哨淋巴结，通常是恶性肿瘤淋巴转移的第一站。前述三级淋巴结中受累及的数量与乳腺癌患者的生存率直接相关。乳腺内侧份的癌症可以通过彼此相交通的胸骨旁淋巴结转移至对侧。

胸壁和腹壁的皮肤神经支配

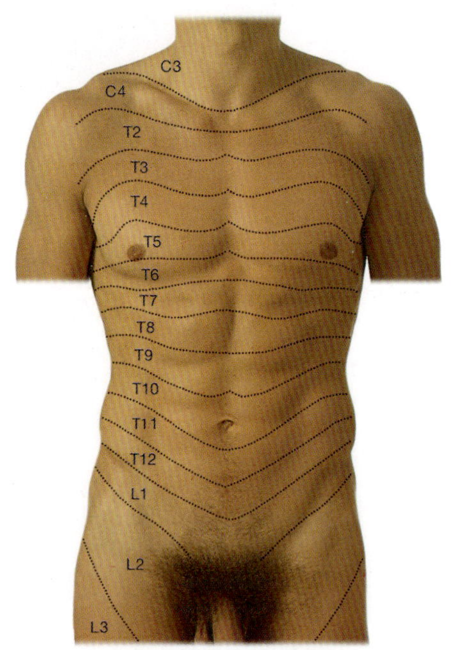

图 2. 144 胸前壁和腹前壁皮肤的节段性感觉神经支配(皮节)

由单一脊神经感觉纤维支配的皮肤区域称为皮节。乳头位于 T4-T5 皮节；脐位于 T10 皮节。

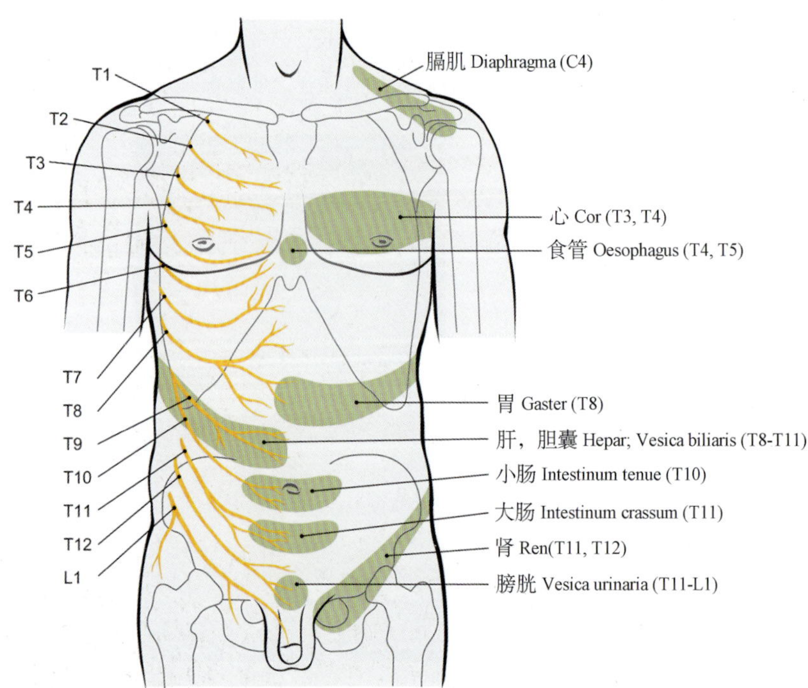

图 2. 145 胸壁和腹壁的节段性感觉神经支配[L126]

图中右侧半示意支配各皮节的脊神经(→图 2. 144)。

Head 带(Head's zone)是机体通过相关脊髓节段联系躯体神经和自主神经的区域，其原因在于体节。体内脏器多有各自的 Head 带。对于特定的体内脏器而言，其 Head 带虽然可以涉及多个皮节，但其中总是存在着最为显著的牵涉性痛点。

临床要点

带状疱疹是周围神经系统最常见的感染，可致局限于特定脊神经或脑神经支配的皮节的急性神经痛。带状疱疹由水痘-带状疱疹病毒感染引起，首次感染时引起水痘，再次激活可引发局限于脊神经节或感觉性脑神经分布的皮节出现大量水疱。最初，患者有剧烈灼烧感和局部疼痛，随后 3～5 天后出现水疱。体内脏器的病变可引发内脏皮肤反射，从而导致特异性疼痛，且主要位于同侧脏器的 Head 带，也即痛觉过敏带。前述情况称为**牵涉痛**。疼痛有时也可扩散至相邻的皮节或整个半身(泛化)。

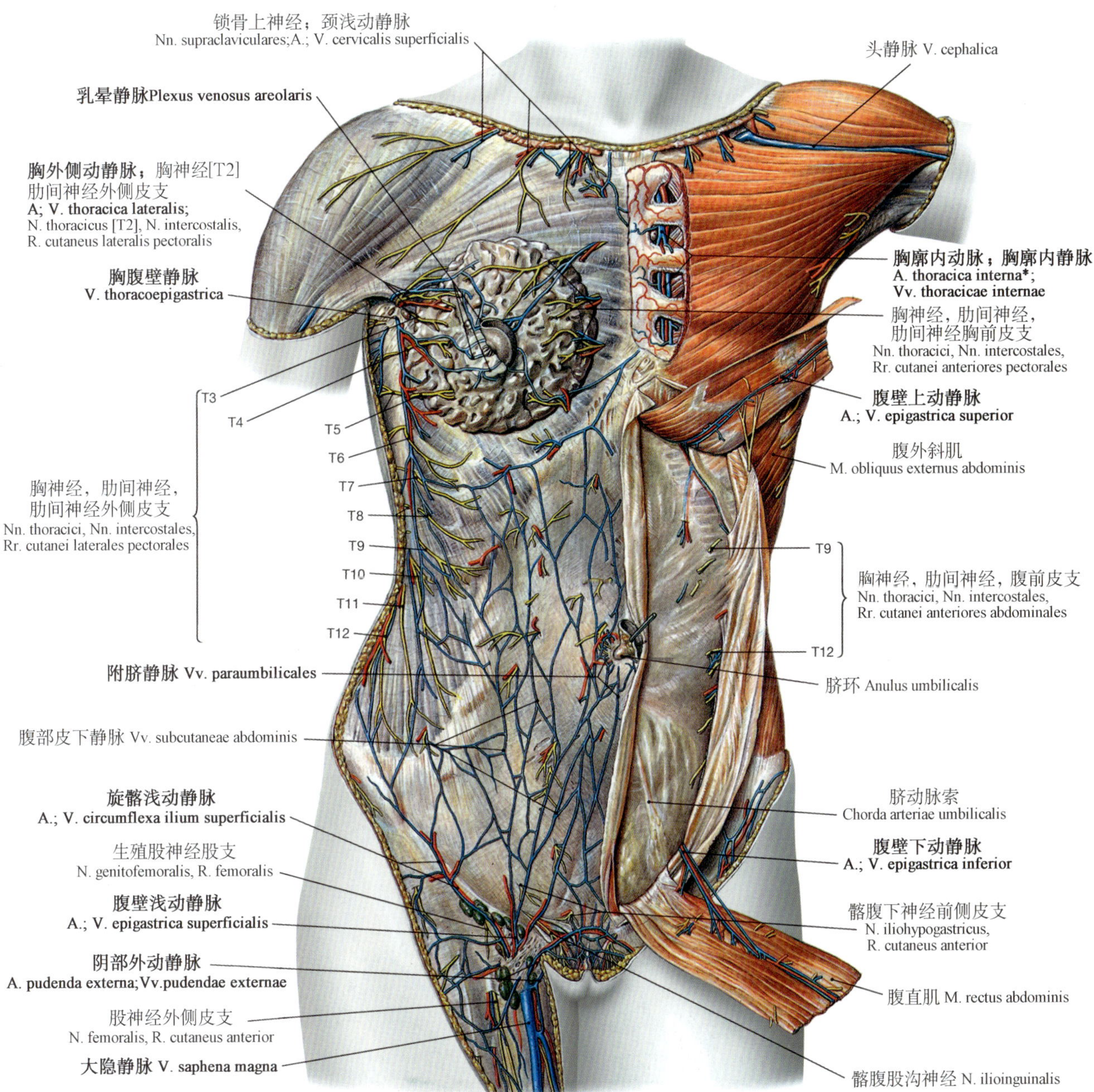

图 2.146 女性腹壁的浅深血管和神经(前面观)

身体右侧的三角肌筋膜、胸肌筋膜、胸壁和腹壁的筋膜被保留，并同时显示浅层血管和神经及乳腺。乳房血供来源于胸廓内动脉发出的乳房内侧支及胸外动脉和胸背动脉发出的乳房外侧支。

身体左侧的浅筋膜已移除，以清晰显示肌肉。腹直肌鞘被打开，腹直肌由中间离断，而后向上和向下翻起。在腹直肌的背面可见腹壁上动静脉和腹壁下动静脉。

* 临床术语：乳房内侧动脉。

腹前壁内面观

镰状韧带 Lig. falciforme
腹直肌 M. rectus abdominis
肝圆韧带；脐静脉 Lig. teres hepatis; V. umbilicalis
膀胱上窝 Fossa supravesicalis
弓状线 Linea arcuata
腹股沟内侧窝 Fossa inguinalis medialis
脐正中襞 Plica umbilicalis mediana
腹股沟外侧窝 Fossa inguinalis lateralis
脐内侧襞 Plica umbilicalis medialis
脐外侧襞 Plica umbilicalis lateralis
腹股沟管深环 Anulus inguinalis profundus
膀胱横襞 Plica vesicalis transversa
腹膜鞘突 Proc. vaginalis peritonei
睾丸动静脉 A.; V. testicularis
髂肌 M. iliacus
髂外动静脉 A.; V. iliaca externa
髂骨 Os ilium
脐动脉 A. umbilicalis
髂外动静脉 A.; V. iliaca externa
输精管壶腹 Ampulla ductus deferentis
输尿管，盆部 Ureter, Pars pelvica

图 2.147 新生儿的腹前壁(内面观)

此图所示的新生儿的睾丸已完全下降至阴囊。在腹股沟管深环上方，壁腹膜形成的鞘突部分伸入至腹股沟管内。

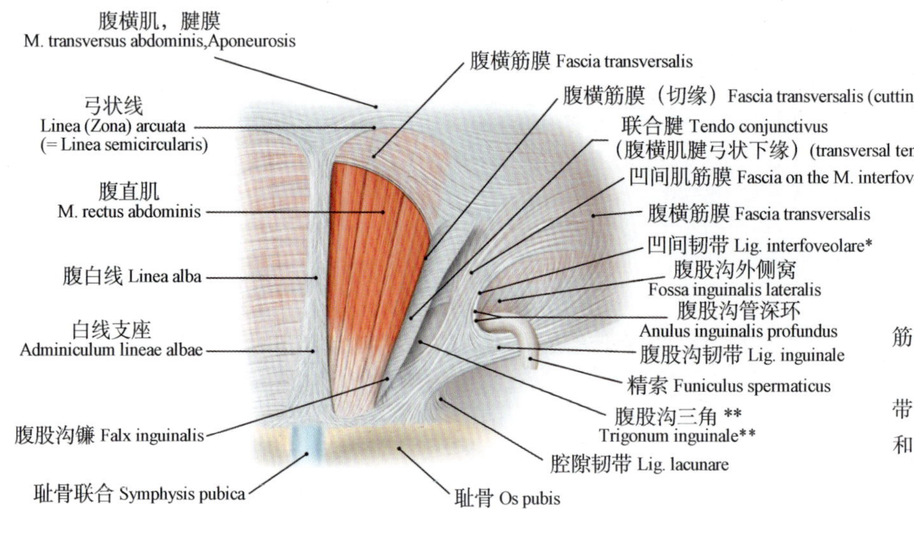

图 2.148 腹前壁

内面观；部分移除壁腹膜和腹横筋膜[L127]。

此图示腹股沟三角，以及凹间韧带(Hesselbach 韧带)、腹股沟外侧窝和精索。

* 临床术语：Hesselbach 韧带。

** 临床术语：Hesselbach 三角。

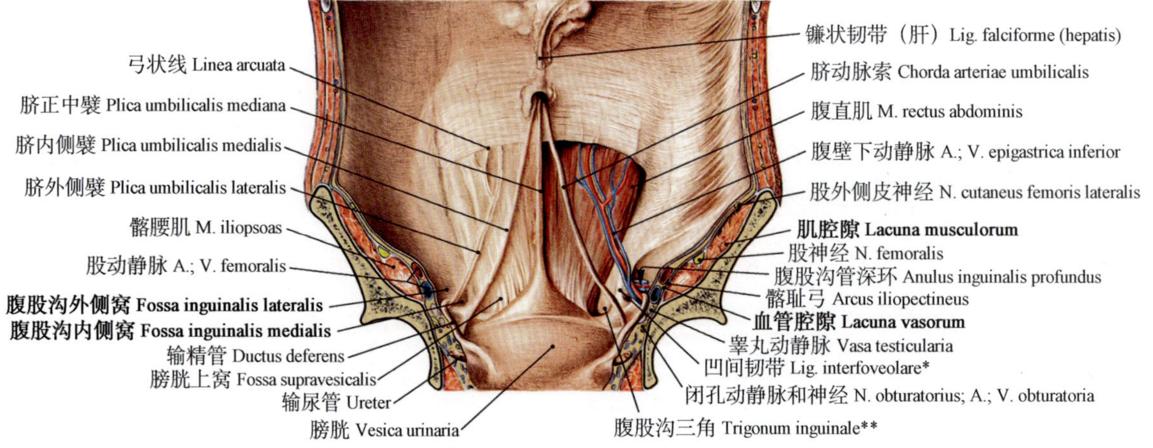

图 2.149 腹前壁(内面观)

图中示腹股沟内侧窝、腹股沟外侧窝、血管腔隙和肌腔隙。身体右侧的壁腹膜和腹横筋膜被移除，以更好显示血管和神经。

* 临床术语：Hesselbach 韧带。

** 临床术语：Hesselbach 三角。

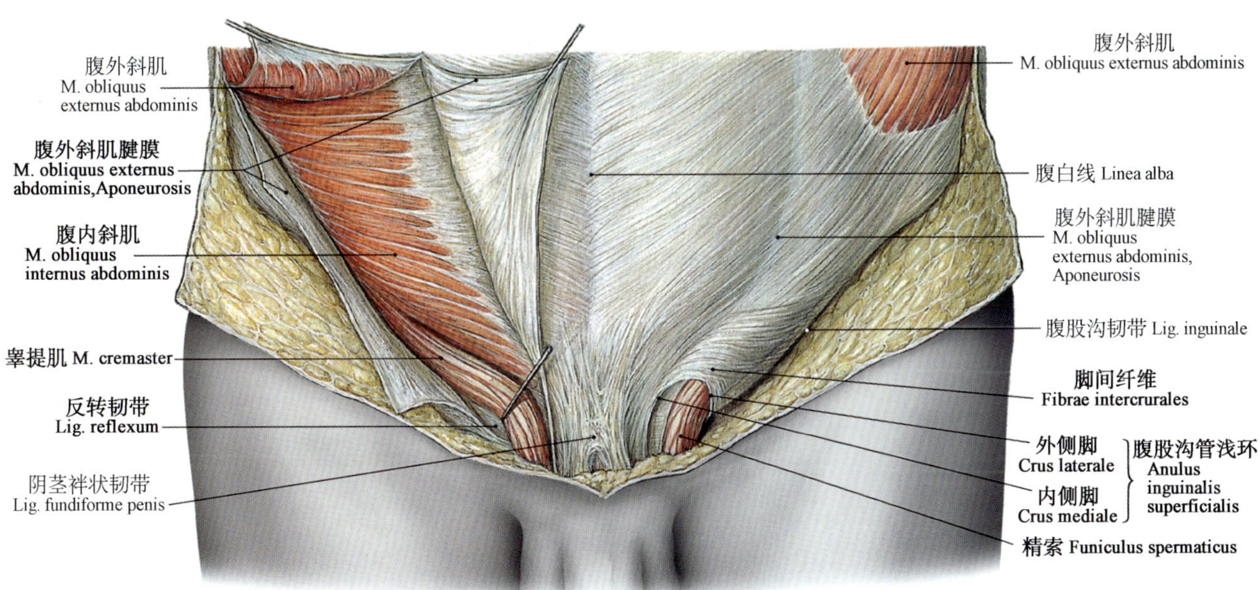

图 2.150 腹股沟管浅环(前面观)

腹股沟管浅环的两侧界为**内侧脚**和**外侧脚**,两者均由腹外斜肌腱膜所形成;内外侧脚之间有横行的脚间纤维。下缘由**反转韧带**形成,此韧带为腹股沟韧带的一部分。在身体右侧,腹外斜肌腱膜已翻起,以显示**腹内斜肌**。腹内斜肌的部分肌纤维形成**睾提肌**,并与精索一道下行至阴囊。

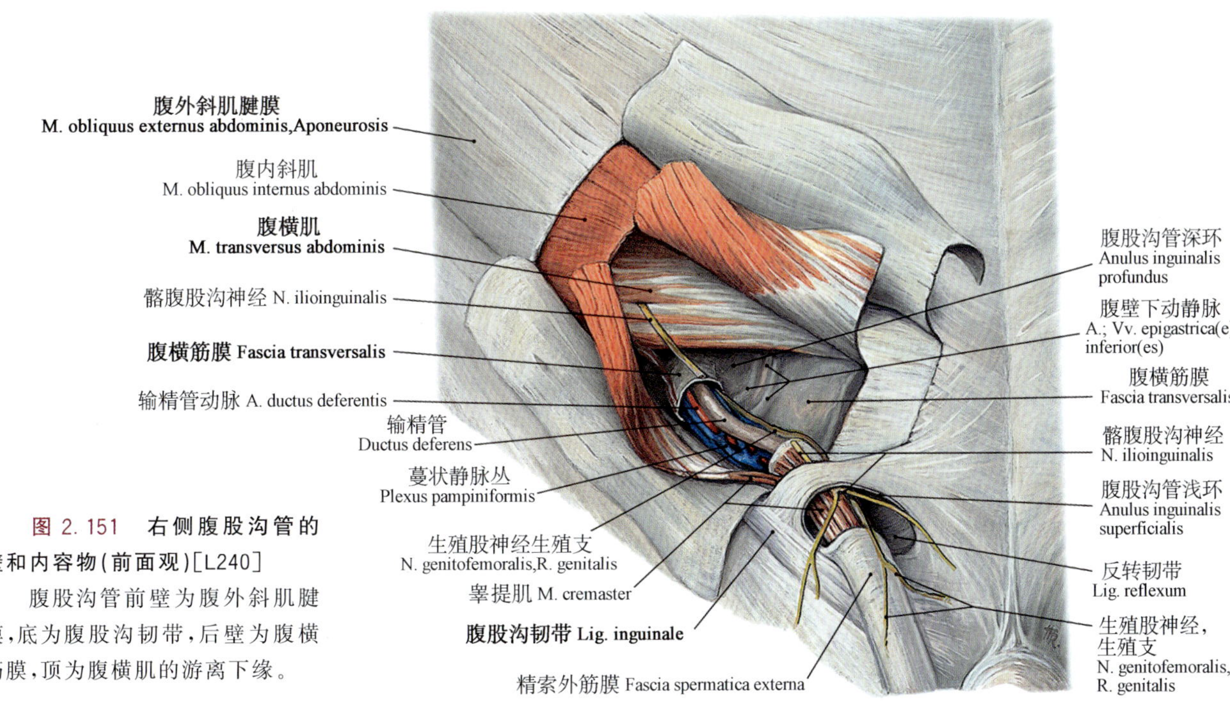

图 2.151 右侧腹股沟管的壁和内容物(前面观)[L240]

腹股沟管前壁为腹外斜肌腱膜,底为腹股沟韧带,后壁为腹横筋膜,顶为腹横肌的游离下缘。

临床要点

提睾反射是指当轻触大腿内侧皮肤时,睾提肌收缩导致同侧睾丸上提。这是一种生理性反射。其传入纤维行于生殖股神经的股支,传出纤维则位于生殖股神经的生殖支中。

由腹股沟管深环疝出的**疝管**为腹股沟斜疝;由腹股沟内侧窝(Hesselbach 三角,见图 2.149)疝出者为直疝;由血管腔隙内的股管疝出的为**股疝**。

腹股沟管

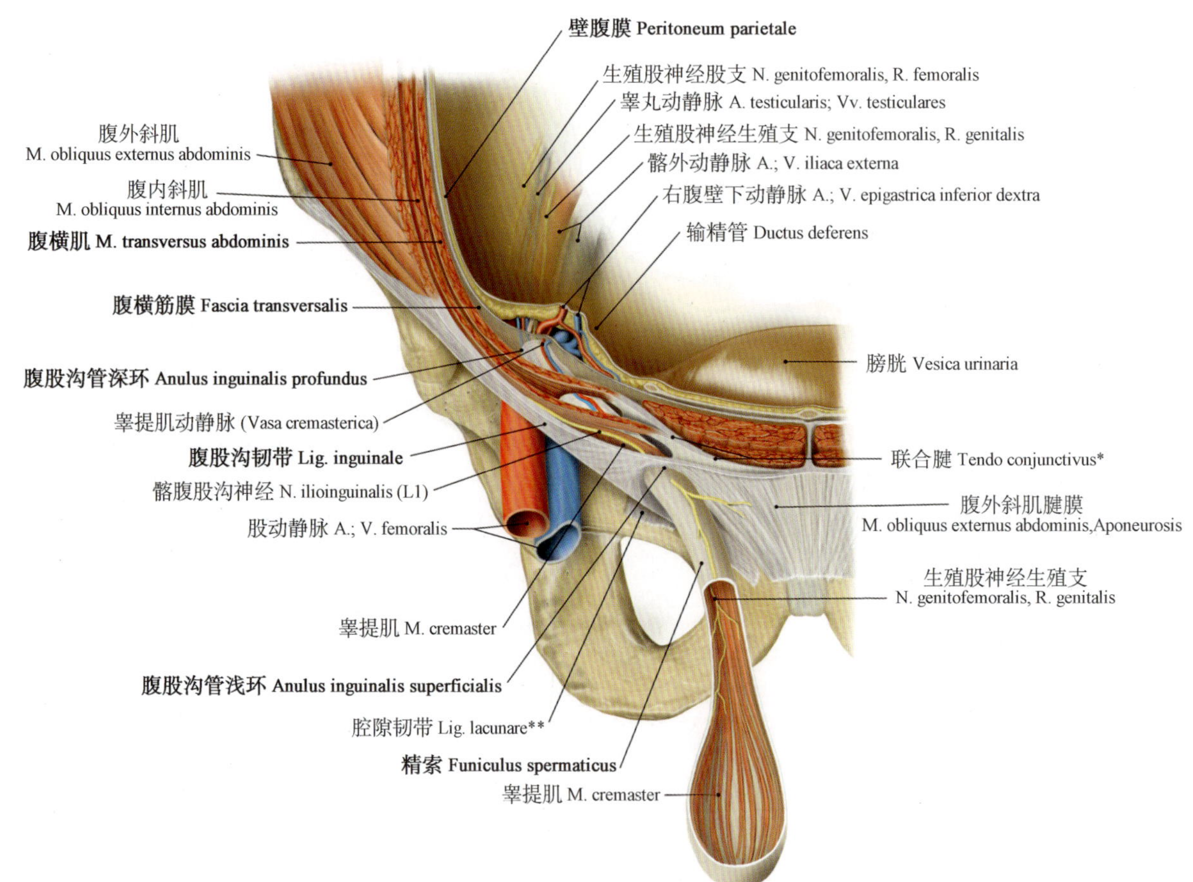

图 2. 152 右侧腹股沟管和精索(前面观)[L280]

腹股沟管长 4～6cm，以"后-外-上"到"前-内-下"的方向斜行穿过腹股沟韧带上方的腹前壁。腹股沟管的内侧开口称为**腹股沟深环**，由后方的壁腹膜和腹横筋膜、上方的腹横肌和下方的腹股沟韧带围成。腹股沟管的外侧开口称为**腹股沟浅环**，由前方的腹外斜肌腱膜和下方的腹股沟韧带(反转韧带)围成。**精索行于腹股沟管内**。精索外筋膜的表面，髂腹股沟神经发出的阴囊前神经下行至阴囊前份。**腹内斜肌**与腹横肌一样行于精索上方，其内部分纤维形成睾提肌，后者与精索伴行，经精索外筋膜与精索内筋膜之间下行至睾丸。精索由单独的筋膜(睾提肌筋膜)所包绕。睾提肌在精子发生的体温调节中起决定性作用。

* 腹横肌联合腱。

** 临床术语：Gimbernat 韧带。

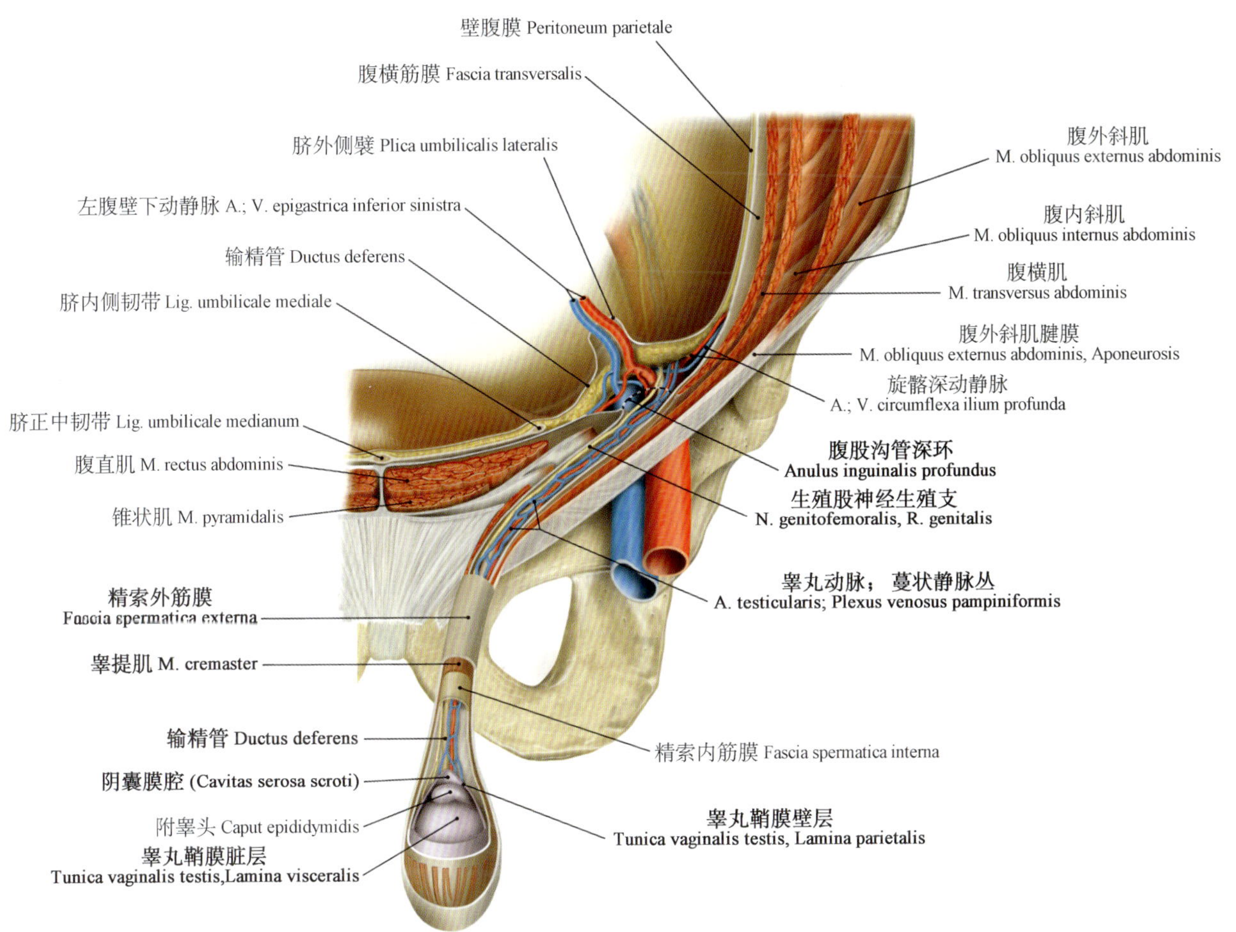

图 2.153 **精索和睾丸鞘的内容物(左侧,前面观)** [L280]

精索由精索外筋膜、睾提肌和精索内筋膜包裹,其内包括输精管、输精管动脉、睾丸动脉(主动脉直接分支)、蔓状静脉丛(汇入睾丸静脉,右侧睾丸静脉汇入下腔静脉,左侧睾丸静脉汇入左肾静脉)、生殖股神经的生殖支和鞘突遗迹(闭塞的睾丸引带,引导胎儿期睾丸下降到阴囊,图 2.154)。

睾丸覆以鞘膜脏层,后者由睾丸返折至阴囊内面形成鞘膜壁层,两者之间为鞘膜腔。睾丸外膜与睾丸鞘膜于睾丸系膜处相连。精索内筋膜被睾提肌纤维包被,后者又被精索外筋膜包裹。双侧睾丸位于阴囊内,阴囊壁内有肉膜,其内含有诸多肌上皮细胞,此细胞可以共同引起阴囊收缩,从而参与精子发生的体温调节。

临床要点

阴囊鞘膜腔中的液体过度积聚称为**鞘膜积液**。睾丸鞘突内的囊肿可以导致精索肿胀,并称为精索鞘膜积液。

附睾内的滞留囊肿称为**精子囊肿**。睾丸系膜(睾丸和附睾的附着区域)的畸形可以导致**睾丸扭转**(在青春期常见),伴有经蔓状静脉丛的静脉回流障碍并继发睾丸动脉受阻,从而引发睾丸无菌性坏死的风险。

蔓状静脉丛的血液反流称为**精索静脉曲张**,其中 80% 出现在左侧(因为左侧精索静脉汇入左肾静脉)。精索静脉曲张的主要病因是静脉回流受阻,如肾癌。精索静脉曲张可导致不育。

腹股沟管的发育

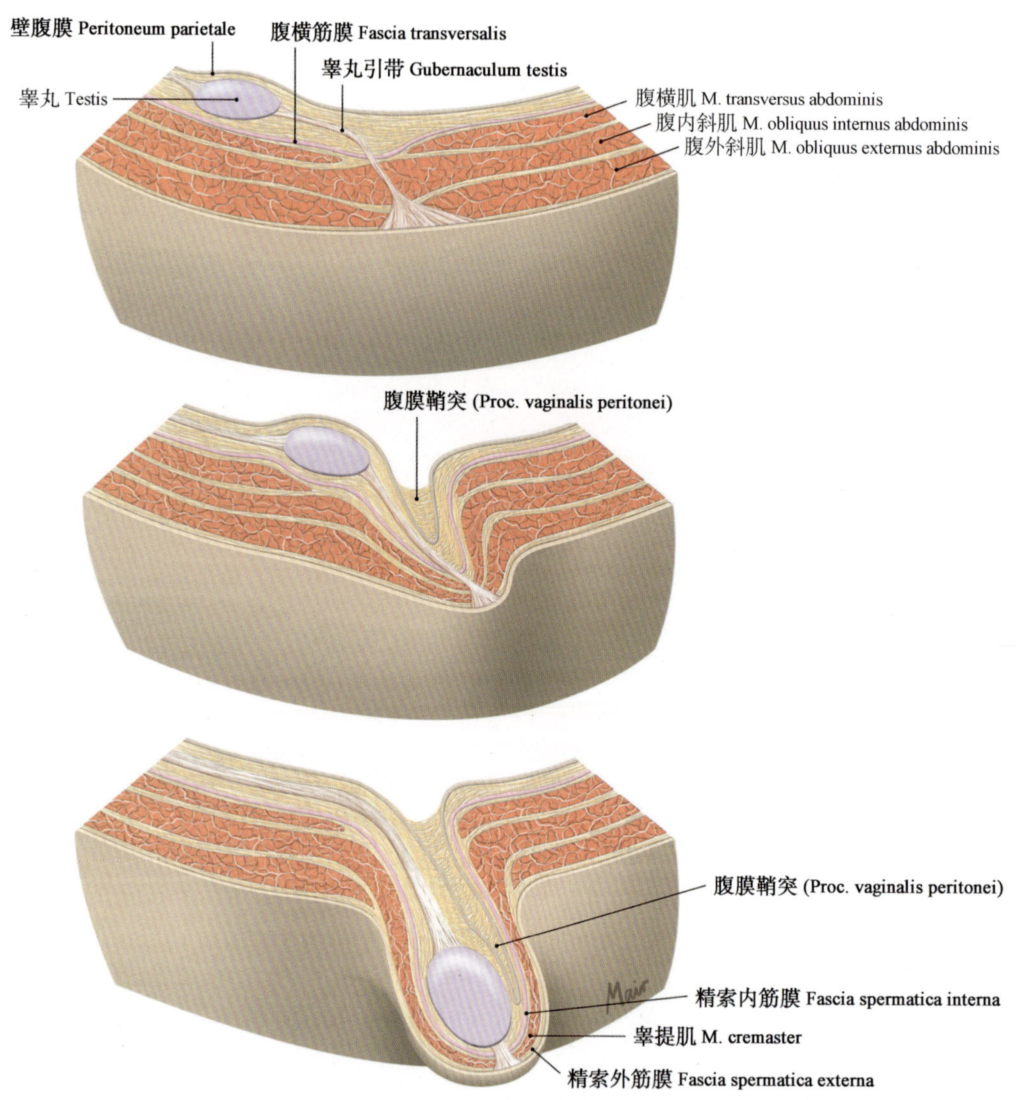

图 2.154 胎龄 7 周至胎儿出生的睾丸下降过程[L127]

男性胚胎发育过程中，睾丸在睾丸引带的牵引下，由腹腔经壁腹膜的后方下降至阴囊。壁腹膜于腹股沟管中形成囊袋状腹膜鞘突，其下行至阴囊达睾丸上方。大部分睾丸引带于出生后不久即退化，仅有睾丸附近部分残留（鞘突遗迹）。

临床要点

睾丸下降至阴囊是胎儿成熟可以出生的标志。大约3%的新生儿存在**睾丸下降障碍**。睾丸可以滞留于腹腔或腹股沟管中（睾丸滞留，隐睾，异位睾丸）。由于环境温度高（精子通常在35℃下发生），**睾丸异位**可能导致生育问题和恶变风险增加。

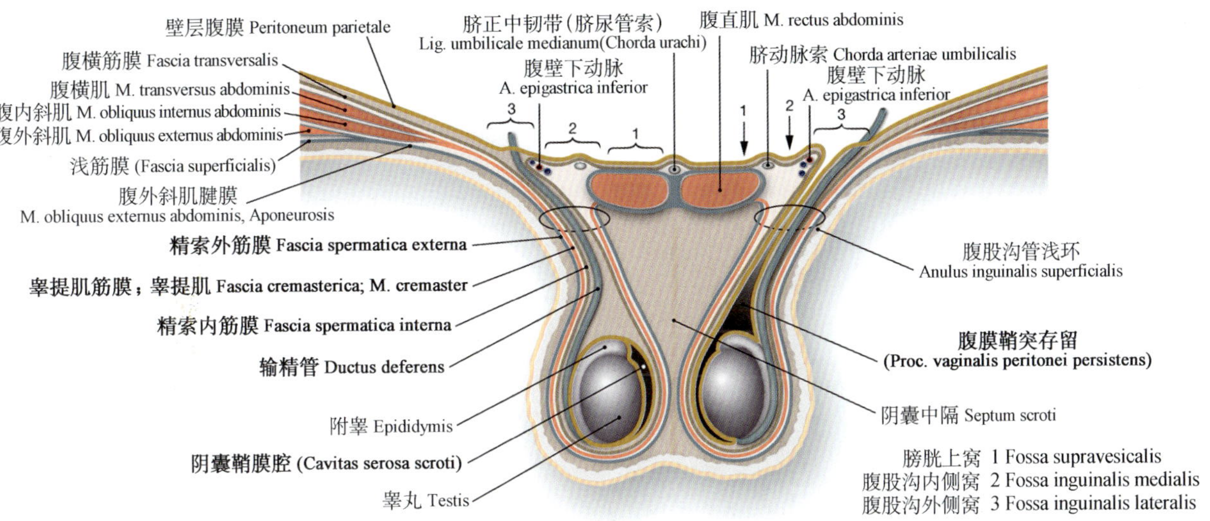

图 2.155 腹壁结构及精索和睾丸被膜的示意图

腹股沟管，精索和阴囊绘于同一平面以利于教学[L275]。睾丸下降使睾丸位于腹壁延伸所形成的囊袋状阴囊内，因此，阴囊和精索的结构与腹壁结构具有延续性。

腹外斜肌腱膜延续为包裹精索的**精索外筋膜**，后者深面的睾提肌（包以睾提肌筋膜）的纤维源自腹内斜肌。睾提肌的内部为**精索内筋膜**，其包绕精索内容物。精索内筋膜隔开腹横肌腱膜。除睾丸部的遗留（壁腹膜形成的睾丸鞘膜＝睾丸鞘膜和脏层＝睾丸外膜）外，鞘突闭锁形成**鞘突遗迹**（纤维索状结构，显示于图中左侧）。图中右侧，睾丸鞘突未闭锁，而是形成腹膜鞘突存留。腹腔和阴囊膜腔之间彼此相通。

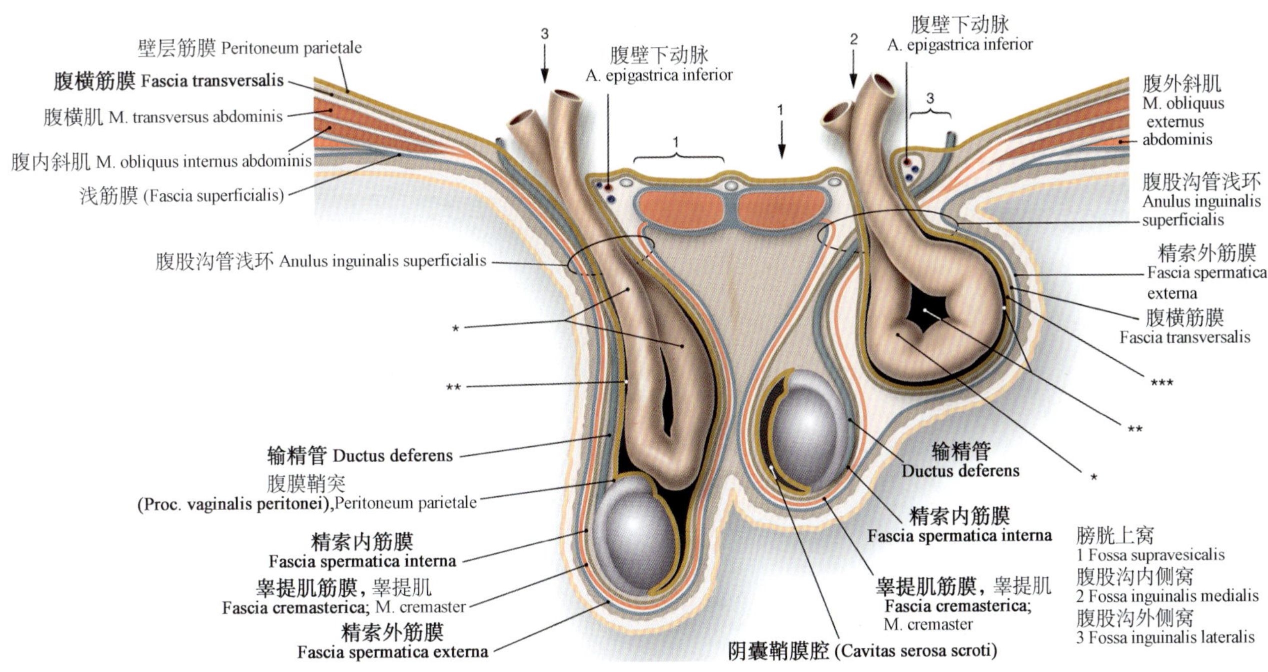

图 2.156 疝示意图

图中左侧：斜疝；图中右侧：直疝。[L275]

斜疝是腹腔内容物由腹股沟外侧窝经腹股沟管深环疝入腹股沟管。

直疝是腹腔内容物由无肌肉的腹股沟三角疝入腹股沟管内侧窝。腹股沟三角处的腹壁后份仅由腹横筋膜和壁腹膜组成（腹股沟管后壁），是腹前壁的一个薄弱点。

* 疝囊中的肠环。

** 腹膜间隙。

*** 新形成的腹膜疝囊。

新生儿的腹股沟管

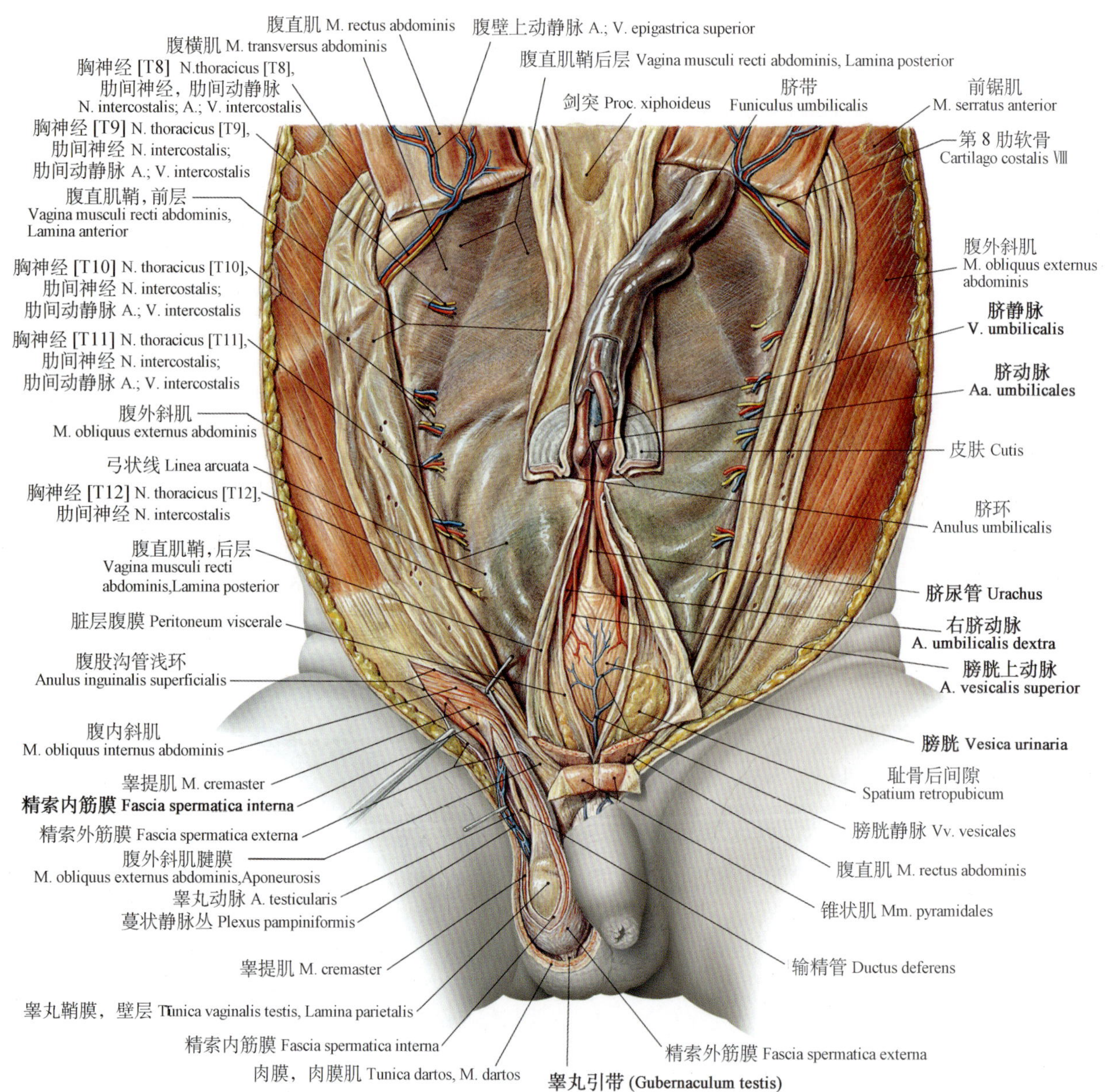

图 2. 157 新生儿的腹前壁

腹直肌向上翻起；腹腔与脐带一道由中线处切开；示右侧腹股沟管。

精索外筋膜被睾丸引带的残余物固定于阴囊基部。上至脐水平的腹腔被打开，从而清晰显露出膀胱、脐尿管和脐带血管。

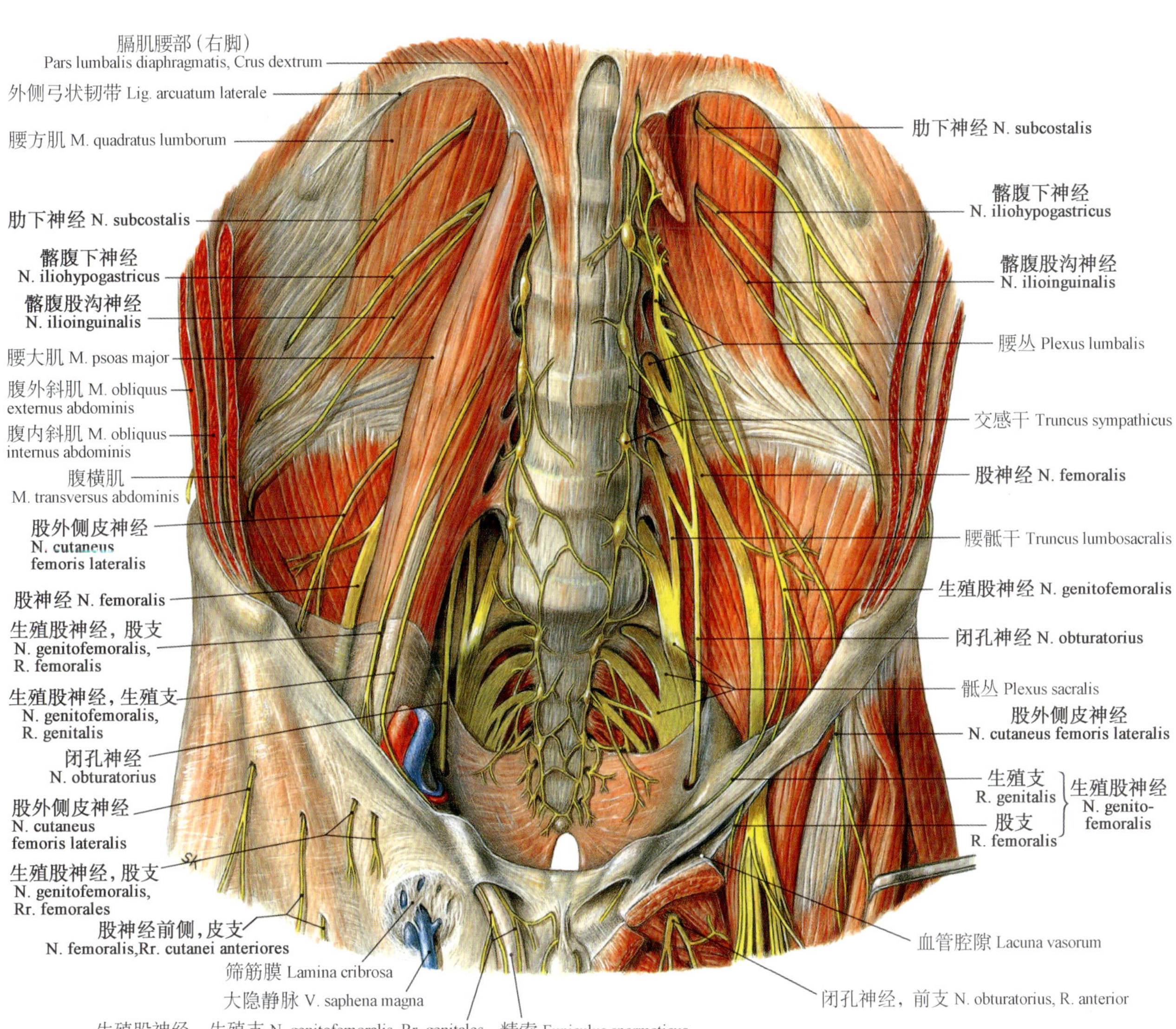

图 2.158　腹后壁及腰骶丛（前面观）[L238]

腰骶丛由腰丛[T12、L1-L3（L4）]和骶丛[（L4）L5，S1-S5]组成。腰丛对躯干壁的神经支配非常重要。此图示意**构成腰丛的脊神经前支**的节段性和走行，这些神经支配腹壁肌、腹股沟区和股部。由上向下，分别是肋下神经（第12肋间神经）、髂腹下神经（T12，L1）、髂腹股沟神经（L1）、生殖股神经（L1，L2）的股支和生殖支，以及股外侧皮神经（L2，L3）。再者，此图尚显示股神经（L1-L4）穿肌腔隙，而后发出前皮支以支配大腿前面的皮肤。同时此图还显示行经闭膜管中的闭孔神经。

→T40

练习题

为了检查您是否完全熟悉本章的内容，这里列出了解剖学口试练习题。

阐明脊椎的结构：

- 脊柱不同部分的椎骨有什么不同？
- 第 1 和第 2 颈椎有什么特点？
- 哪些韧带稳定脊柱，颈椎和颅骨如何相互连接？
- 哪些运动可以在脊椎两个椎骨之间进行？
- 运动段是什么意思？
- 哪些肌有助于脊柱的运动？

阐明胸壁的结构：

- 胸膜穿刺时必须连续穿刺哪些结构？
- 从解剖学角度来看，胸膜穿刺时必须考虑什么？
- 肋间肌的走向和功能是什么？

阐明腹壁的结构：

- 腹直肌鞘是怎么形成的？
- 薄弱点在哪儿？
- 腹直肌和腹斜肌有什么功能？
- 什么进入腹壁皱褶？

阐明膈肌的结构：

- 膈肌上有什么孔裂，什么结构穿过它们？
- 你知道哪些薄弱点？
- 方形拱廊是什么意思？
- 膈肌是如何受神经支配的，覆盖着什么？

阐明胸壁和腹壁区域的血液供应：

- 上半身和下半身之间有什么动脉连接？
- 垂直和水平旁路是什么意思？
- 你能说出腔静脉吻合的名字吗？
- 哪些血管在胸壁和腹壁内面走行并相互沟通？

阐明颈肌的结构及其局部结构：

- 颈短肌有哪些？
- 什么是椎三角？
- 颈部的神经有哪些？

阐明硬膜外隙的结构：

- 脊神经是如何构成的？
- 椎间孔内有什么结构？
- 腰穿时需要注意哪些结构？

乳房的特定位置和结构：

- 乳线是什么？在哪里？
- 为什么女性的乳房被划分为四个象限？
- 说出乳房局部淋巴结组。
- 从临床地形图和肿瘤学的角度来看，将女性乳腺的淋巴结进行了分级。分别是哪几级？它们的边界是什么？

阐明皮节和 Head 的区别：

- 躯干腹侧的皮节特点有哪些？
- 指出 Head 带，与心相对应的是哪一个，什么是牵涉性痛？

阐明腹股沟的结构：

- 穿经腹股沟管的结构有哪些？
- 腹股沟管的界限是怎样的？
- 什么是腹膜鞘突，如果腹膜鞘突有存留会怎样？

阐明睾丸下降的过程

- 什么是腹股沟斜疝和腹股沟直疝？

（张　郑　译）

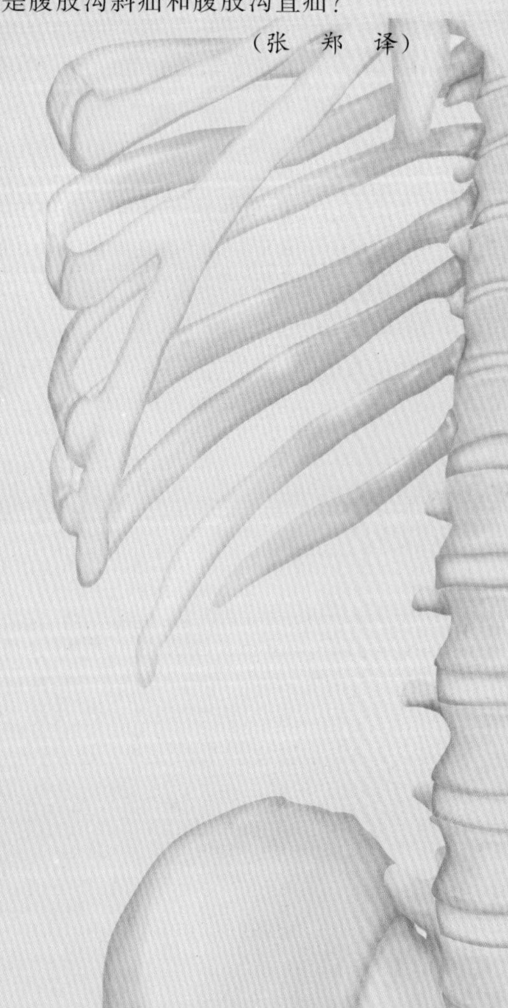

第 3 章
上　肢

表面解剖 …… 156
发育 …… 158
骨骼 …… 160
影像学方法 …… 182
肌 …… 186
神经血管 …… 224
局部结构 …… 262
断面 …… 285

3

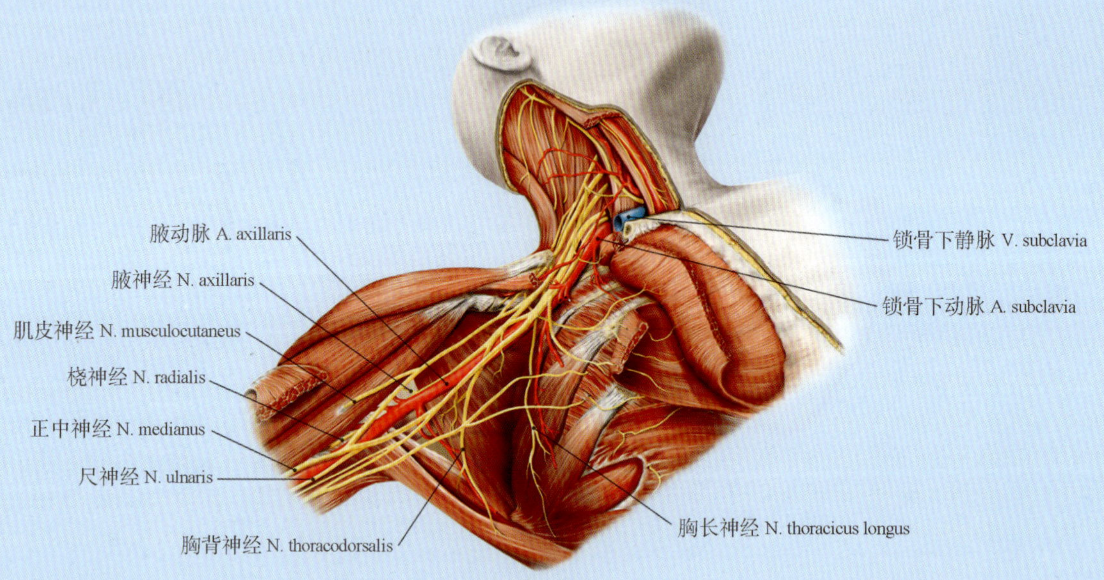

引言

上肢包括**上肢带骨**和**自由上肢**。上肢带骨由锁骨与肩胛骨构成。自由上肢由关节细分为臂、前臂和手。整个上肢仅由胸锁关节与躯干相连。与下肢不同的是，上肢主要起**触觉和抓取**的作用，而下肢主要是奔跑和支撑。在不断的进化发展中，上肢的运动范围显著增加。由于前臂与腕一同做旋转活动，手的活动自由度由此得到较大提升。上肢的其他特征为**单根手指的独立运动**，且可与拇指做**对指**运动，使上肢实现抓取功能并可增加抓取效率。

上肢肌主要由发自脊髓 C5-T1 节段的**脊神经丛(臂丛)**支配。支配肩和臂的各种神经发自臂丛。臂的血供为锁骨下动、静脉和它们的分支血管。大多情况下，淋巴管与静脉伴行，连至**腋窝淋巴结**，**腋窝淋巴结**也回流包含乳腺在内胸壁的淋巴。

主题

学习此章后，你应该能够：

- 说出肢体发育的基本原理和临床相关的发育变异和畸形；
- 描述出上肢带和臂的骨性结构，它们所构成的关节及其运动范围；
- 解释关节韧带的走行，并能在骨架和解剖的标本上指出所有上肢带肌及臂肌的起止及其功能。关于手部肌肉通常只需描述其走行和功能的基本原理及它们的神经支配就够了；
- 描述臂丛的排列，在解剖标本上指出其结构并解释与臂丛神经受损相关的症状；
- 说出肩部神经的功能与功能障碍；
- 描述出臂主要神经的走行、功能和神经损伤相关的确切症状，并在标本上指出；
- 在解剖标本上辨认出所有上肢动脉；
- 说出肩部与上肢区域的血管吻合；
- 理解上肢静脉血流的基本原理；
- 说出筋膜外大静脉并在解剖标本上指出；
- 解释上肢淋巴回流的原理；
- 描述腋窝淋巴结的位置和它们的临床意义；
- 指出穿过锁骨下窝(三角胸大肌间三角)(Mohrenheim 窝)的神经血管通路；
- 说出腋窝的边界，描述其穿通结构，并能在标本上定位；
- 描述肘关节的神经血管走行；
- 描述腕管和 Guyon 管的结构与穿通结构。

临床要点

为了将临床实践与解剖紧密联系，下面描述一个典型病例，说明这一章节的重要性。

臂丛神经损伤

个案研究

一名20岁的男子骑摩托车发生车祸后被发现躺在路边的防护栏旁。他头晕，但神志清醒，反应灵敏。就目前所见，他似乎没有明显的外伤，患者被固定在带颈圈的真空担架上送往医院，以避免骨折移位和脊髓损伤的风险。

检查结果

患者有意识，并且神志完全清醒，全身多处有剧痛。心率100/min，呼吸频率25/min和血压140/100mmHg，都略有升高。

诊断过程

除了软组织瘀伤（挫伤）和皮肤擦伤外，CT显示未见明显骨折或内伤征象。第二天，伤口包扎好后，对患者的运动功能进行深入的动态测试。这涉及对所有关节的检查，根据中性（零）法记录它们的活动范围。右臂肘部既不能抬起（外展），也不能弯曲（图a）。它始终保持着下垂紧贴身体。手掌朝外，肩关节内旋。手和手指的活动不受影响。从肩部外侧延伸至前臂外侧，向下至拇指，这一带状区域触觉丧失（为C5-C6分布区域）。右肩关节MRI示C5、C6节段的脊神经根在出口处撕裂（撕脱）。

诊断

Erb型臂丛神经损伤（图b）。

治疗

最初，神经外科医师通过缝合周围结缔组织来保护撕裂的神经根。随着科学研究的进展，这种手术方法与局部应用促进神经纤维生长的生长因子相结合来治疗，术后再予以物理治疗。经过几个月的高强度训练，活动能力在一定程度上得到改善。

后期进展

虽然肘关节功能可以得到一定恢复，但前臂和拇指仍感觉障碍。这种复杂的症状（临床体征）只能通过针对臂丛神经损伤的体格检查、详细的解剖学知识来解释。

解剖实验室

臂丛是解剖实验中显露最复杂的结构之一，只有对解剖图谱有深入研究后才能显露和解释（→图3.91）：**臂丛**是由脊神经的前支（分支）构成。下颈段和上胸段（C5-T1）的神经构成臂丛。脊神经的前支最初合并成**3个干**（Trunci），在颈深肌（斜角肌）之间穿过**斜角肌间隙**到达腋窝，此处围绕腋动脉形成**3个束**。

在解剖实验室里，最明智的做法是追溯它的起源神经，不然很难掌握整个神经概况！

各神经从神经干和神经束发出。头端的脊髓节段（C5、C6）通过**短的肩部神经**支配肩部近端肌和相应皮肤。尾端的脊髓节段（C8，T1）通过长神经支配前臂和手。支配肘关节臂屈肌的肌皮神经，构成前臂外侧皮侧神经。前臂的屈肌由**正中神经和尺神经**（内侧束）支配。前臂伸肌由**桡神经**（后束）支配。

臂丛是一个很好的参考点，因为这些神经组成了一个"M"形！

返回临床

这些症状表明，运动和感觉合并损伤导致了功能丧失。根据受影响的肌和皮肤区域，可推出损伤的脊髓节段在C5-C6。因此，很有可能是撞击护栏导致肩部向下牵拉，臂丛上神经根撕脱，因此诊断为Erb型上臂丛损伤。

这通常与臂丛的解剖结构有关！

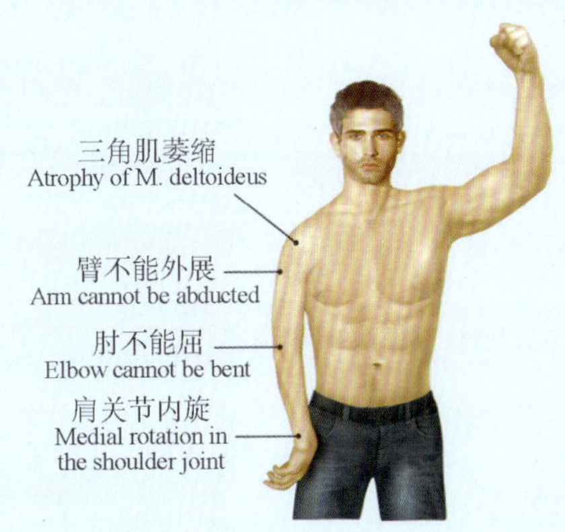

图a 上臂丛损伤的临床表现（Erb型）[L238]

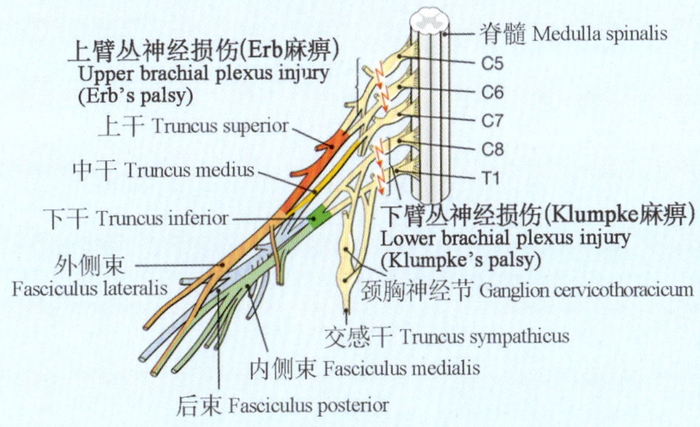

图b 臂丛受损，不同类型的脊神经损伤（右侧；前面观）[L126]

上肢

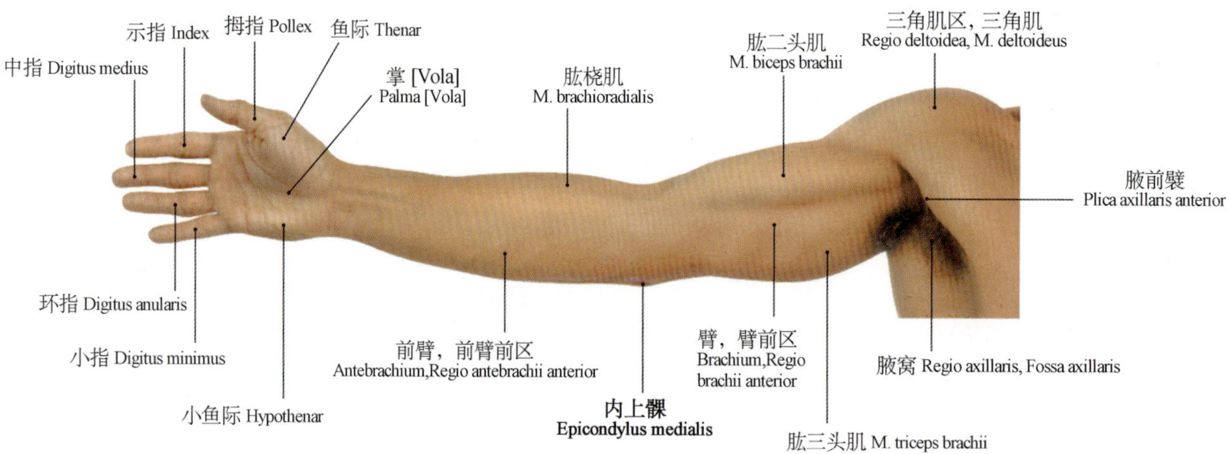

茎突（桡骨）Proc. styloideus (Radius)
三角肌区，三角肌 Regio deltoidea, M. deltoideus
臂后区 Regio brachii posterior
手背 Dorsum manus
鹰嘴 Olecranon
拇指 Pollex
示指 Index
肱桡肌 M. brachioradialis
腋后襞
Plica axillaris posterior
中指 Digitus medius
环指 Digitus anularis
小指 Digitus minimus
内上髁
Epicondylus medialis
背阔肌 M. latissimus dorsi
茎突（尺骨）Proc. styloideus (Ulna)
肱三头肌 M. triceps brachii
前臂后区 Regio antebrachii posterior
b

图 3.1 **臂的体表标志**
右侧，前面观(a)和后面观(b)。

临床要点

臂的体表标志包括肌性标志和骨性标志。这些可触及的肌性和骨性标志便于在体格检查时进行定位。

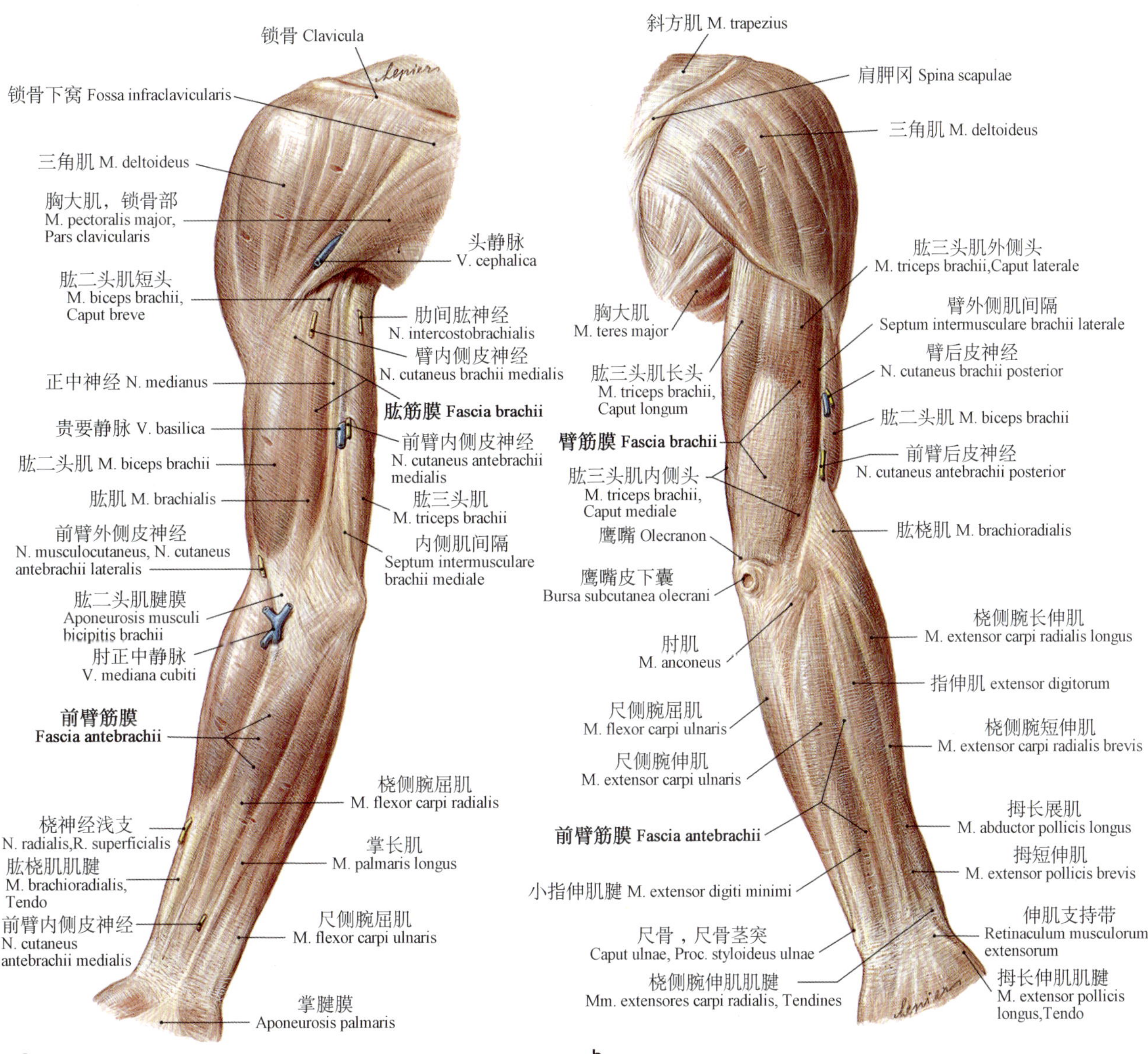

图 3.2a、b　臂和前臂筋膜

右侧，前面观(a)和后面观(b)。

如图所示，体表肌性标志主要由个别浅层肌形成。这些肌被其自身筋膜覆盖并包裹成肌群。这些肌群由位于皮下浅筋膜深面的共同筋膜：臂筋膜和前臂筋膜一同覆盖。在解剖过程中，在显露所有重要的皮下结构如皮神经和筋膜外静脉后，完全切除皮下脂肪组织以暴露筋膜的外层。

发育

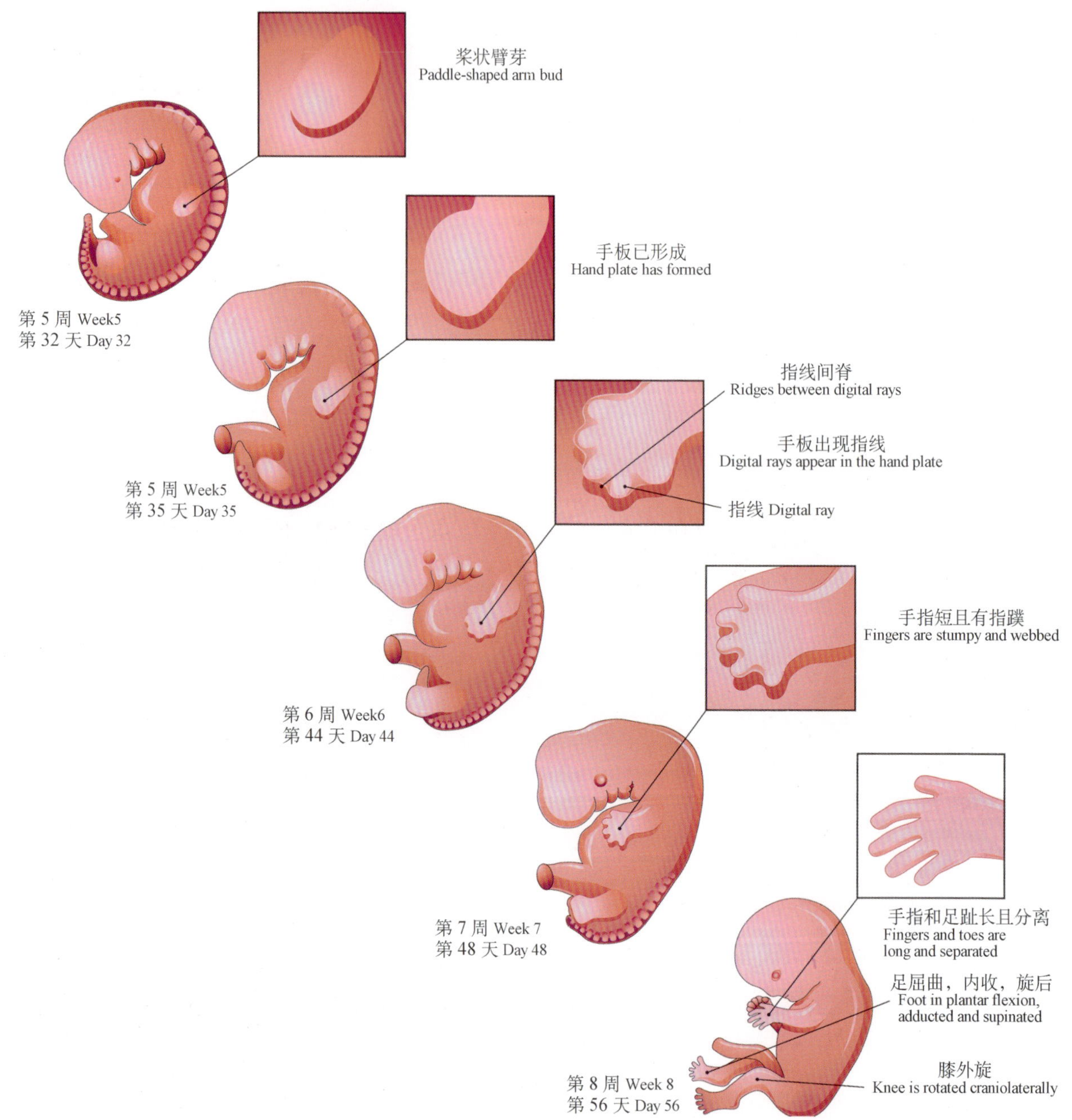

图 3.3 5－8 周四肢发育示意图[E347-09]

四肢从第4 周开始发育。鳍状**臂芽**形成于第26－27 天，比腿芽早 2 天。此时，原始肢体由起源于中胚层胚体壁的结缔组织芯一间充质，以及浅表外胚层组成，后者形成皮肤的表皮(图 3.4)。肢芽远端边缘的外胚层(外胚层侧棒)产生生长因子，吸引躯干区域中胚层体节肌细胞前体。肢芽在**第5－6 周**显示出原始手臂部和腿的**分离**迹象。从第 6 周开始，由于中间组织中的程序性细胞死亡(凋亡)，手指放射状彼此分离。到**第 8 周末**，**手指和足趾**完全**分离**。

与原始手臂相反，**第 8 周时**，**原始腿**发生旋转，导致**膝盖呈颅外侧位**。因此，大腿和小腿的伸肌位于腹侧，而在臂部位于背侧。此外，在**第 8 周**，**足**最初呈**足跖屈**、**内收**和**旋后**。这种姿势通常于 11 周向相反的方向改变。

临床要点

先天性马蹄内翻足是最常见的下肢畸形。足呈跖屈和旋后。因此，我们认为这种畸形是由于胚胎在妊娠第 8－11 周的生理性足部位置没有反向旋转而引起的。

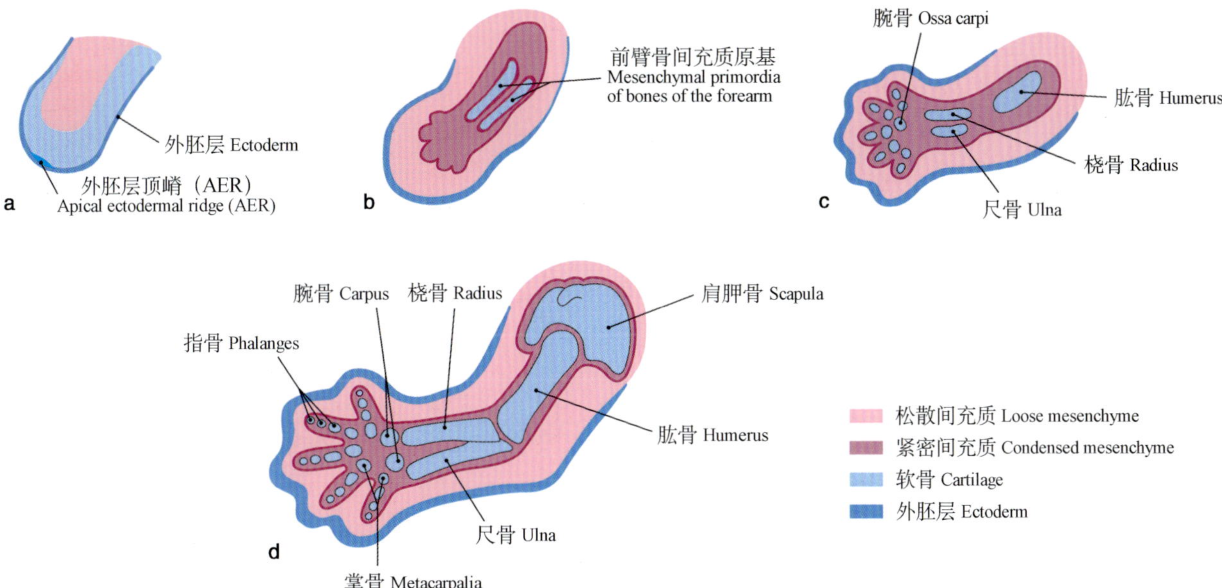

图 3.4a-d　**第 4－8 周上肢骨软骨前体发育（纵切面示意图）[E347-09]**

在第 4 周，原始肢体由结缔组织的间充质芯和一层表面外胚层组成，后者形成皮肤的表皮。间质为一整体，在**第 4－6 周**形成上肢，在**第 6－8 周**形成下肢，**软骨骨骼**发育成未来骨骼的前体，这一过程从近端发展到远端。

在软骨骨骼核心或骨化中心，**第 7 周**开始骨化，从而使软骨骨骼转化为骨组织（**软骨内骨化**），这一骨化过程以固定的模式进行（见第 25 页）。

- 除腕关节外，直至第 12 周前，在上肢所有的骨均可见到**骨化中心（核心）**。腕部的骨化中心（核心）仅在出生后 1－8 岁出现。锁骨是一个例外，它从第 7 周开始出现，没有软骨前体，因此直接来源于间充质（**膜化骨**）。
- 下肢骨化稍有延迟。股骨和小腿骨的第一个骨化中心最早出现在第 8 周，而趾骨的骨化中心出现在第 9 周至第 6 个月。跗骨（1－4 岁）和骨盆带（有时长达 20 岁）在出生后才会骨化。

骨骺间隙的闭合标志着四肢纵向生长的完成，发生在 14－25 岁，大部分骨骼至 21 岁完成闭合。

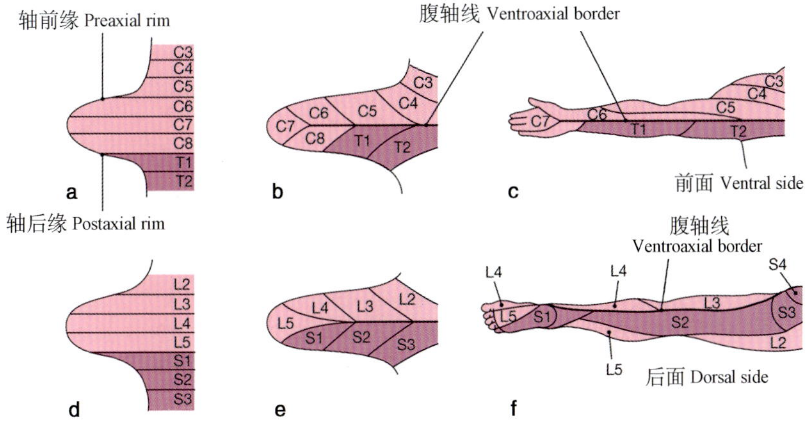

图 3.5a　**肢体皮节的发育[E347-09]**

某些皮肤区域的感觉神经支配由单个脊髓段（皮节）提供。与躯干皮节的带状方向相反，四肢的皮节最初几乎是纵向的（a，d），随后在发育过程中逐渐倾斜（→图 3.94 和→图 4.126）。显示臂和腿腹侧轴边界（b，c，e，f），几乎没有任何单个区域与感觉神经支配的重叠。

临床要点

根据骨化（**骨龄**）的进展，可以通过 X 线检查来预测儿童的未来生长和成人身高。在排除骨折的 X 线检查中，必须考虑到儿童的骨骼可能部分仍存在未骨化或融合的骨化中心（核心）组成，骨并没有发生骨折。

上肢骨骼

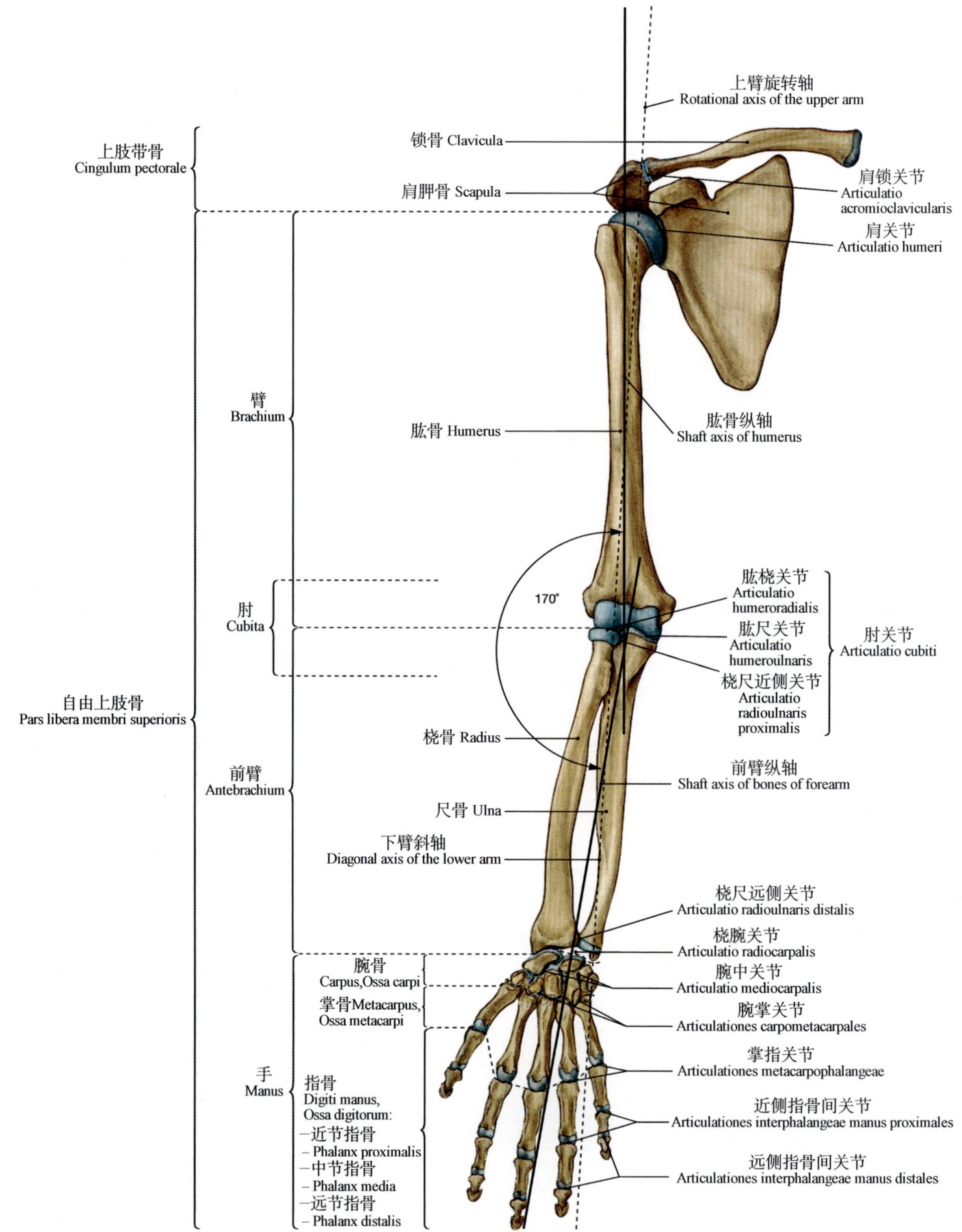

图 3.6 上肢的骨与关节，Membrum superius（右侧，前面观）

与腿部相似，臂和前臂间的骨形成 170°提携角，被肘关节横轴分为上下两部分。肩关节臂的**旋转轴**为肱骨头和肘关节之间的连线。它作为前臂的对角轴继续从前臂骨间的近端延伸到远端关节（桡尺关节）。前臂的**内/外翻或旋转运动（旋前/旋后）**围绕此轴发生。

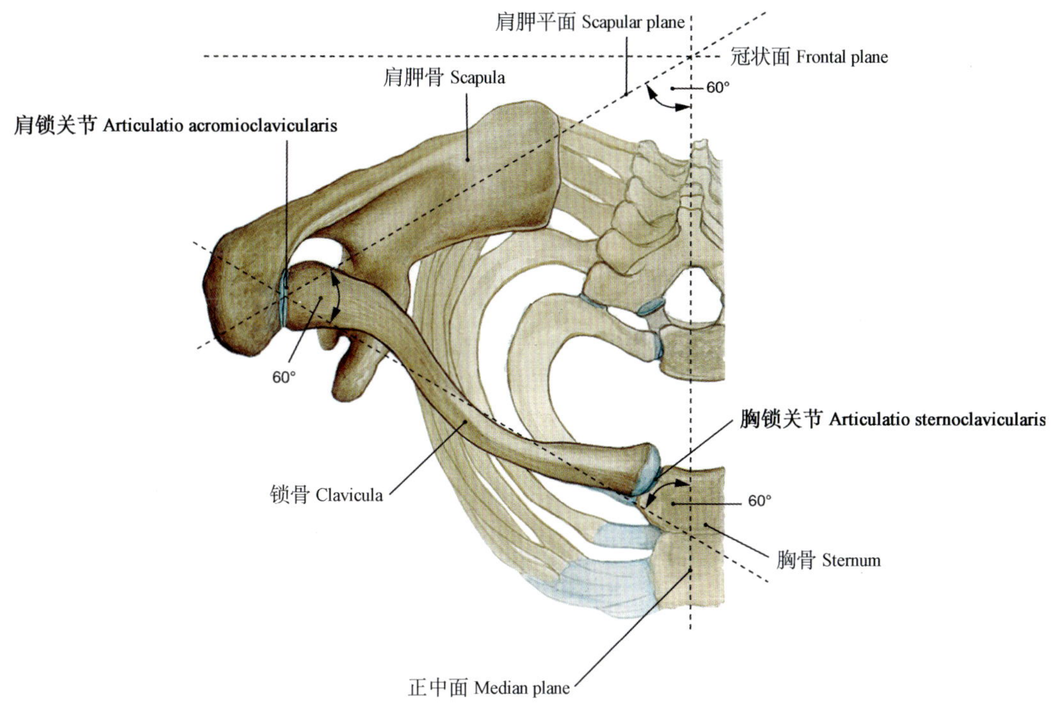

图 3.7　上肢带骨，Cingulum pectorale（右侧，上面观）

上肢带骨包括**锁骨**（Clavicula）和**肩胛骨**（Scapula）。两骨通过外侧的肩锁关节（Articulatio acromioclavicularis）相互连结，锁骨通过胸锁关节（Articulatio sternoclavicularis）与躯干骨相连结。锁骨分别与正中面和肩胛骨（肩胛面）形成约60°的角。肩胛骨位于肩胛骨平面内，肩胛骨平面与正中平面的角度同样为60°。

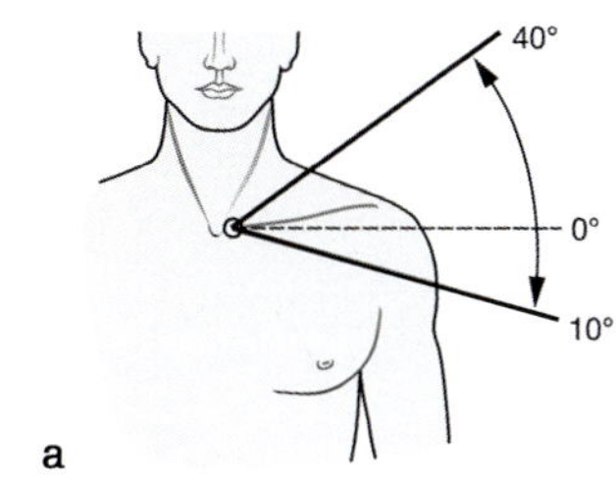

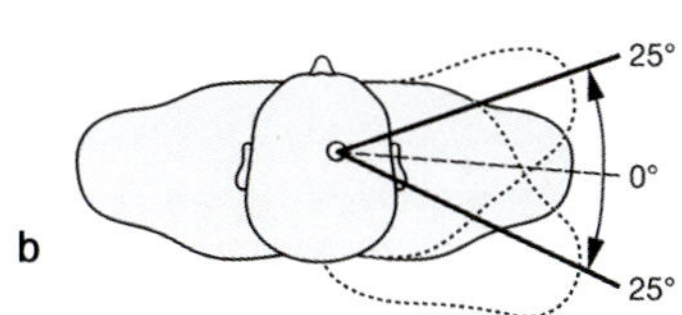

图 3.8　上肢带骨从内侧胸锁关节开始的运动范围[L126]

双侧胸锁关节形成功能性**球窝关节**，由于上肢带骨为通过胸锁关节与躯干的唯一连结，它通常表现为一个功能单元。肩关节除了前后运动，还能做上下运动。固定的锁骨胸骨端可旋转约45°。上肢的运动范围由于上肢带骨的活动度而显著增加。

上肢带骨运动范围：

- 上-下：40°-0°-10°（a）。
- 绕前-绕后：25°-0°-25°（b）。

锁骨

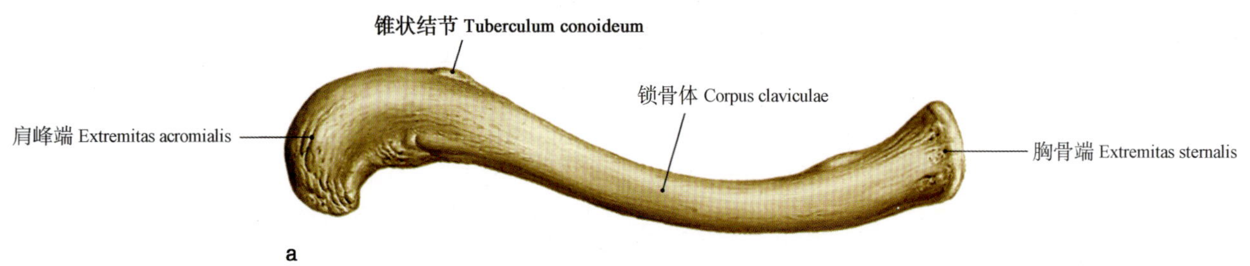

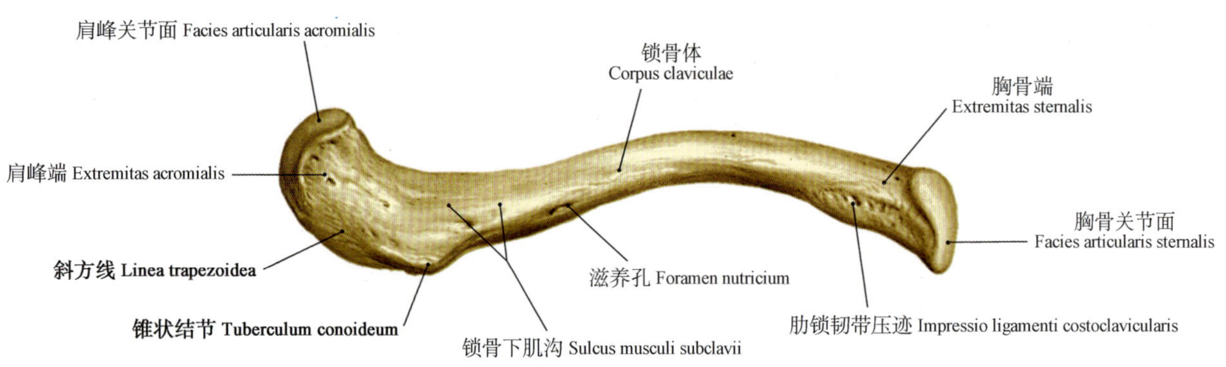

图 3.9 锁骨

右侧，上面观(a)和下面观(b)。

将锁骨与躯体任一侧相匹配通常都并不容易。应该注意的是，锁骨胸骨端粗大圆钝，而肩峰端扁平。胸骨端骨骼凸向前方，锁骨下面有两个突起，部分喙锁韧带附着于此(→图 3.18)。锥状结节位于内侧，斜方线位于外侧。

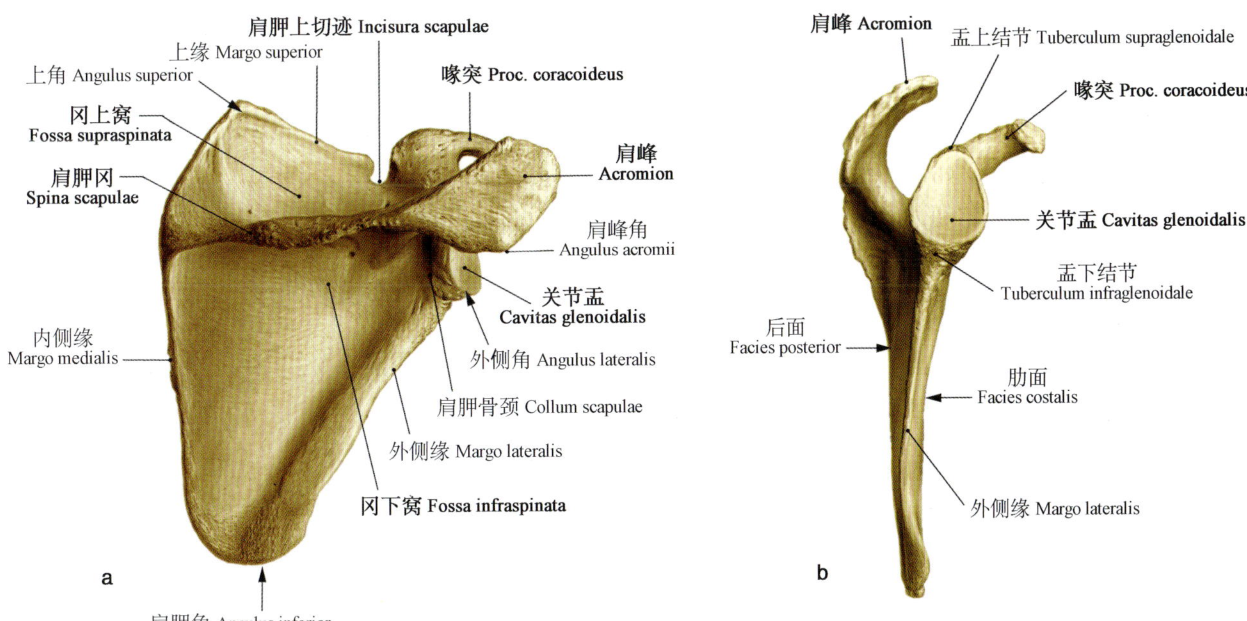

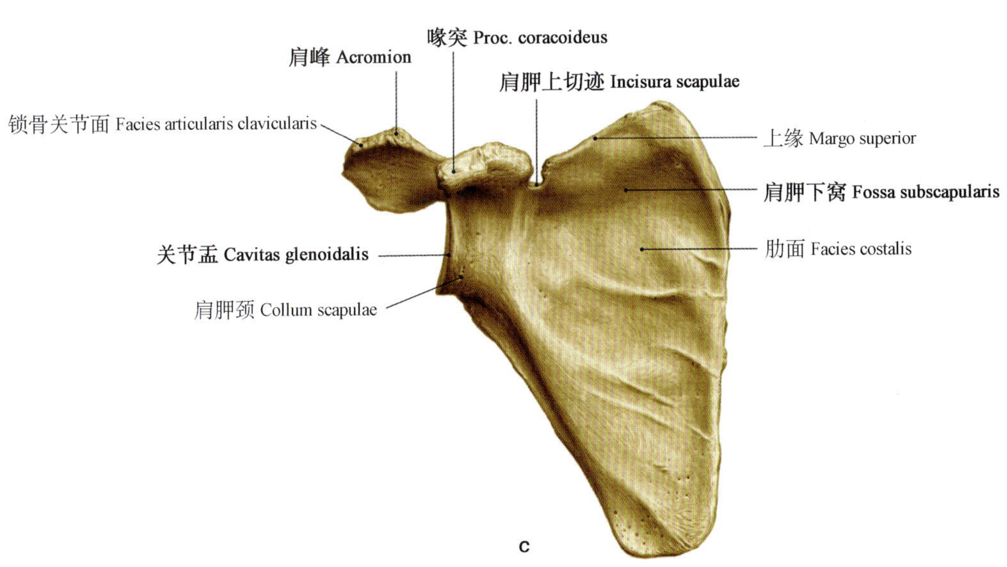

图 3.10 肩胛骨

右侧，后面观（a）、外侧（b）和前面观（c）。

肩胛骨是具有三缘三角的扁骨。其后面的 T 型肩胛冈为肌肉附着（起与止）的重要凸起。

临床要点

肩胛上神经穿过肩胛上横韧带（→图 3.18）深面的**肩胛切迹**。韧带钙化时，神经将受**卡压**，并导致主要负责臂外展外旋主要肌群（冈上肌和冈下肌）的萎缩。

肱骨

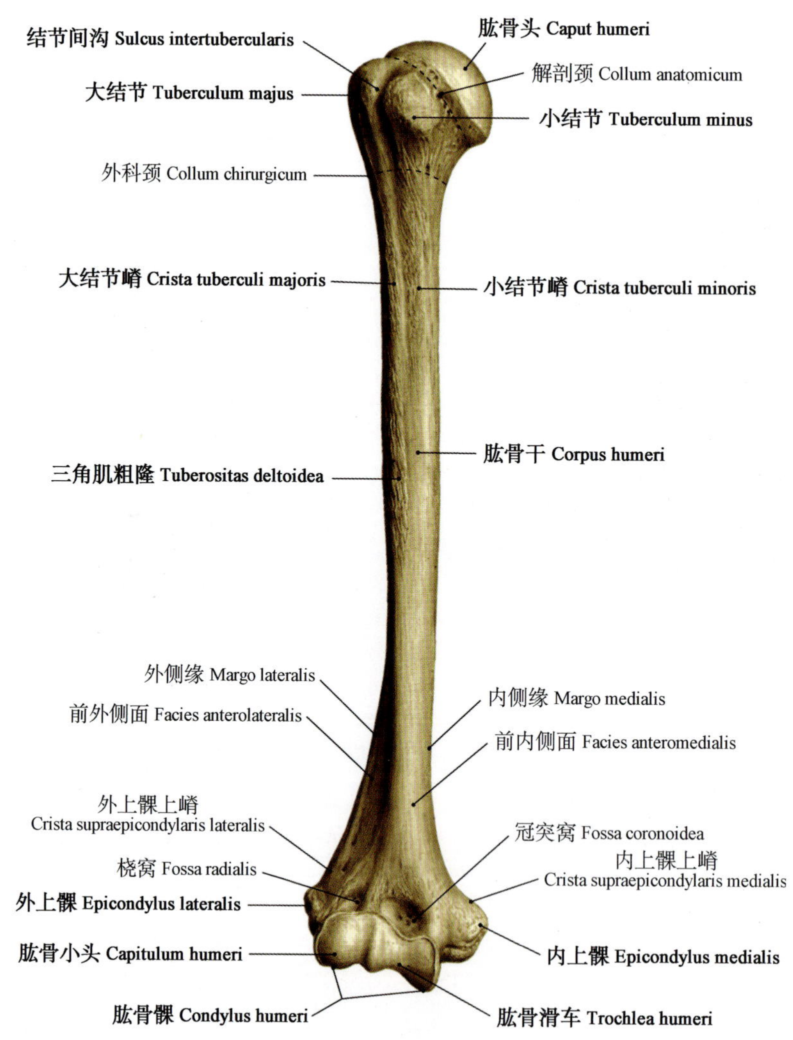

图 3.11 上肢骨，肱骨（右侧，前面观）
肱骨头与肱骨干轴线成角 150°～180°（**颈干角**）。肱骨头**后倾**15°～30°，即肱骨颈相对于肱骨髁横轴后旋。大结节位于肱骨干近端外侧，而小结节位于内侧。

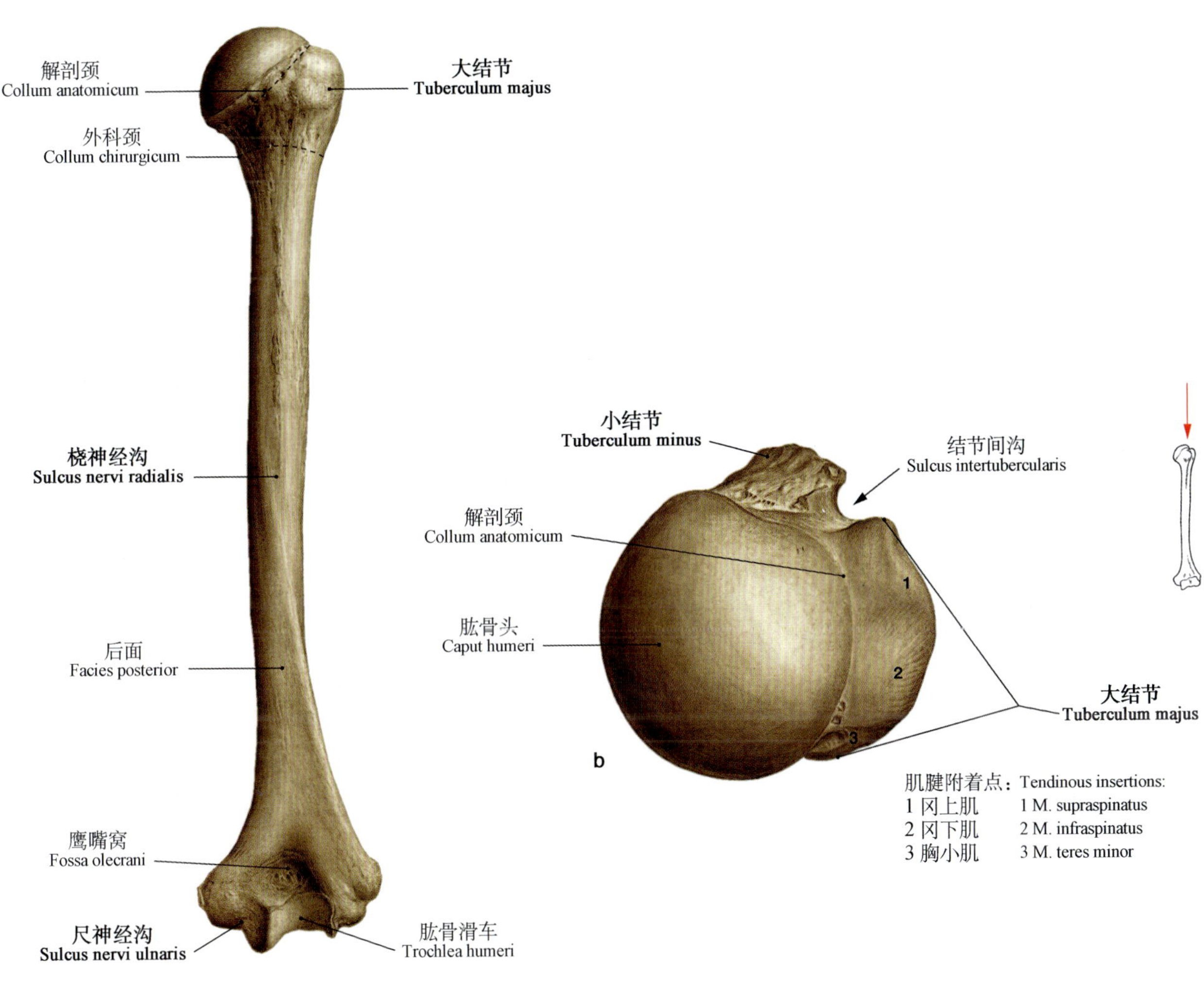

图 3.12 上肢骨

右侧肱骨，后面观(a)和近侧面观(b)。

桡神经沟在肱骨干背侧绕行，为桡神经形成的沟。尺神经走行于肱骨内上髁后面的**尺神经沟**内，可因撞击而受机械刺激(**"麻筋"**)。

临床要点

由于跌倒导致的肱骨骨折相对较常见。肱骨近端骨折可损伤环绕肱骨的供血血管(旋肱前、后动脉)和腋神经(见第 233 页)。**肱骨干**骨折或行手术治疗时，桡神经可受损，从而导致出现**桡神经损伤**的相应临床症状(见第 236 页)。该位置也易受卡压。**肱骨远端骨折**可导致尺神经沟内的**尺神经受损**(见第 240 页)。由于尺神经在此区域极其表浅(或脆弱)，尺神经损伤为上肢最常见的神经损伤之一。

尺骨

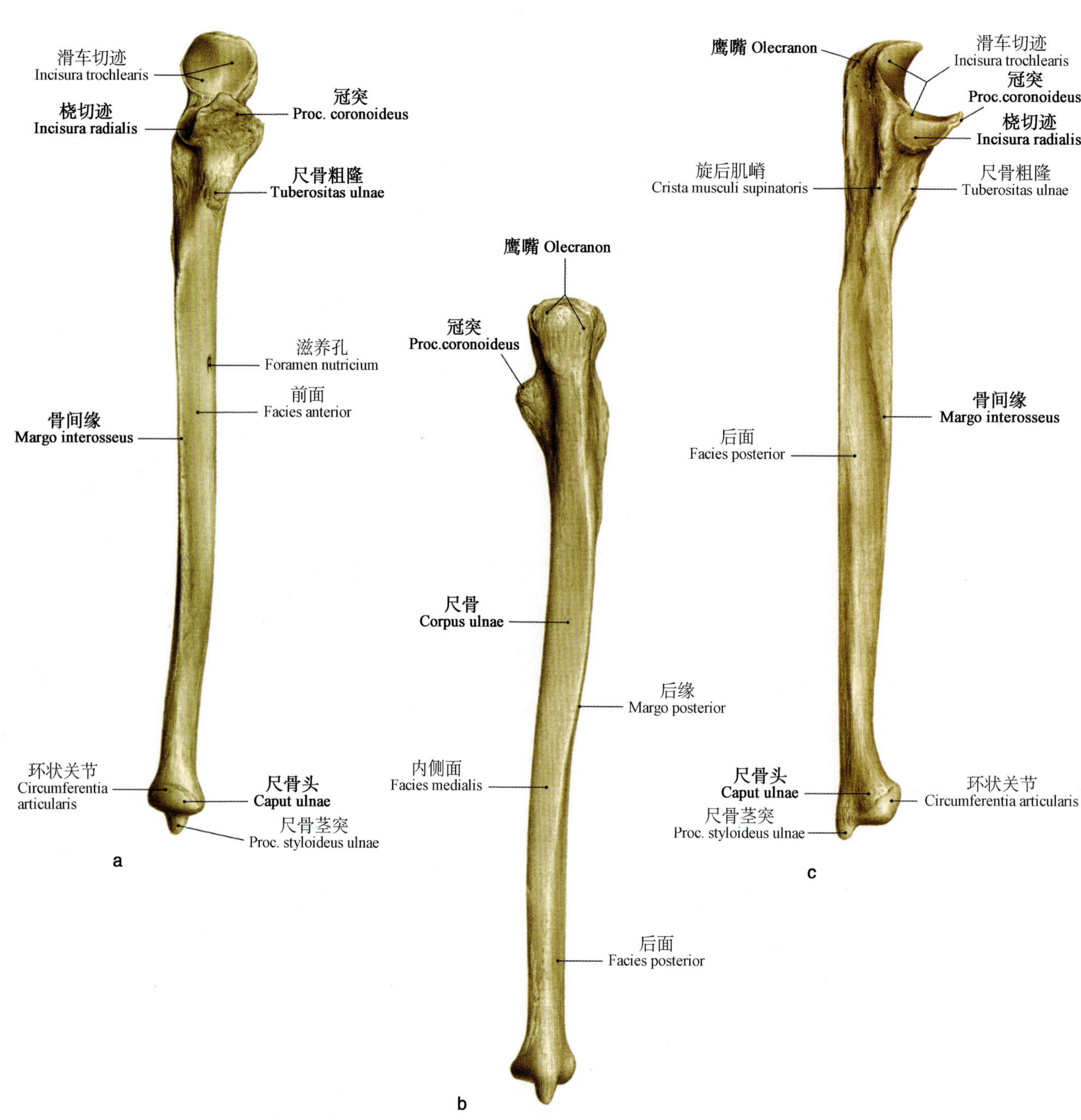

图 3.13 尺骨
右侧，前面观（a）、后面观（b）和桡侧观（c）。

桡切迹位于外侧，可将尺骨单独与躯干一侧相连。

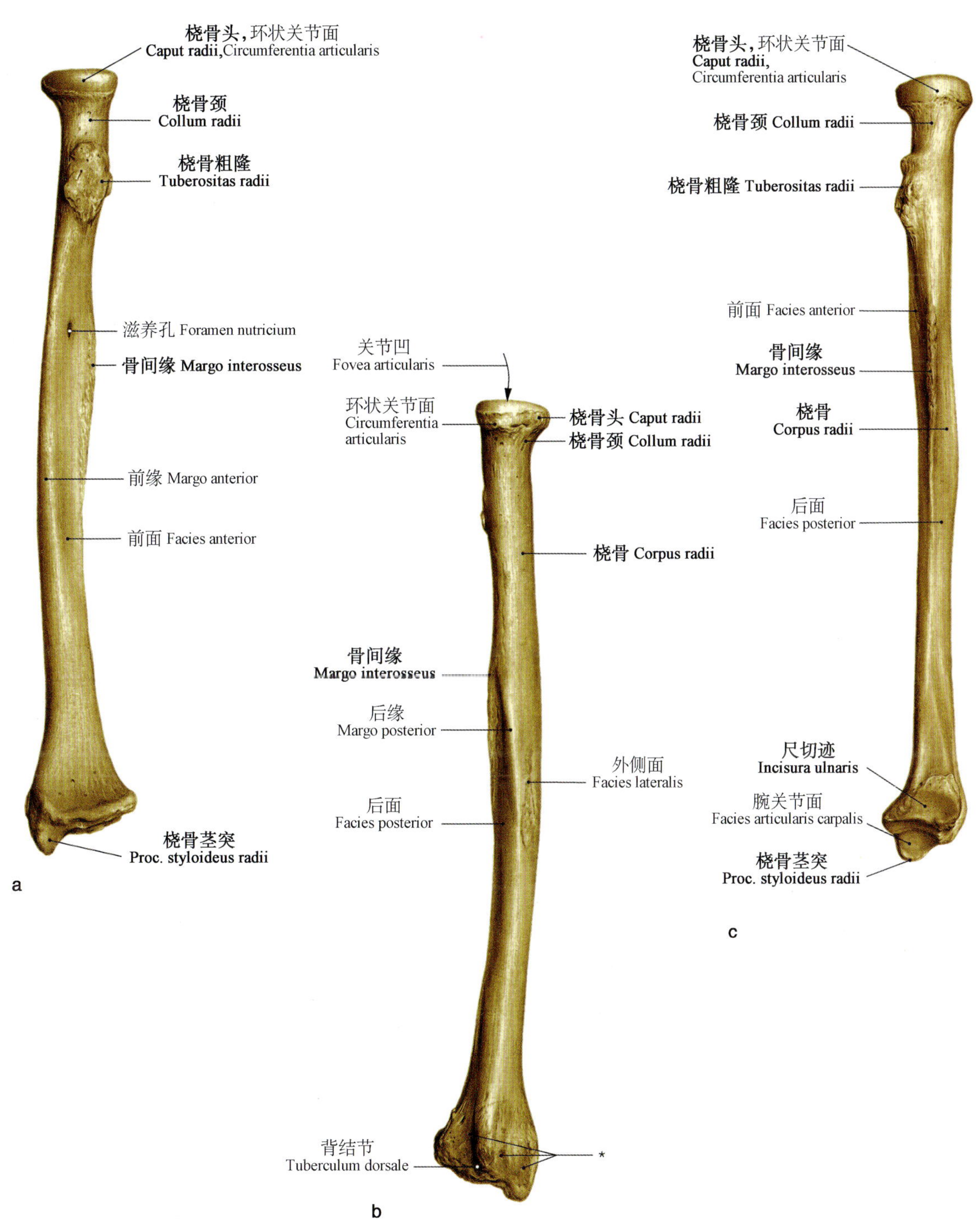

图 3.14 **桡骨**

右侧，前面观(a)、后面观(b)和尺侧观(c)。

参考桡骨茎突位于外侧，可将桡骨单独与躯干一侧相连。相反，尺切迹指向尺骨方向。

* 用于伸肌肌腱嵌入的沟与嵴。

（牛云飞　译）

手骨

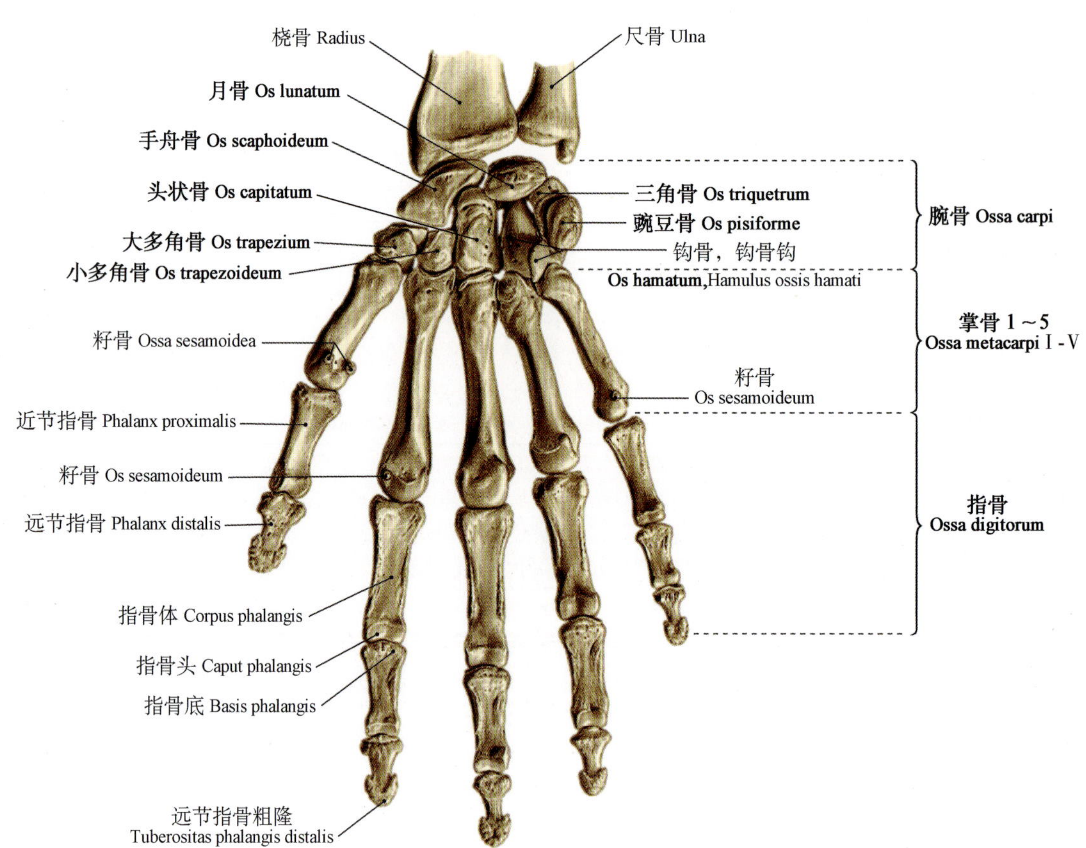

图 3.15 手骨(右侧,掌面观)

手(Manus)分为腕(Carpus,with Ossa carpi)、掌(Metacarpus,with Ossa metacarpi)和手指(Digiti,with Ossa digitorum)。其中手指有多块指骨。腕骨(Carpal bones)构成腕骨沟,即腕管的基础(→图 3.116)。腕骨沟桡侧界为手舟骨与大多角骨(Os scaphoideum and Os trapezium),尺侧界为豌豆骨与钩骨(Os pisiforme and Os hamatum)。

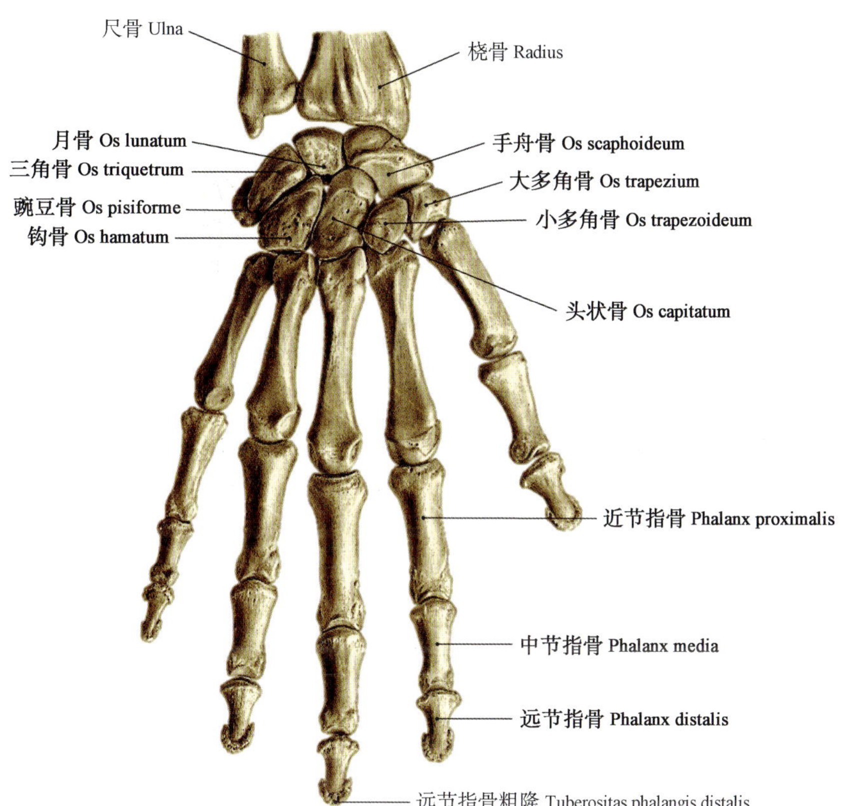

图 3.16 手骨(右侧,后面观)

腕骨(Carpus)由近侧列和远侧列组成。近侧列由桡侧向尺侧依次为手舟骨(Os scaphoideum)、月骨(Os lunatum)和三角骨(Os triquetrum)。三角骨紧贴于掌侧的豌豆骨(Os pisiforme),它是嵌入在尺侧腕屈肌肌腱中的一枚籽骨。远侧列由大多角骨(Os trapezium)、小多角骨(Os trapezoideum)、头状骨(Os capitatum)和钩骨(Os hamatum)组成。

锁骨关节

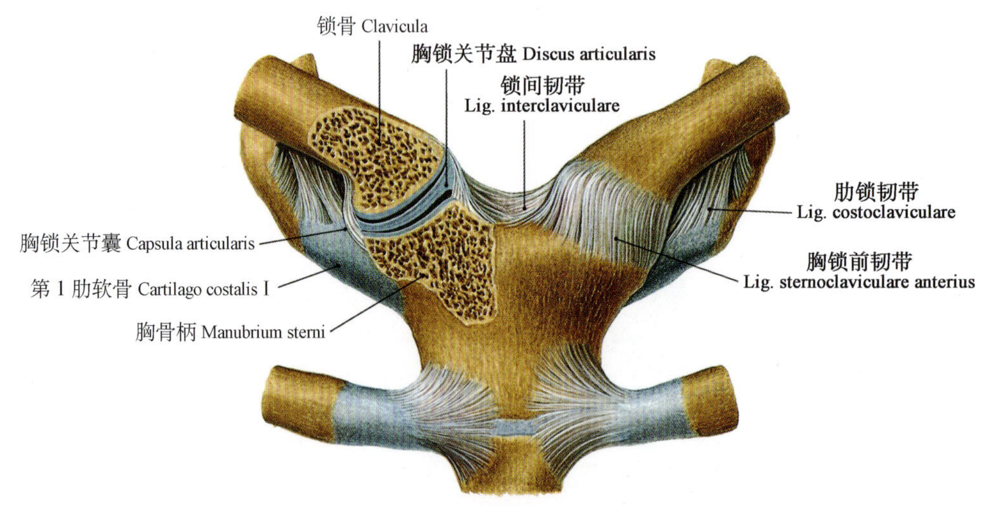

图 3.17 锁骨内侧关节，胸锁关节；双侧关节（前面观）

胸锁关节是上肢骨与中轴骨连结的唯一关节。两个关节面（胸骨的关节窝和锁骨的胸骨端）都略呈鞍状，由一纤维软骨盘分隔开，此关节盘能吸收侧方移位的牵张应力。胸锁关节韧带非常牢固，包括关节前后的**胸锁前、后韧带**和作为两侧锁骨间重要连结的**锁骨间韧带**。**肋锁韧带**自第 1 肋软骨延伸至锁骨的胸骨端，锁骨下肌自第 1 肋软骨延伸至锁骨的肩峰端。

上肢关节概述	
• 锁骨内侧关节（**胸锁关节**）：球窝关节	• 近侧腕关节（桡腕关节）：椭圆关节
• 锁骨外侧关节（**肩锁关节**）：平面关节（与作为球窝关节的内侧关节联合活动）	• 远侧腕关节（腕中关节）：屈戌关节（与作为椭圆关节的近端腕关节联合活动）
• 肩关节（**肱骨关节**）：球窝关节	• 腕和掌的关节（腕骨间关节，腕掌关节，掌骨间关节）：微动关节，除了拇指与腕掌关节（拇指腕掌关节）为鞍状关节
• 肘关节（Articulatio cubiti）：复合关节，包括 -肱尺关节：屈戌关节 -肱桡关节：球窝关节 -桡尺关节近端（桡尺近侧关节）：车轴关节	• 掌指关节：球窝关节，除了拇指的掌指关节为屈戌关节
• 桡尺关节远端（桡尺远侧关节）：车轴关节	• 中节和远节指骨间关节（指骨间关节）：屈戌关节

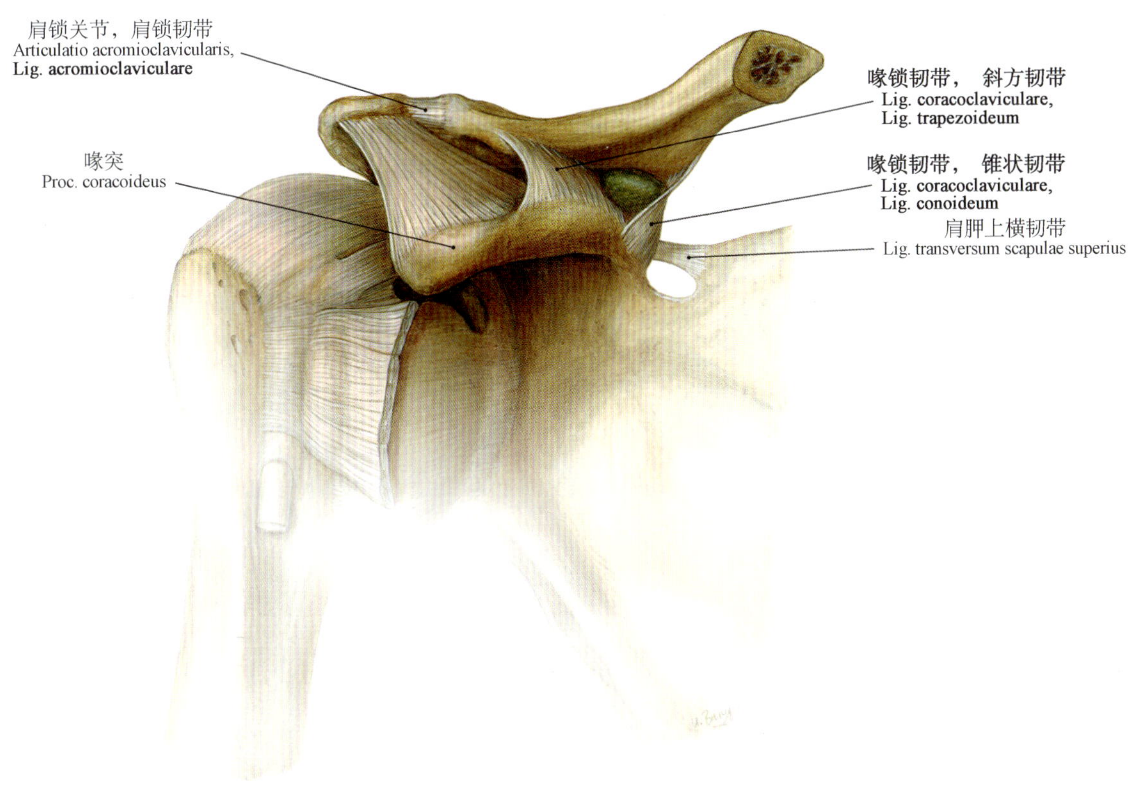

图 3.18 **肩锁关节(右侧,前面观)**

肩锁关节连结锁骨与肩胛骨。在关节面间,常有一纤维软骨关节盘,仅部分分隔关节腔。关节囊由**肩锁韧带**加强,**喙锁韧带**对于肩锁关节的稳定性也尤为重要,其两条不同的韧带分别连于肩胛骨的喙突和锁骨。连至锁骨锥状结节的**锥状韧带**居内侧,外侧的**斜方韧带**附着于锁骨肩峰端下方的**斜方线**(→图 3.9b)。

临床要点

胸锁关节通过其周围牢固的韧带得到很好的保护(如在跌倒的情况下),临床上,**肩锁关节的损伤**相对更常见(→图 3.42)。

肩关节

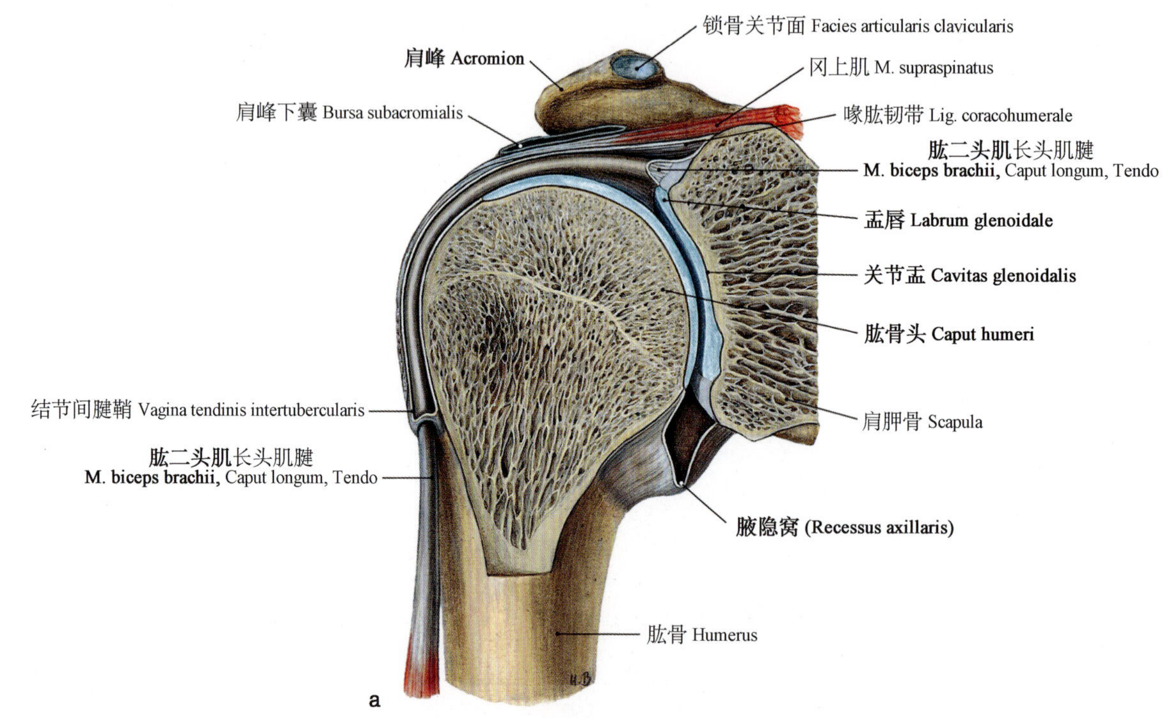

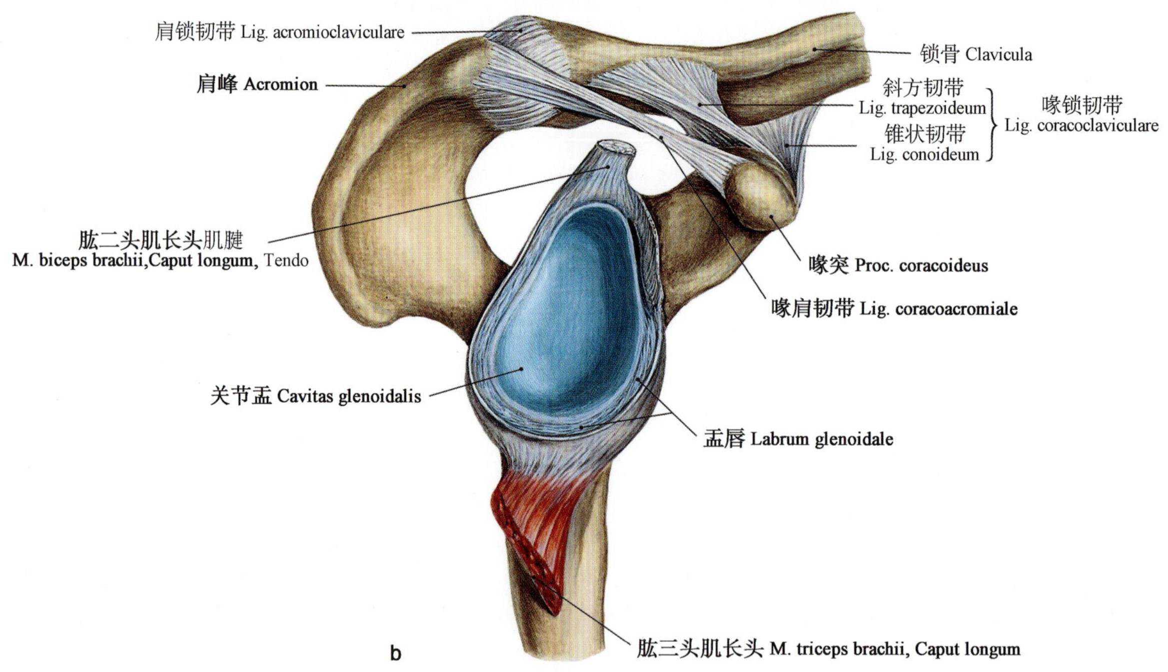

图 3.19 肩关节

右侧，冠状切面前面观(a)；肩胛骨关节盂侧面观(b)。

肩胛骨关节盂和它的纤维软骨唇(盂唇)一同构成了肩关节窝，并与肱骨头相连，构成一典型球窝关节。关节囊(Capsula articularis)起自盂唇，关节盂的上缘有肱二头肌长头肌腱的起点附着。肱二头肌长头起自盂上结节并穿过关节囊。肱三头肌的长头(Caput longum of the M. triceps brachii)起自关节囊外的盂下结节。关节囊附着于肱骨解剖颈，肱骨大、小结节位于关节外。关节囊下方有一褶皱又称肩关节腋隐窝。关节囊由来自各个方向的韧带(→图 3.20)和呈放射状排列的旋转肩关节的肩袖肌腱加强(→图 3.23和→图 3.50)。肩关节被**“肩顶”**所覆盖，包括喙突、肩峰和两者间的**喙肩韧带**。

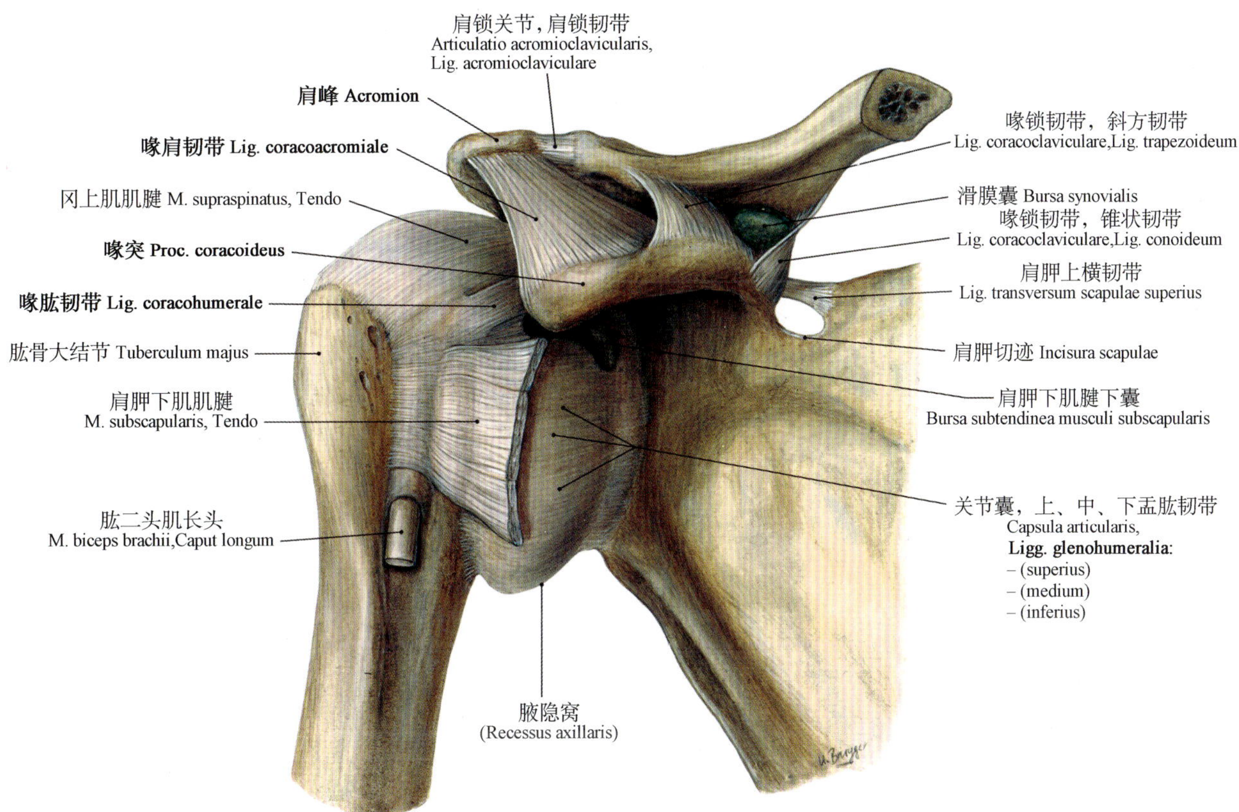

图 3.20 肩关节(右侧,前面观)

关节囊(Capsula articularis)由各韧带和**肩袖**肌腱支持。**喙肱韧带**位于肩关节上方并自喙突向后延伸进入关节囊。盂肱韧带由各纤维束组成,稳定关节囊前部。由于肩袖肌群主要呈放射状进入关节囊的顶部和前后部,关节囊的底部显得尤其薄弱。**喙肩韧带**与喙突和肩峰一起形成了“肩顶”,并与关节囊不相连。肩顶是关节窝的辅助部分,当压力施加于支撑臂时可从上方稳定肱骨头。作为关节的盖,“肩顶”也限制了肩关节的外展和前屈,防止上肢在肩胛骨没有旋转的情况下举过水平面。

临床要点

肩关节窝相对较小。所以此关节的运动范围很大,也更易受伤。因此,肩关节脱位(luxations)在人体的关节脱位中最常见(见第 185 页)。

肩关节

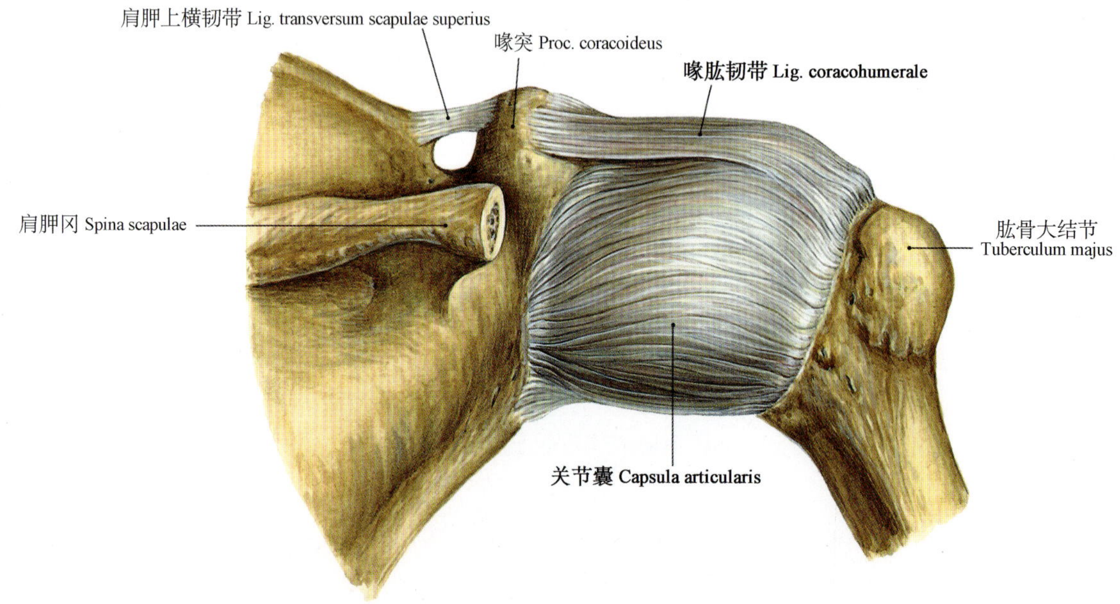

图 3.21 肩关节(右侧,后面观)

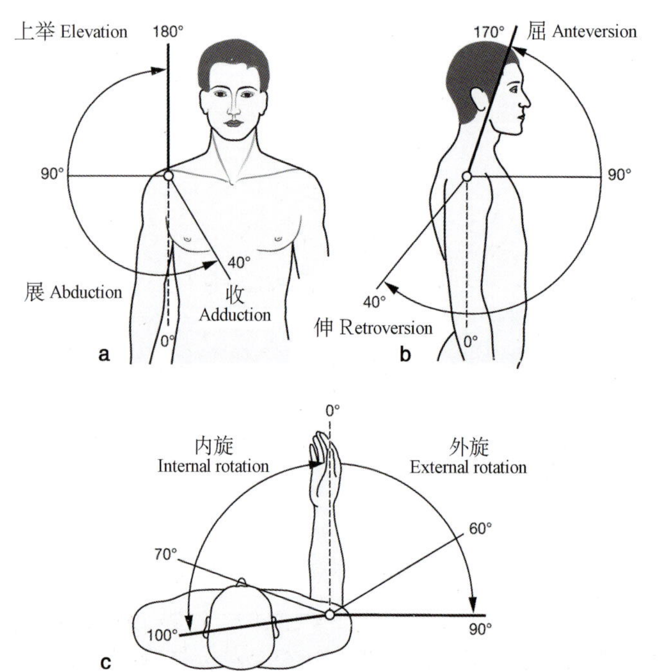

图 3.22 有无锁骨关节参与的肩关节运动范围 [L126]

a、b 肩关节是可在 3 个运动轴上做运动的**球窝关节**,并在人体所有关节中具有最大的运动范围。当肩关节只外展和前屈时,运动范围会受到肩顶的限制。在肩关节和锁骨的关节联合运动情况下,当肩胛骨旋转时,运动范围明显增加。甚至上肢外展至水平面(elevation)以上也是可能的。在肩关节开始外展时,前锯肌和斜方肌就开始收缩使肩胛骨外旋。

c 为了检查肩关节的旋转,前臂的位置必须像指针一样与肘关节成直角。如果上肢伸直,通常会伴有前臂的旋转运动。

肩关节单独的运动范围:

- 展-收:90°-0°-40°
- 屈-伸:90°-0°-70°
- 旋外-旋内:60°-0°-70°

肩关节有锁骨关节参与的运动范围:

- 展-收:180°-0°-40°
- 屈-伸:170°-0°-40°
- 旋外-旋内:90°-0°-100°

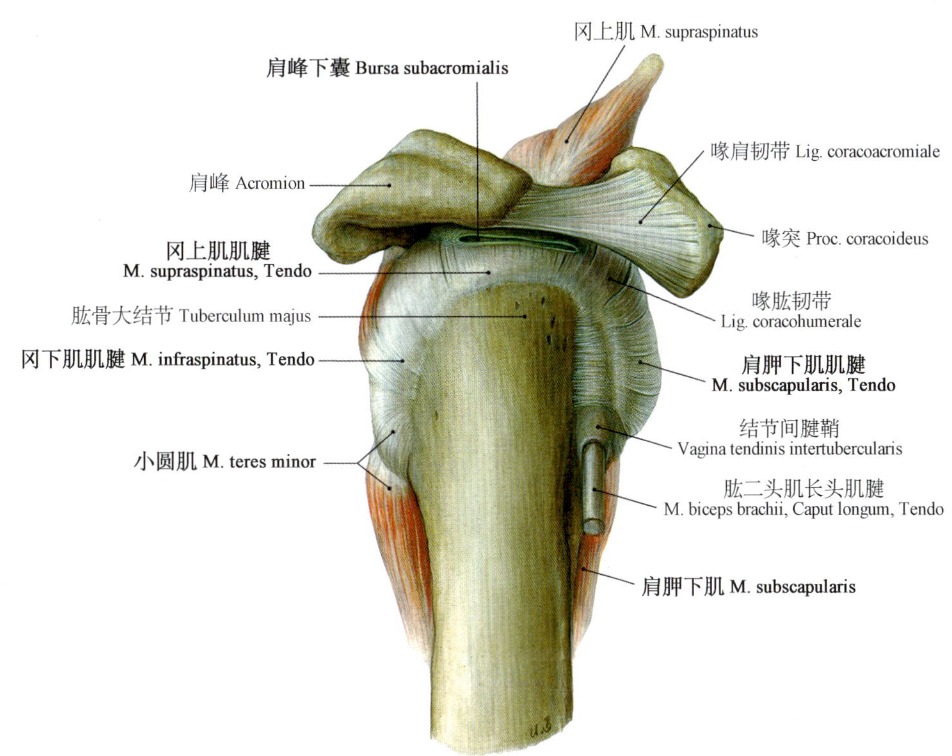

图 3.23　肩关节(右侧,侧面观)

肩关节周围的肌腱呈放射状进入关节囊,并稳固肩关节。这些肌被定义为**肩袖**肌:包括**位于前方的肩胛下肌**,位于顶部的**冈上肌**和从后方放射进入关节囊的**冈下肌**和**小圆肌**。此关节囊仅在底部略显薄弱。在肩关节区,有各种各样的小浆液囊,其中一些与关节囊部分连结并构成了关节向外侧延伸的部分。位于喙突下的**喙突下囊**通常与位于肌腱附着点下方(→图 3.20)的**肩胛下肌腱下囊**相通,并且它常与关节腔相通(→图 3.49)。在另一方面,位于冈上肌腱之上的**肩峰下囊**绝大部分与**三角肌下囊**相连。这两个囊共同构成了所谓的"**肩峰下关节**",可大大减少关节运动时肱骨头和肩峰下的肩袖肌腱的摩擦。

临床要点

冈上肌腱常发生退行性改变。如果肌腱在肩顶下受到卡压时(**撞击综合征**),手臂外展于 60°和 120°("疼痛弧")就可能疼痛。此外,"肩峰下关节"中的退行性**钙质沉积物**也能导致疼痛和运动受限。

肘关节

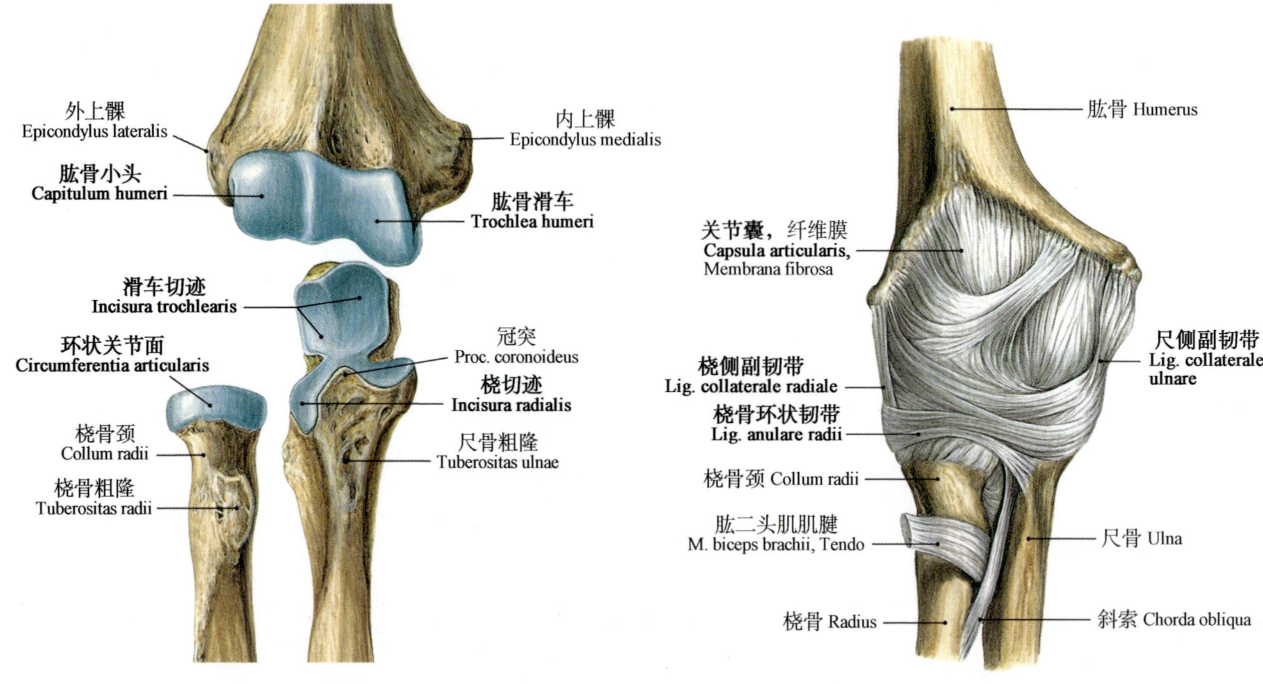

图 3.24 肘关节骨性部分；前面观，软骨覆盖的关节面显示为蓝色

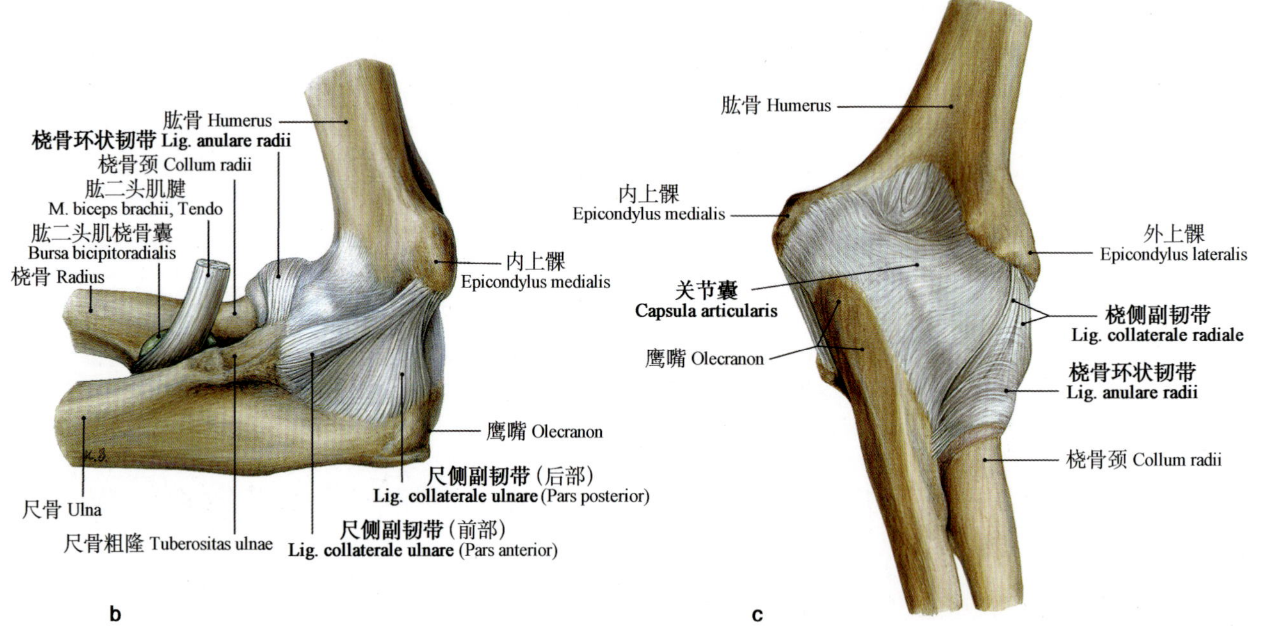

图 3.25 肘关节

右侧，前面观（a），内侧面观（b），后面观（c）。

肘关节为复合关节（Articulatio composita），肱、桡、尺3骨在此互为关节。

- **肱尺关节**：以肱骨滑车为关节头，尺骨滑车切迹为关节窝的关节。
- **肱桡关节**：以肱骨小头为关节头，桡骨关节凹为关节窝的球窝关节。
- **桡尺近侧关节**：以桡骨头环状关节面为关节头，尺骨的桡切迹为关节窝的屈戌关节。

此关节囊包含3块骨所有的软骨关节面，并由坚韧的韧带加强。两侧副韧带分别从外侧和内侧稳定肘关节。在内侧，尺侧副韧带连接肱骨内上髁与尺骨冠突（前束）和尺骨鹰嘴（后束）。在外侧，桡侧副韧带起自肱骨外上髁底部并放射状进入环状韧带，止于尺骨桡切迹的前、后方。由于环状韧带的存在，使桡骨头可在尺骨桡切迹内做旋转运动。

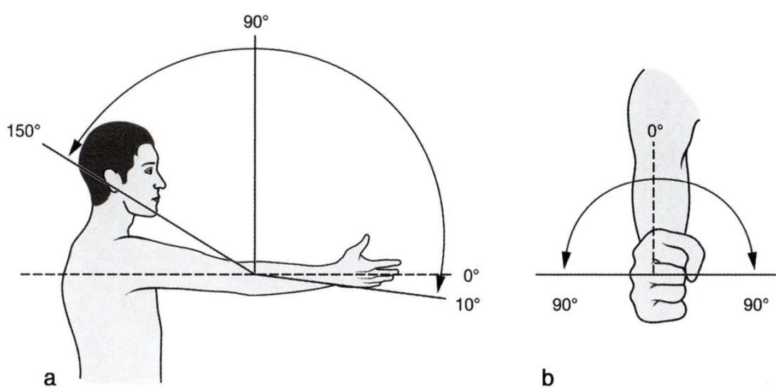

图 3.26　肘关节的运动范围[L126]

肱骨与尺骨和桡骨之间可以做屈伸运动，肱骨与桡骨及桡骨与尺骨之间还能做旋转运动。因此，肘关节综合表现为车轴(屈戌)关节的运动。肱尺关节的运动主要受相应骨的影响。臂部屈肌(受限于软组织)限制肘关节过屈，鹰嘴限制肘关节过伸(受限于骨)。屈戌关节运动的横轴位于肱骨滑车的中心(a)。

肘关节的旋转运动受环状韧带(**韧带制导，b**)保护。桡骨远端围绕尺骨旋转(→图 3.30)。拇指朝上位于中立位("0")，前臂可以在此基础上旋后(掌朝上)和旋前(掌朝下)。虽然肱桡关节从关节面判断，类似于球窝关节，但其无法外展和内收，由于桡骨被环状韧带固定于尺骨，仅能跟随肱尺关节做屈戌运动。

肘关节的活动范围：

- 伸-屈：10°-0°-150°
- 旋后-旋前：90°-0°-90°

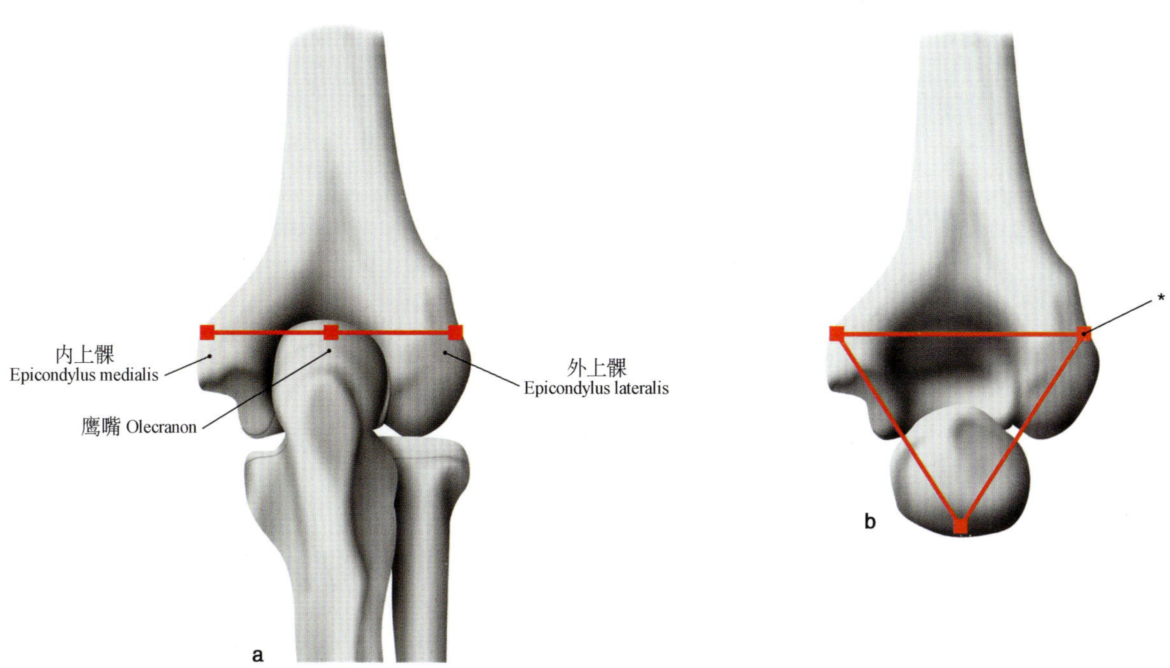

图 3.27a、b　Hueter 三角[L127]

肘关节处于伸位时，从后面看肱骨内、外上髁和鹰嘴，三点位于同一直线(a)。于屈位时，三者构成一等边三角形(Hueter's triangle，b)。由于骨折和脱位会导致此三角的偏离，因此此三角在 X 线诊断中非常重要。

* 临床术语：Hueter 三角。

前臂骨连结

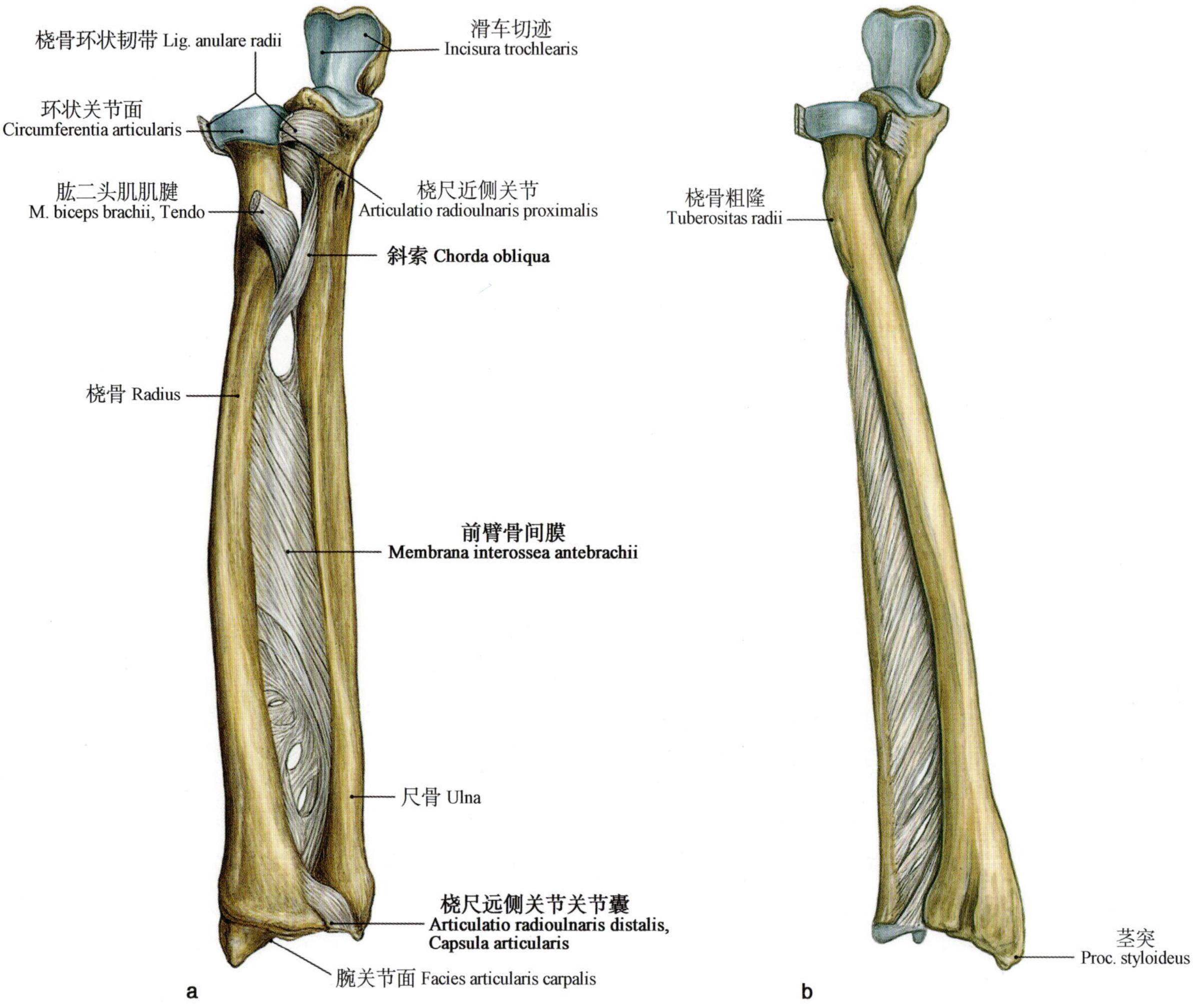

图 3.28a、b 前臂旋外(a)和旋内(b)时的前臂骨连结(右侧，前面观)

前臂骨由坚韧的骨间膜相连，膜的纤维主要自桡骨向尺骨由近及远发出。反向发出的斜索在近端补充支撑。上图阐明了桡骨是如何绕着尺骨旋转的。前臂旋外时，前臂两骨相互平行，旋内时则相互交叉。

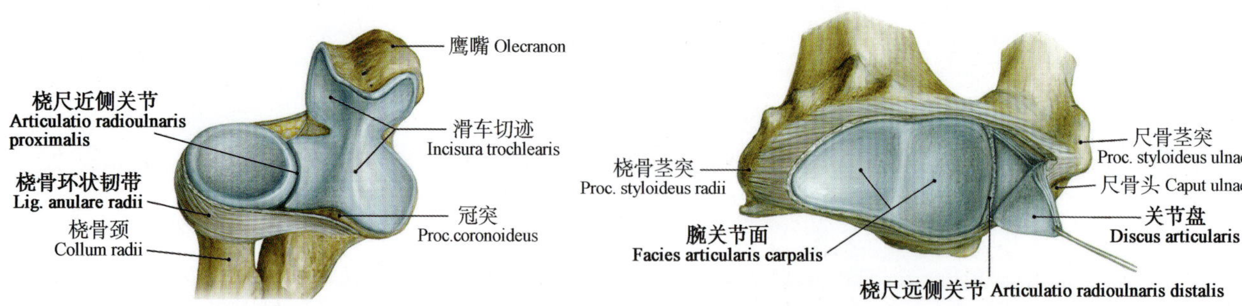

图 3.29 桡尺近侧关节(右侧，近侧端前面观)

桡尺近侧关节为屈戌关节，且为肘关节的一部分。桡尺近侧和远侧关节的共同运动轴是连接桡骨头和尺骨头的前臂斜轴(对角线)。

图 3.30 桡尺远侧关节(右侧，远侧端后面观)

桡尺远侧关节也是屈戌关节并且毗邻腕关节近侧。它由尺骨头和桡骨的尺切迹构成。腕关节近侧关节面由桡骨腕关节面和分隔桡尺远侧关节与腕近侧关节的关节盘构成。

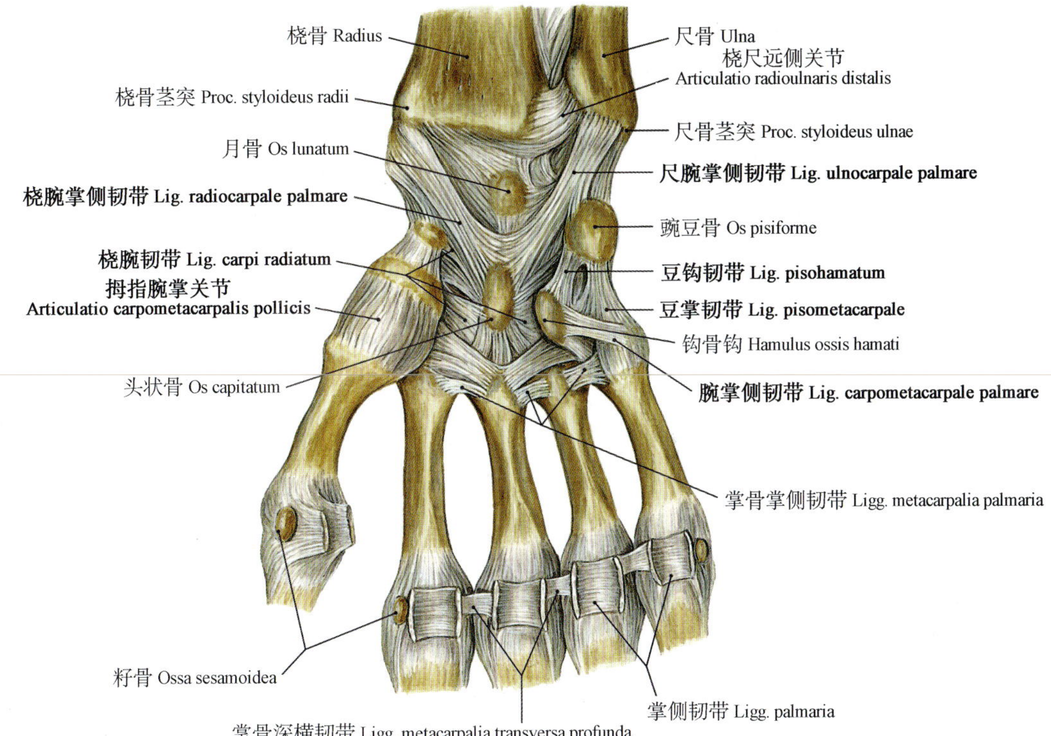

图 3.31 手的关节和韧带(右侧,前面观)

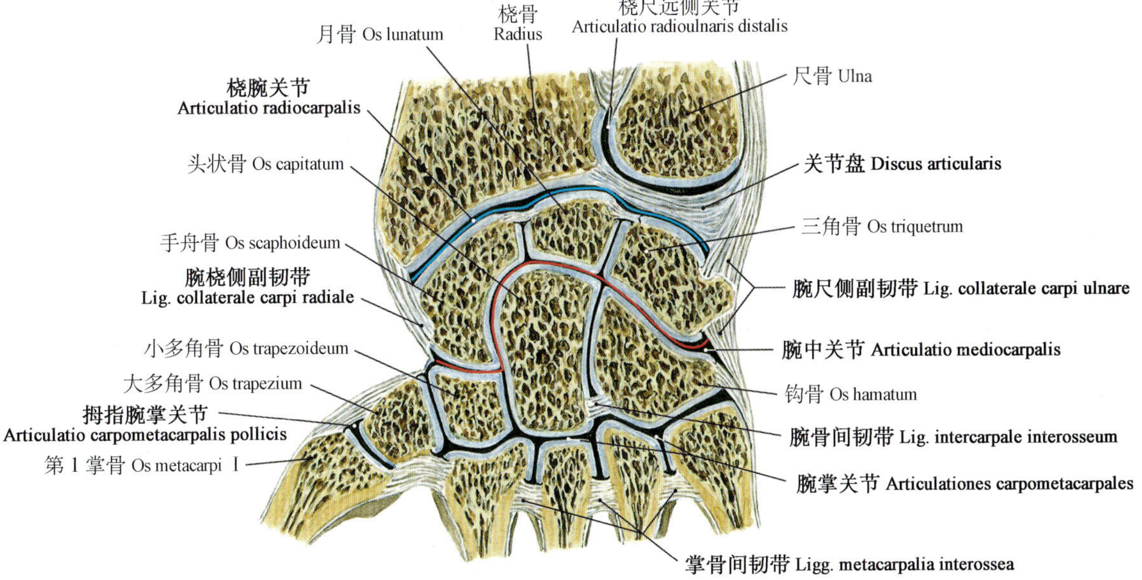

图 3.32 腕关节和腕掌关节

右侧;前面观;与手背冠状切面一致。此图显示了除腕骨和掌骨的小关节外,还有腕近侧和远侧关节。

- **腕近侧关节(桡腕关节)**为椭圆关节,连接前臂(窝)与近侧列腕骨。尺骨与三角骨由关节盘分隔(→图 3.30)。
- **腕远侧关节(腕中关节)**近侧、远侧两列腕骨彼此呈波浪型连结。根据关节面形态,为屈戌关节,与近侧关节一同构成椭圆关节。
- 腕骨和掌骨间的**第 2~5 腕掌关节**与掌骨基底间的掌骨间关节为微动关节,允许相对少量运动。相比之下,拇指的腕掌关节(Articulatio carpometacarpalis pollicis)非常灵活并能屈伸和收展。

手关节

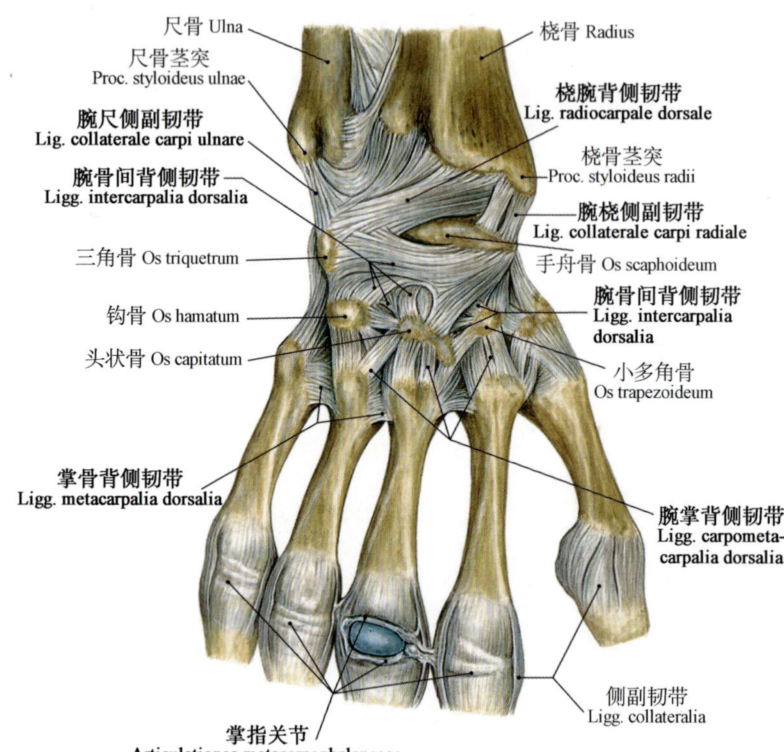

图 3.33 手的关节与韧带(右侧、后面观)

腕骨和掌骨的韧带
• 桡腕掌侧和背侧韧带与尺腕掌侧韧带
• 腕桡侧和尺侧副韧带：发自茎突
• 腕骨间掌侧、背侧和骨间韧带
• 腕辐状韧带：发自头状骨的星形(辐射状)韧带
• 豆钩韧带：从尺侧腕屈肌肌腱延续至钩骨
• 豆掌韧带：从尺侧腕屈肌肌腱延续至第4和第5掌骨
• 腕掌侧和背侧韧带
• 掌骨掌侧、背侧和骨间韧带

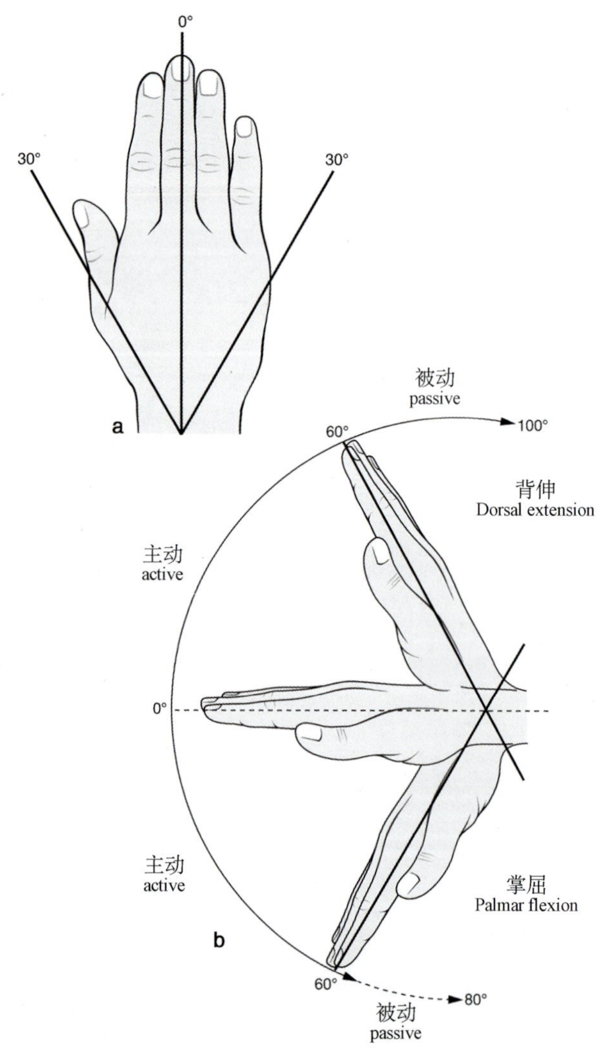

图 3.34 腕关节的活动范围[L126]

腕近侧和远侧关节为**椭圆(髁状)关节**，皆参与手的运动。因此，可确定复合运动轴。两关节运动轴都穿过头状骨。**桡、尺骨的外展运动**主要沿着**腕近侧**一经过头状骨中心的前后方向的轴运动(a)。

腕关节的掌屈(palmar flexion)大都由腕近侧(proximal wrist)关节完成，而背伸(dorsal extension)则由腕远侧(distal wrist)关节完成(助记!)(b)。这些运动的横轴也都穿过头状骨中心。大多数腕骨间及腕掌骨关节是微动关节，它们的运动范围很小。相比之下，**拇指腕掌关节**非常灵活，并协助拇指的屈伸和收展。这些运动可组合起来使拇指做环转和对掌运动，对抓取物体的动作很关键。

腕关节运动范围：

- 尺侧展(收)-桡侧展(展)：30°-0°-30°
- 背伸-掌屈：60°-0°-60°

拇指腕掌关节运动范围：

- 伸-屈：30°-0°-40°
- 展-收：10°-0°-40°

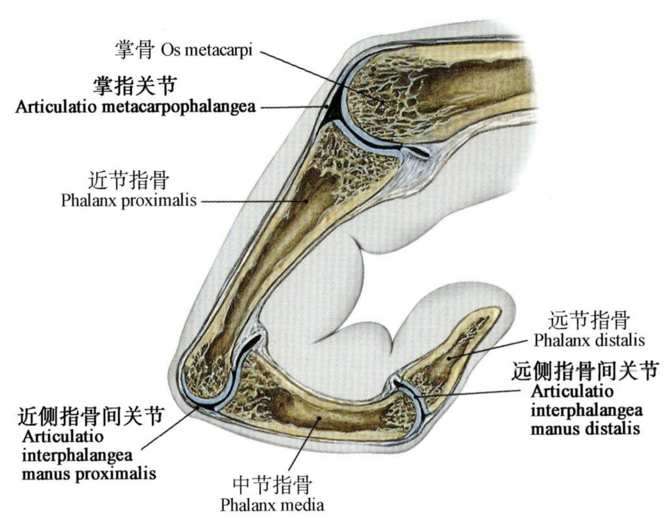

图 3.35　**指关节(右侧,侧面观,矢状面)**

包括**掌指关节**,手的近侧和远侧指骨间关节。

掌骨头部与近节指骨基底部构成的**掌指关节**为**球窝关节**。然而,拇指的掌指关节为屈戌关节。

单个指骨头部与基底部的近侧和远侧指间关节(Articulationes interphalangeae manus proximales and distales)为屈戌关节。

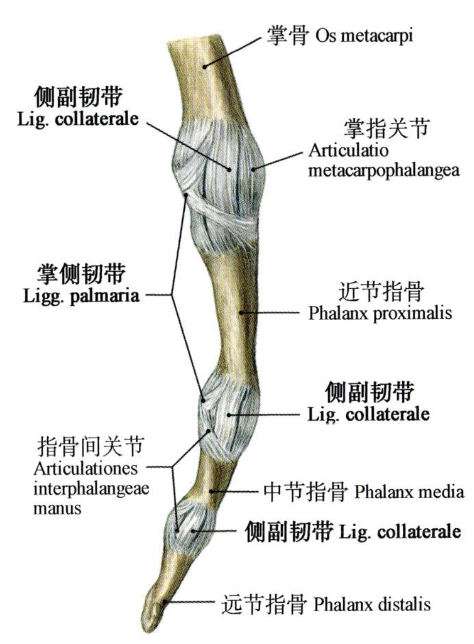

图 3.36　**指关节韧带(右侧,侧面观)**

- **副韧带**:内侧和外侧。
- **掌侧韧带**:前面。
- **掌骨深横韧带**:连结掌侧韧带至指骨间关节远侧端(→图 3.45)。

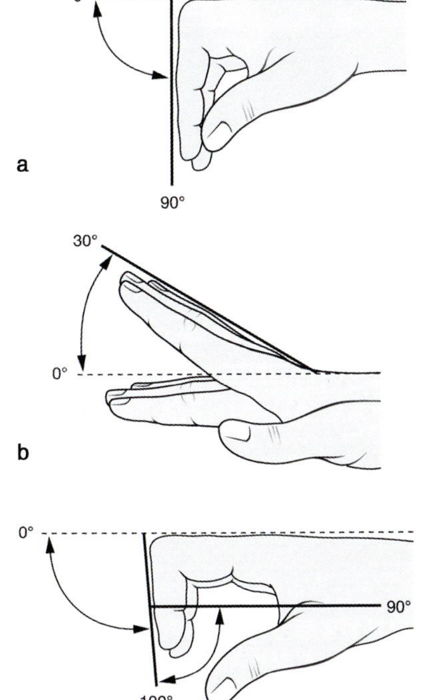

图 3.37　**指关节运动范围[L126]**

掌指关节能做屈伸和收展运动。手指被动旋转仅发生于手指处于伸位时。拇指的鞍状关节仅允许拇指掌指关节做屈戌运动。这也适用于所有近侧和远侧指骨间关节在正常方位作屈戌运动。

掌指关节活动范围:

- 伸-屈:30°-0°-90°
- 尺侧展-桡侧展:(20-40)°-0°-(20-40)°

近节指骨间关节活动范围:

- 伸-屈:0°-0°-100°

远节指骨间关节活动范围:

- 伸-屈:0°-0°-90°

临床要点

临床上以下**专业术语和缩写**常被用于指关节

- MCP(=掌指关节)
- PIP(=近节指骨间关节)
- DIP(=远节指骨间关节)

肩关节和肱骨

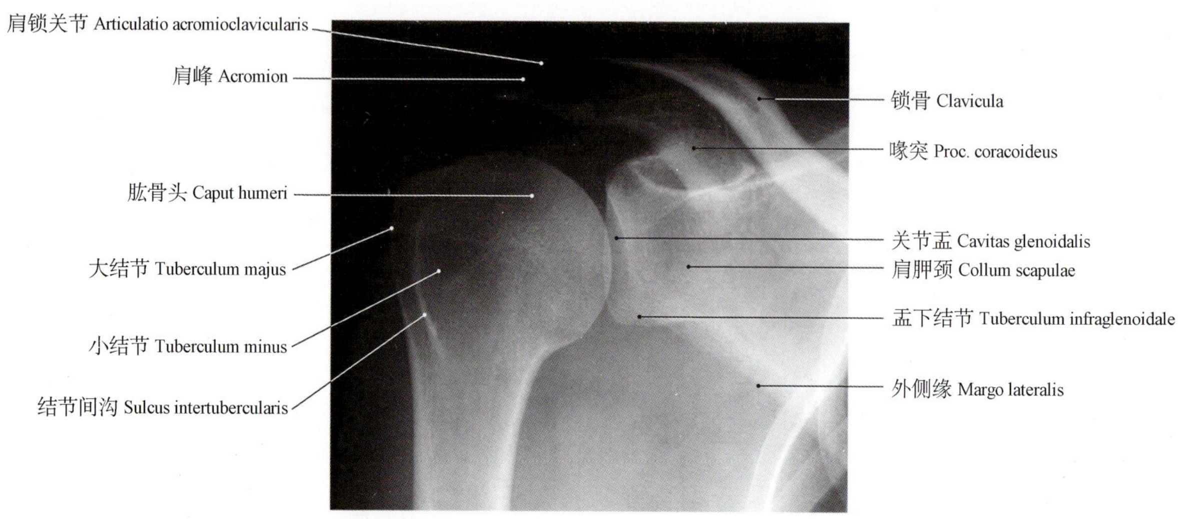

图 3.38 肩关节（右侧，前、后位 X 线片）[T902]

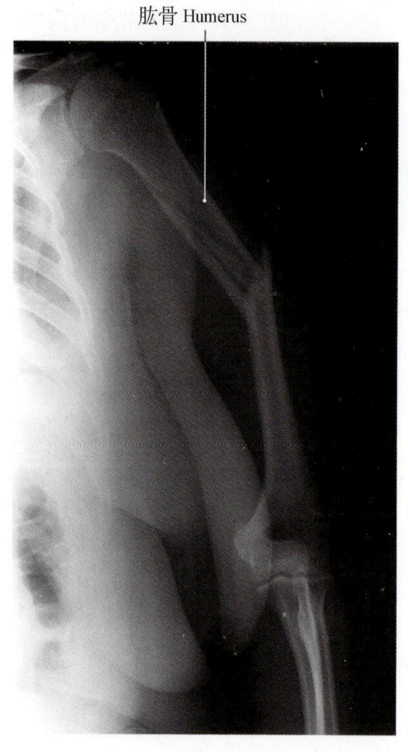

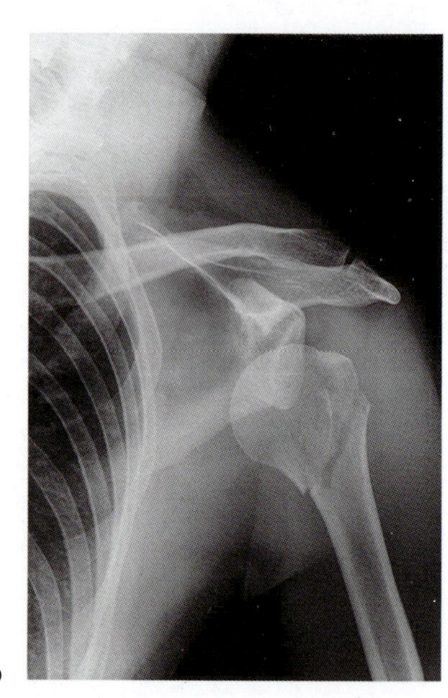

图 3.39 肱骨骨折的 X 线影像
a **肱骨干骨折**，可导致桡神经损伤[E402]。
b **肱骨头骨折**，可导致腋神经损伤[M502，M519]。

临床要点

骨折和**脱位**导致骨移位，可通过 X 线诊断来证实，然而韧带的损伤难以在 X 线片中看到，只能通过 MRI 来发现。

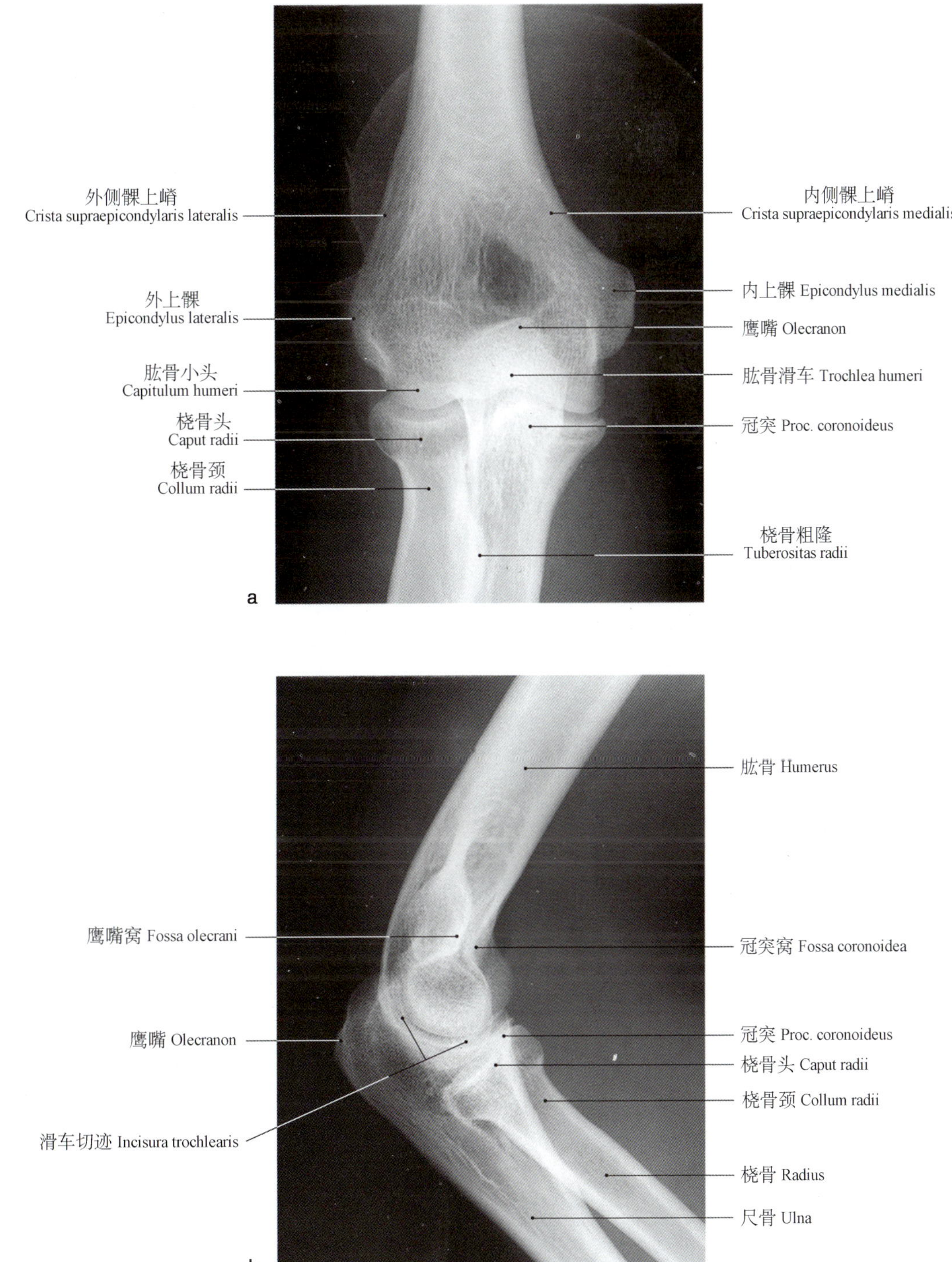

图 3.40 肘关节

右侧，前、后位 X 线片(a)和外侧光束投射(b)[T902]。

临床要点

在肘关节伸位时，肱骨内、外上髁和鹰嘴在一直线上。骨折或脱位可能导致其偏离正常位置(→图 3.27)。

手

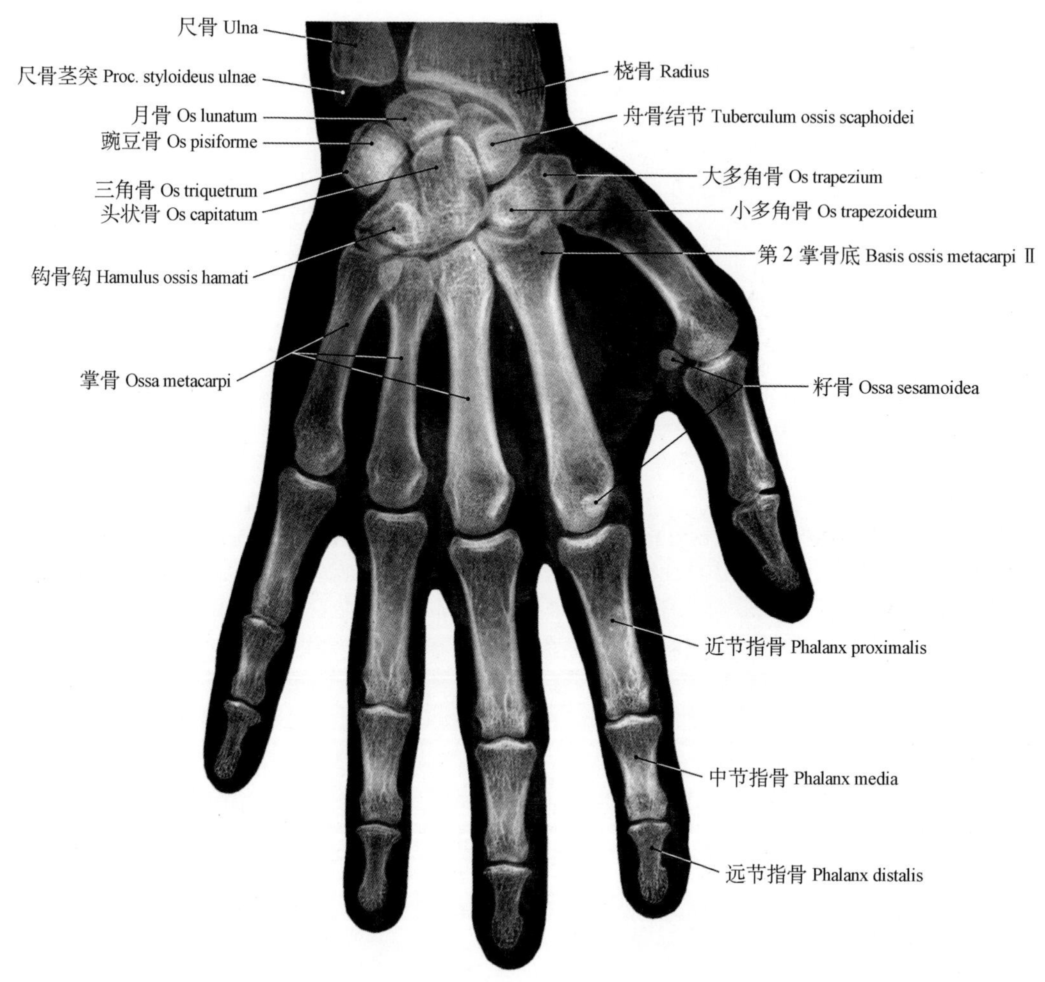

图 3.41 手(右侧,前、后位 X 线片)

临床要点

桡骨远端骨折是人体最常发生的骨折。为了能在 X 线影像上诊断出此疾患,必须熟知腕部的 X 线解剖。谈及腕部**骨折**,**手舟骨**最常受累。在此种情况下,供给血管的一处损伤可导致骨密度降低,从而能够在 X 线影像上发现骨坏死。损伤后,也会出现退行性变化,如手和指关节的骨关节炎,伴随典型的关节炎症状,如骨赘和骨关节面的破坏。

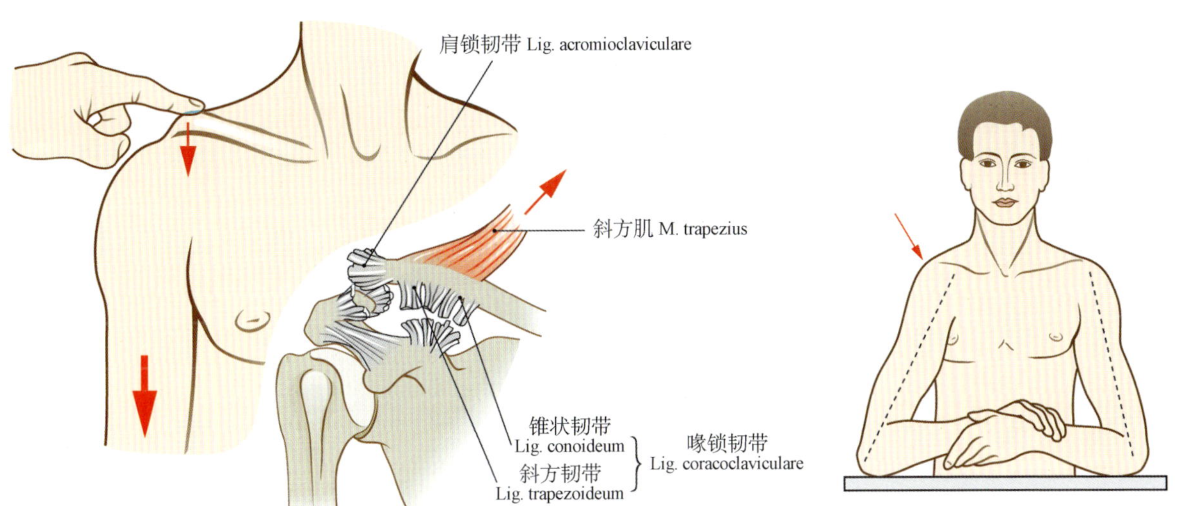

图 3.42 **肩锁关节损伤("肩分离")[L126]**

假使肩锁关节脱位合并喙肩韧带和肩锁韧带的撕裂，斜方肌的牵拉可导致锁骨外侧端向上弹出(琴键征)。其严重程度与所涉及的韧带有关并可根据 Tossy 来分级。

- **1 级** 韧带**拉伤**。
- **2 级** 韧带**部分撕裂**。
- **3 级** 喙肩韧带与肩锁韧带**完全撕裂**。

若发生 Tossy 3 级损伤，必须施行外科手术固定。在临床实践中，改编分级法 Rockwood(基于 Tossy 分级)使用更为频繁，因为它做外科干预的指南更合适。

图 3.43 **肩关节脱位[L126]**

肩关节脱位是人体最常发生的脱位类型。肩关节易损伤是由于参与构成的骨和关节的韧带较少。多数情况下(90%)为喙突下脱位(如图中身体右侧所示)，肱骨头突出于喙突下。肩部曲度减小，并且臂略有增长。

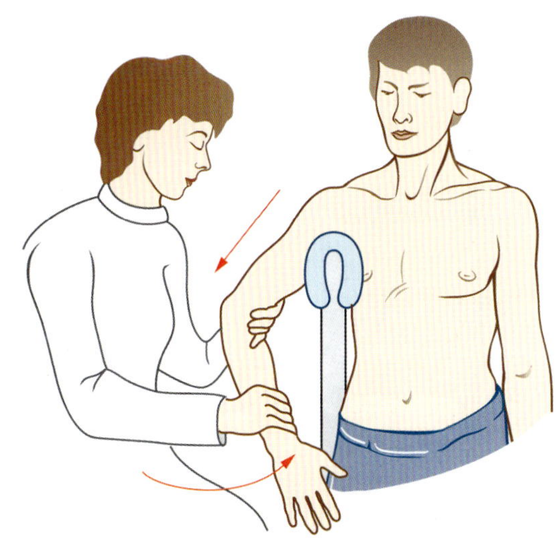

图 3.44 **肩关节脱位的复位[L126]**

使用 Arlt 法，把受伤臂部搁置于有衬垫的椅背上。医师朝向肱骨侧牵拉弯曲手臂直到肱骨头弹回关节窝内。

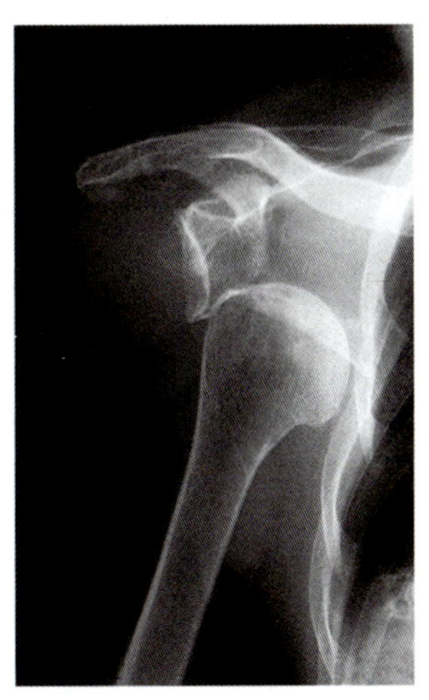

图 3.45 **喙突下脱位[M502,M519]**

在此种脱位中，肱骨头突出于喙突下。肩部曲度减小，并且臂略有增长。

肩和臂肌

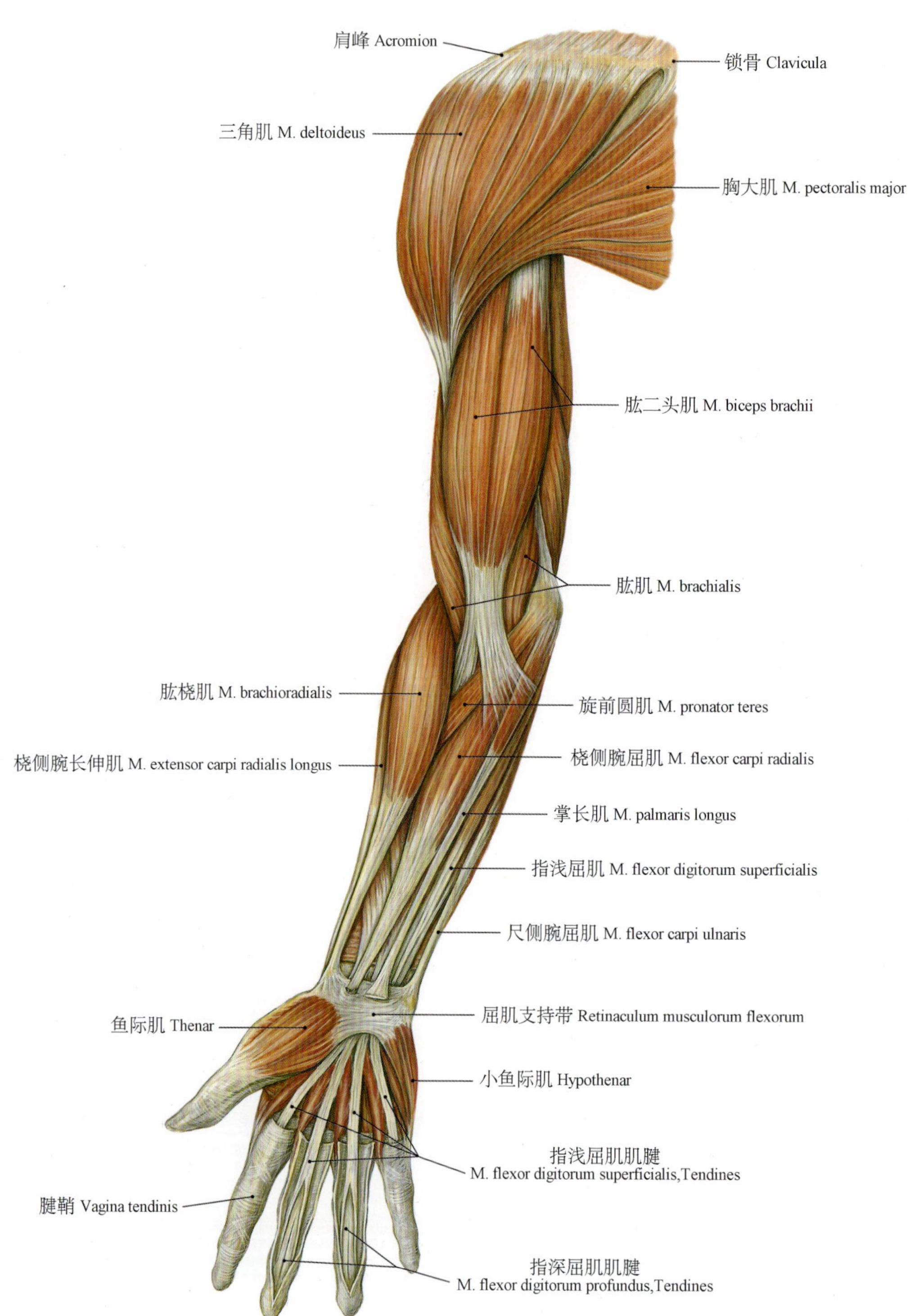

图 3.46　肩和臂前群肌(右侧,前面观)

→T24-38

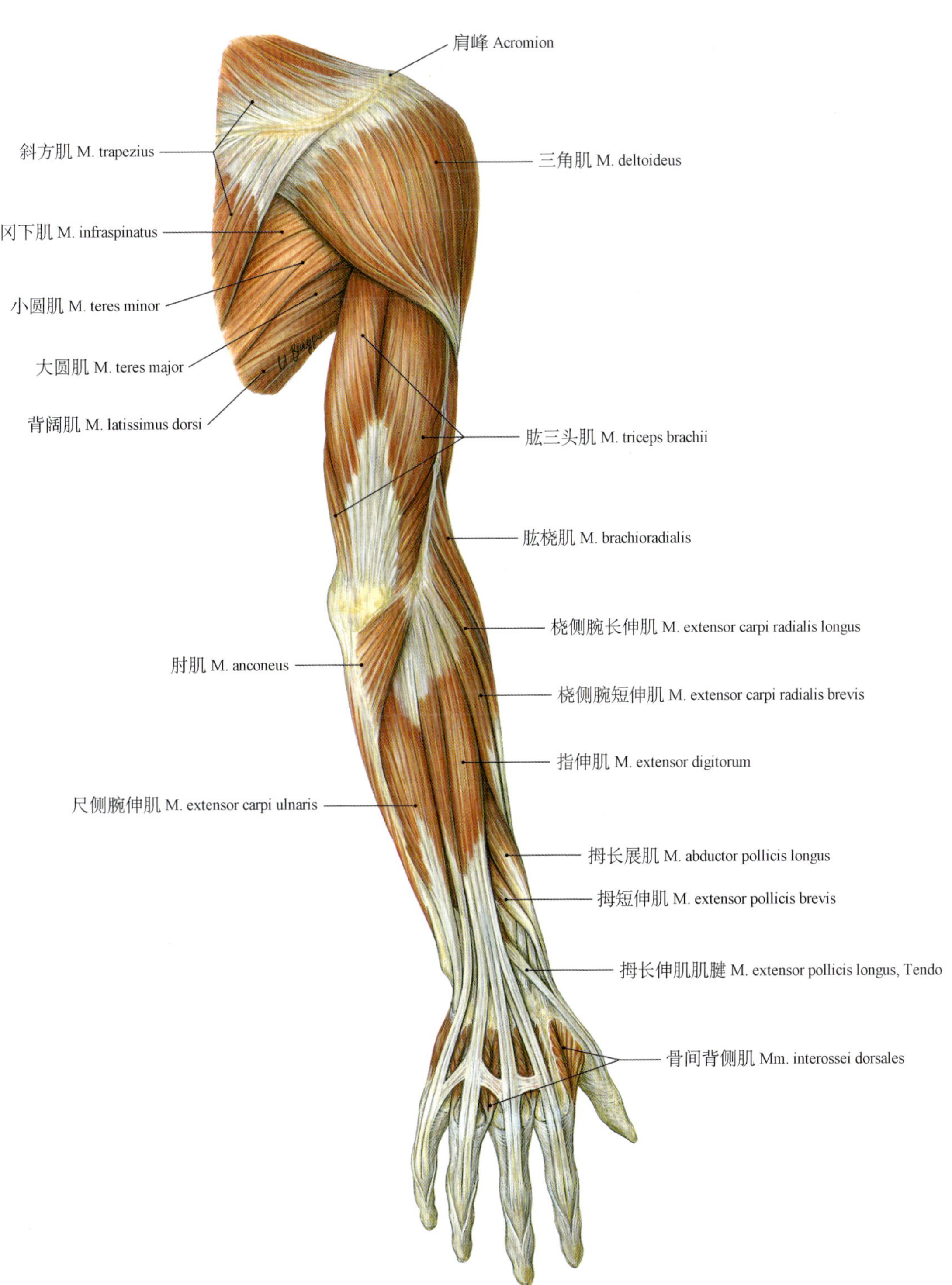

图 3.47 肩和臂后面肌群(右侧,后面观)

→T24-38

臂肌

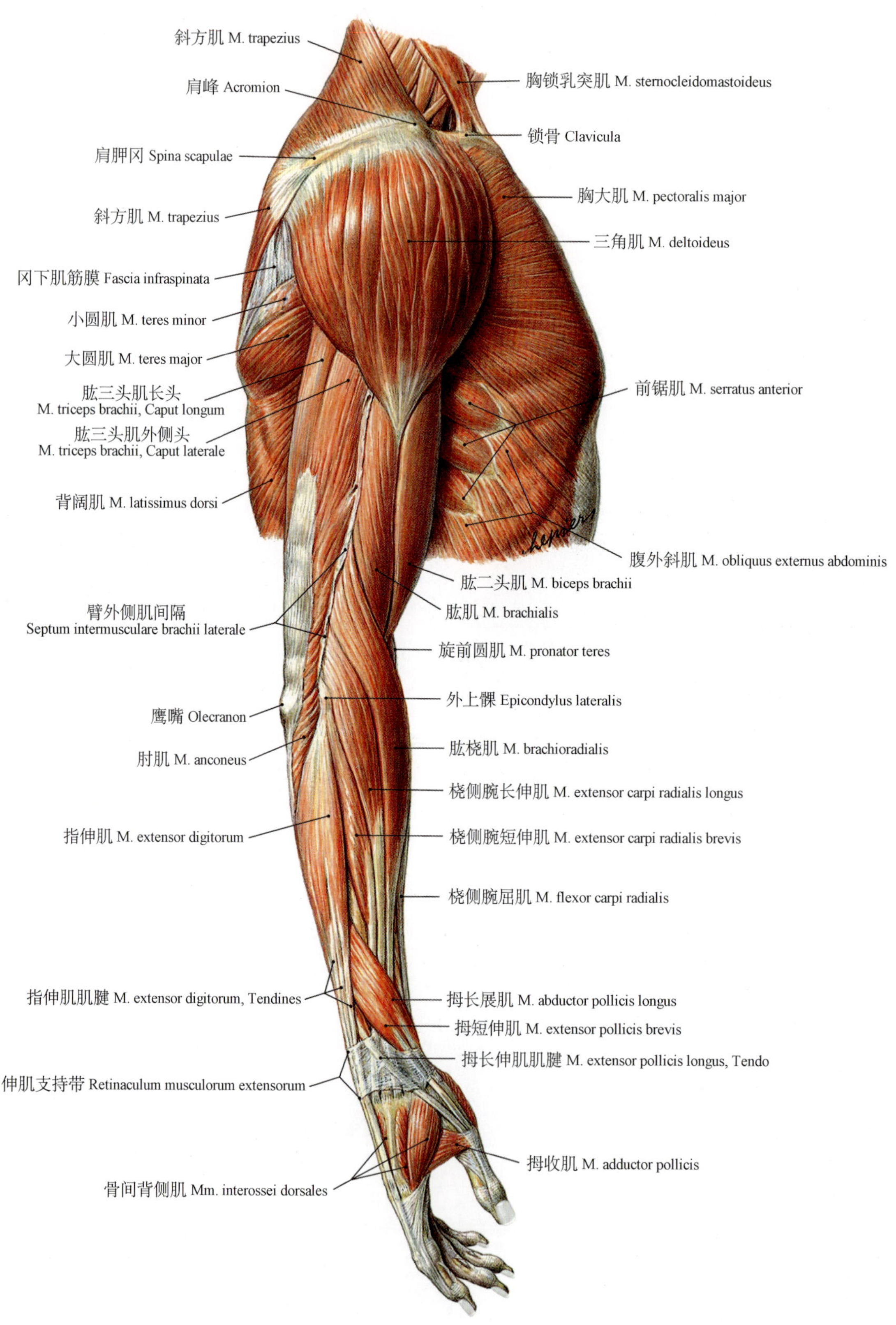

图 3.48 臂肌和胸肌(右侧,侧面观)

→T24-38

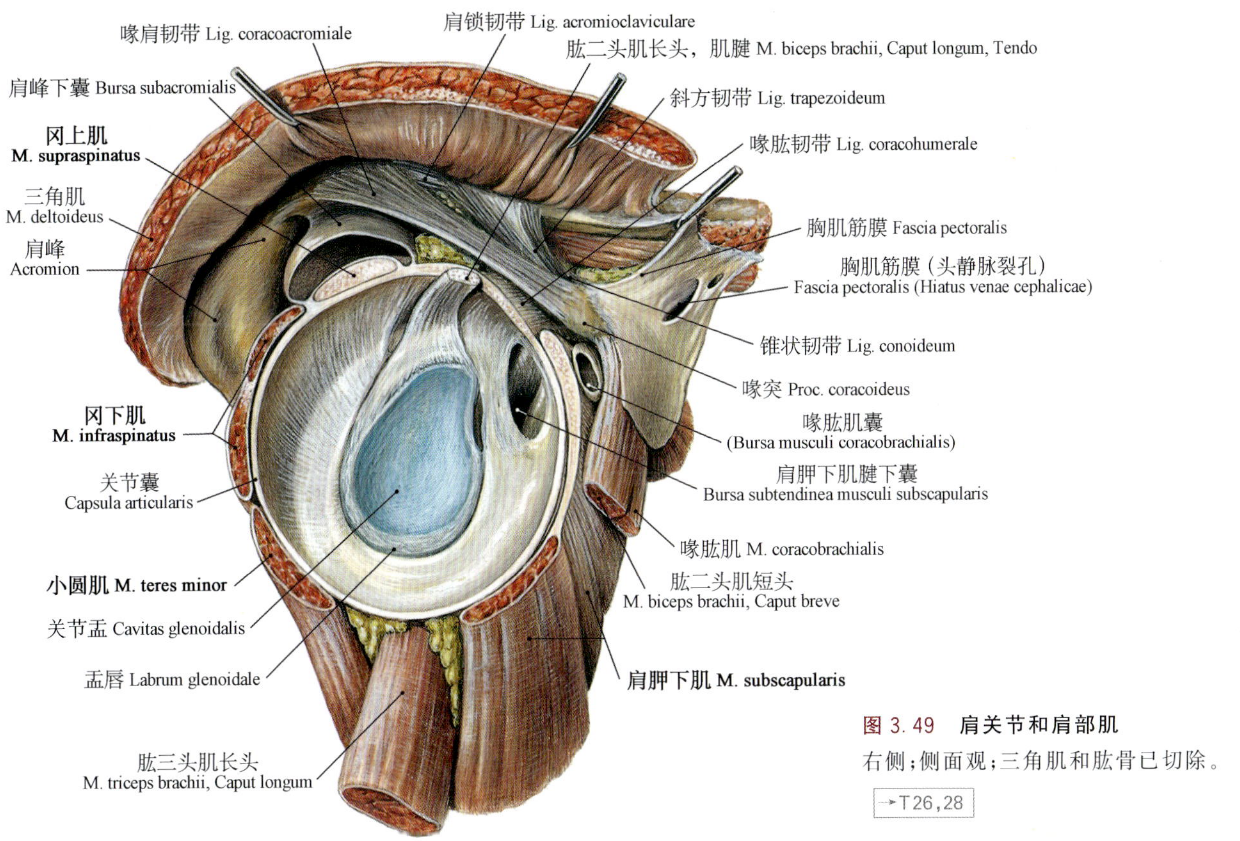

图 3.49 肩关节和肩部肌

右侧；侧面观；三角肌和肱骨已切除。

→T26,28

图 3.50 肩袖肌(侧面观)

肩关节的运动范围广泛是上肢感觉和抓握功能的先决条件。由于肌的有力制导和肩胛骨高度灵活的定位，肩关节仅需要少量骨与韧带的支持。然而，如果神经肌肉控制出现问题，如由于神经损伤或干扰，而导致单个的肩部肌的神经支配中断，或者如果这些肌的平衡被扰乱，那么当关节处于最大运动幅度时，将无法保证肌附着点的关节稳定。脱位常发生于当剪切力施加于关节盂切线方向时，特别是在跌倒的情况下。

这些肌的肌腱紧贴肩关节，放射状进入关节囊，并在肱骨头周围形成了紧密的肩袖肌。肩袖肌包括**肩胛下肌**(前方)、**冈上肌**(上方)、**冈下肌**(后方)和**小圆肌**(后下方)。除了肩胛下肌止于肱骨小结节外，肩袖肌的其他肌皆止于肱骨大结节和肱骨大结节嵴。三角肌并非该组肌的一部分，因为它并非呈放射状进入关节囊，而是越过此关节。

→T26,28

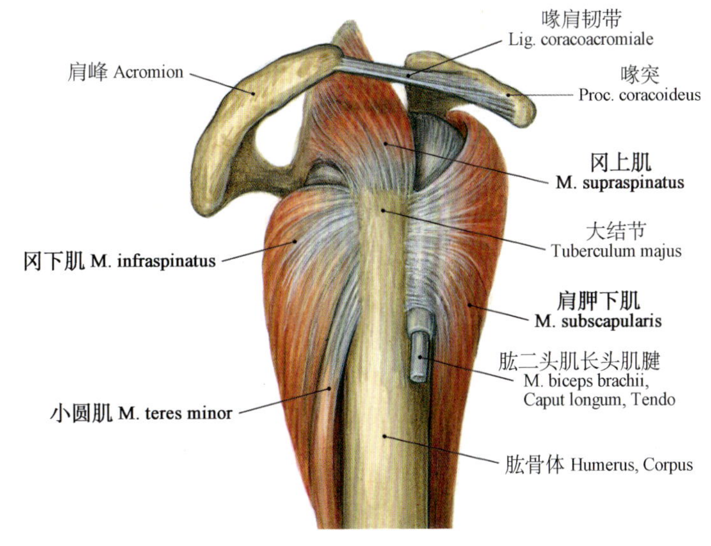

临床要点

肩袖肌除了在各种运动中(运动学)起作用外，它们对于维持肱骨头在关节腔中的正常位置(静力学)也非常重要。在肌平衡受损情况下，特别是内收肌相对薄弱的情况下，可能会出现**肱骨头抬高**。

肩带肌

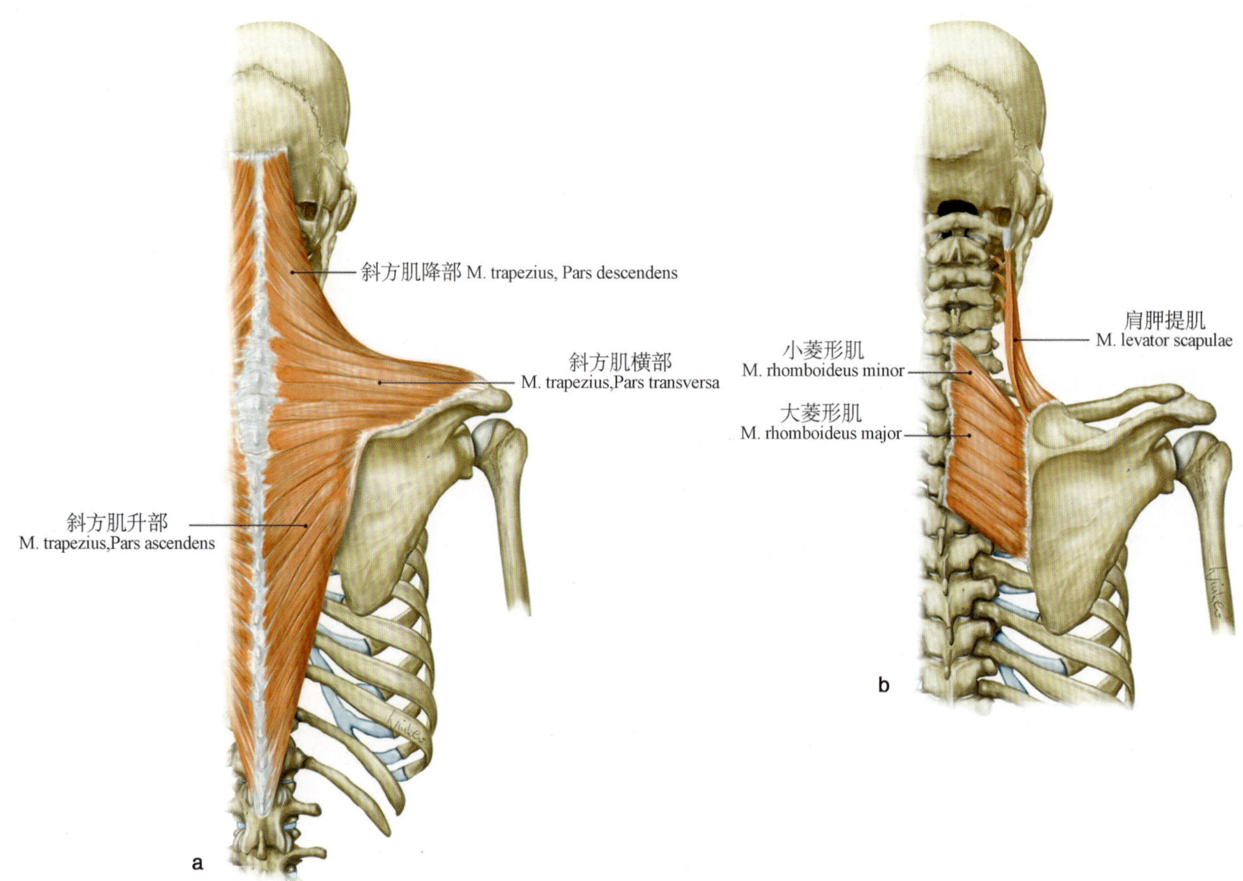

图 3.51a、b 肩带肌[L266]

a **斜方肌**。

b **肩胛提肌和菱形肌**。

肩部有两组肌。一组肩带肌起自肩胛骨或锁骨，主要运动上肢带或间接地运动自由上肢。另一组肩部肌起于肱骨并能直接运动自由上肢。可根据这些肌所处位置进行分群。上肢带的背侧肌包括斜方肌、肩胛提肌和菱形肌。尤其是由斜方肌覆盖下的肩胛提肌和菱形肌，将肩胛骨连于躯干。

注：当和躯干一起显示时，肩带的**背侧**肌也被视作背部的浅层肌(见第 94 页和第 95 页)。

→T 27

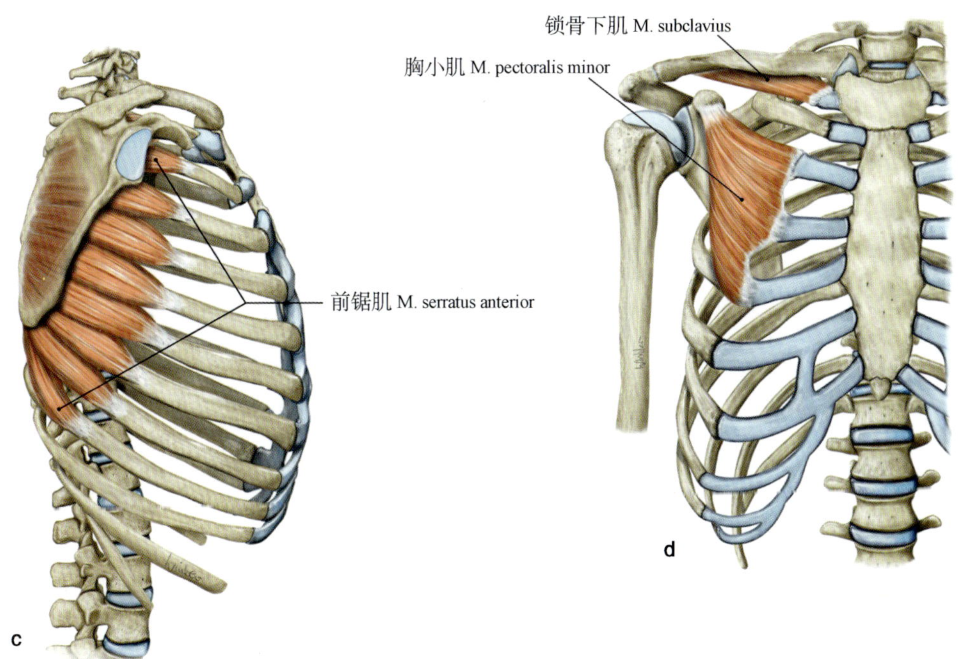

图 3.51c、d **肩带肌**[L266]

c **前锯肌**。

d **胸小肌和锁骨下肌**。

前锯肌、胸小肌和锁骨下肌属于肩带**腹侧**肌。前锯肌和斜方肌的主要功能都是旋转肩胛骨，这是抬高自由上肢所必需的。胸小肌可下降肩胛骨，或可类似于前锯肌，当上肢固定时可提肋助呼吸。锁骨下肌为胸锁关节的稳定提供了有效的韧带固定。

注：上肢带的腹侧肌还要在文中的腹前壁里描述（见第 107-109 页）。

→T24

肩部肌

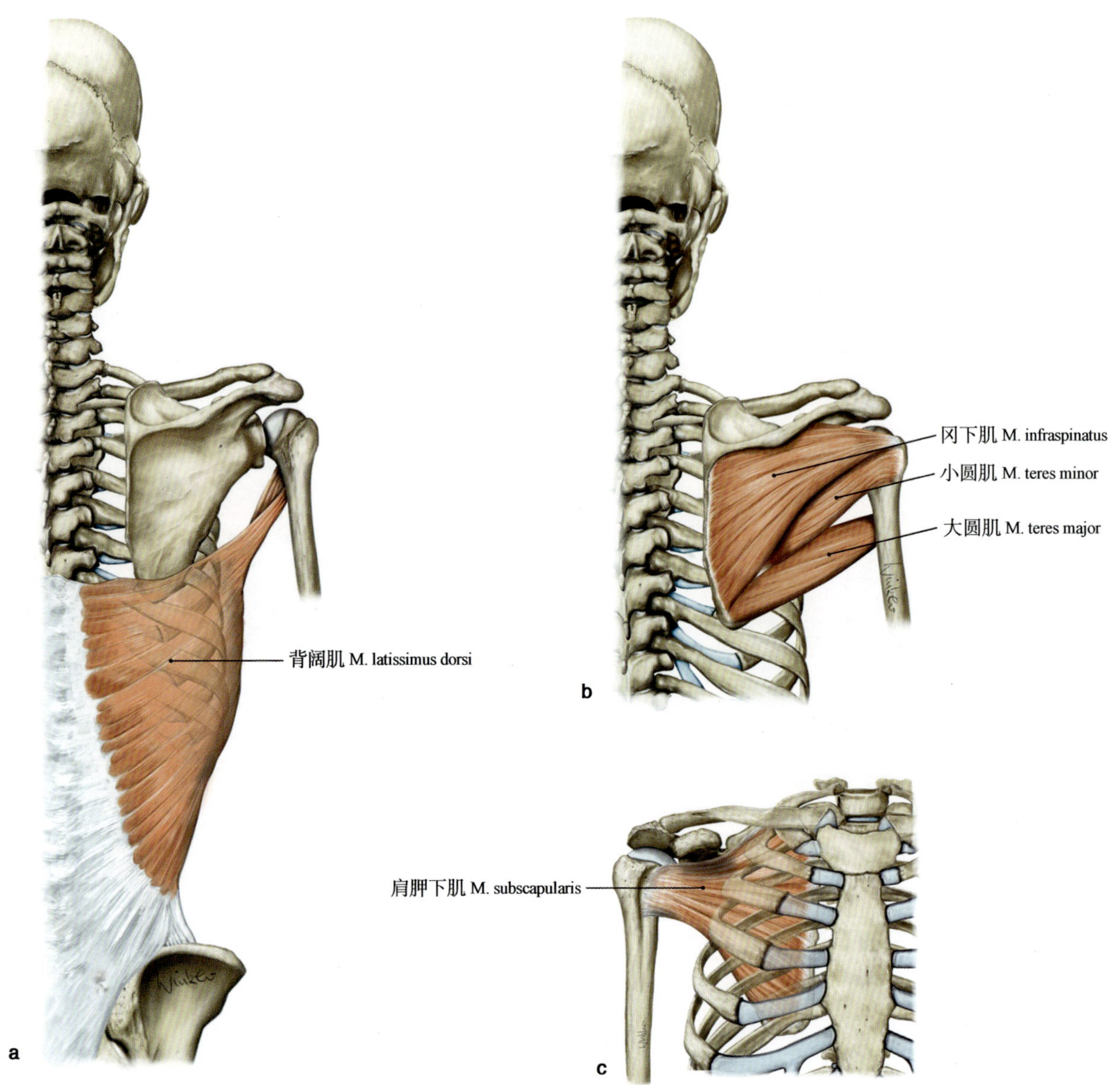

图 3.52 **肩部肌**[L266]

a **背阔肌**。

b **冈下肌、小圆肌、大圆肌**。

c **肩胛下肌**。

相比于上肢带肌，肩部肌直接作用于肩关节。可分为背侧组和腹侧组。除此之外，经常在大多数教科书中被归为背侧组肌的部分肌可定义为外侧组。肩部**背侧**肌包括背阔肌、冈下肌、小圆肌、大圆肌和在此组肌群中唯一位于肩胛骨前面的肩胛下肌。

背阔肌可将处于前屈位的肱骨做强有力的后伸运动(轨迹运动)，并能导致肩关节轻微的内收内旋。当运动受阻时，大圆肌予以协同。背阔肌作为呼吸辅助肌也能通过压缩胸腔("咳嗽肌")支持呼气。

肩胛下肌为肩关节最重要的内旋肌，对双臂能在背后做交叉动作必不可少。冈下肌作为它的拮抗肌，能让手臂充分外旋。**小圆肌**作为肩袖肌的一部分能稳定肩关节。

→T28

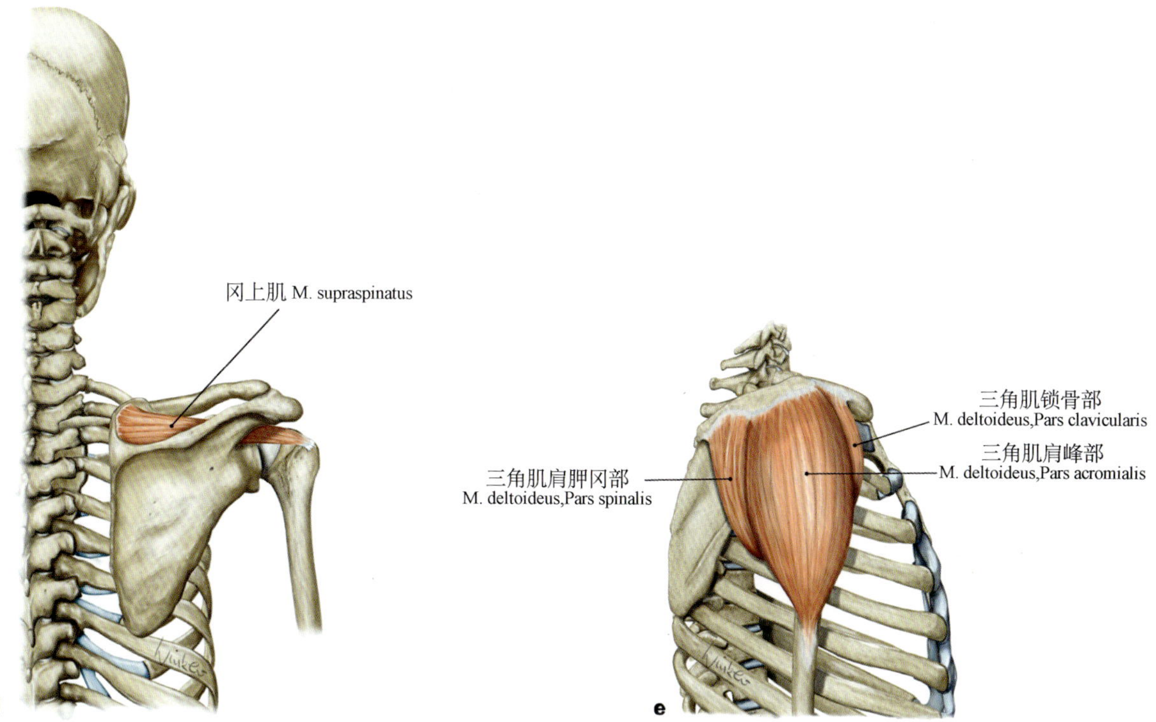

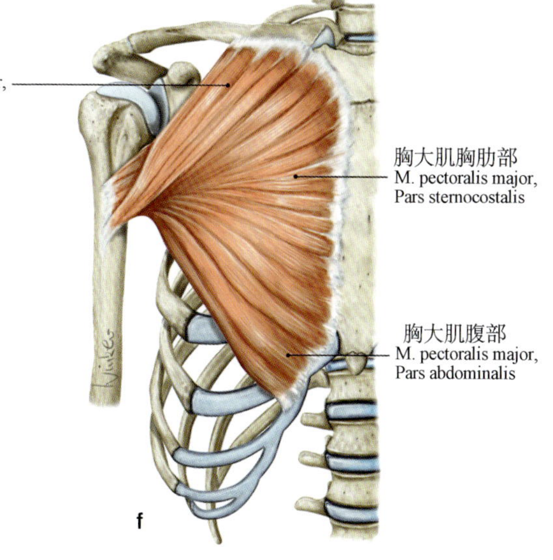

图 3. 52d-f **肩部肌**[L266]

d **冈上肌**。

e **三角肌**。

f **胸大肌**。

肩部外侧肌包括冈上肌和三角肌。**仅胸大肌位于前面**。胸大肌对于肩关节前屈和内收起重要作用。没有此肌，无法完成在躯干前交叉手臂。它是除了背阔肌以外，可将处于前屈位的肱骨做强有力后伸的肌(轨迹运动)。

三角肌是最重要的肩关节外展肌，能用其功能不一的部分支持肩关节来完成其他所有运动。**冈上肌**协助三角肌完成肩外展。

→T25,26

肩部肌与肩带肌

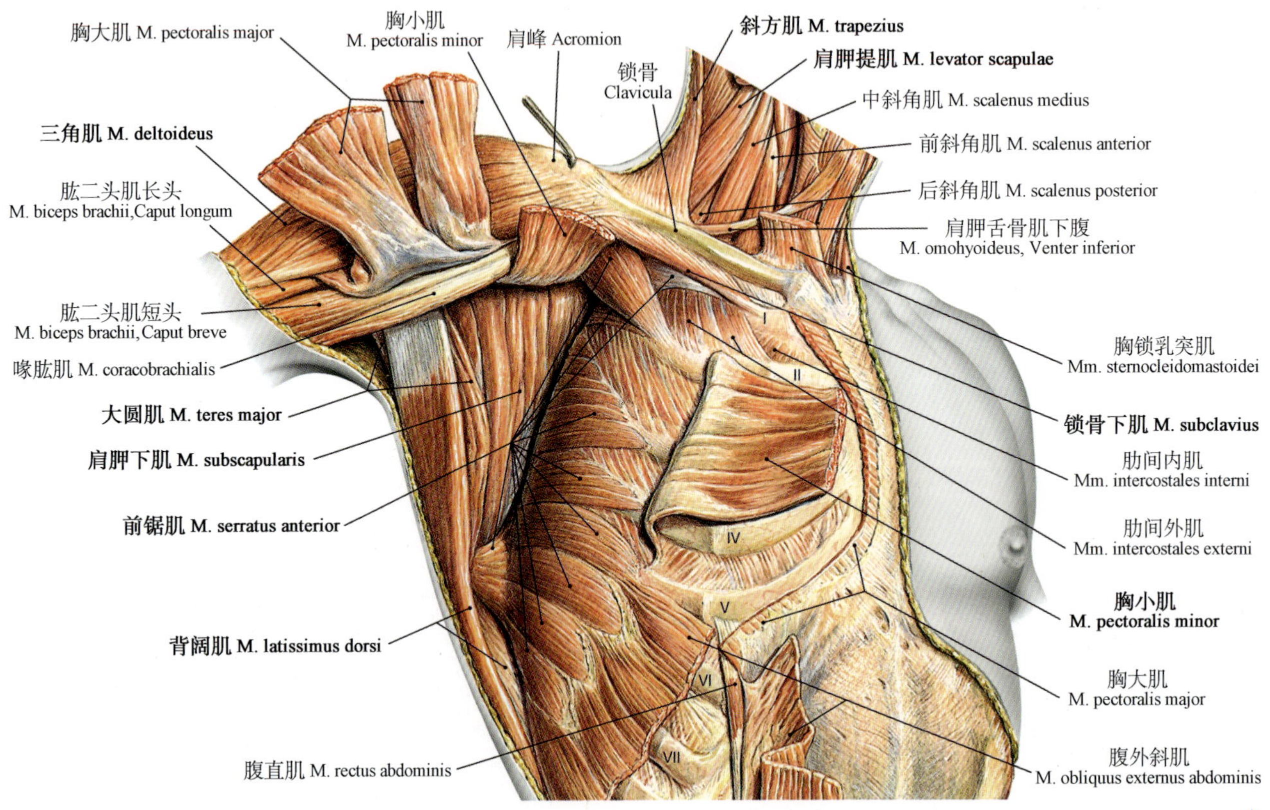

图 3.53 肩部肌与肩带肌

右侧；前面观；罗马数字对应相应肋。

肩带腹侧肌（前锯肌、胸小肌和锁骨下肌）大都在此可见，而背侧肌，只可见肩胛提肌和一部分斜方肌。胸小肌已被翻开，可见前锯肌在第1～9肋上的起点。手臂外展时可清晰显露广泛覆盖于肩胛骨前方的肩胛下肌。

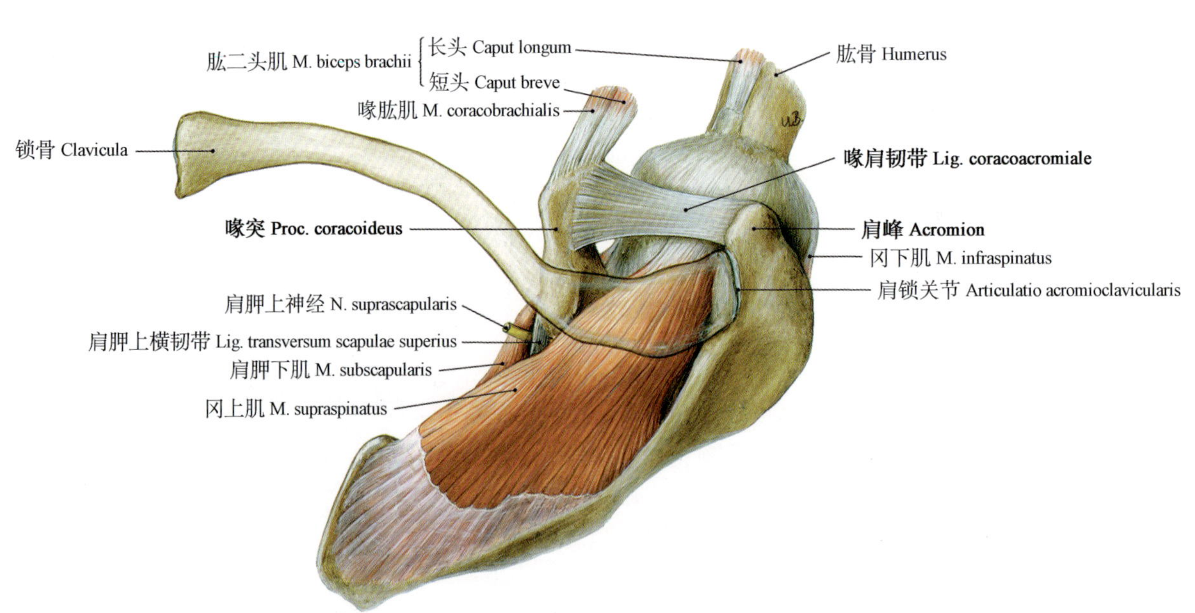

图 3.54 冈上肌与肩顶的位置关系

“肩顶”包括肩峰、喙突及连于两者间的喙肩韧带。冈上肌腱在它放射入关节囊前在肩顶下穿行。因此，可以理解为什么当手臂外展时此肌腱可遭卡压，常表现为伴有疼痛的退行性变化。

→T 26,28,29

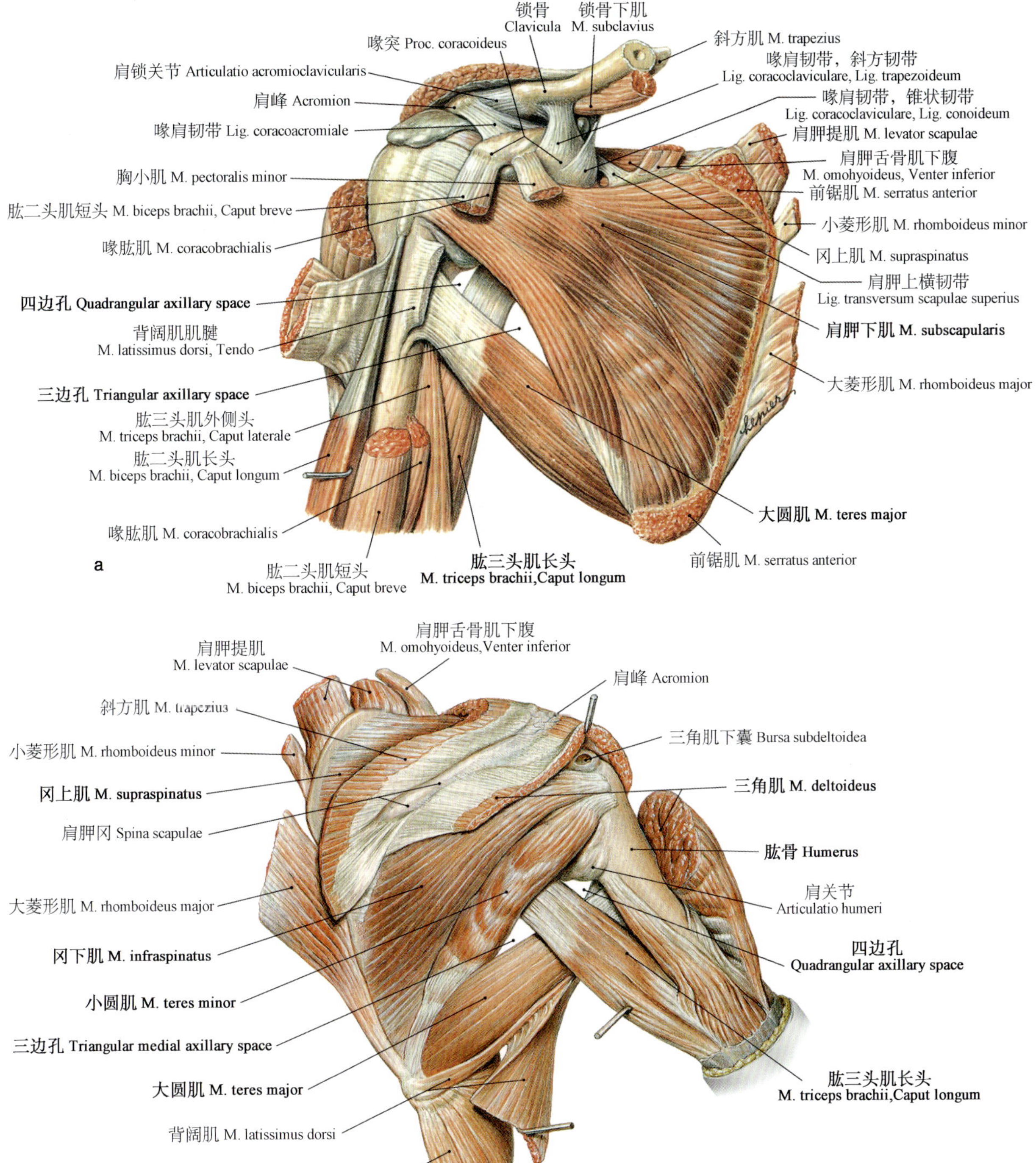

图 3.55a、b　肩部肌与肩带肌

右侧；前面观(a)和后面观(b)。

绝大多数上肢带肌已被切除，仅保留各肌起点来展示肩部肌。前面观，肩胛下肌与它的整体走行显而易见。大圆肌的走行也很容易辨认。它自肩胛下角起，经肱骨止于小结节嵴。肩胛下肌位于斜方肌深面，并在肩顶下方(此处未显示)行至大结节上部。冈下肌和小圆肌附着于此点之下。该例解剖标本显示两个腋间隙，它们位于大圆肌、小圆肌和肱骨体侧缘之间：两块肌从它们的起点肩胛骨处呈 V 形分离并留有间隙，此间隙被肱三头肌长头分隔为**三边孔**(腋内侧间隙)和**四边孔**(腋外侧间隙)。旋肩胛动、静脉在向肩胛骨背侧走行时穿三边孔。腋神经和旋肱后动、静脉一起穿四边孔(见第 269 页和第 271 页)。

→T25,26,28,30

(李胤俊　译)

上臂肌

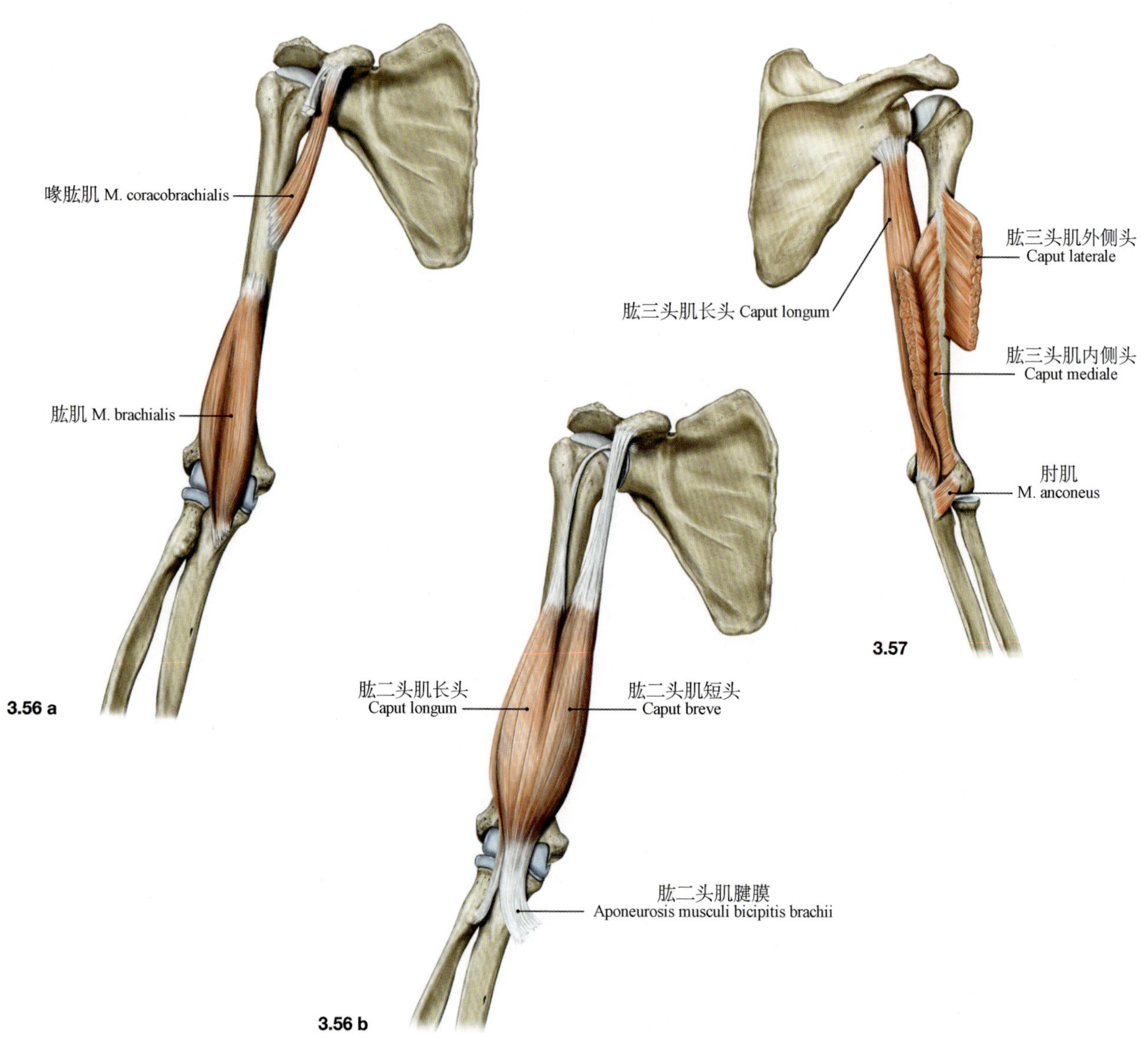

图 3.56　**右侧臂肌(前面观)**

a **喙肱肌和肱肌**。

b **肱二头肌**。

喙肱肌位于臂前面,起自喙突,止于肱骨体的内侧。与臂前面的其他两块肌相比,喙肱肌仅作用于肩关节,可使肩关节内收、旋内和前屈。对于这些运动,喙肱肌并不起决定性作用。肱肌起自肱骨远段的前面,跨过肘关节囊并止于尺骨粗隆,是强大的屈肘关节的肌。(德语中 Brachialgewalt 是有力的意思)。

与喙肱肌和肱肌不同,肱二头肌与臂后群肌中最重要的肱三头肌是**跨双关节的肌**,能使肩关节和肘关节两个关节运动。肱二头肌短头起自喙突,对肩关节来说,它具有与喙肱肌相同的功能。肱二头肌的长头起自肩胛骨的盂上结节,具有外展肩关节的功能。然而,它对肘关节的作用也很重要。肱二头肌止于桡骨粗隆,其也是**肘关节最重要的屈肌**,特别是在前臂屈曲时**具有强大的旋后作用**。

图 3.57　**臂后群肌,肱三头肌和肘肌(右侧,后面观)**[L266]

肱三头肌位于臂的后面,其长头起自肩胛骨的盂下结节,而外侧头和内侧头广泛起源于肱骨的后面。肱三头肌除了参与肩关节的内收和伸展以外,由于它广泛止于尺骨鹰嘴,故也是**肘关节最重要的伸肌**。肘肌跨过肱骨的外上髁、鹰嘴,止于尺骨的后侧,协同肱三头肌的伸肘功能。

→T29,30

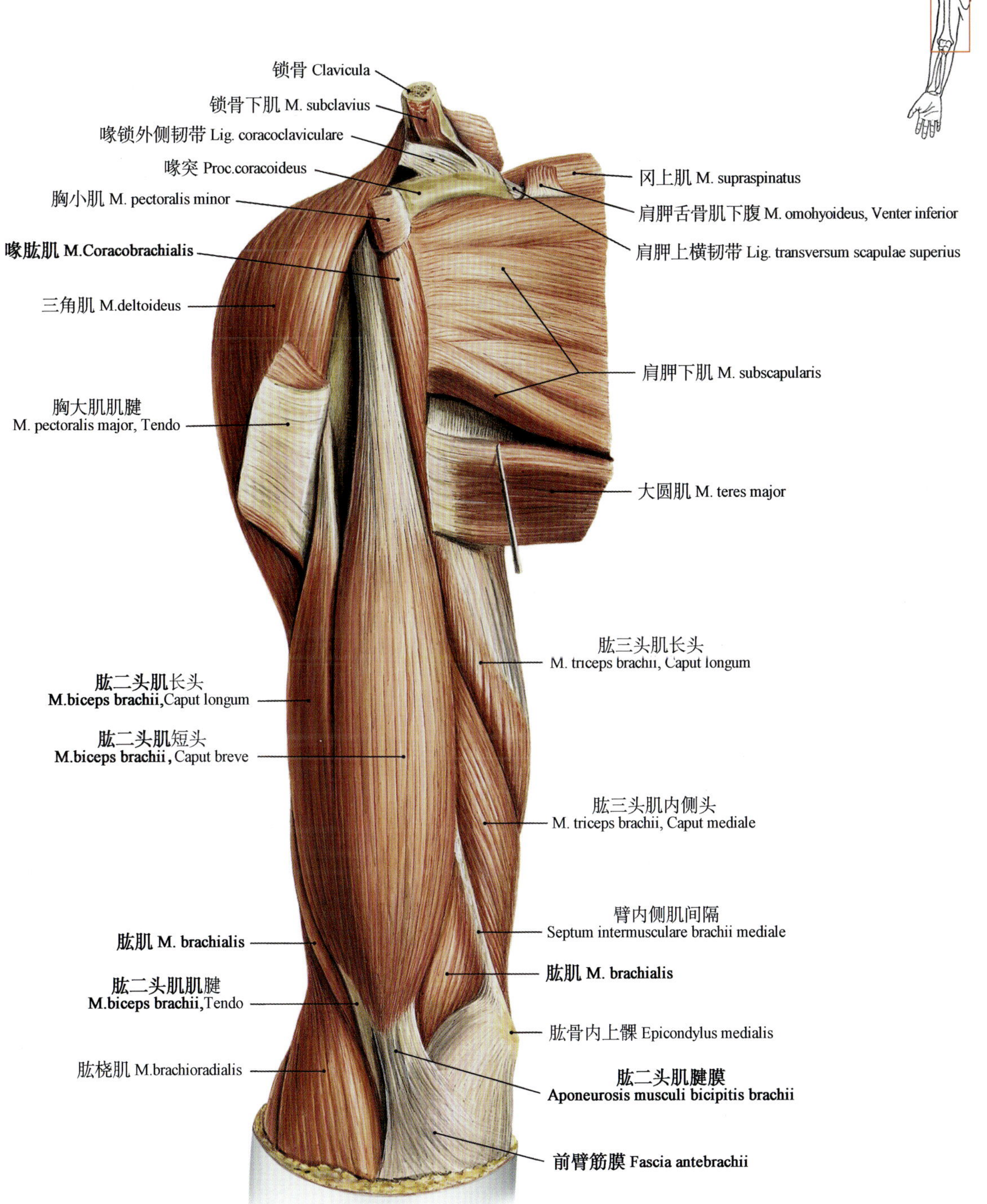

图 3.58 上臂肌(右侧,前面观)

喙肱肌位于肱二头肌的内侧。

肱二头肌短头起自喙突,长头起自盂上结节。

肱二头肌主要止于桡骨粗隆外,还以腱膜的形式延伸止于前臂筋膜。

肱肌位于肱二头肌的深面,因此在肱二头肌腱两侧只能观察到部分肌腹。

→T29,30

上臂肌

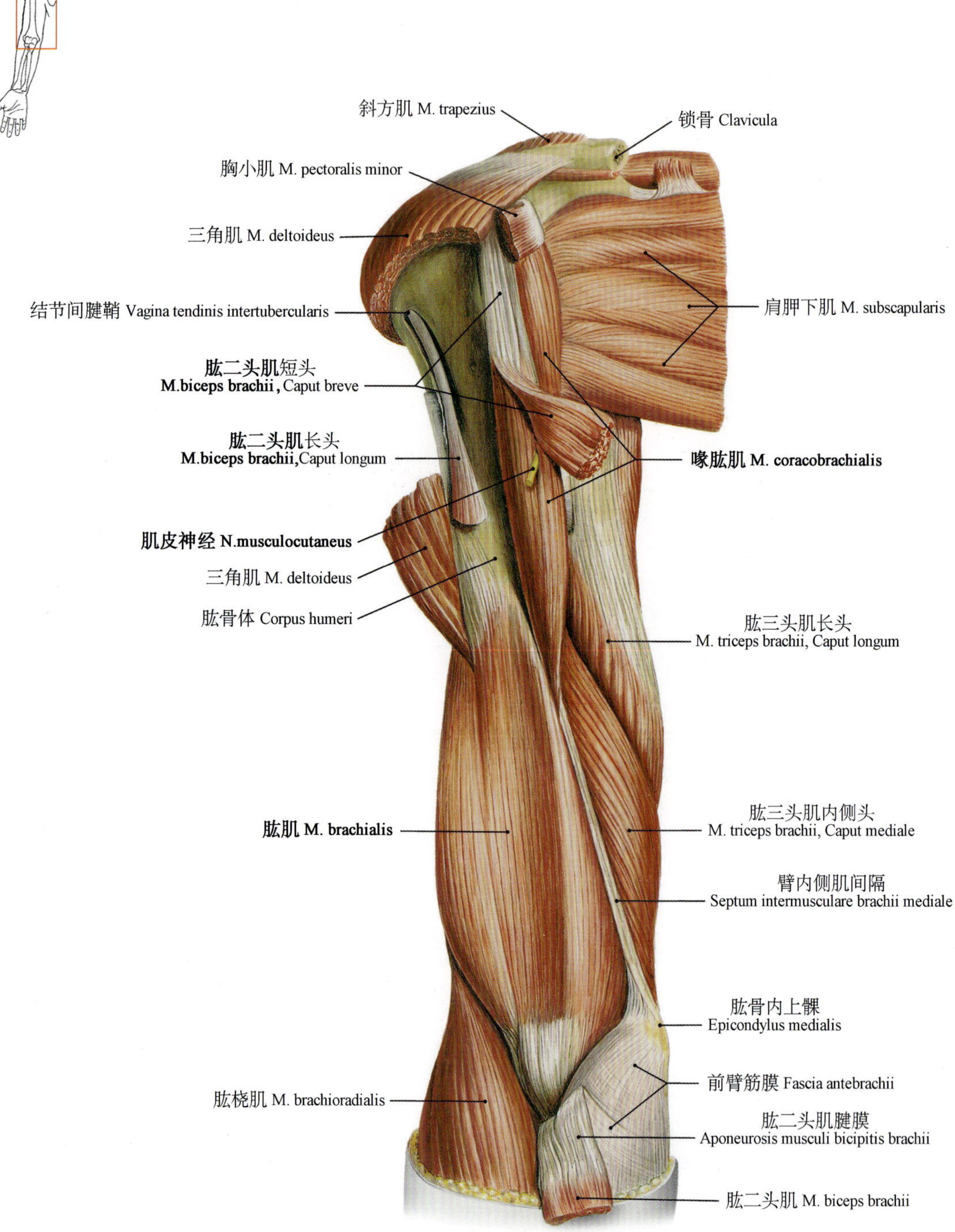

图 3.59 臂前群肌

右侧；前面观；肱二头肌已切除。

肱二头肌已切除可以显示其深面肱肌。

由于肌皮神经常穿过喙肱肌，故该肌较易识别，肌皮神经支配臂前方的三块肌（喙肱肌、肱二头肌和肱肌）。

→T29,30

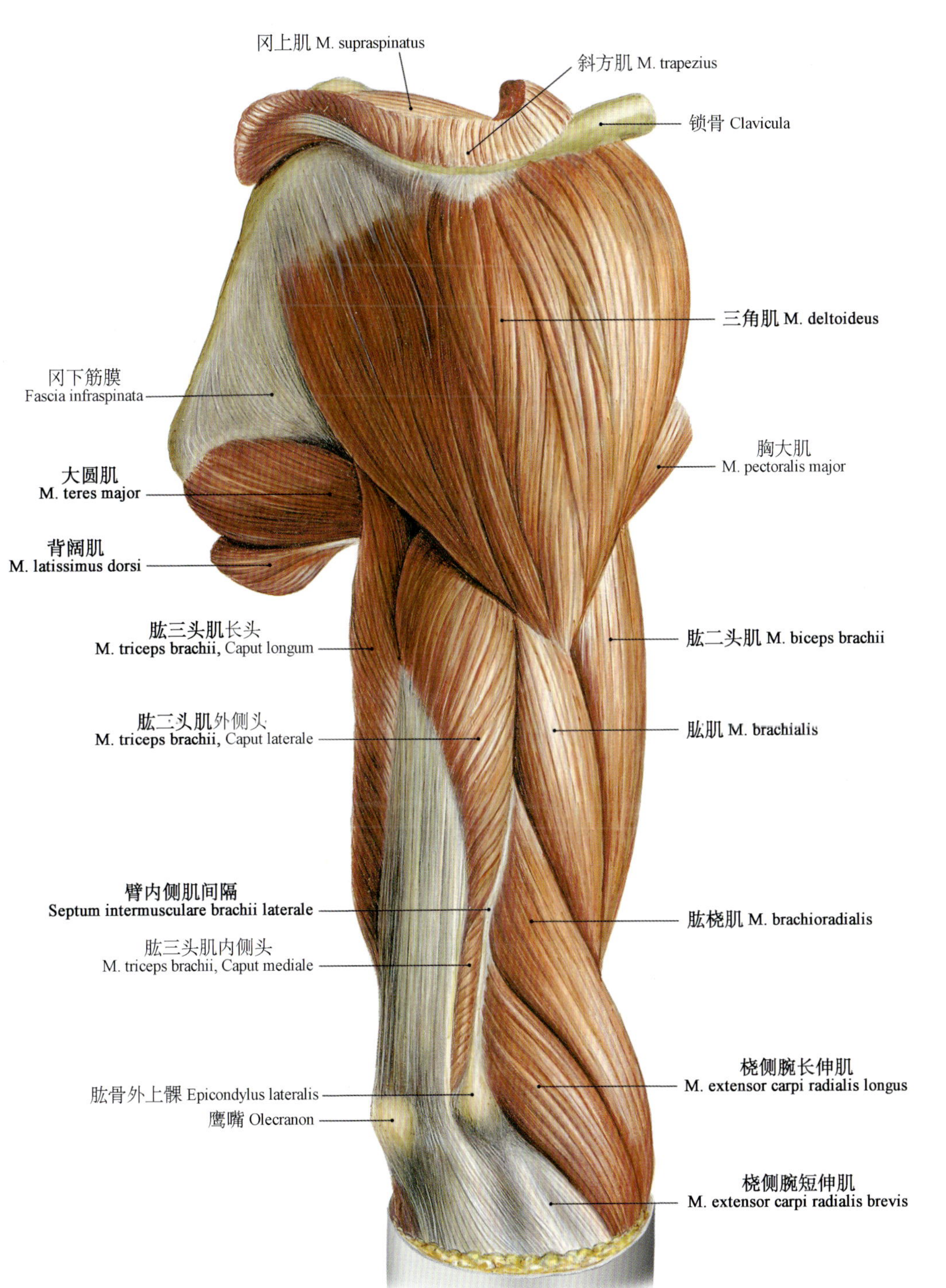

图 3.60 肩和臂后群肌及臂前群肌(右侧,后外侧面观)

肱三头肌几乎完全覆盖臂的后面。这里只能观察到覆盖肱三头肌内侧头的长头和外侧头。肱三头肌三个肌腹均止于鹰嘴。肱三头肌借内侧肌间隔与臂部的屈肌相分隔(肱二头肌和肱肌)。前臂桡侧的伸肌也起自臂远端的外侧面。从近端到远端,这些肌包括肱桡肌、桡侧腕长伸肌和桡侧腕短伸肌。除三角肌之外,肩部的其他肌,如大圆肌、背阔肌和冈上肌均可以观察到。

→T26,28,29,33

上臂肌

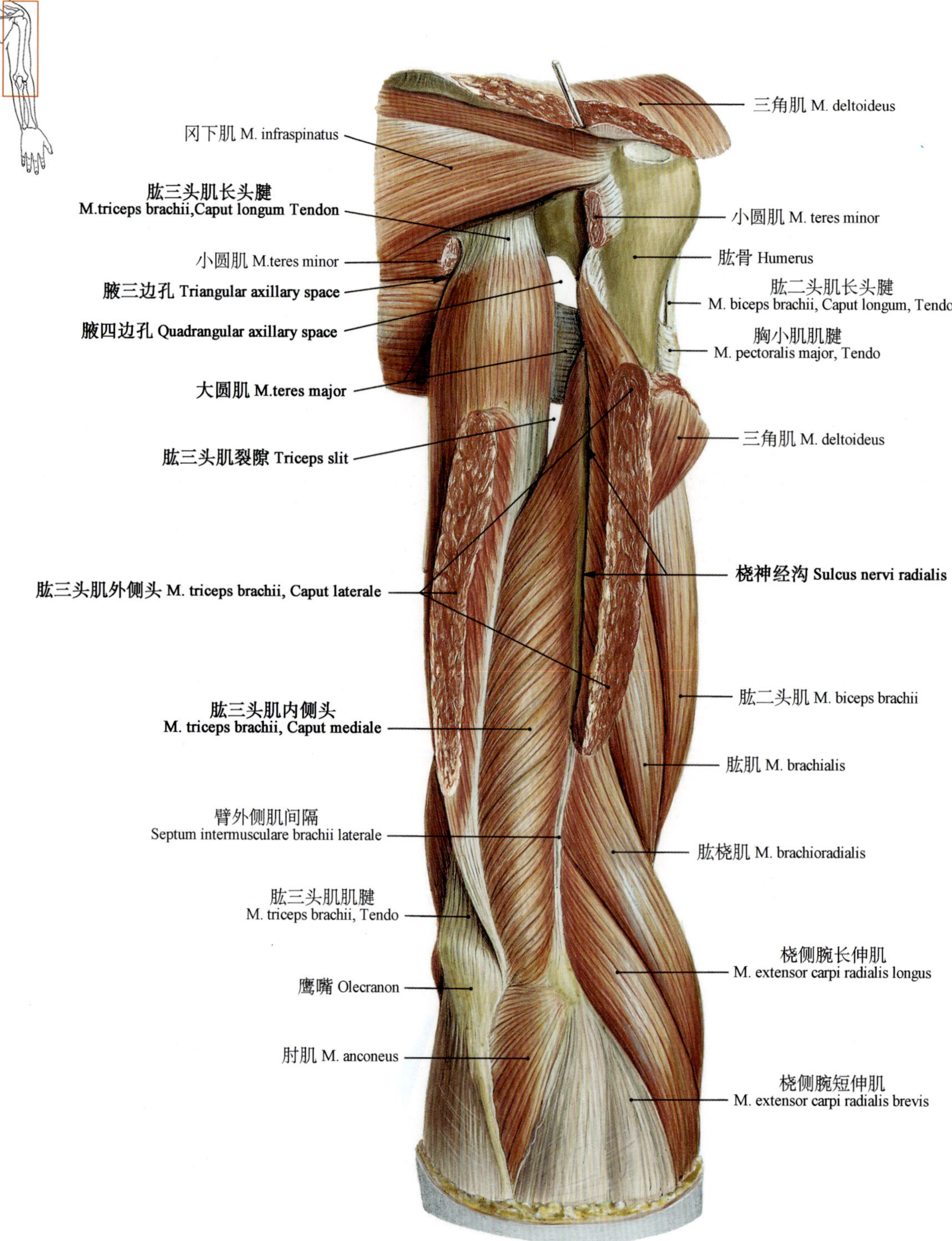

图 3.61 **肩部和臂后群的肌肉**

右侧；背外侧面观；分开肱三头肌的外侧头。

肱三头肌的长头起自肩胛骨的盂下结节。肱三头肌的外侧头起自桡神经沟的近端和外侧。切开肱三头肌的外侧头，可以观察到其内侧头，它起自桡神经沟的远端和内侧。此外，还可以观察到腋部大圆肌和小圆肌之间被肱三头肌长头分开的两个裂隙(→图 3.55a、b)。桡神经穿过**肱三头肌裂隙**到达臂的后面，此裂隙的内侧界是肱三头肌长头，外侧界是肱三头肌的外侧头。

→T28,30

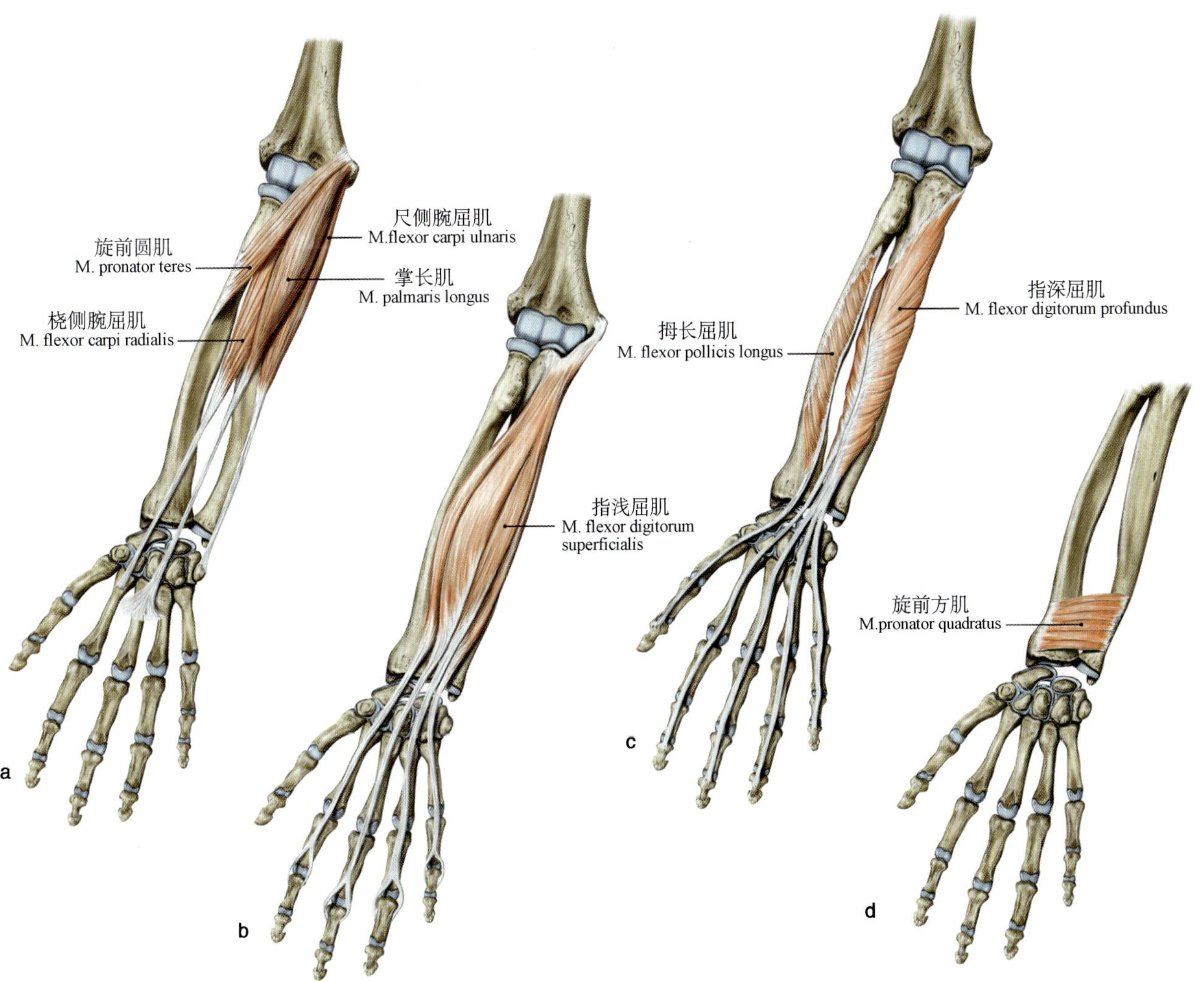

图 3.62　前臂前群肌(右侧,前面观)[L266]

前臂前面的屈肌被尺侧和桡侧的血管神经束分为浅层和深层。

这两组肌由浅至深又可以区分为 4 层。

- 浅层。
- 中层。
- 深层。
- 最深层。

a **浅层**

从桡侧向尺侧,浅层肌包括旋前圆肌、桡侧腕屈肌、掌长肌和尺侧腕屈肌。这些肌属于**肘关节的屈肌**,共同起自肱骨的内上髁,除旋前圆肌外,它们也是**腕关节的屈肌**。**旋前圆肌**与前臂的长轴相交叉,**与位于最深层的旋前方肌一起,是重要的旋前肌**。掌长肌,单侧或双侧的缺如率高达 20%,掌长肌的肌腱在手掌形成掌腱膜,也有屈腕的作用。当与拮抗肌伸肌一起作用时,尺侧腕屈肌可以使尺骨外展,而桡侧腕屈肌则维持桡侧的外展。

b **中层**

指浅屈肌构成前臂前群肌的中层。它由 4 部分组成,其肌腱延伸到第 2～5 指的中节指骨掌侧。因此,除了屈肘关节和屈腕之外,它还会使近端指间关节和掌指关节小范围的运动。

c **深层**

深层肌包括位于桡侧的**拇长屈肌**和**尺侧**的指深屈肌。这两块肌均起自前臂的前面,故不能运动肘关节。除了五根手指远端的指骨间关节,指深屈肌和拇长屈肌跨过指间关节,一直在掌侧延伸到 5 个手指的末节指骨。

它们还可以在较小的范围内屈掌指关节和近侧指骨间关节。

d **最深层**

在长屈指肌肌腱的深方,是位于尺骨和桡骨前面的**旋前方肌**。

→T31,32

前臂肌

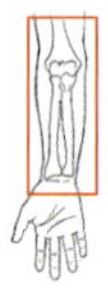

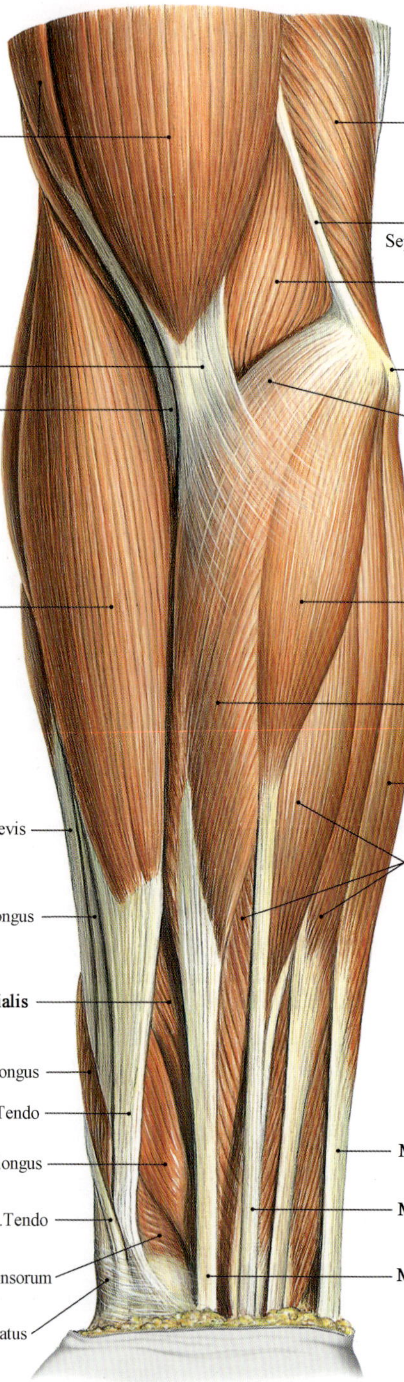

肱二头肌 M. biceps brachii

肱三头肌内侧头
M. triceps brachii, Caput mediale

臂内侧肌间隔
Septum intermusculare brachii mediale

肱肌 M. brachialis

肱二头肌腱膜
Aponeurosis musculi bicipitis brachii

肱骨内上髁
Epicondylus medialis

肱二头肌肌腱 M. biceps brachii, Tendo

旋前圆肌
M. pronator teres

肱桡肌 M. brachioradialis

掌长肌
M. palmaris longus

桡侧腕屈肌
M. flexor carpi radialis

尺侧腕屈肌
M. flexor carpi ulnaris

桡侧腕短伸肌
M. extensor carpi radialis brevis

指浅屈肌
M. flexor digitorum superficialis

桡侧腕长伸肌
M. extensor carpi radialis longus

指浅屈肌
M. flexor digitorum superficialis

拇长屈肌 M. abductor pollicis longus

肱桡肌肌腱 Brachioradialis, Tendo

尺侧腕屈肌肌腱
M. flexor carpi ulnaris, Tendo

拇长屈肌 M. flexor pollicis longus

掌长肌肌腱
M. palmaris longus, Tendo

拇长展肌肌腱
M.abductor pollicis longus .Tendo

伸肌支持带
Retinaculum musculorum extensorum

桡侧腕屈肌肌腱
M. flexor carpi radialis, Tendo

旋前方肌
M. pronator quadratus

图 3.63 **前臂前群肌浅层(右侧,前面观)**

从桡侧向尺侧,前臂浅层的屈肌包括旋前圆肌、桡侧腕屈肌,掌长肌和尺侧腕屈肌。位于中层的肌是指浅屈肌,它位于掌长肌和尺侧腕屈肌或它们的肌腱之间。前臂桡侧肌群位于前臂浅屈肌群的桡侧,由于它们的神经支配和对腕的作用,它们属于伸肌。

→T31

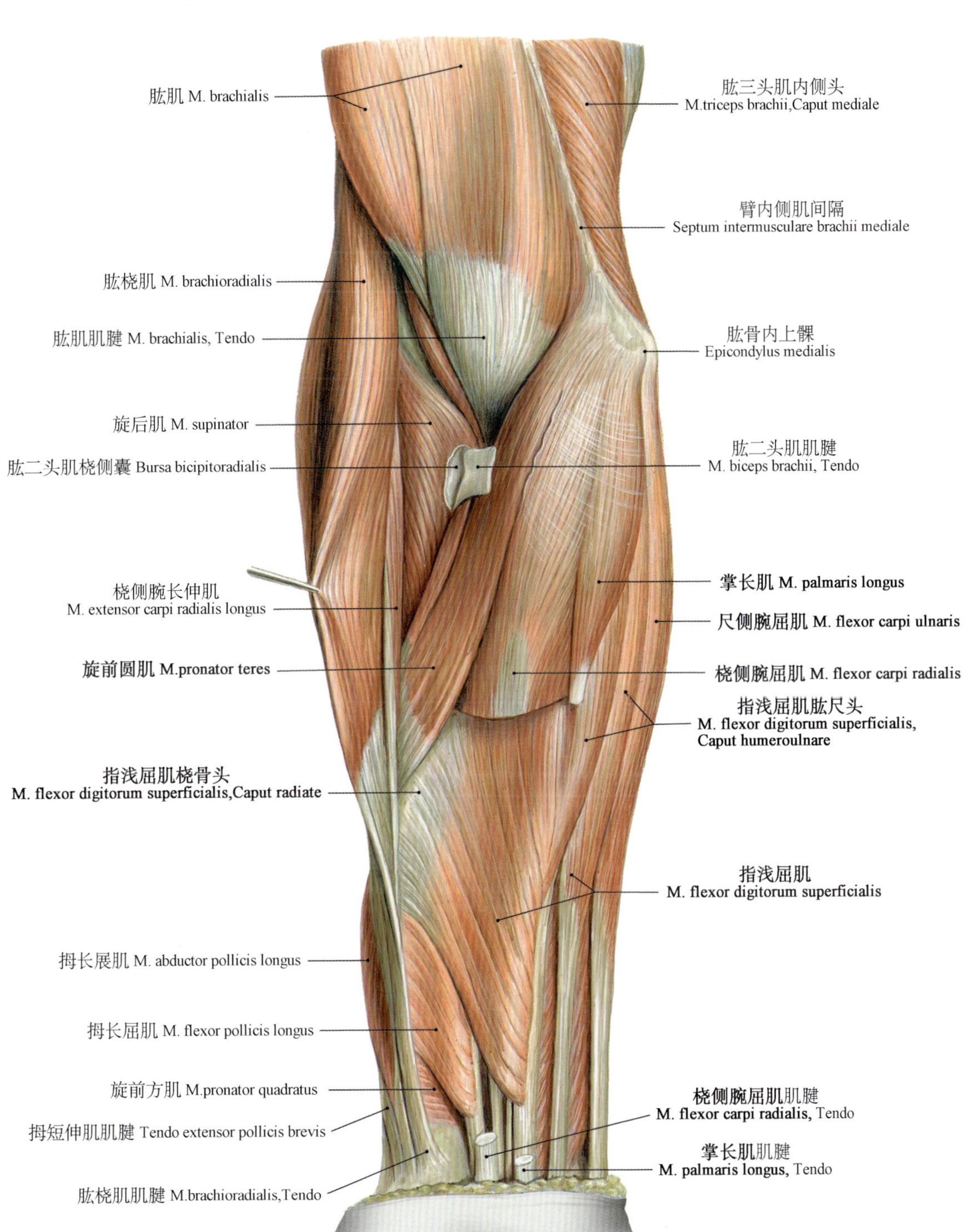

图 3.64　前臂前群肌中层

右侧；前面观；桡侧腕长屈肌和掌长肌部分切除。

切断肱二头肌腱膜，并向肱桡肌方向翻起，可显示旋前圆肌的全貌。在前臂前群浅层屈肌的深面，是前臂前群肌的中层，由指浅屈肌的 4 个肌腹组成。如图所示：当桡侧腕屈肌、掌长肌被推向一侧，或切除后，可以观察到指浅屈肌的全部。指浅屈肌的肱尺头起自肱骨内上髁和尺骨的冠突。指浅屈肌的桡骨头起自桡骨的前面。仔细检查后，很明显，屈指肌的肌腹不在同一平面上。这里只能看到控制中指和环指的肌，因为它们覆盖了控制示指和小指的肌腹。

→T31

前臂肌

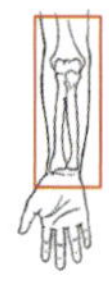

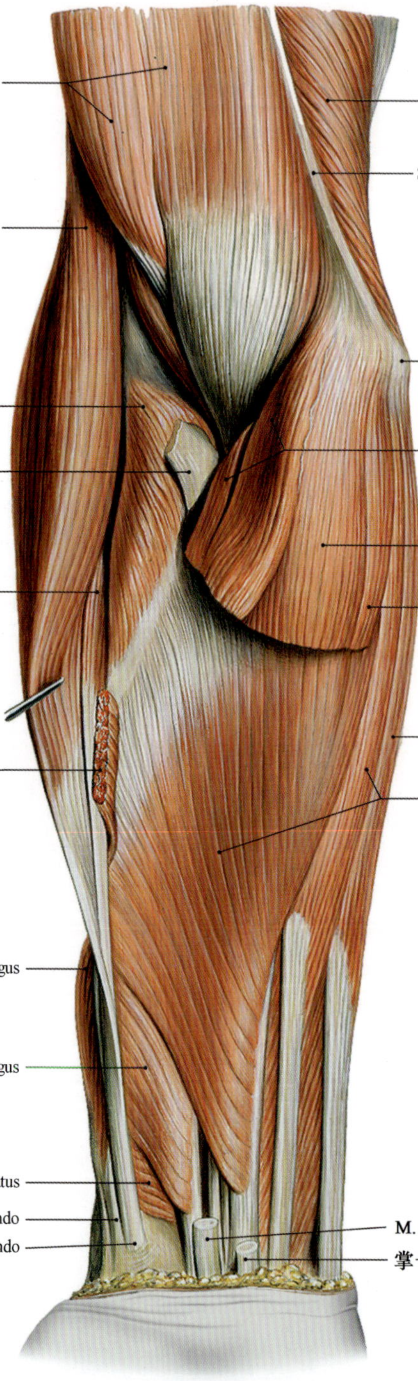

图 3.65 前臂前群肌中层

右侧;广泛切除桡侧腕屈肌、掌长肌和旋前圆肌后,示右侧。与图 3.64 相比,为显示指浅屈肌的起点,旋前圆肌被部分切除。指浅屈肌的肱尺头起自肱骨内上髁和尺骨的冠突。而桡侧头则起自桡骨的前面。

→T31

临床要点

中风或中枢神经系统损伤后,可发生异常的肌张力增高,表现为痉挛或无任何主要损伤的肌张力障碍。

痉挛通常会影响整个肌群。有时肌张力的异常有选择性地出现在某一块屈肌,如在书写时痉挛的病例,或者出现在某一肌的肌腹,如指浅屈肌。为了实现有针对性的治疗,如通过注射肉毒杆菌毒素抑制信号传递到运动终板,非常精确地了解肌的功能和解剖十分必要。

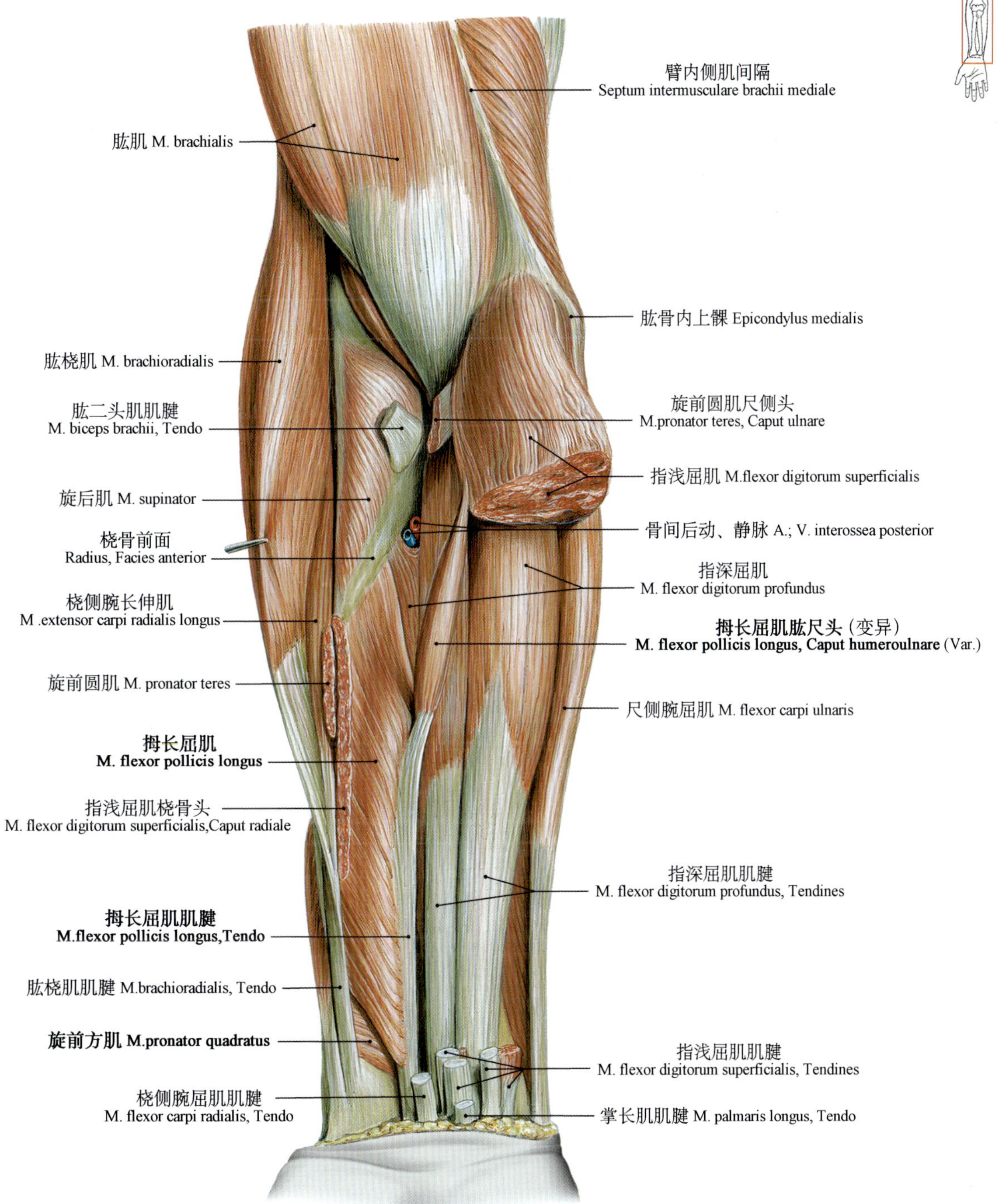

图 3.66 前臂前群深层和最深层肌

右侧；切除指浅屈肌后前面观。

把浅层的肌推向一侧或者切除后，可观察到深层的肌。如图所示。指深屈肌起自尺骨的前面和前臂骨间膜。拇长屈肌起自于桡骨的前面，并且有高达 40％的个体是起自肱骨内上髁和冠突的肱尺头。旋前方肌位于前臂远端屈指肌腱深方，尺骨和桡骨的前面。

→T 32

前臂肌

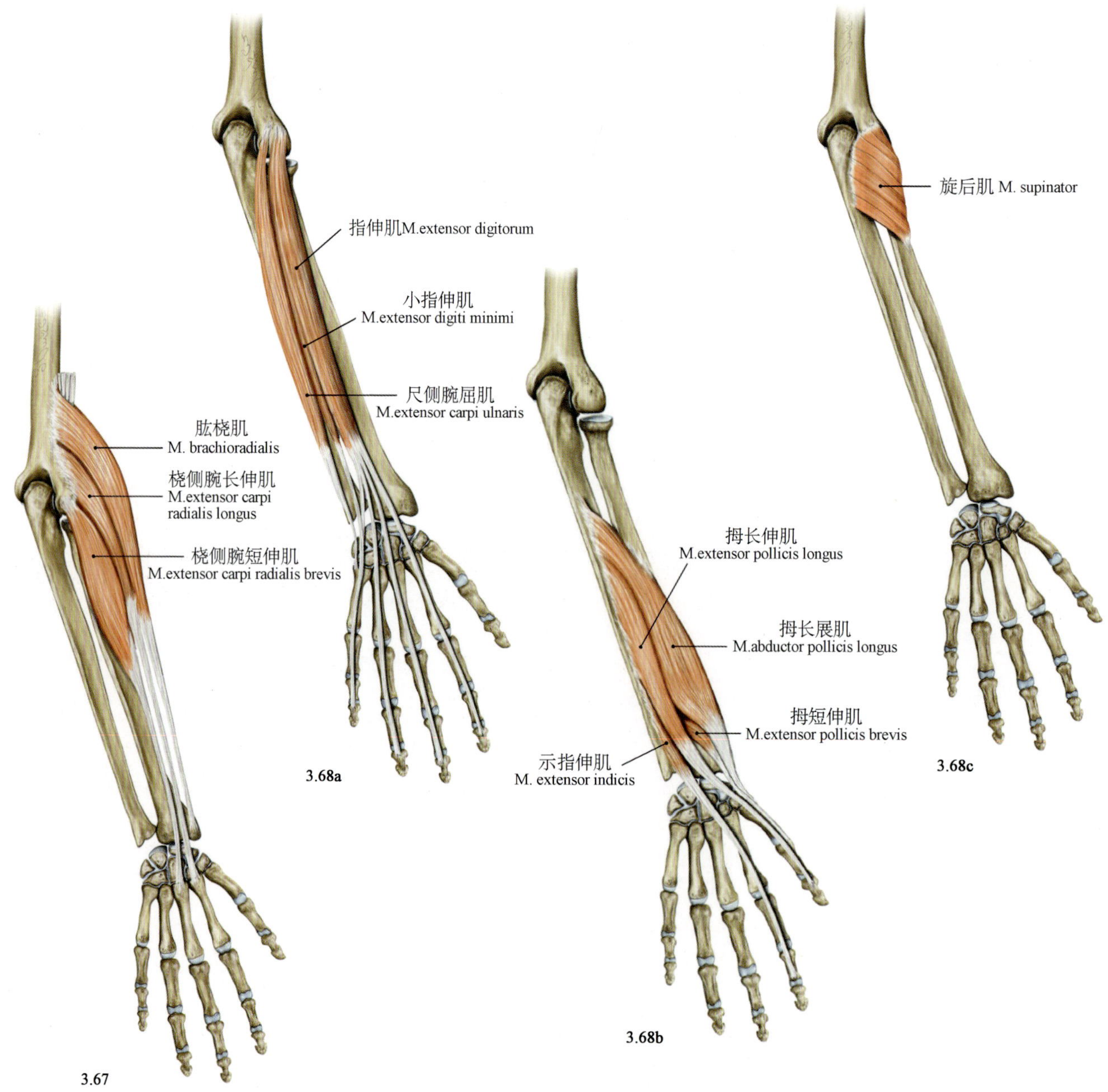

图 3.67　前臂桡侧肌(右侧,后面观)[L266]

从近端到远端,桡侧的肌包括肱桡肌、桡侧腕长伸肌和桡侧腕短伸肌。这些肌起自肱骨的外侧面,其前方是肘关节的横轴上。功能上它们与该关节的屈曲有关。肱桡肌止于桡骨的远段,仅作用于单个关节。它可以分别从相反的方向支持前臂的旋前和旋后。桡侧腕长伸肌和桡侧腕短伸肌是腕关节的伸肌,但也参与腕关节桡侧的外展。

→T33

图 3.68　前臂后群肌(右侧,后面观)[L266]

a **浅层**

浅层的伸肌均起自**肱骨外上髁**。该区的过度负重可能会导致严重的疼痛(“网球肘”)。从桡侧向尺侧,该肌群包括**指伸肌、小指伸肌和尺侧腕伸肌**。指伸肌和小指伸肌呈放射状至第 2～5 指的指背腱膜。因此,这些肌可以伸腕,伸掌指关节和近侧的指骨间关节。由于背侧腱膜的中间部分终止于中指,因此这些肌不参与远侧指骨间关节的伸。

b、c **深层**

在远侧,从桡侧向尺侧,深层肌包括**拇长展肌、拇短伸肌、拇长伸肌和示指伸肌**(图 3.68b)。拇长展肌可以外展鞍状关节的拇指,拇短伸肌和拇长伸肌通过腕掌关节和远侧的指骨间关节伸拇指。示指伸肌通过腕掌关节和近侧指骨间关节伸示指。在近侧,伸腕关节的肌肉包括**旋后肌**(图 3.68c),该肌位于桡骨的周围。当肘关节伸展时,它是最强大的旋后肌。

→T34,35

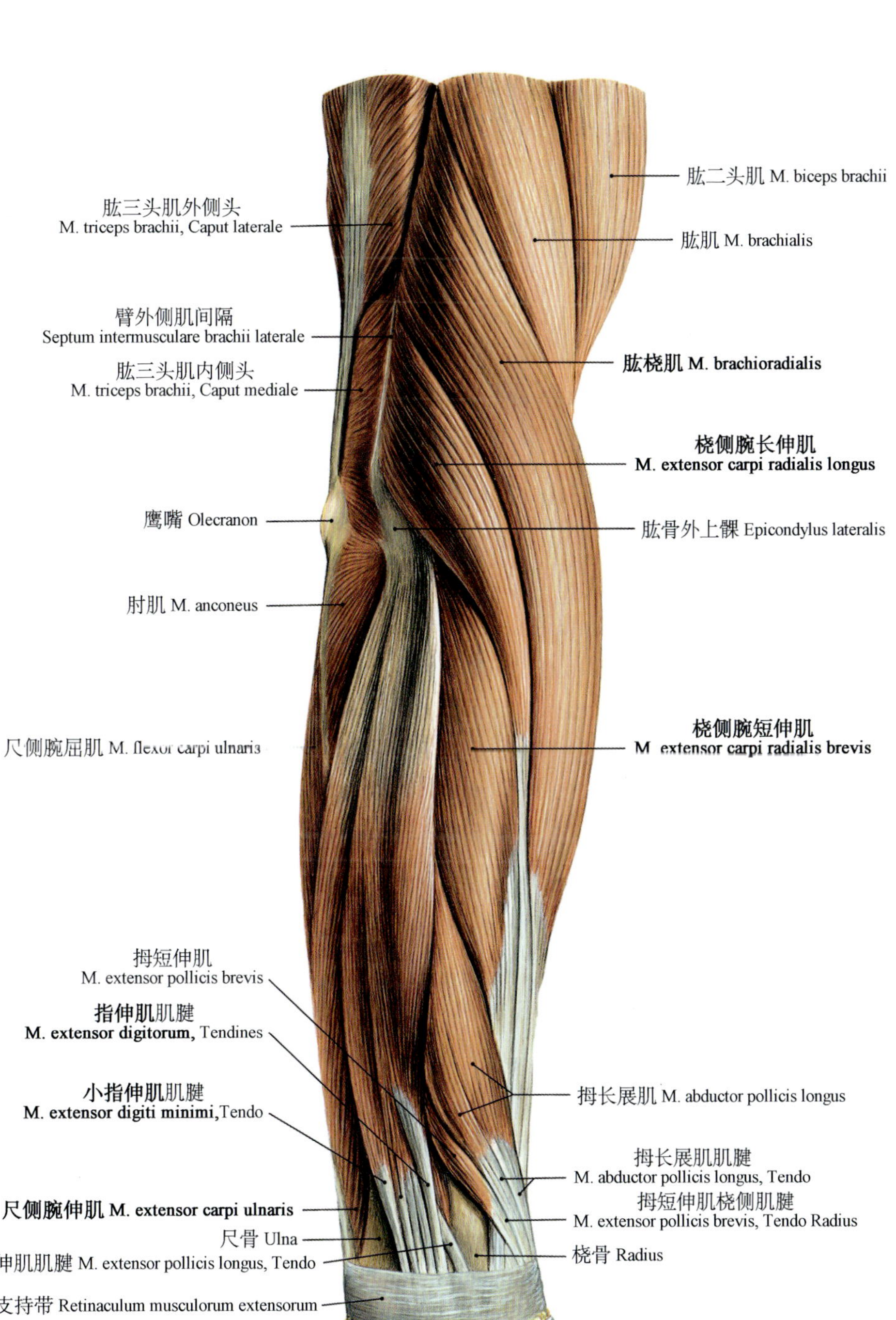

图 3.69　臂远侧和前臂后群肌浅层(右侧,外侧面观)

从外侧面观,位于桡侧群的肌十分明显。从近侧向远侧,可见肱桡肌、桡侧腕长伸肌和桡侧腕短伸肌。浅层的伸肌从桡侧到尺侧为指伸肌、小指伸肌、尺侧腕伸肌。在这些肌群之间,可见深部伸肌的远段部分(它们未被浅层的伸肌完全覆盖)。肘肌因没有筋膜覆盖,在臂的远端可以观察到。

→T33-35

前臂肌

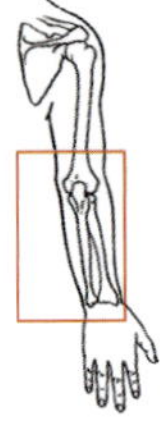
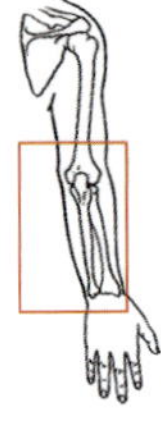

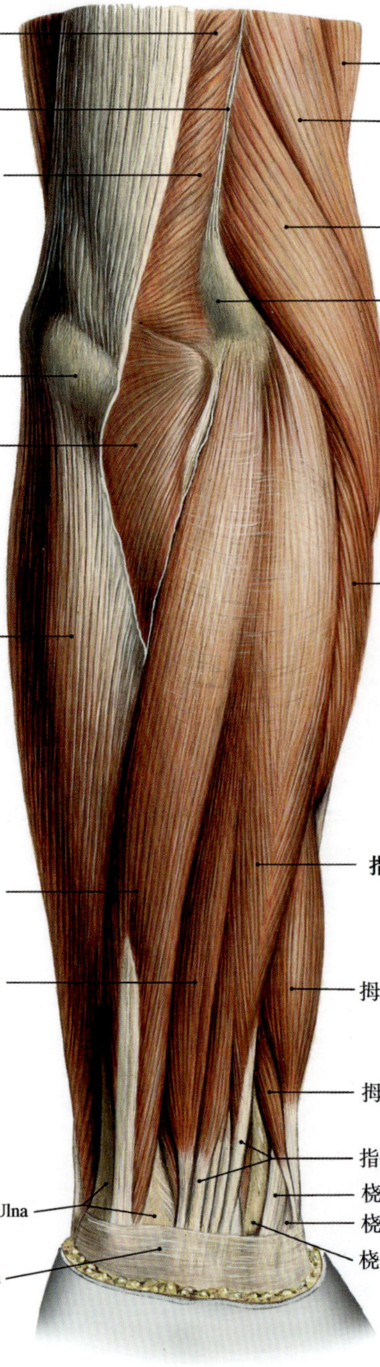

肱三头肌外侧头 M. triceps brachii, Caput laterale
臂外侧肌间隔 Septum intermusculare brachii laterale
肱三头肌内侧头 M. triceps brachii, Caput mediale
鹰嘴 Olecranon
肘肌 M. anconeus
尺侧腕屈肌 M. flexor carpi ulnaris
尺侧腕伸肌 M. extensor carpi ulnaris
小指伸肌 M. extensor digiti minimi
尺骨 Ulna
伸肌支持带 Retinaculum musculorum extensorum
肱肌 M. brachialis
肱桡肌 M. brachioradialis
桡侧腕长伸肌 M. extensor carpi radialis longus
肱骨外上髁 Epicondylus lateralis
桡侧腕短伸肌 M. extensor carpi radialis brevis
指伸肌 M. extensor digitorum
拇长展肌 M. abductor pollicis longus
拇短伸肌 M. extensor pollicis brevis
指伸肌腱肌腱 M. extensor digitorum, Tendines
桡侧腕短伸肌肌腱 M. extensor carpi radialis brevis,Tendo
桡侧腕长伸肌肌腱 M. extensor carpi radialis longus, Tendo
桡骨 Radius

图 3.70 **臂远侧和前臂后群肌浅层(右侧,后面观)**

前臂浅层的伸肌清晰可见。从桡侧向尺侧,它们是指伸肌、小指伸肌和尺侧腕伸肌。尺侧腕伸肌位于浅屈肌群中尺侧腕屈肌的尺侧。

→T34

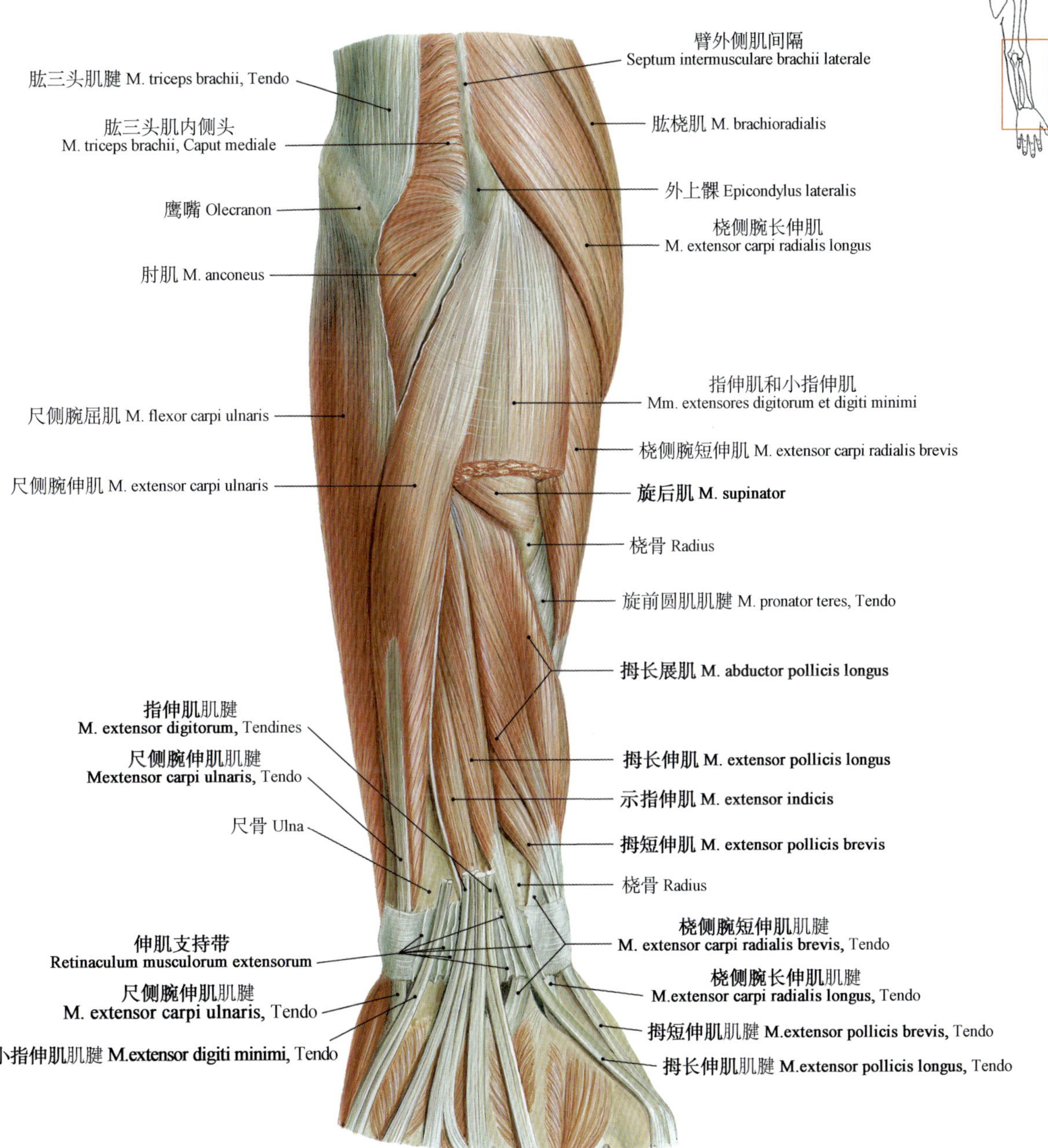

图 3.71 **前臂后群深层肌**

右侧；后面观，部分切除指伸肌和小指伸肌。在部分切除前臂浅层伸肌后，可见其深层伸肌的近端。深层的肌有近侧的旋后肌，从桡侧向尺侧依次是拇长展肌、拇短伸肌、拇长伸肌和示指伸肌。伸肌支持带形成 6 个**骨纤维隧道**，伸肌的肌腱通过该隧道到达手背。解剖操作时，第 3、4、5 隧道已被打开。

从桡侧向尺侧，骨纤维管分别是：

- 第 1 隧道：拇长展肌和拇短伸肌。
- 第 2 隧道：桡侧腕长伸肌和桡侧腕短伸肌。
- 第 3 隧道：拇长伸肌。
- 第 4 隧道：指伸肌和示指伸肌。
- 第 5 隧道：小指伸肌。
- 第 6 隧道：尺侧腕伸肌。

→T35

前臂肌

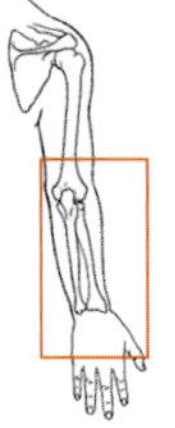

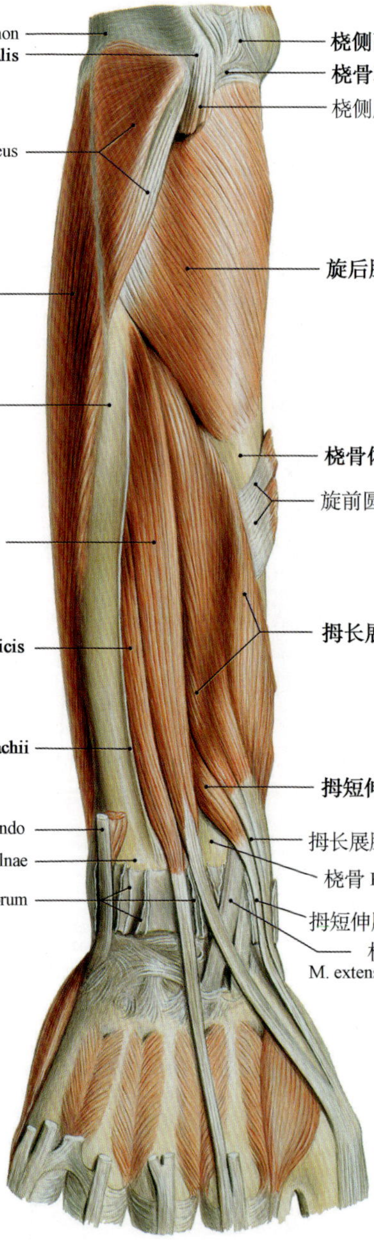

鹰嘴 Olecranon
外上髁 Epicondylus lateralis
肘肌 M. anconeus
尺侧腕屈肌 M. flexor carpi ulnaris
尺骨体 Corpus ulnae
拇长伸肌 M. extensor pollicis longus
示指伸肌 M. extensor indicis
前臂骨间膜 Membrana interossea antebrachii
尺侧腕伸肌肌腱 M. extensor carpi ulnaris, Tendo
尺骨头 Caput ulnae
伸肌支持带 Retinaculum musculorum extensorum
桡侧副韧带 Lig. collaterale radiale
桡骨环状韧带 Lig. anulare radii
桡侧腕短伸肌 M. extensor carpi radialis brevis
旋后肌 M. supinator
桡骨体 Corpus radii
旋前圆肌肌腱 M. pronator teres, Tendo
拇长展肌 M. abductor pollicis longus
拇短伸肌 M. extensor pollicis brevis
拇长展肌肌腱 M. abductor pollicis longus, Tendo
桡骨 Radius
拇短伸肌肌腱 M. extensor pollicis brevis, Tendo
桡侧腕短伸肌肌腱 M. extensor carpi radialis brevis, Tendo

图 3.72 前臂后群肌深层

右侧;后面观,浅层的伸肌已全部切除。

浅层的伸肌已全部切除,以显示深层伸肌的起点。旋后肌起自肱骨外上髁,桡骨的韧带(桡侧副韧带、桡骨环状韧带)及尺骨的旋后肌骨嵴。旋后肌止于桡骨粗隆的上方和下方。桡侧的2块肌拇长展肌及拇短伸肌通过第1个骨纤维隧道(或间隔),它起自桡骨、尺骨的后面和前臂骨间膜。与此相反,位于尺侧的2块肌(拇长伸肌和示指伸肌)仅起自尺骨骨间膜。它们的肌腱穿过第3、4个骨纤维隧道。在解剖时,6个骨纤维隧道均已打开。

→T35

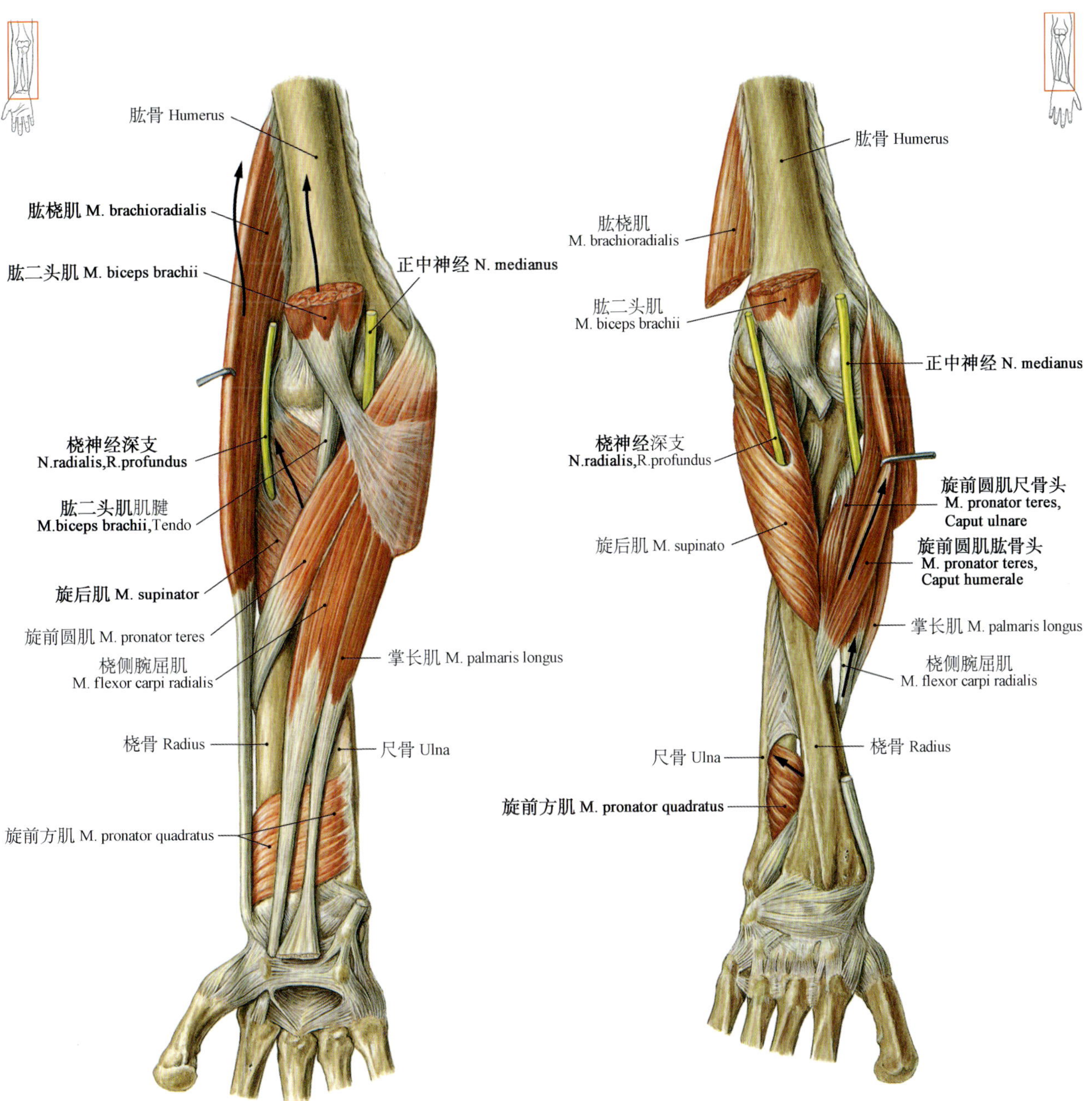

图 3.73 前臂旋后位

右侧;前面和掌侧面观;箭示最重要的旋后肌收缩时的力学方向。

按照一般原则,与旋前或旋后有关的所有肌肉都应该跨过**前臂的旋转轴**(→图 3.6),这与运动时的旋转轴相一致。此外,因所有与旋后和旋前相关的肌均止于桡骨。最重要的旋后肌是**肱二头肌**(尤其是在臂部屈曲时)、**旋后肌**(伸臂时)和**肱桡肌**(旋前位时)。旋后肌上有桡神经的深支穿过,桡神经在此处一旦受压,可致深层的伸肌的麻痹(见第 236 页)

图 3.74 前臂旋前位(右侧,肘区前面及手的后面观)

箭所示**最重要的旋前肌**收缩时力学传递方向,这些肌包括**旋前圆肌、旋前方肌和肱桡肌**(旋后位时)。桡侧腕屈肌和掌长肌也有轻微促进旋前的作用。正中神经恰好从旋前圆肌的两个头之间穿过,正中神经很少在此处受压(见第 238 页)。

→T32,33,35

(张红旗 译)

手背肌腱

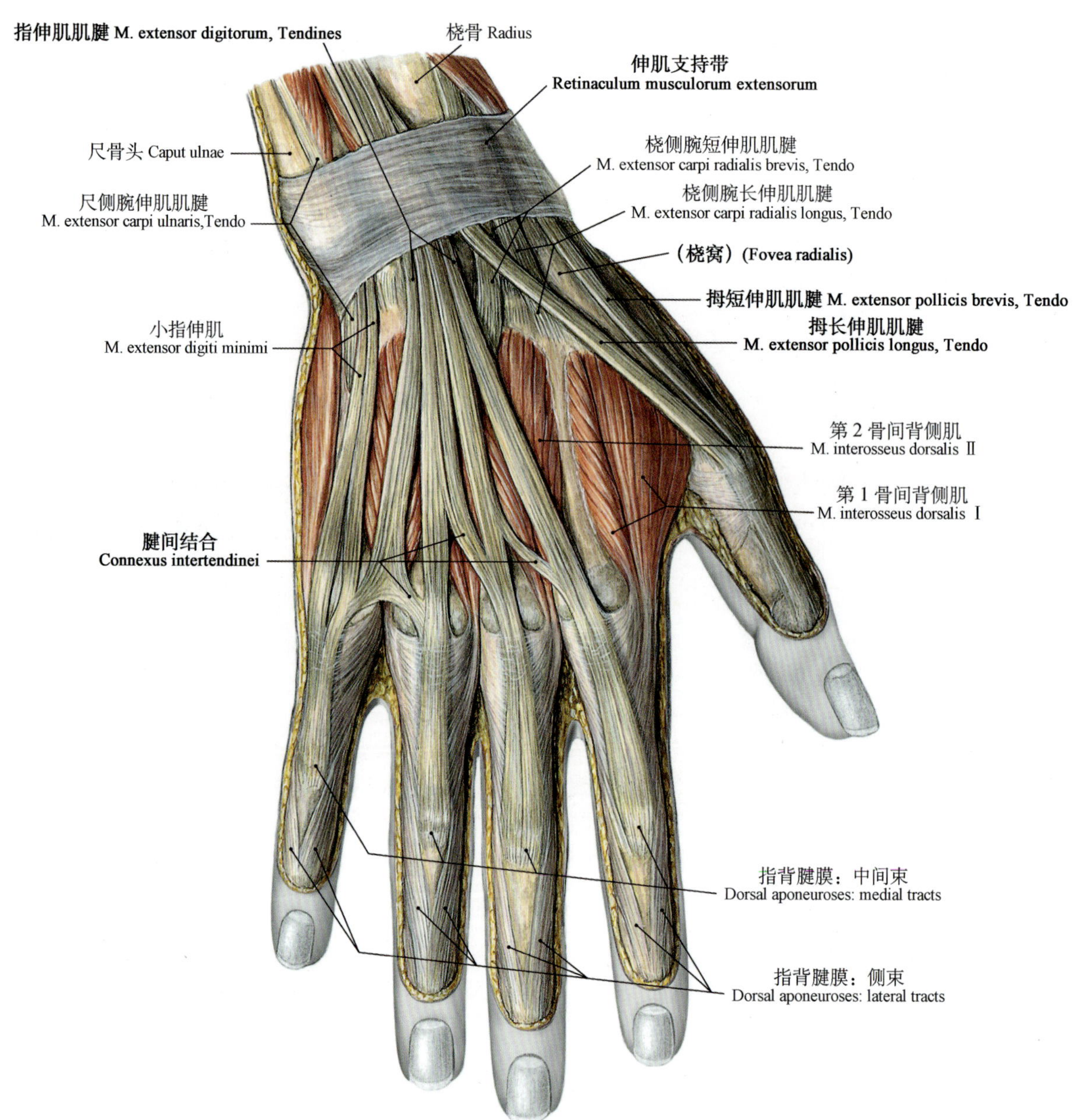

图 3.75 **手背肌腱(右侧,后面观)**

伸肌的肌腱经过伸肌支持带下方,到达拇指背侧和手指指背腱膜。指伸肌的肌腱由桥(腱间结合)连接,其轻微地限制了单个手指的独立伸展。手背无固有的肌分布。在伸肌腱下方可见骨间背侧肌,其属于手掌肌。由拇长展肌和拇短伸肌与拇长伸肌肌腱围成的浅凹,称为桡窝(**鼻烟窝**)。

→T34,35,37

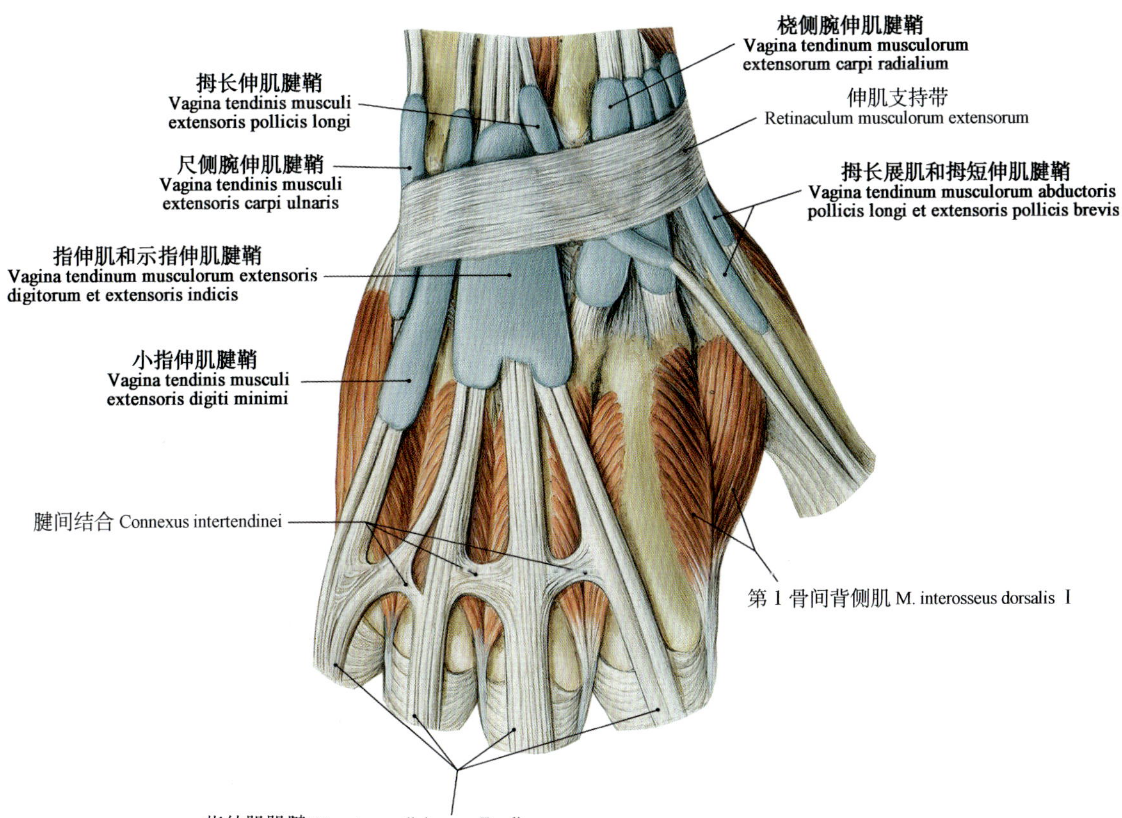

图 3.76　腕背腱鞘(右手,后面观)
伸肌的肌腱穿过支持带下方的 6 个腔或通道(→图 3.71)。大部分肌都有自己的**腱鞘**,这有助于肌腱在支持带和手骨之间滑动。指伸肌和示指伸肌的肌腱共用一个腱鞘。

手肌

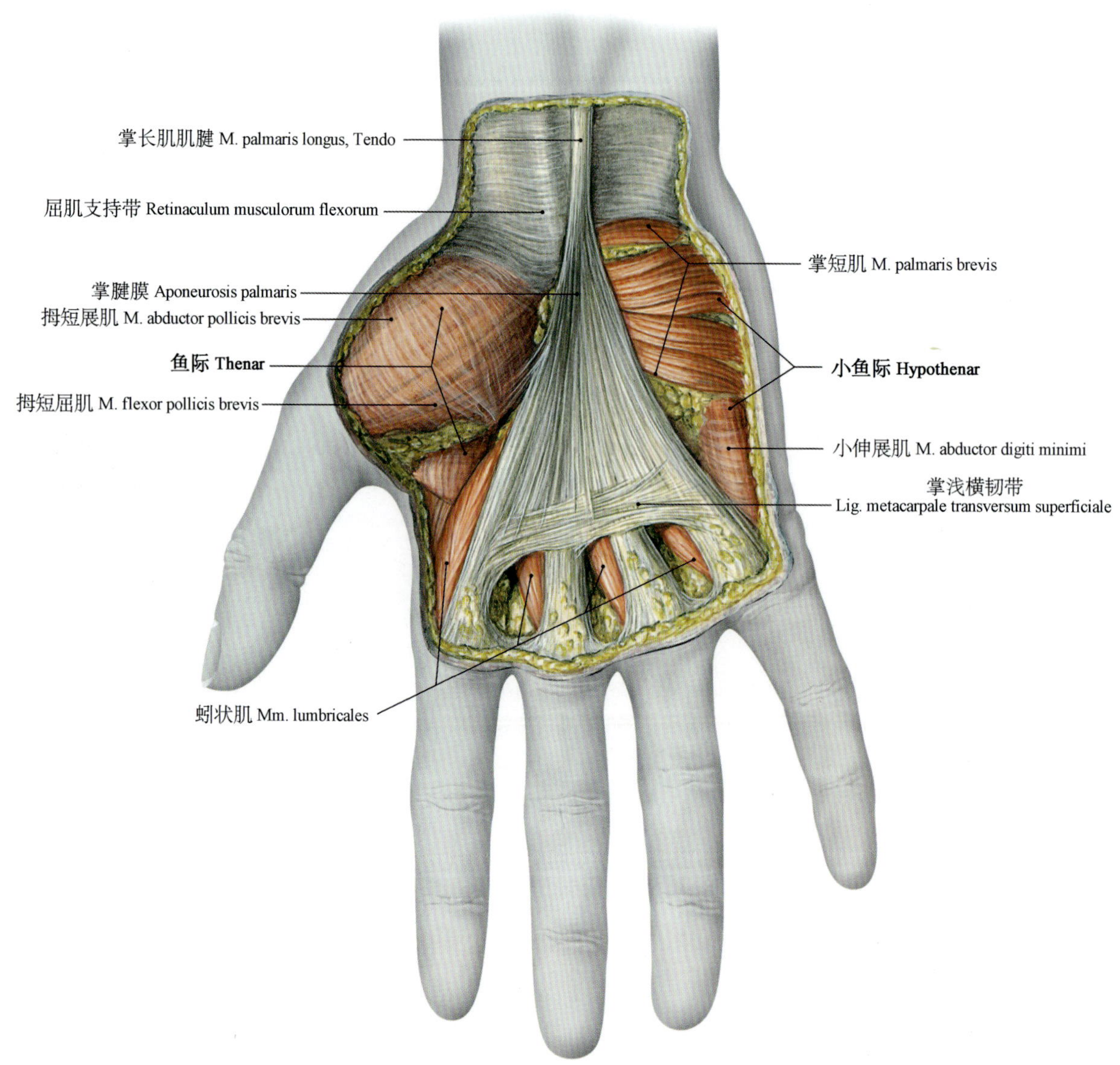

图 3.77 手掌浅层肌(右侧,前面观)

手掌肌包括**3 群**。位于边缘的 2 个手指(拇指和小指)都有自己的肌群分列手掌两侧。拇指肌形成鱼际隆起(大鱼际),小指肌形成小鱼际隆起(小鱼际)。掌中间肌位于两者之间。这 3 群肌构成**3 个覆盖层**。解剖时,必须注意走行于各层之间的神经血管结构(见第 280-282 页)。**掌腱膜**靠近手掌表面。

掌腱膜它除了包含纵向纤维束以外,还包含特别是近侧端发育强健的横向纤维束(**掌浅横韧带**)。掌腱膜的近侧端与屈肌支持带相连,并与掌长肌相延续。远侧端连接屈肌的腱鞘和掌指关节的韧带。在鱼际处,拇短展肌和拇短屈肌分别从桡侧向尺侧排列。掌短肌和小指展肌位于小鱼际的浅层。

→T31,36-38

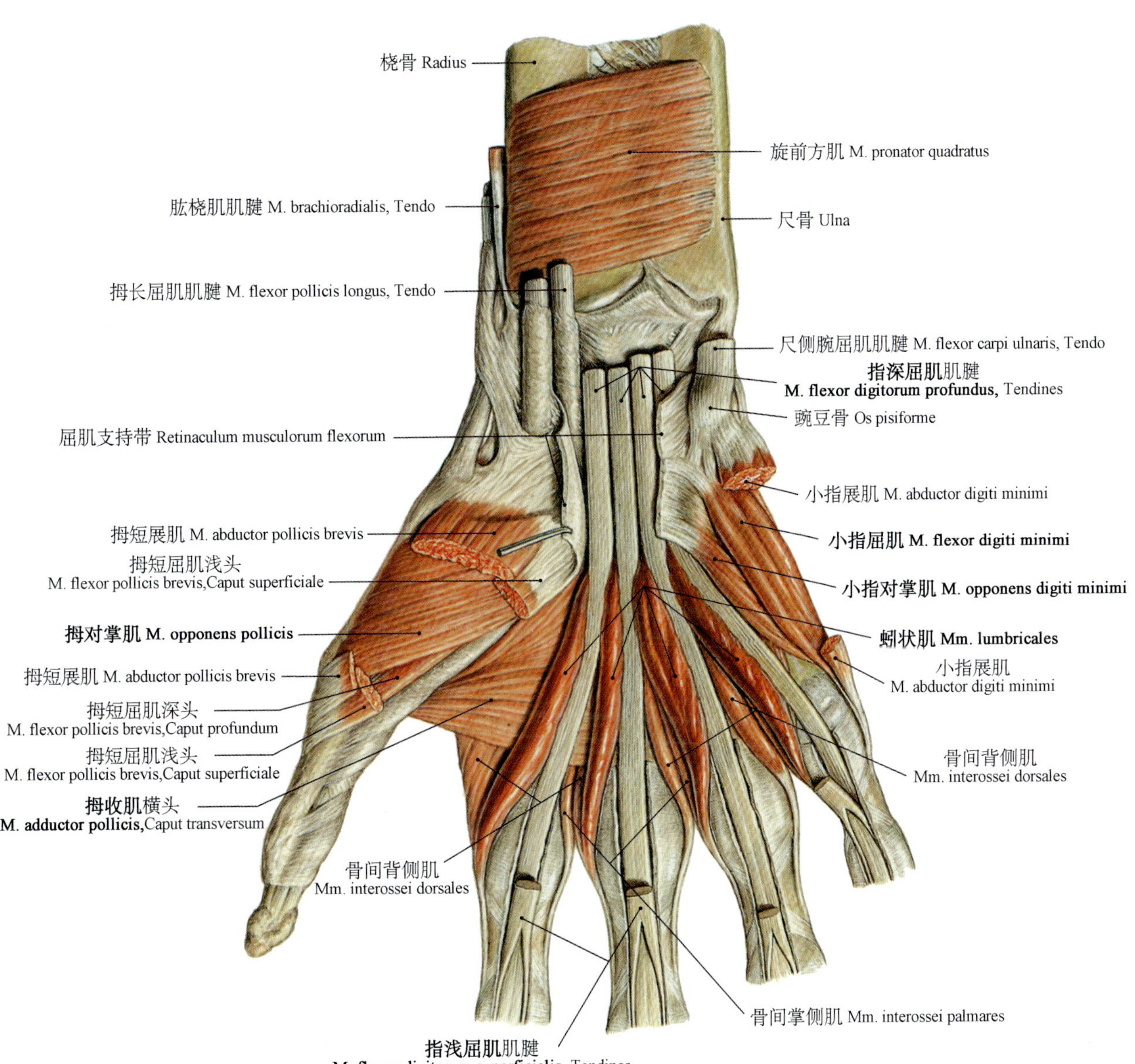

图 3.78　手掌中间层肌

右侧；前面观，移除掌腱膜和浅层肌后。

手掌的 3 群肌构成 3 个覆盖层。去除浅层肌后，才能观察到手掌中间层肌。其中包括位于鱼际处的拇对掌肌和拇收肌，以及位于小鱼际处的小指屈肌和小指对掌肌，它们都位于浅层小指展肌的桡侧。在掌面，指浅屈肌肌腱延伸至中节指骨，而指深屈肌肌腱延伸至远节指骨。深层屈肌的肌腱穿过浅层屈肌的肌腱（图中已切断）。蚓状肌也属于中间层肌，4 块蚓状肌均起于指深屈肌的肌腱（蚓状肌的功能，→图 3.85）。拇长屈肌肌腱延伸至拇指远节指骨。

→T32,36-38

手掌腱鞘

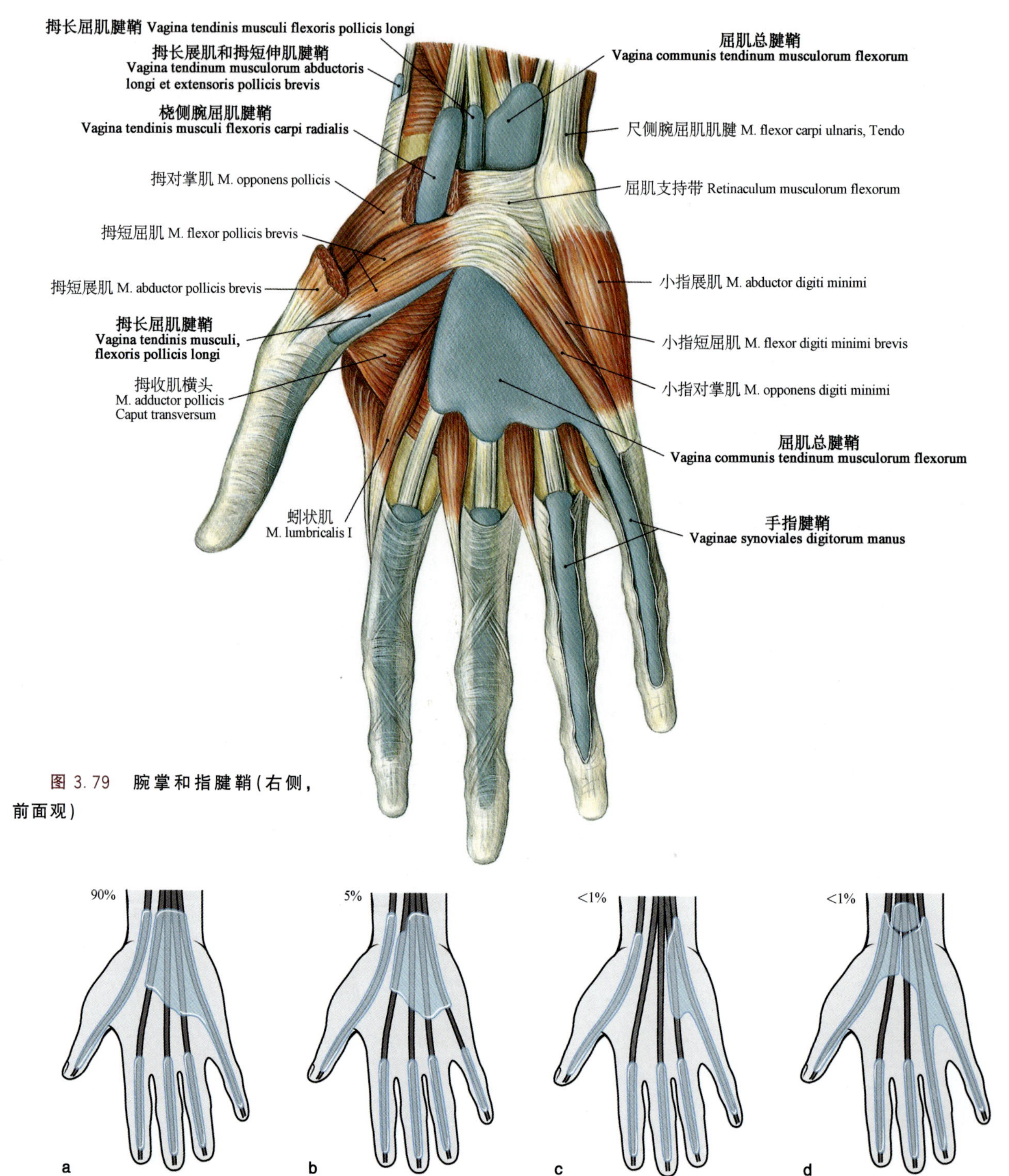

图 3.79　腕掌和指腱鞘(右侧，前面观)

图 3.80　掌腱鞘的变异[L126]

与手背侧相比，指屈肌腱通常只有 2 个腱鞘。**桡侧**腱鞘包绕拇长屈肌的肌腱，并延伸至其远节指骨。**尺侧**腱鞘在手腕处包绕所有指浅屈肌和指深屈肌的肌腱，但仅在小指处延伸至远节指骨。其余手指在指骨处都拥有自己的腱鞘。

临床要点

腱鞘的分布具有重要临床意义，**细菌感染**可以在腱鞘内迅速蔓延(蜂窝织炎)。炎症可扩散至尺侧腱鞘，并蔓延至小指(蜂窝织炎)。在抗生素治疗不足的情况下，还可能导致整只手感染。

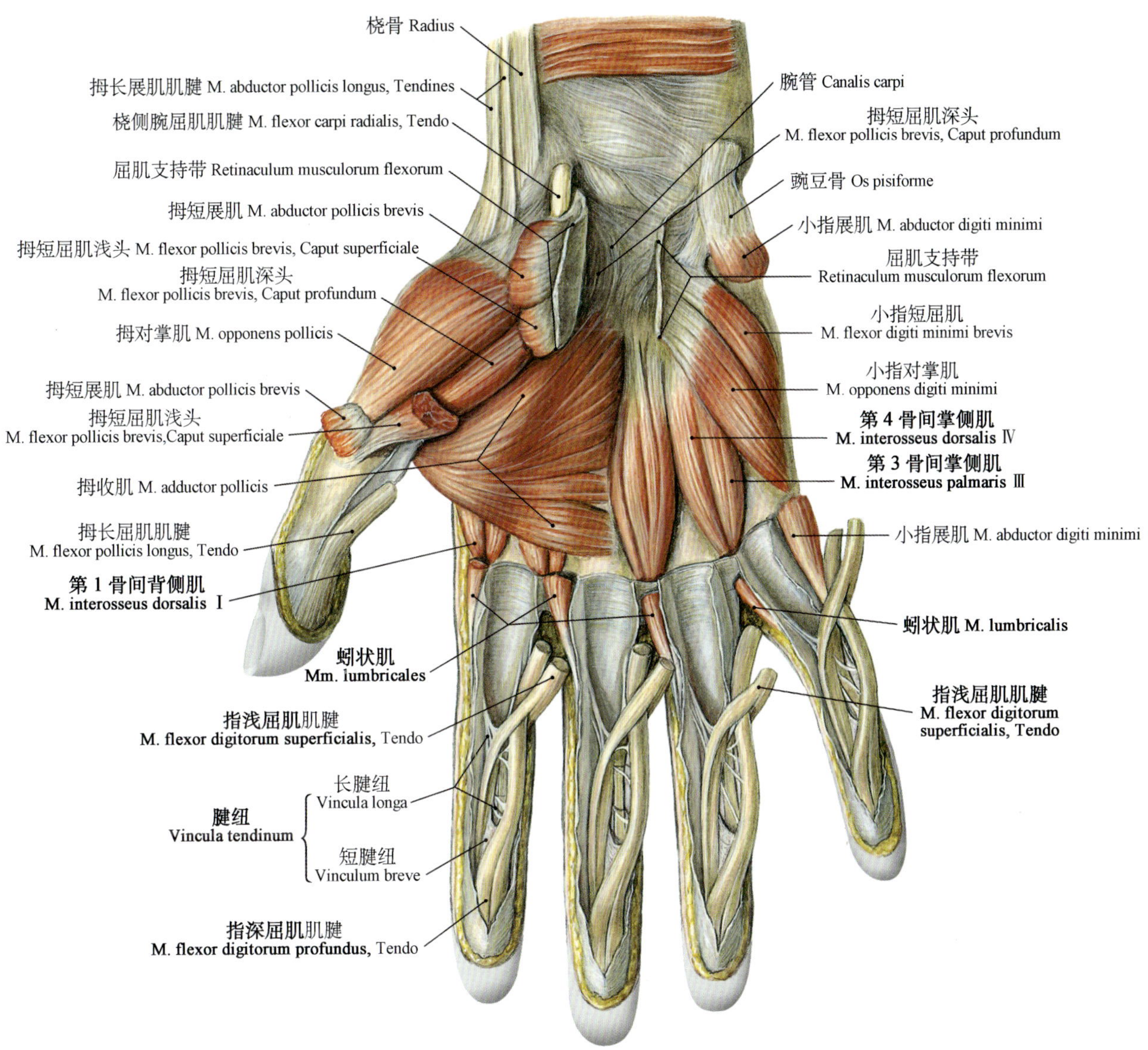

图 3.81　手掌深层肌

右侧；前面观，移除手指长的屈肌腱。

手掌的 3 个肌群构成 3 个覆盖层。移除手指长的屈肌腱后，可见深层肌。骨间肌包括 3 块**骨间掌侧肌**和 4 块**骨间背侧肌**，所有这些肌都参与屈曲掌指关节（骨间肌的走行和功能，→图 3.82，→图 3.83 和→图 3.84）。由于掌侧和背侧肌分别起自不同的掌骨，所以在掌面观图中可以看到两组肌。但事实上，正如它的名字所示，骨间背侧肌位于掌骨间的背侧，所以当解剖手背时只有背侧肌显而易见（→图 3.75 和→图 3.174）。骨间肌的肌腱行于掌指关节横轴的掌侧。因此，**骨间肌是掌指关节的主要屈肌**。本图显示了深层屈肌肌腱是如何穿过浅层屈肌肌腱的。肌腱借助小韧带（腱纽）与指骨相连。

→T31，36，37

临床要点

了解手指屈肌的功能和走行对伤口**检查**至关重要。如果无法屈曲远侧指间关节，表明指深屈肌受到损伤。然而，如果近侧指间关节的屈曲受到限制，而远侧关节仍可屈曲，则表明仅指浅屈肌受到损伤。

手肌

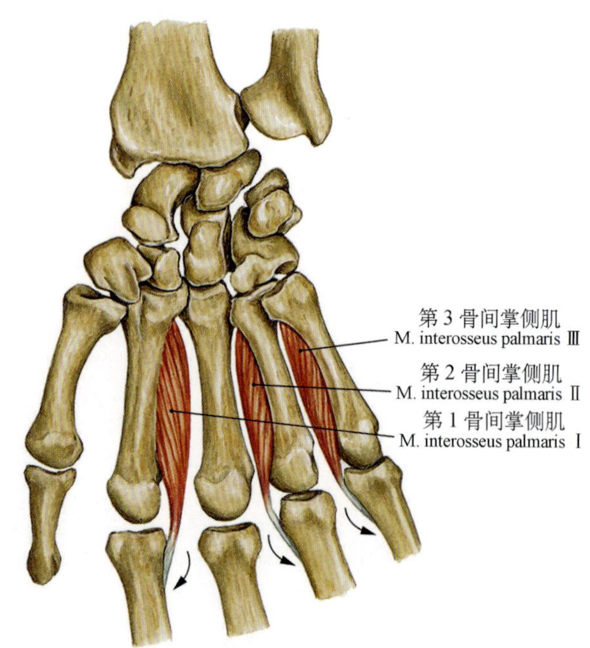

图 3.82 骨间掌侧肌(右侧,前面观)

3 块骨间掌侧肌分别起自第 2 掌骨尺侧和第 4、第 5 掌骨的桡侧。它们附着于同一侧的相应近节指骨,其肌腱又辐射状插入手背腱膜的外侧束(箭所指)。因此,它们可**屈掌指关节**,并能一定程度地**伸近侧和远侧指间关节**。

→T37

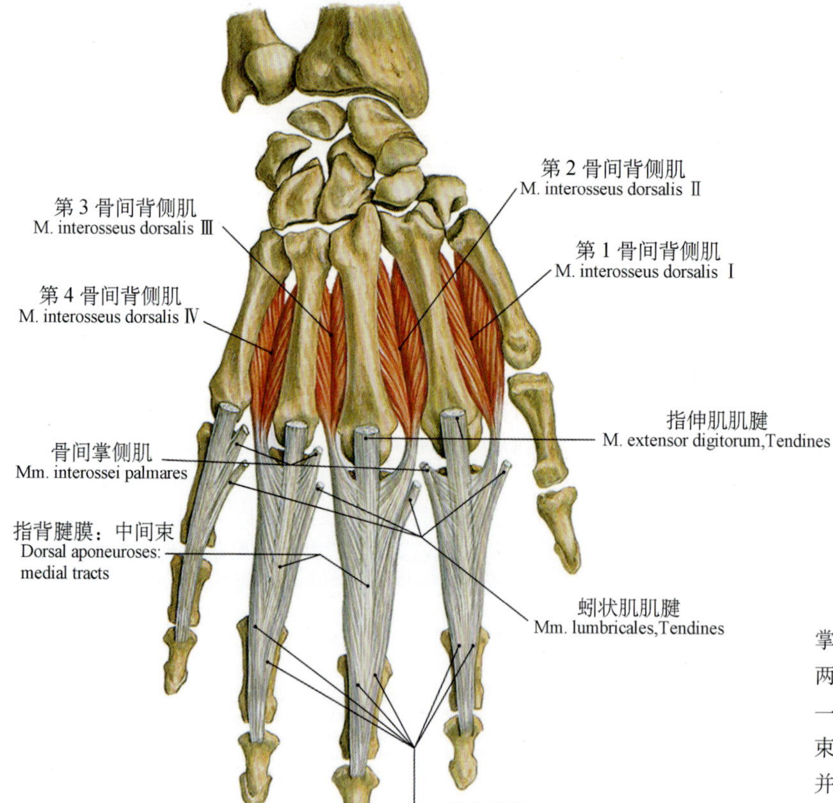

图 3.83 骨间背侧肌(右侧,后面观)

4 块骨间背侧肌的两个头起自第 1～5 掌骨相邻缘。它们分别始于中指近侧指骨的两侧、环指的尺侧和示指的桡侧。它们也有一小部分肌腱辐射状插入指背腱膜的外侧束。与骨间掌侧肌相似,它们可**屈掌指关节**,并能**伸近侧和远侧指间关节**。

→T37

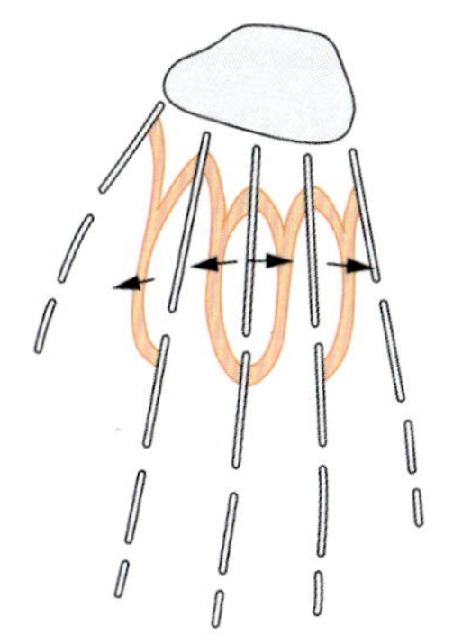

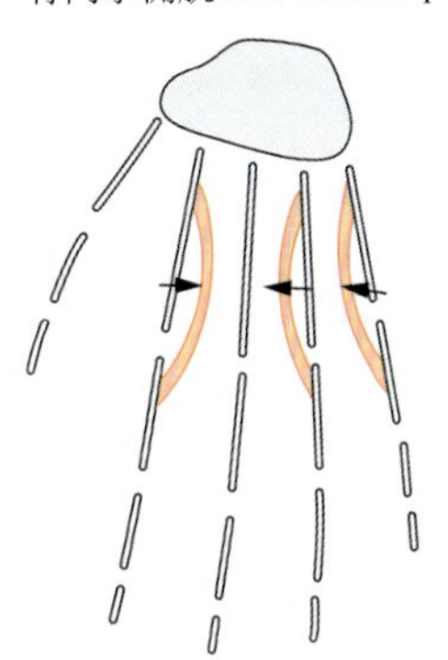

图 3.84 骨间肌的位置示意图，显示其对手指外展和内收的影响[L126]

根据第 218 页关于其走行的描述，**骨间背侧肌**可展开手指(**外展**)，还可向内侧或外侧移动中指。另外，**骨间掌侧肌**可使手指合拢(**内收**)。它们在指关节屈伸运动中的作用，可以从肌腱走行与指关节横轴之间的关系中推断出来，具体解释见第 220 页和第 221 页。

→T31,36,37

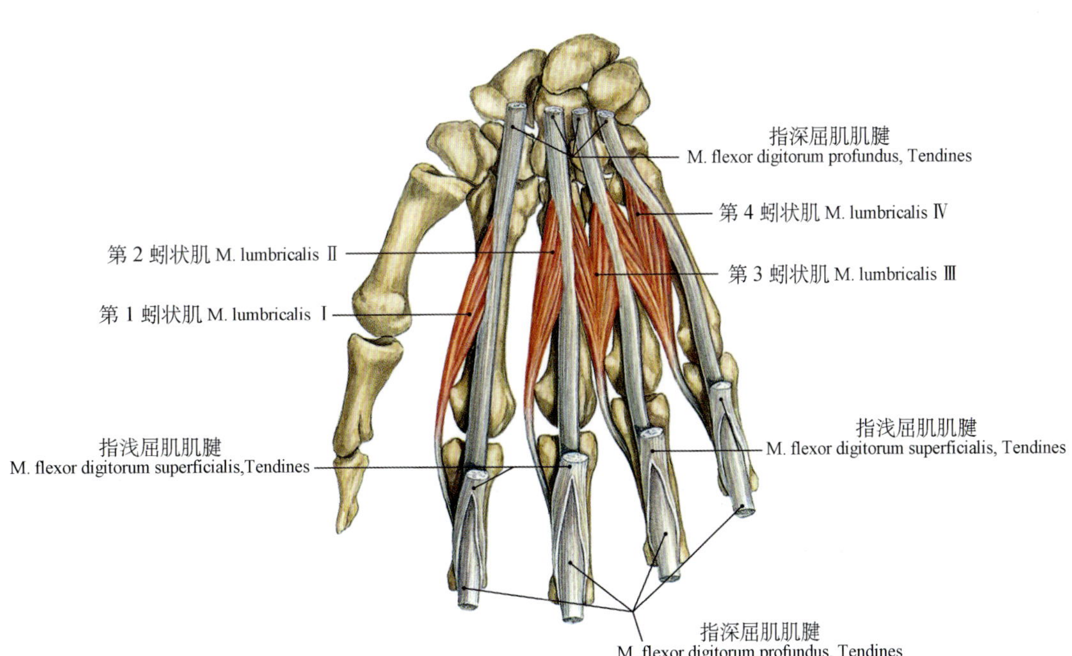

图 3.85 蚓状肌(右侧，前面观)

桡侧两块蚓状肌均源于一个头，而尺侧两块蚓状肌有 2 个头，源于指深屈肌肌腱。所有蚓状肌都止于第 2～5 近侧指骨的桡侧，其肌腱也辐射状插入指背腱膜的外侧束。因此，它们可轻微地**屈掌指关节，伸近侧和远侧指**骨间关节。

→T37

手肌

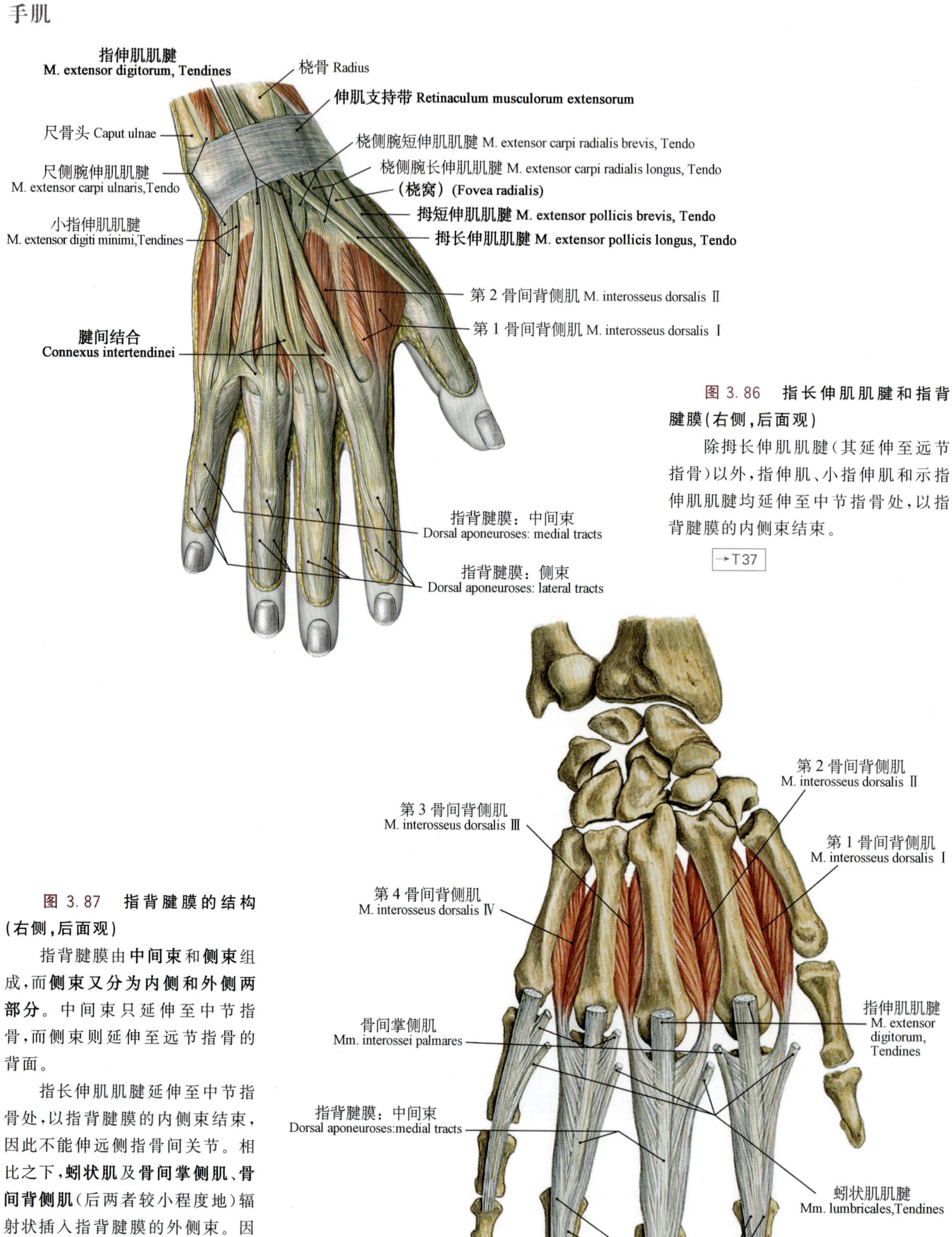

图 3.86　指长伸肌肌腱和指背腱膜(右侧,后面观)

除拇长伸肌肌腱(其延伸至远节指骨)以外,指伸肌、小指伸肌和示指伸肌肌腱均延伸至中节指骨处,以指背腱膜的内侧束结束。

→T37

图 3.87　指背腱膜的结构(右侧,后面观)

指背腱膜由**中间束**和**侧束**组成,而**侧束又分为内侧和外侧两部分**。中间束只延伸至中节指骨,而侧束则延伸至远节指骨的背面。

指长伸肌肌腱延伸至中节指骨处,以指背腱膜的内侧束结束,因此不能伸远侧指骨间关节。相比之下,**蚓状肌**及**骨间掌侧肌**、**骨间背侧肌**(后两者较小程度地)辐射状插入指背腱膜的外侧束。因此,它们延伸至手背**远侧指骨间关节**的横轴,并**展伸**该关节。由此可见,蚓状肌是远端指间关节的主要肌群。

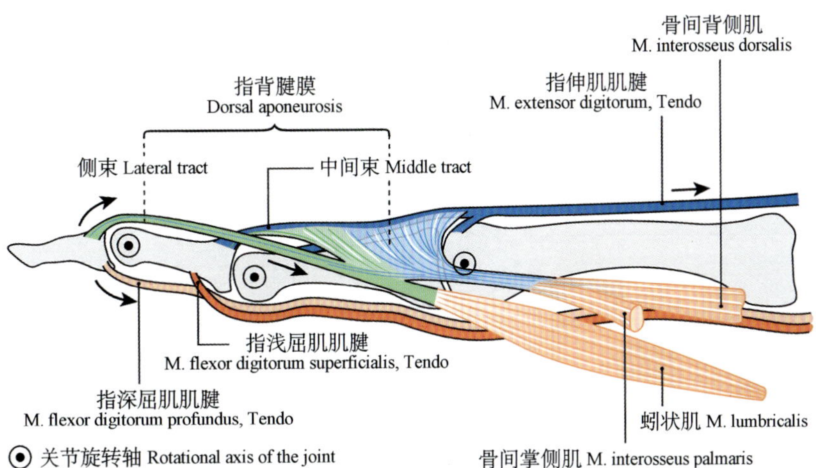

图 3.88 以中指为例分析手指屈肌和伸肌的运动(侧面观)[L126]

前臂肌和手肌肌腱的功能由以下因素决定:其走行与指关节轴之间的关系,与近侧或远侧指骨间关节的连接位置。**指长屈肌**(指浅屈肌、指深屈肌)的肌腱在掌面向指关节横轴方向走行,而**前臂伸肌**(指伸肌、小指伸肌、示指伸肌)的肌腱则走行于手背。指浅屈肌和指伸肌止于中节指骨,因此这些肌肉不能运动远侧指骨间关节。与之相反,指深屈肌止于远节指骨的掌侧,所以可作为远侧指骨间关节的主要屈肌。

骨间肌和**蚓状肌**的走行较为复杂:这两群肌均在掌面向掌指关节横轴方向走行,因此运动功能较为显著。在中节指骨处,它们转向背侧,并分为不同部分辐射状插入指背腱膜的中间束和侧束。由于蚓状肌是指背腱膜侧束的主要组成部分,因此可以理解蚓状肌是远节指骨的主要伸肌。

指关节屈肌:每个关节都有其主要的屈肌。对于远侧指骨间关节,指深屈肌是唯一的屈肌。

- **掌指关节:**骨间掌侧肌、骨间背侧肌、蚓状肌(作用较小)。
- **近侧指骨间关节:**指浅屈肌(还能屈掌指关节)。
- **远侧指骨间关节:**指深屈肌(还能屈近侧指骨间关节和掌指关节)。

指关节伸肌:

- **掌指关节和近侧指骨间关节:**指伸肌、小指伸肌、示指伸肌。
- **远侧指骨间关节:**蚓状肌、骨间掌侧肌和骨间背侧肌(作用较小)。
- **拇指掌指关节:**拇短伸肌。
- **拇指近侧和远侧指骨间关节:**拇长伸肌。

屈指机制

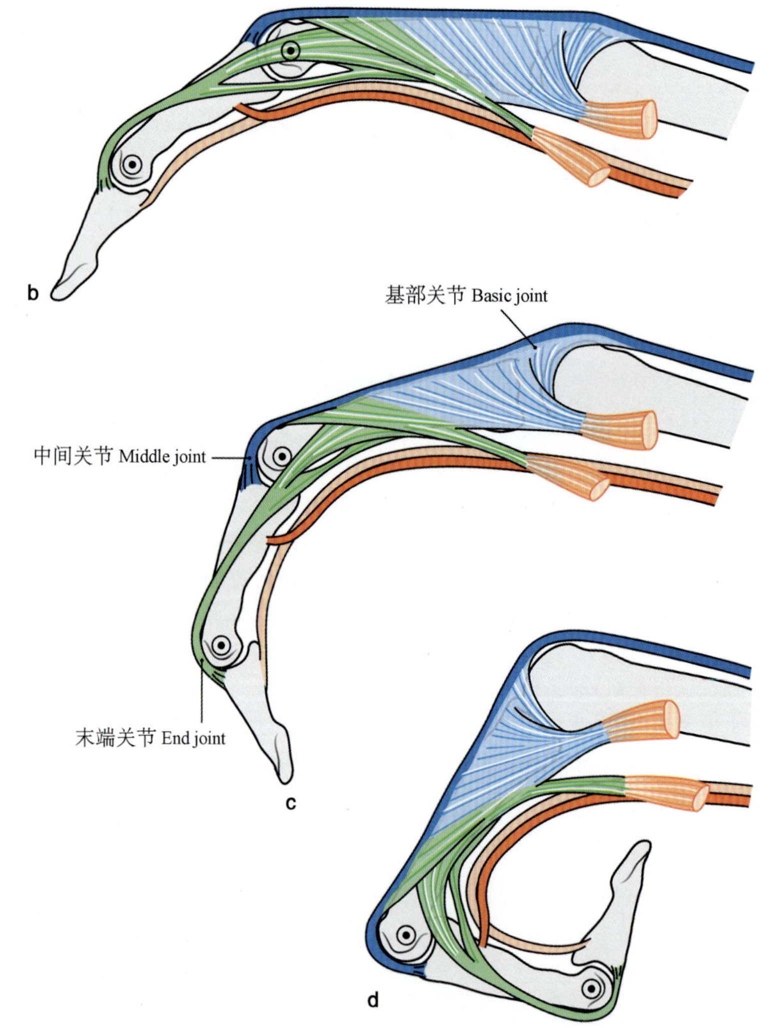

图 3.89a-d　屈指机制

a 远侧指骨间关节屈曲，b 和 c 近侧指骨间关节屈曲，d 掌指关节屈曲；侧面观[L126]。

手指屈曲时，长屈肌与掌短肌共同发挥作用。按顺序出现以下结果：

a 屈曲动作由**指深屈肌**发起。

b 远侧关节的屈曲使近节指骨和指背腱膜间的**纤维束**受到压力，从而引发近侧指骨间关节的屈曲。

c 近侧指骨间关节的屈曲由**指浅屈肌**主动发起。屈曲时，骨间肌和蚓状肌的肌腱受到拉伸，这是因为它们走向手背并止于近侧指骨间关节的横轴。

d **骨间肌和蚓状肌**的收缩导致掌指关节屈曲，这是因为它们的肌腱走向掌面并止于这一区域的横轴。

远侧至近侧关节的屈曲以这样的方式继续进行。

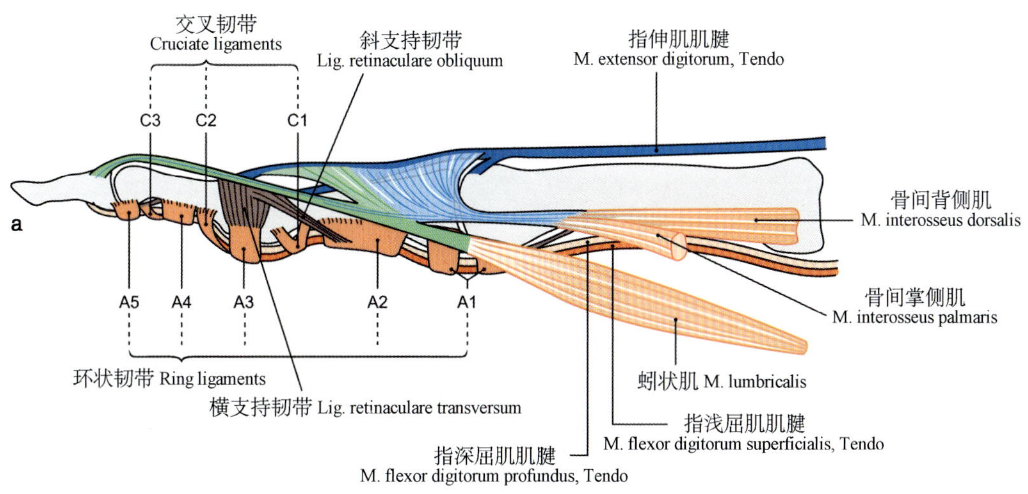

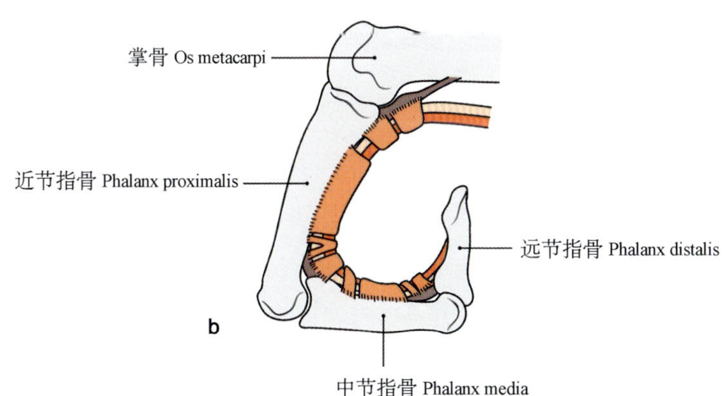

图 3.90 **手指屈肌腱、伸肌腱的结构和功能**

a 伸手指，b 屈手指；侧面观[L126]。

腱鞘的外侧纤维层（**纤维鞘**）借助环形和十字形的纤维束（即**Pars 环和 Pars 十字**，在临床上也被称作**环状韧带和十字韧带**，并分别缩写为 A1-A5 和 C1-C3），与指骨和（或）指关节囊相连。这确保了肌腱牢牢地附着于骨，不会在屈曲时弓起。

临床要点

腱鞘**环状韧带和十字韧带撕裂**在攀登运动中尤其常见，原因是这些结构承受着巨大的压力。

臂丛

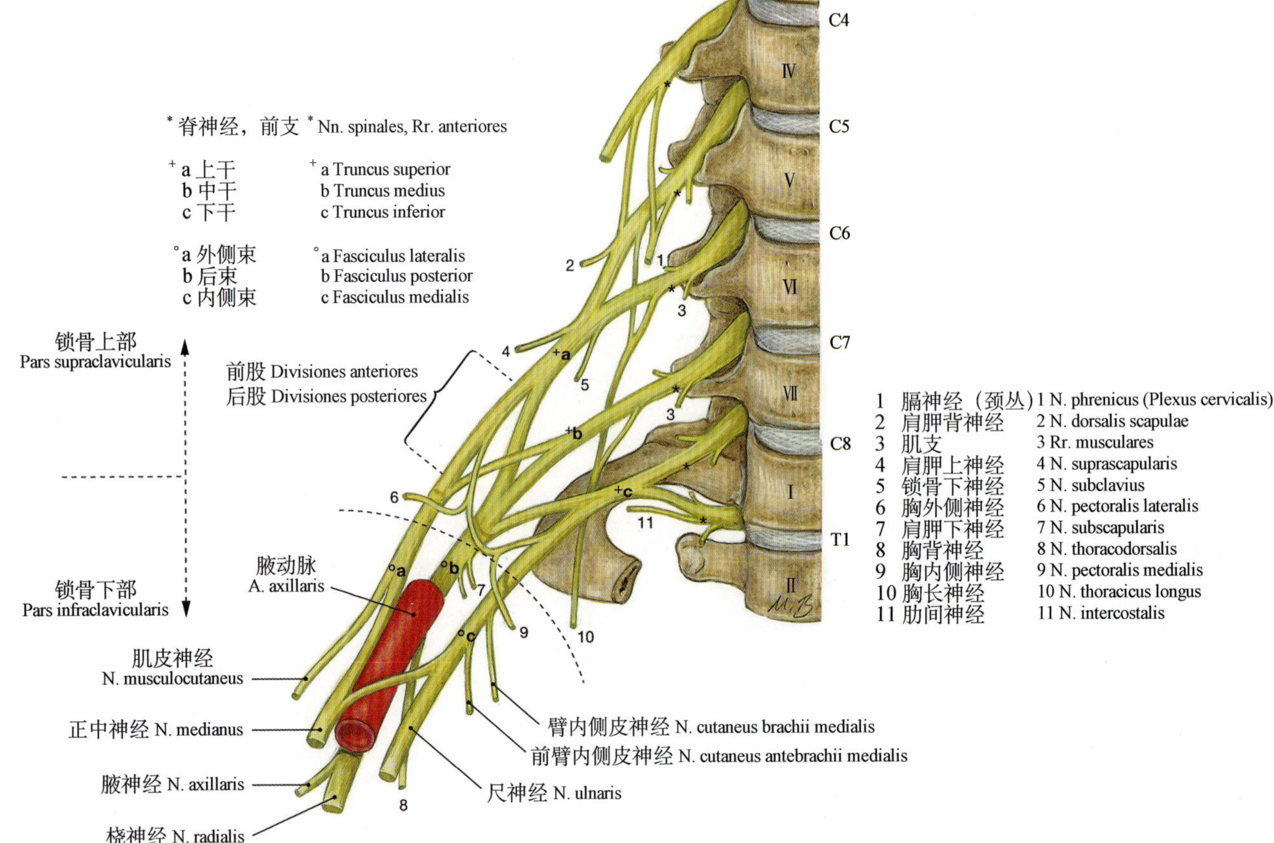

图 3.91 臂丛(C5-T1)：神经节段性排列(右侧，前面观)

上肢由**臂丛**支配。臂丛由颈下段和胸上段脊髓发出的脊神经前支形成(C5-T1)。

首先，5 条前支在不同高度联合形成 3 条主**干**，随后又经重新排列组合，在锁骨水平形成**束**，后者根据其与腋动脉间的相对位置关系进行命名。**上干**含来源于脊髓C5-C6 节段的神经纤维，**中干**含C7 来源的纤维，**下干**含C8-T1 来源的纤维。所有 3 干的背侧(后侧)纤维再形成**后束**(纤维来源于C5-T1)。上干和中干的腹侧(前侧)纤维延续为**外侧束**(位于腋动脉的外侧，纤维来源于C5-C7)，下干的前侧纤维延续为**内侧束**(位于腋动脉的内侧，纤维来源于C8-T1)。观察到臂丛的这些结构，有助于我们更好地理解不同的周围神经(仅少数例外)。臂丛从位置上可分为两部分。其中，**锁骨上部**包括干，以及发自这些干或脊神经(C5-T1)前支的神经。而**锁骨下部**则包括束。臂、前臂和手的神经(→图 3.107)来源于锁骨下部，而锁骨上部的分支主要是支配肩部的神经。

锁骨上部

- 臂丛至斜角肌和颈长肌的肌支(C5-C8)。
- 肩胛背神经(C3-C5)。
- 胸长神经(C5-C7)。
- 肩胛上神经(C4-C6)。
- 锁骨下肌神经(C5-C6)。

锁骨下部

后束(C5-T1)。

- 腋神经(C5-C6)。
- 桡神经(C5-T1)。
- 肩胛下神经(C5-C7)。
- 胸背神经(C6-C8)。

外侧束(C5-C7)

- 肌皮神经(C5-C7)。
- 正中神经，外侧根(C6-C7)。
- 胸外侧神经(C5-C7)。

内侧束(C8-T1)

- 正中神经，内侧根(C8-T1)。
- 尺神经(C8-T1)。
- 臂内侧皮神经(C8-T1)。
- 前臂内侧皮神经(C8-T1)。
- 胸内侧神经(C8-T1)。

→T22,23

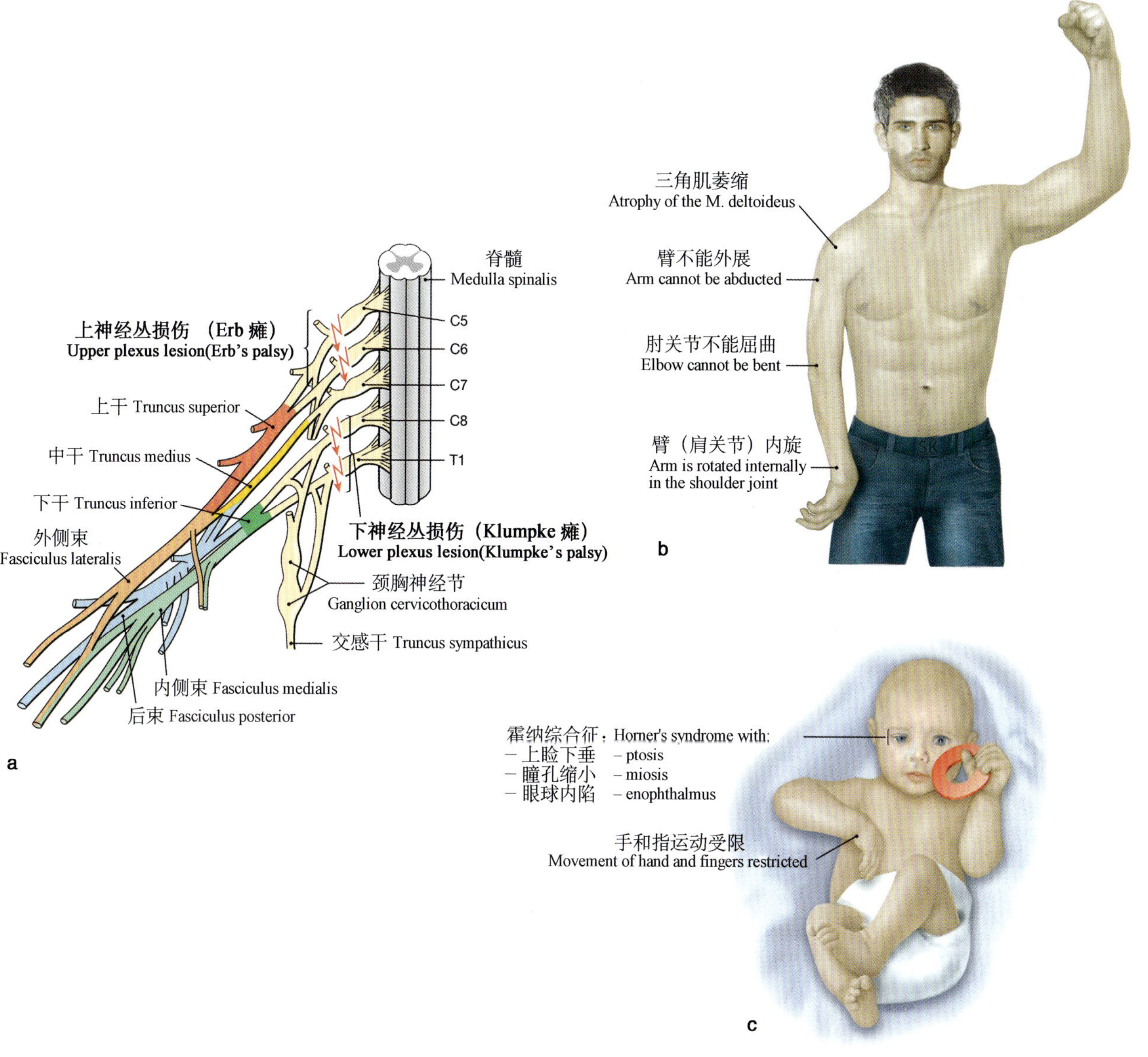

图 3.92a-c **臂丛损伤**(图 3.92a)

上神经丛损伤(图 3.92b)，**下神经丛损伤，右侧**(→图 3.94c)；前面观 a[L126]b 和 c[L238]臂丛的损伤是由形成臂丛干的脊神经根遭撕脱引起。

临床要点

肩部和手臂的严重损伤(摩托车事故、出生时胎位异常、手术定位不当)都可导致臂丛受损。由于受累的臂丛干的不同，可呈现差异。

- **上神经丛瘫痪(Erb，上干 C5-C6 神经根)**

病理机制：颈部和肩部间的距离增加。

典型的症状是肩部的外展肌和外旋肌瘫痪，以及臂的屈肌瘫痪，同时旋后肌也瘫痪。这导致肩部的内收和内旋，肘关节伸直，手功能不受影响。

- **下神经丛瘫痪(Klumpke，下干 C8-T1 神经根)**

病理机制：躯干和肩部间的距离增加。

在此情况下，手指的长屈肌和手部短肌均瘫痪，但肩关节和肘关节的功能正常。通常会伴随着**Horner 综合征**(瞳孔缩小，上睑下垂，眼球内陷)，这是因为颈交感链的节前神经元也通过前根离开 C8-T1 脊髓节段。

中干(C7)受损涉及上、下神经丛，表现为肱三头肌和手指伸肌的瘫痪。

在**全面损伤**的情况下，包括手部在内的整个上肢的运动均受损。

皮肤的神经支配

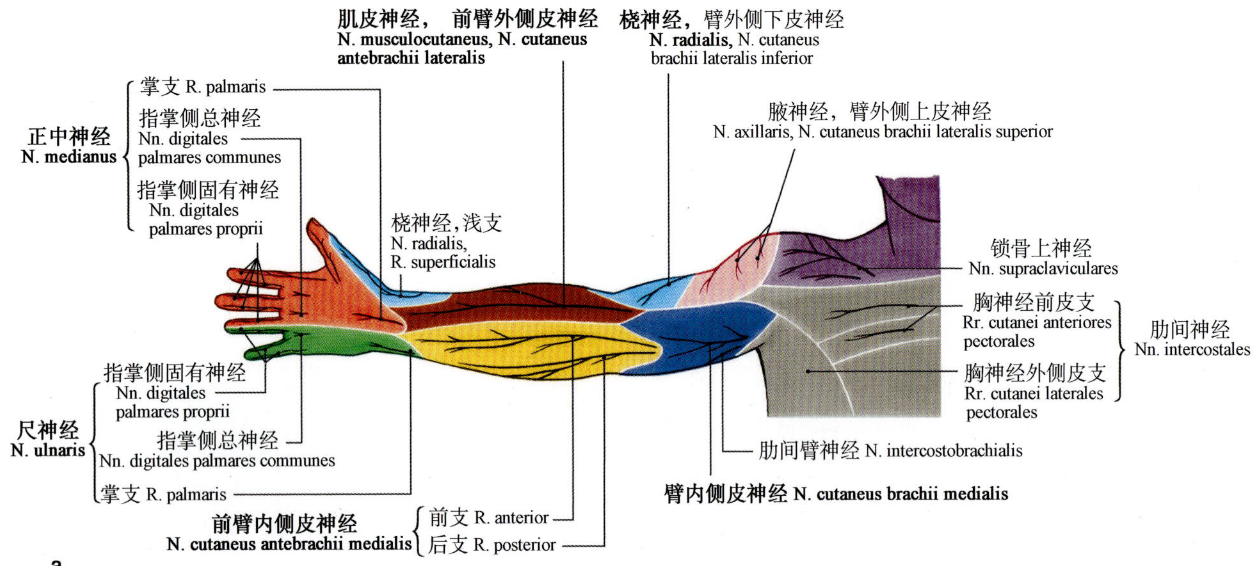

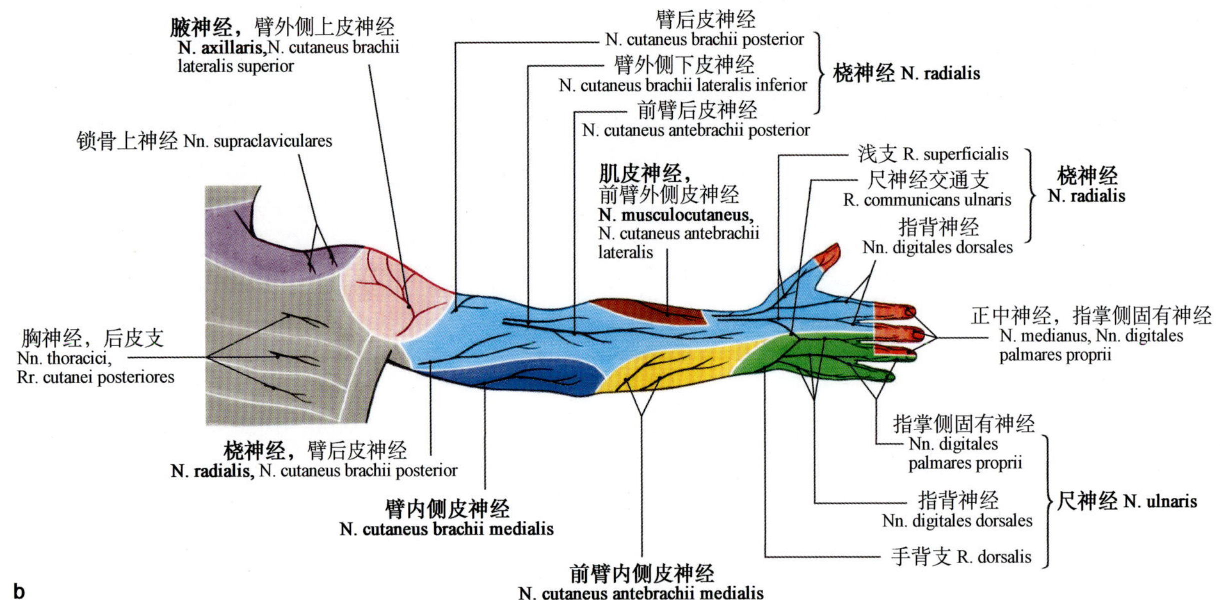

图 3.93 上肢的皮神经

右侧，前面观(a)和后面观(b)[L126]。

臂丛锁骨下部的**所有神经**传导**肩部**和**自由上肢**的感觉。肩部外侧由腋神经支配。臂的外侧和背侧，以及前臂的背侧和手背桡侧 2 个半手指由桡神经支配。肌皮神经支配前臂的外侧。臂内侧皮神经和前臂内侧皮神经支配臂和前臂的内侧。在手部，正中神经支配桡侧 3 个半手指的掌面；尺神经支配尺侧一个半手指的掌面，以及尺侧 2 个半手指的背面。

→T23

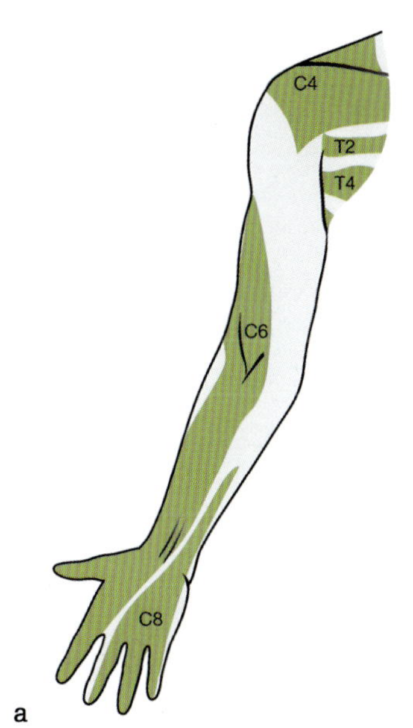

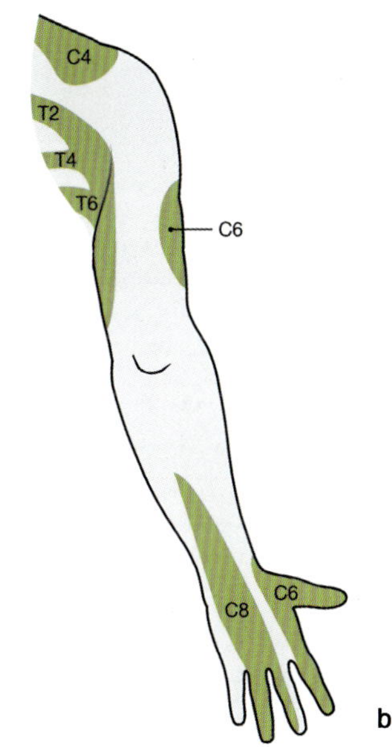

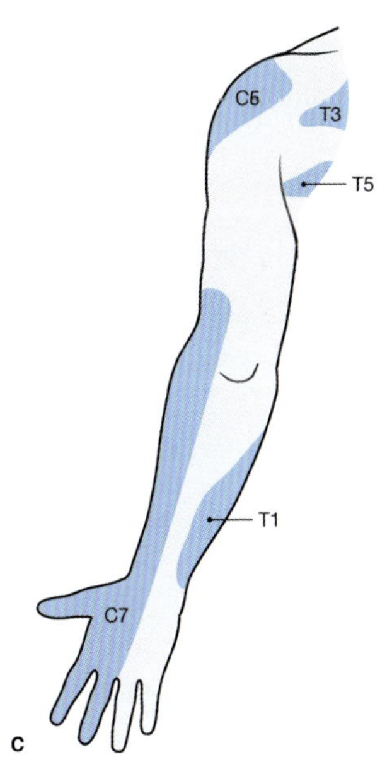

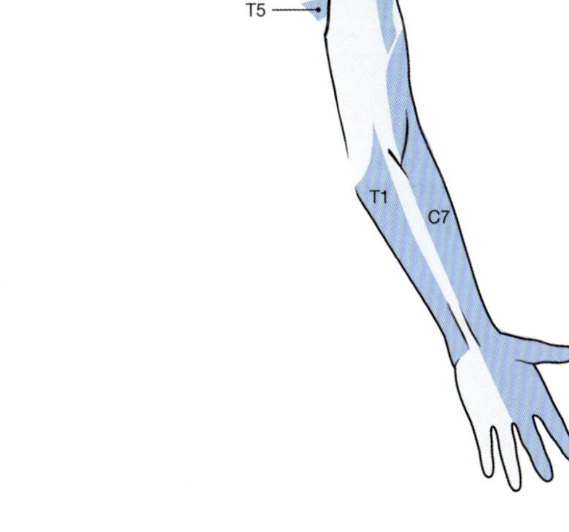

图 3.94 上肢皮肤的节段性神经支配(皮节)

右侧,前面观(a 和 c)和后面观(b 和 d)[L126]。

皮肤某一区域的感觉由一个脊髓节段支配。相应的神经皮支分布区域被称为**皮节**。由于上肢的皮支包含数个脊髓节段来源的感觉神经纤维,所以皮节与皮支支配区域并非完全一致(见第 226 页)。与呈现带状分布的躯干部皮节不同,上肢的皮节主要**沿纵轴**分布(见图 3.5)。

→T23

临床要点

皮节的划分对**椎间盘突出**、**椎管狭窄**或**椎间孔狭窄**的诊断具有重要意义:C6 节段的神经支配前臂桡侧和**拇指**;C7 节段的神经支配**中指**,以及与之相邻的环指和示指的半侧;C8 节段的神经传导**小指**的感觉;而前臂的尺侧则由 T1 节段的神经支配。

臂丛

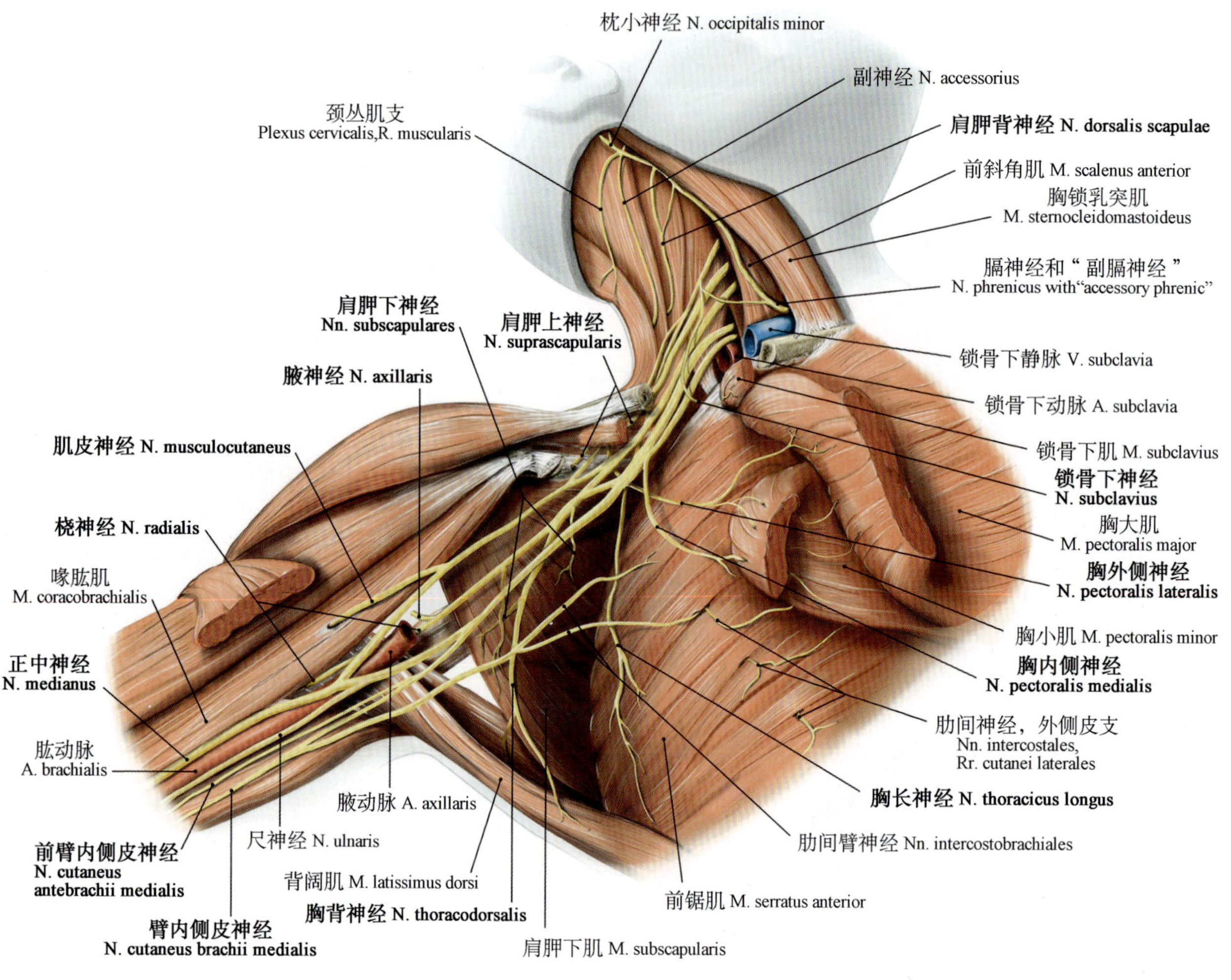

图 3.95　**臂丛的神经**

右侧；前面观，在神经穿入处切断胸大肌和胸小肌［L266］。

臂丛神经的**锁骨上部**源于臂丛干或部分源于脊神经的前支，支配肩部肌肉。**肩胛背神经**的起源最高，并穿过中斜角肌。在腹侧面，只有当头部大幅度后伸和侧伸时，才能看到这根神经。继续向下，可见**胸长神经**，其同样穿过中斜角肌。它走行的一个显著特征是位于臂丛下方，行向胸壁，进入前锯肌并支配该肌。**肩胛上神经**源于臂丛上干，行向背部，并穿过位于肩胛上横韧带下方的肩胛切迹，至肩胛骨背侧。**锁骨下神经**通常情况下不显著，且较难暴露。它支配锁骨下肌，有的可发出分支至膈神经。

臂丛神经的**锁骨下部**直接源于臂丛的束。手臂和肩部的神经源于锁骨下部。

后束(C5-T1)向内侧发出小分支，其中包括 2 条**肩胛下神经**和 1 条**胸背神经**。**腋神经**发出后穿过腋窝外侧。**桡神经**穿过肱三头肌，行向臂的背侧。**胸外侧神经**是最先从**外侧束**(C5-C7)上发出至胸大肌的分支。随后，**肌皮神经**发出后走行于外侧，通常其会穿过喙肱肌。剩余的神经纤维形成**正中神经**的外侧根。正中神经的内侧根源于**内侧束**(C8-T1)，后者还发出**胸内侧神经**、**尺神经**，以及感觉性的**臂内侧皮神经**和**前臂内侧皮神经**。肋间神经的分支常常与上臂神经伴行，形成肋间臂神经。

→T22

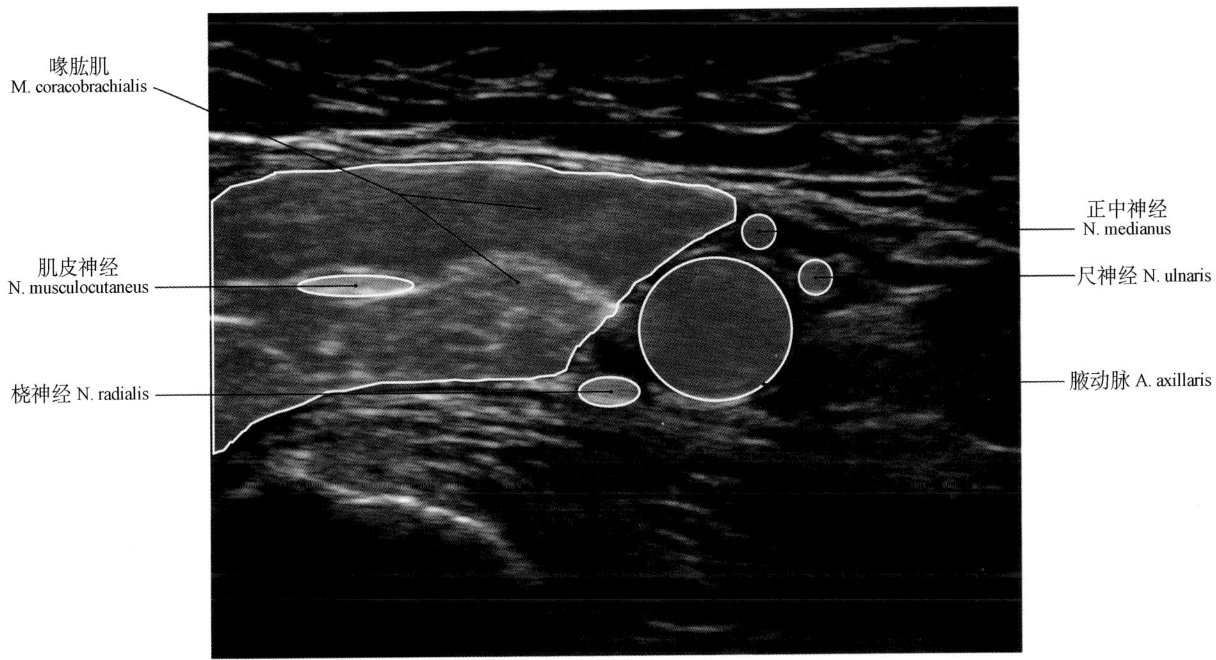

图 3.96 麻醉情况下的臂丛超声图像，右侧[T863]

此图是通过超声成像技术从臂丛 3 束中显示臂部神经。**正中神经**和**尺神经**源于内侧束，后者位于**腋动脉**内侧。**桡神经**是后束的延续，位于动脉下方并行向背侧，因此可见较长一段。在外侧可见**肌皮神经**，此神经穿入喙肱肌。

临床要点

由于全身麻醉面临多种风险，越来越多的患者倾向于实施局部麻醉，即对个别神经或神经丛应用局部麻醉药物。当注射这些药物时，使用超声技术显示靶神经及血管等周围结构显得尤为重要。为了此目的，需要掌握详细的局部解剖学知识，如上图所示的臂丛。

臂丛锁骨上部的肩部神经

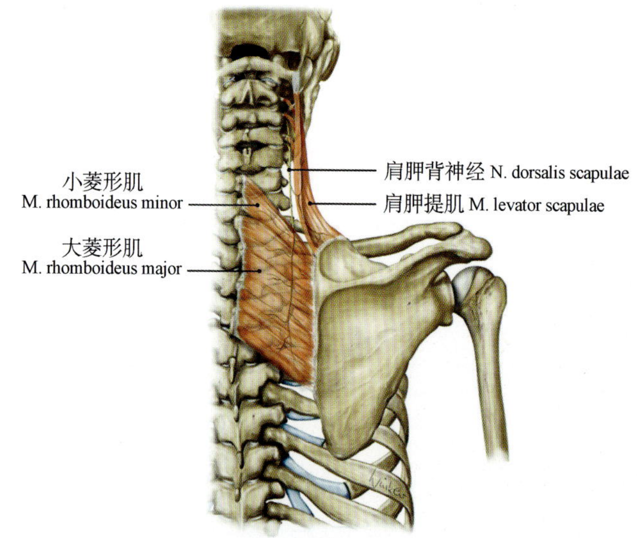

图 3.97 肩胛背神经(C3-C5)

右侧;后面观[L266]。肩部神经源于臂丛锁骨上部(图 3.97 和图 3.99)和锁骨下部(图 3.101、图 3.102 和图 3.104)。

肩胛背神经支配菱形肌和肩胛提肌,两者均可将肩胛骨固定于躯干,并将肩胛骨拉向内侧和上方。该神经在最外侧离开臂丛,穿入中斜角肌,并在肩胛提肌的下缘行向背部。

锁骨上部的肩部神经

- 肩胛背神经(C3-C5)。
- 胸长神经(C5-C7)。
- 肩胛上神经(C4-C6)。
- 锁骨下神经(C5-C6)。

→T22

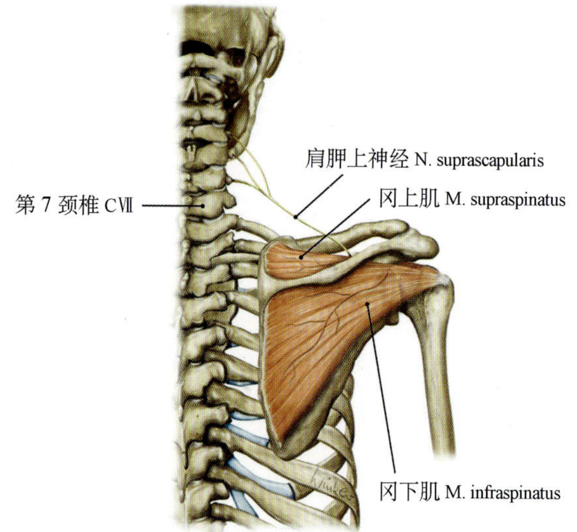

图 3.98 肩胛上神经(C4-C6)(右侧,后面观)[L266]

肩胛上神经支配**冈上肌**(外展肩部)和**冈下肌**(最重要的肩部外旋肌)。肩胛上神经源于上干,在锁骨上方行向背部。它穿过**肩胛上横韧带**下方的肩胛切迹,进入位于肩胛骨背侧的冈上窝,然后再沿肩胛冈行向外侧,并最终进入冈下窝。在肩胛冈的基部,该神经有时会被结缔组织纤维所覆盖,该组织被称为**肩胛下横韧带**。

临床要点

锁骨上部的肩部神经损伤:

- **肩胛背神经**:肩胛骨向外侧移位,并轻微地抬离胸廓。由于位置关系受到保护,所以孤立的损伤比较少见。
- **肩胛上神经**:肩部外旋受损(最重要是冈下肌),肩部外展轻度受损(冈上肌)。除了颈外侧区域的损伤,肩胛切迹处的神经卡压也是有可能的。

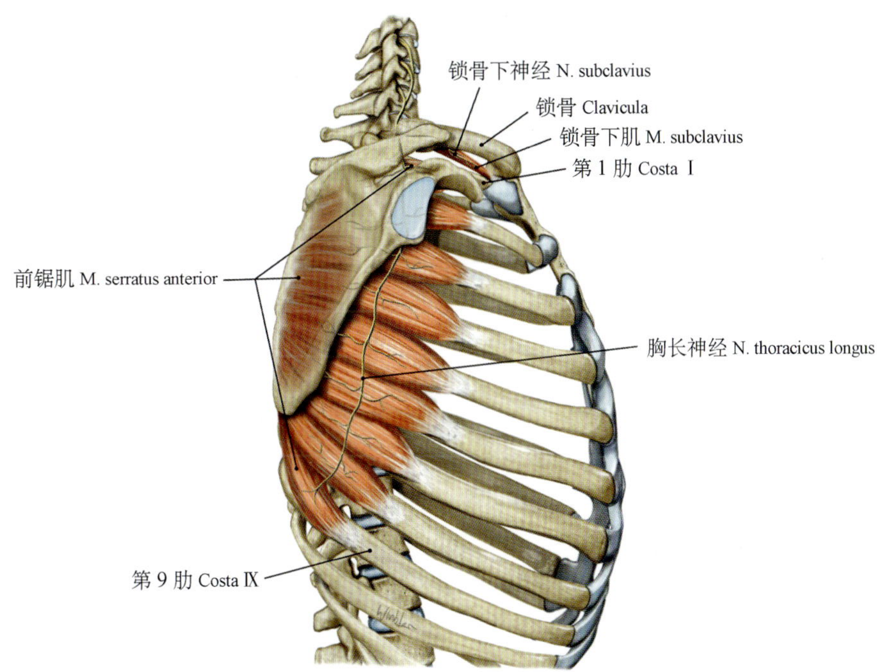

图 3.99　胸长神经(C5-C7)和锁骨下神经(C5-C6)(右侧,侧面观)[L266]

胸长神经穿过中斜角肌,并经臂丛和锁骨下方,至胸廓外侧;在此降至**前锯肌**表面,并支配该肌。前锯肌对肩胛骨的旋转起重要作用。臂的抬高需要该肌完成,以确保肱骨头的外展运动不受肩顶的限制。

锁骨下神经支配**锁骨下肌**,后者能积极地稳定胸锁关节。锁骨下神经非常靠近锁骨下肌,时常发出分支至膈神经。

→T22

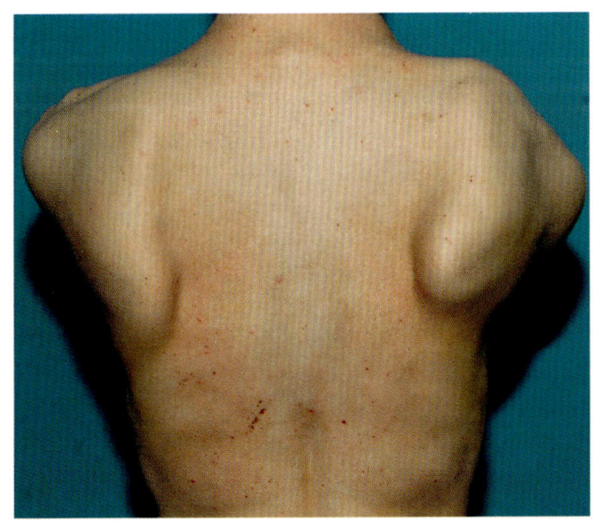

图 3.100　胸长神经损伤所致的翼状肩胛(双侧,后面观)[p320,p319]

肩胛骨内侧缘突出提示胸长神经受损,该症状被称为**翼状肩胛**。相对于上抬功能受损,这一症状不易被患者察觉,但可用于诊断。如图所示,当患者斜靠于地面或墙壁时,肩胛骨内侧缘的突出显而易见,前锯肌无法将肩胛骨内侧缘固定于躯干位置。

临床要点

锁骨上部的肩部神经损伤:

- **胸长神经:**无法上抬上肢。肩胛骨内侧缘突出于躯干,呈翼状(**翼状肩胛**)。这种损伤通常是由背负重物引起("背包麻痹"),神经在锁骨下方遭受卡压。胸壁的切口也可以导致这一神经损伤。
- 独立的锁骨下神经损伤非常少见,也并不呈现出明显的临床症状。

臂丛锁骨下部的肩部神经

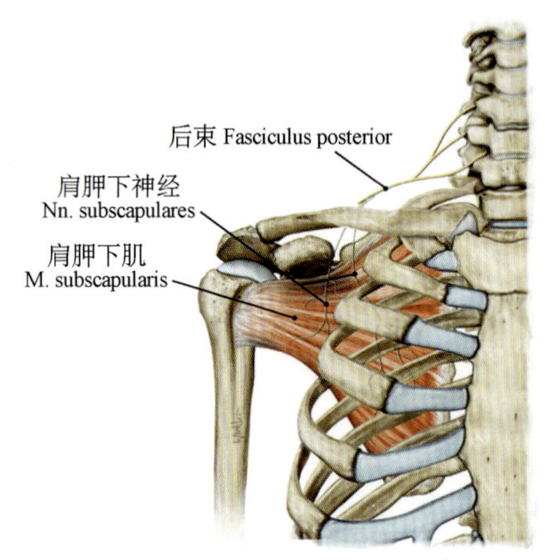

图 3.101 **肩胛下神经(C5-C7)(右侧,前面观)[L266]**

肩部神经源于臂丛锁骨上部(→图 3.97,→图 3.98 和→图 3.99)和锁骨下部(→图 3.101,→图 3.102 和→图 3.103)。

通常有 2 支**肩胛下神经**支配**肩胛下肌**(最重要的肩关节内旋肌)。由于肩胛下神经从后束发出后,直接下降至肩胛骨的前方,所以受到较好的保护。

锁骨上部的肩部神经

- 肩胛下神经(C5-C7)源于后束。
- 胸背神经(C6-C8)源于后束。
- 胸外侧神经(C5-C7)源于外侧束。
- 胸内侧神经(C8-T1)源于内侧束。
- 腋神经(C5-C6)源于后束。

→T22

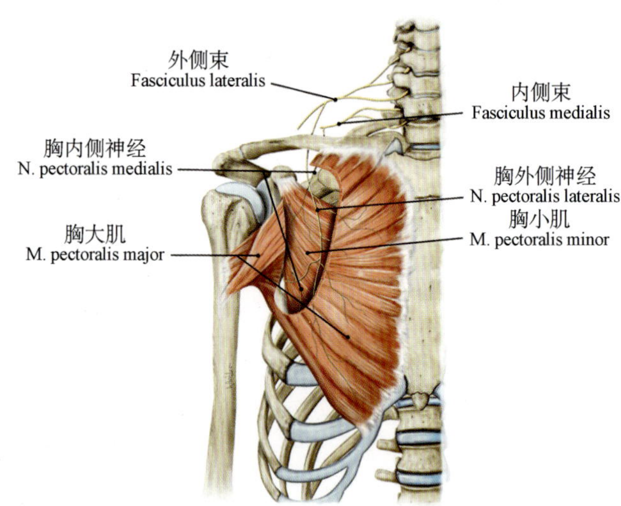

图 3.102 **胸外侧神经(C5-C7)和胸内侧神经(C8-T1)(右侧,前面观)[L266]**

这些神经的命名是因为它们起源于不同的束,而不是它们的位置(通常**胸内侧神经**位于外侧,而**胸外侧神经**位于内侧)。两者支配**胸大肌和胸小肌**。胸大肌是内收和前屈肩关节最重要的肌。

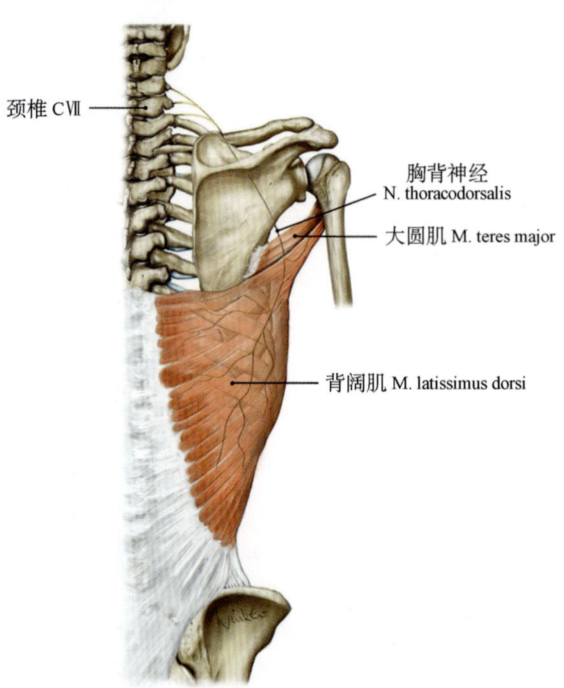

图 3.103 **胸背神经(C6-C8)(右侧,后面观)[L266]**

胸背神经与同名动、静脉伴行,至背阔肌的内侧缘,随后发出分支至大圆肌。

→T22

临床要点

锁骨下部的肩部神经损伤:通常情况下,孤立的锁骨下部某一肩部神经的损伤非常少见,这是由于它们都位于受保护的位置。

- **肩胛下神经:**肱骨内旋受损,此损伤可发生于肱骨近端骨折的情况下。
- **胸神经:**肩关节内收和前屈受损。作为一个临床症状,可用于损伤的诊断,此时双侧手臂不能在躯干**前方**交叉。腋窝前襞可出现凹陷。
- **胸背神经:**当手臂后伸时,内收运动受损。双侧手臂不能在**背部**交叉,因为这需要肩关节完成后伸、内收和内旋运动("系围裙")。腋窝后襞可出现凹陷。鉴于背阔肌的大小,大部分的轻微症状是运动脱离了中间位置,因为正如大圆肌一样,这块肌对肩关节的运动不是必需的。但对体操或其他运动而言,这种损伤可能会变得很严重。

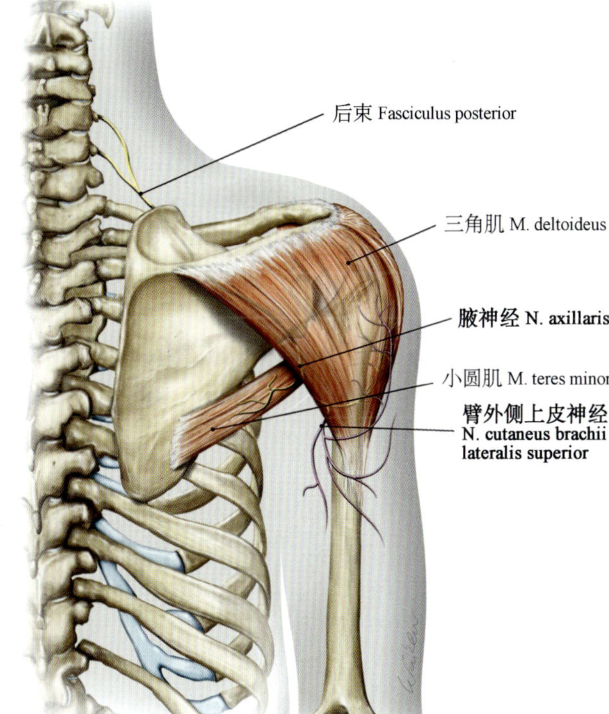

图 3.104 **腋神经(C5-C6)的走行和分布(右侧,后面观)**[L266]

腋神经源于后束,伴旋肱后动脉横穿**腋窝侧壁**,绕肱骨外科颈至手臂的背侧。在此该神经支配**三角肌**(最重要的肩关节外展肌)和**小圆肌**。该神经的感觉性末梢[即臂外侧上皮神经(紫色)]在三角肌下缘处向后穿出,分布于肩部的外侧区域。

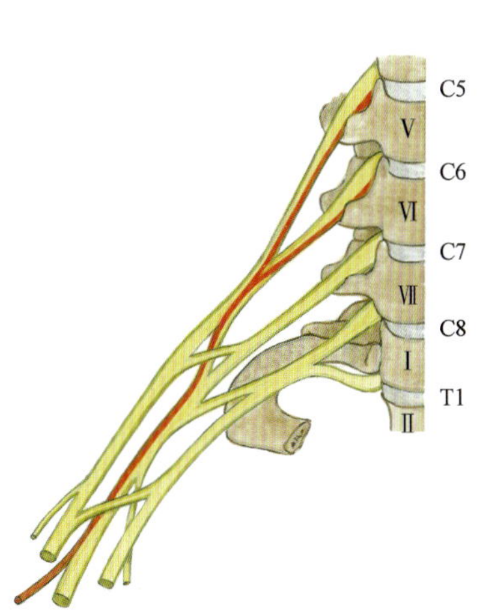

图 3.105 **腋神经的节段性排列(右侧,前面观)**

→T22

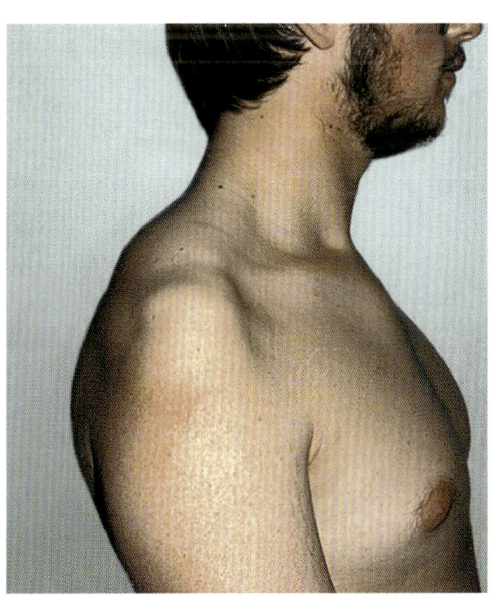

图 3.106 **腋神经损伤:三角肌的瘫痪和萎缩**[T917]

临床要点

腋神经损伤:可在肱骨近端骨折和肩关节脱位时发生。臂部的外展运动严重受损,肩部外侧区域感觉完全丧失。在长期的神经损伤情况下,肩部的圆隆外形由于肌萎缩而消失(图 3.106)。

臂丛的臂部神经

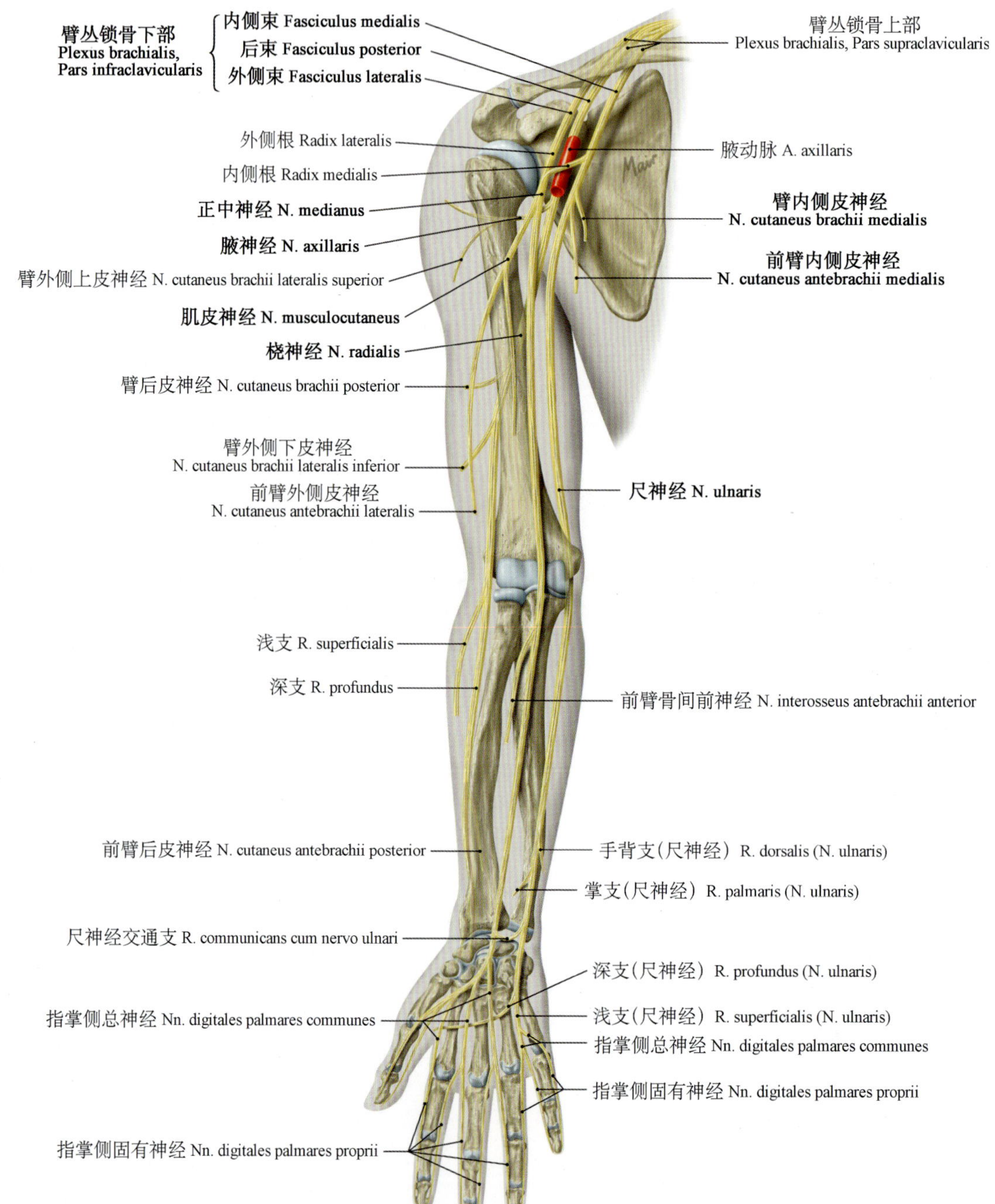

图 3.107 臂丛(C5-T1):臂部神经(右侧,前面观)[L127]

与肩部神经(→图 3.101,→图 3.102,→图 3.103 和→图 3.104)一样,臂部神经源于臂丛的锁骨下部。桡神经继续着后束的行径。肌皮神经和正中神经的外侧根源于外侧束。内侧束则分出正中神经的内侧根和尺神经,以及臂内侧的感觉神经(臂内侧皮神经和前臂内侧皮神经)。

锁骨下部的臂部神经

后束(C5-T1)

- 桡神经(C5-T1)。

外侧束(C5-C7)

- 肌皮神经(C5-C7)。
- 正中神经,外侧根(C6-C7)。

内侧束(C8-T1)

- 正中神经,内侧根(C8-T1)。
- 尺神经(C8-T1)。
- 臂内侧皮神经(C8-T1)。
- 前臂内侧皮神经(C8-T1)。

→T22

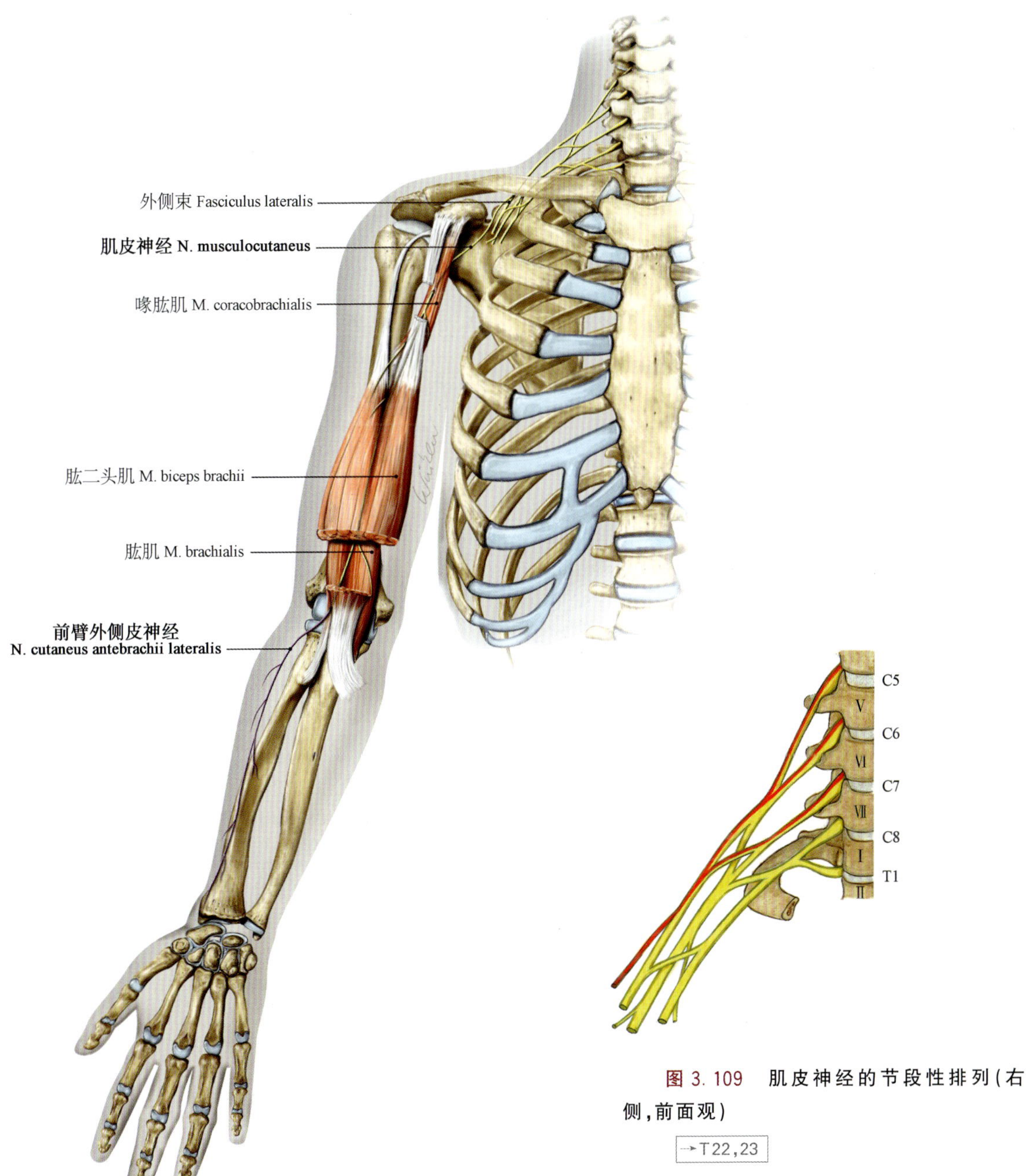

图 3.109　肌皮神经的节段性排列(右侧,前面观)

→T22,23

图 3.108　肌皮神经的走行和分布(C5-C7)(右侧,前面观)[L266]

肌皮神经源于外侧束。该神经通常穿过**喙肱肌**,在肱二头肌和肱肌之间行向远端。其感觉性末梢[前臂外侧皮神经(紫色)]从上述两肌之间穿出后,分布于肘窝的外侧区域。该神经负责上臂前群这三块肌(**喙肱肌、肱二头肌、肱肌**)的运动,以及前臂桡侧的感觉。

由于肌皮神经穿过喙肱肌,所以该神经可在解剖臂丛时作为标志性结构有助于定位(→图 3.149 和→图 3.150)。

临床要点

肌皮神经损伤:在肩关节脱位时存在该神经损伤的风险。如受损,肘关节的屈曲运动明显减弱,但由于桡侧伸肌(桡神经支配)和前臂浅屈肌(正中神经支配)的代偿,肘关节的屈曲仍能在一定程度上得以维持。屈曲手臂的旋后运动和肱二头肌反射,由于肱二头肌麻痹而变弱。前臂桡侧的感觉障碍不太明显,这是因为相应区域常存在尺侧和背侧感觉性神经末梢的重叠分布。

桡神经

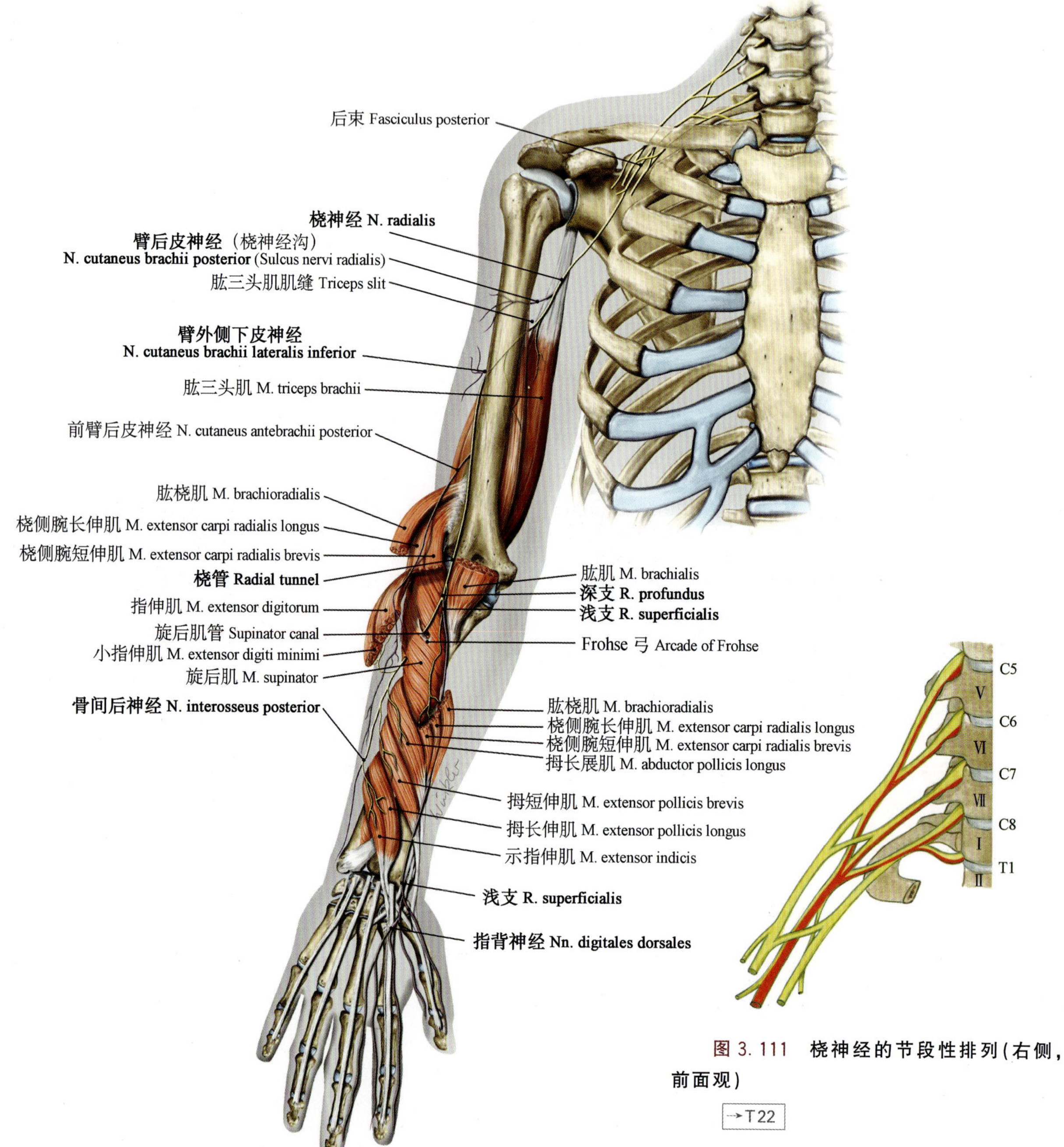

图 3.111 桡神经的节段性排列（右侧，前面观）

→T22

图 3.110 桡神经的走行和分布（C5-T1）

右侧，前面观（由于前臂内旋，背侧面在此图上也可见）。感觉性的皮神经分支在此用紫色标注[L266]。

桡神经源于后束，穿过位于肱三头肌长头和外侧头之间的**肱三头肌肌缝**（→图 3.61）至肱骨的背侧，沿**桡神经沟**环绕肱骨。该神经在进入桡神经沟前，发出运动支至**肱三头肌**，感觉支至臂背侧。至前臂背侧的感觉支则发自该神经的桡神经沟段。随后，桡神经穿入肱桡肌和肱肌之间，从外侧（在桡侧沟内）进入肘窝，并在此处分为浅支和深支。在分支之前，桡神经发出肌支至**肱桡肌、桡侧腕长伸肌和桡侧腕短伸肌**。

桡神经浅支最初与桡动脉伴行，行于肱桡肌深面；随后，该支行向远端并转至手背，分布于位于拇指和示指间的第 1 指间隙（自主区域）和桡侧 2 个半手指的背面皮肤（感觉神经）。

桡神经深支在肘窝下方穿**旋后肌**（经**旋后肌管**），并支配该肌；随后，转至前臂背侧，并发出分支至**前臂所有伸肌**。在旋后肌管入口处，该肌筋膜形成新月形的韧带（Frohse-Fränkel 桥）。前臂骨间后神经是桡神经的感觉性神经末梢，其支配腕部背侧。

感觉神经支配的自主区域：位于拇指和示指间的第 1 指间隙。

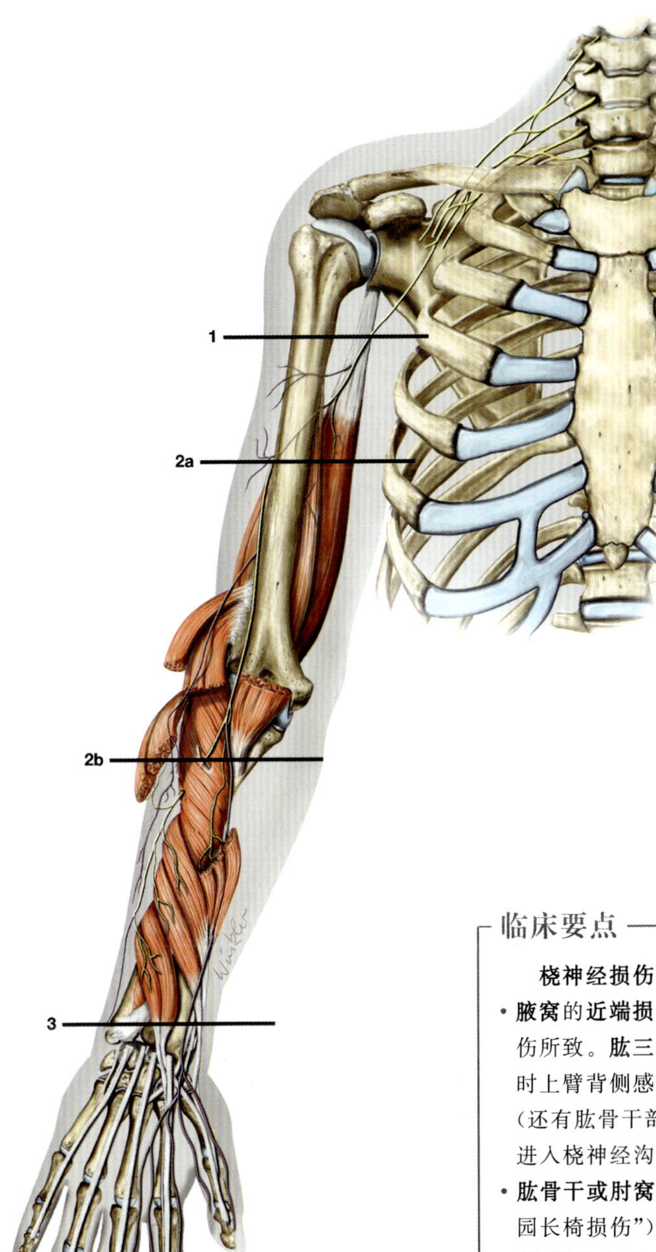

图 3.112 **桡神经的损伤部位(C5-T1)**

右侧;后面观(横线标示)。感觉性的皮神经分支用紫色标注[L266]。

感觉性的自主区域:第 1 指间隙。

常见损伤部位(横线标示):

1 **腋区**的**近端损伤**。

2 **肱骨干**(a)或**肘区**(b)的**中段损伤**。

3 **腕区**的**远端损伤**。

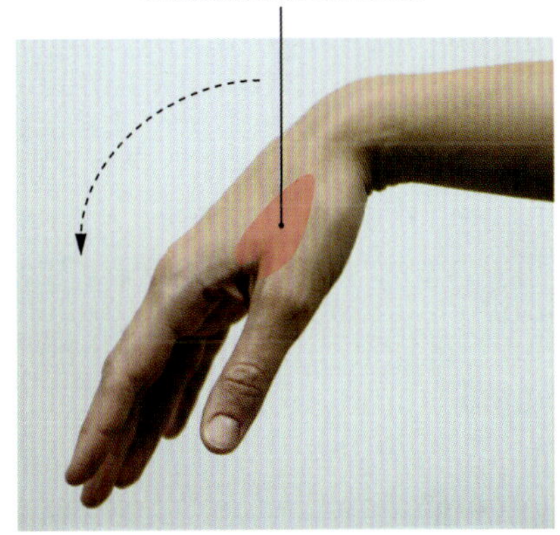

图 3.113 **桡神经的近端损伤:"腕下垂"伴第 1 指间隙感觉障碍**

临床要点

桡神经损伤:3 类不同部位的损伤呈现明显差别。

- **腋窝**的**近端损伤**:过去多因使用拐杖所致,但现在常由骨质疏松时摔伤所致。**肱三头肌功能障碍**,伴随伸肘运动和肱三头肌反射减弱,同时上臂背侧感觉缺失,这些症状仅发生于桡神经近端损伤的情况下(还有肱骨干部位的损伤所引起的症状)。其原因是这些神经纤维在进入桡神经沟前已从桡神经上发出(图 3.112,1)。
- **肱骨干或肘窝**的**中段损伤**:可能的原因为肱骨干骨折、神经压迫("公园长椅损伤")或肱骨挤压。肘区的神经损伤可由桡骨脱位或高度骨折,以及在 Frohse-Fränkel 桥处发生的神经压迫。损伤在肱骨干区域(图 3.112,2a)导致由于前臂伸肌瘫痪引起的"腕下垂"(图 3.113),包括桡侧肌群和手指受损,以及拇指伸展、伸直手臂旋后的障碍。此外,感觉缺失可发生于前臂背侧、第 1 指间隙(自主区域)和桡侧 2 个半手指的背侧。如果仅**桡神经深支**损伤,即在其穿越旋后肌(图 3.112,2b)时受到卡压,将会出现无感觉障碍的现象,同时对腕部神经支配的影响也可忽略不计。如果只是指伸肌受损,**"腕下垂"不会**发生。作为未受损桡侧肌群的一部分,桡侧腕伸肌已足够维持腕关节的稳定。由于屈肌动力不足,无法通过腕关节的伸展得到代偿,因此无法实现**强有力的握拳**。
- **腕区桡神经浅支**的**远端损伤**(图 3.112,3),由于桡骨远端骨折(最常见的临床骨折):感觉缺失限于第 1 指间隙和桡侧 2 个半手指的背侧。

正中神经

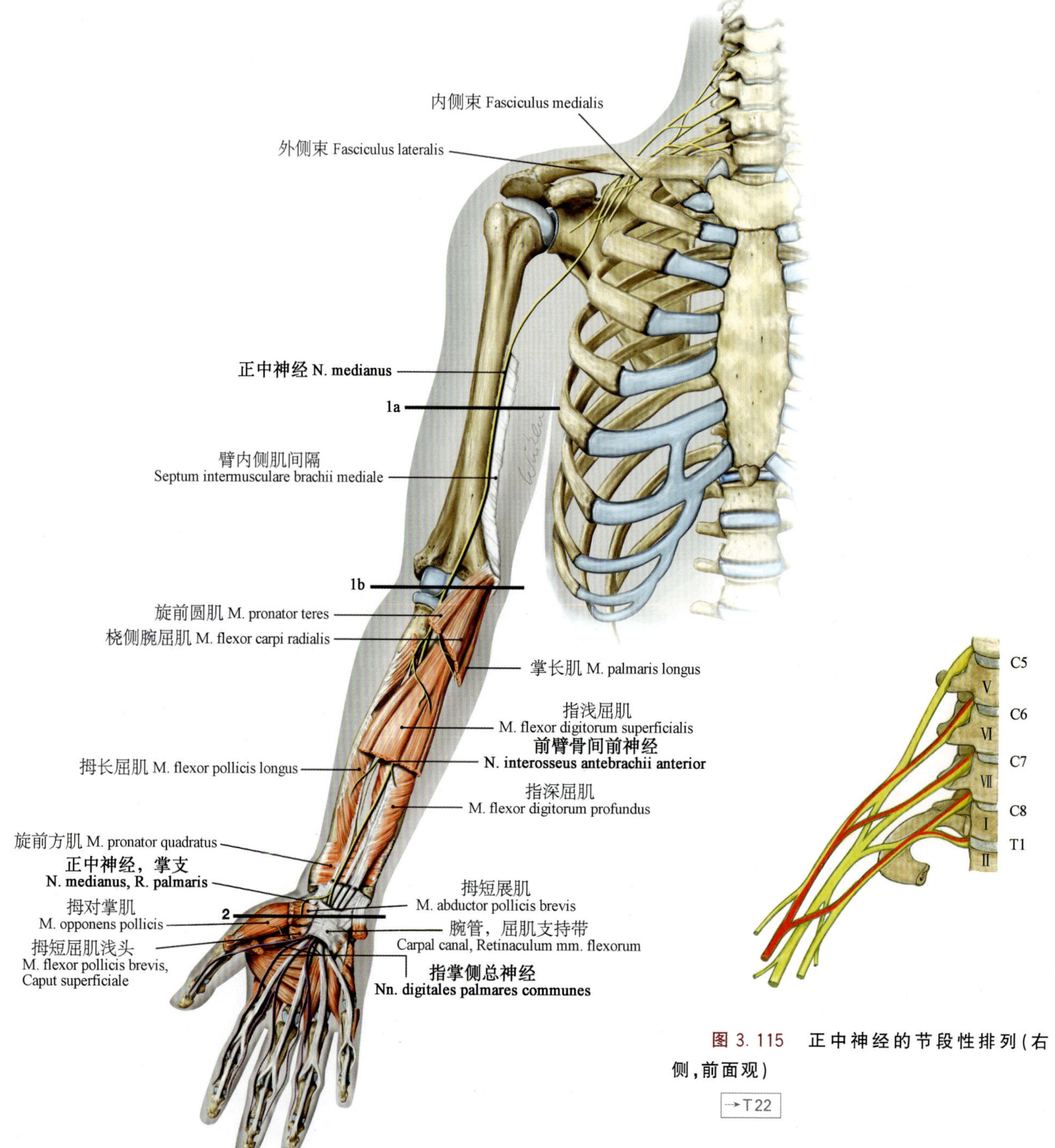

图 3.115 正中神经的节段性排列(右侧,前面观)

→T22

图 3.114 正中神经的走行、分布和损伤部位(C6-T1)

右侧，前面观。感觉性的皮神经分支用紫色标注[L266]。

正中神经包含外侧根和内侧根，两者源自臂丛不同的束。首先，该神经沿肱二头肌内侧沟行于臂内侧，该段无任何分支。随后，其从内侧进入肘窝，穿过**旋前圆肌的两头之间**，在前臂浅、深两层屈肌间隙内下行。在此该神经支配除尺侧腕屈肌和指深屈肌的尺侧头以外**所有的前臂屈肌**。深层肌则由前臂骨间前神经支配。此外，该神经还负责手腕掌面的感觉。最后，正中神经经**腕管**穿指屈肌肌腱，进入掌部，并发出3条指掌侧总神经。这些神经发出肌支至**拇指肌**(除外拇收肌和拇短屈肌深头)、桡侧2块**蚓状肌**。随后，再发出感觉性的神经末梢，分布至桡侧3个半手指掌面的皮肤，以及远节指骨背侧的皮肤。

感觉性的自主区域：示指和中指的远节指骨。

常见损伤部位(横线标示)：

1 **肱二头肌内侧沟**(a)或**肘窝**(b)处的**近端损伤**。

2 **腕区**和**腕管**处的**远端损伤**。

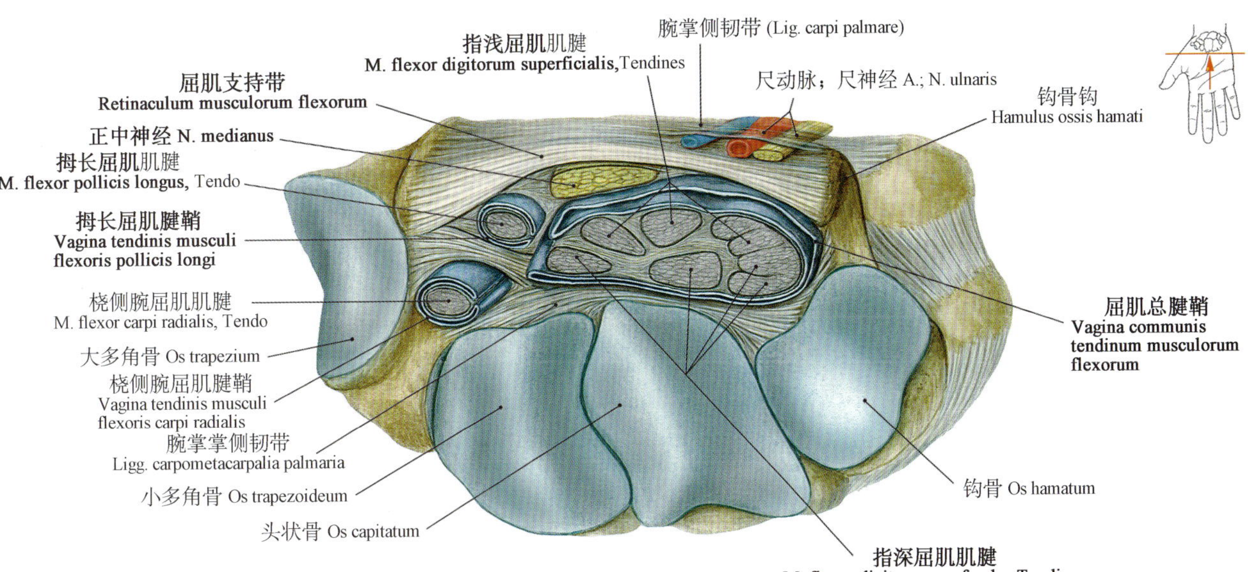

图 3.116 腕管(右侧,远端观,腕掌关节水平的横切面)

屈肌支持带和腕骨一起构成腕管,其间有正中神经、指长屈肌腱通过(→图 3.165)。炎症(肌腱炎)或腕管部位的肿胀都可以导致正中神经受压。正中神经在腕管处受压所致的功能缺失也称为**腕管综合征**。

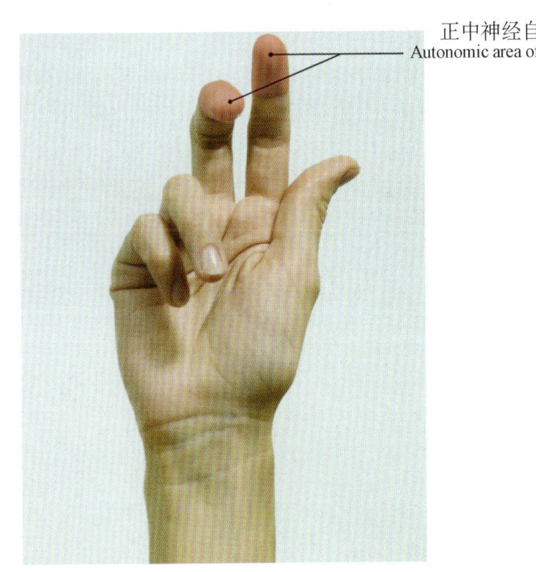

图 3.117 正中神经的近端损伤:"祝福手"伴随示指和中指远节指骨的感觉缺失

临床要点

正中神经损伤:

近端损伤和远端损伤存在区别:

- 肱二头肌内侧沟(→图 3.114,1a;如切割伤)或肘区(→图 3.114,1b)的**近端损伤**:在肘窝处,正中神经可因远端肱骨骨折,不正确的采血或静脉注射,以及旋前圆肌两个头的挤压(旋前圆肌综合征)而受到卡压。只有近端神经损伤才会导致**"祝福手"**,即拇指、示指、中指的近节和远节指间关节无法屈曲(图 3.117)。其原因是浅层屈肌和桡侧的指深屈肌缺乏神经支配。所有的其他症状与远端神经损伤一致。
- **腕区**(如自杀意图的"切断动脉")或腕管内正中神经卡压(**腕管综合征**,最常见的上肢神经损伤,→图 3.114,2)所致的**远端损伤**:这些情况不会导致"祝福手"的出现,因为至指屈肌的运动神经分支已经在前臂发出。但是,会出现**猿掌**,这是由于鱼际肌的萎缩,拇收肌(受尺神经支配)的主导作用,使拇指处于持续内收位置。**拇指-小指(对指)实验呈阴性**,原因是拇对掌肌运动障碍所致的拇指不能完成对指动作,这也就导致了拇指远节指骨与小指的无法相互接触。拇指外展受限(拇短展肌功能障碍),因此与接触物不能形成完全的闭合,呈现**"瓶签"**特征。**感觉缺失**出现于桡侧 3 个半手指的掌面。还伴有典型的夜间疼痛向近端放射。

尺神经

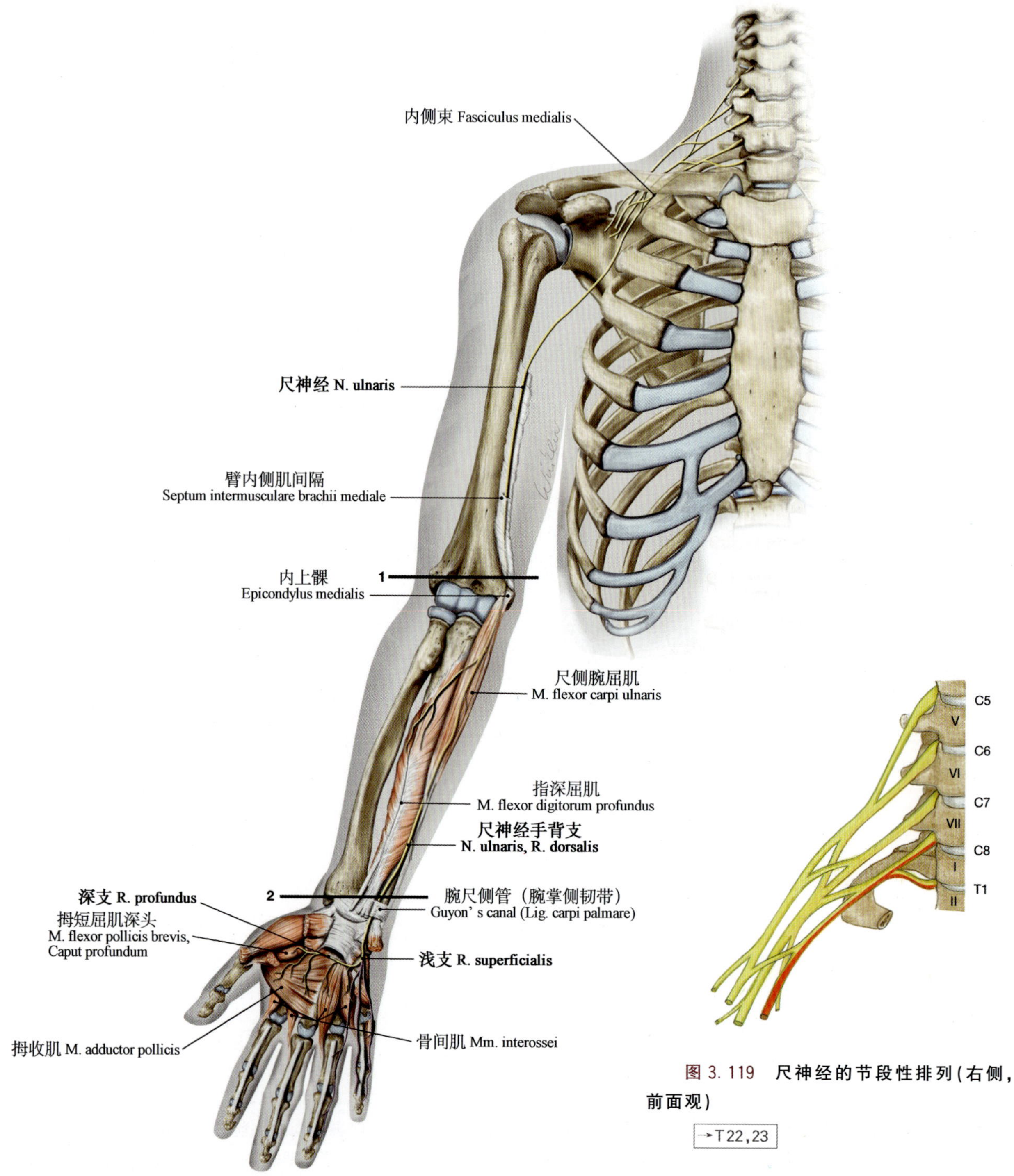

图 3.119 尺神经的节段性排列(右侧，前面观)

→T22,23

图 3.118 尺神经的走行、分布和损伤部位(C8-T1)

右侧,前面观。感觉性的皮神经分支用紫色标注[L266]。

尺神经源于臂丛内侧束,沿臂内侧行于肱二头肌内侧沟内;随后该神经穿臂内侧肌间隔,至肱骨内上髁的后方,并在此直接与肱骨的**尺神经沟**(**"麻骨"**)相贴。尺神经在臂部无分支。在前臂,该神经与尺动脉伴行,行于尺侧腕屈肌深面直至腕部。在腕部,该神经穿过**"腕尺侧管"**至手掌。其手背支继续下行至手背,负责尺侧2个半手指的感觉。在前臂,尺神经发出分支支配**尺侧腕屈肌**和**指深屈肌尺侧头**的运动。在掌部,尺神经发出深支,伴掌深弓走行,并分支支配**小鱼际肌**、所有**骨间肌**、尺侧2块**蚓状肌**、**拇收肌**和**拇短屈肌**深头的运动。尺神经浅支仅发出分支支配**掌短肌**的运动,继续前行形成感觉性的指掌侧分支,其末端传导尺侧1个半手指掌面的感觉(以及远节指骨背侧的感觉)。

感觉性的自主区域:小指的远节指骨。

常见损伤部位(横线标示):

1 **内上髁**(肘管综合征)处的**近端损伤**。

2 **腕尺侧管**处的**远端损伤**。

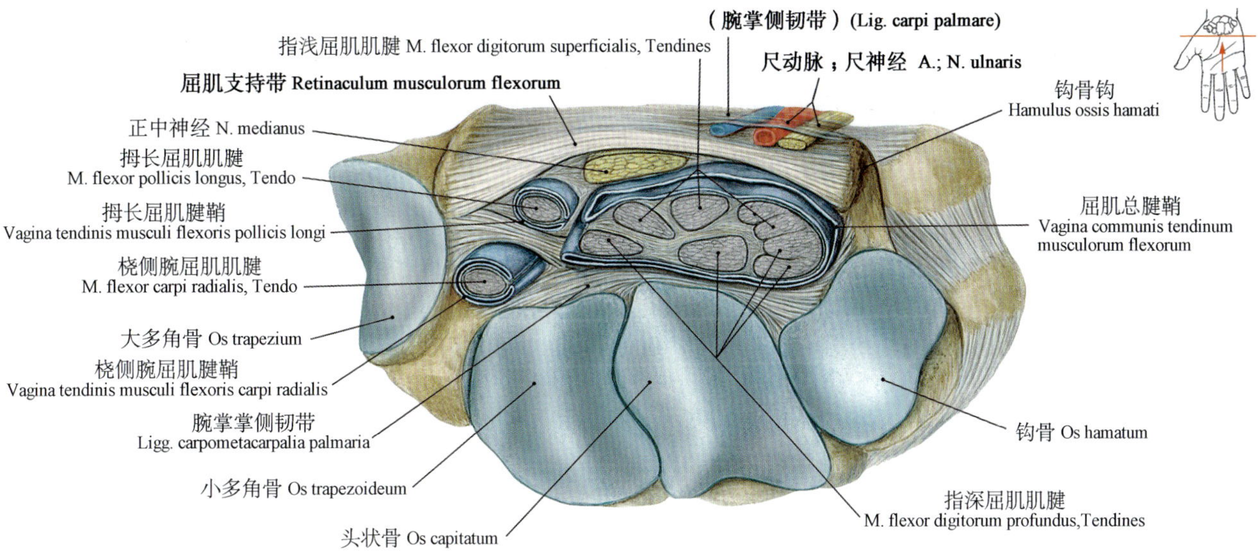

图 3.120 腕尺侧管（右侧，远端观，腕掌关节水平的横切面）

腕尺侧管由屈肌支持带和其浅面的纤维（腕掌侧韧带）围成。尺神经与尺动脉、尺静脉一起，穿过腕尺侧管（→图 3.165）。肿胀或慢性挤压可导致尺神经受压（**腕尺侧管综合征**）。

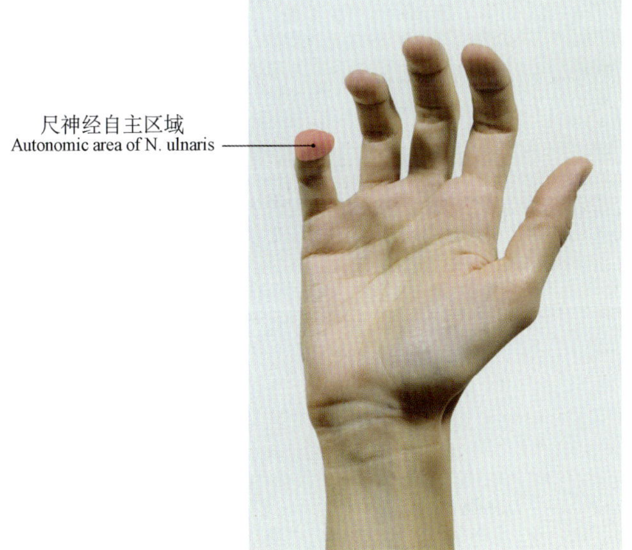

图 3.121 尺神经的近端和远端损伤："爪形手"伴小指远节指骨的感觉缺失

临床要点

尺神经损伤：近端和远端尺神经损伤的区别并不明显。

- 尺神经沟处的**近端损伤（肘管综合征）**，通常由在臂上引起的慢性压迫所致；这是上臂部第 2 常见的神经损伤。
- **腕尺侧管**处的**远端损伤**，大多由于慢性压迫所致。无论近端还是远端损伤，都导致**"爪形手"**，其原因是骨间肌和尺侧 2 块蚓状肌的明显萎缩，并引发了手指屈曲运动的障碍，尤其是掌指关节及伸指时的远侧指骨间关节。**拇指-小指（对指）试验**呈**阴性**，原因是小指对掌肌运动障碍所致的小指不能完成对指动作，即拇指远节指与小指无法相互接触。Froment 征（用拇指和示指夹持一张纸）检查显示：拇指远节指弯曲以代偿其内收运动的不足（拇长屈肌由正中神经支配）。**感觉缺失**出现于尺侧 1 个半手指的掌面。如果手掌挤压伤（手提钻）只影响到尺神经深支，相应区域感觉将消失。

（秦　杰　译）

上肢动脉

(第 242 页图 3.122,掌浅弓与掌深弓的深浅关系有误)此图注意

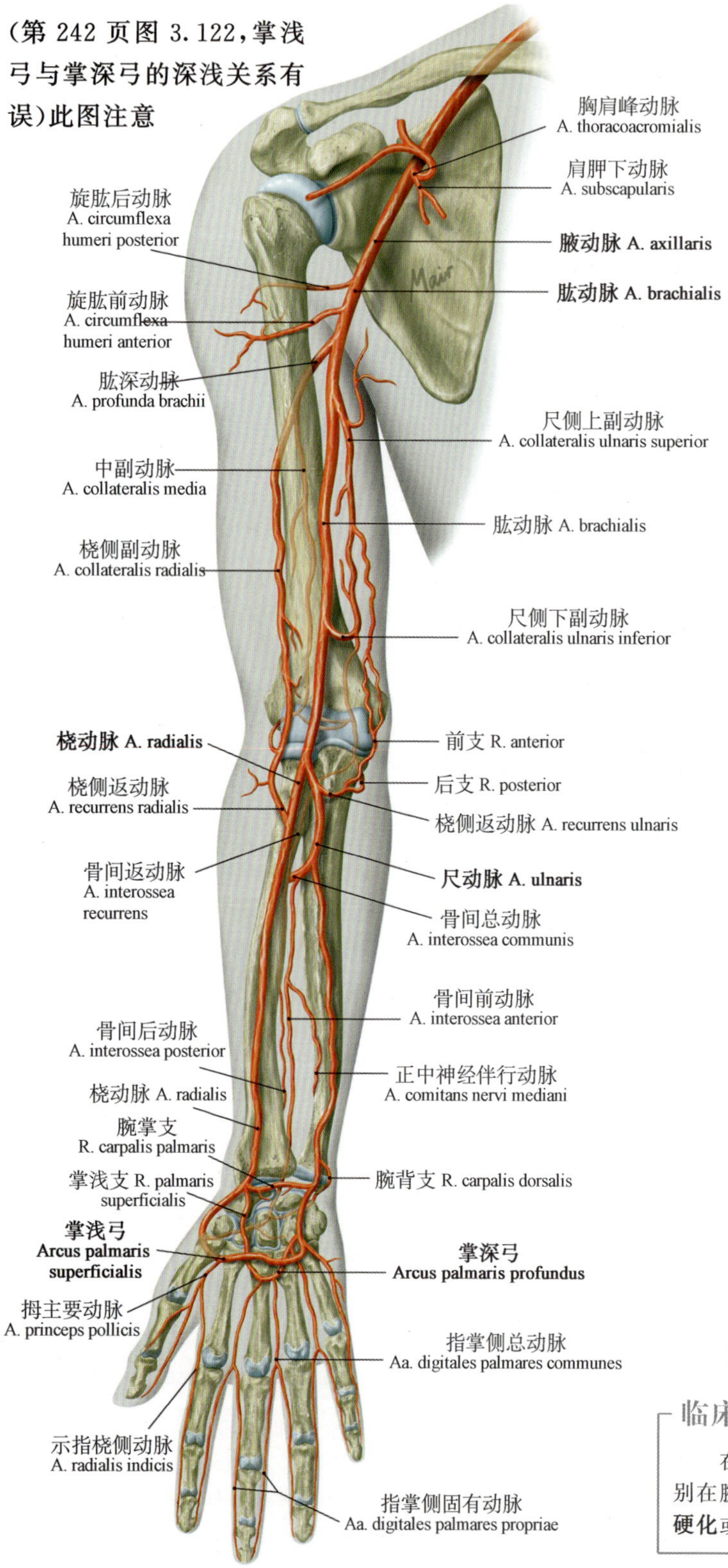

图 3.122　上肢的动脉(右侧,前面观)[L127]

上肢的动脉

锁骨下动脉的分支
- 椎动脉(见第 8 章)
- 胸廓内动脉(见第 2 章)
- 甲状颈干
  - 一甲状腺下动脉
  - 一颈升动脉
  - 一颈横动脉
  - 一肩胛上动脉
- 肋颈干
  - 一肋间最上动脉
  - 一颈深动脉

腋动脉的分支
- 胸上动脉(不恒定)
- 胸肩峰动脉
- 胸外侧动脉
- 肩胛下动脉
  - 一旋肩胛动脉
  - 一胸背动脉
- 旋肱前动脉
- 旋肱后动脉

肱动脉的分支
- 肱深动脉
  - 一中副动脉
  - 一桡侧副动脉
- 尺侧上副动脉
- 尺侧下副动脉

桡动脉的分支
- 桡侧返动脉
- 腕掌支
- 腕背支→腕背网→掌背动脉→指背动脉
- 掌浅支→掌浅弓
- 拇主要动脉
- 示指桡侧动脉
- 掌深弓→掌心动脉

尺动脉的分支
- 尺侧返动脉
- 骨间总动脉
  - 一骨间前动脉
    - 一正中神经伴行动脉
  - 一骨间后动脉和骨间返动脉
- 腕背支
- 腕掌支
- 掌深支→掌深弓
- 掌浅弓→指掌侧动脉

临床要点

在完整的体格检查中,桡动脉和尺动脉的**搏动**可分别在腕部近侧端的桡侧和尺侧触及,从而排除由于**动脉硬化**或**血栓(栓子)**导致的血管堵塞。

腋动脉为锁骨下动脉的延续,位于第 1 肋到胸大肌的下缘。它位于臂丛的 3 个束和正中神经的 2 个根之间,在臂部续为**肱动脉**,与正中神经共同行于肱二头肌内侧沟中,从内侧进入肘窝,分为桡动脉和尺动脉。**桡动脉**沿着桡骨,在指浅和指深屈肌之间到达腕部,它在背侧横过桡窝(tabatière),进而在第 1 骨间背侧肌的两头之间回到手掌,主要参与形成**掌深弓(Arcus palmaris profundus)**的构成。**尺动脉**发出骨间总动脉,在尺侧腕屈肌的深面与尺神经伴行至腕部,进而经 Guyon(腕尺侧)管到达手掌,并在此参与形成**掌浅弓(Arcus palmaris superficialis)**。

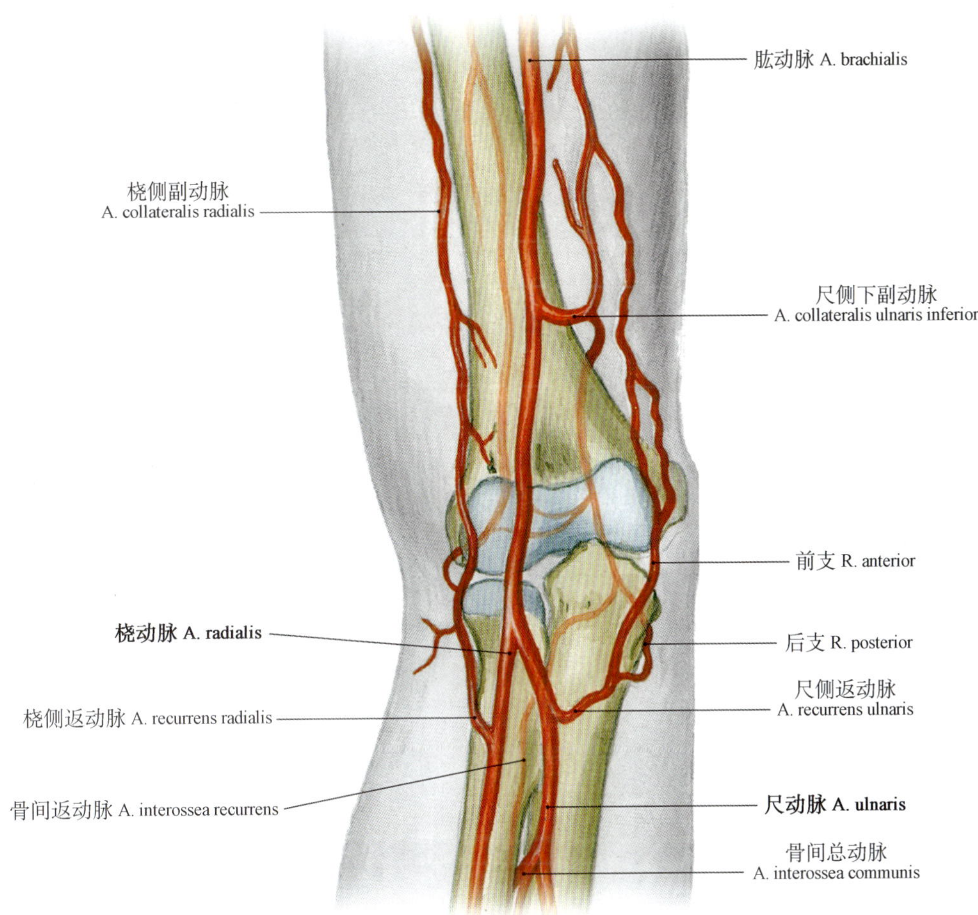

图 3.123　肘区、肘关节网的侧支循环(右侧，前面观，肘窝面)

在肘区，肱动脉主干的侧支循环由4 **条副动脉**(肱深动脉发出的中副动脉和桡侧副动脉，肱动脉发出的尺侧上副动脉和尺侧下副动脉)和3 **条返动脉**构成(来自同名动脉的桡侧返动脉，尺侧返动脉和骨间返动脉)。

肘关节网

副动脉(中副动脉、桡侧副动脉、尺侧上副动脉、尺侧下副动脉)和**返动脉**(桡侧返动脉、尺侧返动脉、骨间返动脉)构成肘区的侧支循环(肘关节网)。

临床要点

急性损伤情况下，在肘窝肱动脉使用止血带时，**肘关节网**的副动脉和返动脉保证前臂的血液供应。

肩部的动脉

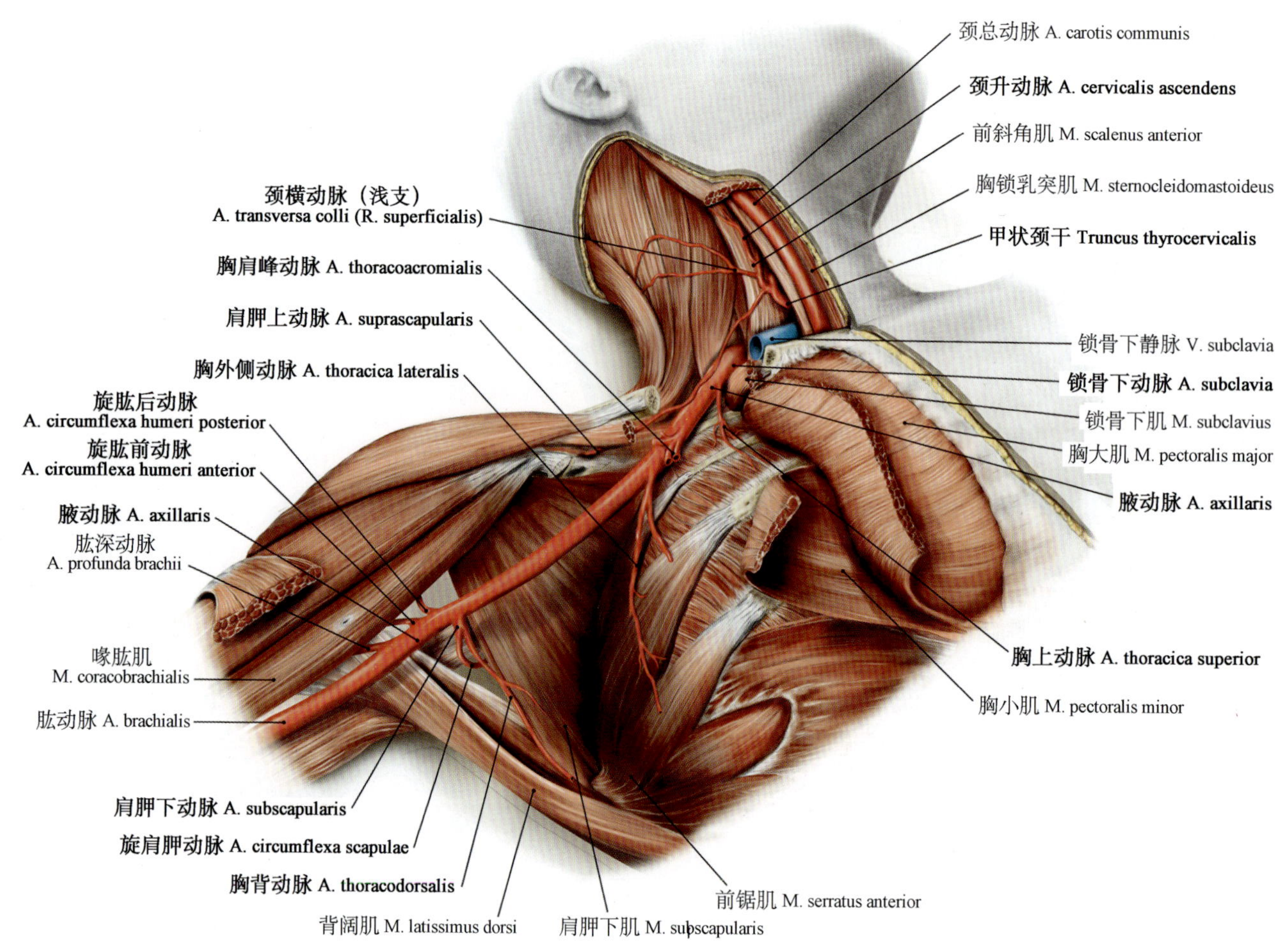

图 3.124 肩关节的动脉

右侧，前面观，靠近胸大肌和胸小肌止点切断此二肌[L266]。

该图显示肩部的动脉，其中部分来自锁骨下动脉（→图 3.127），而大部分来自腋动脉（→图 3.128）。肩胛上动脉和颈横动脉来自锁骨下动脉的甲状颈干。**肩胛上动脉**在锁骨后方，经肩胛上横韧带到达肩胛骨的背侧。如图所示，肩胛上动脉常是**颈横动脉**的浅支，与之共同源自甲状颈干，经颈外侧区到达斜方肌下方。在这种情况下深支是最后一条直接发自锁骨下动脉的血管，并穿入臂丛束内部（此处未见）。

腋动脉的第 1 个分支是**胸上动脉**，它延伸到胸壁上部。继而，腋动脉向前上方发出**胸肩峰动脉**并立即分为它的终支。此后，发出**胸外侧动脉**沿胸小肌外侧缘下降（→图 3.126）。腋动脉的下 1 个分支是**肩胛下动脉**，它是一个粗大的，通常较短的动脉干，向下走行，立即分为**旋肩胛动脉**和**胸背动脉**。旋肩胛动脉穿过三边孔至肩胛骨的背侧。接着发出**旋肱前和旋肱后动脉**，环绕于肱骨颈，后者穿过四边孔至臂背侧。

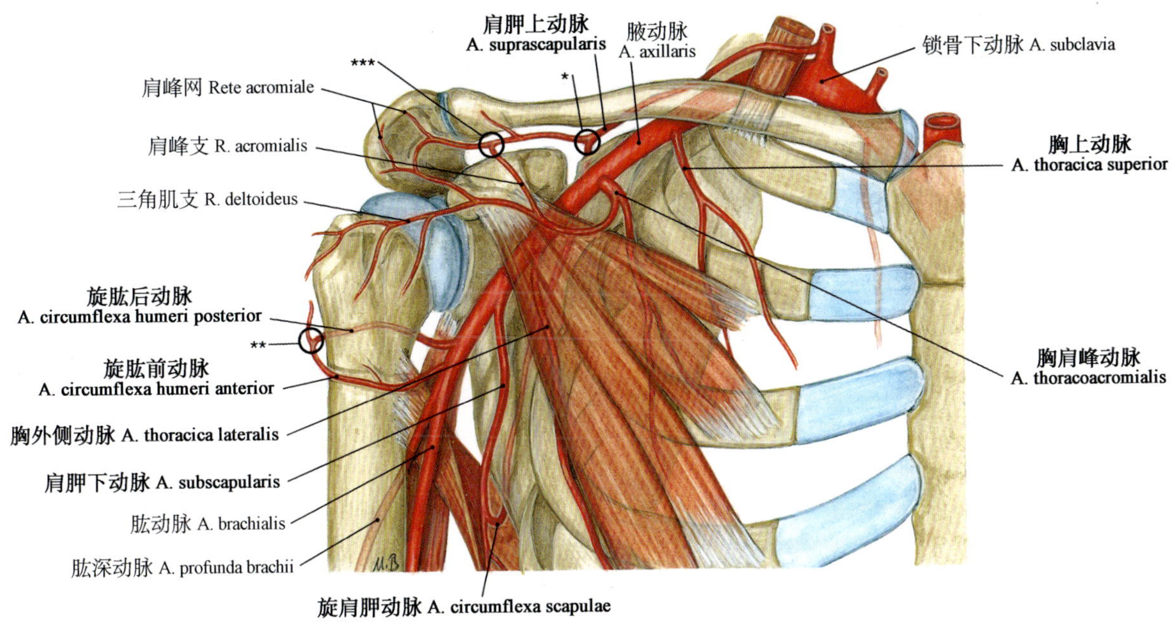

图 3.125 **锁骨下动脉和腋动脉的肩胛部吻合(右侧,前面观)**

肩胛部吻合

- 起源于肩胛下动脉(来自腋动脉)的旋肩胛动脉穿过三边孔至背侧,并在冈下窝与肩胛上动脉(来自锁骨下动脉)吻合(*)。
- 旋肩胛动脉在冈下窝内可通过肩胛骨内侧缘的一分支与肩胛背动脉(来自锁骨下动脉的颈横动脉的分支)相吻合(此处未显示)。这种吻合(如果存在的话)往往发育不良。
- 胸肩峰动脉的肩峰支(来自腋动脉)可与肩胛上动脉相吻合(***)。

臂部吻合

- **旋肱前动脉**与穿四边孔的**旋肱后动脉**相吻合(**)。

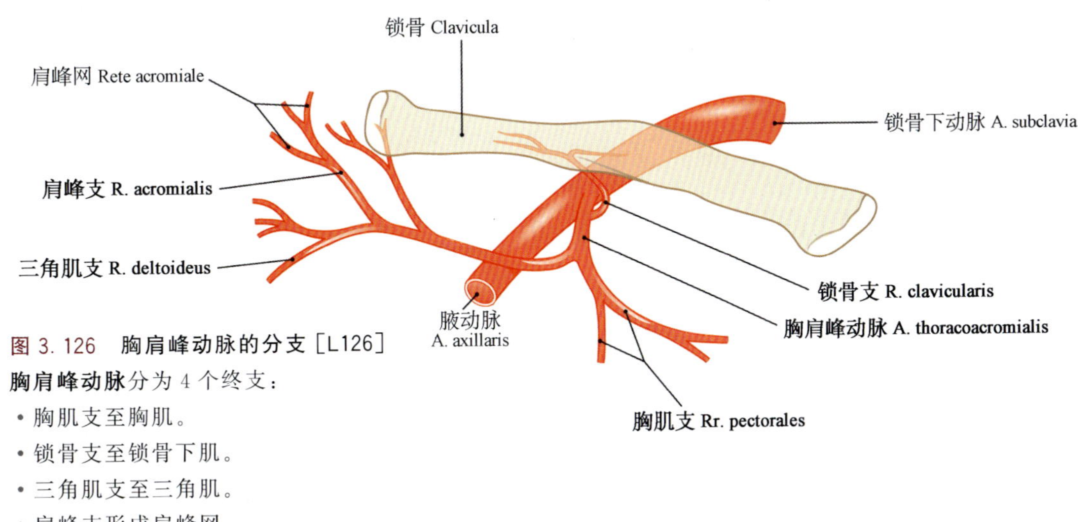

图 3.126 **胸肩峰动脉的分支** [L126]

胸肩峰动脉分为 4 个终支:

- 胸肌支至胸肌。
- 锁骨支至锁骨下肌。
- 三角肌支至三角肌。
- 肩峰支形成肩峰网。

临床要点

肩胛部吻合由来自锁骨下动脉的肩胛上动脉和肩胛背动脉与来自腋动脉的旋肩胛动脉形成,如当甲状颈干和肩胛下动脉起始处发生血管堵塞,或在血管损伤必须使用止血带时,对上肢血供的侧支循环非常重要。

锁骨下动脉

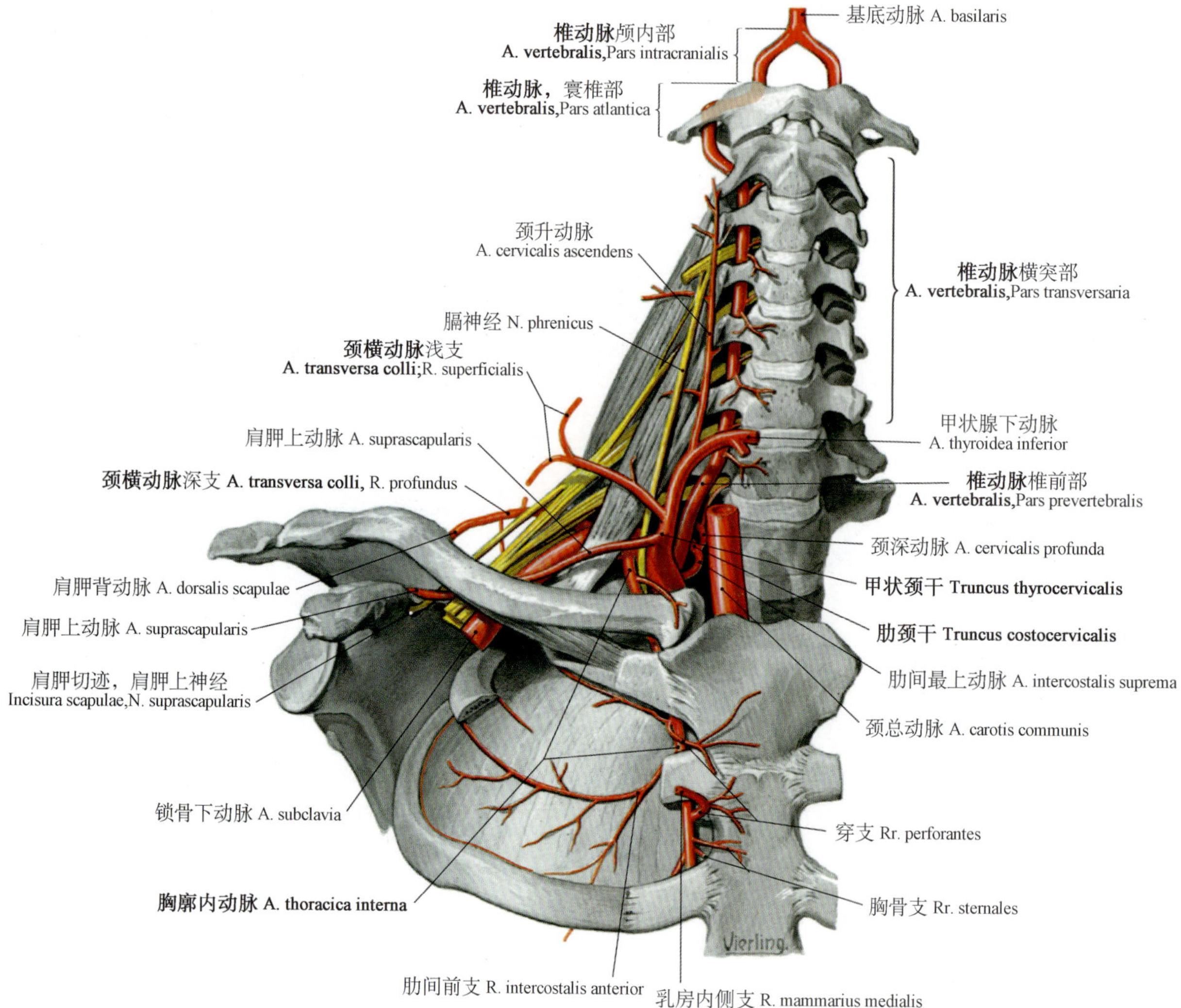

图 3. 127 锁骨下动脉的分支

右侧；前面观。切除浅层的颈肌、全部肩/肩带肌和胸肌［S010-2-16］。

除了上肢，**锁骨下动脉**的分支还供应颈部及其脏器，以及胸前壁和部分脑。该动脉和臂丛一起穿经斜角肌间隙，一般有 4 条分支，其中肩胛上动脉和颈横动脉为上肢供血。

- **椎动脉**：在前斜角肌内侧上行，供应颈肌和颈椎、脊髓、脑干、内耳、小脑和大脑后部。
- **胸廓内动脉**：沿胸骨外缘 1cm 处，向下走行，营养纵隔、膈及胸前壁。
- **甲状颈干**：这一粗大的血管干向上走行，分为 4 个分支。
  - -**甲状腺下动脉**：甲状颈干的粗大分支，营养甲状腺、咽下部、食管、喉和气管。
  - -**颈升动脉**：行于前斜角肌表面的小分支。
  - -**颈横动脉**：向外侧走行，分为 2 支。
    - -浅支：与臂丛交叉，继续移行至斜方肌底部。
    - -深支：横过臂丛束，沿肩胛骨的内侧缘续为**肩胛背动脉**。有的在肩胛骨的背侧与肩胛上动脉和旋肩胛动脉形成吻合（→图 3. 125）。
  - -**肩胛上动脉**：经过锁骨后方，与肩胛上神经伴行。与该神经不同，动脉沿着肩胛上横韧带进入冈上窝，在肩胛下横韧带下方进入冈下窝营养此处的肌。肩胛上动脉通常与旋肩胛动脉并通过细小分支与肩胛背动脉形成吻合（**肩胛部的吻合**）。
- **肋颈干**：该短血管干向下走行，分为 2 个分支。
  - -肋间最上动脉：供应上 2 个肋间隙。
  - -颈深动脉：供应颈部椎前肌。

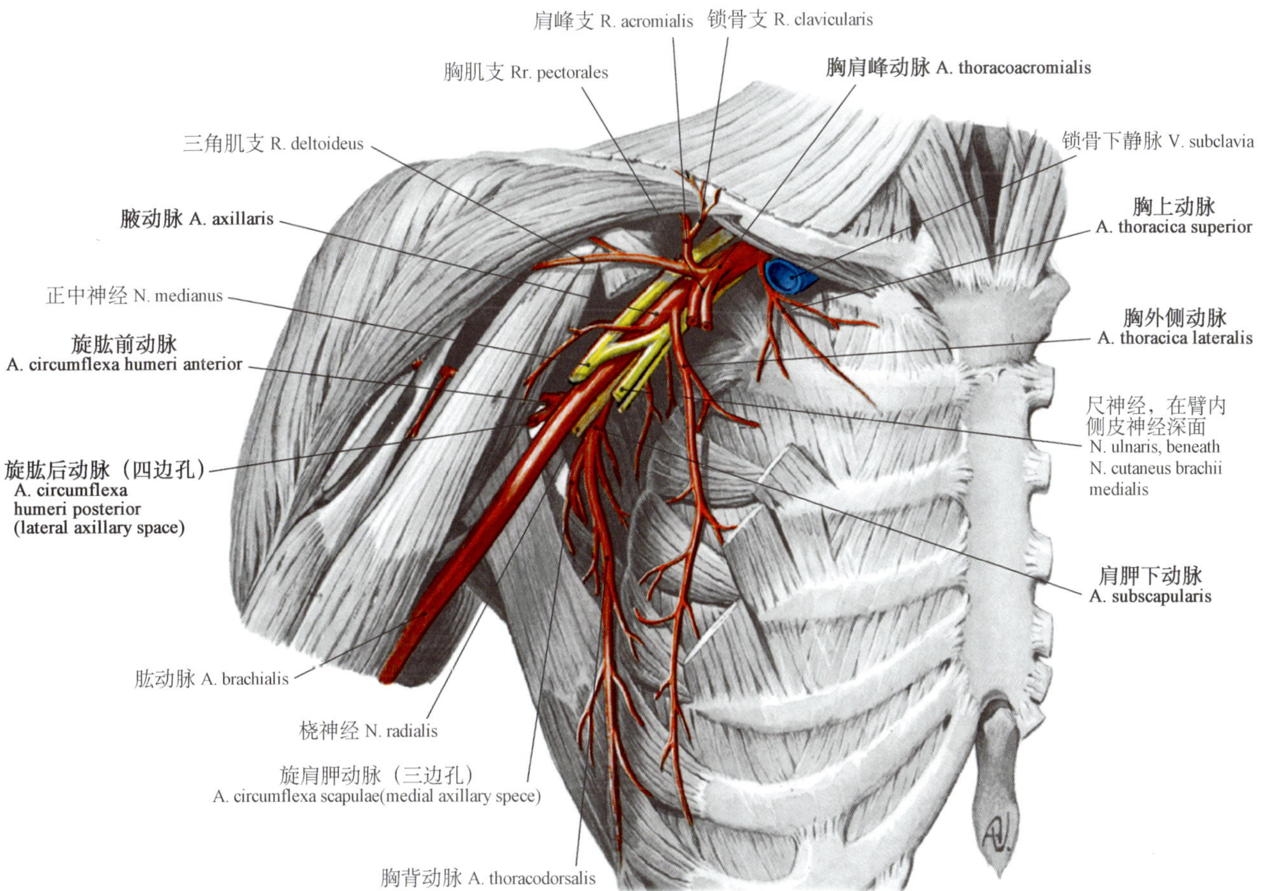

图 3.128 **腋动脉的分支**

右侧，前面观，切除胸大肌和胸小肌[S010-2-16]。

腋动脉的分支支配肩部和胸前壁。常分为 6 支。

- **胸上动脉**：为不恒定的小血管，营养胸壁上部。
- **胸肩峰动脉**：为一短干，起于锁骨胸肌三角，行向前上方，分为 4 个终支(→图 3.126)。
- **胸外侧动脉**：沿胸小肌行向外下，发出乳房外侧支营养乳腺。
- **肩胛下动脉**：为一粗短的血管，下行分为数支。
  - **旋肩胛动脉**在肩胛骨背面，穿**三边孔**至冈下窝，与肩胛上动脉的分支吻合，或与肩胛背动脉形成吻合(**肩胛部的吻合**)。
  - **胸背动脉**是肩胛下动脉的直接延续，与胸背神经伴行，至背阔肌。
- **旋肱前动脉**：较细小，绕肱骨干近侧端的前面。
- **旋肱后动脉**：该动脉也可在旋肩胛动脉的上方发出，继而穿过**四边孔**，与旋肱前动脉形成吻合(**臂部的吻合**)。

肱动脉

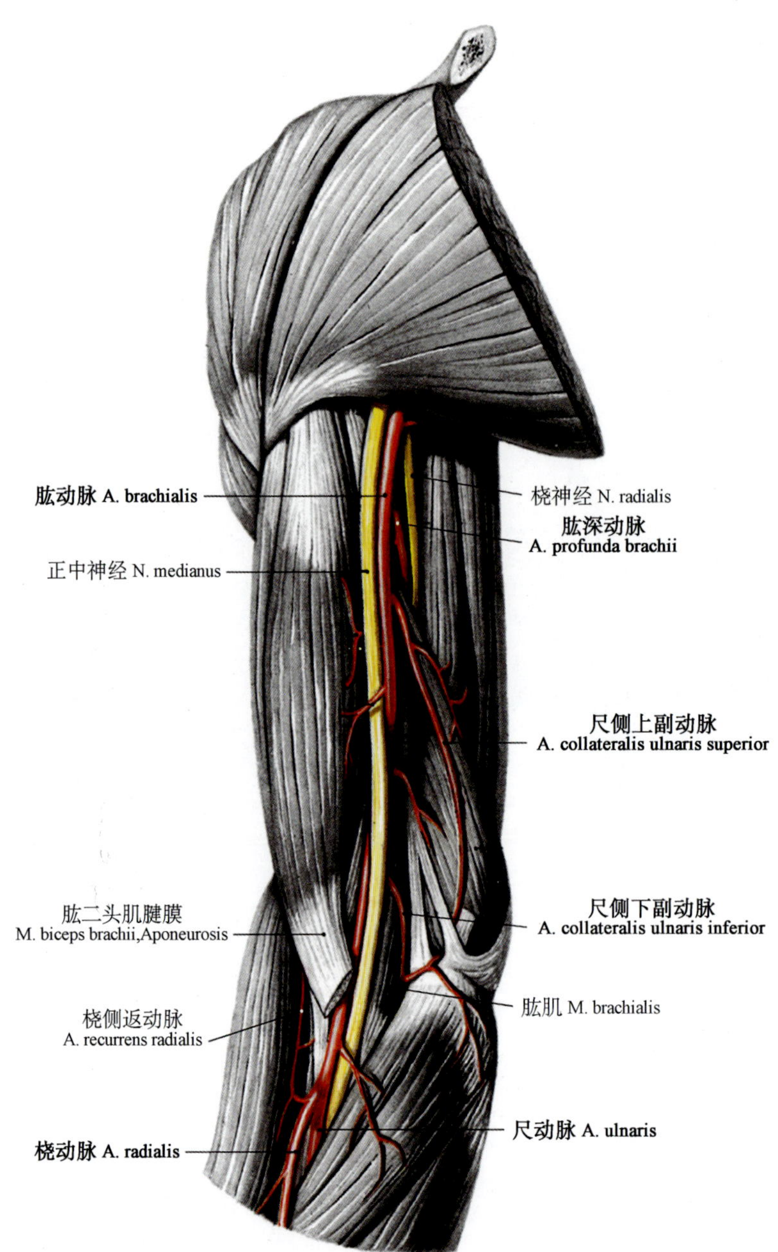

图 3.129 **肱动脉的分支(右侧,前内侧面观)**[S010-2-16]

肱动脉行于臂内侧的神经血管束内(肱二头肌内侧沟),至肘窝分为**桡动脉**和**尺动脉**。肱动脉营养肱骨、肘关节和臂肌。它发出3大分支。

- **肱深动脉**:与桡动脉一起穿**肱三头肌裂隙**,并分为:
  - **中副动脉**:进入肘关节背侧的血管丛(肘关节网→图3.123)。
  - **桡侧副动脉**:为肱深动脉主干的延续,沿着桡神经沟到达肘关节网。
- **尺侧上副动脉**:与尺神经伴行至肘关节网。
- **尺侧下副动脉**:发自肘窝上方,行至肘关节网。

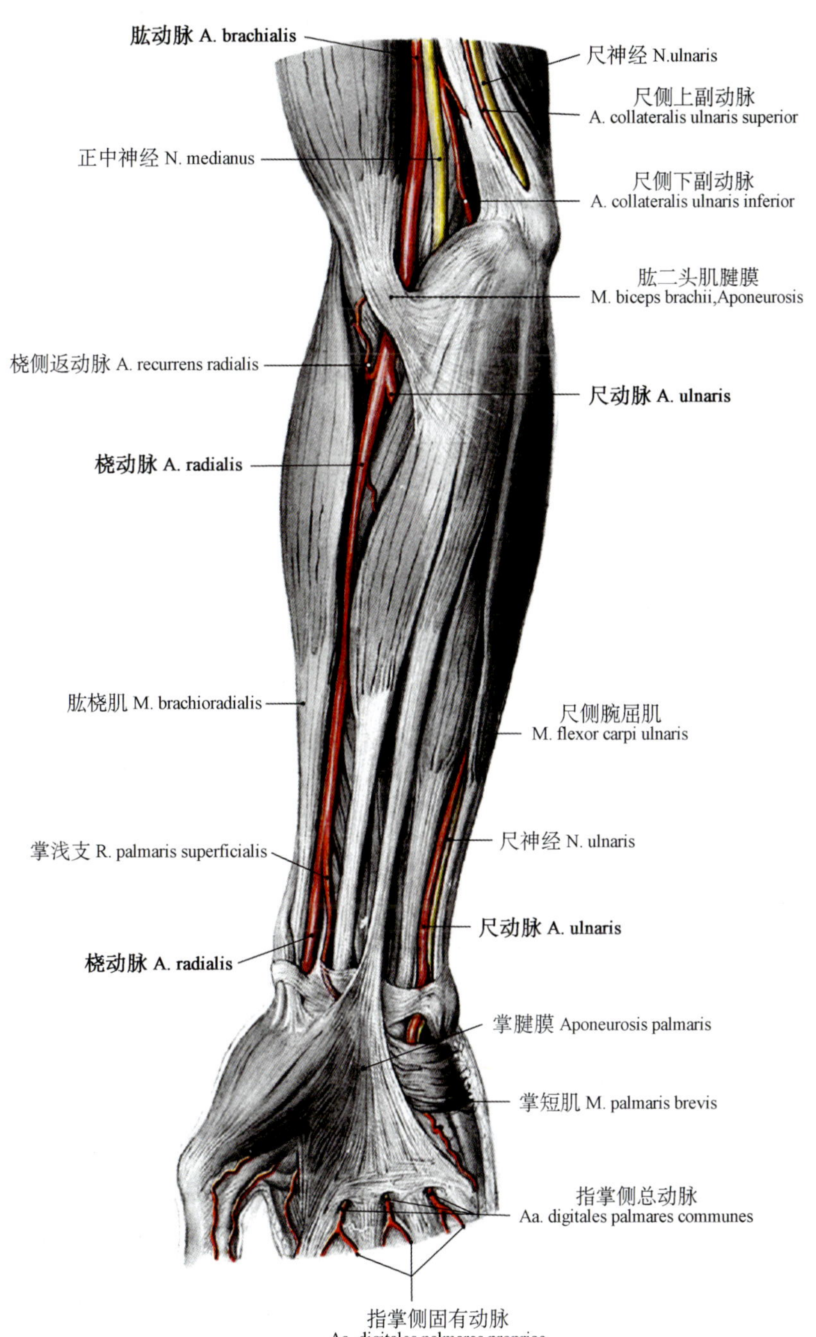

图 3.130 **桡动脉和尺动脉(右侧,前内侧面观)**[S010-2-16]

肱动脉在正中神经的桡侧进入肘窝,在此处它向旋前圆肌背侧发出**尺动脉**,而其主干在肱桡肌深面直接续为**桡动脉**,行至腕近侧。桡动脉在背侧经过**桡窝**(**鼻烟窝**),继而在第1骨间背侧肌的两头之间回到手掌。在此处它是构成**掌深弓**的主要动脉(→图 3.132)。

桡动脉的分支:

- **桡侧返动脉:**经肱桡肌深面进入肘关节网。
- **腕掌支和腕背支:**这些分支供应腕。腕背支形成腕背网,并发出**掌背动脉**,与**指背动脉**共同营养手背和指背(图 3.167)。
- **掌浅支:**与尺动脉形成掌浅弓。
- **拇主要动脉:**供应拇指掌侧(图 3.132)。
- **示指桡侧动脉:**行于示指桡侧。
- **掌深弓:**图 3.132。

桡动脉和尺动脉

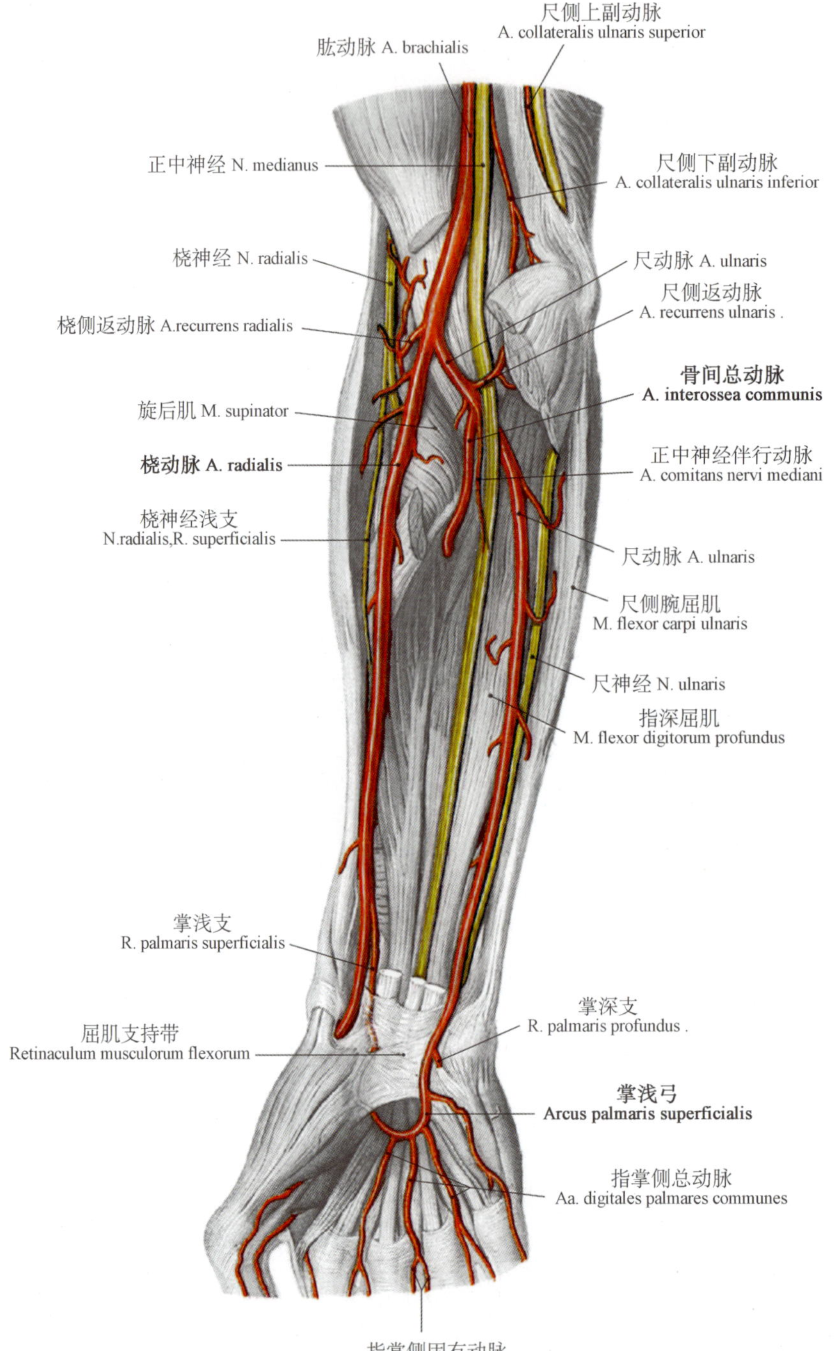

图 3.131 桡动脉和尺动脉

右侧，前内侧面观，切除前臂浅层肌和手掌神经[S010-2-16]。

尺动脉在旋前圆肌背侧发自肱动脉，发出骨间总动脉，继而与尺神经伴行，经尺侧腕屈肌的深面至腕近侧。它与神经一起穿Guyon 管，为构成**掌浅弓**的主要血管。

尺动脉的分支：

- **尺侧返动脉：**经旋前圆肌深面进入肘关节网。
- **骨间总动脉：**为一粗而短的血管，分为：
  - **骨间前动脉：**行于前臂骨间膜，并穿过该膜行至腕背网。
  - **正中神经伴行动脉：**乃一细支，与正中神经伴行。
  - **骨间后动脉：**穿前臂骨间膜到达腕背网。在肘肌下方发出**骨间返动脉**，参与肘关节网的形成。
- **腕背支：**形成腕背网。
- **掌深支：**形成掌深弓。
- **掌浅弓：**位于掌腱膜深面，主要由尺动脉构成，并与桡动脉的掌浅支形成血管弓。**指掌侧总动脉**发自掌浅弓，继而发出**指掌侧固有动脉**。这些血管是手指的动脉。

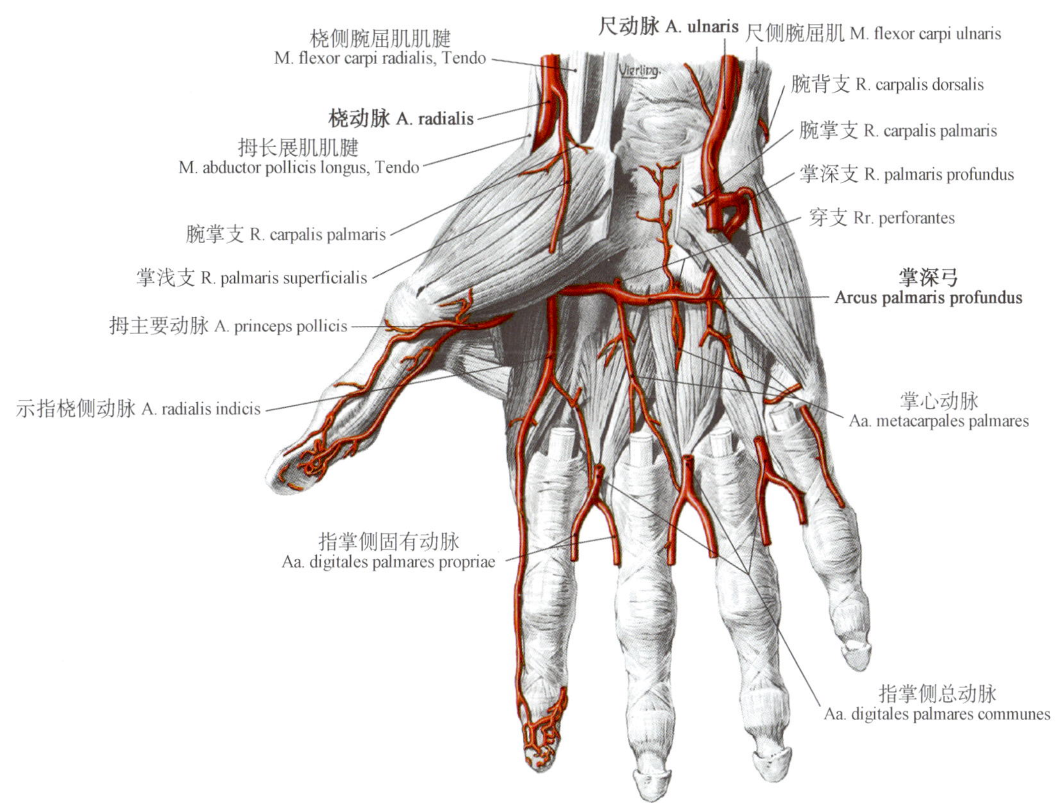

图 3.132 掌深弓

右侧，掌侧面观，切除掌腱膜、掌浅弓、手掌神经和指长屈肌肌腱[S010-2-16]。

桡动脉形成**掌深弓**。该动脉位于拇收肌的下方、掌骨表面，并与尺动脉的掌深支相吻合。3 条**掌心动脉**供应骨间肌，并向背侧与手指的动脉相吻合。

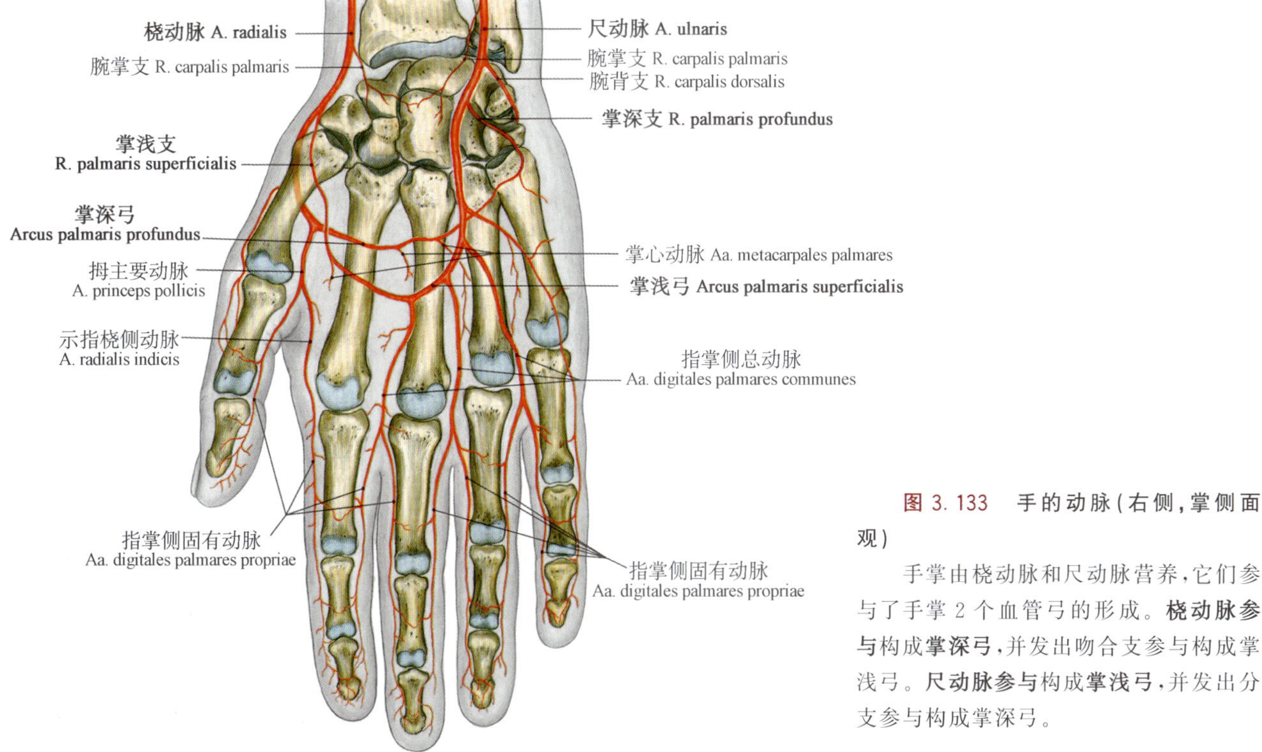

图 3.133 手的动脉(右侧，掌侧面观)

手掌由桡动脉和尺动脉营养，它们参与了手掌 2 个血管弓的形成。**桡动脉参与构成掌深弓**，并发出吻合支参与构成掌浅弓。**尺动脉参与构成掌浅弓**，并发出分支参与构成掌深弓。

臂部静脉和淋巴管

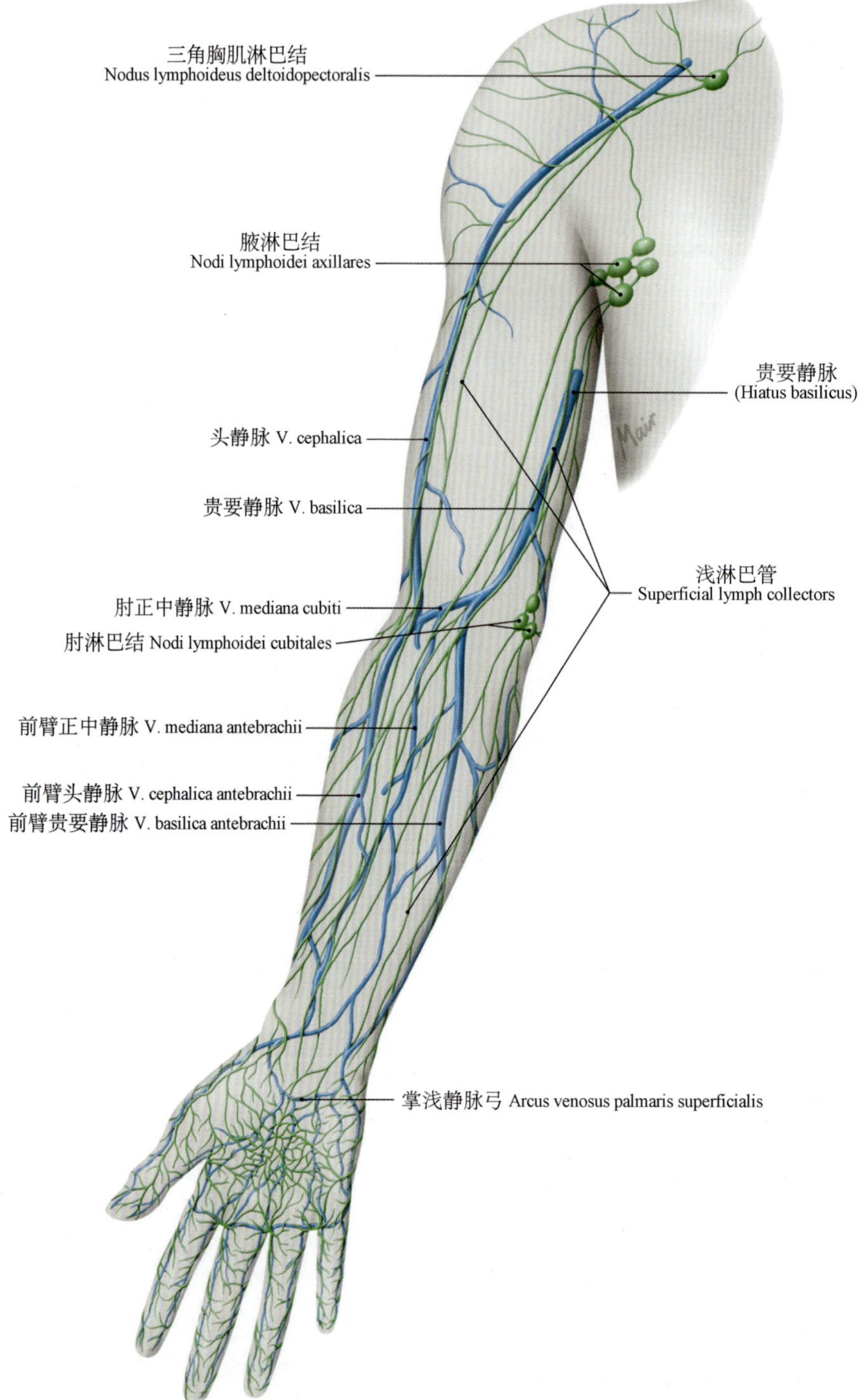

图 3.134 **浅静脉和浅淋巴管(右侧,前面观)**[L127]

上肢的**浅静脉系**由**两大主干**构成,收集从手部来的浅静脉血。

在拇指的背侧,**头静脉**收集来自手背静脉网的血液,行于前臂桡侧的前面,经肘正中静脉与前臂贵要静脉相通。在臂部,头静脉在肱二头肌外侧沟内上行,然后在锁骨胸肌三角(Mohrenheim 窝)处注入腋静脉。在臂部,该血管可能发育不良或缺如。**前臂贵要静脉**起于手背的尺侧,继而转入前臂尺侧的前面,行经于臂下半部的贵要静脉裂内,最终注入肱静脉。

前臂的浅淋巴管形成了**桡侧**、**尺侧**和**正中束**3 个部分。在臂部,与贵要静脉伴行的**内侧臂束**汇入到腋淋巴结,而与头静脉伴行的**背外侧臂束**汇入到锁骨上淋巴结。

这些淋巴管的第 1 级局部淋巴结主要位于腋窝(腋淋巴结),肘窝仅有单个淋巴结(肘淋巴结)。

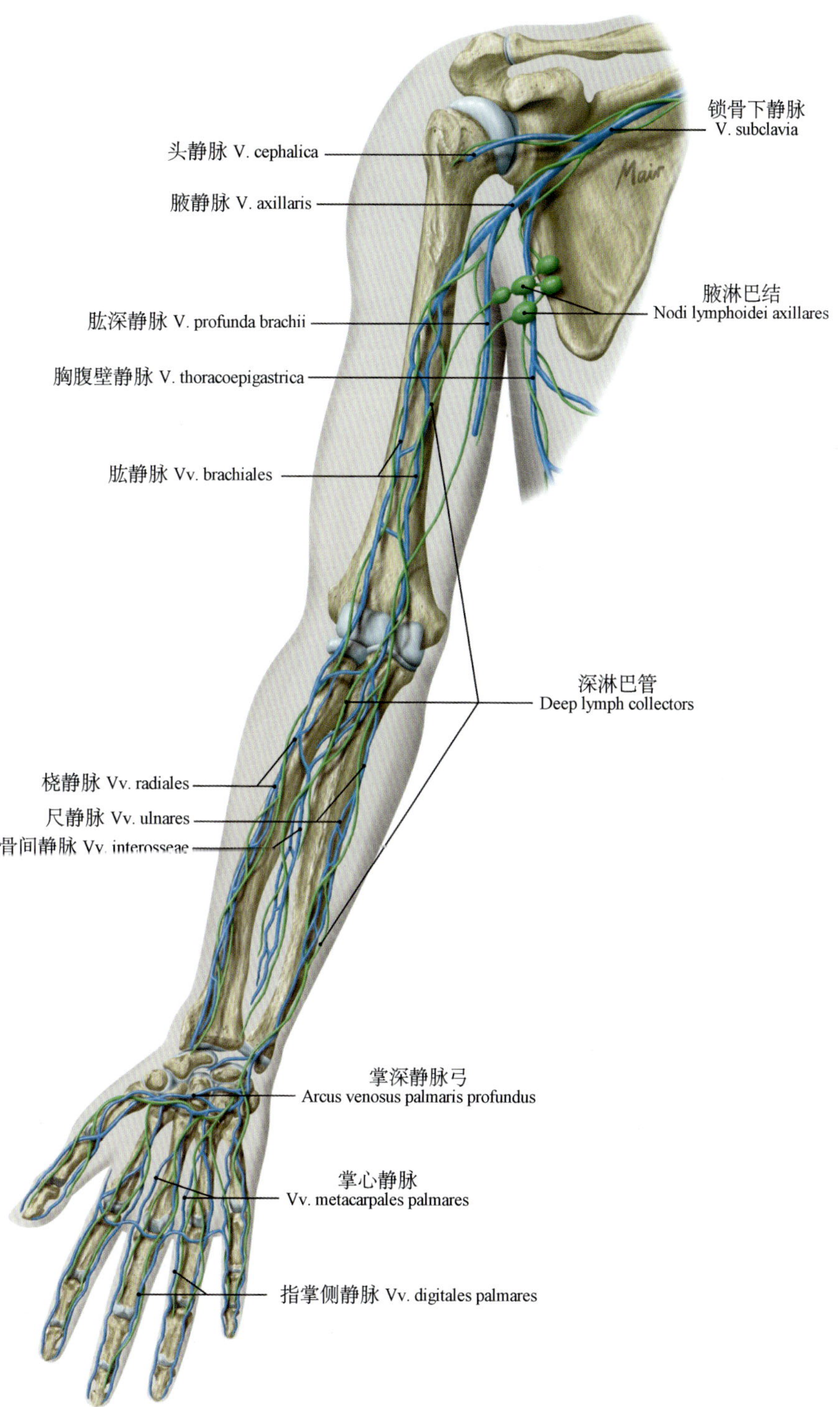

图 3.135 **深静脉和深淋巴管(右侧,前面观)**[L127]

深静脉系和**深淋巴管**与各自的动脉伴行。深淋巴管主要汇入腋淋巴结,但也与肘淋巴结相连。

腋淋巴结和淋巴管

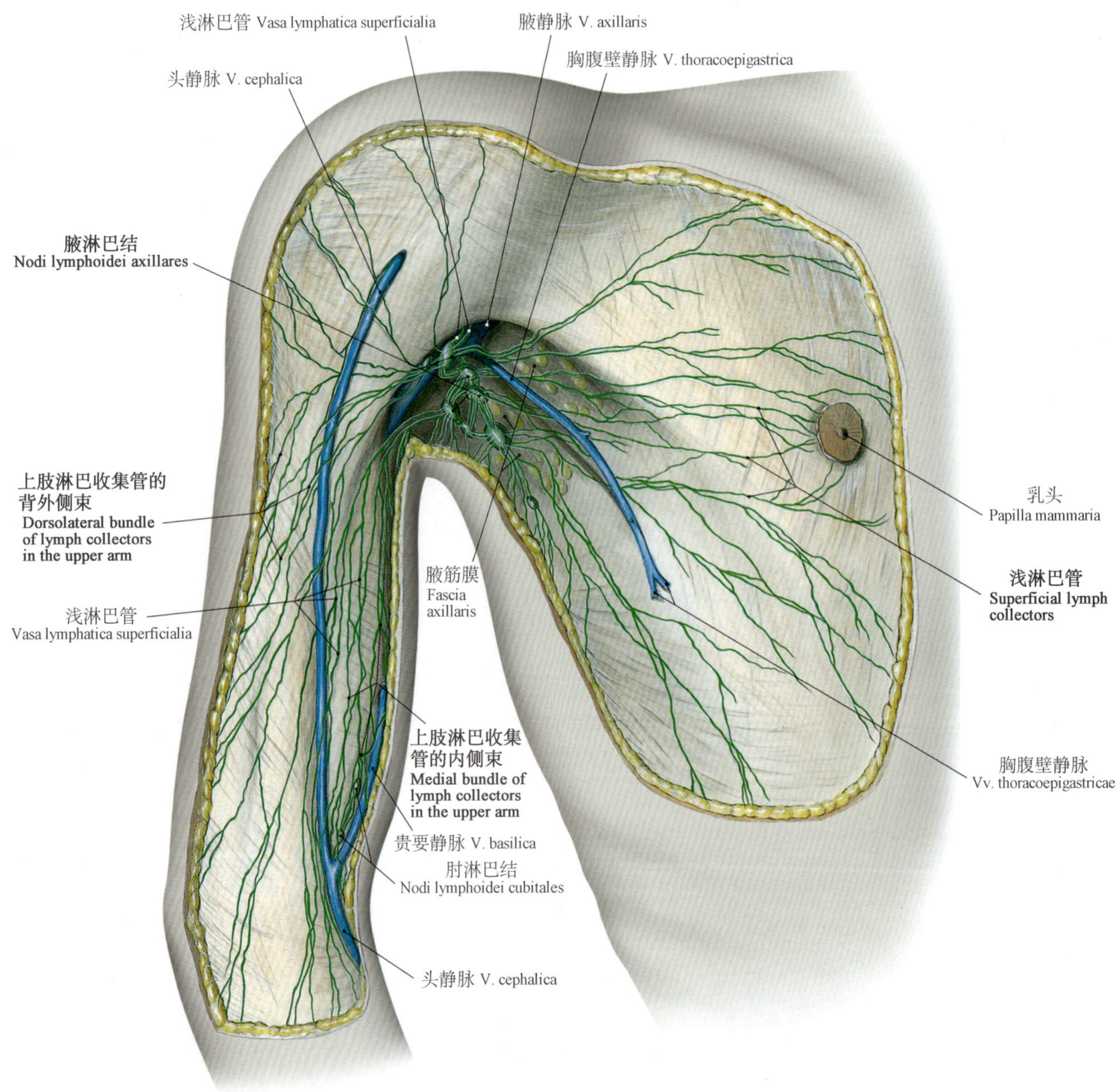

图 3.136 腋窝和胸外侧壁的浅淋巴管和浅淋巴结(右侧,前面观)

在臂部,浅淋巴管的内侧部沿贵要静脉走行,背外侧淋巴管沿头静脉走行,它们都与腋淋巴结相连。腋淋巴结不但是上肢的局部淋巴结,而且收集了胸前后壁上 1/4 的淋巴。

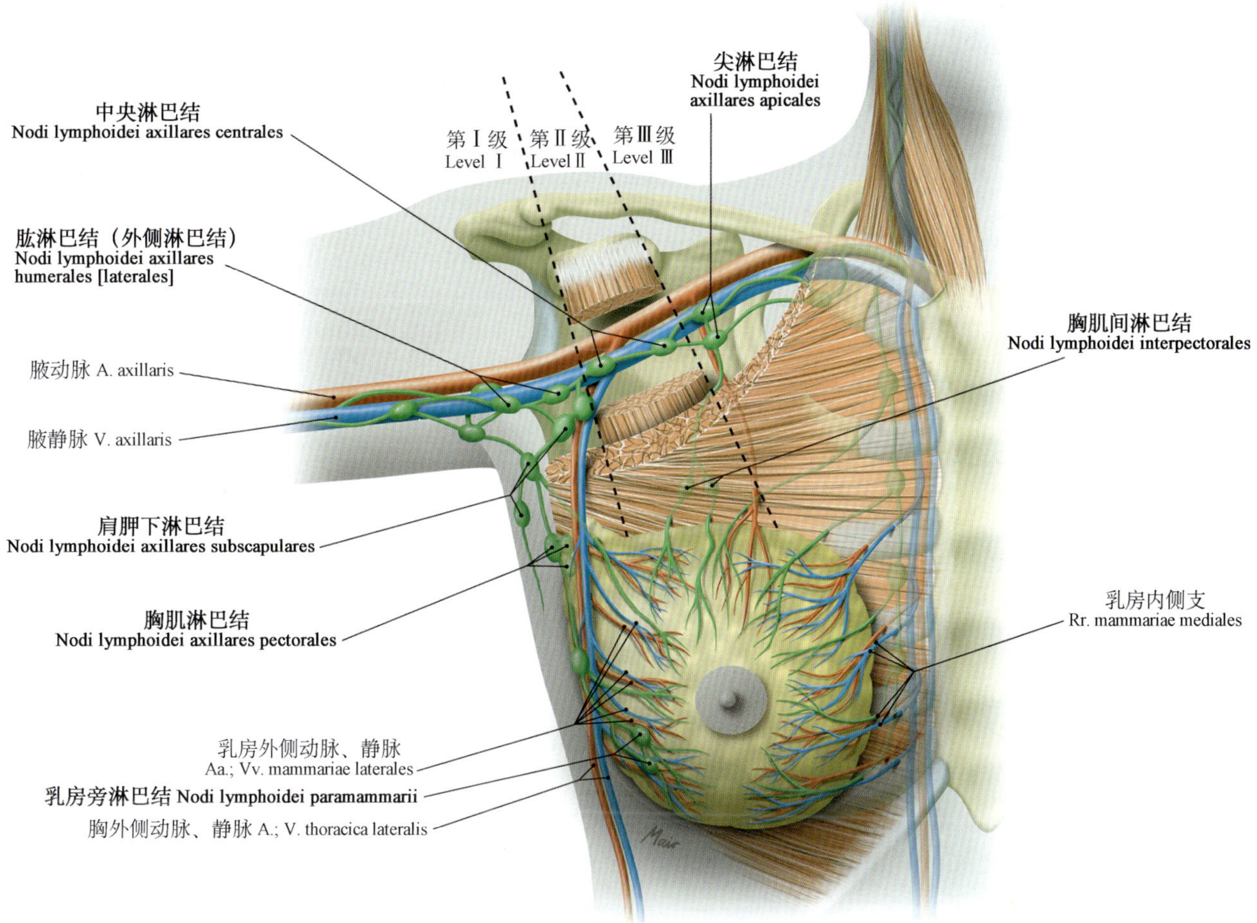

图 3.137　**腋淋巴结的分级(右侧,前面观)**[L127]

腋窝的脂肪组织中有近50个**淋巴结**(腋淋巴结),它们收集上肢、包括乳房在内的胸壁上部和背部上方的淋巴。淋巴结分为3**级**,它们对乳腺癌的治疗具有重要的临床意义。这种划分是基于与**胸小肌**的位置关系。浅和深淋巴结在这3级都存在,但往往不能明确归于其中一组。然而,第3级的尖淋巴结是汇入锁骨下干之前的最后一级淋巴结,它收集了所有其他组的淋巴,锁骨下干流入胸导管(左侧)或右淋巴导管(右侧;腋淋巴结分布图→图 3.148)。

腋淋巴结的分级:

第1级,下群,胸小肌外侧。

- 乳房旁淋巴结(乳腺外侧)。
- 胸肌淋巴结(沿胸外侧动、静脉排列)。
- 肩胛下淋巴结(沿肩胛下动、静脉和胸背动、静脉排列)。
- 外侧淋巴结(沿腋动、静脉排列)。

第2级,中间群,胸小肌上或深面。

- 胸肌间淋巴结(胸小肌和胸大肌之间)。
- 中央淋巴结(胸小肌深面)。

第3级,上群,胸小肌内侧。

- 尖淋巴结(锁骨胸肌三角＝Mohrenheim 窝)。

临床要点

淋巴结的触诊是全身体格检查的组成部分。作为医师应了解腋窝淋巴结代表了上肢和胸壁上部的局部淋巴结。由于乳腺癌的高发病率(女性约为1/10,男性也有),在女性体表触及增大的腋淋巴结都应被怀疑是罹患乳腺癌的征兆。

目前,手术切除腋淋巴结(淋巴结切除术)作为乳腺癌患者手术治疗的手段尚存在争议,因为该手术除了切除原发肿瘤外,并未被证明能提高生存率。但是即便如此,用诊断性淋巴结切除术来确定肿瘤的生长和扩散(分期)程度依然很重要,这就需要掌握腋淋巴结的分布。

腋窝浅层血管和神经

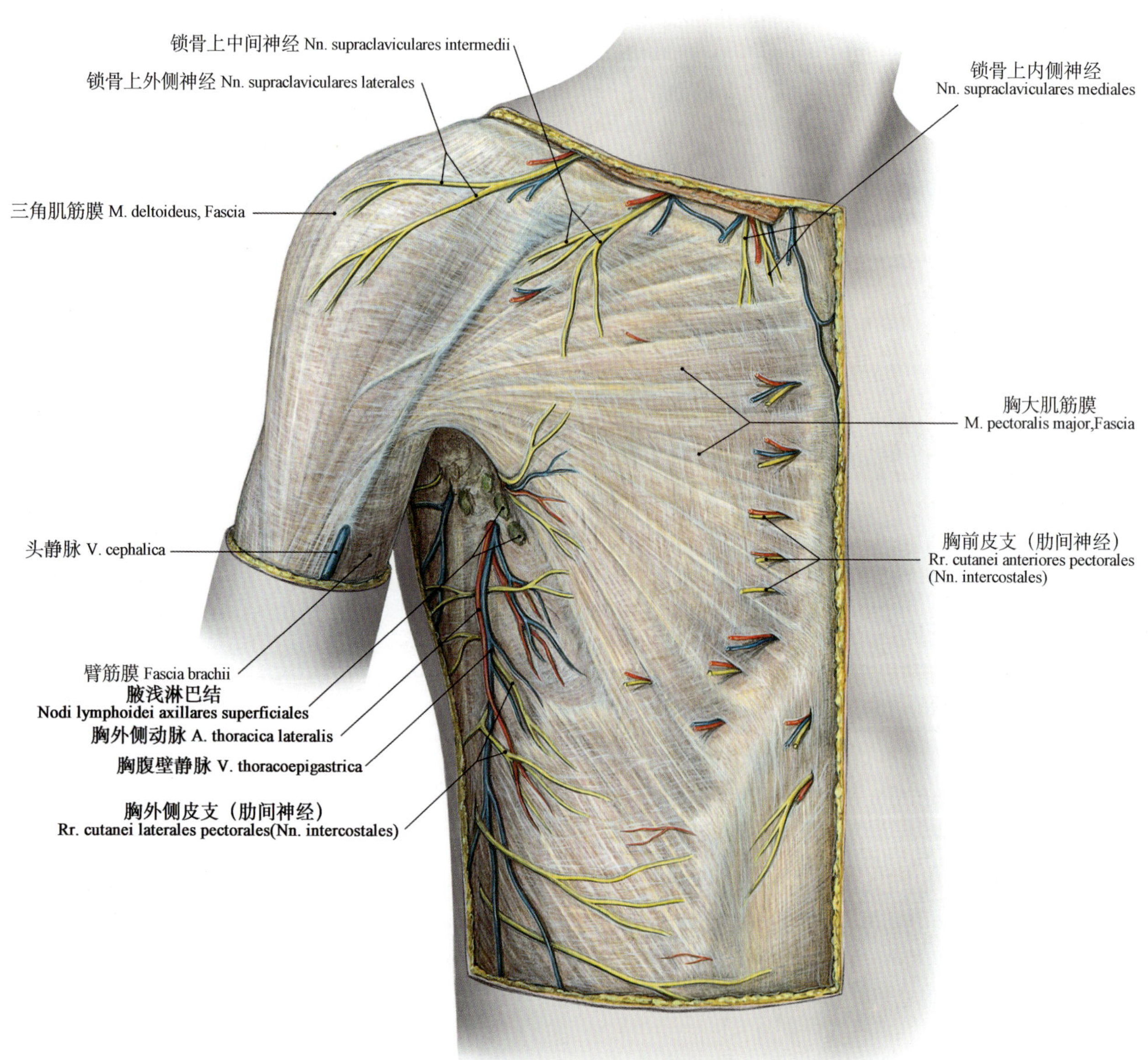

图 3.138 **腋窝和胸外侧壁的浅血管和神经(右侧,前面观)**

腋窝和胸外侧壁的浅血管和神经位于腋浅淋巴结旁。胸腹壁静脉的变异较大,大致位于由胸大肌形成的腋前襞水平。有的与胸外侧动脉的分支伴行。肋间神经的外侧皮支(胸外侧皮支)行于肋间隙,离开腋窝。

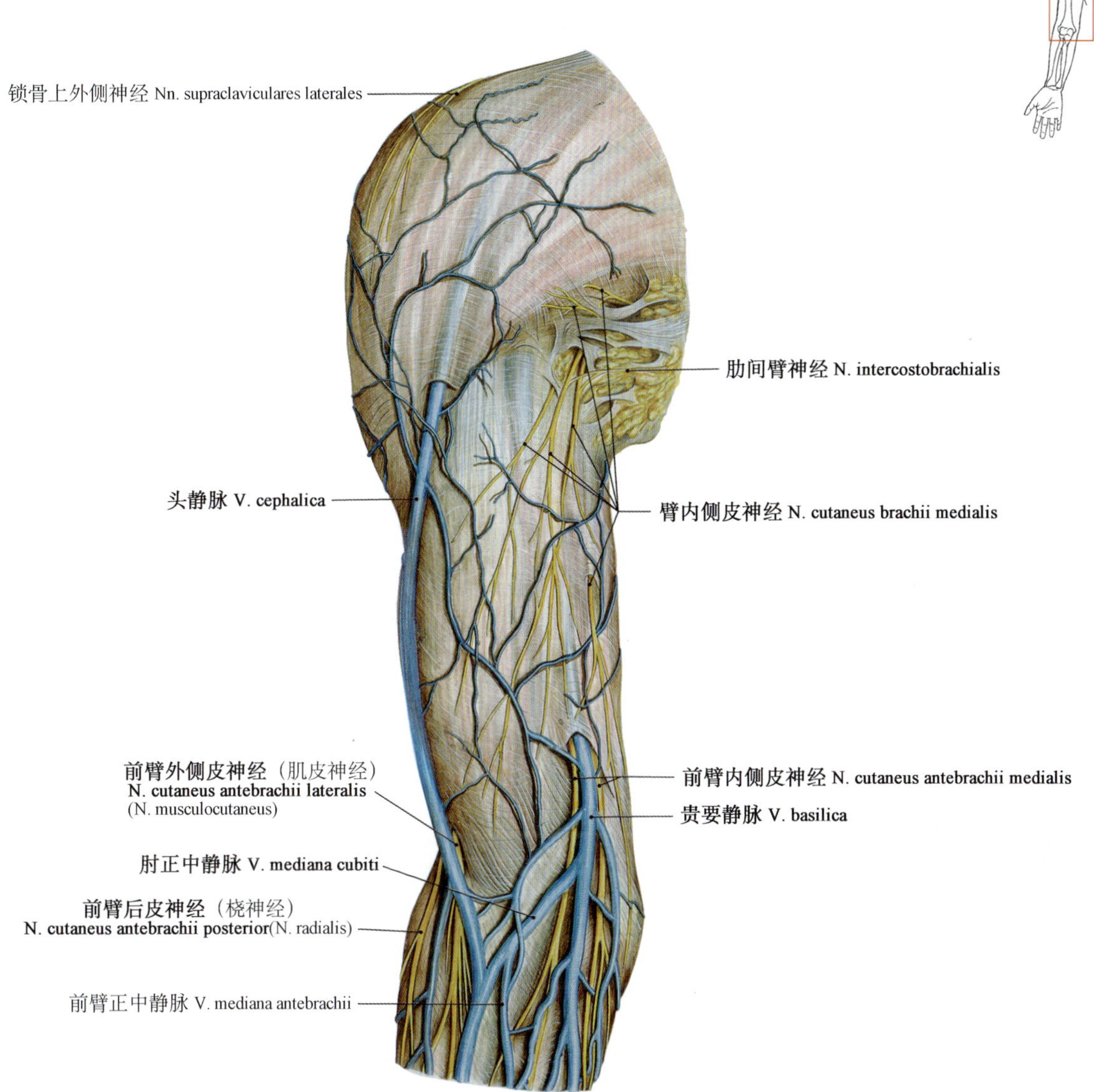

图 3.139 **肩部、三角肌区、臂前区和肘前区的浅静脉和神经(右侧,前面观)**

在臂部,**头静脉**在肱二头肌外侧沟上行,至肩部位于三角肌和胸大肌起点之间。在肘窝它常借**肘正中静脉**与贵要静脉相连。在臂下部的肱二头肌内侧沟,**贵要静脉**穿臂筋膜注入 2 条肱静脉的任一条。**臂内侧皮神经**与臂内侧呈放射排列的数条细小皮神经一起穿腋筋膜。这些神经部分连于**肋间臂神经**。在臂远端,前臂的皮神经穿过深筋膜。**前臂内侧皮神经**与贵要静脉伴行,前臂外侧皮神经与头静脉伴行。前臂外侧皮神经是肌皮神经的感觉性终末支,肌皮神经行于肱二头肌和深面的肱肌之间,向外下穿出,到达臂外侧缘续为前臂外侧皮神经。**前臂后皮神经**则位于其外侧。

临床要点

由于头静脉的插管操作简便,常被用于**心脏起搏器**或**输液港系统**(应用于化疗或肠外营养)的植入。**中央静脉导管**(CVCs)插管也是通过头静脉进入上腔静脉。

肩和臂部浅层血管和神经

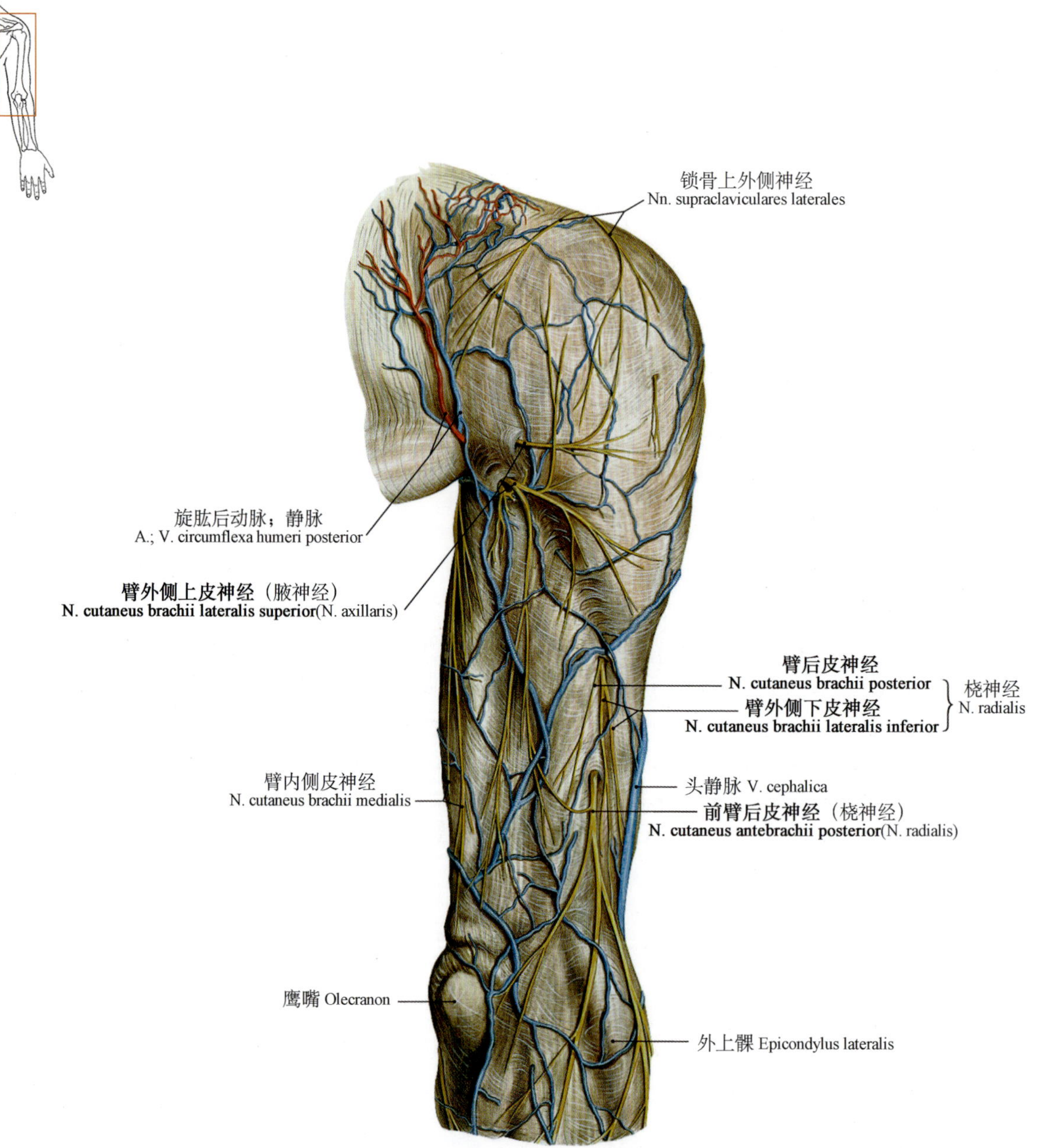

图 3.140 **肩部、三角肌区、臂后区和肘后区的浅血管和神经(右侧,后面观)**

臂外侧上皮神经是腋神经的感觉神经终支,它在三角肌(腋神经支配)的下缘穿深筋膜。**臂外侧下皮神经**、**臂后皮神经**和**前臂后皮神经**是桡神经的分支,穿肱三头肌外侧的深筋膜。前臂后皮神经的穿出部位常位于肱三头肌和肱肌之间。

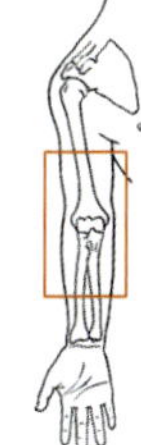

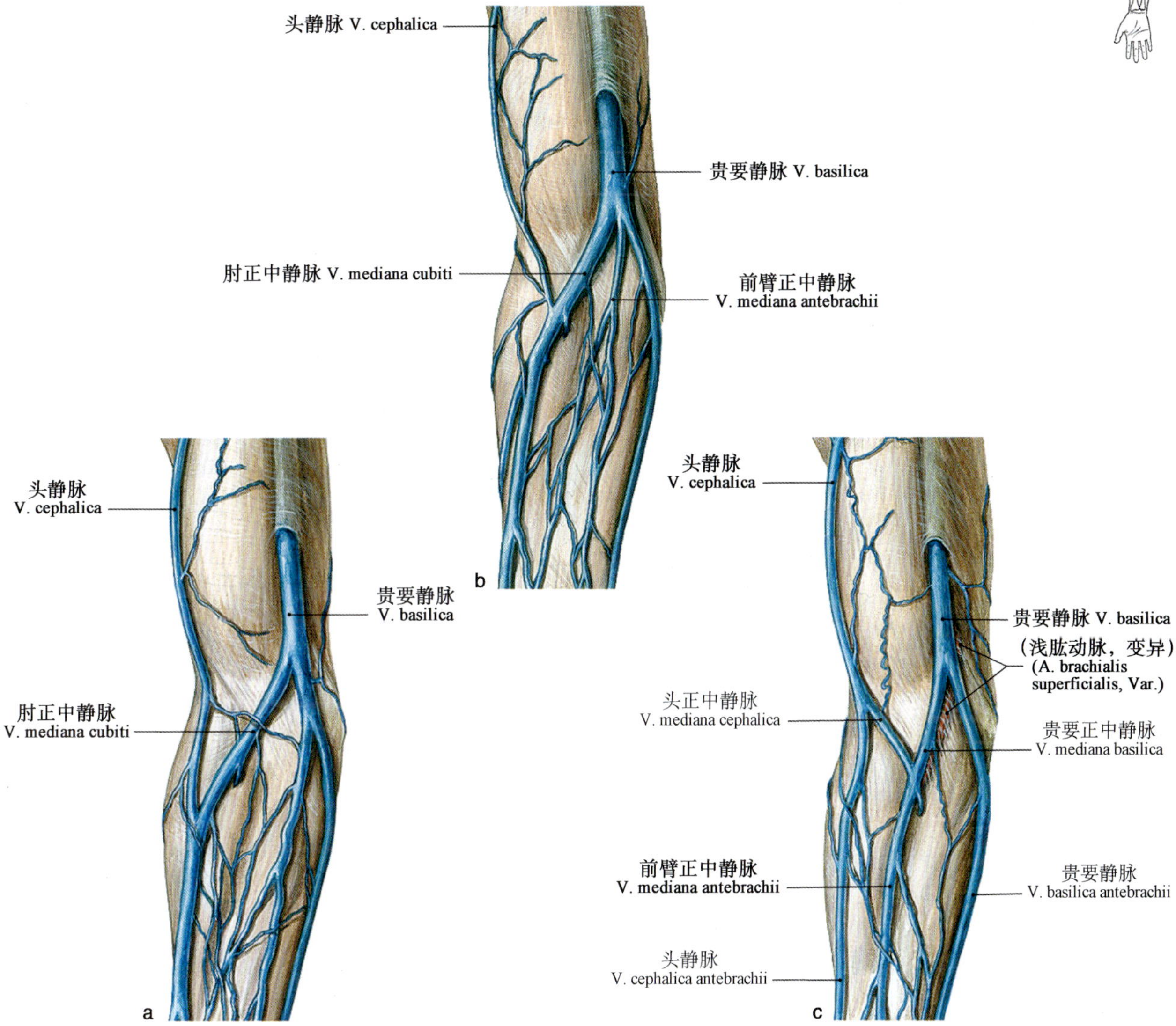

头静脉 V. cephalica
贵要静脉 V. basilica
肘正中静脉 V. mediana cubiti
前臂正中静脉 V. mediana antebrachii
b

头静脉 V. cephalica
贵要静脉 V. basilica
肘正中静脉 V. mediana cubiti
a

头静脉 V. cephalica
贵要静脉 V. basilica
(浅肱动脉，变异)
(A. brachialis superficialis, Var.)
头正中静脉 V. mediana cephalica
贵要正中静脉 V. mediana basilica
前臂正中静脉 V. mediana antebrachii
贵要静脉 V. basilica antebrachii
头静脉 V. cephalica antebrachii
c

图 3. 141a-c　**肘窝浅静脉的变异(右侧,前面观)**

通常情况下,**肘正中静脉**连接**头静脉**和**贵要静脉**(a、b)。但是在臂部**头静脉**存在较大变异,或可缺如。有的肘正中静脉缺如,但在前臂前面,头静脉和贵要静脉可通过它们的交通支与前臂正中静脉间接相连(c)。应特别注意在肘窝中可能存在变异的浅肱动脉,可能恰位于静脉旁。

临床要点

肘窝的静脉是临床**采血**和**静脉给药**的重要静脉。由于它们变异极大,检查和触摸静脉的确切行径非常必要。如触及动脉搏动,应考虑为浅肱动脉。切忌将药物注射进动脉,因为动脉内注射时药物稀释不充分,一些物质会有毒性作用。

前臂浅层血管和神经

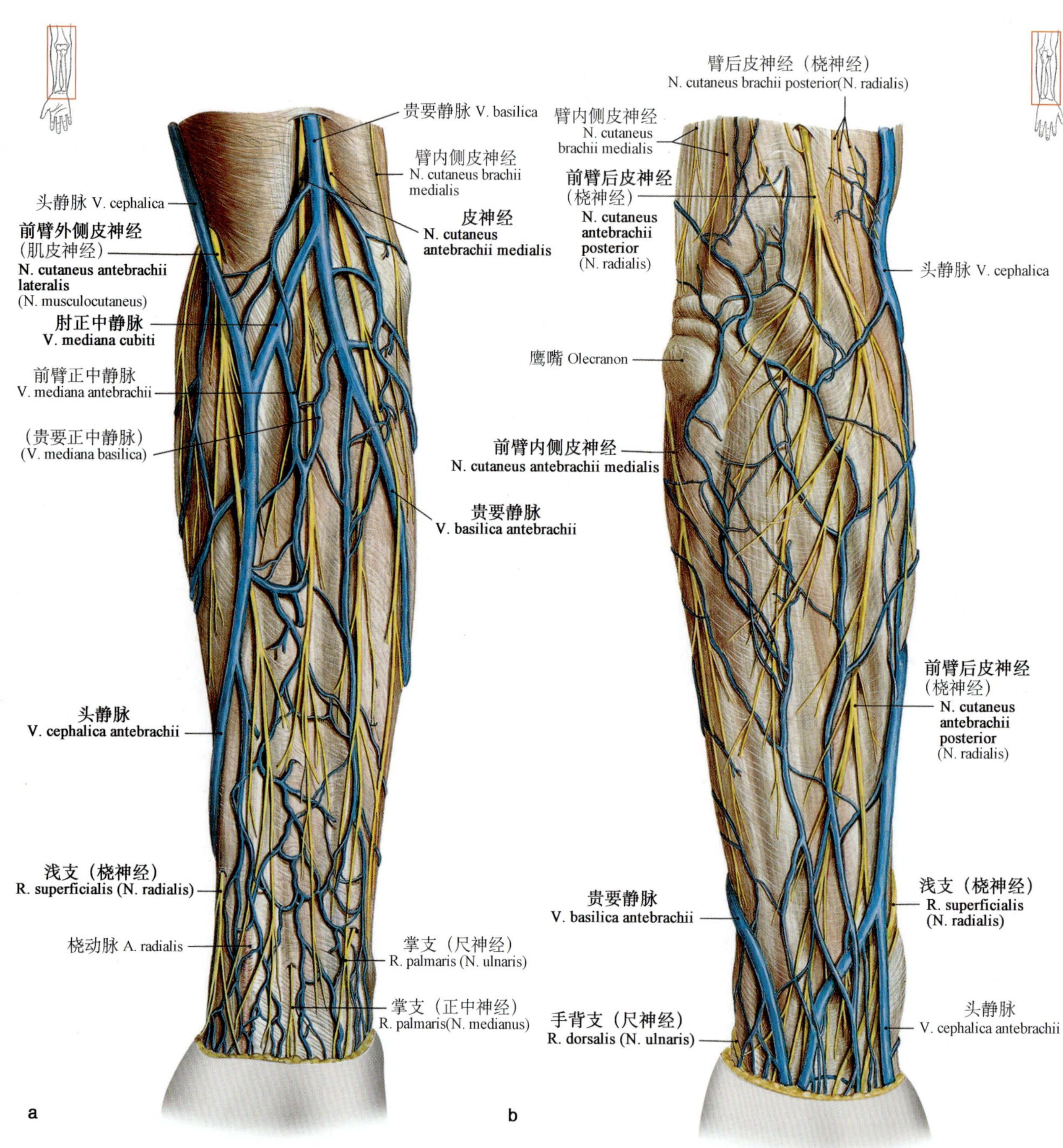

图 3.142 **前臂前区、前臂后区、肘和肘前区的浅静脉和神经[右侧，前面观(a)和后面观(b)]**

头静脉起于拇指背侧的浅静脉丛(手背静脉网)，继而转入前臂桡侧的前面，而**贵要静脉**起于手背尺侧，行至前臂尺侧的前面。在肘窝，两静脉经**肘正中静脉**相连。前臂的皮神经及其分支呈扇形分布。**前臂内侧皮神经**与贵要静脉相邻，**前臂外侧皮神经**与头静脉相邻。**前臂后皮神经**位于肱三头肌和肱肌之间。在前臂远侧端，**桡神经浅支**在肱桡肌腱的深面穿过深筋膜，行至手背。**尺神经手背支**也穿过尺侧腕屈肌的深面，到达手背。位于腕近侧的正中神经和尺神经的掌支，通常在解剖时不能很好地显露。

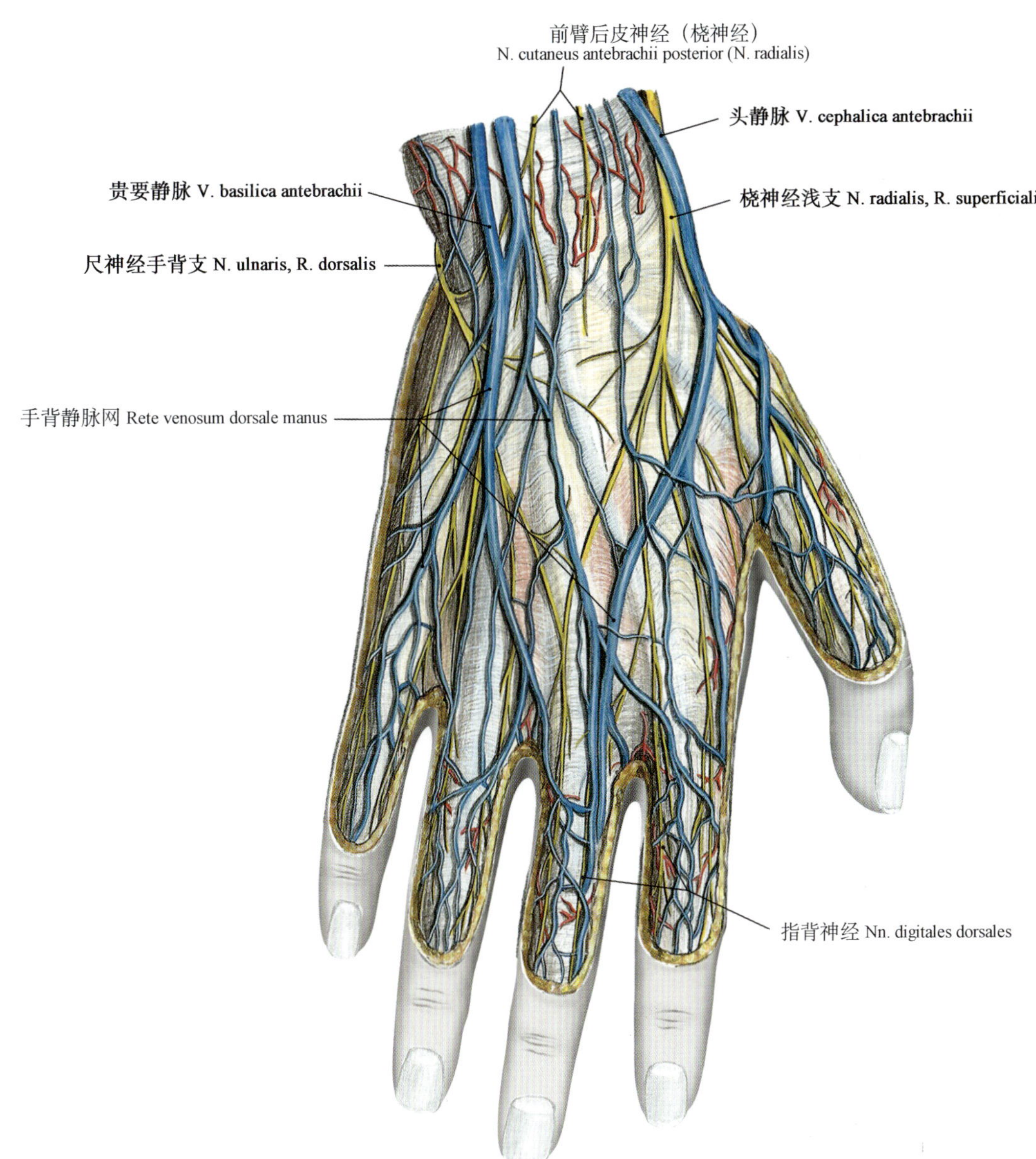

图 3.143 **手背的浅血管和神经(右侧,后面观)**

头静脉起于拇指背侧的浅静脉丛(手背静脉网),而**贵要静脉**则来源于手背尺侧的静脉。在腕近侧的上方,**桡神经浅支**在肱桡肌腱的深面穿过深筋膜,到达手背。它发出指背神经支配桡侧 2 个半手指指背的皮肤感觉。**尺神经手背支**穿过尺侧腕屈肌的深面,到达手背,支配尺侧 2 个半手指的皮肤感觉。

腋窝

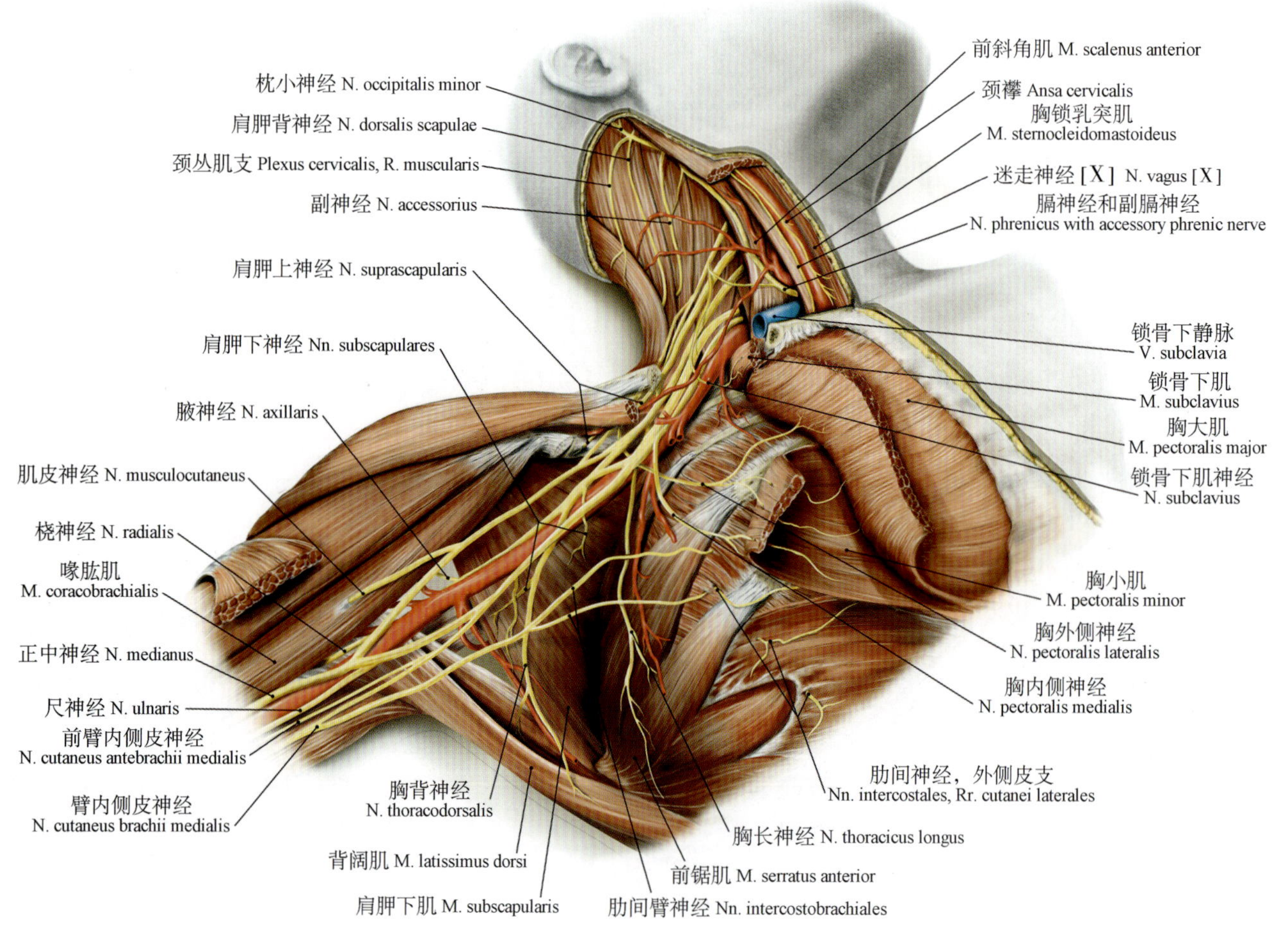

图 3.144 **腋、腋窝、臂丛的神经和腋动脉的分支**

右侧；前面观，在靠近胸大肌和胸小肌止点处切断此二肌[L266]。当头充分向后和向对侧倾斜时，**肩胛背神经**在较高的位置穿过中斜角肌，并仅在腹侧可见。它穿过肩胛提肌的背面。**颈横动脉**经臂丛上方到达斜方肌的下部。**肩胛上神经**发自臂丛的上干，后转向外侧，与**肩胛上动脉**伴行。当肩胛上神经在肩胛上横韧带下方穿过肩胛切迹时，肩胛上动脉则在此韧带上侧越过。**肩胛下神经**通常不明显，难以显露。它沿着肩胛下肌内侧走行，有的发出一个分支加入膈神经。**胸上动脉**在肩胛下神经下方进入胸壁。**胸长神经**起于臂丛的锁骨上部，穿臂丛到达胸壁，终于前锯肌。

胸肩峰动脉起于锁骨胸肌三角，**胸内侧和外侧神经**起于相应的臂丛束并支配胸肌。**胸外侧动脉**在胸小肌外侧缘下行。**肩胛下动脉**发自腋动脉，并分为**旋肩胛动脉**，**穿三边孔**；以及**胸背动脉**，与**胸背神经**在背阔肌前缘下行。

肩胛下神经发自臂丛后束，向内侧行至同名的肌，而**腋神经**向外侧发出，与**旋肱后动脉**一起转向背侧，穿四边孔。该血管是腋动脉的最后一个分支，与旋肱前动脉相吻合。

臂丛锁骨下部的神经直接发自臂丛的束。**桡神经**是后束的延续，经桡神经管至臂后部。**肌皮神经**发自外侧束，向外穿喙肱肌。其余的神经纤维形成了**正中神经**的外侧根，内侧根起源于内侧束，而内侧束之前还发出**尺神经**和**臂内侧皮神经**和**前臂内侧皮神经**至臂内侧。

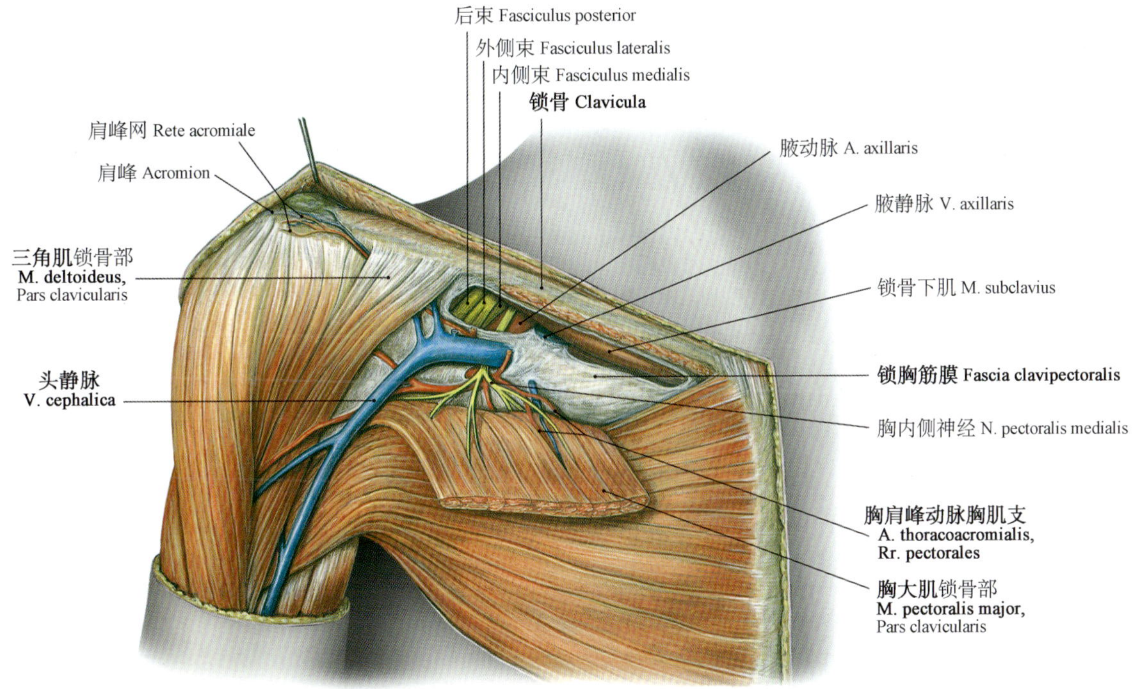

图 3.145 锁骨胸肌三角(Mohrenheim 窝)(右侧)

锁骨胸肌三角是位于锁骨和胸大肌、三角肌之间的狭窄三角形间隙。为了在解剖中显露锁骨胸肌三角，将胸大肌的起点从锁骨上分离并向一侧翻起，去除锁胸筋膜。在这个三角形中，**头静脉**注入腋静脉，腋窝**尖淋巴结**也在此处。此外，**胸肩峰动脉**由腋动脉向前发出，并分为4个终支。**胸内侧**和**外侧神经**起于相应的臂丛束，与动脉分支一起到达其支配的胸肌。

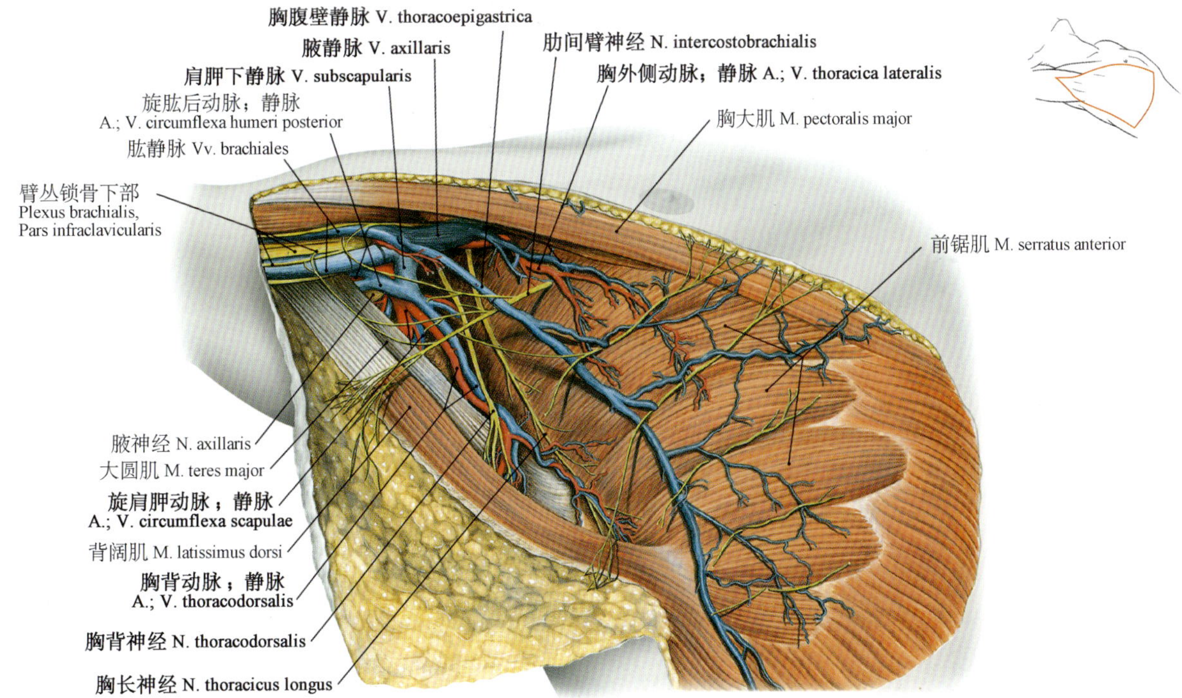

图 3.146 腋窝(右侧，外下面观)

腋窝前为胸大肌，后为背阔肌，形成两个腋窝皱襞。在腋窝，**臂丛锁骨下部**的三个束环绕着**腋动脉**，并在腹侧被**腋静脉**所覆盖。**肋间神经**发出的**肋间臂神经**越过腋窝，加入到臂内侧皮神经。**胸背神经**与同名血管一起经过背阔肌的内侧缘。在其腹侧，**胸长神经**向下延伸到前锯肌表面并支配该肌。

腋窝

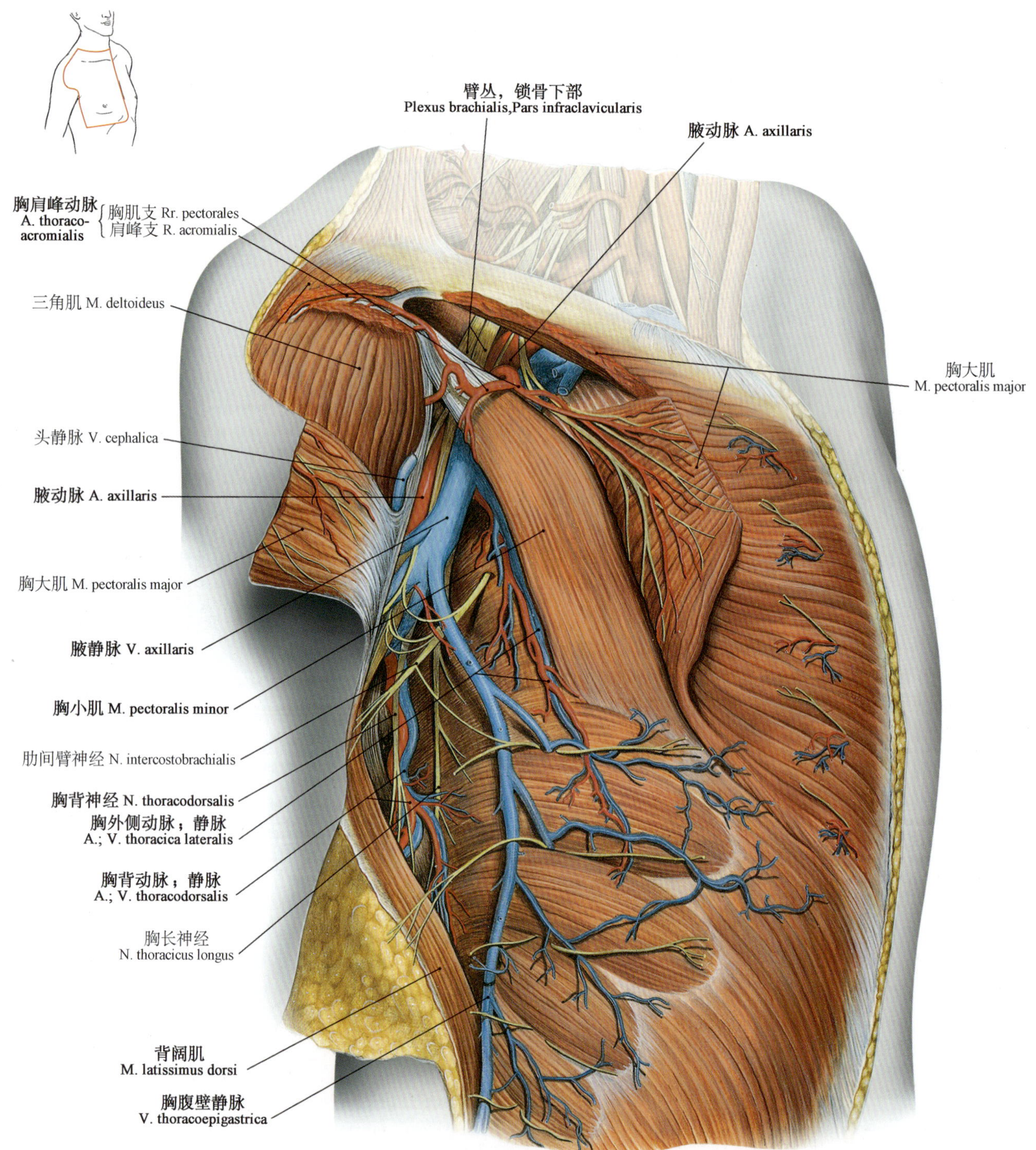

图 3.147　腋窝和胸外侧壁(右侧，前面观)

与图 3.146 相比，胸大肌被切开，显露**胸小肌**和锁骨胸肌三角的解剖结构。胸小肌上缘可见**胸肩峰动脉**及其分支。胸肩峰动脉的胸肌支与臂丛支配胸肌的神经一起到胸大肌和胸小肌。胸小肌是腋淋巴结分级的一个重要标志(图 3.137)。**胸外侧动脉和静脉沿着胸小肌的外侧缘走行**。在外侧，**胸背动脉**、**静脉**和神经在背阔肌的内面下行并共同营养和支配该肌。胸腹壁静脉无伴行动脉，在胸外侧壁的脂肪组织中该静脉的管径和走行均有较大变异(此图静脉较发达)。

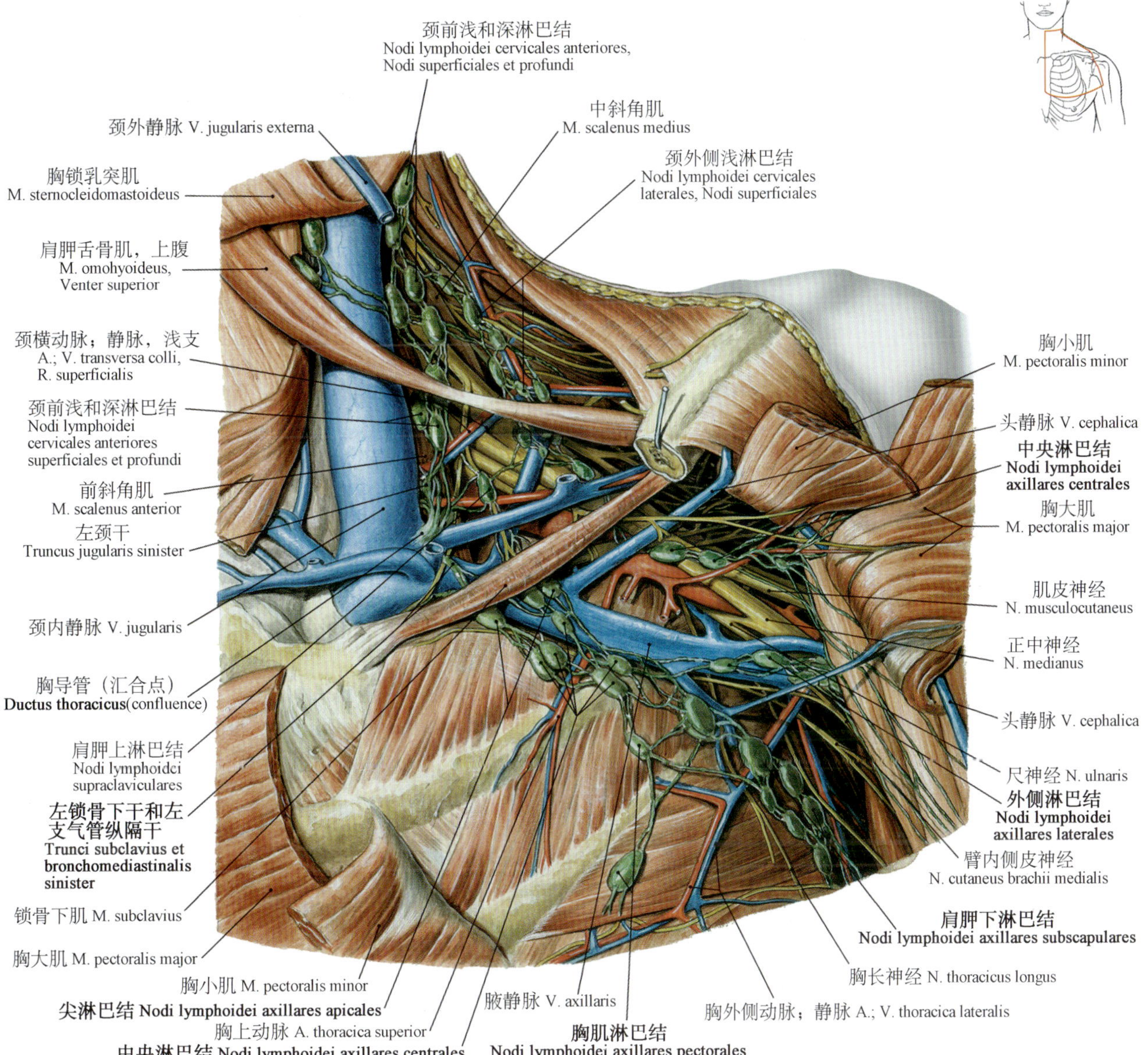

图 3.148　腋窝和胸外侧壁(左侧,前面观)

与图 3.147 不同,此图显示左侧躯干,显示**腋窝淋巴管**注入胸导管,开口于左静脉角,此处在解剖时常被破坏。胸小肌被切开翻起,可见腋淋巴结。根据与胸小肌的位置关系,腋淋巴结可分为**3 级**(→图 3.137)。第 1 级(胸小肌外侧)包括沿胸外侧动、静脉排列的胸肌淋巴结,以及其外侧的肩胛下淋巴结和沿腋静脉排列的外侧淋巴结。第 2 级(胸小肌水平)为胸小肌深面的中央淋巴结。第 3 级(胸小肌内侧)是注入**锁骨下干**之前的最后一级淋巴结,锁骨下干将淋巴通过左侧的胸导管引流入由颈内静脉和锁骨下静脉形成的左静脉角中。

临床要点

在注入左静脉角前,**胸导管**收集了整个下半身(包括腹腔和盆腔的脏器)和由左支气管纵隔干引流来的左侧胸部、左锁骨下干引流来的左侧上肢和左颈干引流来的左侧头颈部的淋巴。

因此,腹部和盆腔的恶性肿瘤可转移至左锁骨上淋巴结(即Virchow **腺**)。

(张露青　译)

臂的血管、神经

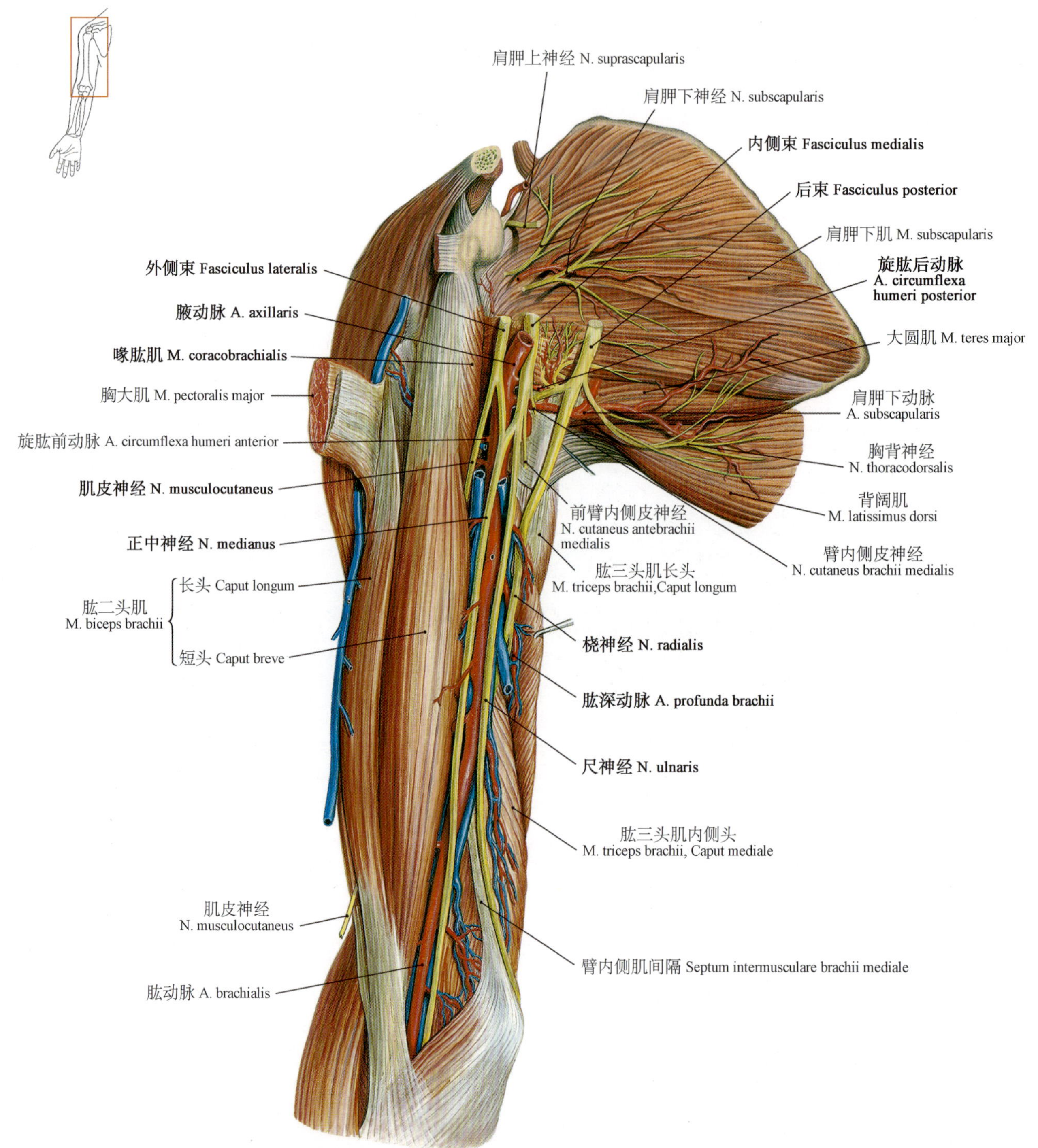

图 3.149 **腋窝和臂内侧血管和神经(臂前区,右侧,前内侧面观)**

在靠近位于大结节嵴的止点处切断胸大肌,以显示**臂丛**的锁骨下部。

臂丛的3个束位于近侧。**外侧束**和**内侧束**分居腋动脉两侧,连同其各自的分支,形成1个"M"形结构,这在解剖臂丛时有助于定位。

"M"的外侧部分是肌皮神经,因其穿过喙肱肌而易于辨认;中间部分由正中神经的内侧根和外侧根组成;内侧部分是尺神经。

正中神经沿肱二头肌内侧沟降至肘窝内侧,但尺神经则是经过内上髁的后方。

后束位于腋动脉后方,在其近侧发出腋神经后,延续为桡神经。腋神经与旋肱后动脉伴行穿过外侧腋间隙,桡神经与肱深动脉伴行穿过肱三头肌裂隙至肱骨后方。

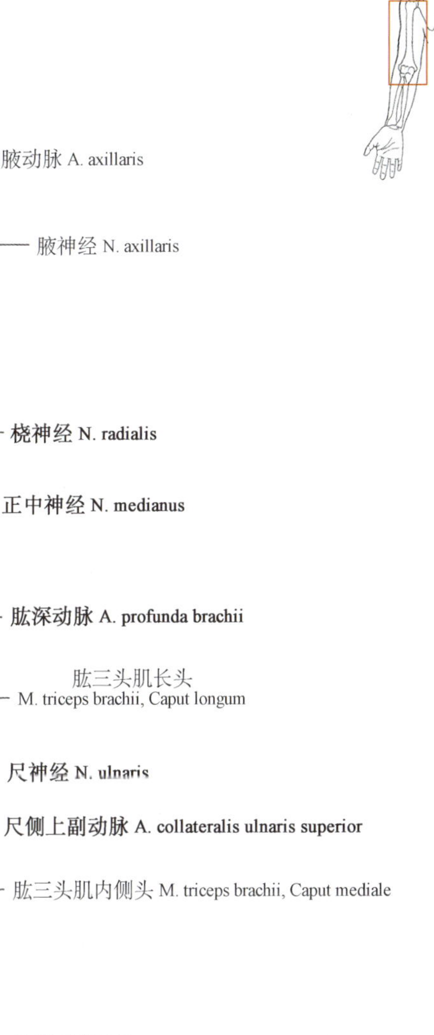

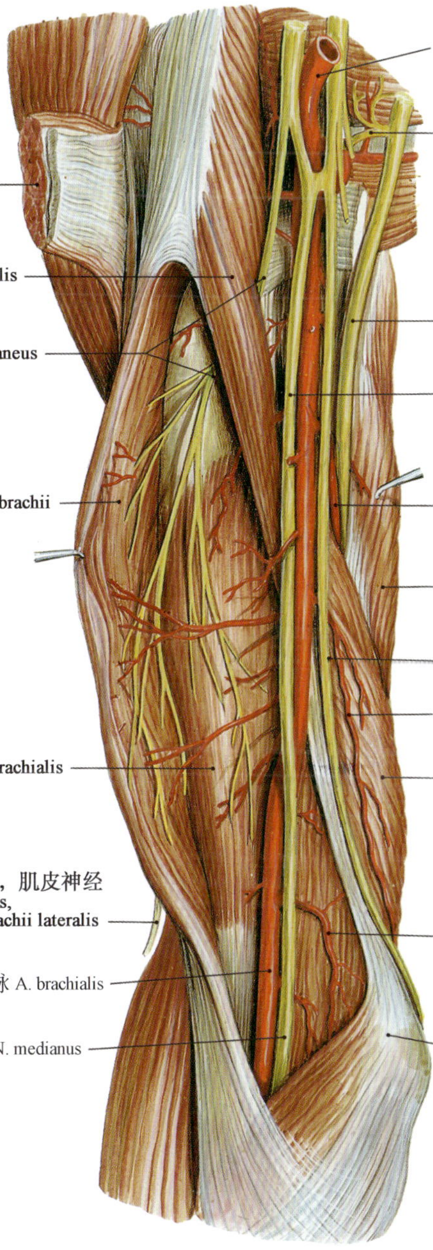

图 3. 150 **腋窝和臂内侧的动脉和神经**

臂前区，右侧：前内侧面观，已移去肱二头肌。

肱二头肌向外侧翻起，显示肌皮神经的行程。**肌皮神经**穿过其支配的喙肱肌，行于肱二头肌和肱肌之间，并发出运动纤维支配此二肌。在臂远端，其感觉性终末支（前臂外侧皮神经）从此二肌之间浅出，转向前臂桡侧。

正中神经与肱动脉伴行，经肱二头肌内侧沟降至肘窝。**尺神经**与尺侧上副动脉伴行，行至内上髁的后方。

但在多数情况下，尺侧下副动脉只是在肘部稍上方发自肱动脉的 1 条细小分支。

腋神经自后束的近侧发出后，经外侧腋间隙穿出腋窝，而**桡神经**则与肱深动脉伴行，穿过肱三头肌裂隙。

腋间隙和肱三头肌裂隙

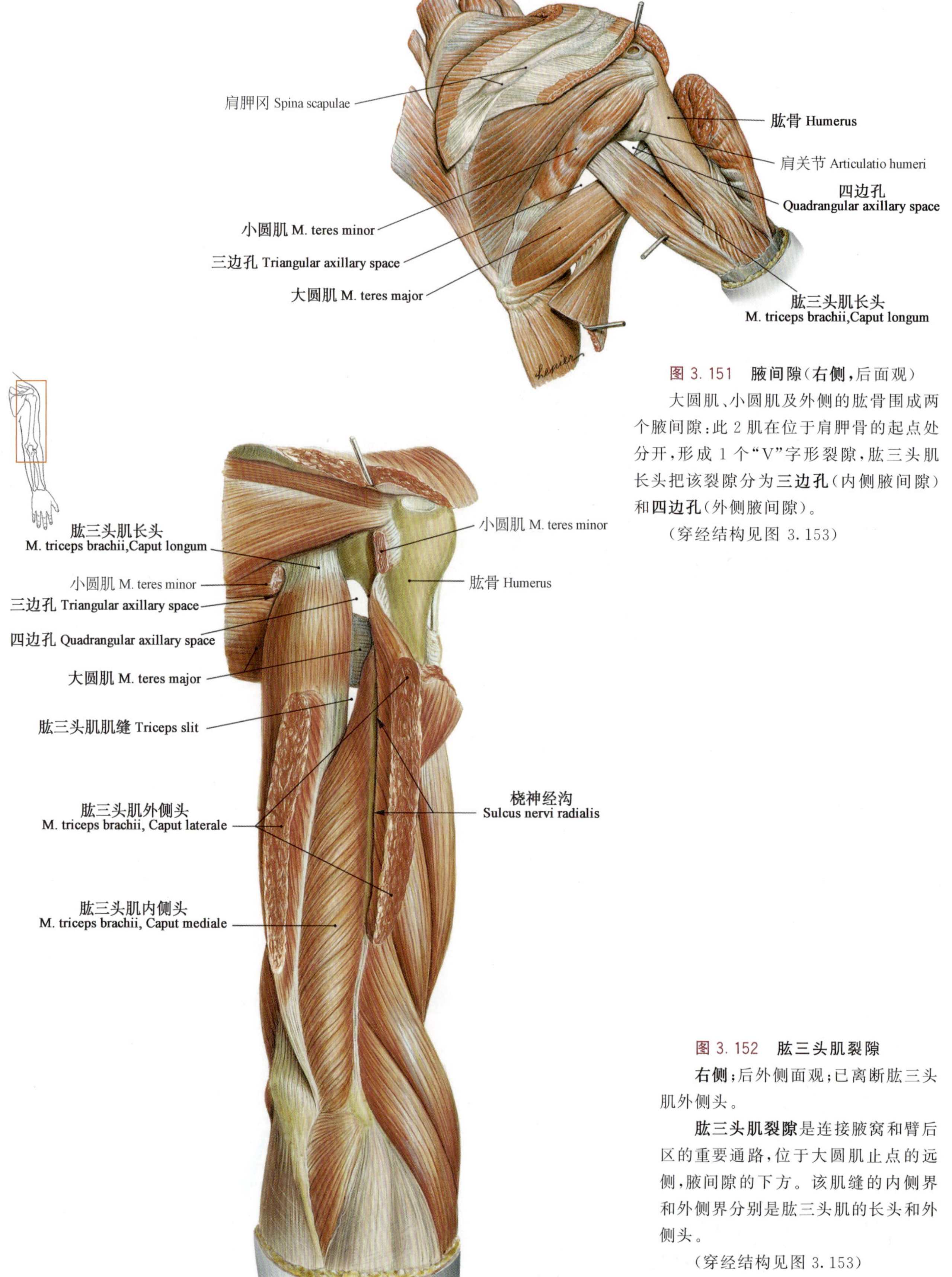

图 3.151 **腋间隙(右侧**,后面观)

大圆肌、小圆肌及外侧的肱骨围成两个腋间隙:此2肌在位于肩胛骨的起点处分开,形成1个"V"字形裂隙,肱三头肌长头把该裂隙分为**三边孔**(内侧腋间隙)和**四边孔**(外侧腋间隙)。

(穿经结构见图3.153)

图 3.152 **肱三头肌裂隙**

右侧;后外侧面观;已离断肱三头肌外侧头。

肱三头肌裂隙是连接腋窝和臂后区的重要通路,位于大圆肌止点的远侧,腋间隙的下方。该肌缝的内侧界和外侧界分别是肱三头肌的长头和外侧头。

(穿经结构见图3.153)

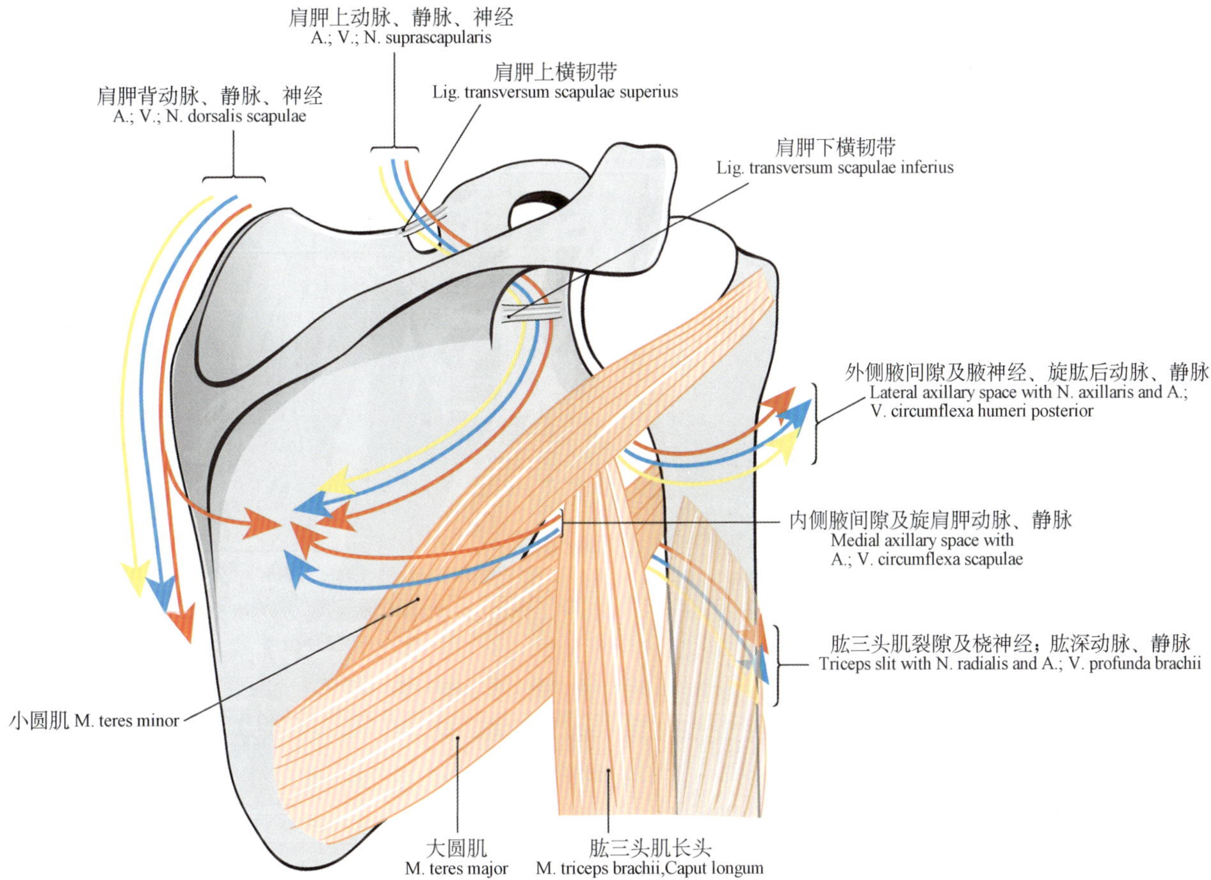

图 3.153　**腋间隙和肱三头肌裂隙示意图(右侧，后面观)**[L126]

两个腋间隙位于大圆肌、小圆肌之间，其外侧界是肱骨。肱三头肌长头将其分为内侧的**三边孔**和外侧的**四边孔**。穿经结构：

- **内侧腋间隙**：旋肩胛动脉、静脉。
- **外侧腋间隙**：腋神经和旋肱后动脉、静脉。

旋肩胛动脉与肩胛上动脉在冈下窝吻合，并通过小分支与肩胛背动脉吻合(**肩胛吻合**)。肩胛上动脉经肩胛上横韧带的**上方**至冈上窝，再经肩胛下横韧带的**下方**至冈下窝。

旋肱后动脉与旋肱前动脉吻合(**臂吻合**，→图 3.125)。

肱三头肌裂隙位于腋间隙下方，其内侧界和外侧界分别是肱三头肌长头和外侧头。下列结构穿过**肱三头肌裂隙**：桡神经和肱深动脉、静脉。

臂的血管、神经

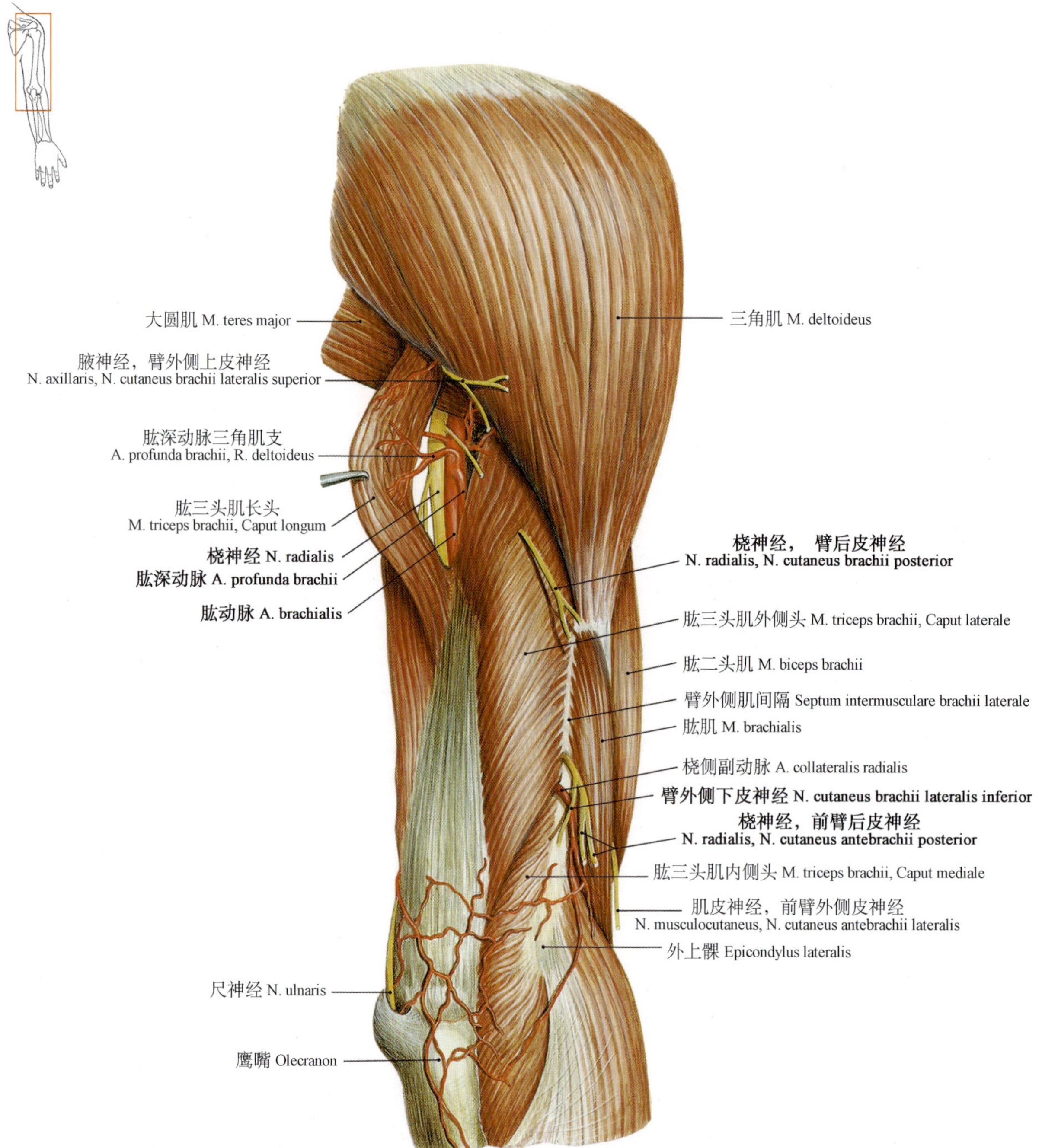

图 3.154 **臂外侧的动脉和神经（臂后区，右侧，后外侧面观）**

分开肱三头肌的长头和外侧头，以更好地识别位于两头之间的**肱三头肌裂隙**。**桡神经**和**肱深动脉**向后穿过该肌缝，继而沿肱骨的桡神经沟下降。可以看到，在穿过肱三头肌裂隙之前，桡神经已发出纤维支配肱三头肌，也已发出臂后皮神经。但是，臂外侧下皮神经和前臂后皮神经则是在桡神经沟内发出的。

临床要点

在**肱骨干骨折**伴桡神经损伤的病例中，肱三头肌功能通常保持完好，因为桡神经在穿过肱三头肌裂隙时已发出分支支配该肌，也已发出臂后皮神经。由于臂外侧下皮神经和前臂后皮神经在桡神经沟内发出，故可能会受到损伤。

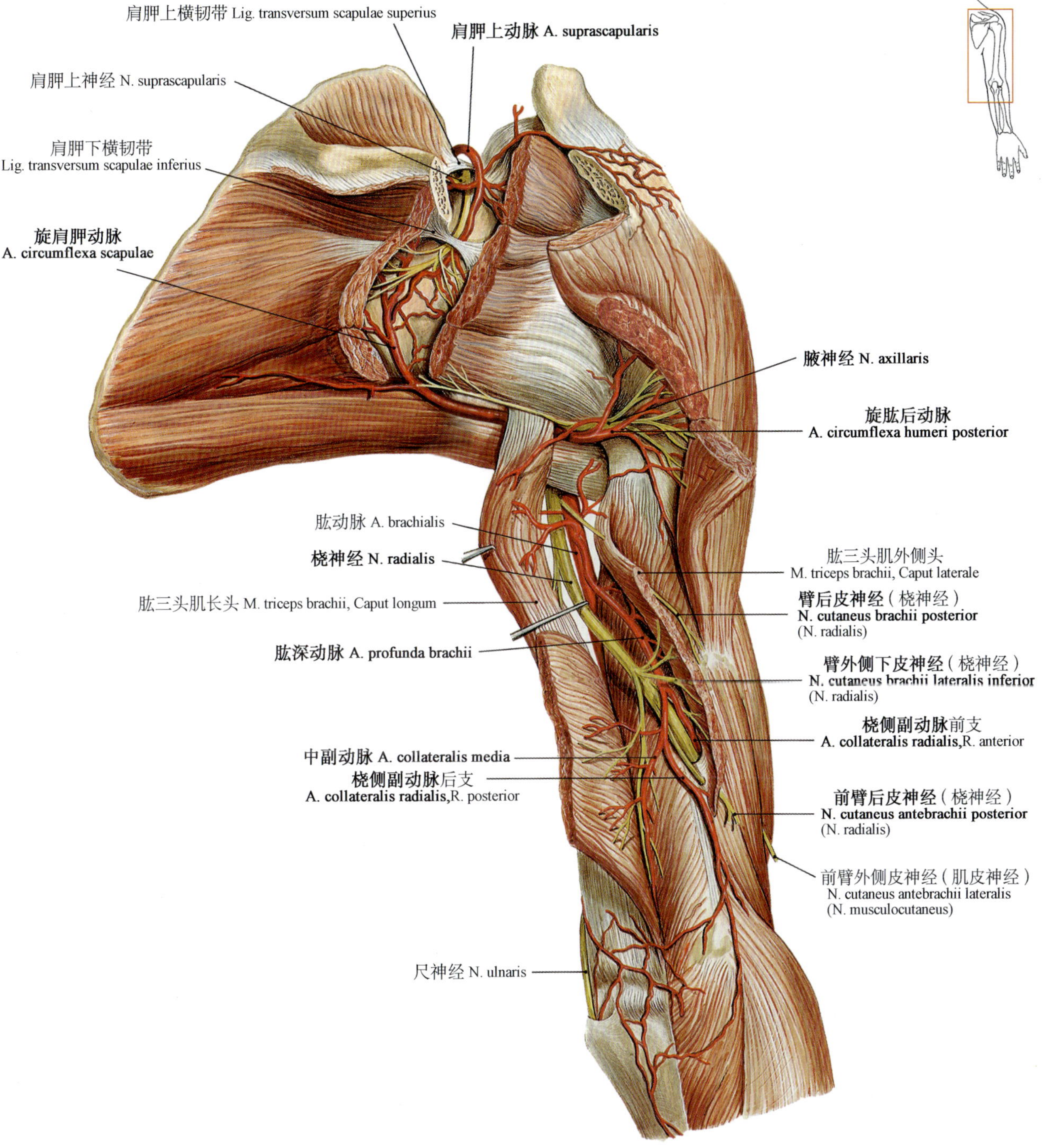

图 3.155　肩和臂外侧的动脉和神经，三角肌区和臂后区（右侧，后外侧面观）

该图再次显示**桡神经**发出分支的顺序。锐性分离肱三头肌的长头和外侧头，从而延长**肱三头肌裂隙**。支配肱三头肌的分支和臂后皮神经在桡神经穿过肱三头肌裂隙时已发出。但是，臂外侧下皮神经和前臂后皮神经却是在桡神经沟内发出。肱深动脉与桡神经伴行，分为中副动脉（至内上髁）和桡侧副动脉（与神经伴行）。

此图亦显示**腋间隙**及其穿行的结构。腋神经与旋肱后动脉伴行，穿过外侧腋间隙。旋肩胛动脉向后穿过内侧腋间隙。在冈下窝，旋肩胛动脉（腋动脉供血区）与肩胛上动脉（锁骨下动脉供血区）形成一重要吻合，肩胛背动脉（也是锁骨下动脉供血区，此处未显示）常补充到该吻合。如果腋动脉在近侧阻塞，可通过此动脉环建立旁路或侧支循环，以维持臂部的血供。

肩胛上动脉经过肩胛上横韧带的上方，而肩胛上神经则经过该韧带下方的肩胛切迹，二者在降至肩胛下窝的过程中，肩胛下横韧带从其表面越过。

前臂的血管、神经

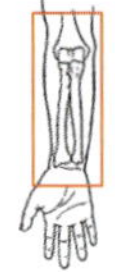

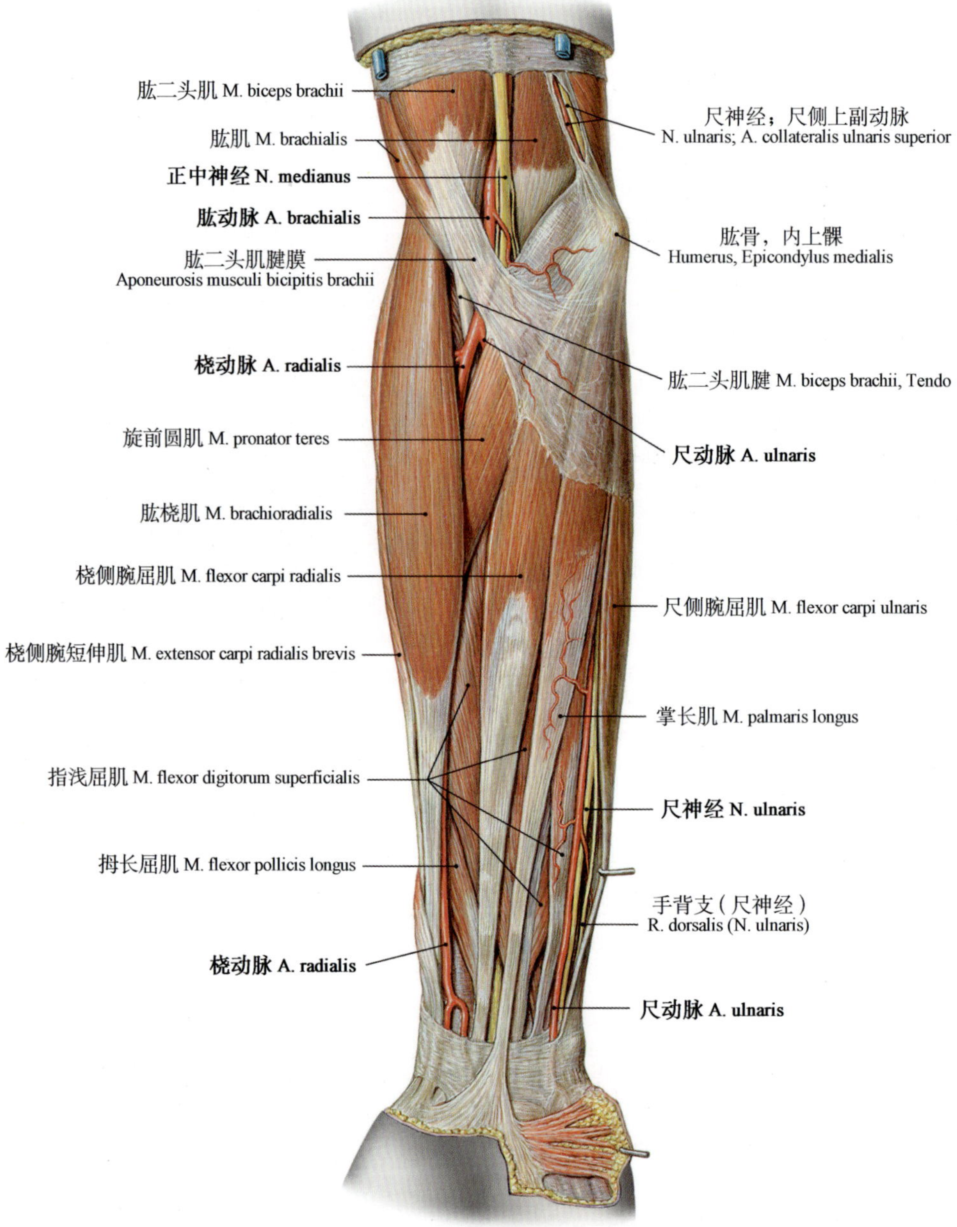

肱二头肌 M. biceps brachii
肱肌 M. brachialis
正中神经 N. medianus
肱动脉 A. brachialis
肱二头肌腱膜
Aponeurosis musculi bicipitis brachii
桡动脉 A. radialis
旋前圆肌 M. pronator teres
肱桡肌 M. brachioradialis
桡侧腕屈肌 M. flexor carpi radialis
桡侧腕短伸肌 M. extensor carpi radialis brevis
指浅屈肌 M. flexor digitorum superficialis
拇长屈肌 M. flexor pollicis longus
桡动脉 A. radialis
尺神经；尺侧上副动脉
N. ulnaris; A. collateralis ulnaris superior
肱骨，内上髁
Humerus, Epicondylus medialis
肱二头肌腱 M. biceps brachii, Tendo
尺动脉 A. ulnaris
尺侧腕屈肌 M. flexor carpi ulnaris
掌长肌 M. palmaris longus
尺神经 N. ulnaris
手背支（尺神经）
R. dorsalis (N. ulnaris)
尺动脉 A. ulnaris

图 3. 156 **前臂浅层的动脉和神经，前臂前区（右侧，前面观）**

正中神经与肱动脉伴行，进入肘窝的内侧。肱动脉分为桡动脉和尺动脉，分别降至腕关节两侧。在腕关节稍上方易于触及桡动脉的搏动。在前臂远端可以看到，尺动脉与尺神经伴行，位于尺侧腕屈肌的深面。

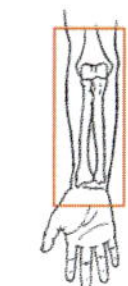

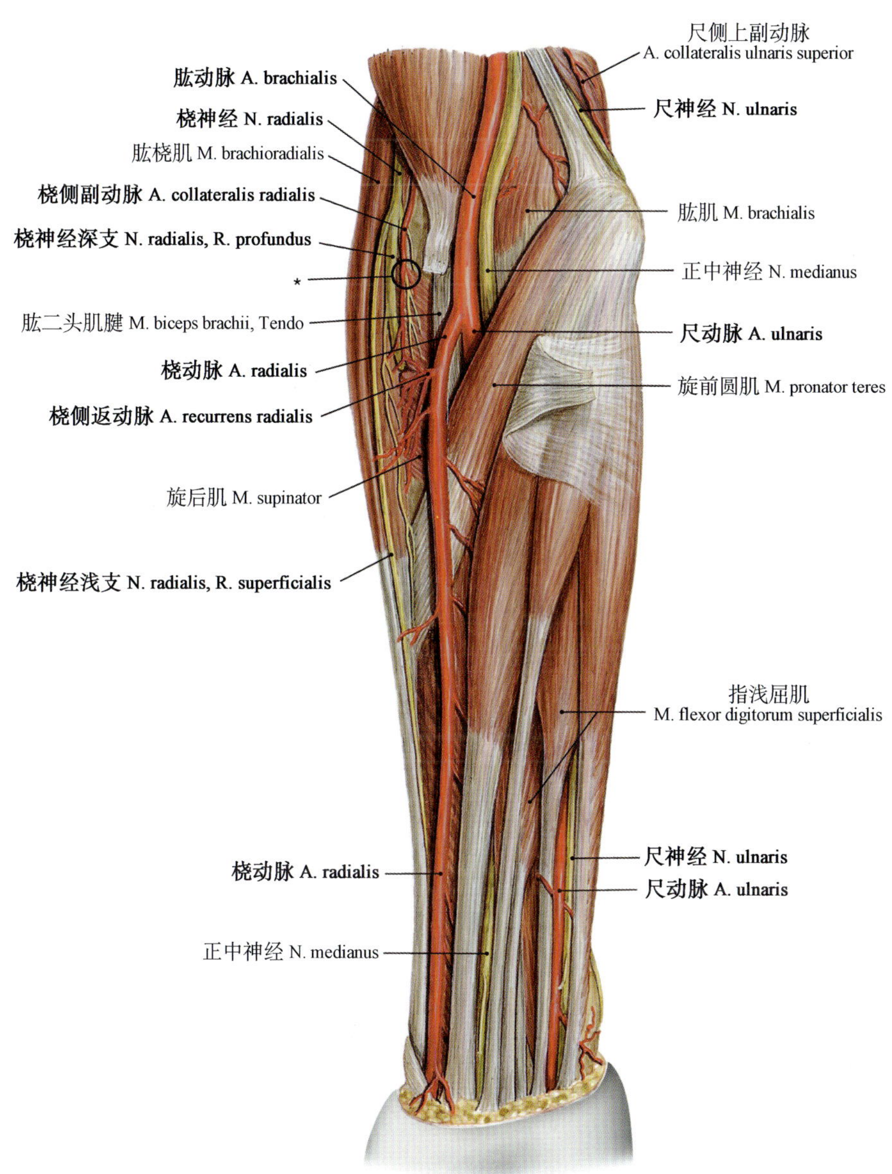

图 3.157 **前臂浅层的动脉和神经**

前臂前区，右侧；前面观；已移去肱桡肌和肱二头肌腱膜。

移去肱桡肌和肱二头肌在前臂筋膜的止点（肱二头肌腱膜），显露**肱动脉**的分叉及桡动脉和桡神经的行程。

桡动脉从肱动脉发出后，在肱桡肌深面降至腕关节桡侧。在肱桡肌深面，桡侧返动脉也会上行至肘关节网，并与桡侧副动脉（*）吻合。

尺动脉自旋前圆肌深面发出分支后，在肘窝下方加入到尺神经，行于尺侧腕屈肌深面至腕关节尺侧。

经肱桡肌和肱肌之间（**桡管**），**桡神经**从外侧进入肘窝，并分为浅支和深支。**浅支**伴桡动脉行至前臂中、下1/3处，继而转向背侧。**深支**穿过并支配旋后肌（**旋后肌管**），在进入该肌处，常有一边缘锐利的腱弓（Frohse-Fränkel 弓），可卡压神经。

前臂的血管、神经

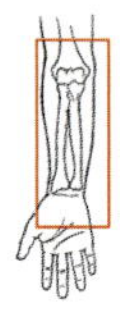

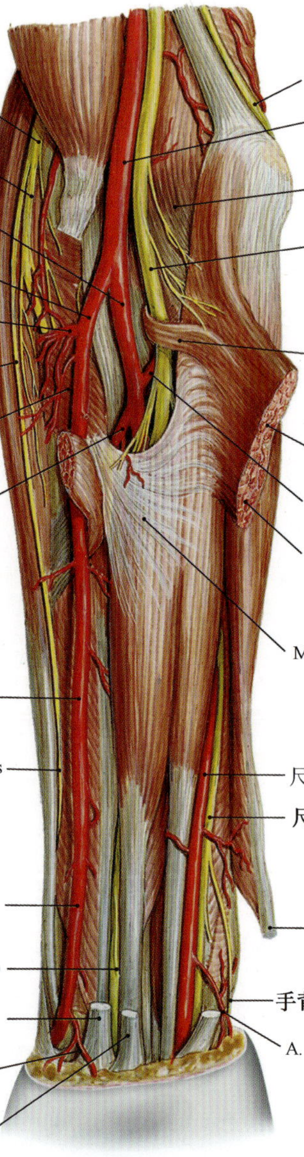

桡神经 N. radialis
桡神经深支 N. radialis, R. profundus
尺动脉 A. ulnaris
桡动脉 A. radialis
桡侧返动脉 A. recurrens radialis
桡神经浅支 N. radialis, R. superficialis
旋后肌 M. supinator
骨间总动脉 A. interossea communis
桡动脉 A. radialis
桡神经，浅支 N. radialis, R. superficialis
桡动脉 A. radialis
掌支（正中神经）R. palmaris (N. medianus)
桡侧腕屈肌肌腱 M. flexor carpi radialis, Tendo
桡动脉，掌浅支 A. radialis, R. palmaris superficialis
掌长肌肌腱 M. palmaris longus, Tendo
尺神经 N. ulnaris
肱动脉 A. brachialis
肱肌 M. brachialis
正中神经 N. medianus
旋前圆肌，尺骨头 M. pronator teres,Caput ulnare
旋前圆肌 M. pronator teres
尺侧返动脉 A. recurrens ulnaris
桡侧腕屈肌 M. flexor carpi radialis
指浅屈肌，桡骨头 M. flexor digitorum superficialis,Caput radiale
尺动脉 A. ulnaris
尺神经 N. ulnaris
尺侧腕屈肌肌腱 M. flexor carpi ulnaris, Tendo
手背支（尺神经）R. dorsalis (N. ulnaris)
尺动脉，腕背支 A. ulnaris, R. carpalis dorsalis

图 3.158 **前臂深层的动脉和神经**

前臂前区，右侧；前面观；已离断旋前圆肌和桡侧腕屈肌，移去掌长肌。

离断前臂浅层屈肌后，可显示**尺动脉**在近侧的分支：骨间总动脉为一粗短的降支，尺侧返动脉在旋前圆肌下方发出后上行。**正中神经**穿过旋前圆肌的两个头，行于前臂中层和深层屈肌之间。

在前臂远端切断尺侧腕屈肌腱，暴露**尺神经手背支**的起点及其至手背的行程。

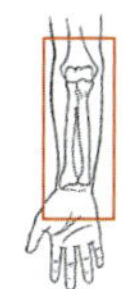

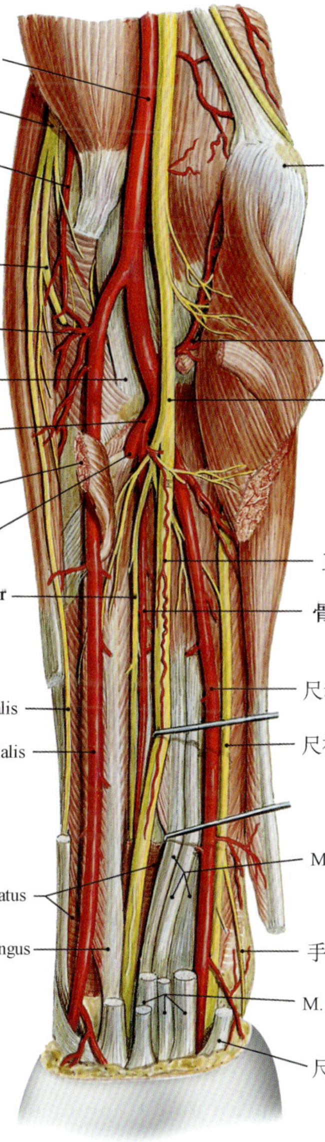

肱动脉 A. brachialis
桡神经 N. radialis
桡侧副动脉（前支）A. collateralis radialis(R. anterior)
内上髁 Epicondylus medialis
桡神经深支 N. radialis, R. profundus
桡侧返动脉 A. recurrens radialis
尺侧返动脉 A. recurrens ulnaris
肱二头肌肌腱 M. biceps brachii, Tendo
正中神经 N. medianus
骨间总动脉 A. interossea communis
旋前圆肌 M. pronator teres
骨间后动脉 A. interossea posterior
正中动脉 A. comitans nervi mediani
骨间前神经 N. interosseus antebrachii anterior
骨间前动脉 A. interossea anterior
尺动脉 A. ulnaris
桡神经浅支 N. radialis, R. superficialis
尺神经 N. ulnaris
桡动脉 A. radialis
指深屈肌肌腱 M. flexor digitorum profundus,Tendines
旋前方肌 M. pronator quadratus
拇长屈肌 M. flexor pollicis longus
手背支（尺神经）R. dorsalis (N. ulnaris)
指浅屈肌肌腱 M. flexor digitorum superficialis,Tendines
尺侧腕屈肌肌腱 M. flexor carpi ulnaris,Tendo

图 3.159 **前臂深层的动脉和神经**

前臂前区，右侧；前面观；已移去所有浅层屈肌。

移去包括指浅屈肌在内的所有浅层屈肌，可见**正中神经**的全长。正中神经沿前臂中线在浅层和深层屈肌之间下降，其细小的营养血管（正中动脉）常与之伴行。在前臂近端，正中神经发出骨间前神经，支配深层屈肌，并管理腕关节感觉。骨间前动脉与骨间前神经伴行，而骨间后动脉则穿过前臂骨间膜在其背面下行。

肘部的血管、神经

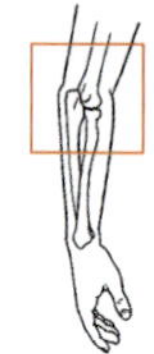

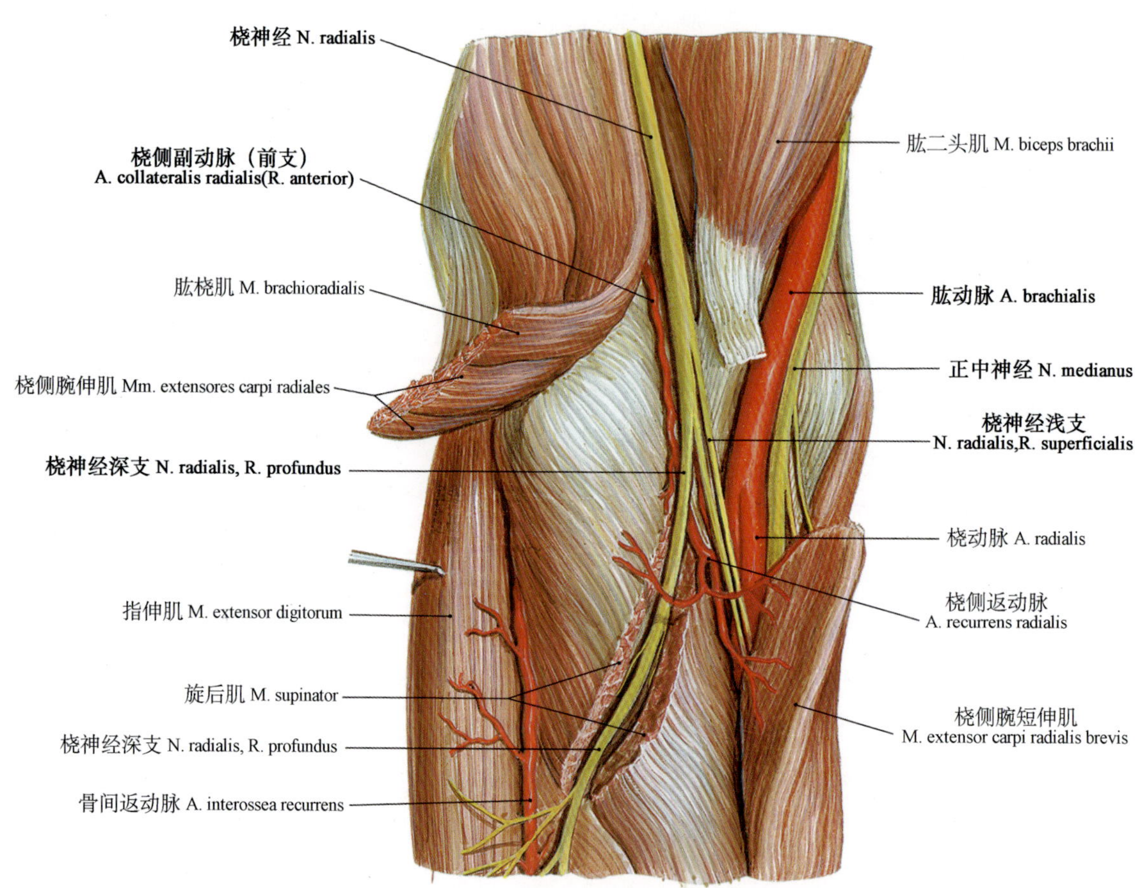

图 3.160 **肘窝的动脉和神经，肘前区（右侧，外侧面观）**

离断前臂浅层各屈肌和伸肌，显示上肢神经在肘部的行程。**正中神经**与肱动脉从内侧进入肘窝，而**桡神经**则由桡侧副动脉伴行，从外侧经肱桡肌和肱肌之间（**桡管**）进入肘窝，随即分为浅、深2条终支。浅支在肱桡肌深面下行，深支穿旋后肌（**旋后肌管**）至前臂后区。

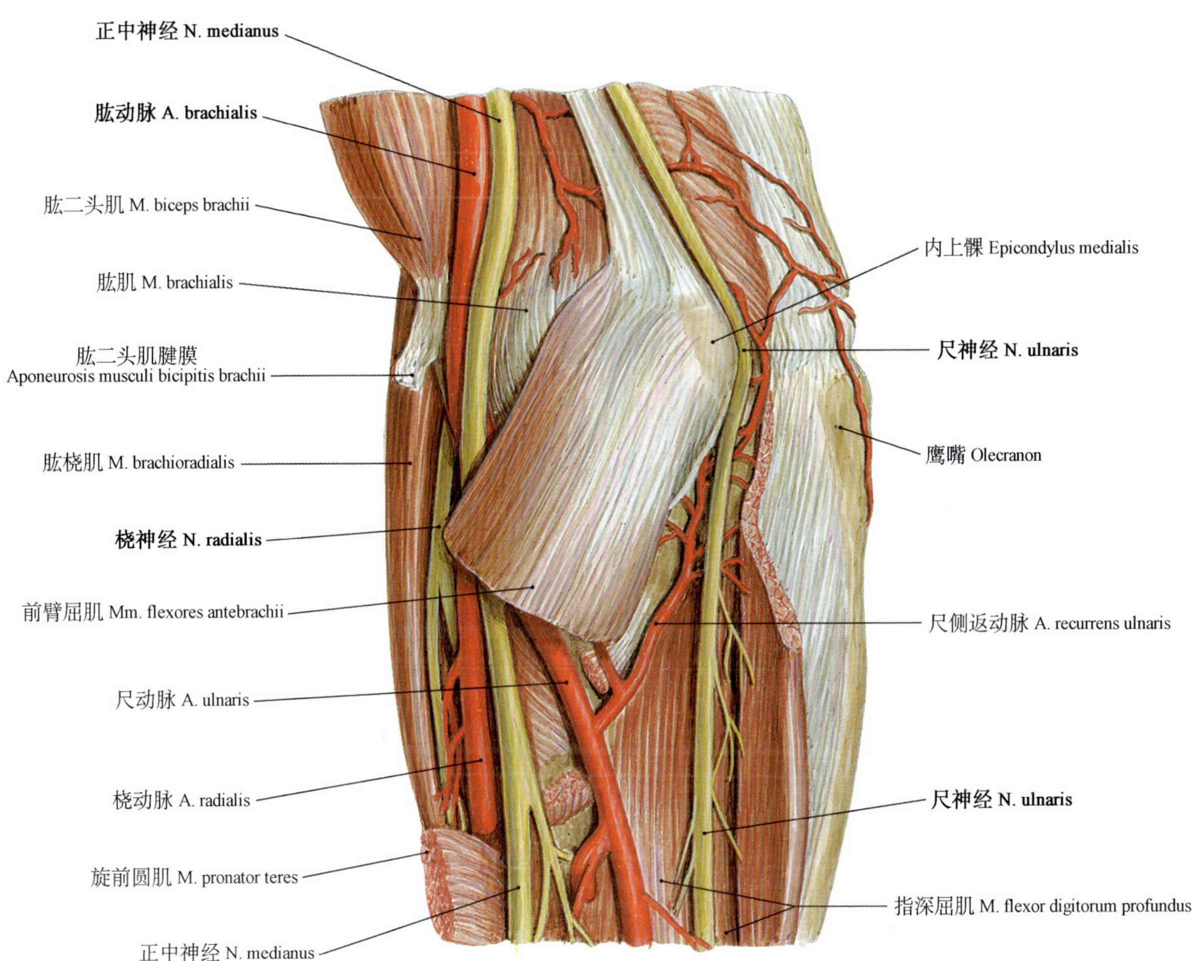

图 3.161 **肘部的动脉和神经，肘后区（右侧，内侧面观）**
在肘部，**尺神经**在尺神经沟（**肘管**）内紧贴骨面，此处易受到卡压刺激（“**麻筋**”），继而经尺侧腕屈肌深面至前臂前方，自此尺动脉与之伴行。

前臂的血管、神经

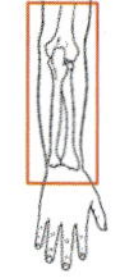

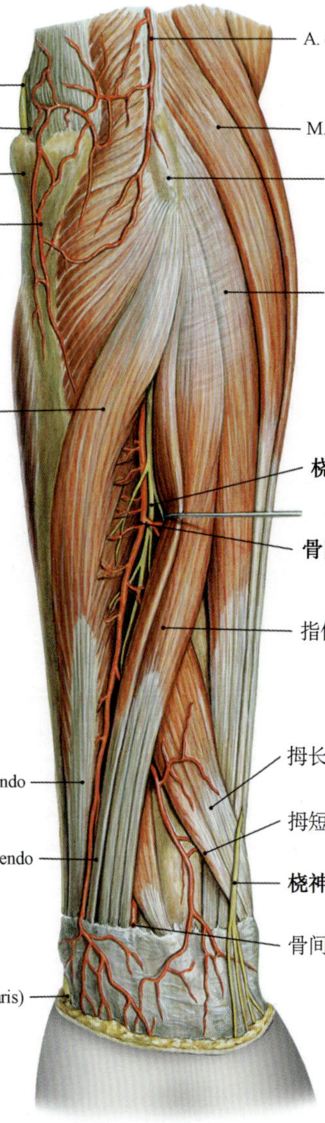

桡侧副动脉 A. collateralis radialis
尺神经 N. ulnaris
桡侧腕长伸肌 M. extensor carpi radialis longus
尺侧返动脉 A. recurrens ulnaris
鹰嘴 Olecranon
外上髁 Epicondylus lateralis
肘关节网 Rete articulare cubiti
桡侧腕短伸肌 M. extensor carpi radialis brevis
尺侧腕伸肌 M. extensor carpi ulnaris
桡神经深支 N. radialis, R. profundus
骨间后动脉 A. interossea posterior
指伸肌 M. extensor digitorum
拇长展肌 M. abductor pollicis longus
尺侧腕伸肌肌腱 M. extensor carpi ulnaris, Tendo
拇短伸肌 M. extensor pollicis brevis
小指伸肌肌腱 M. extensor digiti minimi, Tendo
桡神经浅支 N. radialis, R. superficialis
骨间前动脉 A. interossea anterior
手背支（尺神经）R. dorsalis (N. ulnaris)

图 3. 162 **前臂深层的动脉和神经，前臂后区（右侧，桡侧面观）**

把小指伸肌推向一侧，显示**桡神经深支**的行程，其在浅层和深层伸肌之间伴骨间后动脉下降。在腕关节桡侧，**桡神经浅支**自肱桡肌深面浅出，分布到手背。

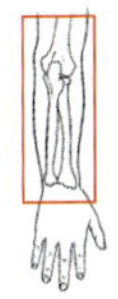

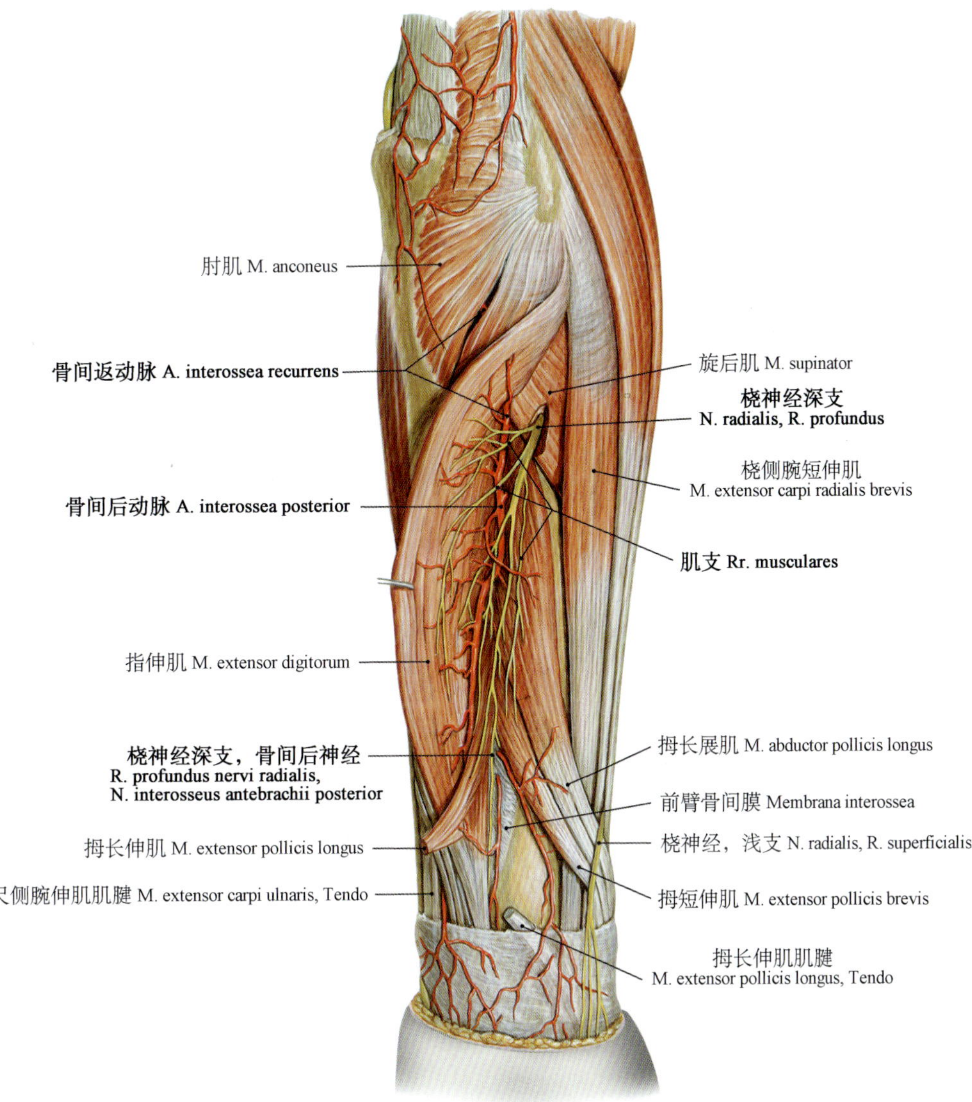

图 3.163 **前臂深层的动脉和神经，前臂后区（右侧，桡侧面观）**

翻起指伸肌，显示**桡神经深支**及**骨间后动脉**的分支。桡神经深支穿过旋后肌后，支配前臂所有浅、深层伸肌，随后延续为感觉性的骨间后神经，分布至腕关节。骨间后动脉穿过前臂骨间膜后，发出的骨间返动脉在肘肌深面上行至肘关节网。

手掌的血管、神经

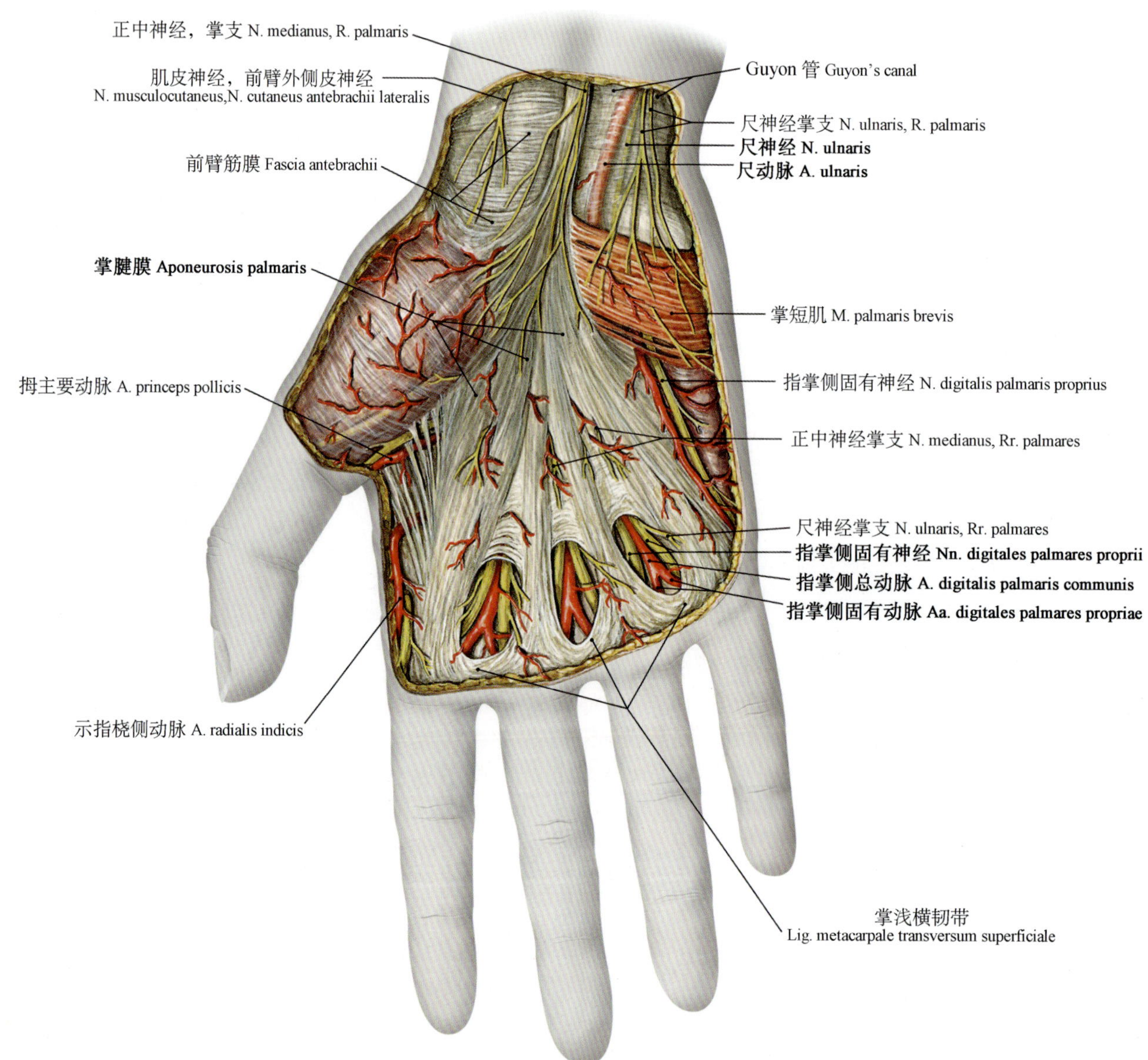

图 3.164 **手掌浅层的动脉和神经(右侧,前面观)**

手掌的血管和神经被**掌腱膜**覆盖,因而受到很好的保护。在掌指关节近侧,发自正中神经和尺神经的指掌侧固有神经,行于掌腱膜的纵行纤维束之间,并可见指掌侧总动脉分为至各指的终支。尺神经和尺动脉在腕部位置表浅,位于 **Guyon 管**内,因而易受卡压和损伤。

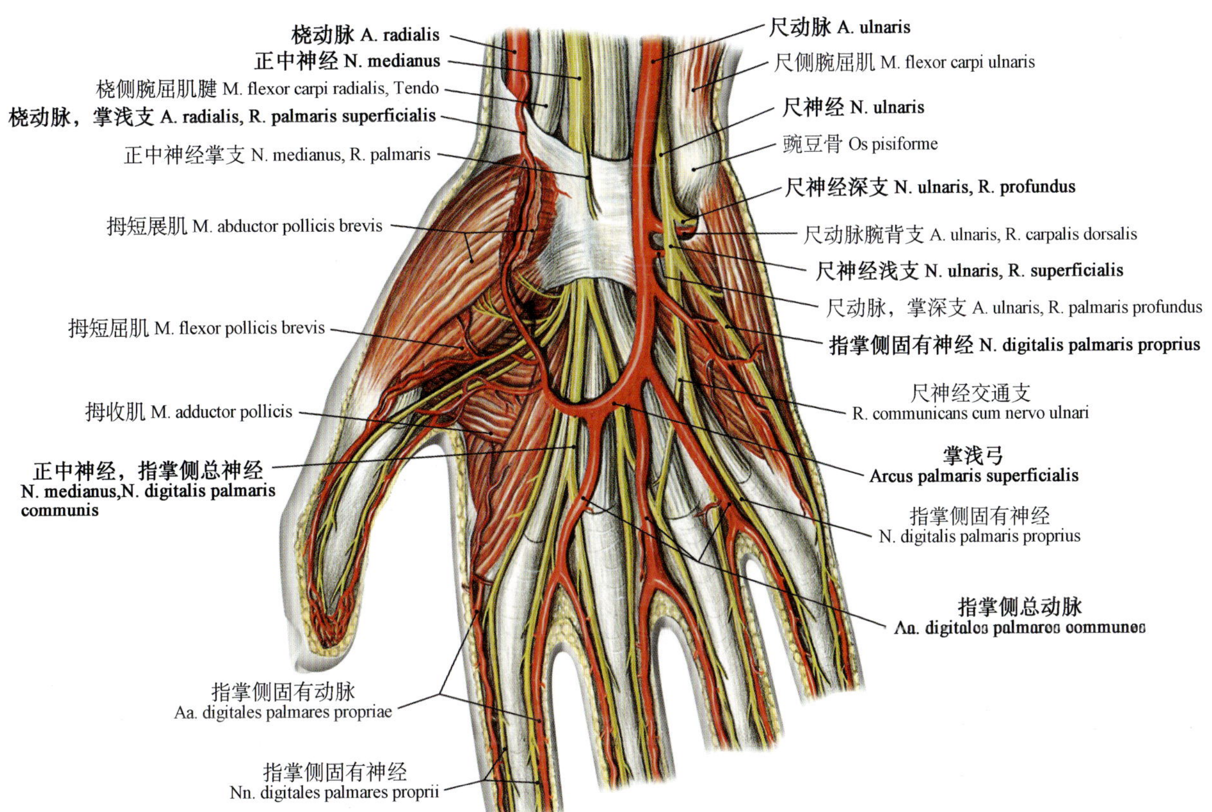

图 3.165 **手掌中层的动脉和神经**

右侧；前面观；已移去掌腱膜。

掌浅弓主要由尺动脉组成，尺动脉常与桡动脉一分支（掌浅支）吻合。掌浅弓在横跨长的屈指肌腱时，发出指掌侧动脉营养尺侧 3 个半指。

尺神经伴尺动脉穿过Guyon **管**，此处该管已打开。在豌豆骨远侧，尺神经已分为深支和浅支，浅支继续沿原来的方向下行。**浅支**分为指掌侧神经，支配尺侧 1 个半指的感觉。**正中神经**从屈肌支持带深面穿过**腕管**至手掌，发出相应的分支支配桡侧 3 个半指的感觉。

手掌的血管、神经

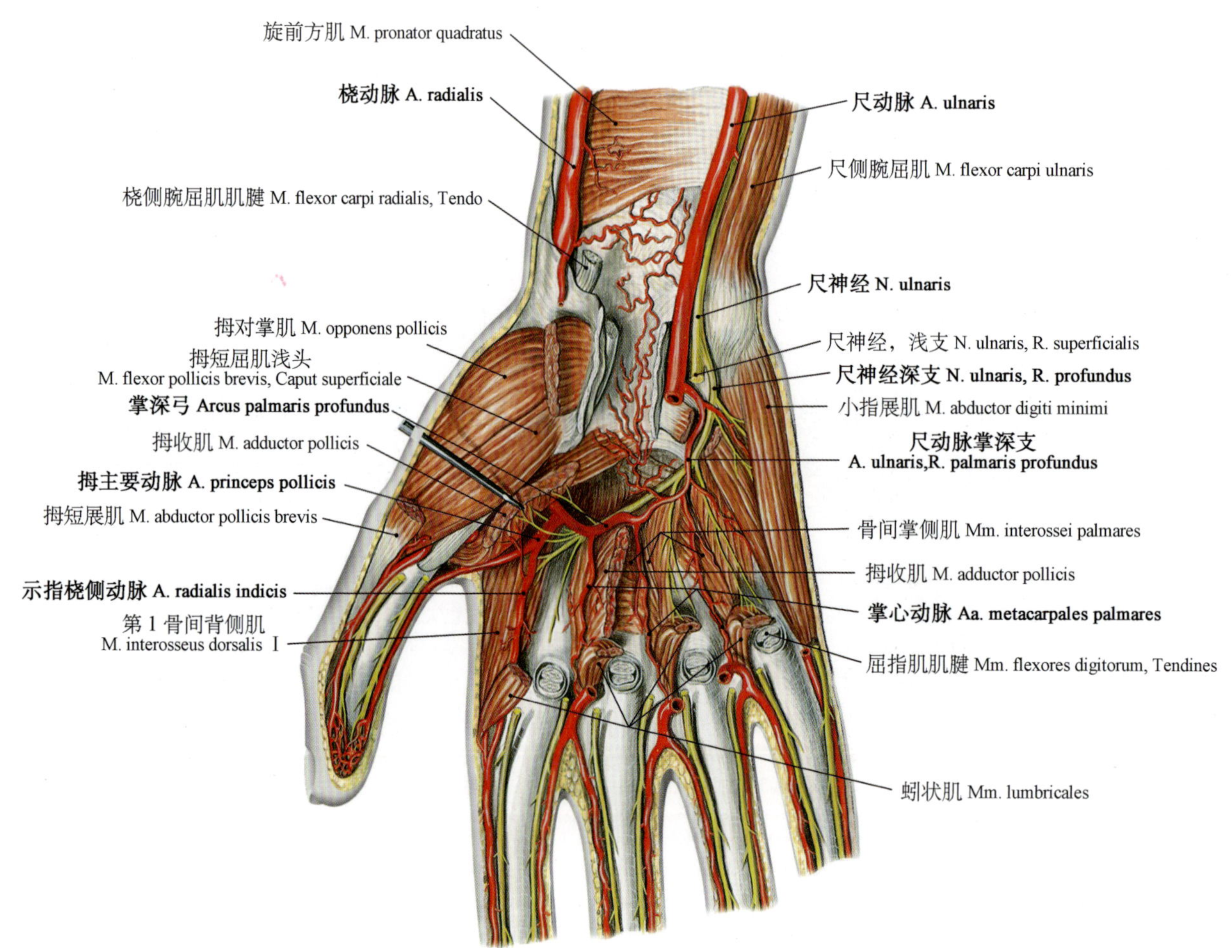

图 3.166 **手掌深层的动脉和神经**

右侧；前面观；已移去长的屈肌腱和蚓状肌，离断拇收肌。

掌深弓起于桡动脉，多与尺动脉的掌深支吻合。该弓位于拇收肌**深面**，掌骨底前方，因此其位置在掌浅弓近侧。掌深弓发出通常较细的掌心动脉。在骨间肌前方，掌深弓与**尺神经深支**伴行，后者支配小指肌、骨间肌和尺侧2块蚓状肌。拇指的动脉（拇主要动脉）和示指桡侧的动脉（示指桡侧动脉）也是桡动脉的分支。

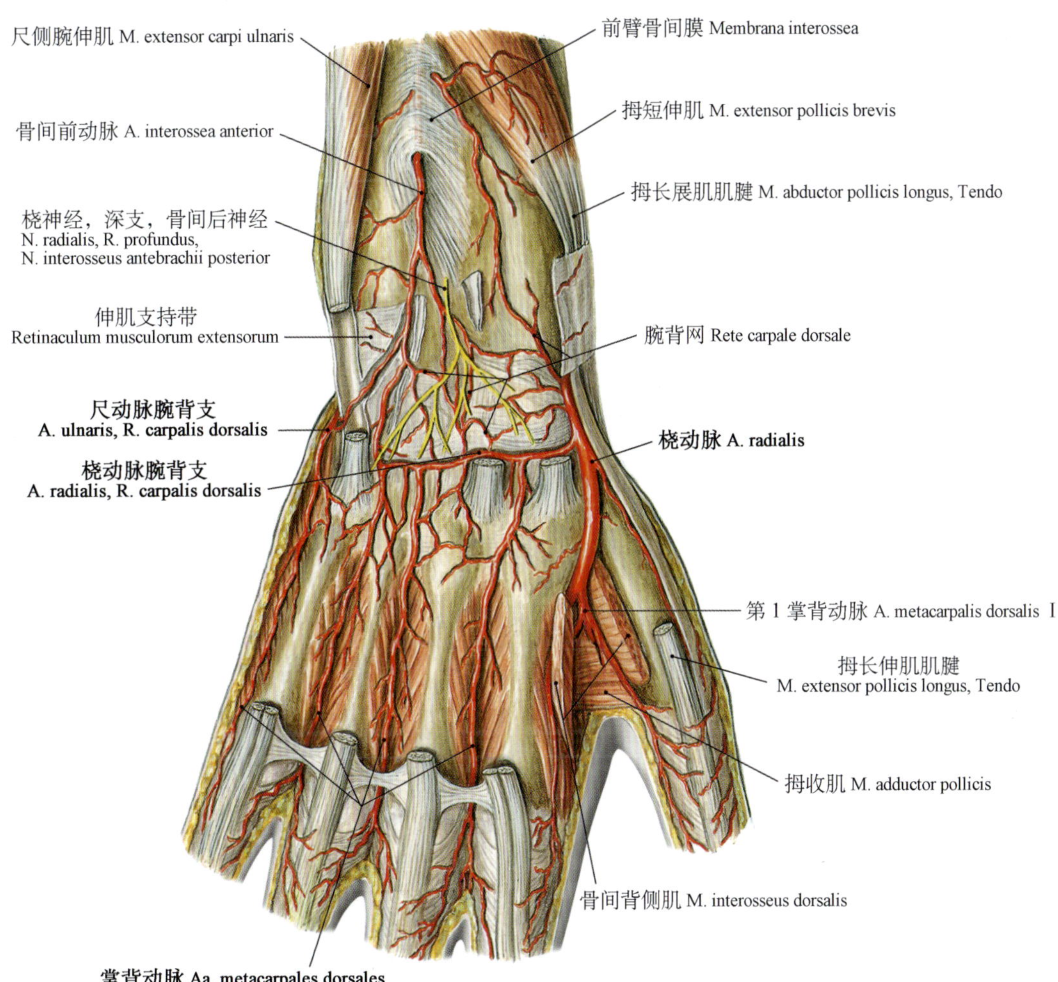

图 3. 167　**手背的动脉和神经**

右侧；后面观；已移去长的伸肌腱。

在腕部，**桡动脉**和**尺动脉**各发出 1 条**腕背支**至手背，并相互吻合。桡动脉腕背支通常较粗，发出多数掌背动脉营养手背，继而又分为指背动脉，分布至手指近节。手指中节及远节则由指掌侧动脉供血。第 1 掌背动脉直接发自桡动脉，后者穿过第 1 骨间背侧肌的两个头之间到达手掌。

手背的血管、神经

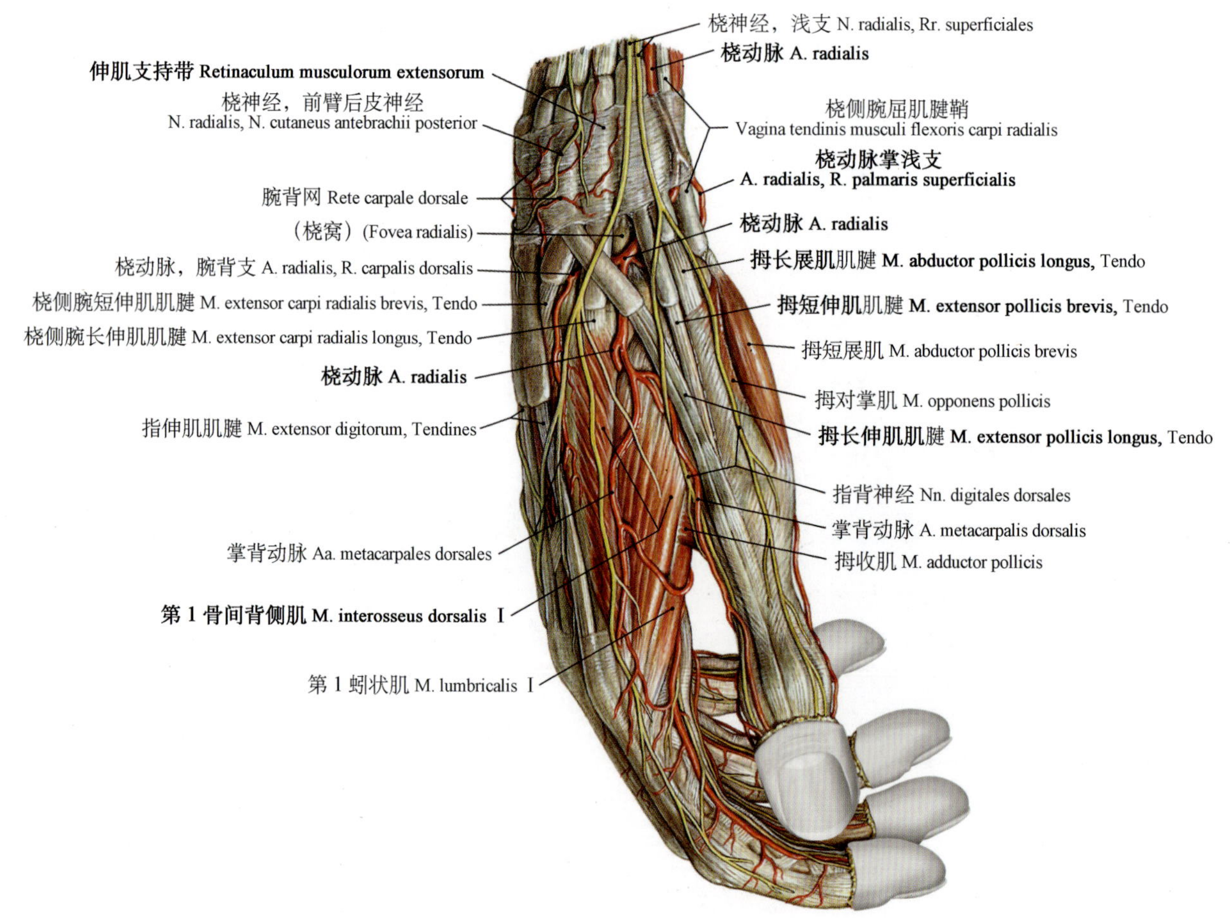

图 3.168　手背的动脉和神经(右侧，桡侧面观)

该图显示**桡动脉**在腕部的行程。在腕关节近侧，桡动脉行于肱桡肌腱和桡侧腕屈肌腱之间。

首先，桡动脉横过伸肌支持带的深面，并发出掌浅支加入掌浅弓。接着，桡动脉经过第 1 骨纤维管的 2 条伸肌肌腱(拇长展肌和拇短伸肌，→图 3.71)深面，到达**桡窝**(**鼻烟窝**；位于拇长展肌肌腱、拇短伸肌肌腱和拇长伸肌肌腱之间)，在此发出腕背支。

桡动脉在横过拇长伸肌肌腱深面后，发出 1 条至拇指的掌背动脉，继而穿过第 1 骨间背侧肌的两个头之间至手掌。但是，也有桡动脉从伸肌肌腱浅面越过的变异发生。

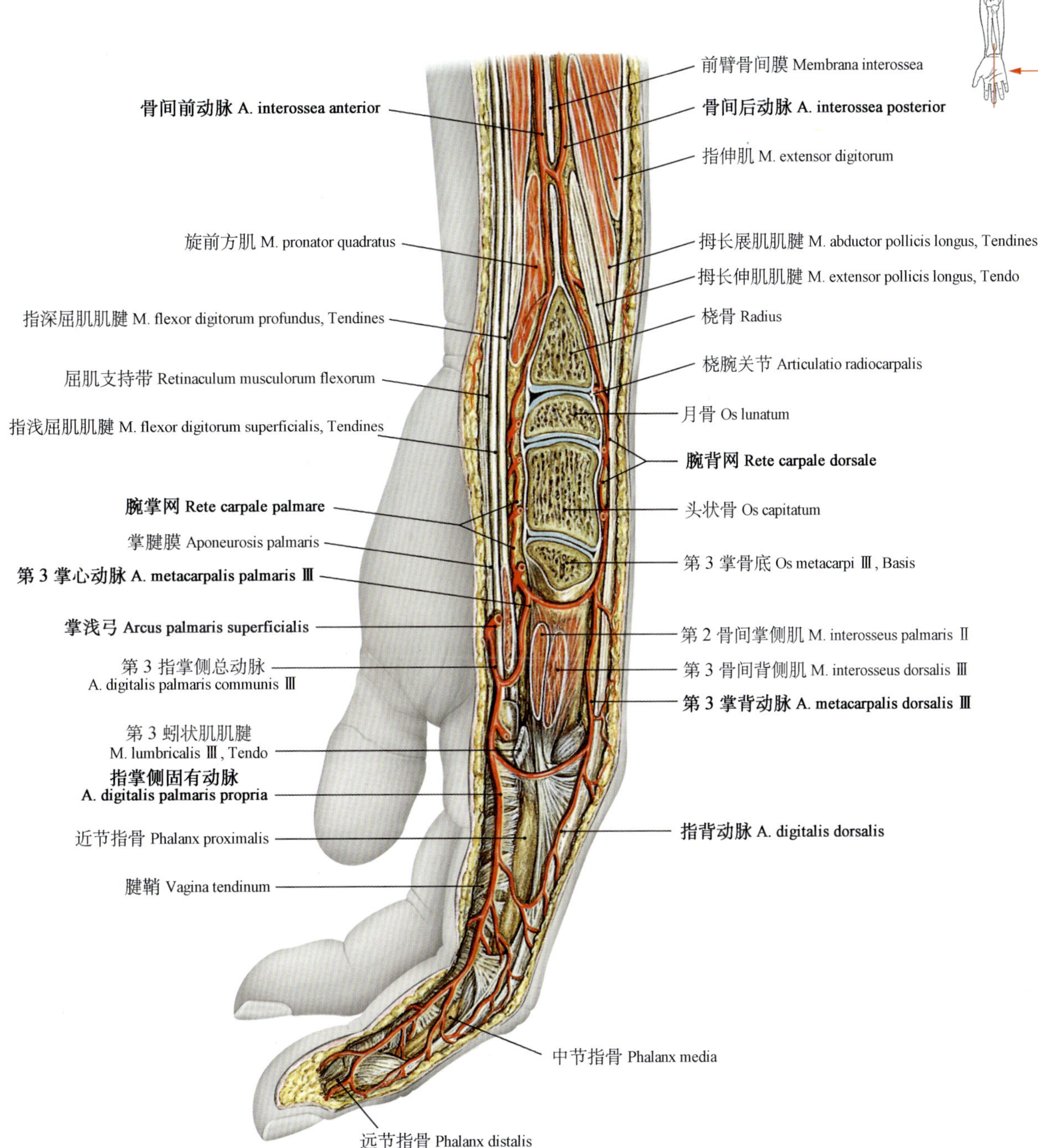

图 3.169 手的动脉

右侧;尺侧面观;经中指尺侧的矢状断面。

沿前臂的远端,骨间前、后动脉分别行于前臂骨间膜的两侧。腕部血供来自掌侧和背侧的血管丛(腕掌网和腕背网),二者由桡动脉和尺动脉供血。手背的掌背动脉和指背动脉起自腕背网。手掌的掌心动脉发自掌深弓,指掌侧动脉发自掌浅弓。每指均有 4 条指动脉供血(分别位于掌面和背面的桡、尺两侧),指背动脉只分布至近节,中节和远节则由指掌侧动脉的分支供血。

臂，横断面

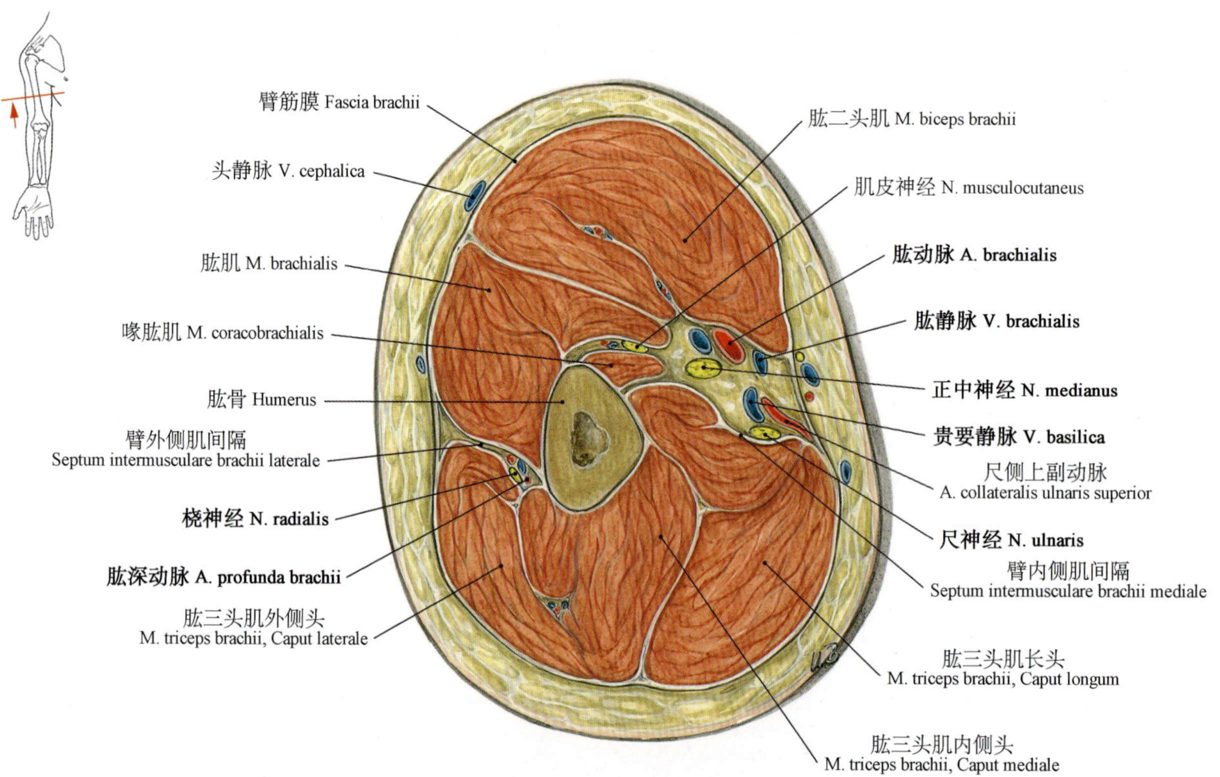

图 3.170 臂(右侧，远侧面观)；经臂中份的横断面

在横断面上，可清楚显示臂部有2个**肌群**。肘关节的屈肌位于前方，肱二头肌覆盖起于稍外侧的肱肌，喙肱肌在肱骨干内侧的止点也清楚显示。臂后部是肱三头肌。**神经血管**呈**两束**下行。正中神经与肱动脉、肱静脉伴行，行于臂内侧肌间隔前方的肱二头肌内侧沟(内侧神经血管通路)。此处，贵要静脉已穿过深筋膜，即将汇入肱静脉。尺神经将在稍远处穿过臂内侧肌间隔至内上髁后方。在外侧，桡神经伴肱深动脉行于桡神经沟内，绕过肱骨干(背侧通路)，在肱肌和肱三头肌之间下降。

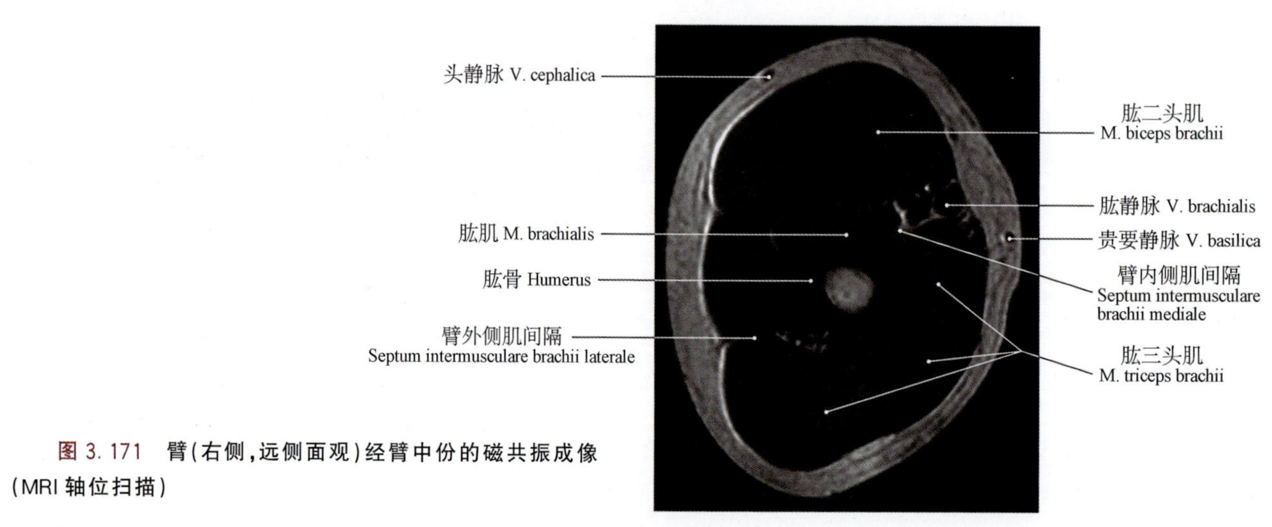

图 3.171 臂(右侧，远侧面观)经臂中份的磁共振成像(MRI 轴位扫描)

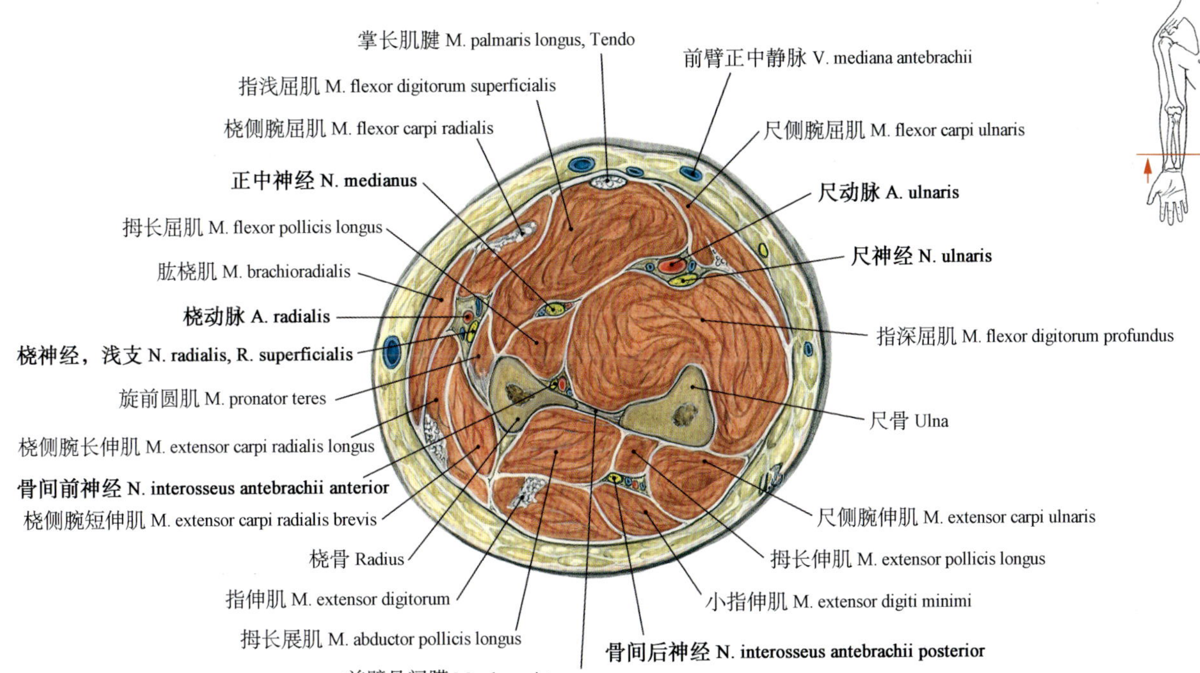

图 3.172　前臂(右侧,远侧面观);经前臂中、下 1/3 的横断面

在前臂浅层和深层的屈肌、伸肌之间,共有5 **条神经血管通路**。在肱桡肌深面,有桡动脉、桡静脉与桡神经浅支伴行(桡侧神经血管通路)。

正中神经及其细小的伴行动脉(正中动脉)沿前臂中线,行于浅层和中层屈肌之间(正中神经血管通路)。在尺侧腕屈肌深面,有尺动脉、尺静脉和尺神经(尺侧神经血管通路)。骨间前动脉、静脉及骨间前神经(骨间神经血管通路)行于前臂骨间膜的前方。骨间后动脉、静脉及骨间后神经(背侧神经血管通路)位于背侧的浅层和深层伸肌之间。

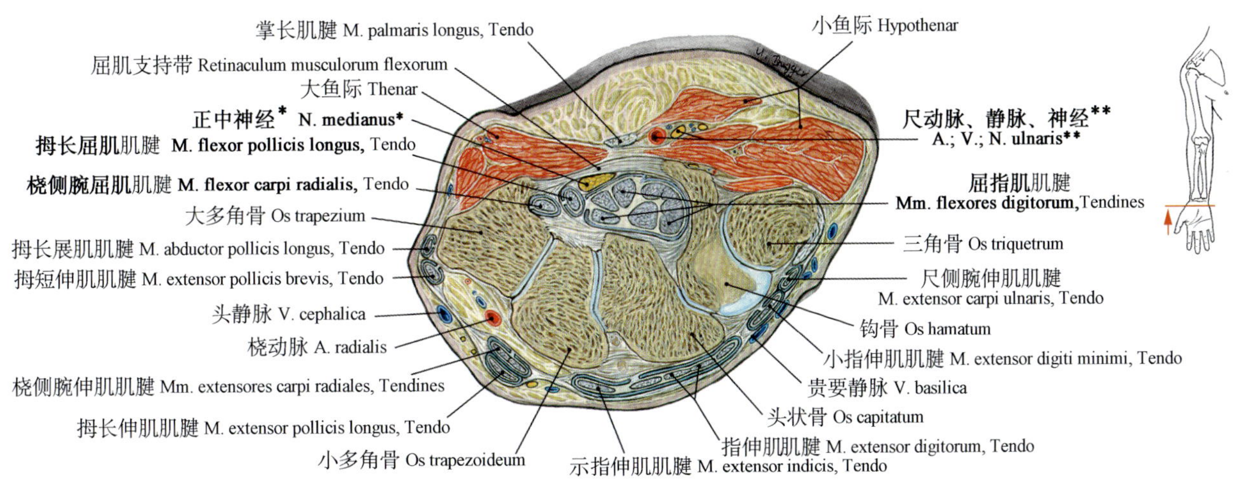

图 3.173　腕(右侧,远侧面观);经远侧列腕骨的横断面

在腕掌侧,有2 **个神经血管通路**具有重要临床意义。腕骨与屈肌支持带围成**腕管**,有正中神经和长的屈指肌腱经过,腱鞘的肿胀可导致正中神经受到压迫(腕管综合征,→图 3.116)。尺动脉、尺静脉和尺神经在**Guyon 管**内,行于屈肌支持带的浅面,由于其位置表浅,可能会受到外部卡压(尺神经远侧损伤,→图 3.120)。

* 腕管。

** Guyon 管。

手掌和中指，横断面

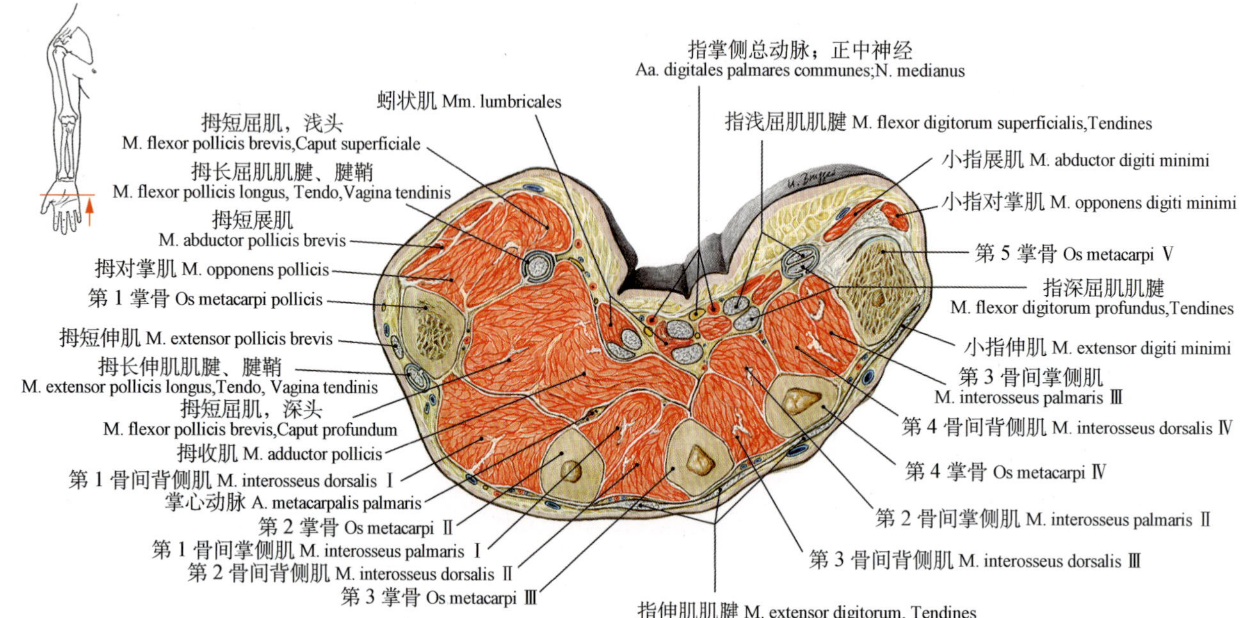

图 3.174　手掌；经第 3 掌骨中份的横断面

横断面显示手掌侧肌分 3 层排列（见第 212-215 页）。在**浅层**，拇短展肌、拇短屈肌和小指展肌分别覆盖其他的大鱼际肌和小鱼际肌。**中层**有长的指屈肌肌腱和起自指深屈肌肌腱的蚓状肌。**深层**是骨间掌侧肌和骨间背侧肌。与背侧肌相比，手掌侧肌的肌腹更加朝向手的掌侧。除肌外，该图也清楚显示了指动脉（指掌侧总动脉）和正中神经感觉性终支的位置，它们覆盖在指屈肌腱的浅面（→图 3.165）。

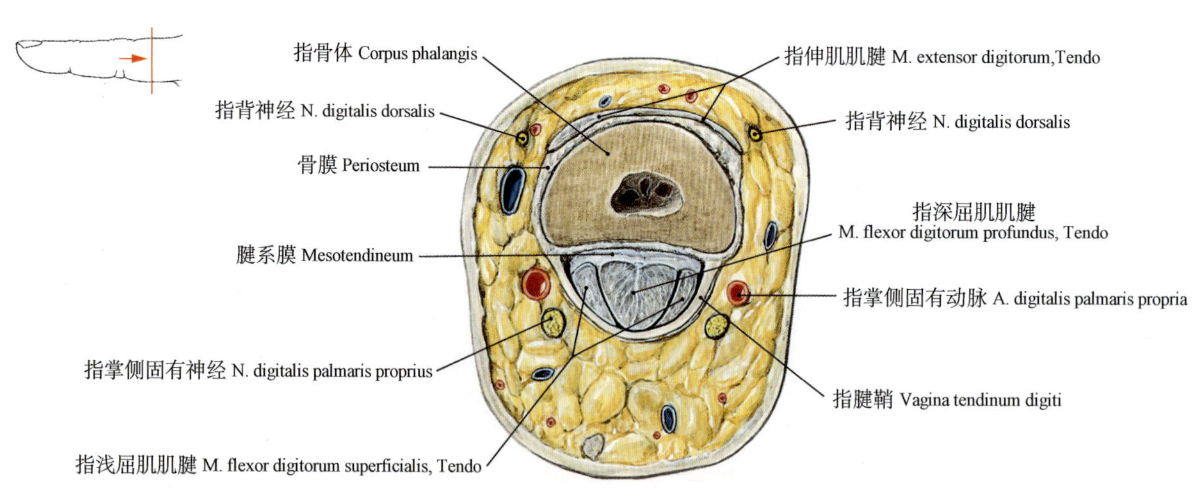

图 3.175　中指；经中节指骨体的横断面

指深屈肌肌腱已穿过指浅屈肌止点处的肌腱之间，两腱位于同一个腱鞘内（指腱鞘）。在中节指骨处，指背动脉和神经已经比对应的掌侧动脉和神经细得多。因此，手指的中节主要（远节完全）由**掌侧分支**（指掌侧固有动脉和指掌侧固有神经）来支配（→图 3.169）。

练习题

下列练习题选自解剖学口试题，可测试你是否完全熟悉本章内容。

在骨骼标本上，指出肱骨的各部分及其重要的结构

- 桡神经沟和尺神经沟分别位于何处？
- 它们各有什么临床意义？

在关节模型上阐明肘关节的结构

- 哪些骨相互关节而成？哪些韧带可加固肘关节？
- 肘关节可见到哪几种类型的关节？
- 可做哪些运动？各有多大的运动幅度？
- 如何沿运动轴进行运动？
- 哪些肌对完成各运动起重要作用？

指出最重要的屈指肌

- 作用于各关节的主要是哪些肌？
- 描述骨间肌的起点、止点和行程。
- 各肌是如何沿其运动轴起作用的？
- 这些肌受何神经支配？瘫痪时会影响到哪些运动？

在图上指出正中神经并阐明其行程

- 阐明其支配范围。
- 在何处损伤最常见？
- 在腕部损伤的病例，如腕管综合征可能出现什么临床表现？

临床检查时，在上肢可触及哪些动脉的脉搏

- 指出甲状颈干的分支并阐明其供血范围。
- 在图上阐明尺动脉和桡动脉的行程。

上肢的静脉系统是如何配布的

- 医师从何处抽取血样最容易？

阐明上肢的淋巴引流

- 腋窝内各组淋巴结如何排列？
- 它们各引流身体的哪些部位？

（李　雷　译）

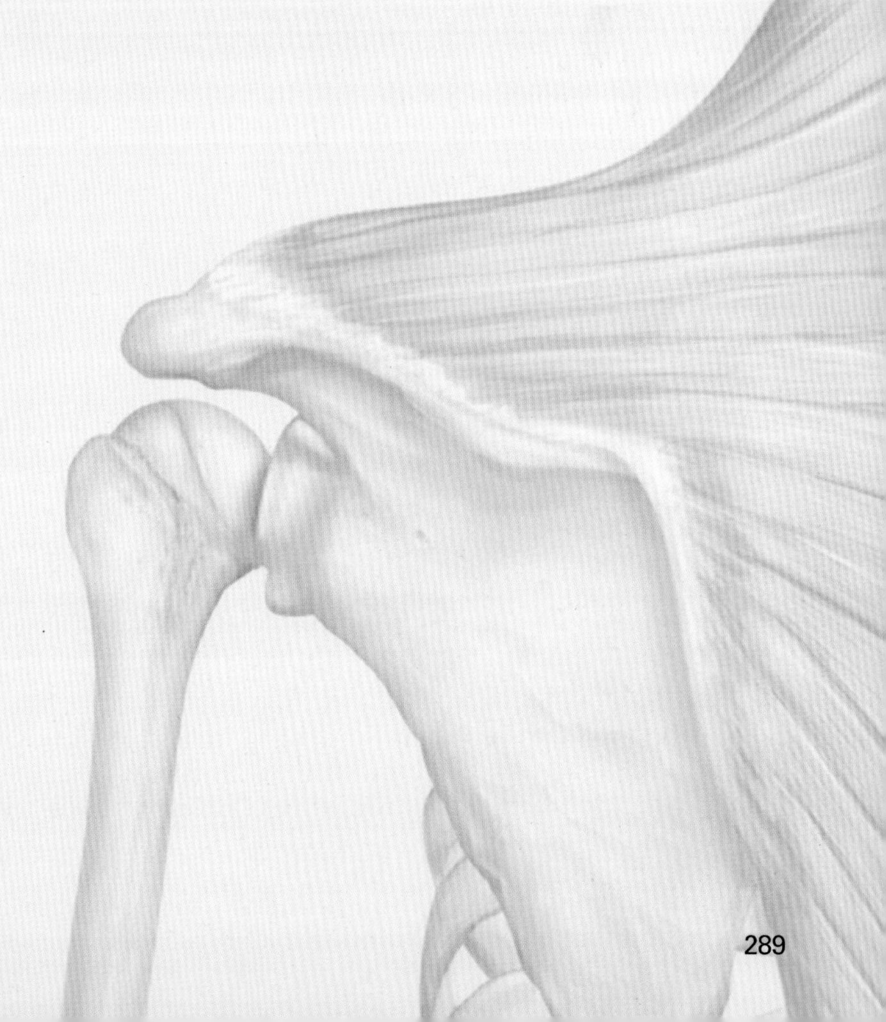

第 4 章
下　肢

表面解剖…… 294

骨骼 …… 296

影像学方法 …… 344

肌 …… 350

神经血管…… 380

局部结构…… 404

断面 …… 428

4

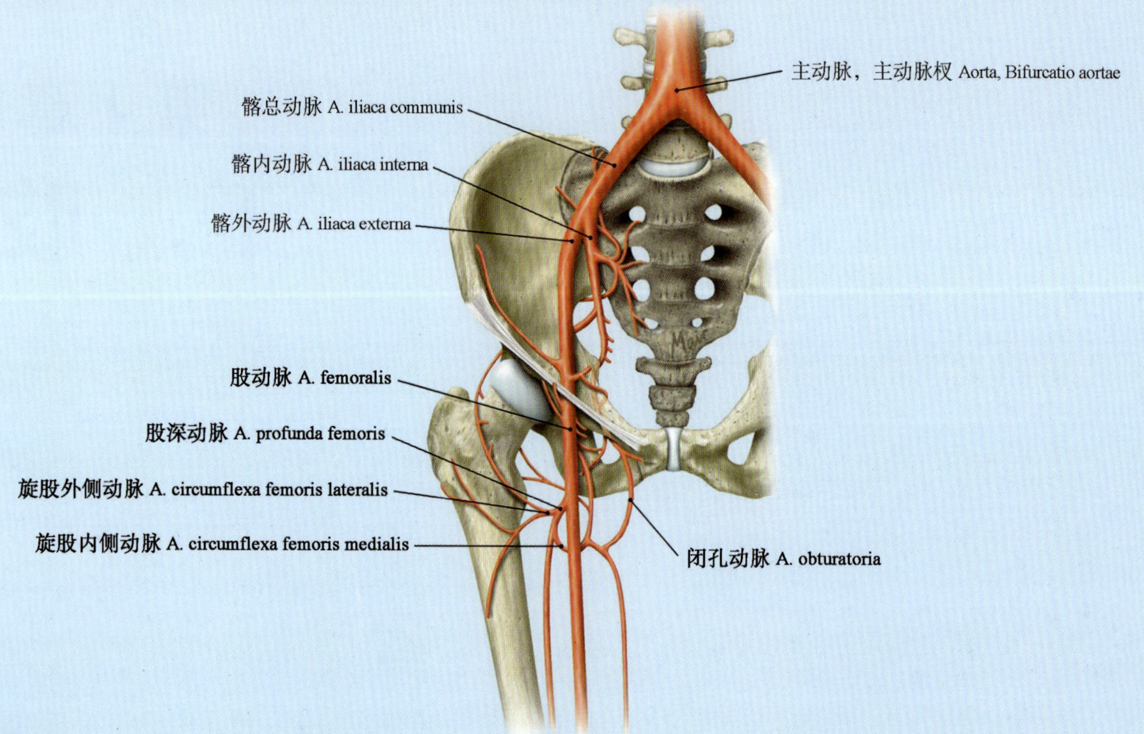

引言

下肢骨可分为**下肢带骨**和**自由下肢骨**。下肢带骨由髋骨组成，自由下肢骨借关节分为大腿骨、小腿骨和足骨。

下肢的功能为**运动和支持（或承重）**。自由下肢骨的长骨使得步幅更大，从而加速运动。下肢各关节均被稳定的韧带所加强，以确保直立位时的稳定，并减少臀部、膝部和小腿肌群的负载，这些肌群具有重要的支持功能。

人类的足部起着稳定直立姿势的作用。与手部不同，足部肌肉在对各足趾运动的精细调节中发挥的作用弱于其在足部动态稳定和足弓张力中所发挥的作用。

下肢肌由两个神经丛支配，两者合称为**腰骶丛**。神经丛由源自 T12～S5 和 Co1 脊髓节段的脊神经前支交织而成，支配下肢、会阴和臀区。下肢的动脉血供主要来自于**髂外动脉**的各级分支，而静脉血液回流至**髂外静脉**。下肢的淋巴管主要伴静脉走行，并注入**腹股沟淋巴结**，此淋巴结尚引流腹壁、外生殖器和部分盆腔脏器的淋巴。

主题

学习完本章后，你应该能够：

- 说出下肢发育的基本原理及临床相关的变异和畸形；
- 描述骨盆和腿部骨性结构和各关节，并在骨架上描述其运动范围；
- 描述并在骨架标本上指出关节韧带的方向，以及髋、股和小腿所有肌肉的起点、止点（附着点），描述各肌功能。掌握足部肌走向、功能和神经支配等基本知识；
- 描述腰骶丛的结构，并解释与神经丛损伤相关的症状；
- 描述下肢神经的走行和功能，以及神经损伤后的确切症状，在解剖标本上指认相关结构；
- 说出并在解剖标本上识别下肢动脉及其重要分支；
- 明确脉搏测量的部位；
- 阐明髋部的血管吻合；
- 理解下肢静脉回流的基本规律；
- 说出并在解剖标本上指出大的静脉；
- 阐明下肢淋巴回流的原则；
- 阐明腿部和盆部的局部淋巴结及其引流区域；
- 说出肌腔隙和血管腔隙的境界及其内容物；
- 阐明股三角、闭膜管和收肌管的内容物及其结构；
- 阐明臀区的结构，并识别穿经梨状肌上孔、梨状肌下孔和（或）坐骨小孔的血管和神经；
- 阐明腘窝的结构及行经腘窝的血管神经排列。

临床要点

为确保大量的解剖细节与临床生活的联系，下面描述一个典型案例，以示本章内容的重要性。

股骨颈骨折

个案研究

一位94岁女士在公寓跌倒后，被救护车送至医院。当她女儿发现她时，患者神志清醒，反应正常。在别人帮助下，患者可以站立。然而，患者右腿无法承受任何重量，而且患者髋部疼痛剧烈，以至于无法长时间站立。患者由椅子上起身时摔向一侧。这位精神高度警觉的女士坚称在摔倒时未丧失意识。

检查结果

患者意识清醒，精神状态正常。患者右侧髋部疼痛剧烈，皮下可见新鲜出血，右腿缩短并外旋（图a）。患者心率（100/min）和呼吸频率（30/min）加快，血压（80/40mmHg）降低。患者被救护车送至附近医院的外伤病房。

诊断过程

在救护车上，医护人员为患者做了盆部和大腿上份的X线检查，结果显示患者右侧股骨颈骨折。除此以外，未发现其他骨折。

诊断

股骨颈骨折（图b）。

治疗

鉴于患者股骨颈营养血管存在被骨折断端损伤的可能（图b），因此立即进行手术治疗，以避免重度失血导致休克。考虑到即使手术固定，骨折断端的愈合也存在不确定性和延迟性，因此植入髋关节假体。由此，股骨头和股骨颈，以及髋骨的髋臼窝完全被钛合金假体所替代（全髋关节置换术，TEP）。

后期进展

因为假体稳定，因此术后第二天即可开始负重训练。然后，进行为期1周的短期护理。4周后，患者出院回家，在家中可独立生活。临床影像学检查是常规诊断手段。体检已得出股骨颈骨折的疑似诊断。了解髋关节血供对于全面理解治疗过程极为重要——解剖实验为此提供了极大的帮助。

解剖学实验室

大腿骨（股骨）由骨体或称骨干（Corpus femoris）构成，股骨颈（Collum femoris）和股骨头（Caput fermoris）与股骨体之间形成向内侧的夹角。股骨头与髋臼相关节。股骨干与股骨颈之间的夹角称为颈干角（Centrum-Collum-Diaphysis angle，CCD），为126°。因为该角的存在，股骨以不对称的方式承受上半身的重量。因此，股骨不仅承受压应力，还承受弯曲应力和张应力（由此导致骨折的风险增加）。臀大肌和阔筋膜张肌作用于股外侧的**髂胫束**（iliotibial band），髂胫束的牵拉减弱了股骨干的弯曲。髋关节外侧肌是髋关节最重要的伸肌、旋转肌和外展肌。

解剖过程中切勿损伤3～5cm宽的筋膜加强部分。

儿童时期，股骨头由闭孔动脉的髋臼支（R. acetabularis）营养，该动脉由髋臼经股骨头韧带至股骨头（→图4.44）。在成人，髋臼支仅营养股骨很小的一部分。股骨的营养由旋股内侧动脉和旋股外侧动脉提供，两者均源自**股深动脉**。

从正面看，此动脉及其分支在大腿深部清晰可见。

起自腹股沟韧带下方的股动脉，是股部主要的营养动脉（→图4.136和图4.138）。

返回临床

股骨颈骨折患者还可能引起旋股内侧动脉和旋股外侧动脉的分支破裂。臀肌对大转子的牵引使得股骨外展外旋，表现为患者腿部缩短。因骨量减少（骨质疏松症），骨的稳定性普遍降低。股骨颈骨折的风险随年龄增加而上升，同时CCD角也愈来愈小（髋内翻）。如果发生血供受损情况，患者治愈的可能性降低，且可继发静脉血栓和肺炎等并发症。因此，对于这个年龄段的患者，前述情况均为全髋关节置换术的指征，对于年轻患者而言，部分假体的使用越来越多。手术过程中，切勿损伤旋股内侧动脉和旋股外侧动脉，以及髋关节周围肌肉。当然，不同的手术入路需考虑不同的解剖结构。

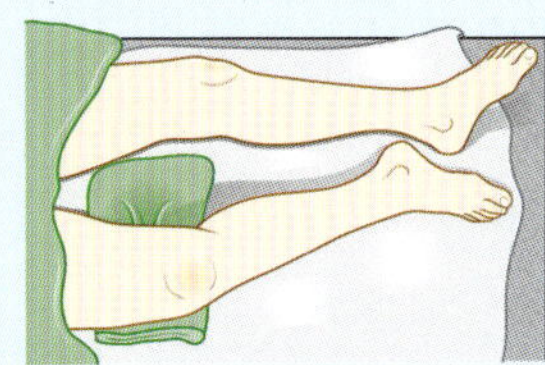

图a 女性患者跌倒所致的股骨颈骨折[L126]
示腿部缩短及外旋。

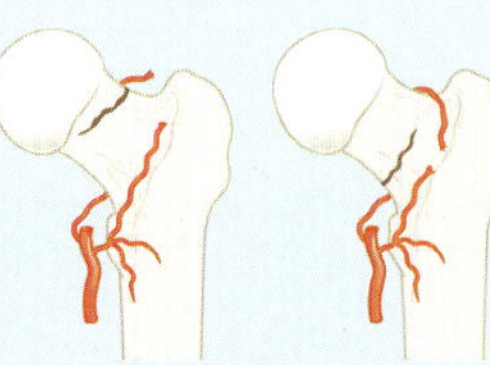

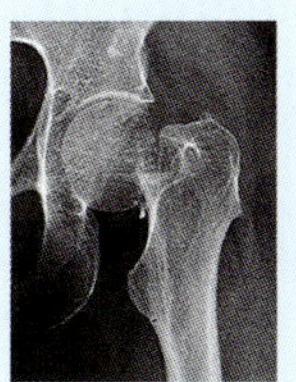

图b 伴有血管断裂的股骨颈骨折；左侧，伴有断裂的血管。
前面观[L126]；右侧：X线影像（正位）[M502，M519]

表面解剖

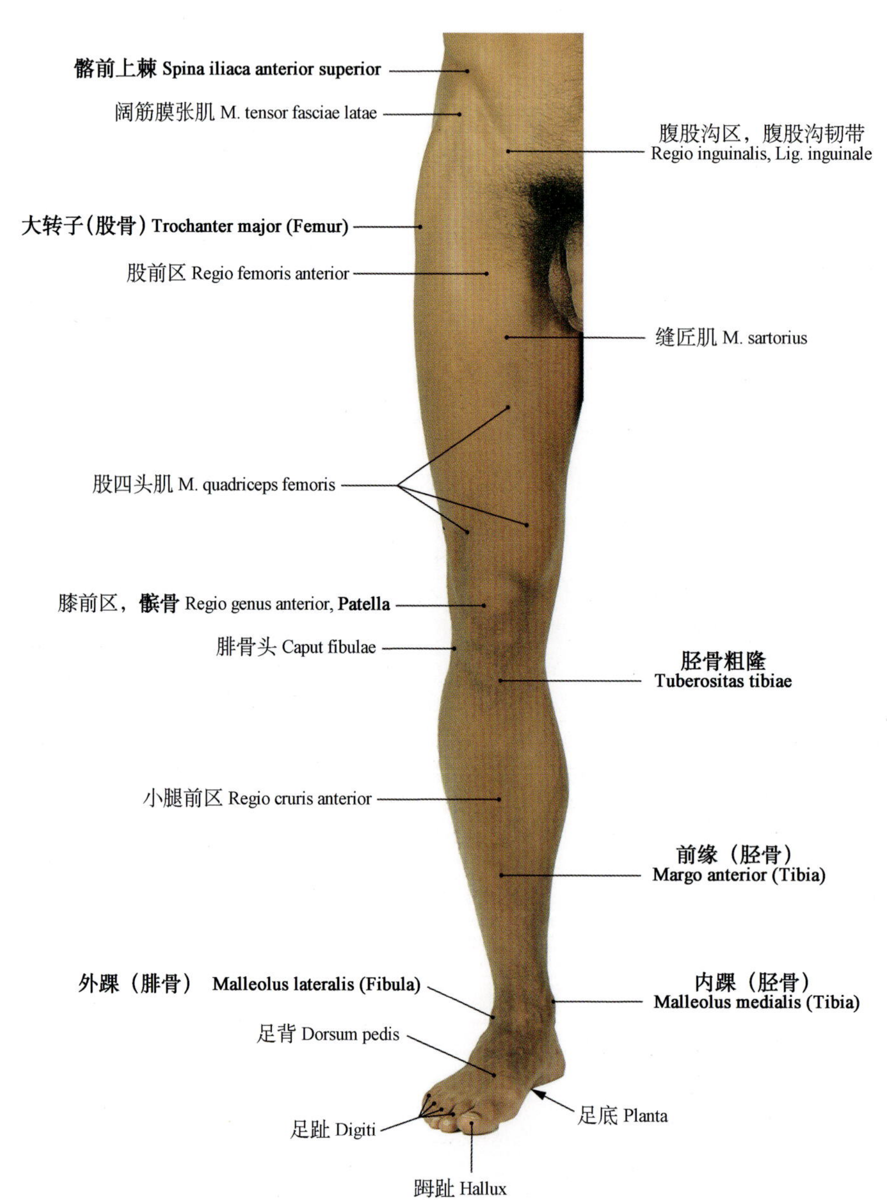

图 4.1 **右腿部的体表隆凸(前面观)**
腿部的体表隆凸(surface relief)取决于下肢肌和部分骨性结构。经皮可触及的骨性结构是体格检查的重要标志。

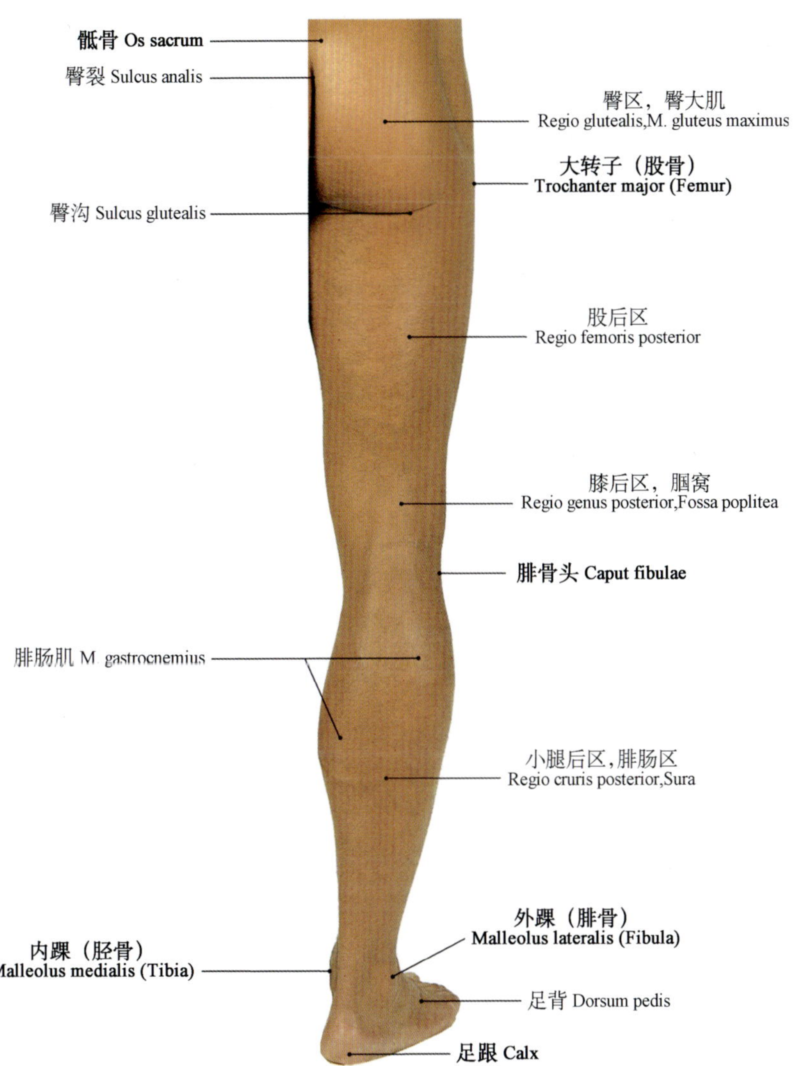

图 4.2 右腿部的体表隆凸(后面观)

下肢骨

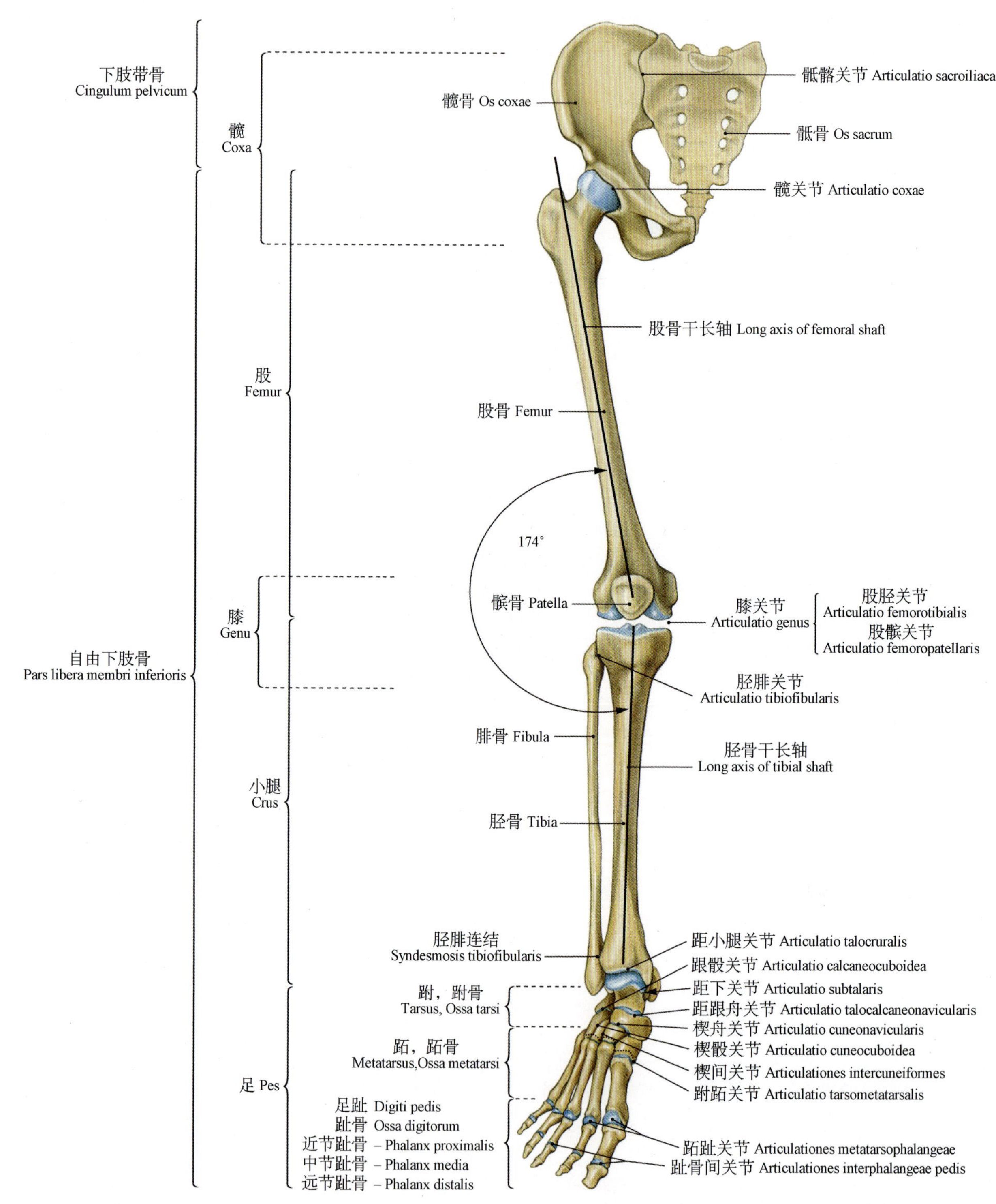

图 4.3　右侧下肢的骨与关节(前面观)

与上肢带骨由 2 块骨(肩胛骨和锁骨)组成不同，下肢带骨(Cingulum pelvicum)由 2 块髋骨(Os coxae)组成。大腿和小腿形成一向外侧开放的 174°的角，称为**Q 角**(外展角)。

在**膝外翻畸形**(Genu valgum)中，Q 角较小，而在**膝内翻畸形**(Genu varum)中，Q 角较大。下肢发育过程见第 158 页和 159 页。

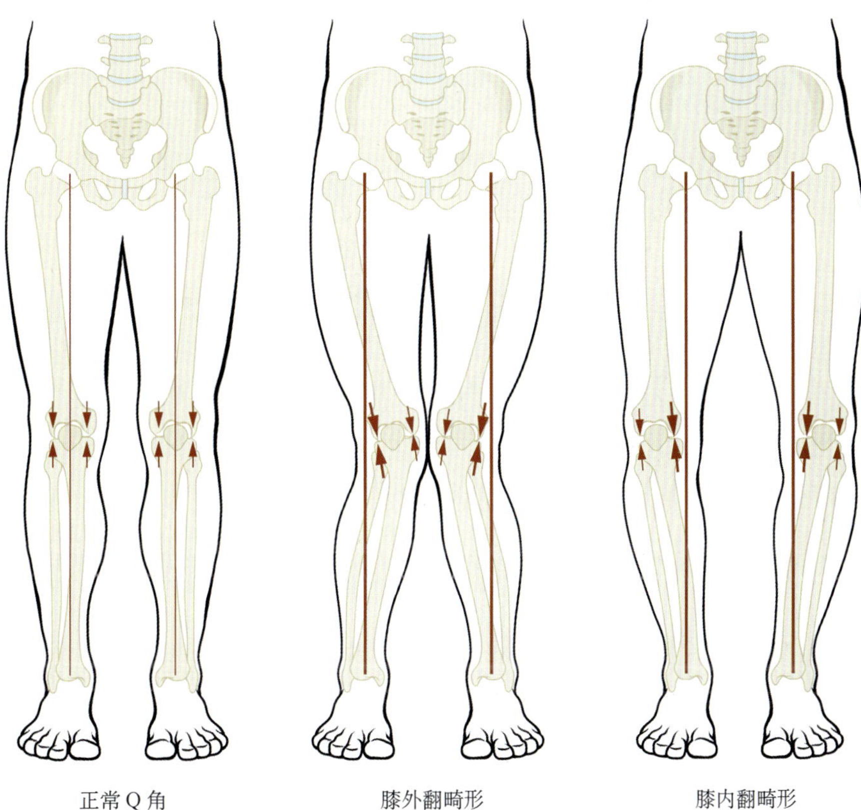

图 4.4 腿部的机械轴（Mikulicz 线）（→[S010-1-16][L126]）

生理情况下，下肢的大关节均位于一条被称为机械轴的假想线上。此线连接髋关节股骨头中心及踝关节的踝叉中点。在**膝外翻**（Genu valgum）畸形中，膝关节由**机械轴**向内侧**移位**，而在**膝内翻**（Genu varum）畸形中，膝关节由此线向外侧移位。图中箭大小表示膝关节内侧部和外侧部相对于机械轴的应力比。

临床要点

由于整个身体的重量是经机械轴（Mikulicz 线）传递至足底的，因此如果下肢关节位于机械轴上，关节负荷则均衡分布。在**膝外翻**（Genu valgum）和**膝内翻**（Genu varum）畸形中，膝关节移位导致关节内外侧的负载不平衡（红色箭，图 4.4）。上述情况可因半月板和关节软骨磨损而导致膝关节的退行性骨关节炎（**膝关节病**）。在**膝外翻**的情况下，此病累及关节**外侧部**，而在**膝内翻**的情况下，则累及**内侧部**。对于机械轴较大偏差的患者，可施行跟骨截骨术（calcaneal osteotomy）进行矫正。

骨盆

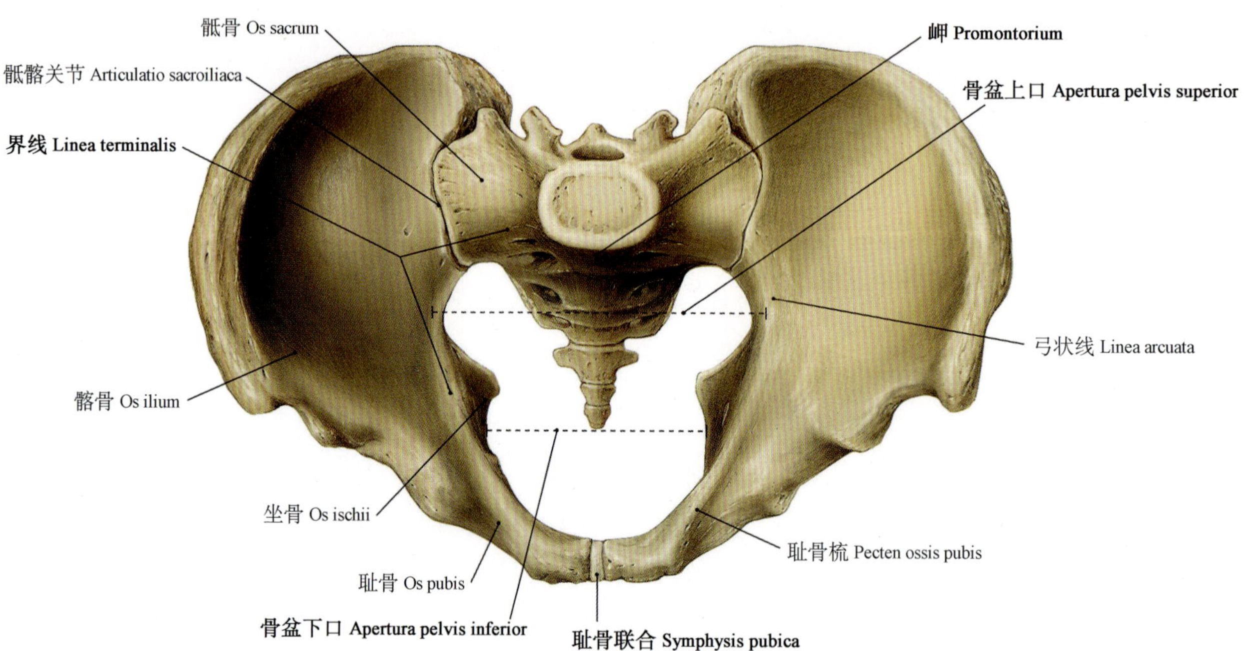

图 4.5 **骨盆(前上面观)**

骶髂关节(Articulatio sacroiliaca)和耻骨联合(Symphysis pubica)连结两侧髋骨(Ossa coxae)与骶骨(Os sacrum)形成一稳定的环形结构,与髂骨翼一道容纳盆内器官,并将体重传递至腿部。

界线始于耻骨联合,向后依次经耻骨梳和弓状线,最终止于骶骨**岬**。界线包括骨盆入口(**骨盆上口**),分隔位于**上方**的**大骨盆**(Pelvis major)和位于**下方**的**小骨盆**(Pelvis minor)。骶骨岬为骨盆入口最突出的部分。骨盆出口或骨盆下口(Apertura pelvis inferior)的前界为耻骨联合下缘和耻骨下支,两侧界为坐骨结节,后界为尾骨尖。

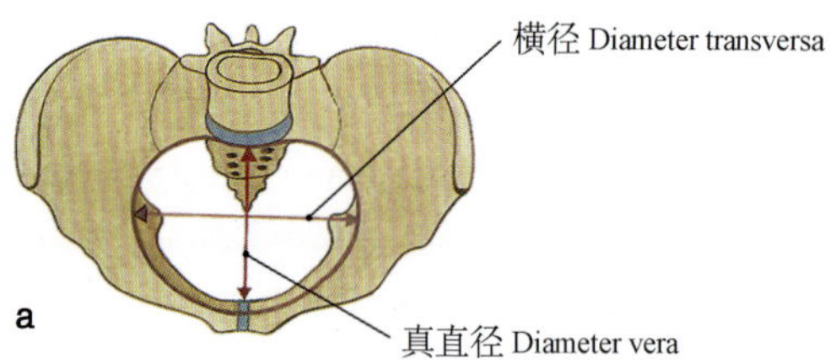

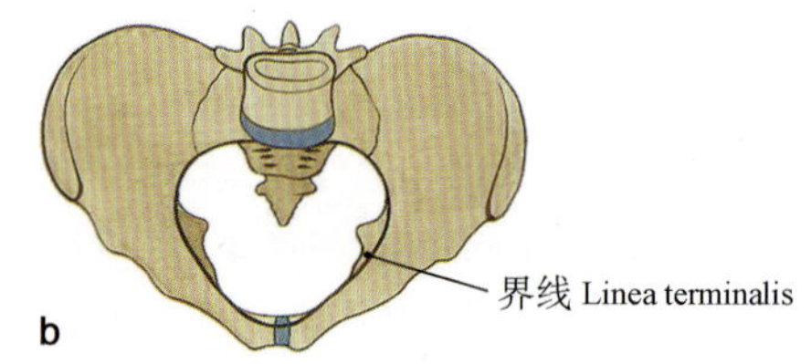

图 4.6a、b **女性(骨盆)(图 4.6a)和男性骨盆(图 4.6b)**

骨盆形状具有性别差异:**男性**骨盆入口呈现为**心形**。相对较小的耻骨间角度被称为耻骨下角(Angulus subpubicus)(→图 4.34a)。相反,**女性**骨盆入口常呈现为**横向的卵圆形**。此外,女性耻骨下支间角度(耻骨弓 Arucus pubicus,→图 4.34b)、坐骨结节及髂骨翼间距离均大于男性。

骨盆内径常用于定义骨盆入口的宽度:**产科直径**为耻骨联合后面与骶骨岬之间的距离;**横径**(Diameter transversa)指的是两侧界线最外侧点之间的距离;真直径(Diameter diagonalis,→图 4.7)为耻骨联合后面与骶骨岬之间的距离,解剖径(Diameter anatomica,图 4.7)是指耻骨联合上缘至骶骨岬的距离。

a-b：解剖径（临床术语：结合径）：11.5cm，由骶骨岬至耻骨联合上缘。

a-c：真直径：11cm，由骶骨岬至耻骨联合后面。

a-d：对角径：12.5cm，由骶骨岬至耻骨联合下缘。

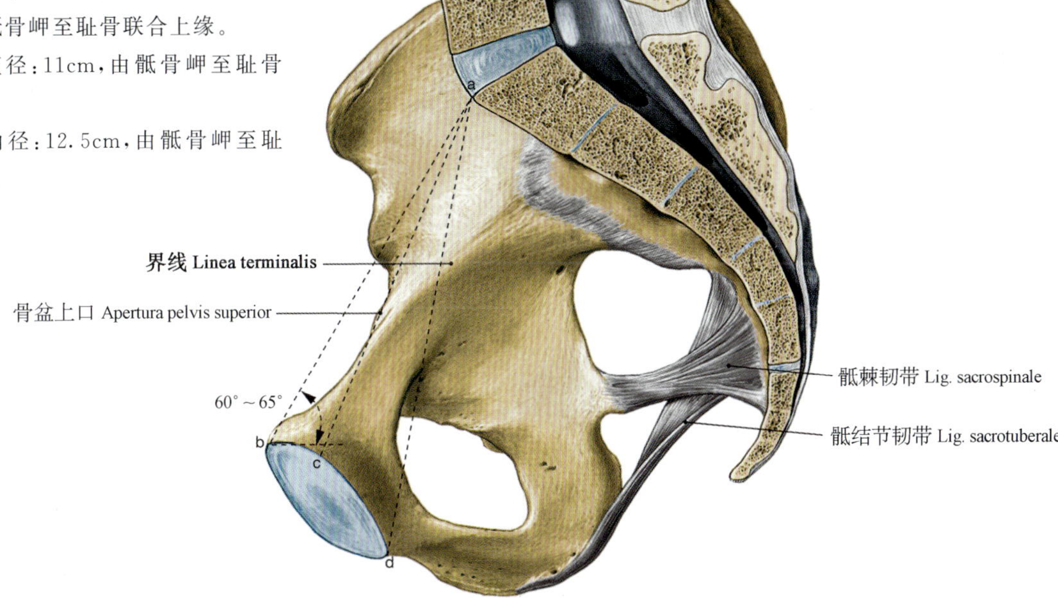

图 4.7　女性骨盆；正中切面示骨盆内径（内面观）

骨盆内径的个体差异较大。最为重要的径线为连接耻骨联合后面及骶骨岬的**骨盆直径**。**解剖学直径**（Conjugata anatomica）和**对角径**指的是由骶骨岬至耻骨联合上缘及下缘的距离。骨盆入口与水平面之间的夹角为骨盆倾斜度，其值为 60°～65°。

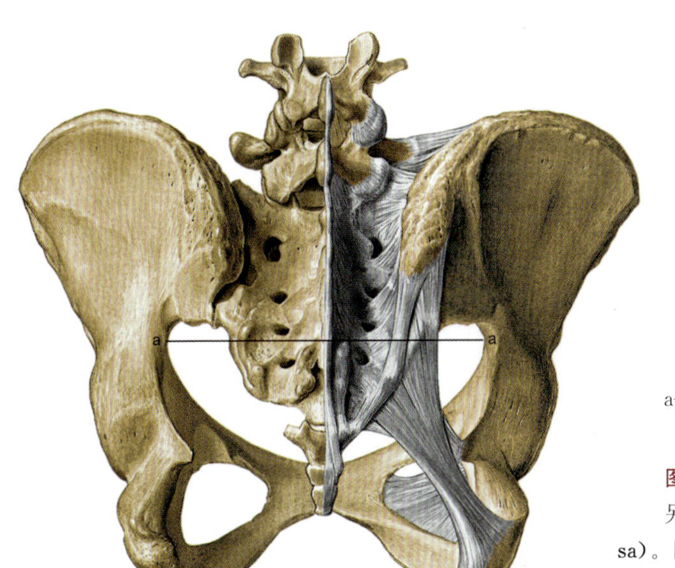

a-a：横径：13.5cm，两侧界线最外侧点之间的距离。

图 4.8　女性骨盆整体观（后面观）

另一相关的骨盆内部径线为**横径**（Diameter transversa）。因不具重要意义，此图未显示骨盆的外部径线。

临床要点

因为骨盆入口和真骨盆包绕产道，所以**妊娠期**测量骨盆径线对于确定胎儿是否可经产道娩出具有重要意义。对于胎儿头部娩出最重要的径线为**骨盆直径**（临床术语为真直径 Conjugata vera；至少 11cm），可以通过阴道检查测量对角径推算，即耻骨联合下缘至骶骨岬之间的距离，减去 1.5cm 即为真直径。在磁共振影像显示胎儿大小和母体产道存在比例失调情况下，这对决定是否经产道分娩起着决定性作用。在剖宫产情况下，也可以直接测量直径，以此明确未来是否可经产道分娩。妊娠期间，耻骨联合和骶髂关节在胎盘和卵巢分泌的松弛素（relaxin）的作用下发生松弛，使得直径在分娩过程中最大可扩张 1cm。

髋骨

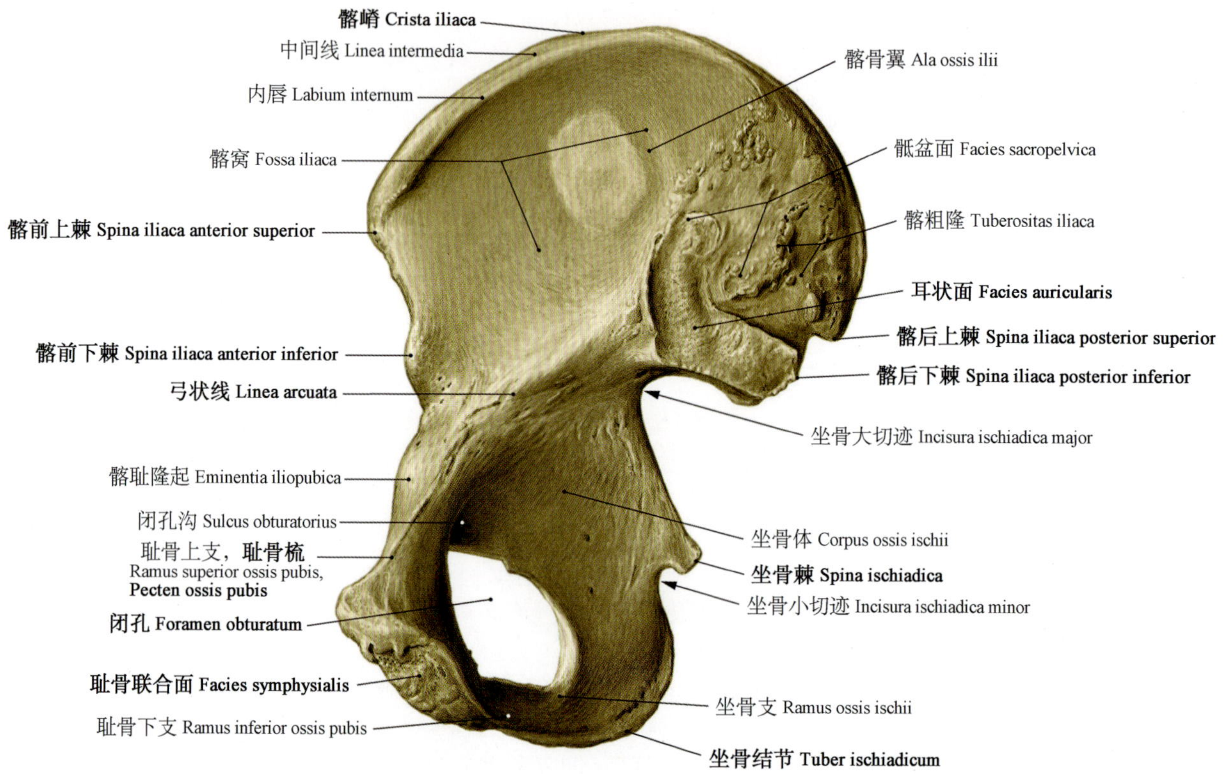

图 4.9 右侧髋骨(内面观)

髋骨由**髂骨**(Os ilium)、**坐骨**(Os ischii)和**耻骨**(Os pubis)3部分组成。上方的髂骨形成髂骨翼,后下方的坐骨和前下方的耻骨形成闭孔周围的骨环。**耳状面**为骶髂关节的关节面。耻骨联合的耻骨间盘与**耻骨联合面**紧密连结。

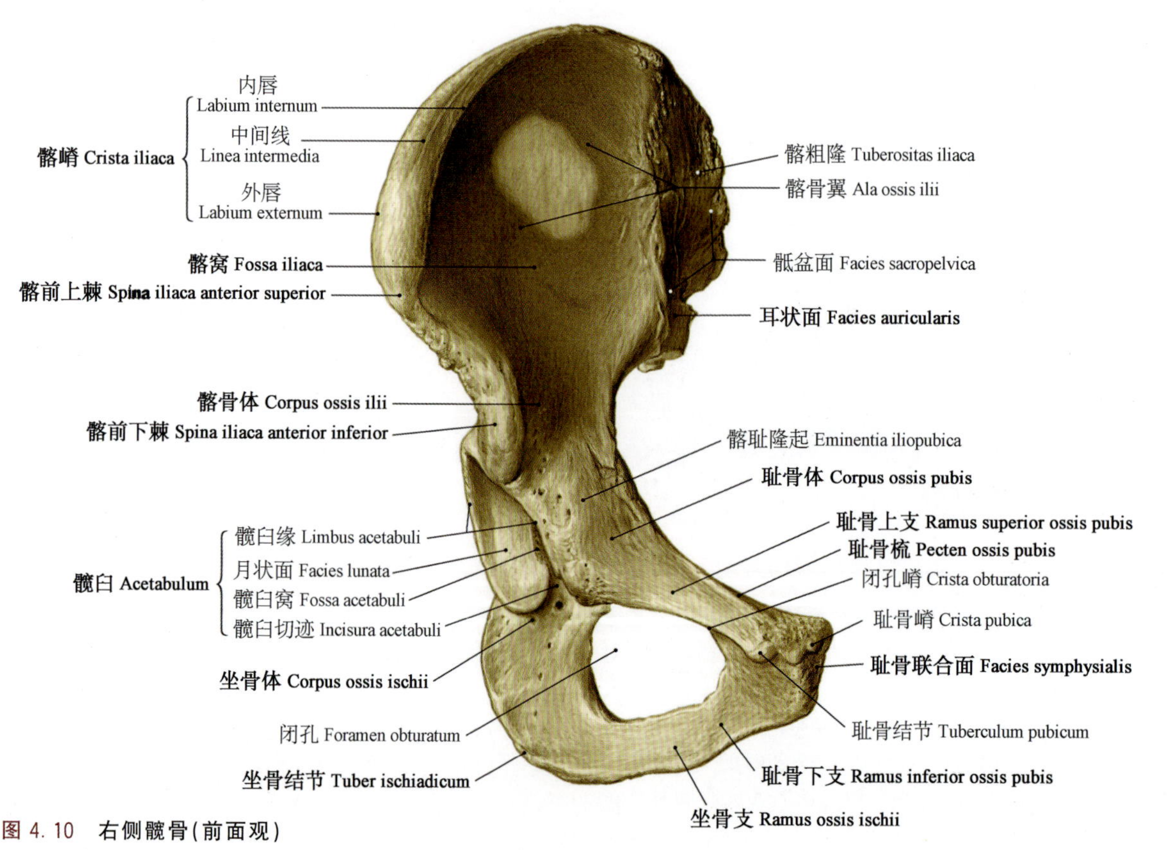

图 4.10 右侧髋骨(前面观)

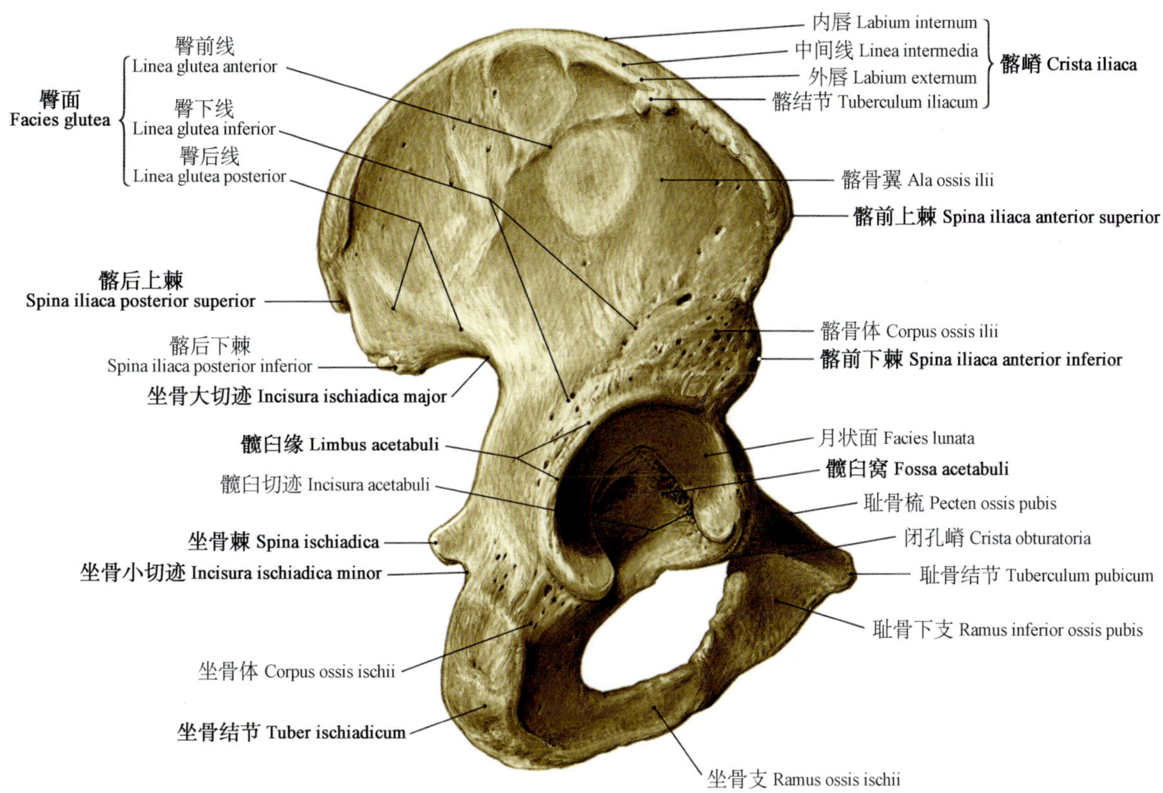

图 4.11 右侧髋骨(背外侧面观)

组成髋骨的 3 部分，即髂骨(Os ilium)、坐骨(Os ischii)和耻骨(Os pubis)，共同参与形成髋臼(Acetabulum)。

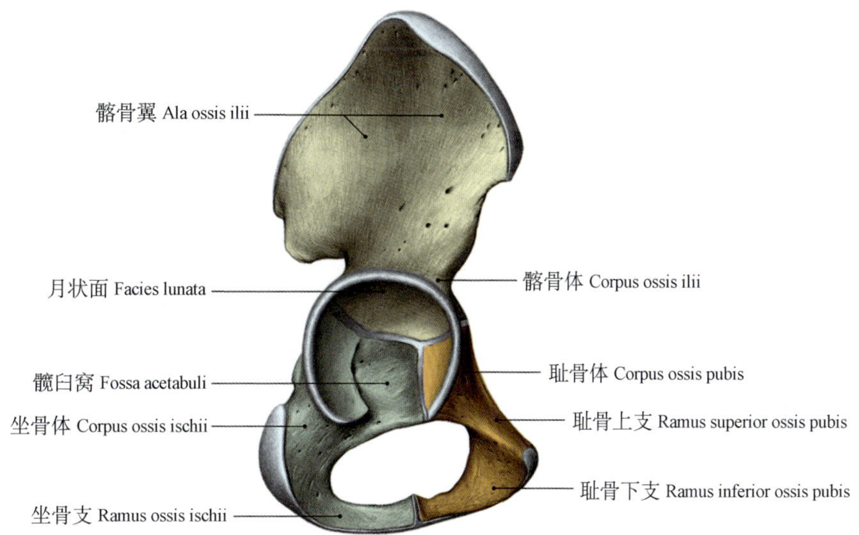

图 4.12 6 岁儿童的右侧髋骨(外侧面观)

髋骨的 3 部分(髂骨、坐骨、耻骨)由髋臼处的 Y 形软骨连结(透明软骨结合)相连。此软骨连结在 13－18 岁骨化。

临床要点

在严重外伤情况下，如车祸发生时伸展的腿部被压，可发生伴有股骨头脱位(髋关节中心性脱位)的髋臼骨折。儿童和青少年行 X 线检查时，应考虑到髋臼处软骨成骨的情况，以避免将软骨连结和骨折线相混淆。

(黄会龙　译)

股骨

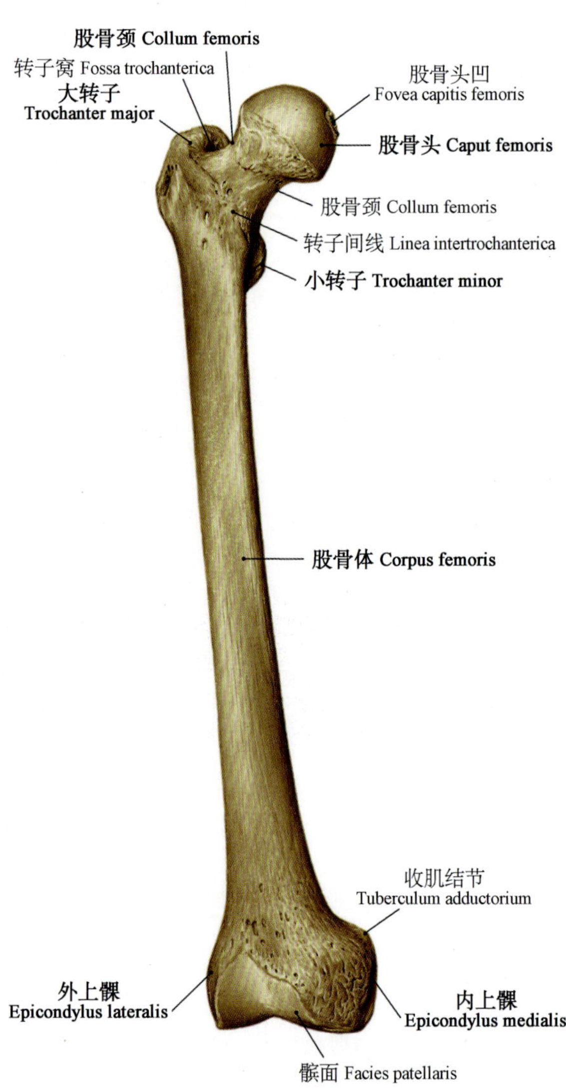

图 4.13　右侧股骨(前面观)

在股骨干近端,大转子位于外侧,小转子位于后内侧。

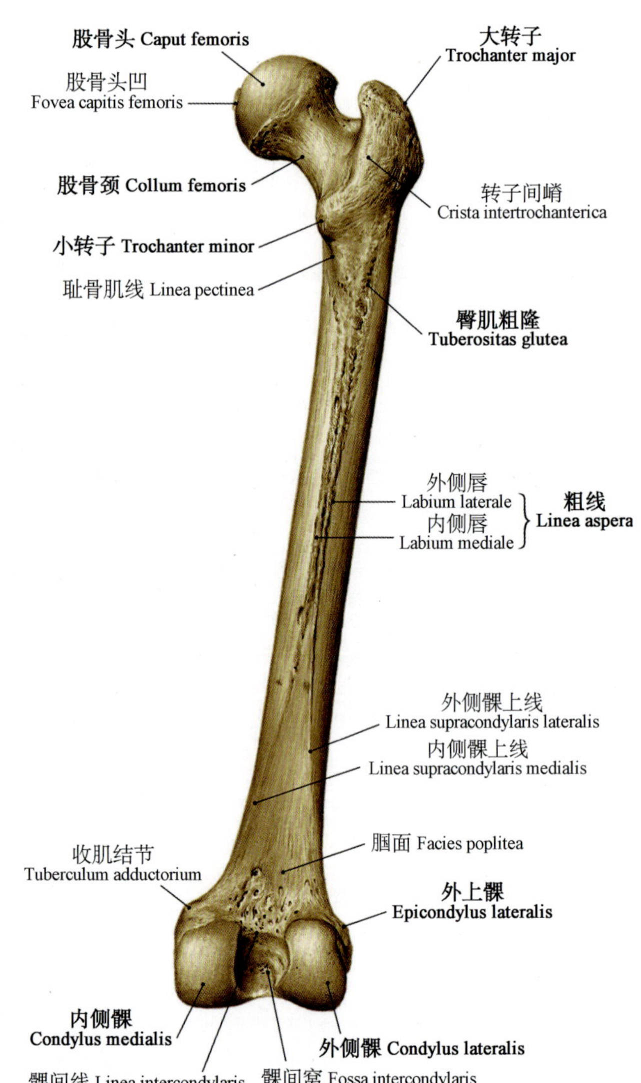

图 4.14　股骨(右侧,后面观)

粗线形成的隆起,是股四头肌的起点和内收肌群的部分肌的止点。

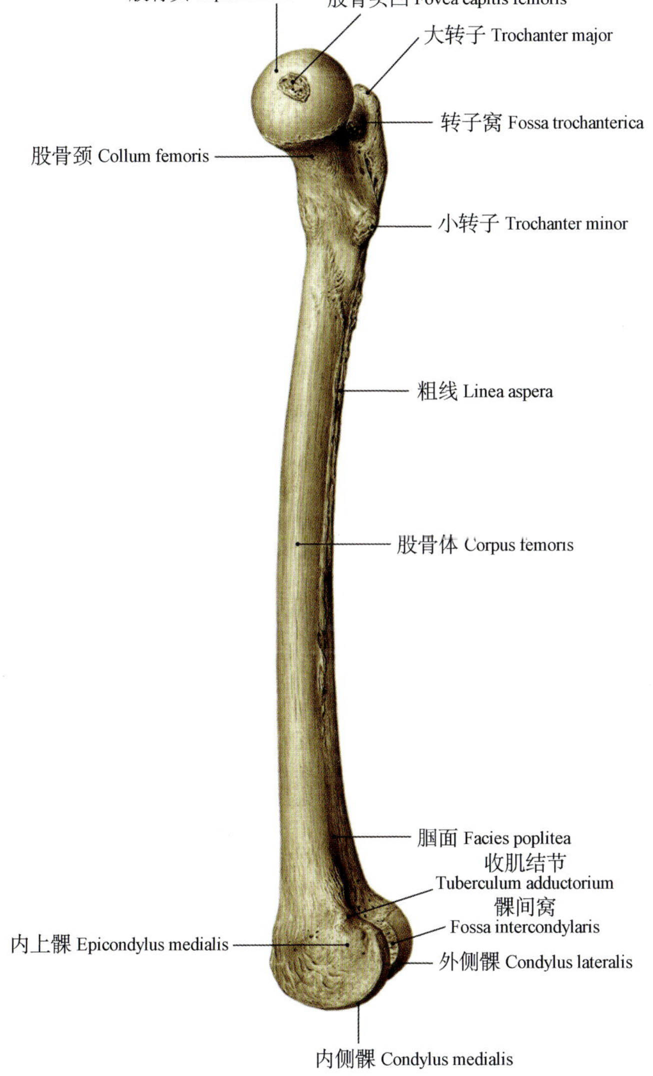

图 4.15 **股骨(右侧,内侧面观)**

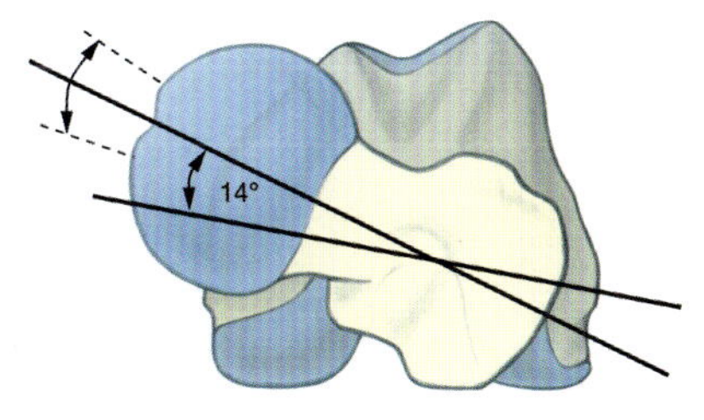

图 4.16 **股骨,右侧;近侧面观;股骨近端和远端均有突出**

相对于连接两侧股骨髁的轴(=膝关节横轴),股骨颈向前旋转12°～14°(**前倾角**)。对于婴儿来说,这个角度约为 30°。

如果股骨的扭转角度更大,这会导致行走时足内旋(旋向内侧)。如果前扭转角度<12°,则足趾旋向外侧。

(译者注:按照原文描述,股骨颈与股骨髁额状面所成的夹角,应为前倾角,而非扭转角)

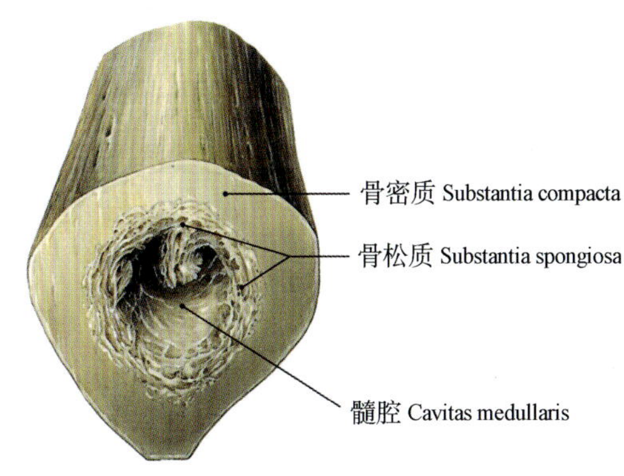

图 4.17 **股骨,股骨干中部横断面(右侧,下面观)**

坚硬的骨密质外层下是骨松质的内层和包含骨髓的骨髓腔(Cavitas medullaris)。

股骨

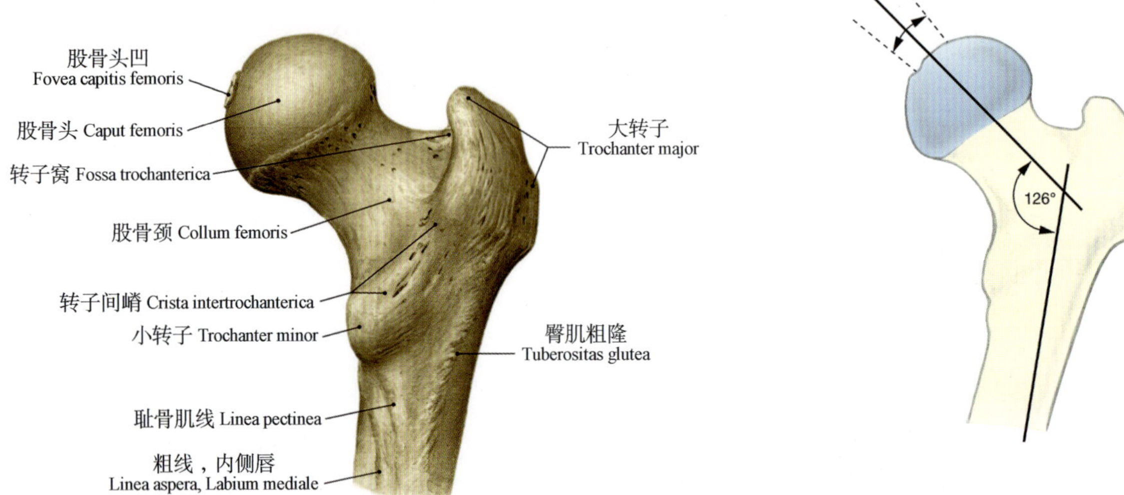

图 4.18 股骨近侧端(右侧,后面观)

图 4.19 股骨近侧端,颈干角示意图(右侧)

股骨颈**与股骨干纵轴形成 126°角**。这个角被称为**颈干角**(CCD angle)。新生儿的 CCD 角度为 150°。**CCD 角度增加**称之为**髋外翻**,**反之**称为**髋内翻**。

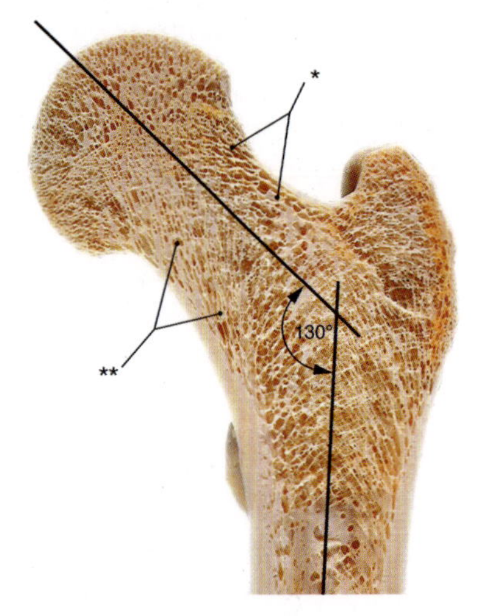

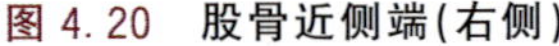

图 4.20 股骨近侧端(右侧)

具有**股骨颈干角增大(髋外翻)**病例的骨松质结构示意图。切面在前扭转角水平。

骨松质骨小梁呈**曲线**排列,即沿最大牵引力和压缩力(所谓的轨迹)线排列。在髋外翻中,**压缩**荷载增加。因此,骨松质骨小梁内侧的“牵引束”(**)更为发达,而骨松质外侧的“压缩束”(*)的尺寸减小。

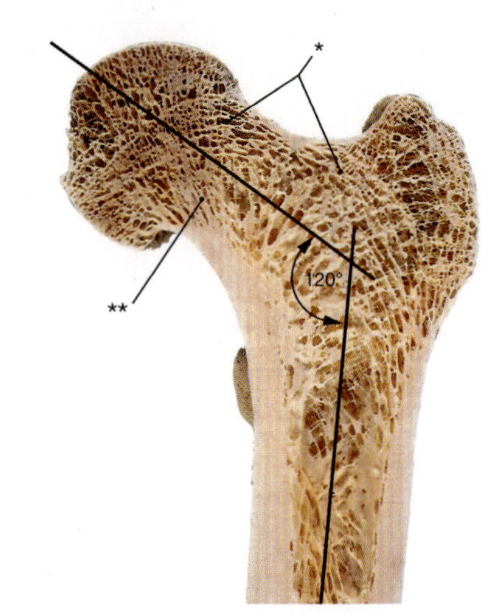

图 4.21 股骨近侧端(右侧)

倾斜角度(股骨颈干角)(髋内翻)变小病例的骨松质结构示意图。切面在前扭转角水平。

髋内翻的**拉伸应力**增加。骨松质外侧“牵引束”(*)得到加强,内侧“压力束”(**)则不明显。由于高**弯曲应力**,股骨颈内侧的骨密质特别坚硬。

临床要点

股骨颈干角的改变会限制运动范围。尤其是髋内翻,特点是外展受限。在**髋内翻**或**髋外翻**的情况下,改变关节表面的压力可引起磨损增加,导致髋关节炎(coxarthrosis)或膝关节炎(gonarthrosis)。此外,**髋内翻**易**因弯曲应力增加**而导致股骨颈骨折。

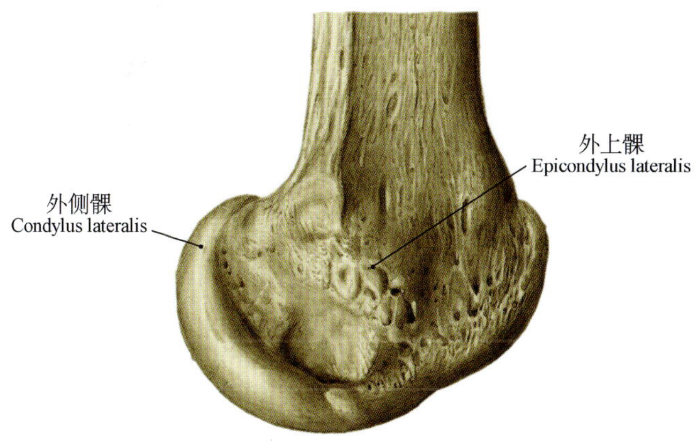

图 4.22　**股骨远侧端(右侧,外侧面观)**

了解股骨髁的关节面形状对理解膝关节的屈伸运动(→图 4.61)非常重要。关节面相对于骨干的中轴(**后移**)向后移位。此外,股骨髁**后面曲度**(较小弯曲半径)比前面曲度(较大弯曲半径)更大。因此,它们的弯曲呈**螺旋形**。相较于外侧髁,这种现象在内侧髁更明显(→图 4.85b)。

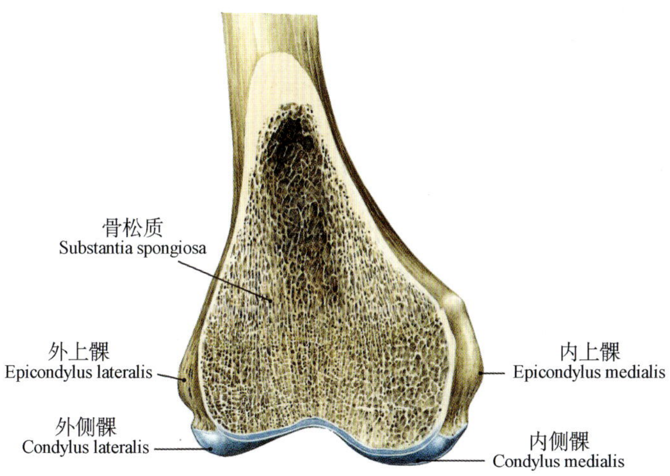

图 4.23　**股骨远侧端(右侧,关节体的冠状切面,前面观)**

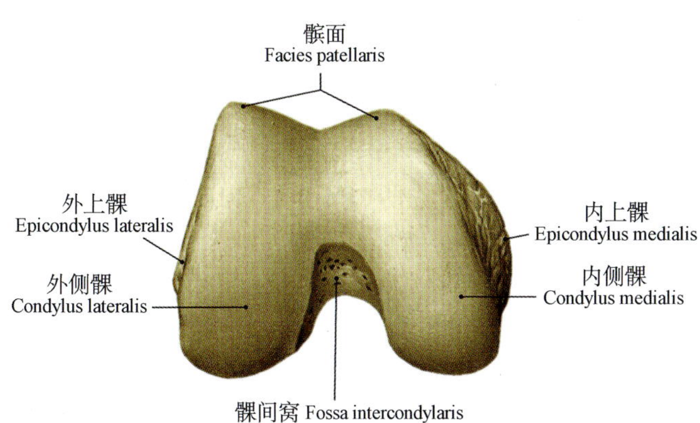

图 4.24　**股骨远侧端(右侧,下面观)**

临床要点

由于膝关节磨损(**膝关节病**)是一种常见疾病,经常需要对所有关节面实施假体手术(**全膝关节置换术**,TKR),因此关节骨的解剖学知识极为重要。最近的研究表明,关节面的形状和股骨髁的弯曲半径在两侧略有不同。因此,在膝关节假体中,每一次试验都是为了尽可能精确地再现关节面形状,这样假体就可以做一些类似健康膝关节的运动。

胫骨

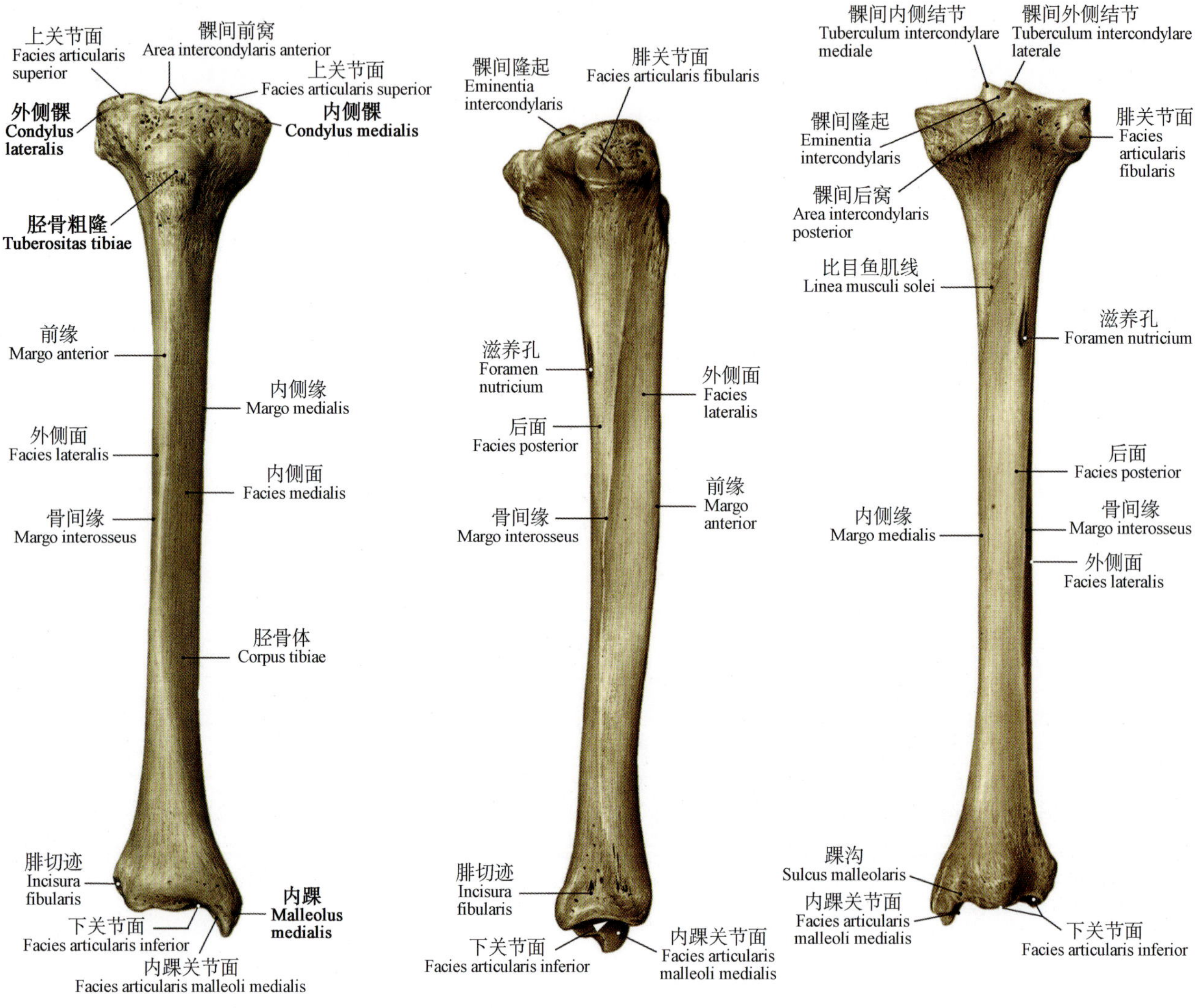

上关节面
Facies articularis superior
髁间前窝
Area intercondylaris anterior
上关节面
Facies articularis superior
外侧髁
Condylus lateralis
内侧髁
Condylus medialis
胫骨粗隆
Tuberositas tibiae
前缘
Margo anterior
内侧缘
Margo medialis
外侧面
Facies lateralis
内侧面
Facies medialis
骨间缘
Margo interosseus
胫骨体
Corpus tibiae
腓切迹
Incisura fibularis
内踝
Malleolus medialis
下关节面
Facies articularis inferior
内踝关节面
Facies articularis malleoli medialis
a
髁间隆起
Eminentia intercondylaris
腓关节面
Facies articularis fibularis
滋养孔
Foramen nutricium
外侧面
Facies lateralis
后面
Facies posterior
前缘
Margo anterior
骨间缘
Margo interosseus
腓切迹
Incisura fibularis
下关节面
Facies articularis inferior
内踝关节面
Facies articularis malleoli medialis
b
髁间内侧结节
Tuberculum intercondylare mediale
髁间外侧结节
Tuberculum intercondylare laterale
髁间隆起
Eminentia intercondylaris
腓关节面
Facies articularis fibularis
髁间后窝
Area intercondylaris posterior
比目鱼肌线
Linea musculi solei
滋养孔
Foramen nutricium
后面
Facies posterior
内侧缘
Margo medialis
骨间缘
Margo interosseus
外侧面
Facies lateralis
踝沟
Sulcus malleolaris
内踝关节面
Facies articularis malleoli medialis
下关节面
Facies articularis inferior
c

图 4.25 胫骨

右侧，前面观（a）、外面观（b）和后面观（c）。

近侧端关节面从骨干的中轴移向后方（**后移**）。此外，关节面向后轻度倾斜 3°～7°（**后倾**）。内侧髁比外侧髁后倾更明显，尤其影响关节面内侧缘。

胫骨粗隆 Tuberositas tibiae
髁间前窝
Area intercondylaris anterior
髁间外侧结节 Tuberculum intercondylare laterale
外侧髁*Condylus lateralis*
内侧髁*
Condylus medialis*
腓骨头 Caput fibulae
胫腓关节 Articulatio tibiofibularis
髁间内侧结节
Tuberculum intercondylare mediale
髁间后窝 Area intercondylaris posterior

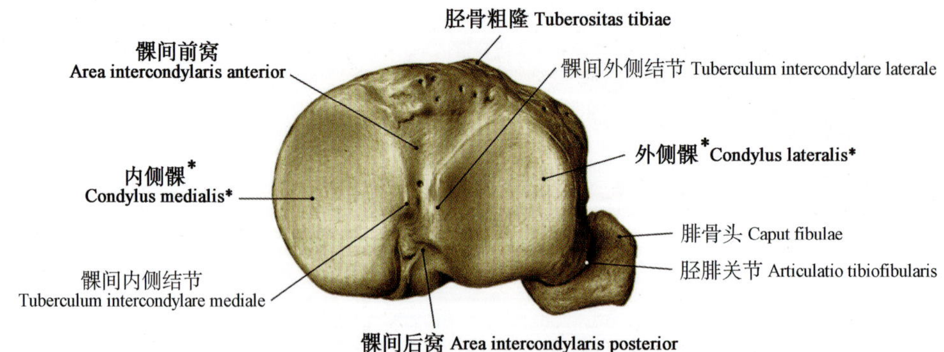

图 4.26 胫骨和腓骨（右侧，上面观）

髁（*）的关节面统称为**上关节面**。

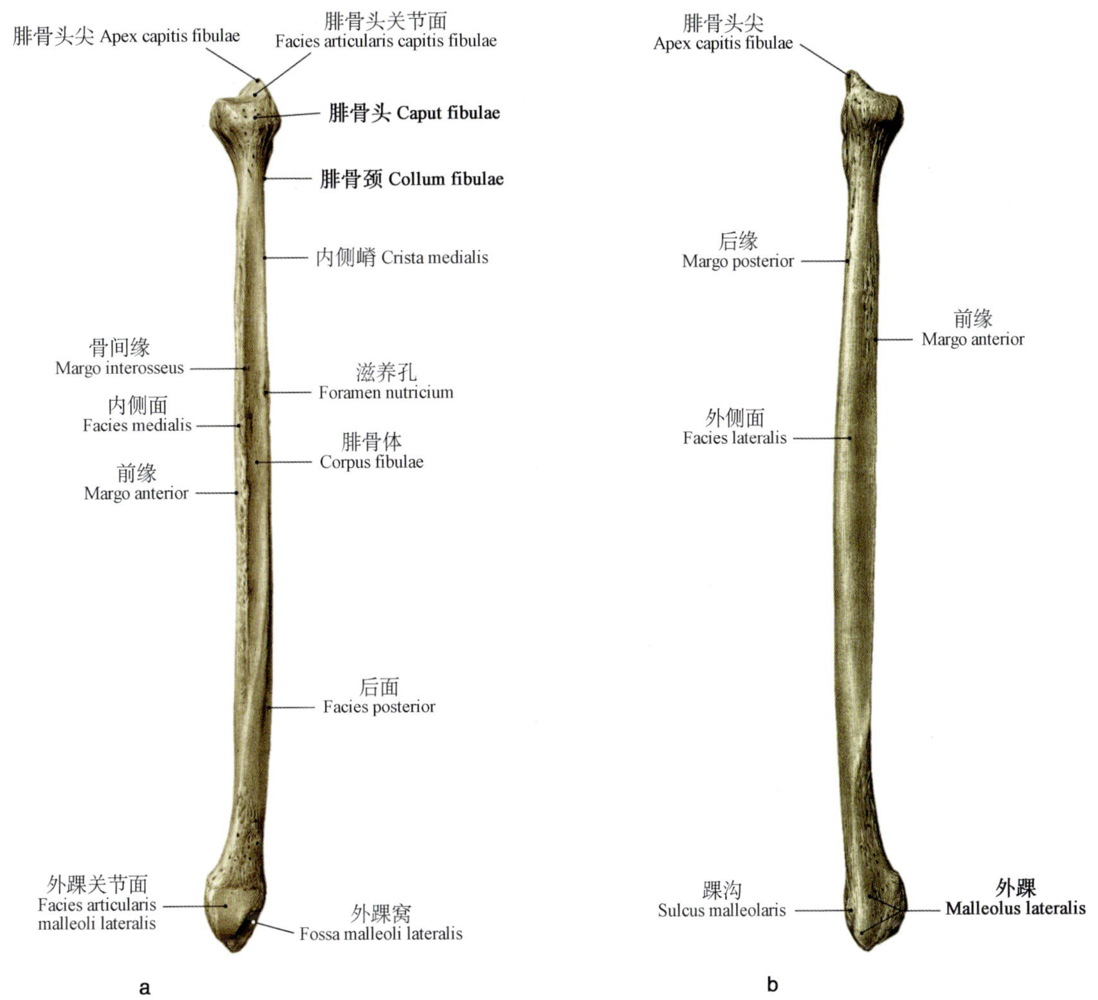

图 4.27 **腓骨，右侧内侧面观（a）和外侧面观（b）**

当定位一个单独的腓骨时，由于腓骨头和踝的所有关节面均朝向内侧，这有助于定位。

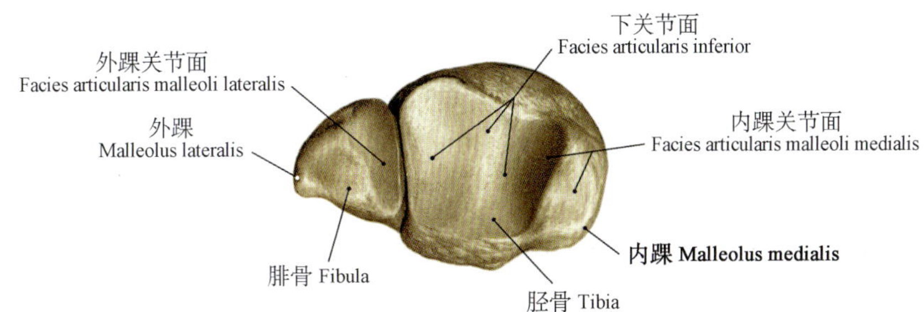

图 4.28 **胫骨和腓骨（右侧，下面观）**

足骨

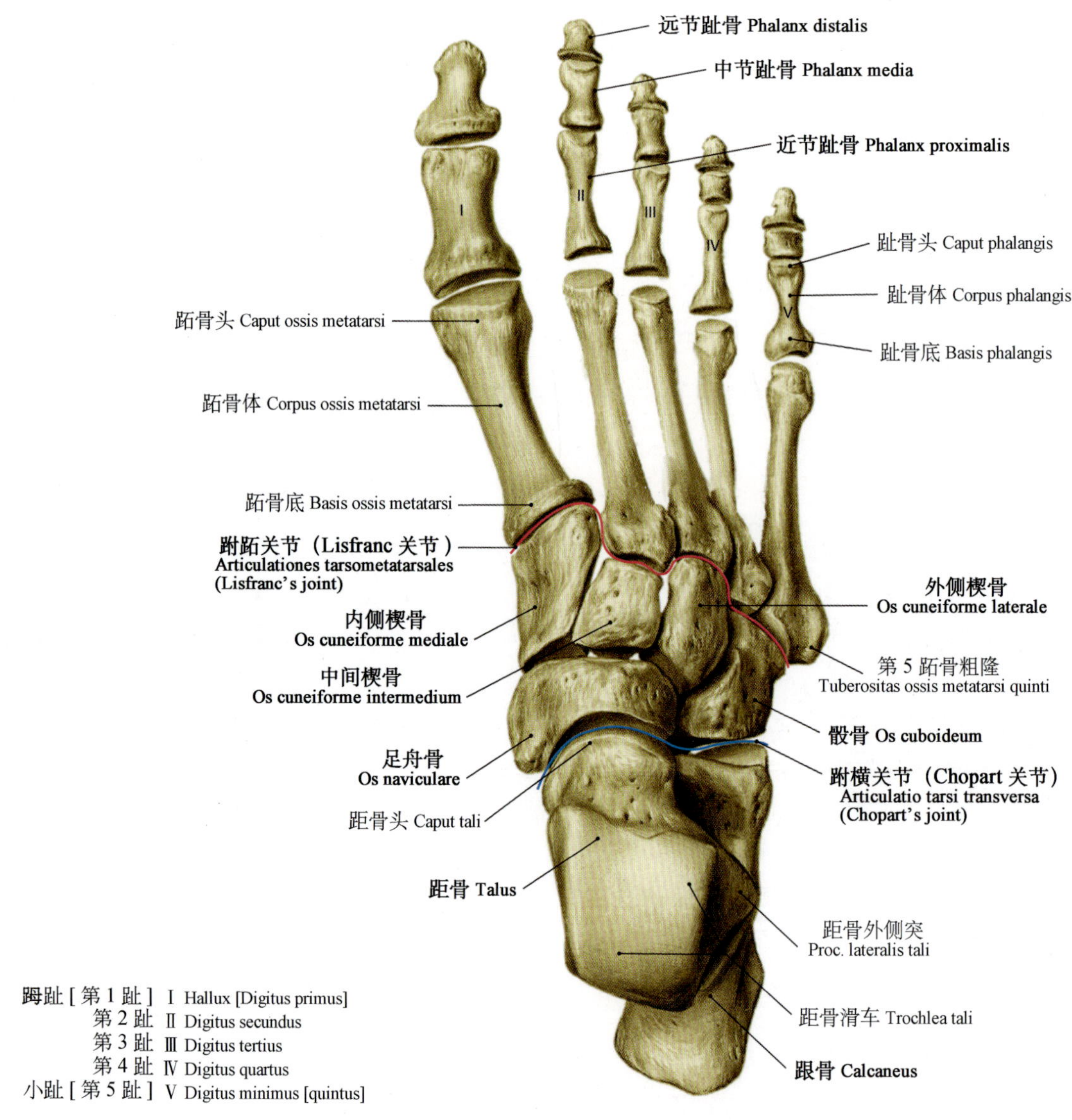

图 4.29 **足骨（右侧，上面观）**

足（Pes）可分为**跗骨**、**跖骨**（Ossa metatarsi）和由一些趾骨组成的足趾（Digiti pedis）。跗骨包括**踝或距骨**、**足跟或跟骨**、**足舟骨**（Os naviculare）、**骰骨**（Os cuboideum）和 3 个**楔骨**（Ossa cuneiformia）。临床上对后足和前足进行了区分。跗跖关节的关节线经常被视为其边界。

临床要点

在外伤、冻伤或与坏死相关的血液循环障碍情况下，跗横关节（临床术语：**Chopart 关节**；蓝色）和跗跖关节（临床术语：**Lisfranc 关节**；红色）是外科截肢的首选部位。这些关节很少发生脱位（luxations）。

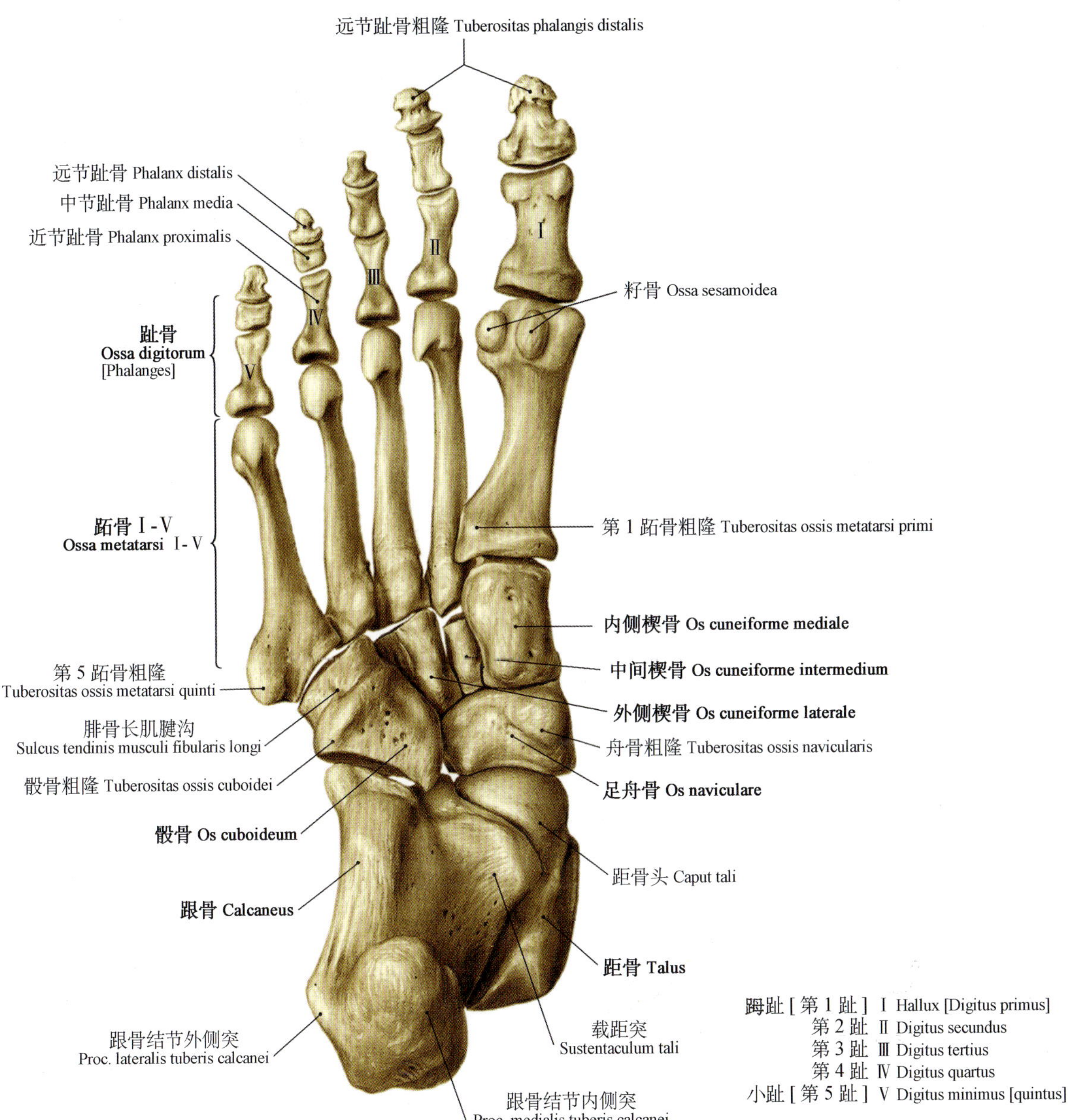

图 4.30 足骨(右侧,下面观)

足骨

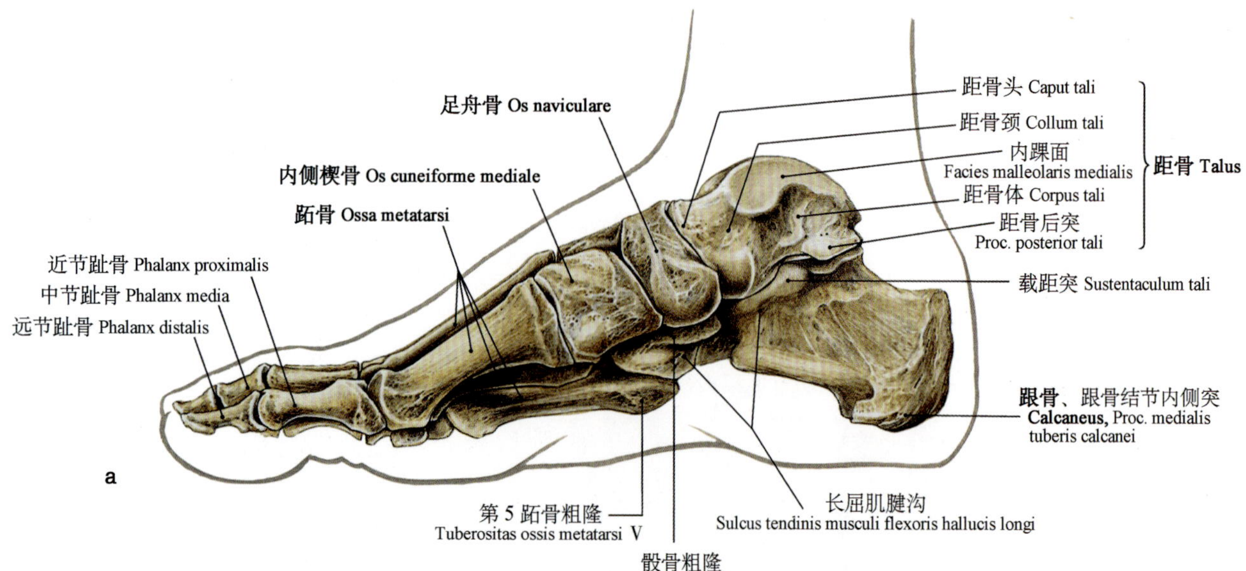

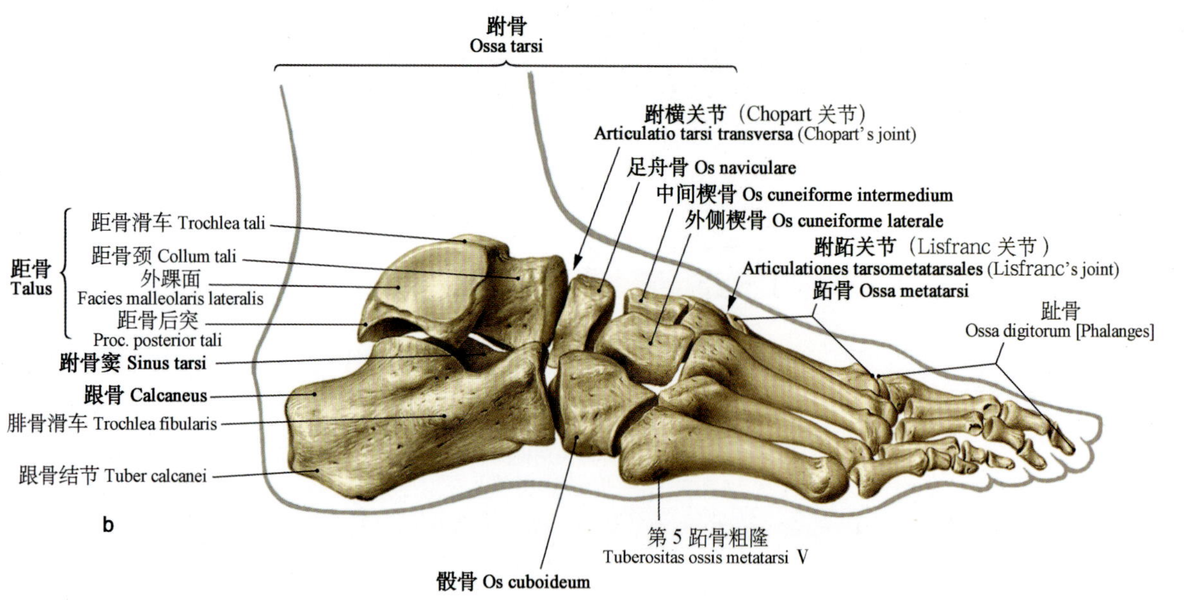

图 4.31 **足骨**
右侧，内侧面观（a）和外侧面观（b）。

跗骨窦是由距骨沟和跟骨沟形成的腔隙。

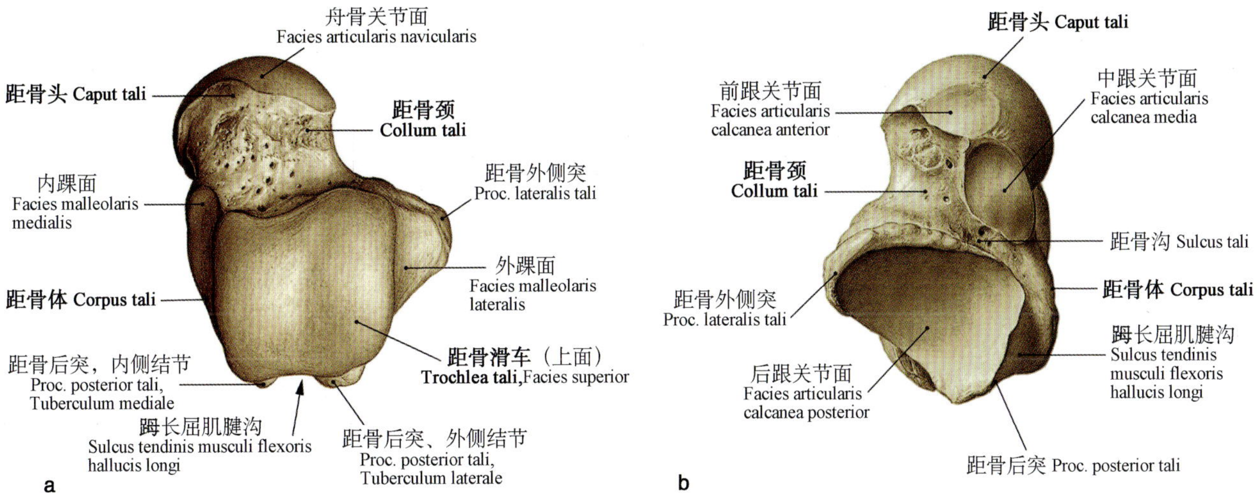

图 4.32 **距骨**

右侧，上面观（a）和下面观（b）；距骨滑车前宽后窄。

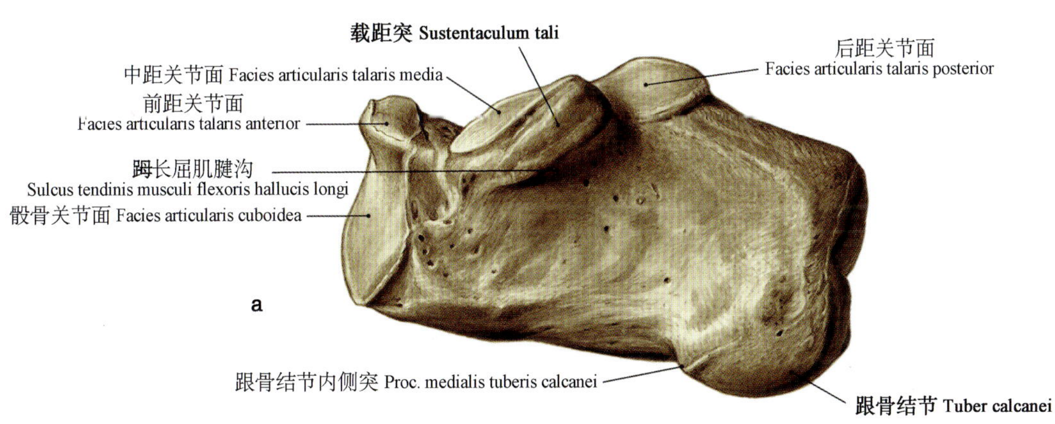

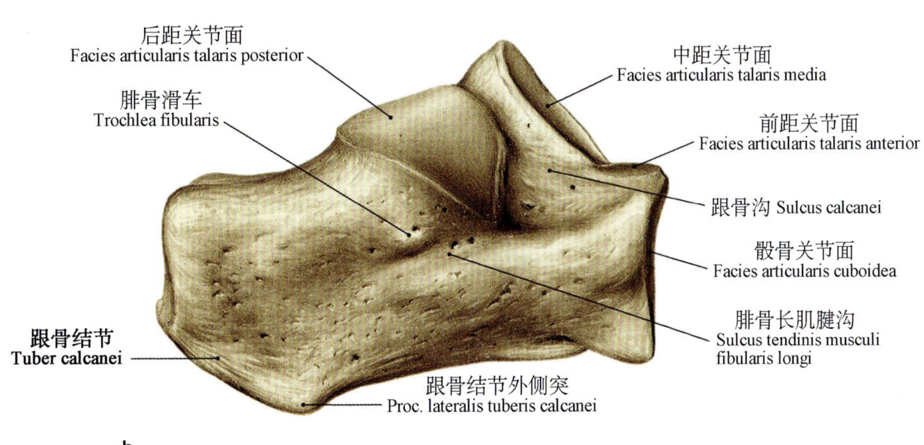

图 4.33 **跟骨**

右侧，内侧面观（a）和外侧面观（b）。

骨盆关节和韧带

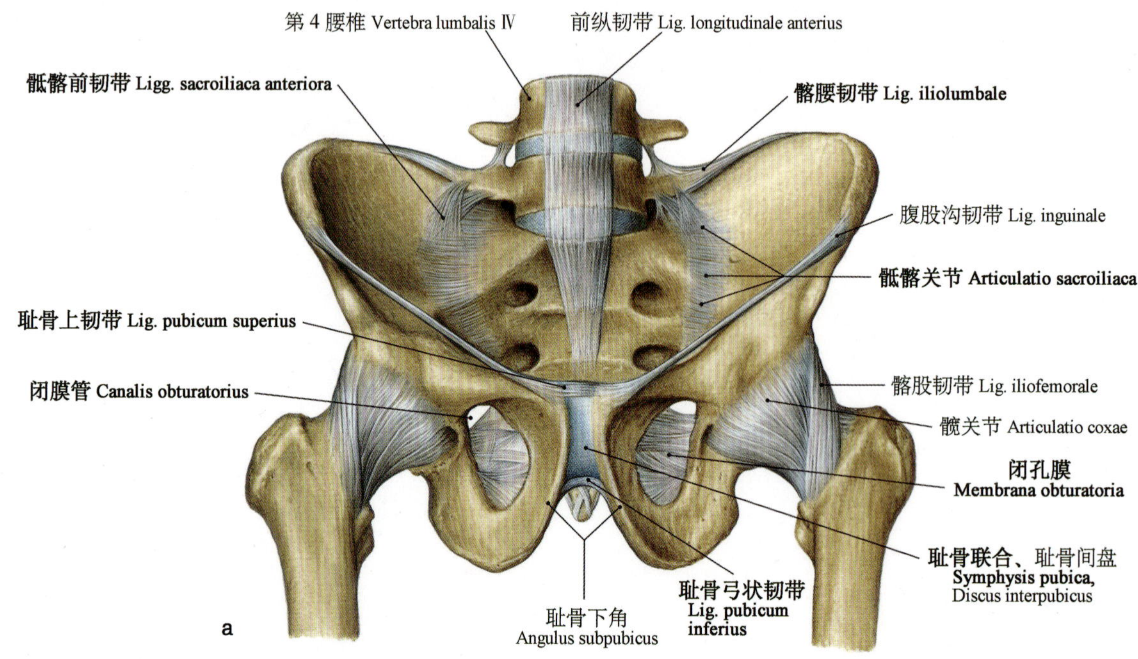

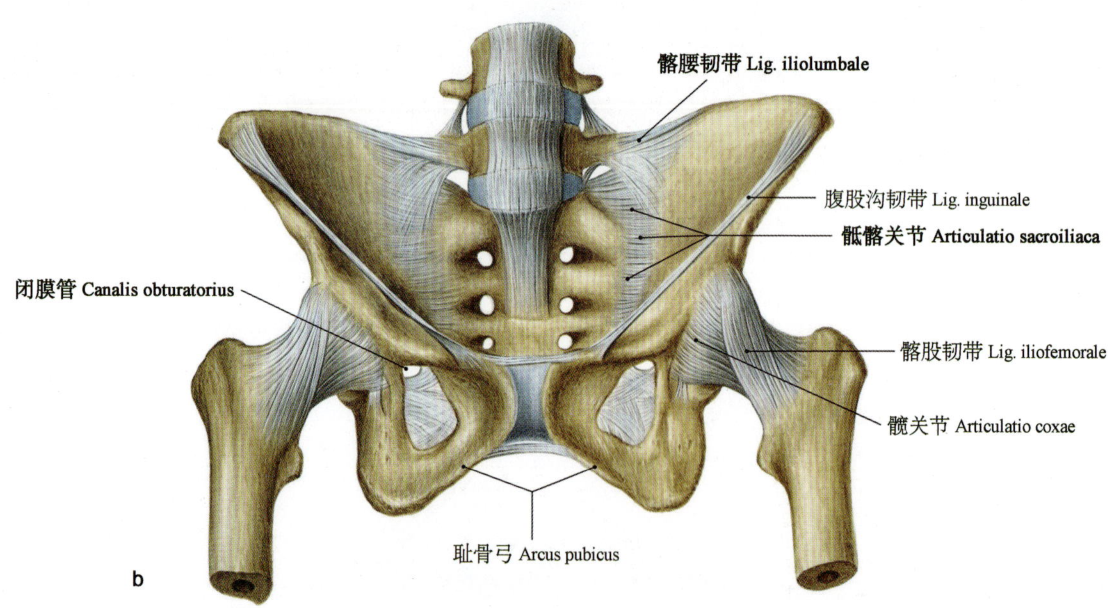

图 4.34 男性(a)和女性(b)骨盆关节和韧带(前面观)

骨盆带(Cingulum pelvicum)在背侧以**骶髂关节**(Articulationes sacroiliacae)的两个微动关节相连,在前面以**耻骨联合**(Symphysis pubica)相连,形成环状结构。每一个骶髂关节被前面的**骶髂前韧带**和上方行于第 4、第 5 腰椎肋突与髂嵴之间的**髂腰韧带**加强(→图 4.36a 与→图 4.36b 的背侧韧带)。这些强壮的韧带只允许骨盆进行约 10°的小幅倾斜运动。

耻骨联合由上方的**耻骨上韧带**和下方的**耻骨弓状韧带**相连接。

不论男女,闭孔几乎完全被**闭孔膜**封闭,因此只有**闭膜管**保持开放,以供神经血管行至大腿内侧(A./V. obturatoria, N. obturatorius)。

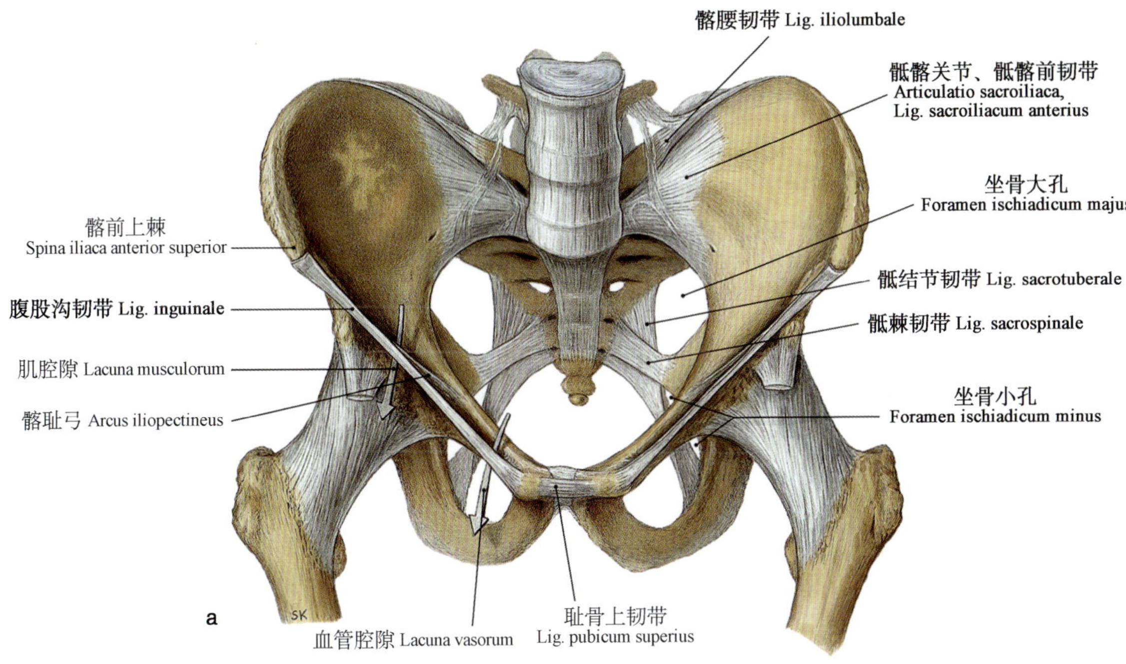

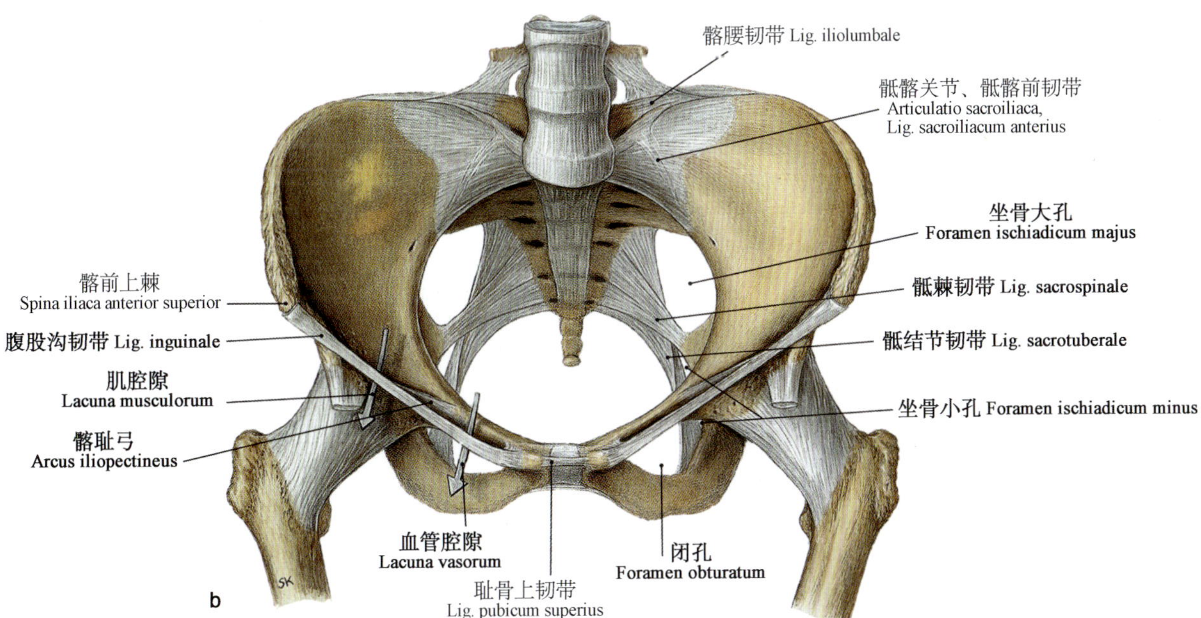

图 4.35 **男性(a)和女性(b)骨盆关节和韧带(前上面观)**[L238]

接近水平的**骶棘韧带**连接骶骨与坐骨棘，在背侧，**骶结节韧带**斜行至坐骨结节。两条韧带与坐骨大切迹和坐骨小切迹围成**坐骨大孔**和**坐骨小孔**。这些孔道是血管和骶丛神经进入臀区(Regio glutealis)的重要通道。腹股沟或**腹股沟韧带**(Lig. inguinale)下方的空间由髂耻弓分为外侧的肌腔隙和内侧的血管腔隙(→图 4.156)，神经血管通过这些腔隙到达大腿前部。

骨盆关节和韧带

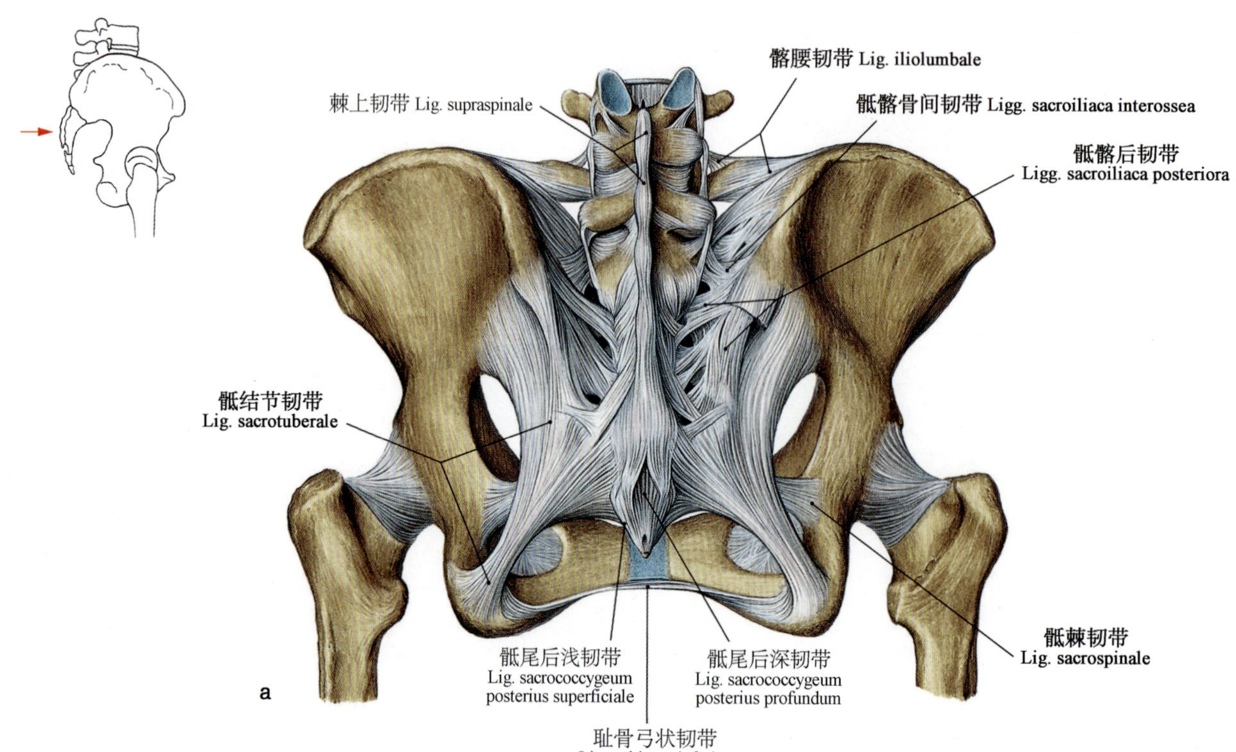

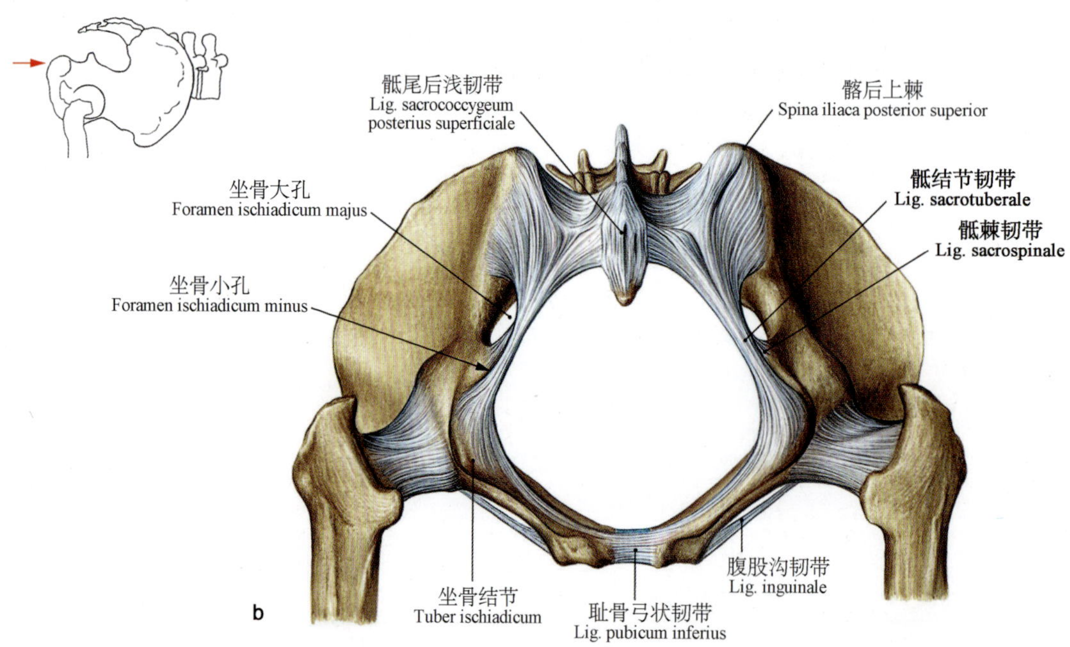

图 4.36 女性骨盆关节和韧带
后面观(a)和下面观(b)。

在背侧，骶髂关节由**骶髂后韧带**和**骶髂骨间韧带**加强(→图 4.34a 和→图 4.34b 所示)。由于这些韧带比较发达，尤其是在后侧，因此骨盆只能做 10°左右的小幅倾斜运动。

接近水平的**骶棘韧带**连接骶骨与坐骨棘，在背侧**骶结节韧带**斜行至坐骨结节。两条韧带限定了**坐骨大孔**与**坐骨小孔**，坐骨大孔和坐骨小孔是骶丛神经与血管通往臀区的通道。

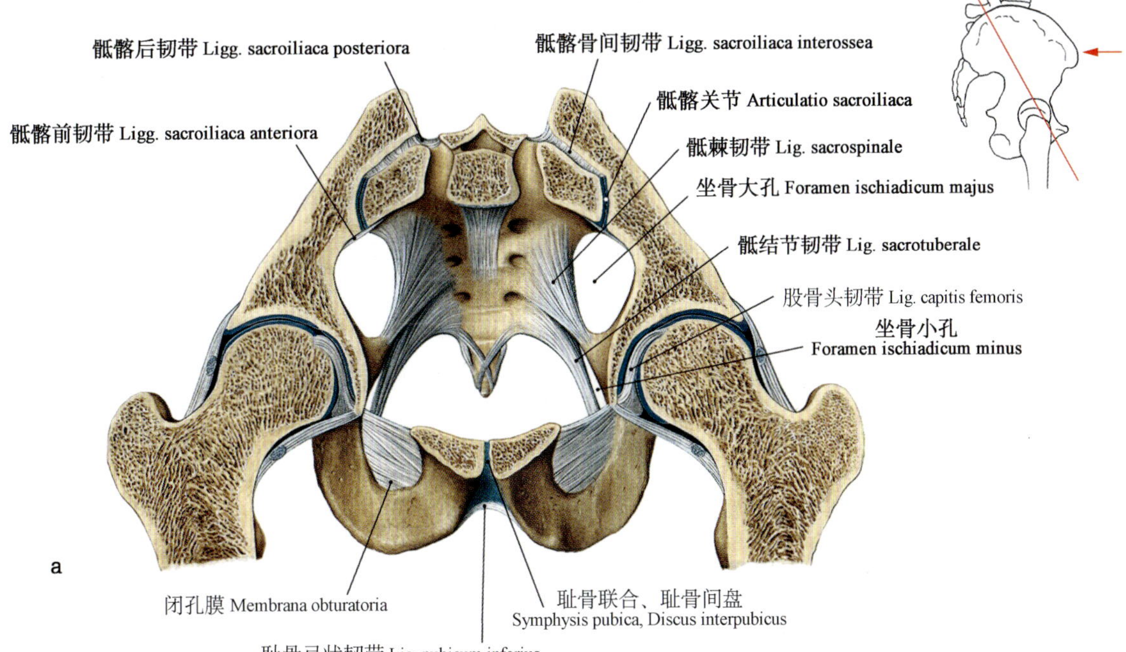

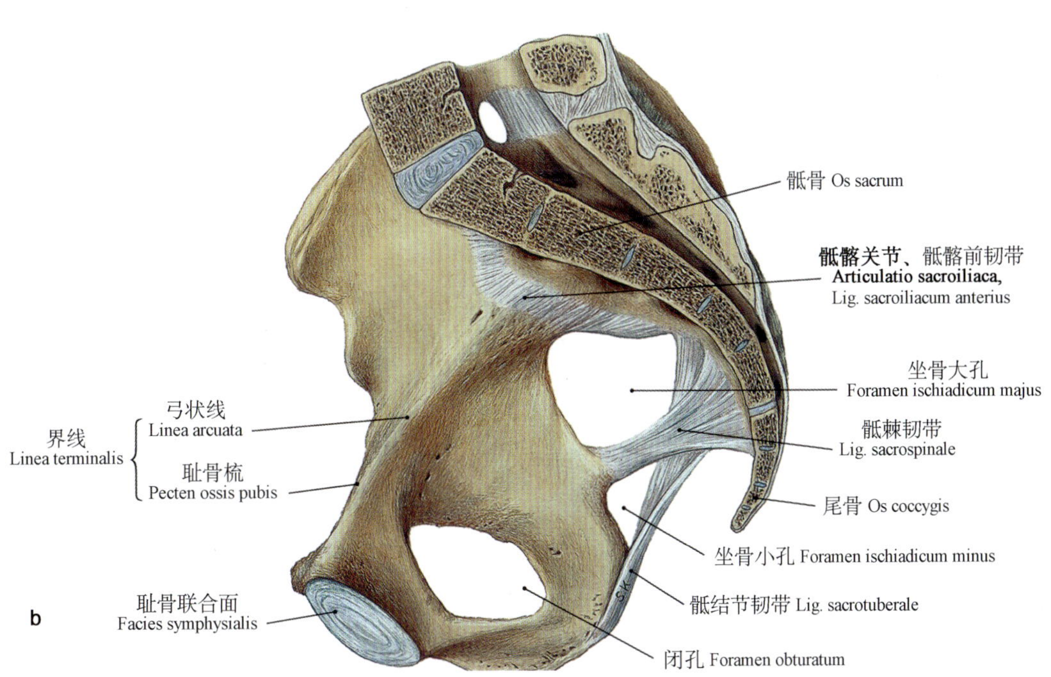

图 4.37 女性骨盆关节和韧带

斜横切面，前上面观(a)和正中矢状面，左侧外面观(b)。b[L238]

图示为骶髂关节及其韧带(**骶髂前韧带**、**骶髂后韧带**、**骶髂骨间韧带**及**骶棘韧带**和**骶结节韧带**)。仅**髂腰韧带**未示。骶棘韧带和骶结节韧带限定了**坐骨大孔**和**坐骨小孔**，坐骨大孔和坐骨小孔是骶丛血管和神经通往臀区的通道。

骨盆关节和韧带

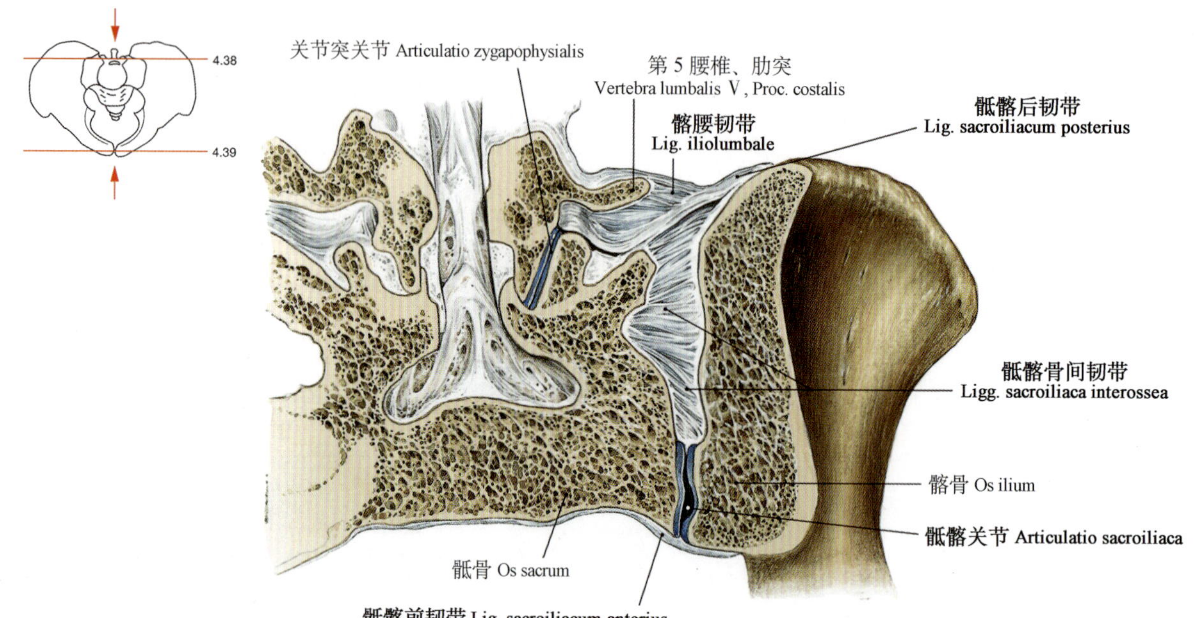

图 4.38 骶髂关节(冠状切面,后面观)

这些强壮的韧带,如此图中可见的**骶髂前韧带**、**骶髂骨间韧带**,以及**髂腰韧带**,加强了骶髂关节并使重力从躯干传递到骨盆带成为可能。特别是背侧的**骶髂骨间韧带**和**骶髂后韧带**广泛连接骶骨和髂骨。

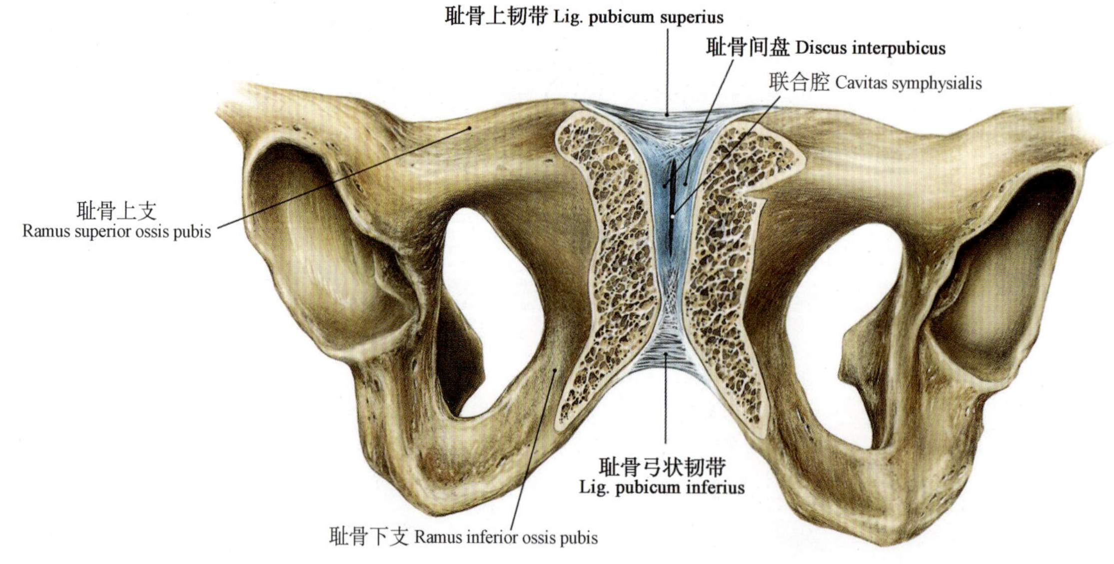

图 4.39 耻骨联合(斜切面,前下面观)

耻骨联合是一个软骨性固定连结(联合)。**耻骨间盘**由纤维软骨组成,只有与两个耻骨的联合面相接面由透明软骨组成。从生命的第一个十年开始,一个细长的缝隙(Cavitas symphyialis)开始发育,这个缝隙由上方的**耻骨上韧带**和下方的**耻骨弓状韧带**连接。

临床要点

骶髂关节痛可能是由**损伤**和**退行性骨关节炎**及风湿性疾病引起的,这在某种程度上会在一开始就影响到该关节(Morbus Bechterew)。由于骶髂关节位于腰骶丛神经支正下方,疼痛可能会放射到腿部(见第380页)。

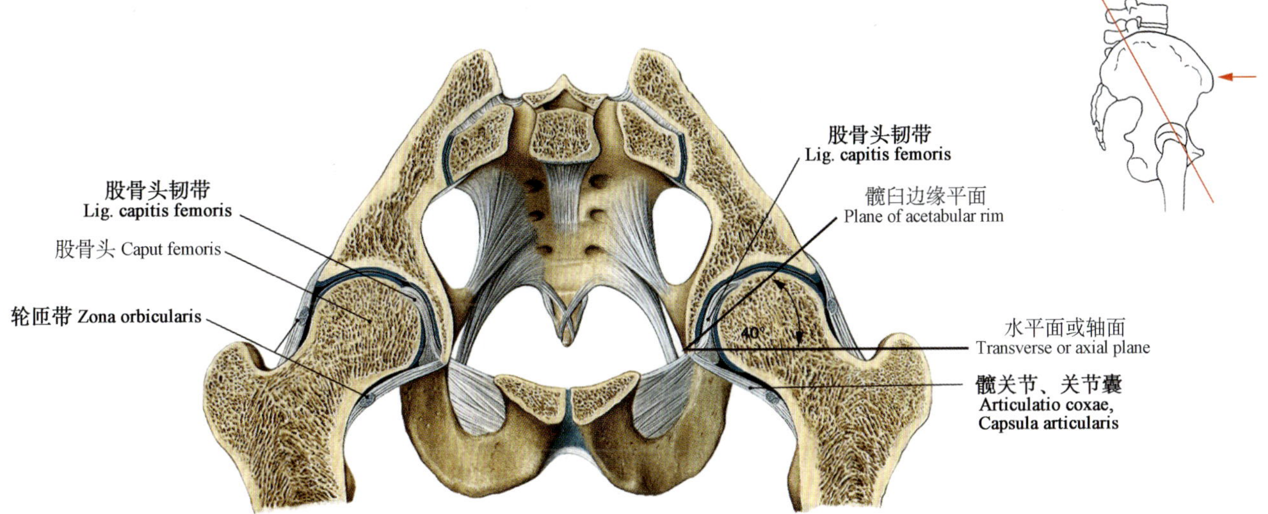

图 4.40 **两侧髋关节(斜横切面,前上面观)**

在髋关节,髋臼形成关节窝。髋臼与髋臼唇一起包裹股骨头(Caput femoris)一半以上的面积。因此,髋关节是球窝关节的一种特殊形式,被称为**杵臼关节**(Articulatio cotylica,enarthrosis)。**髋臼入口平面**与水平线的**夹角**为40°。髋关节将整个体重转移到腿上。因此,关节囊(Capsula articularis)被强有力的韧带加固。关节囊的圆形纤维环绕股骨颈,特别是在背侧,被称为**轮匝带**。关节囊的韧带也向这个区域伸展。**股骨头韧带**无机械功能。

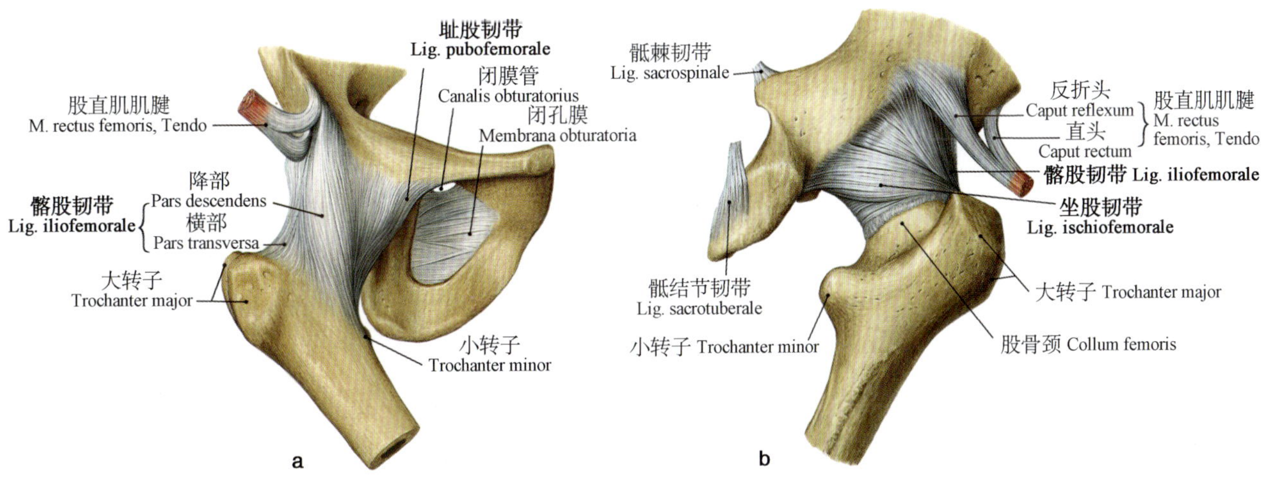

图 4.41 **髋关节右侧,前面观(a)和后面观(b)**

髋关节基本包括3个绕股骨头和股骨颈旋转的韧带。**它们的主要功能**是限制**伸展**,**防止**骨盆**向背侧倾斜**,因为它们通过伸展而紧张,从而像用钳子一样将股骨头抓紧("ligament vice")。

- **髂股韧带**(前、上):在对抗伸展的同时,也同时能够阻止内收,这可以减轻臀小肌的负荷。
- **耻股韧带**(前、下):阻止伸展、外展和外旋。
- **坐股韧带**(后):阻止伸展,特别是内旋和内收。

临床要点

骨科研究表明,髋臼和股骨头的位置和形状是导致髋关节退行性改变(coxarthrosis)发生的重要因素。髋关节平顶(hip dysplasia)可能导致过早的退行性改变,其显示**髋臼边缘**平面的角度小于正常角度,以及髋关节的顶部大于正常角度。如果髋关节窝的髋臼边缘向后倾斜(retroversion of the acetabulum),或关节面位于髋臼深处(Coxa profunda),则说明股骨头受髋臼覆盖太大。

髋关节结构与运动

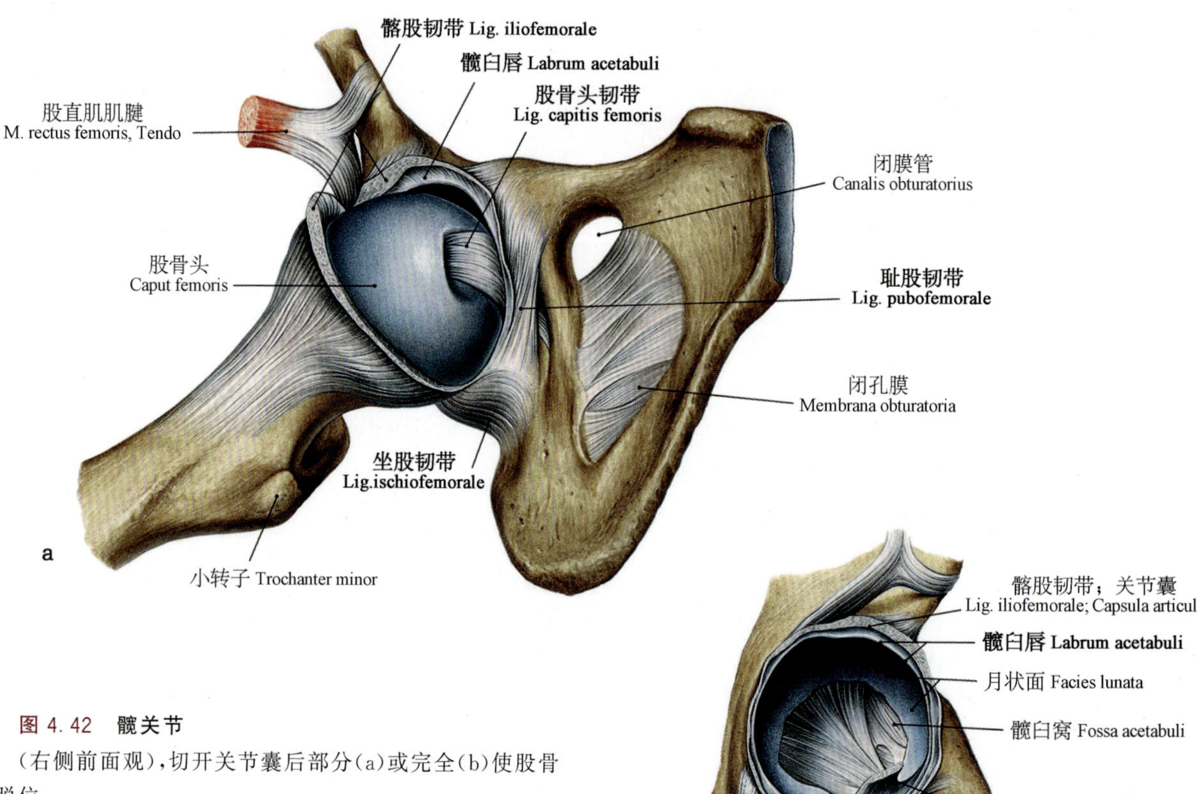

图 4.42 **髋关节**

（右侧前面观），切开关节囊后部分(a)或完全(b)使股骨头脱位。

除外部的韧带（**髂股韧带**、**耻股韧带**、**坐股韧带**）外，关节内还可见缺乏机械功能的**股骨头韧带**。**髋臼横韧带**从下方环绕髋臼形成环，并和由纤维结缔组织组成的**髋臼唇**一起引导股骨头运动。

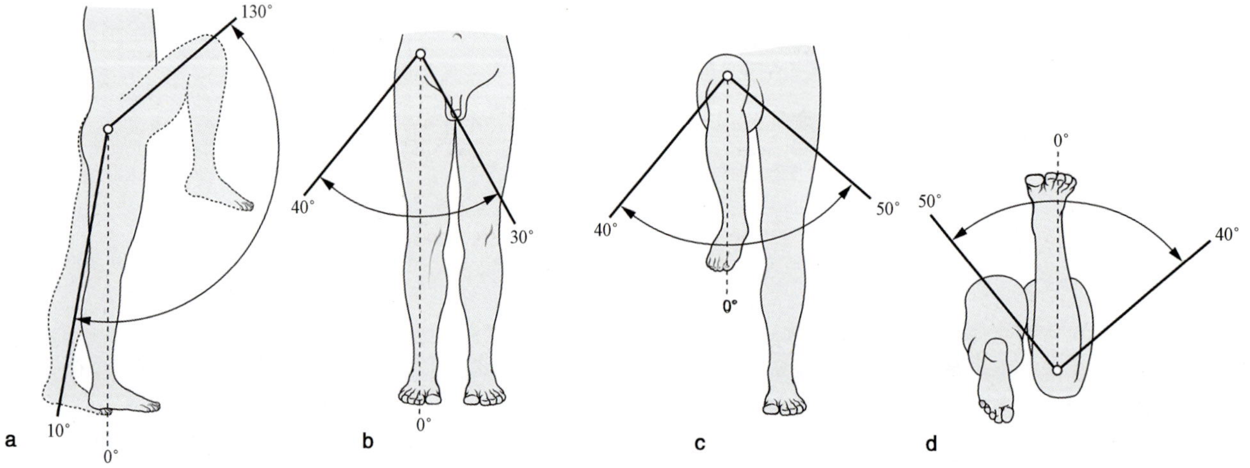

图 4.43a-d **髋关节活动范围**[L126]

髋关节是一个具有三向自由度的**杵臼关节**(Articulatio cotylica，enarthrosis)。所有运动轴均穿过股骨头中心。其运动幅度受到了强壮的韧带和髋臼的限制。所有的韧带一起像钳子一样包绕股骨头限制其伸展(retroversion)，以确保稳定的姿势。然而，屈曲(anteversion)对跑步来说很重要，它有很大的自由度，仅被软组织限制。同样的，内旋、外旋、外展和内收也受到韧带的限制。

运动范围

a 伸-屈：10°-0°-130°。

b 外展-内收：40°-0°-30°。

c 和 d 外旋-内旋：50°-0°-40°。

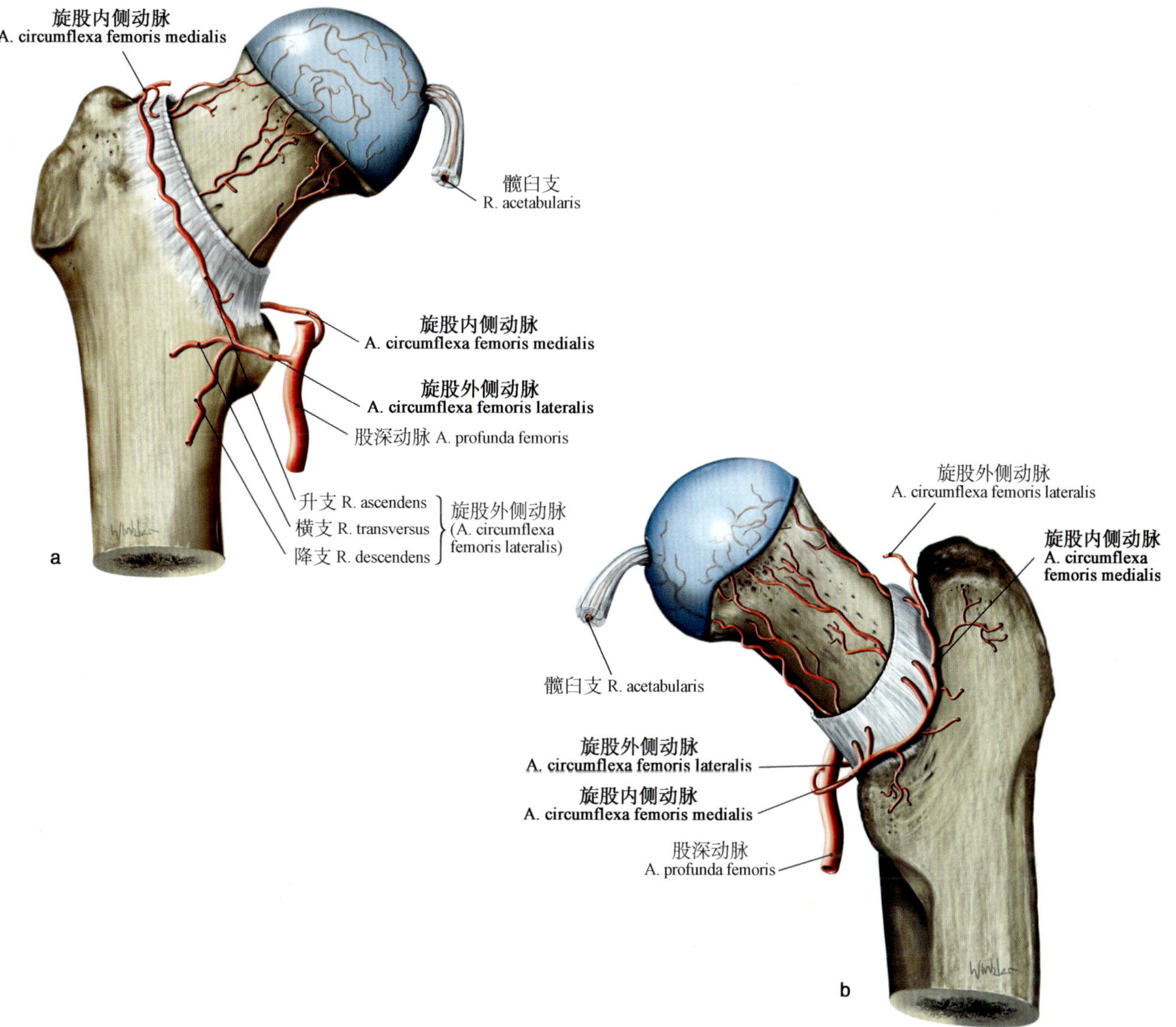

图 4.44　髋关节的血供

右侧，前面观(a)和后面观(b)[L266]。

在成人，**旋股内侧动脉**是**股骨头**的主要供血血管。虽然**髋臼分支**(发自闭孔动脉和旋股内侧动脉)穿过股骨头韧带，在婴儿阶段为大部分股骨头提供血液，但在成人仅为近端骨骺的 1/5～1/3 供血。然而，旋股内侧动脉通过关节囊内股骨颈后侧的几个小分支为股骨头和股骨颈提供血液供应。**旋股外侧动脉**只为**股骨颈**前方供血。**髋臼**的前、后侧由闭孔动脉供血，上方则由臀上动脉供血。

临床要点

动脉供血对股骨头的完整性至关重要，缺氧(缺血)会导致**股骨头坏死**。在最坏的情况下，需要用**假体**置换股骨头。因此，在髋关节外科干预中，供血动脉的治疗必须十分小心，这一点尤其重要，在退行性关节炎的病例中，只有关节面(“cap prosthesis”)必须用假体代替整个股骨头。因此，对髋关节动脉供应的精确解剖学知识在过去几年中得到了高度重视。必须注意的是，旋股内侧动脉走行在股骨颈的后方，由骨盆转子组的一些短小的髋肌覆盖和保护。因此，应保留这些肌肉，以避免对动脉造成伤害。

由于旋股内侧动脉和旋股外侧动脉走行在关节囊的各层之间，在发生囊内**股骨颈骨折**时，供应动脉可能会受到损伤。因此，用假体直接替换股骨头被作为一种治疗方法得到了越来越多的应用。此外，在青春期早期(Morbus Perthes)，股骨头的自发性坏死似乎主要是由股骨头动脉供血不足引起的。

膝关节

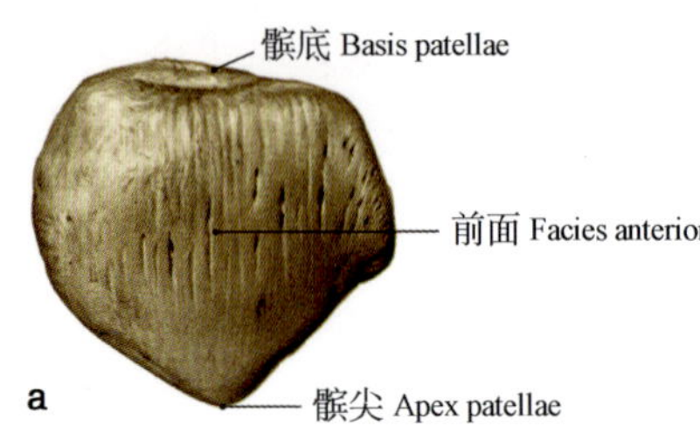

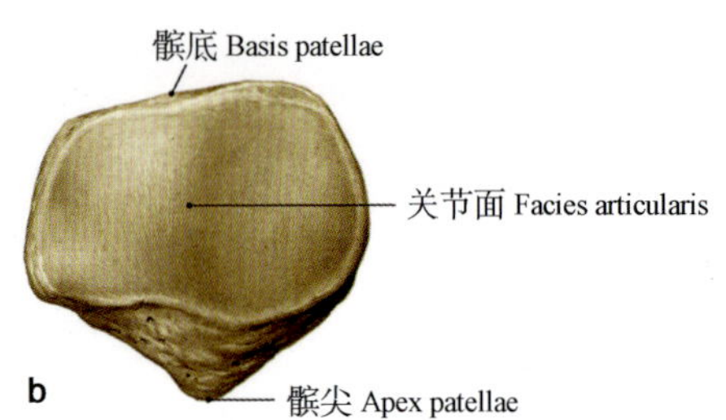

图 4.45 髌骨，右侧，前面观(a)和后面观(b)

髌骨是位于股四头肌腱内的一个**籽骨**(Os sesamoideum)。它像一个**支点**通过引导肌腱使股骨远端到达其止点(胫骨粗隆)，这会提升肌肉的虚拟杠杆臂，并增加其扭矩。

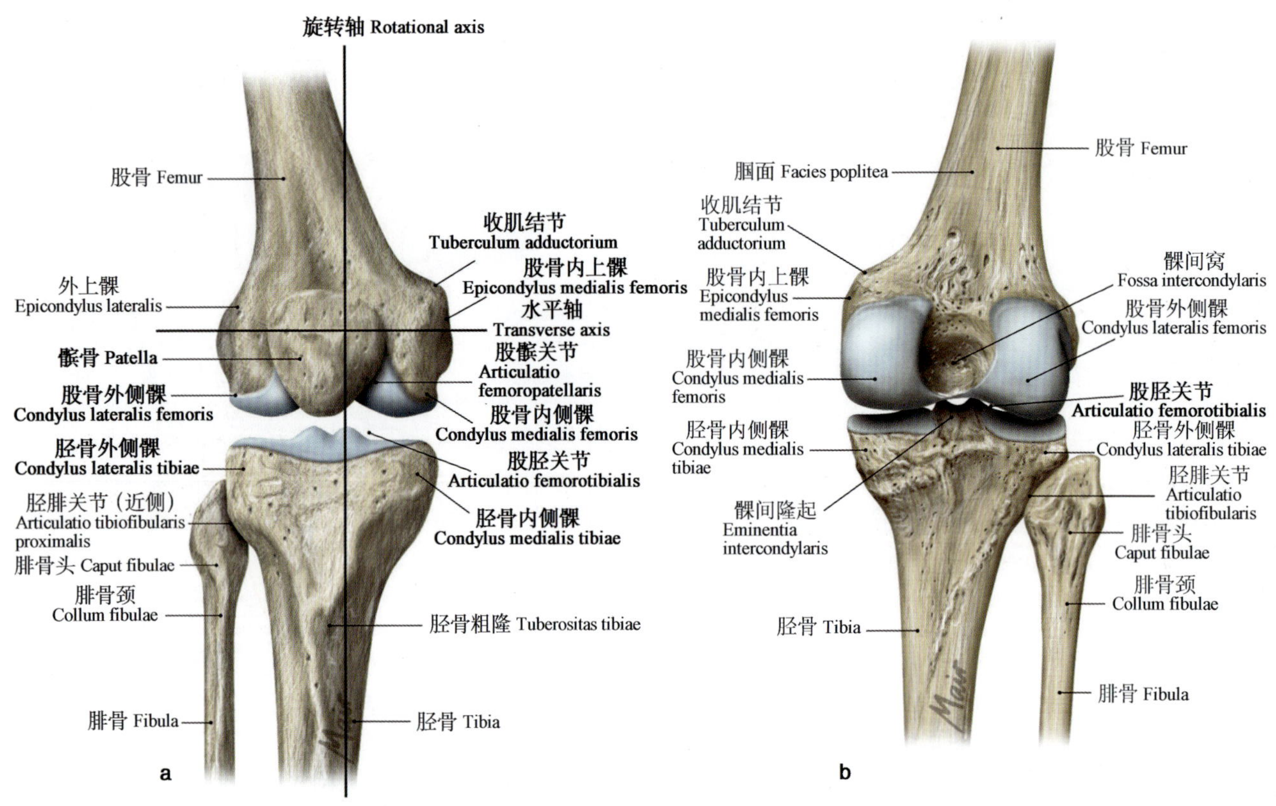

图 4.46 膝关节

右侧，前面观(a)和后面观(b)[L127]。

在膝关节，股骨与胫骨(Articulatio femorotibialis)和髌骨(Articulatio femoropatellaris；→图 4.178)连接。所有的骨都被一个共同的关节囊包裹。在股胫关节，股骨髁构成关节头，所有胫骨髁的上关节面(Facies articularis superior)形成关节窝。膝关节是一种**双髁关节**(Articulatio bicondylaris)，在功能上属于**屈戌关节**(trochoginglymus)，可以进行两向自由度的运动。**伸**和**屈**的瞬时横轴穿过股骨髁(c)的滑车。旋转运动的纵轴斜行并垂直通过内侧髁间结节。膝关节的运动范围见第 331 页。

临床要点

除髋关节外，膝关节承受着来自于体重的特殊压力。因此，退行性改变(**膝关节炎**)是膝关节的一种常见疾病，经常需要人工关节置换关节体。由于膝关节不能被肌肉很好地稳固，**韧带**和**半月板损伤**时有发生。这种情况可以通过微创介入治疗(**关节镜**)，因此需要掌握良好的膝关节解剖学知识。髌骨或股骨髌面的畸形导致**髌骨**反复**脱位**。除运动或训练各自的股内侧肌或股外侧肌外，关节囊紧固或髌韧带移植等外科矫正也是治疗的选择。

(张善强 译)

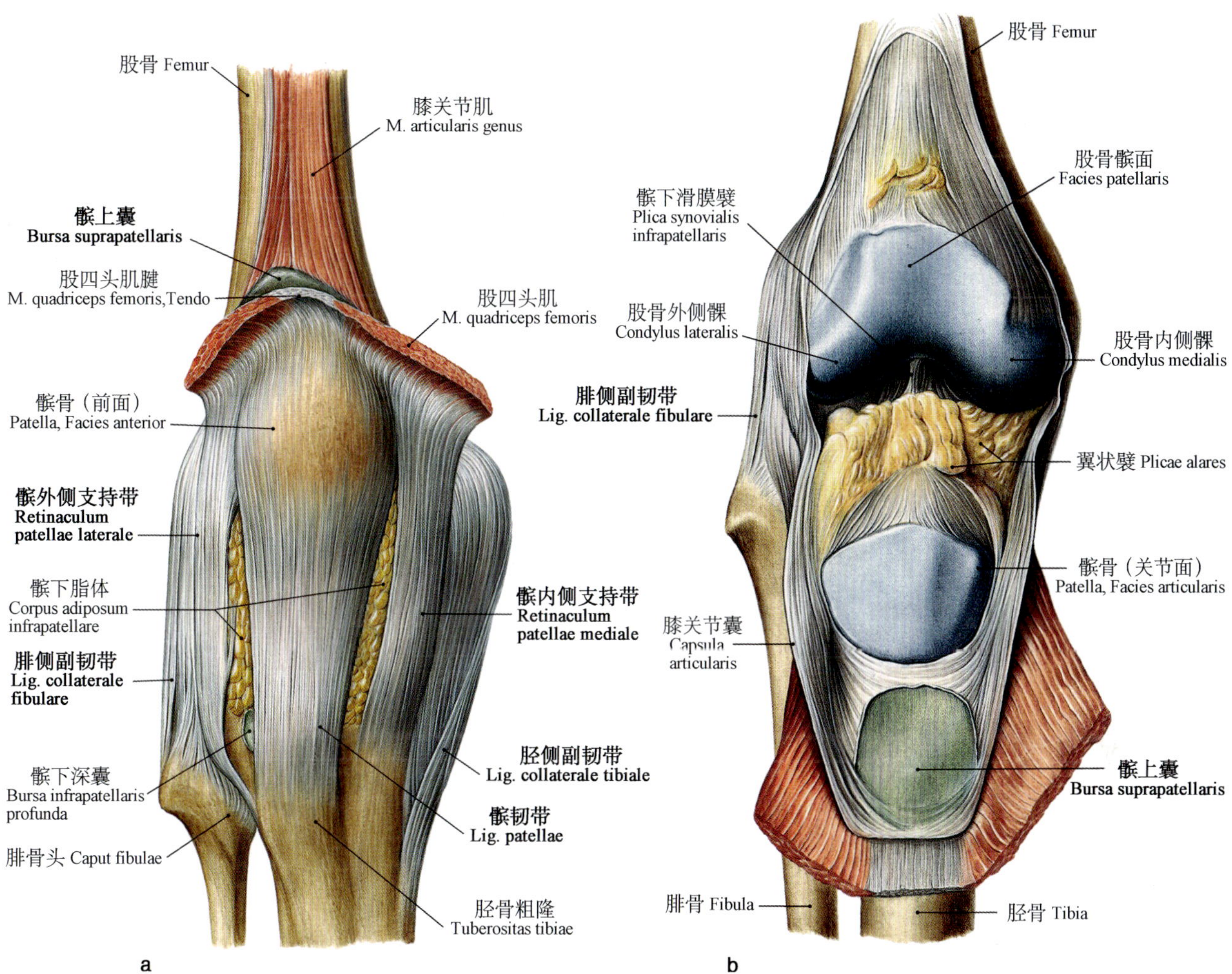

图 4.47　膝关节

右侧，关节囊封闭(a)，关节囊打开(b)；前面观。

膝关节被固定和加强关节囊的**囊外韧带**与位于关节囊纤维膜内的**囊内韧带**(→图 4.53)所环绕。图中所示为膝关节的囊外韧带：从前面观，囊外韧带包括由股四头肌腱延续而成的**髌韧带**及**髌内侧支持带**和**髌外侧支持带**。其中髌内、外侧支持带均由浅表纵行纤维及深层横行纤维组成，通常也被认为是股四头肌腱的一部分。膝关节的内侧和外侧则分别有**胫侧副韧带**和**腓侧副韧带**，二者分别终止于胫骨和腓骨。膝关节囊紧贴关节面，Hoffa **脂肪垫(又名髌下脂体)**即位于关节前部的纤维膜与滑膜之间，并通过髌下滑膜襞与前交叉韧带相连，其两侧分布有翼状襞。膝关节周围有多个**滑膜囊**，部分与膝关节囊相通，如图中所示的髌上囊。

膝关节囊韧带

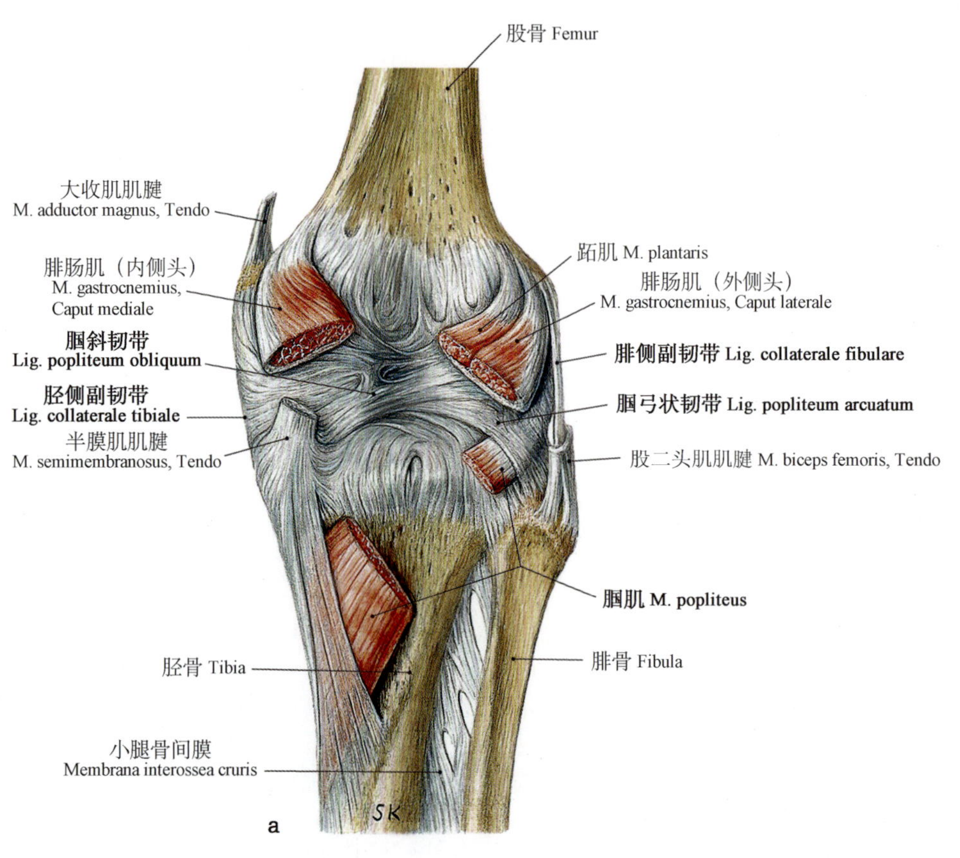

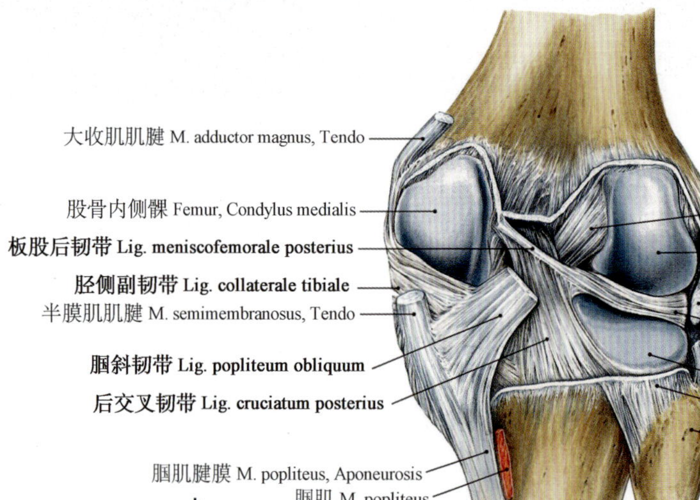

图 4.48　膝关节

右侧：关节囊封闭（a），关节囊打开（b）；后面观。a [L238]。

膝关节的后方有**囊外韧带**加强关节囊：**腘斜韧带**由股骨外侧髁向内下方向走行，**腘弓状韧带**的走行方向与之相反，跨过腘肌。两条侧副韧带中，只有**胫侧副韧带**与关节囊附着，而**腓侧副韧带**不与关节囊融合，而被腘肌腱起始段分隔。

切开膝关节囊后（图 4.48b），即可见数条**囊内韧带**：**前交叉韧带**起于股骨外侧髁的内侧面，向前走行止于胫骨髁间隆起的前方；**后交叉韧带**起于股骨内侧髁的内侧面，走行方向与前交叉韧带相反，止于胫骨髁间隆起的后方；**板股前韧带**（图中不可见）和**板股后韧带**起于外侧半月板后角，分别经后交叉韧带的前方和后方，止于股骨内侧髁，从而对后交叉韧带起到辅助作用。

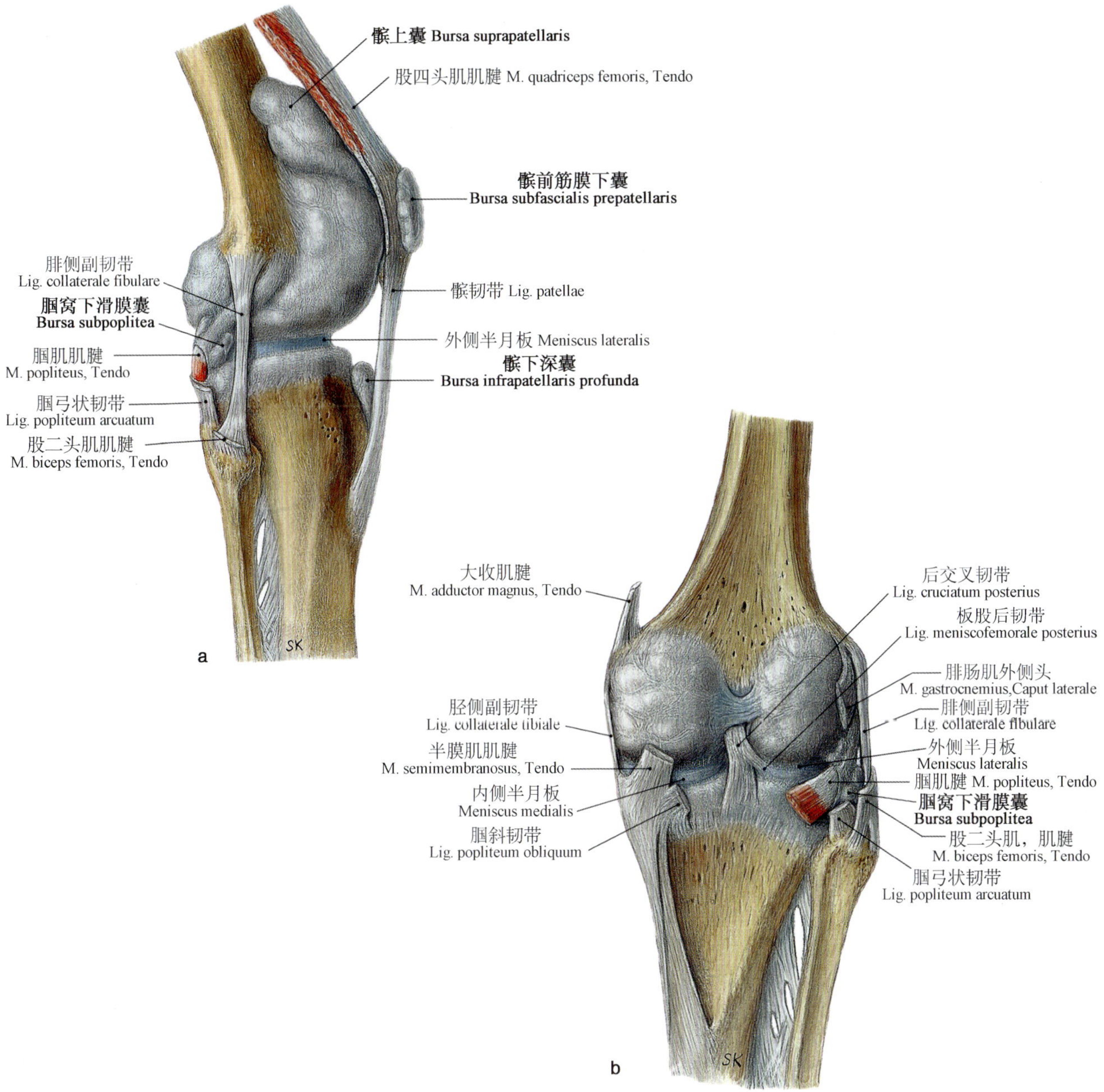

图 4.49 膝关节及滑膜囊

右侧，外侧观(a)，后面观(b)已注入塑形剂以显示关节腔[L238]。

膝关节周围有近 30 个**滑膜囊**。其中部分滑膜囊与膝关节囊相通，如位于股四头肌腱下方的**髌上囊**(前上方)和位于腘肌腱后方的**腘窝下滑膜囊**(下方)。其他滑膜囊多位于应力(如下蹲)部位，如**髌前滑膜囊**及**髌下滑膜囊**；或者位于肌腱起止处的下方而起到润滑作用，如**半膜肌滑膜囊**、**内侧腓肠肌腱下囊**及**外侧腓肠肌腱下囊**(图中不可见)。

临床要点

膝关节在剧烈的机械负重(如屈膝)下可导致滑膜的炎症(**滑膜炎**)。此外，在一些风湿性疾病中(如类风湿关节炎)发生的慢性炎症性关节积液，可导致膝关节肿大和滑膜囊融合，进而出现腘窝部肿胀。当半膜肌滑膜囊和腓肠肌内侧腱下囊融合时，称之为Baker **囊肿**。

膝关节侧副韧带

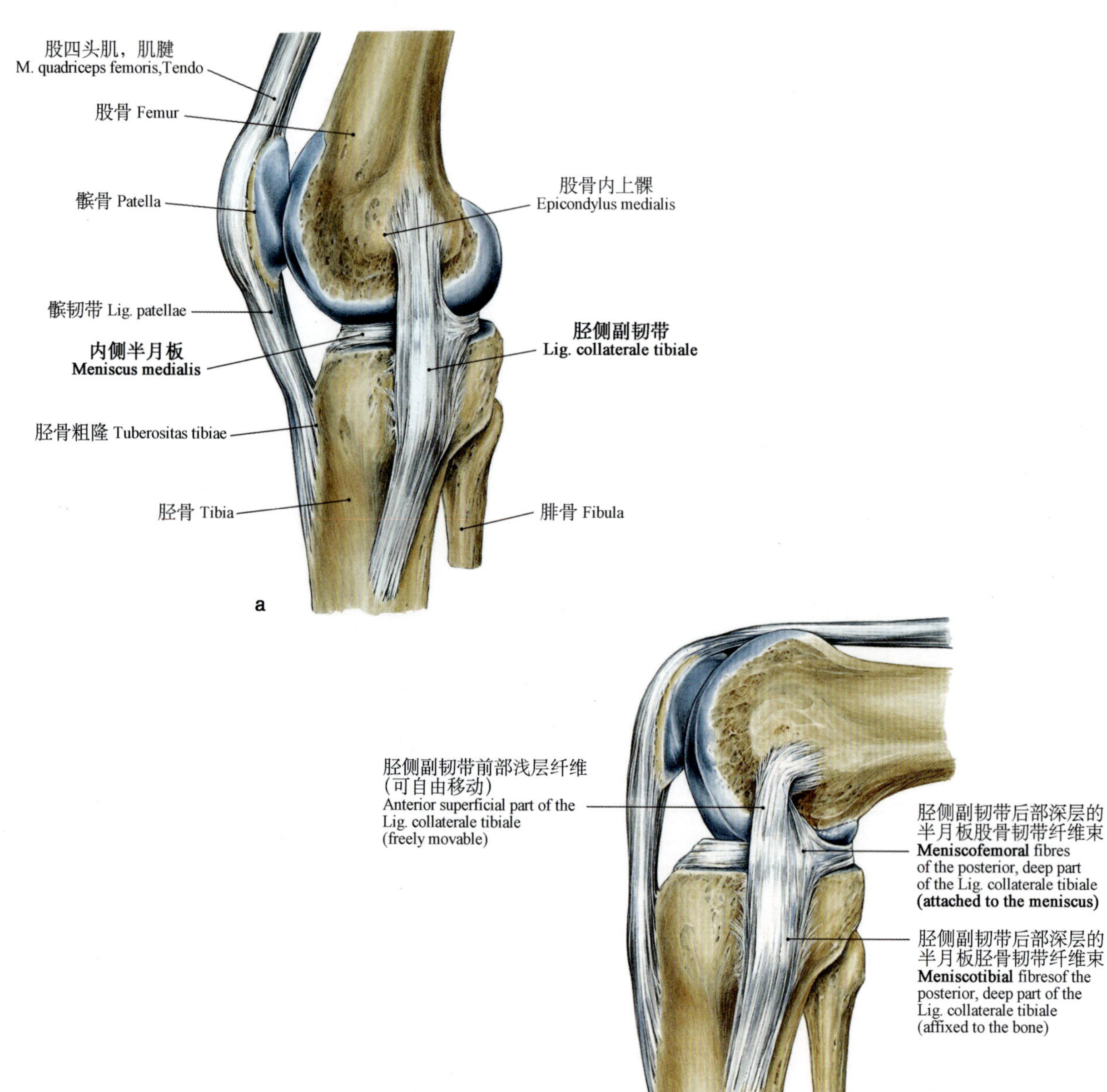

图 4.50　**内侧副韧带(胫侧副韧带)**

伸膝位(a),屈膝位(b),内侧观。

内侧副韧带(**胫侧副韧带**)相对较宽,起于股骨内上髁,止于胫骨内侧髁下方,只有后部纤维束与内侧半月板紧密相连。屈膝时,内侧副韧带受到牵拉,从而固定内侧半月板的位置。与之相反,外侧副韧带(**腓侧副韧带**)并不与外侧半月板融合(→图 4.51)。由于股骨髁的前曲率半径较大,因此在伸膝时侧副韧带紧张,膝关节不能发生旋转;与之相反,股骨髁的后曲率半径较小,因此在屈膝时,侧副韧带松弛,使膝关节的旋转运动成为可能。

临床要点

侧副韧带从内外两侧同时加固膝关节。**内侧副韧带**(临床术语:MCL)主要防止膝关节**外展**,而**外侧副韧带**(临床术语:LCL)主要防止膝关节**内收**。当侧副韧带损伤时(如韧带断裂),膝关节的侧方移动度将增大。这一现象被用于在体格检查中评估侧副韧带的潜在损伤。

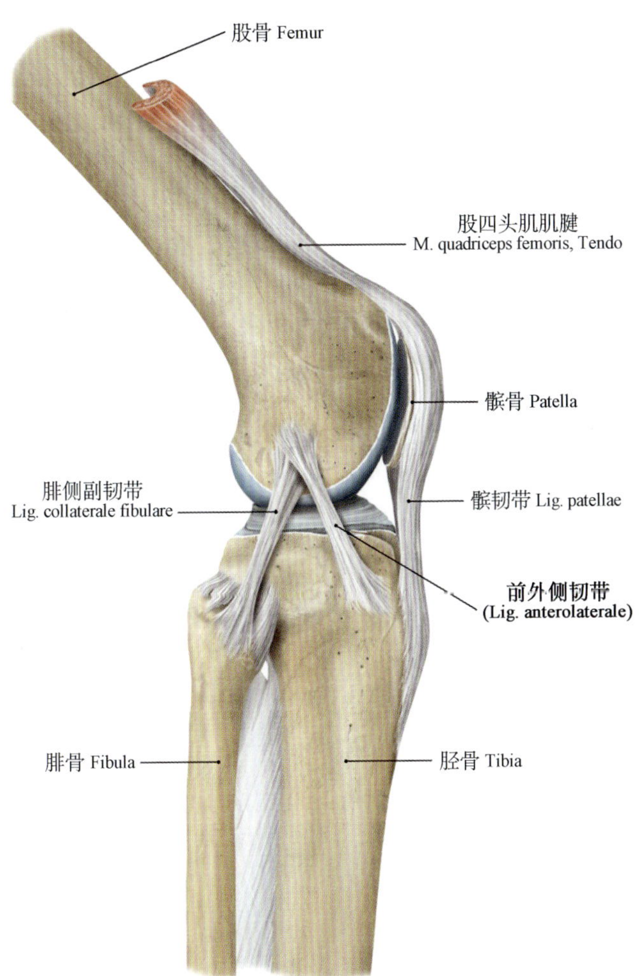

图 4.51 **外侧副韧带(腓侧副韧带)及伸膝位前外侧韧带(外侧观)**[L280]

外侧副韧带(**腓侧副韧带**)起于股骨外上髁,止于腓骨头,与内侧副韧带相比不仅窄,而且短。前外侧韧带(临床术语:ALL)起于股骨外上髁,止于胫骨外侧髁。

膝关节囊

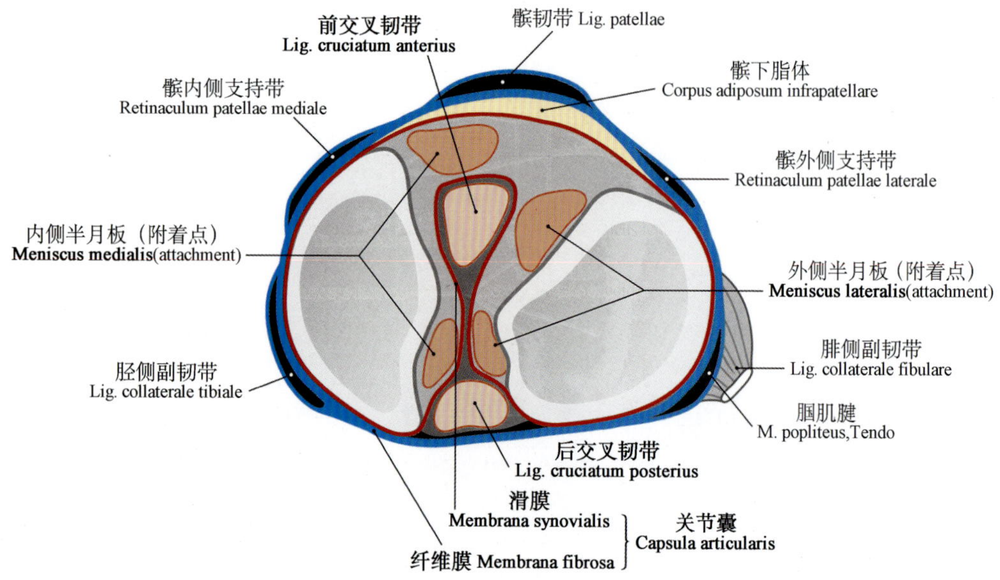

图 4.52　**膝关节囊结构示意图(右侧,上面观)**[L126]

与其他关节一样,**膝关节囊**由外层致密的纤维组织(纤维膜)和衬于其内的滑膜组成。非常有趣的是这两层仅在腹侧和外侧直接接触。相反,滑膜在背侧向内与纤维囊分离,并覆盖在**交叉韧带(前、后交叉韧带)**表面。因此交叉韧带并不在膝关节腔内,其位置被描述为**滑膜囊外**但**关节囊内**。此外,图中也展示了两条**侧副韧带**与关节囊附着关系的不同:内侧副韧带直接与关节囊和内侧半月板结合,而外侧副韧带被腘肌起点从关节囊分隔。

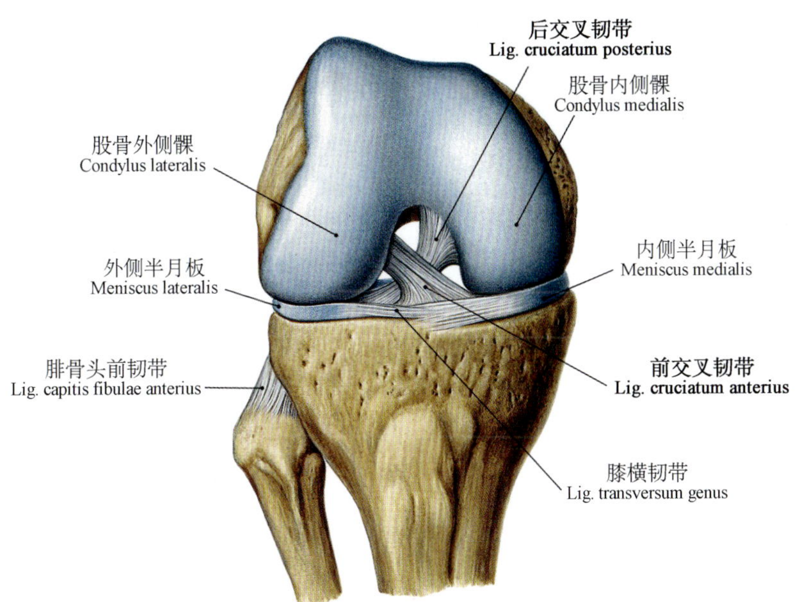

图 4.53 膝关节屈曲 90°(右侧)

前面观,已去除膝关节囊及侧副韧带。

膝关节内最重要的囊内韧带是 2 条交叉韧带。**前交叉韧带**起于股骨外侧髁内侧面,行向下方止于胫骨髁间隆起的前方(由上后外向前方);**后交叉韧带**起于股骨内侧髁内侧面,止于胫骨髁间隆起的后方(由上前内向后方)。交叉韧带位于**纤维囊内(囊内)**,但是在滑膜囊外,因此它们是**滑膜囊外韧带**。

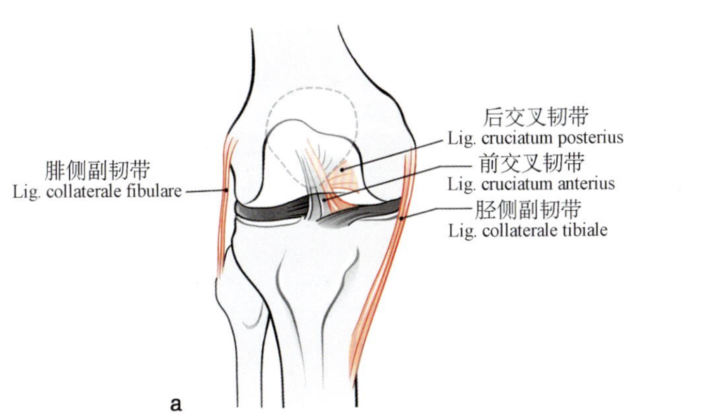

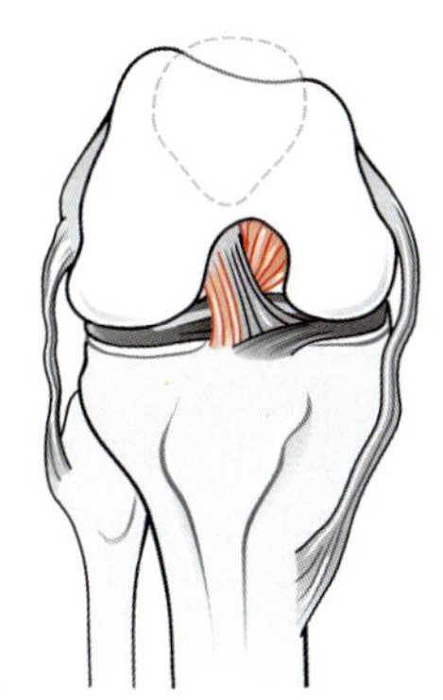

图 4.54 膝关节的稳定装置

右侧,侧副韧带和交叉韧带在伸膝位(a)和屈膝位(b)(前面观)[L216]。

交叉韧带及侧副韧带共同构成膝关节的功能单位。**侧副韧带仅在伸膝时紧张**,以防止膝关节在伸膝位时发生旋转、内收或外展。与之不同的是,**交叉韧带在膝关节处于不同位置时,始终有部分纤维保持紧张**:伸膝时交叉韧带的内侧纤维紧张,屈膝时交叉韧带的外侧纤维紧张。

临床要点

交叉韧带损伤后,小腿可以在矢状轴上发生位移,形似抽屉:前交叉韧带损伤时,小腿可以向前移位(临床术语:ACL,**"前抽屉"**试验);后交叉韧带损伤时,小腿可以向后移位(临床术语:PCL,**"后抽屉"**试验)。进行抽屉试验时,患者取仰卧位,检查者将患者膝关节屈曲 90°,并坐于患者足背上,将患者小腿向前或向后推移。

半月板

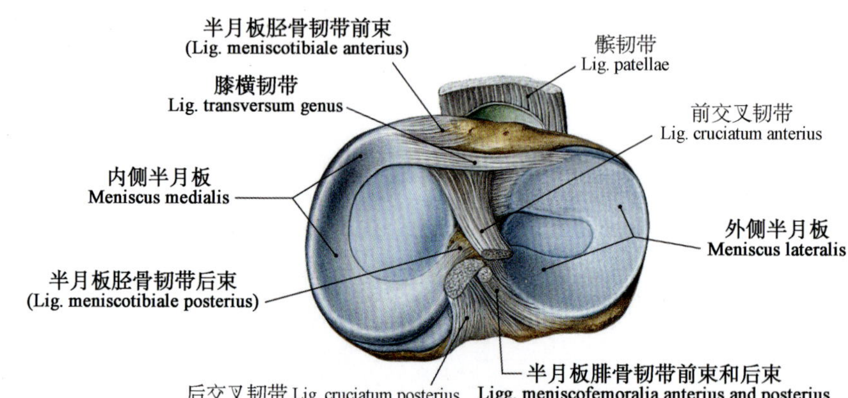

图 4.55 膝关节半月板(右侧,上面观)

两块半月板形似字母C,在水平面上均呈楔形。**内侧半月板**体积较大,并通过**半月板前角胫骨韧带**和**后角胫骨韧带**分别固定于胫骨髁间的相应部位,并与内侧副韧带紧密相连。而**外侧半月板**通过**半月板腓骨韧带的前束**和**后束**与股骨内侧髁相连,被腘肌腱分隔,不与外侧副韧带相连(→图4.49b)。外侧半月板后角通过腘肌仅与胫骨间接并灵活地相连。从前面观,2块半月板之间通过**膝横韧带**相连,使膝关节在屈曲时外侧半月板的活动范围显著增加。

2块半月板均由内部的纤维软骨及外部致密结缔组织构成。

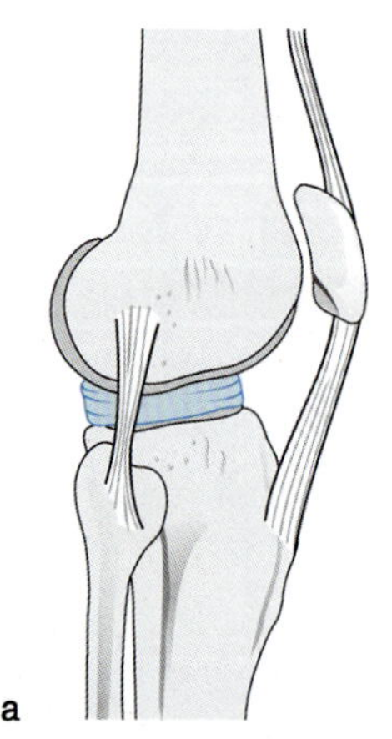

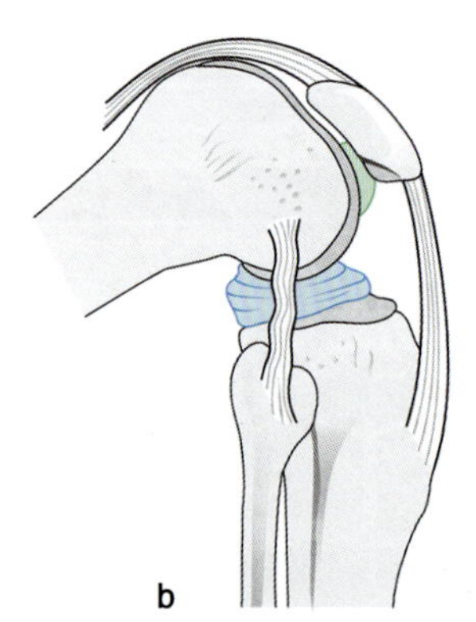

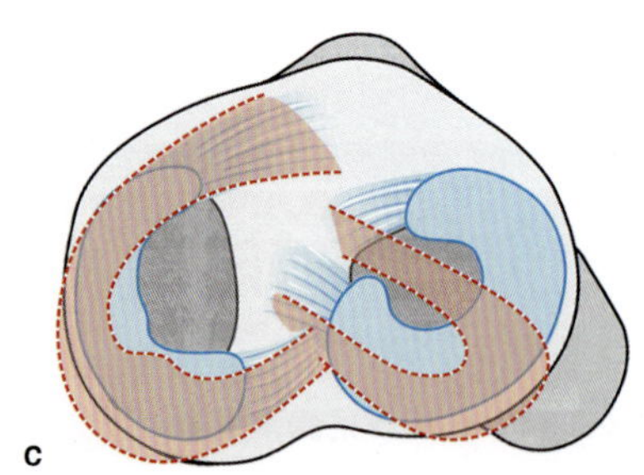

图 4.56a-c 屈膝时半月板的活动性

a. 伸膝位;b,c. 屈膝位[L126]。

屈膝时,2块半月板均向后移动,越过胫骨髁的边缘。外侧半月板因缺少固定,其移动性更大。

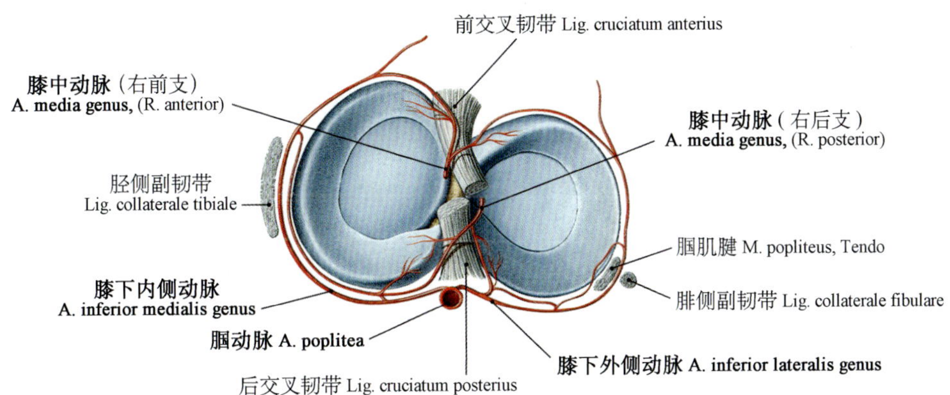

图 4.57 **半月板的血液供应(右侧,上面观)**

半月板外部的血供主要由来自膝下内侧动脉、膝下外侧动脉及膝中动脉(**腘动脉分支**)组成的**半月板周围毛细血管丛**;而**半月板内部**缺乏血供,主要依靠**滑膜液**扩散提供营养。

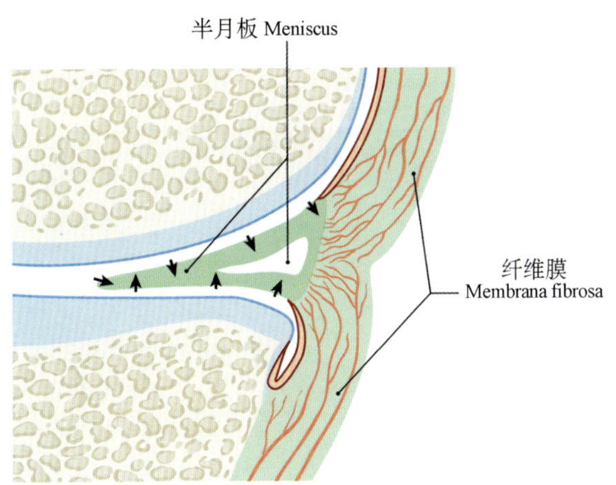

图 4.58 **半月板的血液供应**[L126]

2块半月板均由**内部**纤维软骨及**外层**致密纤维结缔组织构成。半月板的血液供应对其再生能力具有重要影响。半月板的**周围部**直接由腘动脉分支形成的半月板周围毛细血管丛提供**血液**,因而损伤后可一定程度地再生;半月板**中心部**仅依靠**滑膜液**渗透间接提供营养,因而其代谢及再生能力有限。

半月板损伤

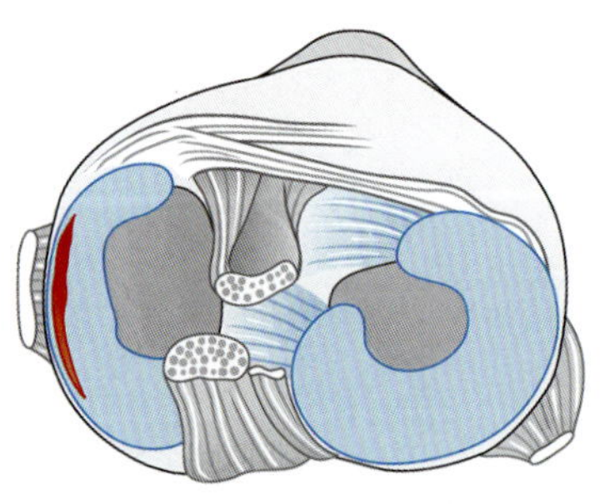

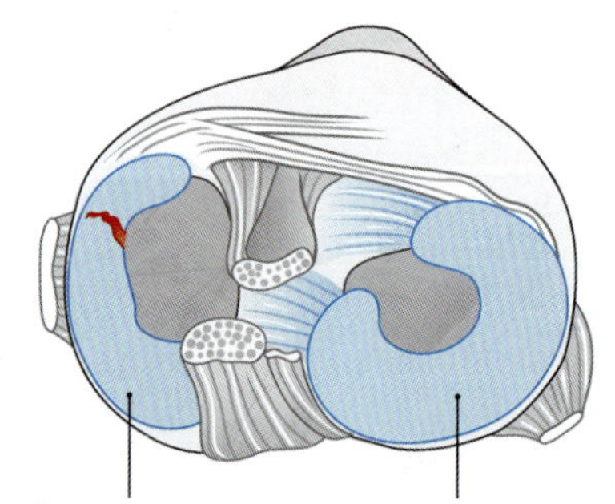

图 4.59 **内侧半月板损伤(右侧,上面观)[L126]**
由于内侧半月板与胫侧副韧带通过关节囊直接相连,因而**内侧半月板损伤的概率远高于外侧半月板**。半月板损伤包括半月板部分断裂甚至部分撕脱。

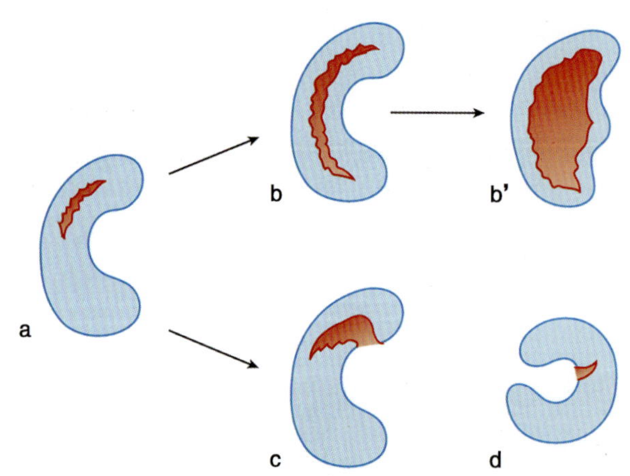

图 4.60a-d **半月板断裂的不同阶段[L126]**
a. 纵向断裂或撕裂。
b. 纵向断裂(撕裂)从后角延伸至前角,并向关节内移位(=b'桶柄状撕裂)。
c. 合并横向断裂(多数是前角或后角处撕脱)。
d. 横向断裂(撕裂),多见于外侧C形半月板。

临床要点

半月板损伤在临床上较为常见,**内侧半月板由于与关节囊及骨连接紧密,因而更易受累**。半月板急性损伤见于膝关节在屈曲承重时突然发生旋转所致,表现为因疼痛导致的主动或被动屈膝受限。半月板的慢性退行性改变常由于半月板错位所致。如果损伤影响了血供较好的半月板周围部,尚有可能自行恢复;如果累及半月板中心部,则通常需在关节镜下行半月板部分切除(半月板切除术),以恢复膝关节的自由活动,然而这常常会导致膝关节的退行性骨关节炎(**膝关节病**)。

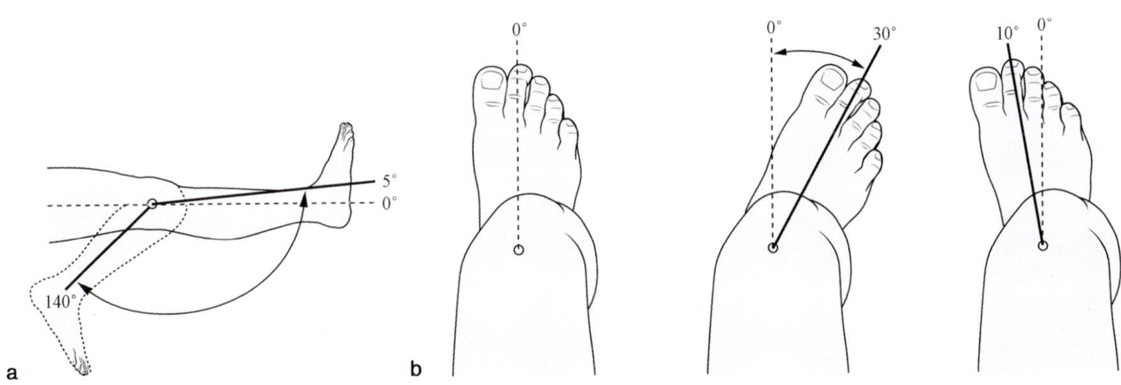

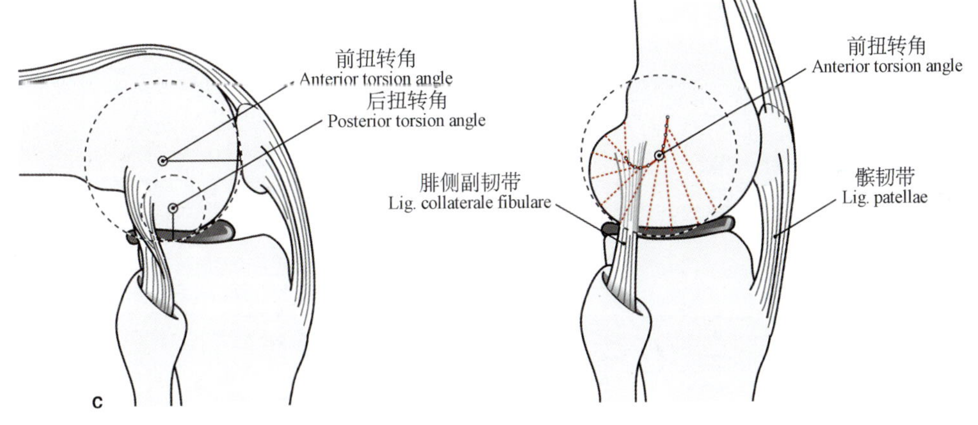

图 4.61 膝关节的活动范围[L126]

膝关节是一个**双髁关节**，在功能上类似于**车轴-屈戌关节**（滑屈戌关节），具有二维活动度。**冠状轴屈伸运动**通过双侧股骨内、外侧髁的滑车（c）。**旋转运动**的**垂直轴**轻度内偏，偏心垂直经过胫骨髁间内侧结节。由于股骨髁的后曲率半径较小，因此屈膝时其**冠状轴**的位置并非固定不变，而会沿凸面向后上方滑动（c）。因此，膝关节的屈曲**结合了滚动和滑动**，屈曲位时股骨髁向后滚动约 20°。由于股骨内、外侧髁和胫骨内、外侧髁在形态学上并非完全吻合，因此在膝关节屈、伸时，主要依靠股骨外侧髁发生滚动（类似于摇椅），而股骨内侧髁则在原位旋转（类似于球窝关节）。与此同时，股骨会发生轻度外旋。在膝关节接近伸直位时，前交叉韧带的张力可引起股骨被动外旋 5°～10°，此时股骨内侧髁甚至失去与内侧半月板的接触。在提前进行小腿肌的拉伸之后，膝关节主动屈曲时的角度可由 120°增加至 140°（a）。膝关节被动屈曲时的角度可达 160°，并且仅受软组织限制。主动伸膝时可达中立位（"0"），被动伸膝时其角度可增加 5°～10°。膝关节旋转只有在屈曲时才能发生，而伸膝时侧副韧带的牵拉限制了任何旋转（b）。旋外比旋内幅度更大，因为旋内时交叉韧带会发生绞锁。受侧副韧带的限制，膝关节几乎完全不能进行外展和内收。

活动范围

a. 伸-屈：5°-0°-140°。

b. 外旋-内旋：30°-0°-10°。

膝关节，临床要点

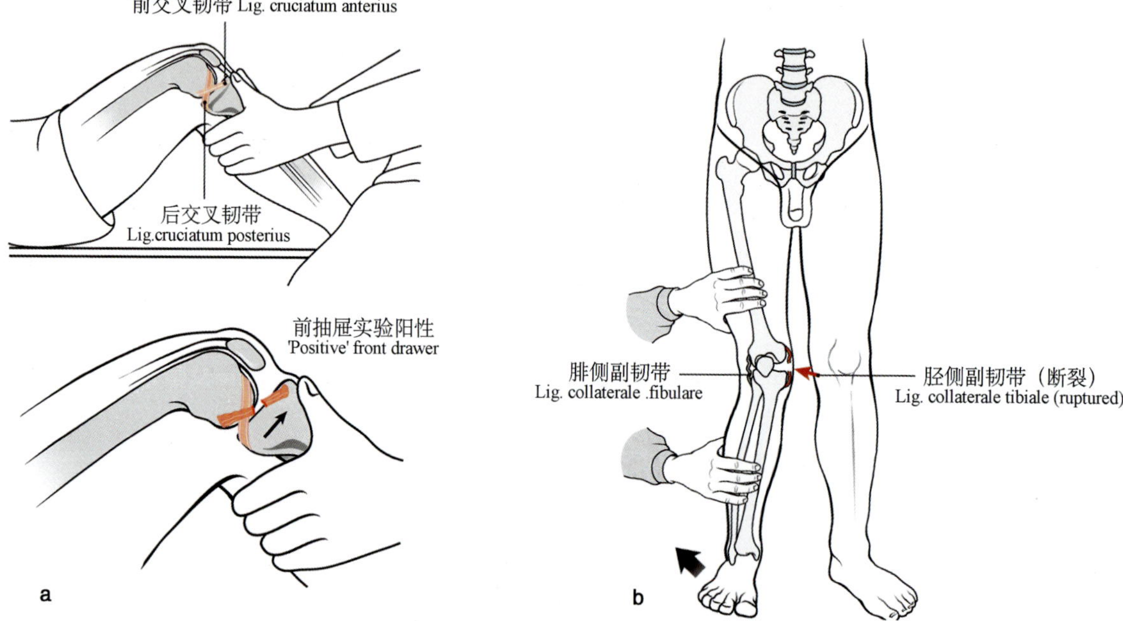

图 4.62 评估膝关节韧带功能的临床检查[L126]

a. 前交叉韧带的检查（抽屉试验）。b. 内侧副韧带的检查。

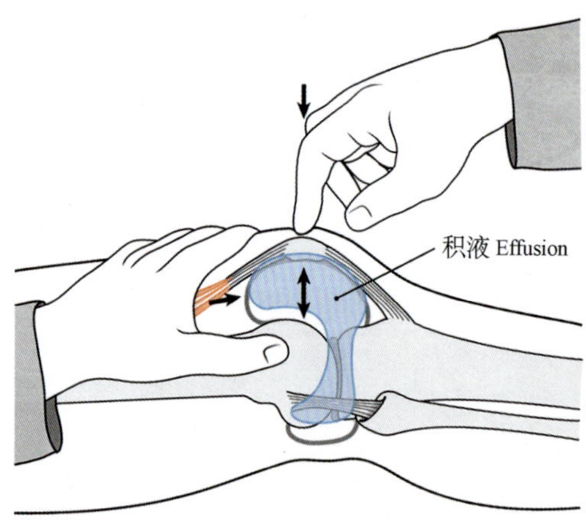

图 4.63 评估有无膝关节积液的临床检查（外侧面观，右侧）[L126]

详见“临床要点”部分。

临床要点

膝关节的半月板和韧带损伤常导致急性膝关节积液。患者常出现膝关节肿胀（体积增大），症状较为明显。临床上可以通过**浮髌试验**进行确认。检查者用一只手将患者髌上隐窝由大腿压向膝关节，在受到向下的压力时，髌骨会向四周移动，如同在水枕上。

图 4.64　膝关节内镜(关节镜)检查[L126]

微创关节镜为进入关节腔检查膝关节结构及进行微小手术提供了途径。

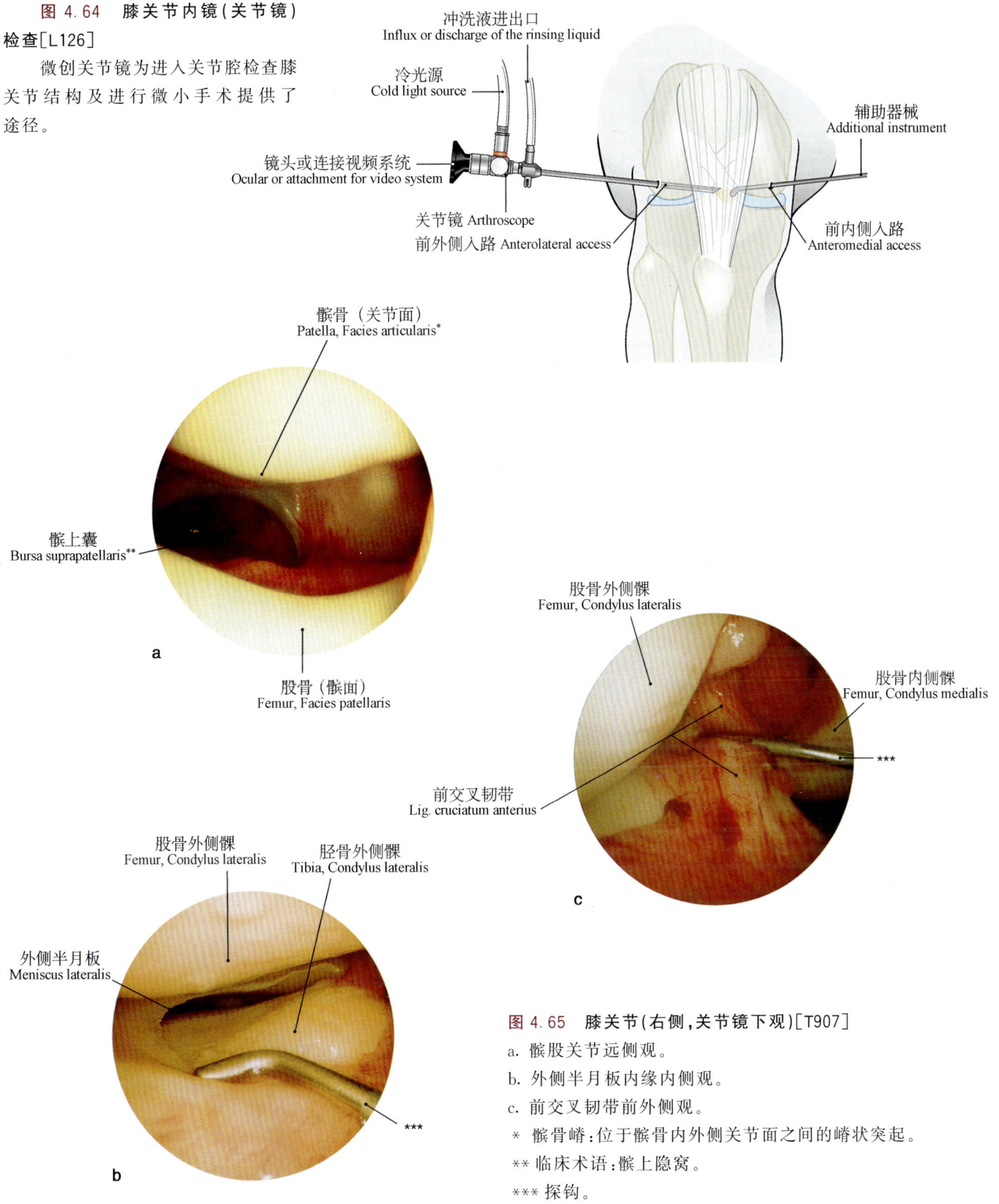

图 4.65　膝关节(右侧，关节镜下观)[T907]

a. 髌股关节远侧观。

b. 外侧半月板内缘内侧观。

c. 前交叉韧带前外侧观。

* 髌骨嵴：位于髌骨内外侧关节面之间的嵴状突起。

** 临床术语：髌上隐窝。

*** 探钩。

临床要点

关节镜是膝关节常用的工具之一。一方面，可以作为**诊断手段**，用于检查 MRI 无法明确的半月板断裂；另一方面，可以作为**治疗手段**，用于移除撕裂的半月板碎片、修复损伤的交叉韧带(交叉韧带重建)，以及移除造成疼痛、限制膝关节活动的浮体。

小腿骨的连结

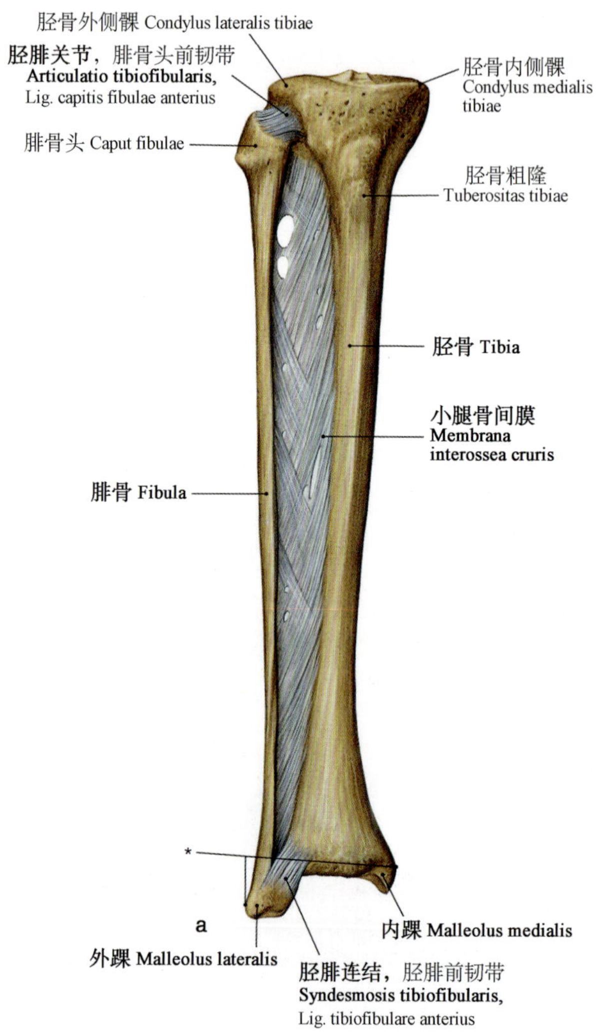

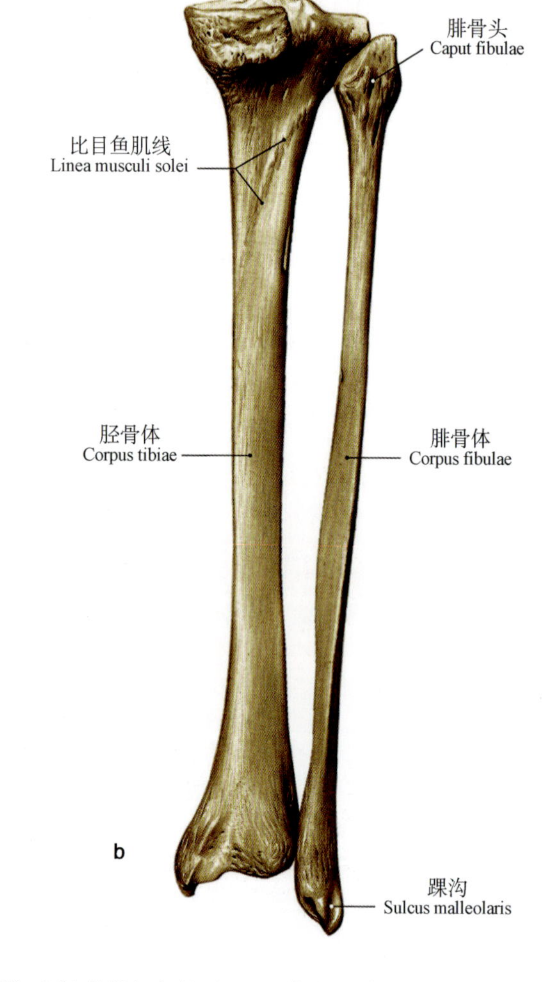

图 4.66　右侧胫腓骨的连结前面观(a)和后面观(b)

胫腓骨的近端是微动关节(**胫腓关节**)，由**腓骨头前韧带**及**腓骨头后韧带**固定；胫腓骨的远端由**胫腓前韧带**及**胫腓后韧带**牢固连结，形成**胫腓连结**。由致密结缔组织纤维构成的**骨间膜**，自胫骨斜行向外下，止于腓骨，增加胫腓骨连接的稳定性。胫骨下关节面、内踝、外踝共同构成**踝穴**，为踝关节提供关节窝。

* 踝穴。

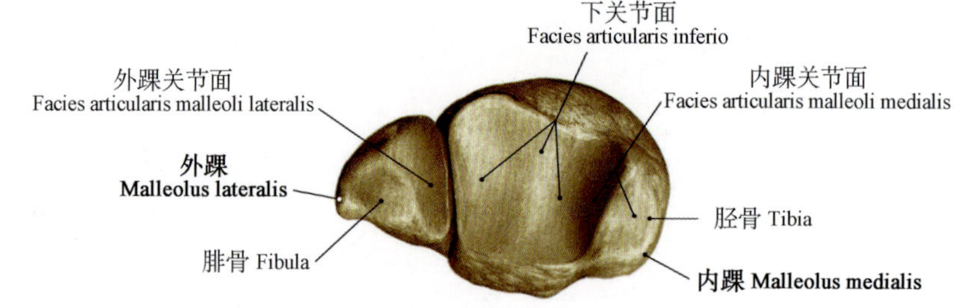

图 4.67　胫腓骨远端(右侧，下面观)

临床要点

发生在腓骨头或腓骨颈的腓骨近端骨折通常被称为 Maisonneuve **骨折**。胫骨远端骨折称为 Weber **骨折**，根据累及胫腓连结的程度，可分为 3 级(→图 4.89 和→图 4.90)。由于踝关节的轻度畸形即可导致退行性关节炎(**关节病或骨性关节炎**)，因此所有骨折均需用钢钉或钢板进行外科处理。

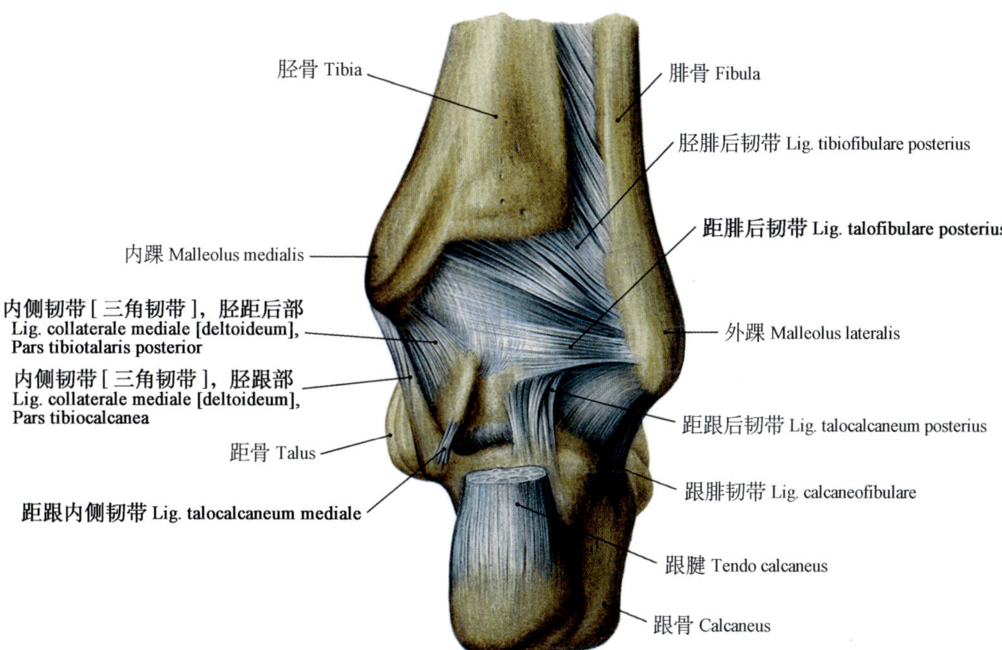

图 4.68　踝关节(距小腿关节)及其韧带(右侧,后面观)
部分内侧副韧带(胫距后部及胫跟部)与距腓后韧带的外侧部共同从后方加强踝关节的稳定性。

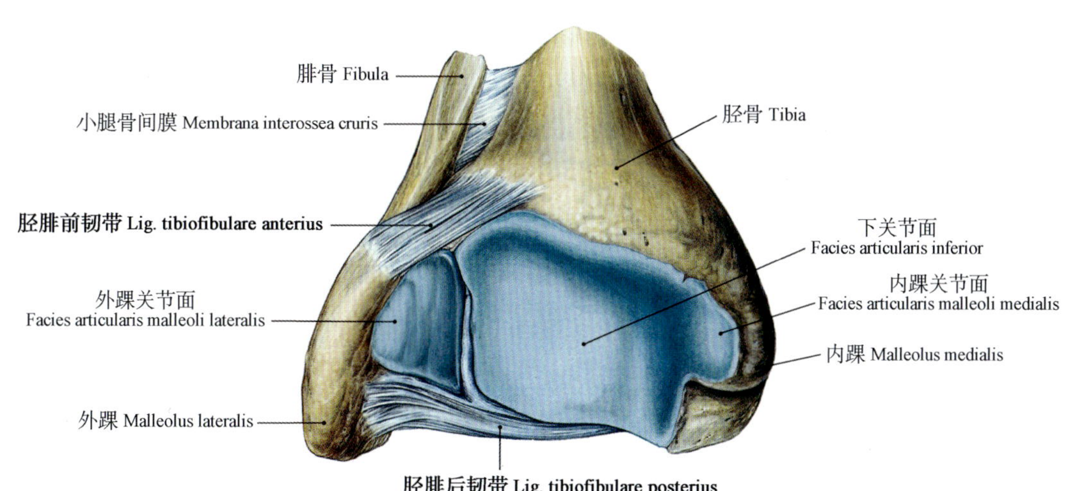

图 4.69　右侧胫腓骨远端(下面观)
胫腓骨远端由**胫腓连结**固定在一起构成踝穴,从而形成关节窝。

踝关节

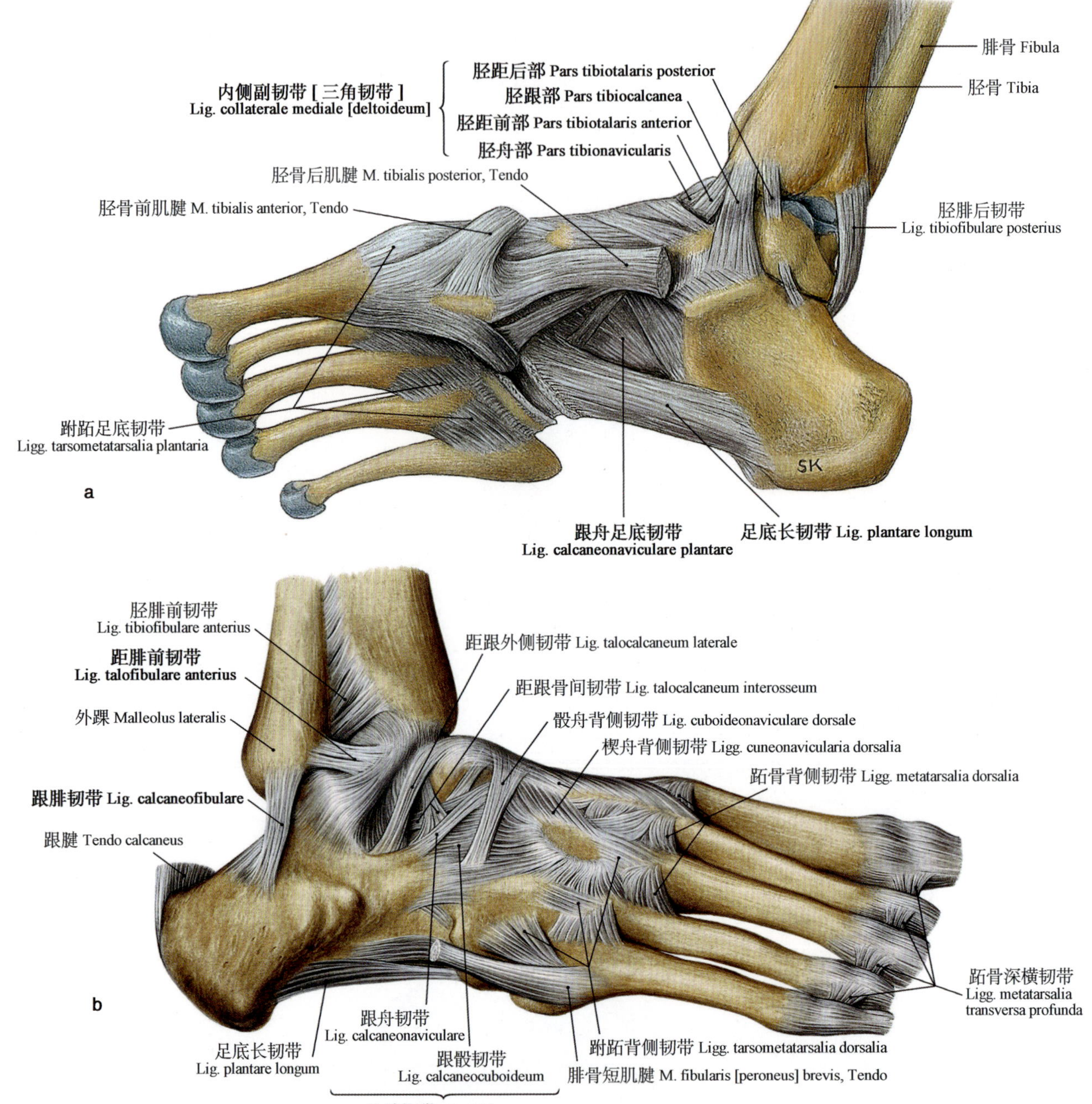

图 4.70 踝关节(距小腿关节)及其韧带

右侧,内侧观(a)和外侧观(b)[L238]。

足部的活动主要发生在踝关节上部及距跟舟关节,而其他跗骨关节及跖骨关节均属于微动关节,可稍增大距跟舟关节的活动范围。踝穴构成踝关节的关节窝,距骨滑车构成关节头。踝关节和距跟舟关节的**内侧**由扇形的**内侧韧带**(三角韧带)固定。该韧带由4条纤维束(胫距前部、胫距后部、胫跟部、胫舟部)构成,连接相应的骨。**在外侧,有3条独立的韧带(距腓前韧带、距腓后韧带、跟腓韧带)**,均具有稳定距跟舟关节的作用。

临床要点

踝关节处韧带薄弱,因此**与距跟舟关节相比更易损伤**。由于距骨滑车前宽后窄(→图 4.32a),足背屈(伸足)时,较宽的滑车前部嵌入关节窝内,关节较稳定。在**过旋后伤**中("崴脚"),外侧韧带断裂(距腓前韧带和跟腓韧带)最为常见。

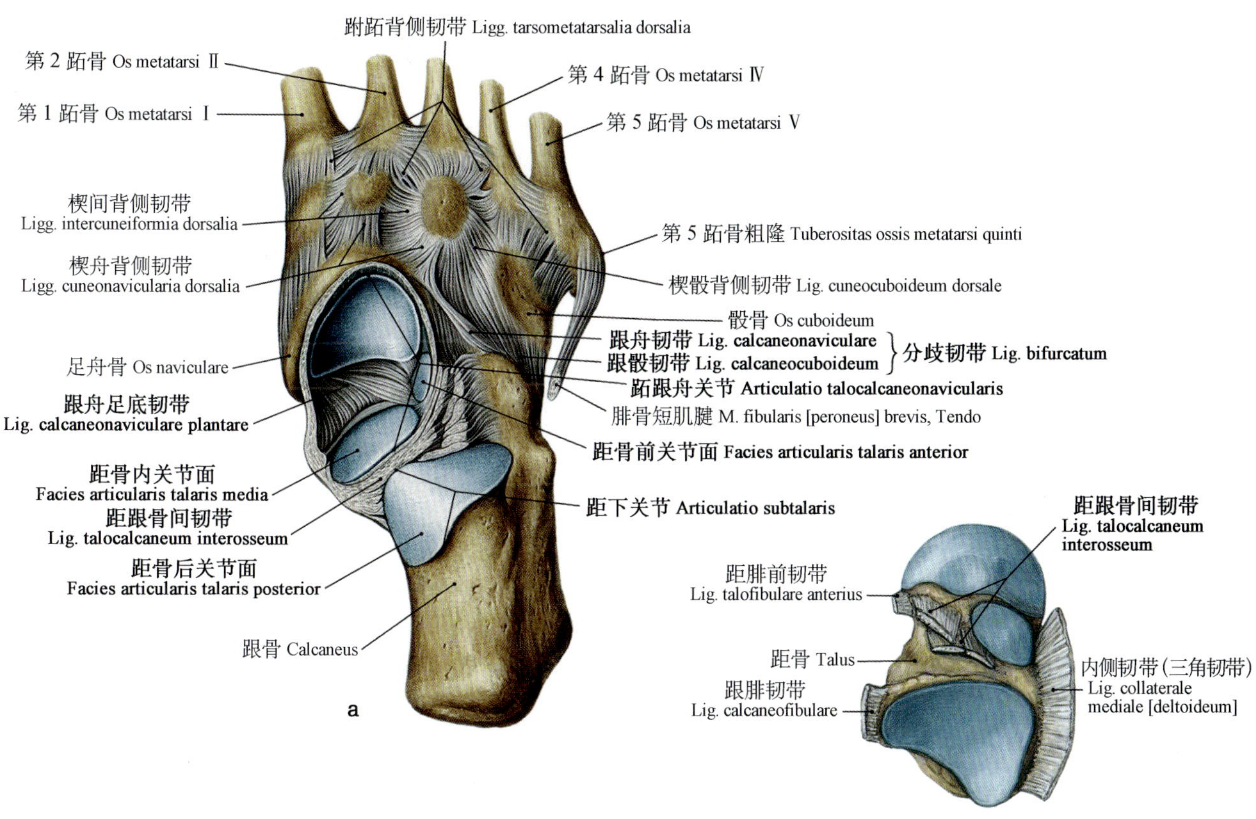

图 4.72 距跟舟关节,近侧关节体(右侧,下面观)

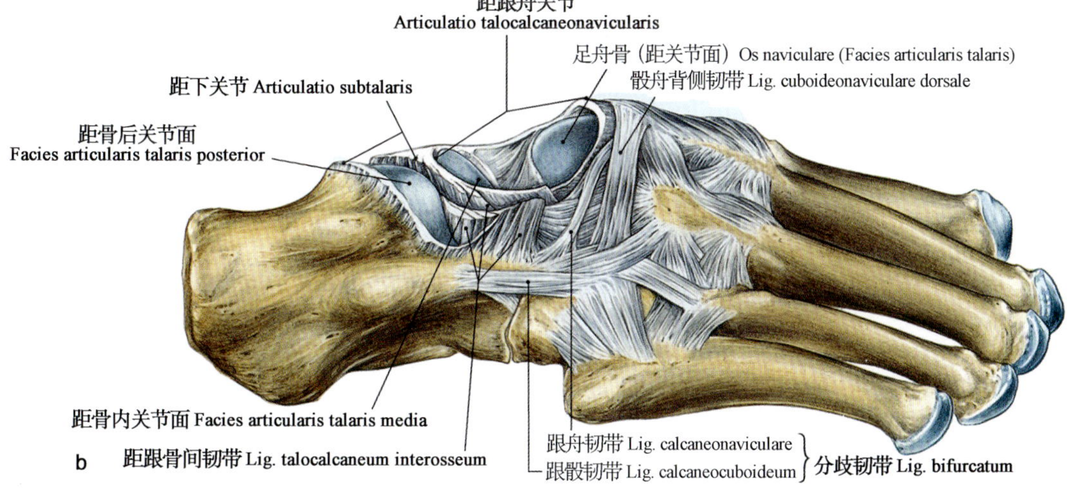

图 4.71 距跟舟关节,远侧关节体

右侧,去除距骨后的上面观(a)和外侧观(b)。

在距跟舟关节中,距骨、跟骨、足舟骨形成两个完全分离的关节。后面的关节(**距下关节**)由距骨和跟骨后部相应的关节面构成,由位于跗骨窦的**距跟骨间韧带**与前面的关节(**距跟舟关节**)分隔。而距骨头在前部与足舟骨、在下方与**跟舟足底韧带(跳跃韧带)**连结。在与韧带的连结处通常有由透明软骨组成的关节面,参与支撑足弓。在功能上,两个关节构成一个单元,因此经常用**距跟舟关节**来代指所有距跟舟连结。除踝关节的韧带之外,还有其他韧带稳定距跟舟连结的各个部分,包括距跟骨间韧带、距跟内侧韧带(→图 4.68)及距跟外侧韧带(→图 4.70b)。踝关节的活动范围→图 4.79。

足关节

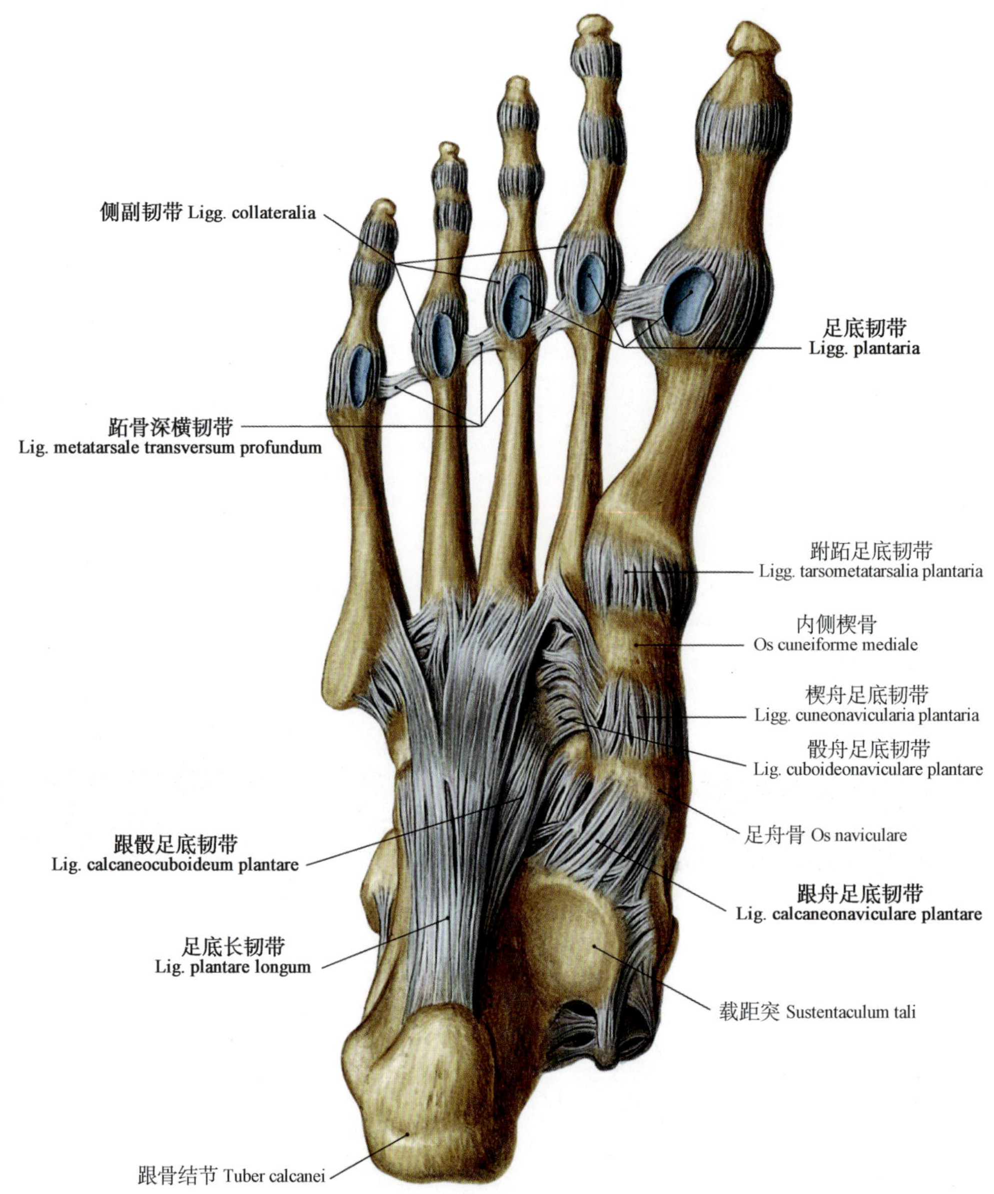

图 4.73 足关节及其韧带(右侧,足底面观)

其余跗骨和跖骨的关节均属于**微动关节**,单个关节的活动幅度极其微小,但合在一起时则可以显著增加距跟舟关节的活动范围,并为足部的骨骼提供弹性(弹力)基础。在跗骨部,在参与足部的旋前、旋后运动中有两个关节比较重要:**Chopart 关节**(跗横关节)由距跟舟关节和跟骰关节组成(→图 4.29),**Lisfranc 关节**(跗跖关节)则构成与跖骨的连结(→图 4.29)。这两个关节或关节线与临床截肢线相关。除此之外,跗骨之间还形成多个不同的关节。跖骨近端形成**跖骨间关节**,远端由**跖骨深横韧带**相连。前足及中足的关节之间通过强劲的足底韧带、足背韧带及骨间韧带相连。Chopart 关节主要由位于足背的**分歧韧带**加强、固定,分歧韧带分裂为 2 个纤维束(跟舟韧带和跟骰韧带)(→图 4.71a)。在足底,则有**跟骰足底韧带**。除了跳跃韧带之外,**足底长韧带**也起到稳固足弓的作用。足底长韧带位于其他足底韧带的浅层,从跟骨至骰骨,以及第 2～4 跖骨。**足趾**的关节可分为跖趾连结(**跖趾关节**),以及**近节和远节趾骨间的连结**(近节和远节趾骨间关节)。所有足趾关节的运动均受其两侧韧带(**侧副韧带**)和足趾下方的**足底韧带**的严格限制。

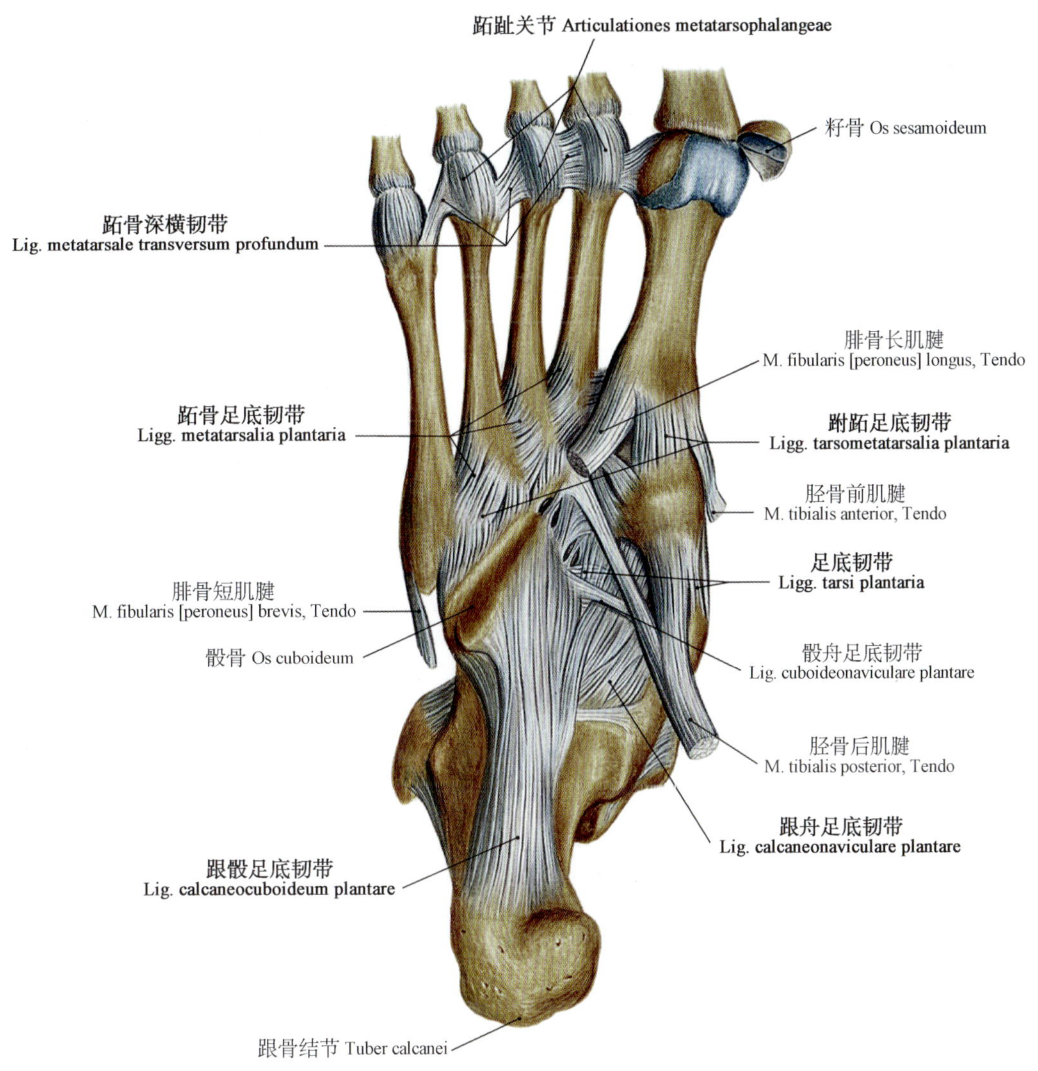

图 4.74 **足的关节及其韧带**
右侧；足底面观；已去除足底长韧带。

临床要点

踇外翻是第 1 跖趾关节最常见的畸形之一，第 1 跖骨头向内偏移并显著隆起，从而导致踇趾内收。**踇外翻**可导致受累关节剧烈疼痛，并可能造成软组织水肿，常需通过手术矫正。新的治疗手段可以通过注射肉毒毒素以麻痹内收踇趾的肌肉（踇收肌），从而矫正畸形。**槌状趾**畸形是由于近侧或远侧趾间关节固定于屈曲位所导致的。**爪形趾**畸形主要是由于跖趾关节过伸，使近节趾骨被推向跖骨。

足弓

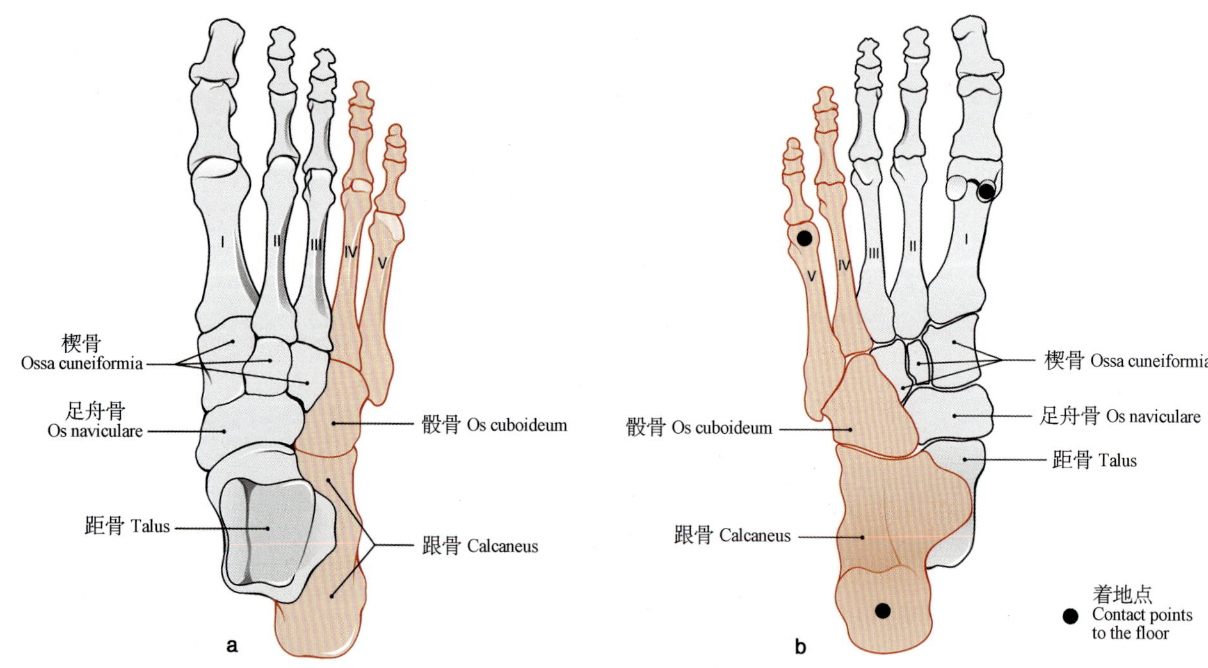

图 4.75　**足弓的骨性结构**

右侧，足背面观(a)和足底面观(b)[L126]。

直立时，体重由**内侧和外侧承重体**进行传递。内侧承重体包括第1～3跖骨，并继续通过足舟骨、跟骨、第1～3跖骨至第1～3足趾；外侧承重体由第4～5跖骨构成，并继续通过跟骨、骰骨、第4～5跖骨至第4～5脚趾。跗骨和跖骨的形状和支撑系统形成了足**纵弓**和**横弓**。由于足弓的存在，足仅以第1、5跖骨头和跟骨结节3点着地。

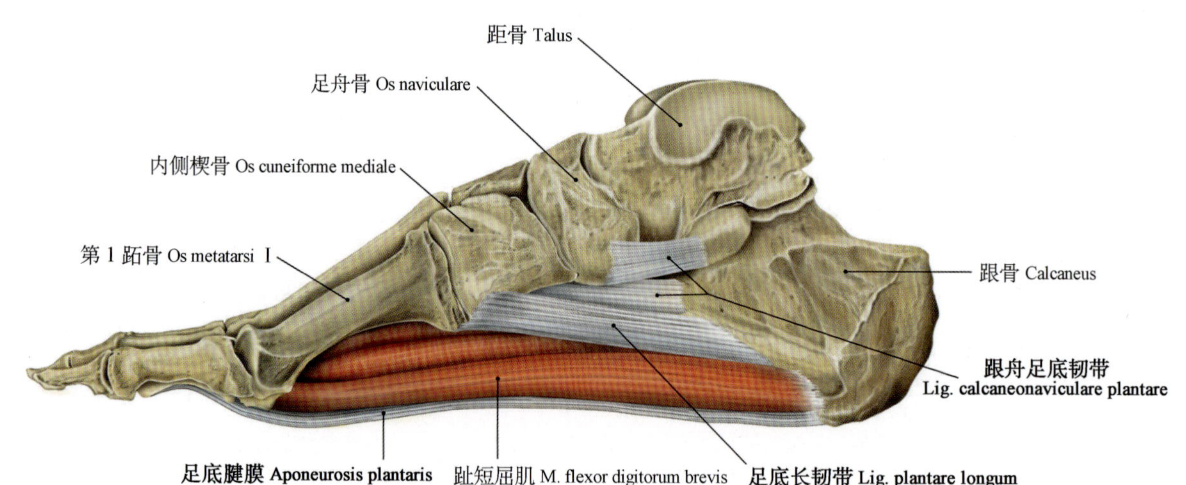

图 4.76　**足底纵弓的韧带(右侧，内侧面观)**[L280]

足部的**韧带被动**支撑足底纵弓。足底韧带系统可以分为3个水平或层。

- 上层：跳跃韧带(跟舟足底韧带)。
- 中层：足底长韧带。
- 下层：足底腱膜。

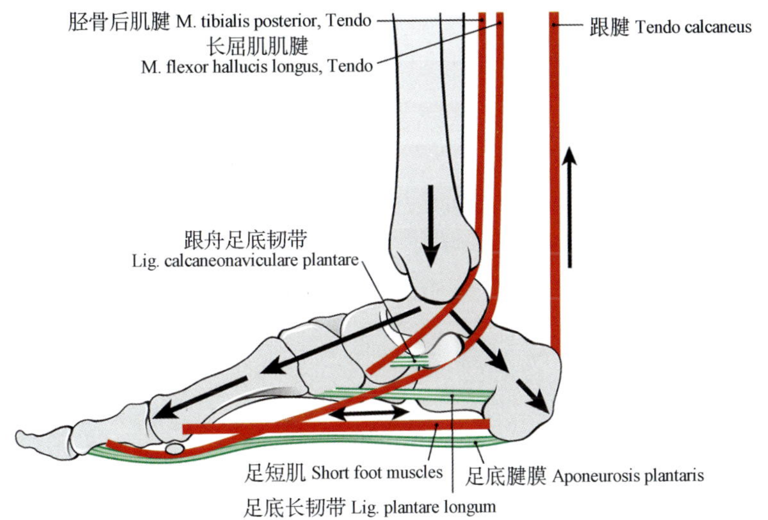

图 4.77　足底纵弓示意图(右侧,内侧面观)[L126]

所有跖骨头均位于足底平面,骰骨、足舟骨及距骨向后逐渐堆叠在外侧骨架,其中距骨位于跟骨之上,因此**纵弓**向内侧开放。纵弓主要受**小腿深层肌**(𧿹长屈肌、趾长屈肌、胫骨后肌)的肌腱和足底**短肌**的积极支持。这些支持结构构成了缓冲体重的**张力带**。

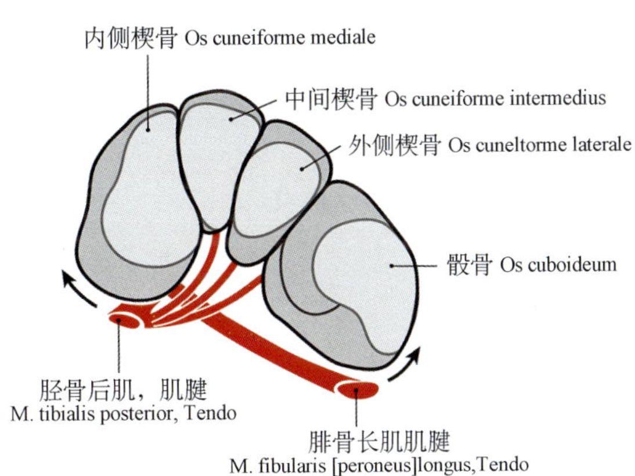

图 4.78　足底横弓示意图(右侧,后面观)[L126]

足底横弓主要由楔形的**骰骨**和跖骨基底部经足部韧带**被动**连接而成,并受到**胫骨后肌肌腱**、**腓骨长肌肌腱**及**𧿹收肌肌腱**的**积极**支持。

临床要点

足的畸形非常常见。最常见的先天性畸形为**马蹄内翻足**,即足被固定在跖屈、旋后位。其原因表面上是由于足的弓内生理位置持续异常(或回位不足),但是更常见于继发性的张力带缺陷。**后天扁平足畸形(内收内翻跖,八字足和足弓塌陷)**中,距骨下移,足向内侧弯曲。造成跖骨头展开,因此第 2～4 跖骨着地,导致疼痛压力点。

踝关节的活动

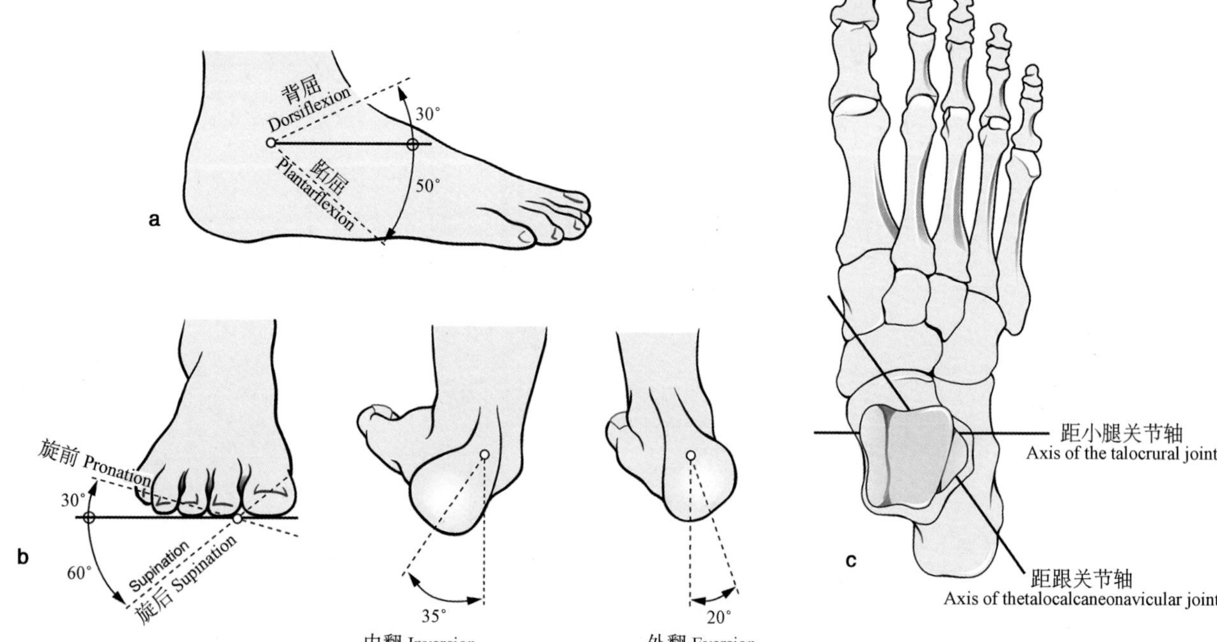

图 4.79　踝关节及距跟舟关节的活动范围[L126]

踝关节是一个经典的**铰链关节**(屈戌关节),可进行足的**背屈**和**跖屈**(a),关节的横轴通过内外踝(c)。

距跟舟关节是一个被定义为具有**简单轴的不典型车轴关节**(滑车关节)。其轴线由距骨颈至跟骨,因此是由上内斜向后外的方向(c),此关节可做**内翻**(足跟向内)和**外翻**(足跟向外)运动,而这些运动是在足部其他关节(Chopart 和 Lisfranc 关节)辅助下,伴随**旋前**(提起足的内侧缘)和**旋后**(提起足的外侧缘)运动(b)。

活动范围:

- 踝关节:背屈(伸)-跖屈:30°-0°-50°。
- 距跟舟关节:外翻-内翻:20°-0°-35°。
- 距跟舟及其他关节:旋前-旋后:30°-0°-60°。

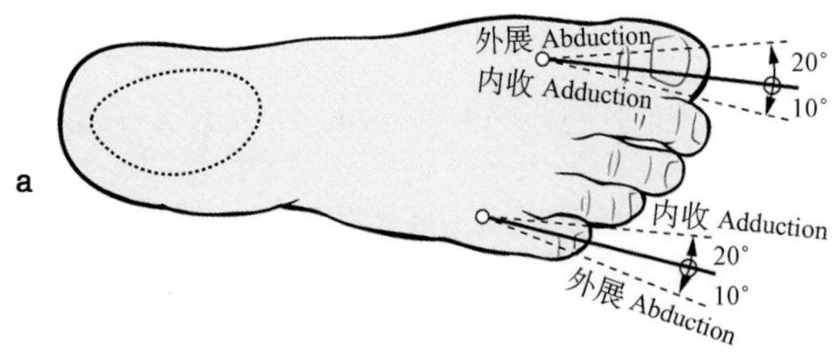

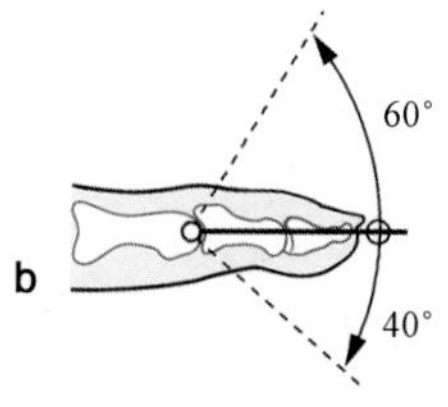

图 4.80　足趾关节的活动范围[L126]

跖趾关节是髁状关节,但是其活动受到韧带的严格限制,只能进行二维或两轴活动(不能旋转,a)。足趾的近侧及远侧趾间关节属于铰链关节,只能进行轻微的屈伸运动(b)。足趾比主动运动更为重要的是行走中的滚动。

跖趾关节的活动范围:

- 背屈(伸)-跖屈:60°-0°-40°。
- 内收-外展:20°-0°-10°(内收被定义为向足中线的移动)。

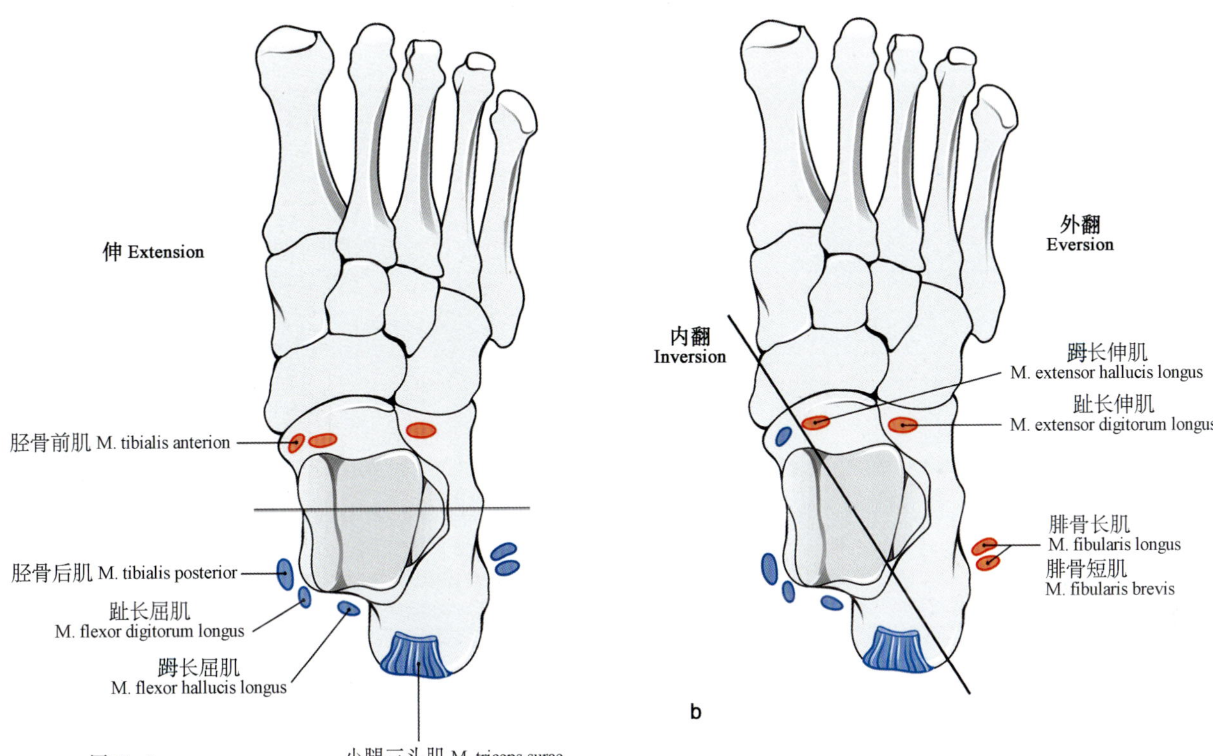

图 4.81 **腿部肌肉对踝关节的影响(示意图,后面观)** [L126]

a 与踝关节轴相关的肌腱止点及 b 与距跟舟关节轴相关的肌腱止点。

肌腱止点位于踝关节屈/伸轴线腹侧的肌肉均为**背伸肌**(红色),而肌腱止点位于屈/伸轴线背侧的肌肉均为**跖屈肌**(蓝色)。肌腱止点位于距跟舟关节轴线内侧的肌肉均为**旋后肌**(提起足内侧缘,蓝色),而肌腱止点位于距跟舟关节轴线外侧的肌肉均为**旋前肌**(提起足外侧缘,红色)。因此,小腿肌前群中除胫骨前肌外,均为背伸肌、旋前肌;而小腿后群肌均为跖屈肌和强壮的旋后肌。腓骨肌群的主要作用是旋前及跖屈。

(冷 傲 译)

盆部

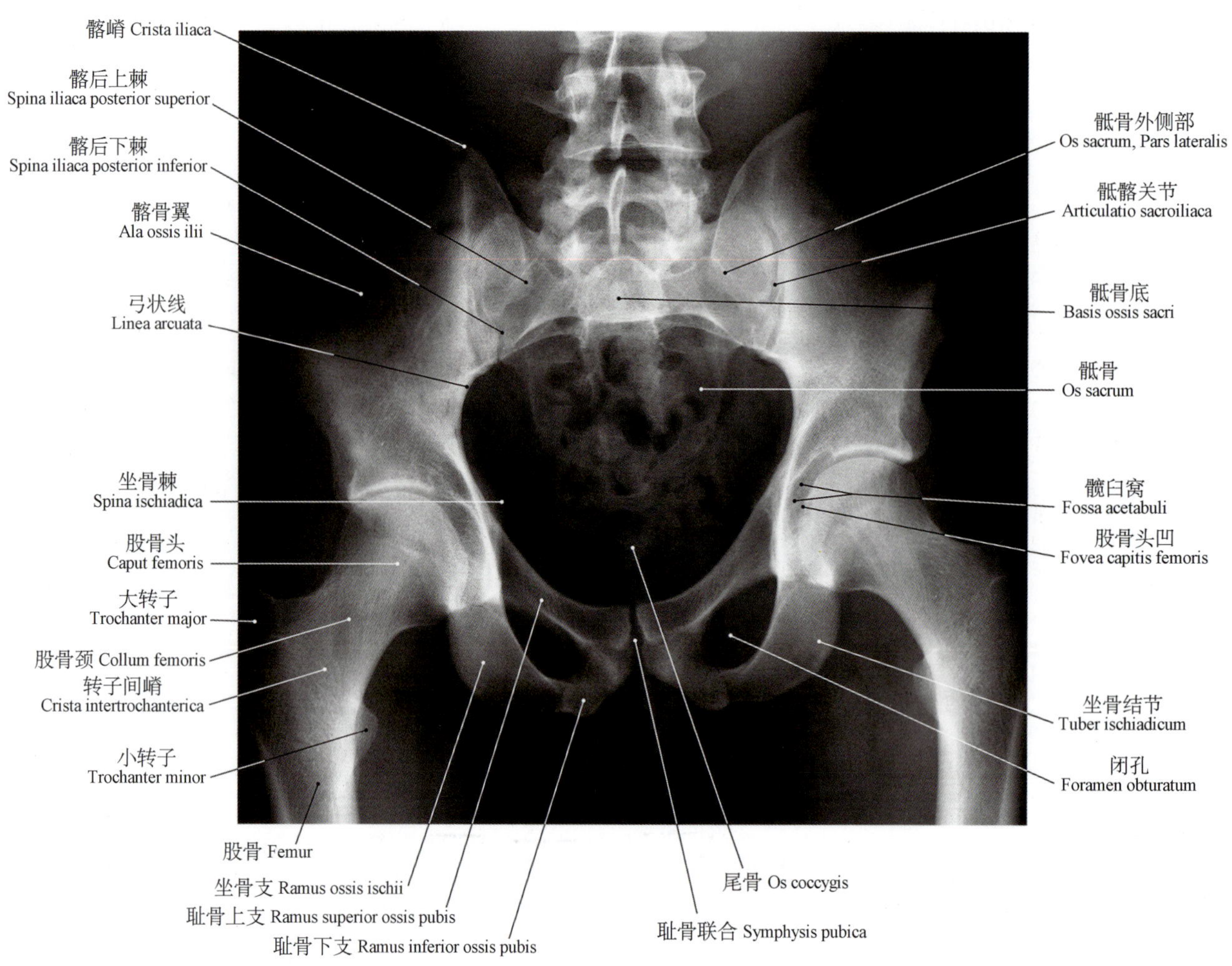

图 4.82 骨盆，男性骨盆；X 线前后位（AP）片（站立位）
[T895]

临床要点

骨盆 X 线片，或者叫作骨盆平片，是一种相对常见的影像学检查方法。该方法能够用来诊断髋关节及髋带骨的**骨折**和**畸形**，以及退行性**关节炎**或局部恶性肿瘤扩散等原因引起的局部骨改变（**肿瘤转移**）。

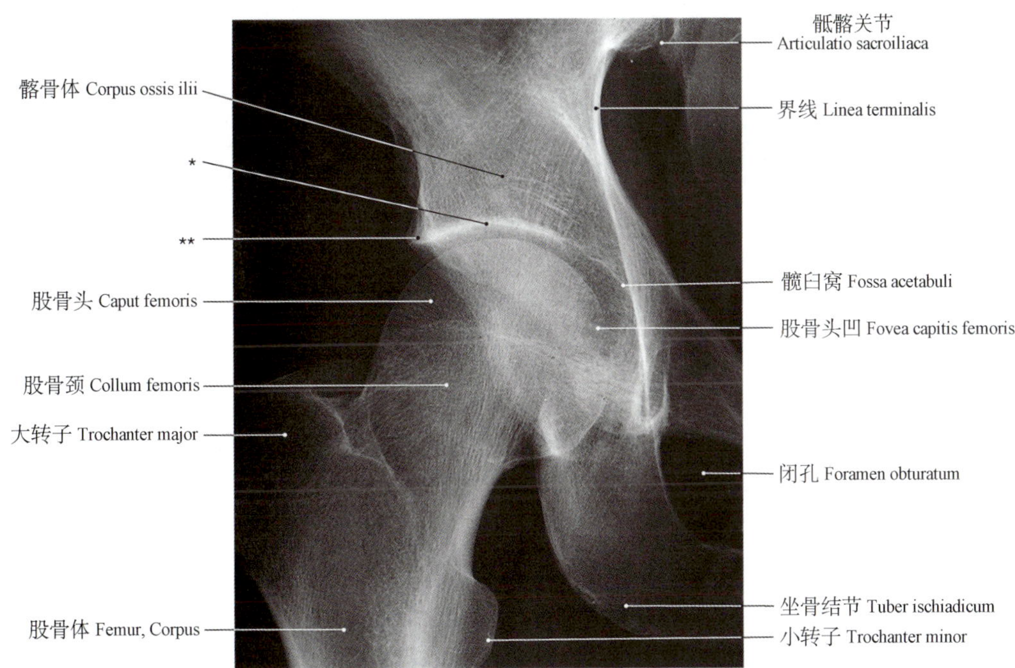

图 4.83 髋关节，右侧；X 线前后位（AP）片；站立位［T902］

* 临床术语：髋臼顶。

** 临床术语：髋臼顶切迹。

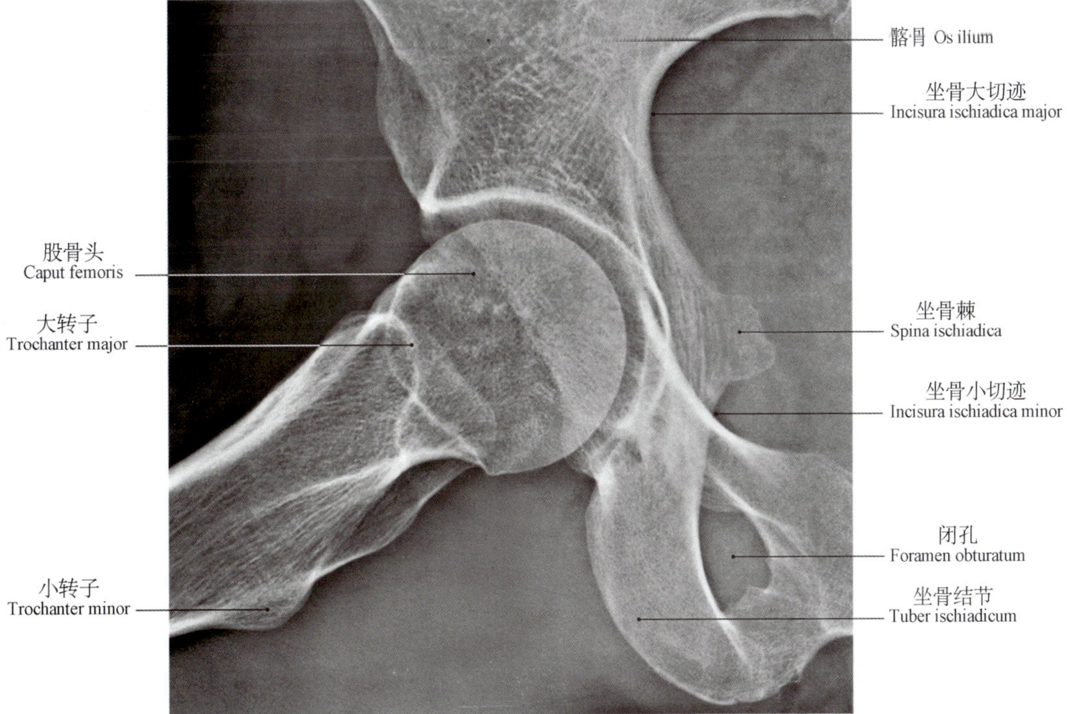

图 4.84 髋关节，右侧；髋关节 Lauenstein 位（大腿外展屈曲，仰卧位）

临床要点

若怀疑髋关节病变，要做不同关节位下的特殊 X 线检查，如采用大腿外展屈曲的Lauenstein 位，能够更好地评估关节结构。

膝关节

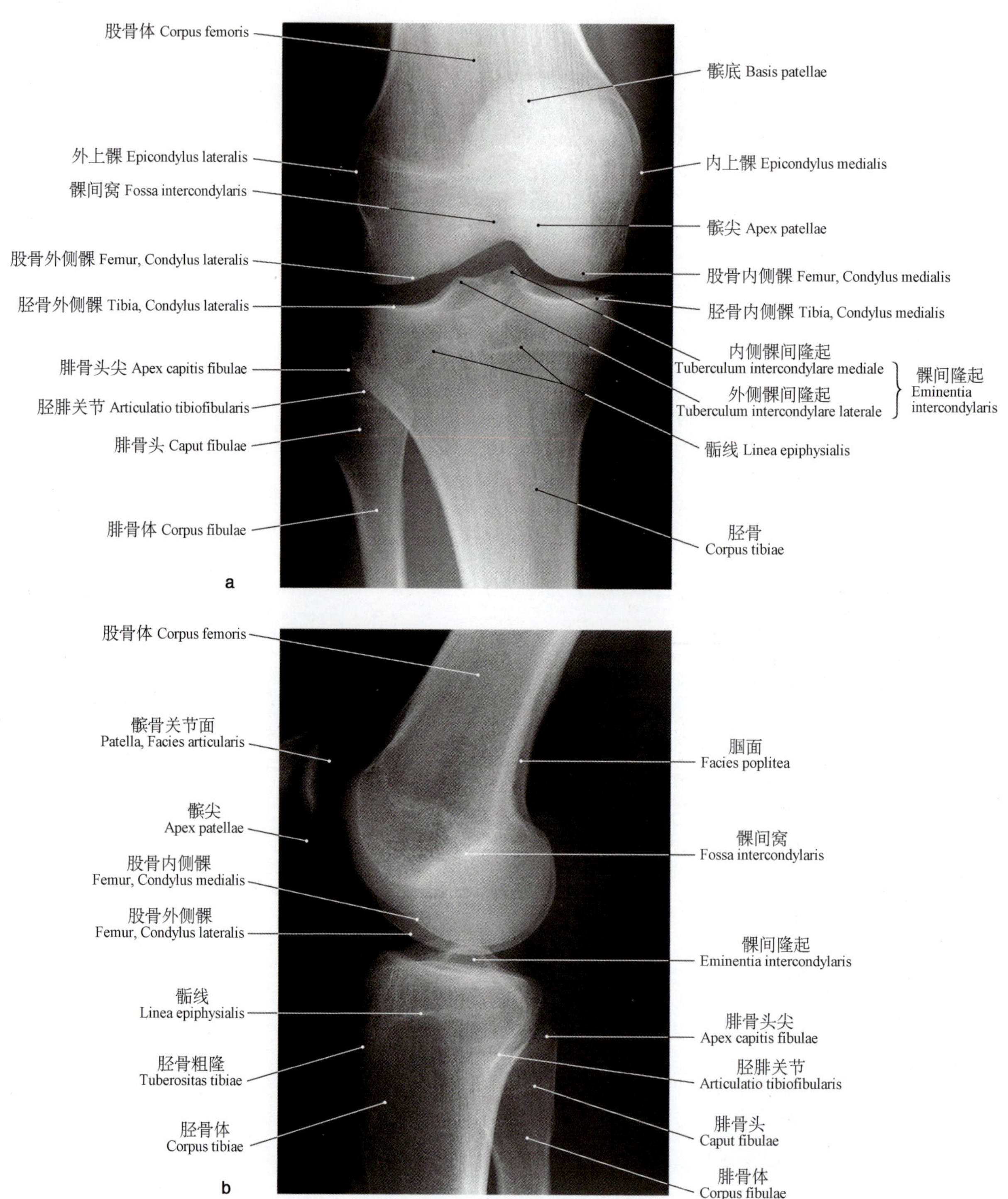

图 4.85 **膝关节，前后位(AP)(a)和侧位 X 线片(b)；卧位[T902]**

必须要考虑到股骨内外侧髁的轮廓不完全一致。

临床要点

在膝关节疾病中，X 线片通常从两个平面拍摄。关节间隙和胫骨关节窝可以通过前后位(AP)片获得更佳的评估，而股骨髁则在侧位能够更好显现。除骨折外，错位和退行性疾病，如膝关节骨关节炎(膝关节病)也能通过上述方法轻松获得诊断。

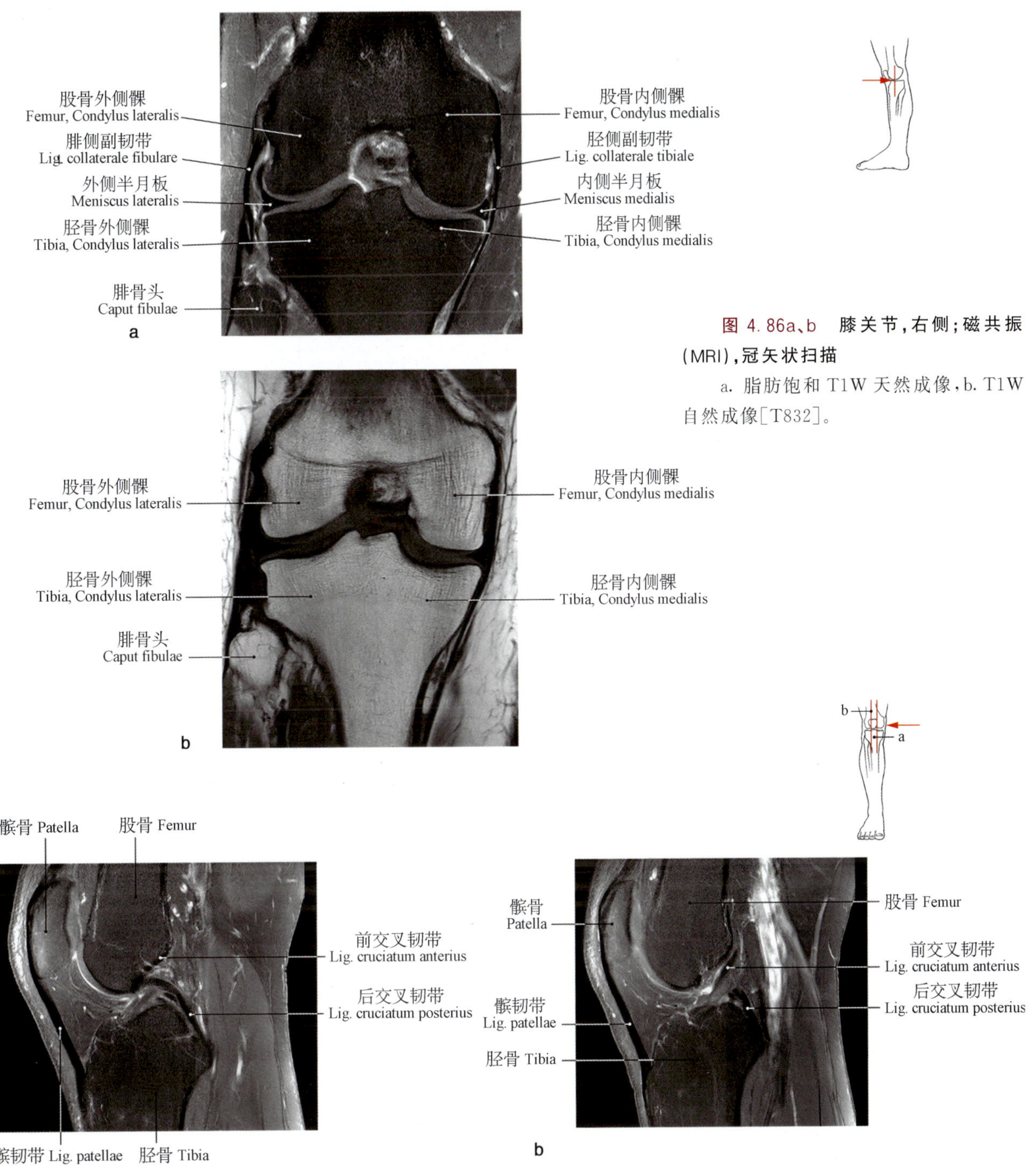

图 4.86a、b 膝关节，右侧；磁共振（MRI），冠矢状扫描

a. 脂肪饱和 T1W 天然成像，b. T1W 自然成像[T832]。

图 4.87a、b 膝关节，右侧磁共振（MRI），矢状位扫描，内侧面观[T832]

密质骨在 MRI 技术中呈现为黑色。

临床要点

由于膝关节韧带和半月板损伤不能采用只能显示骨性结构的常规 X 线图像评估，所以在疑似软组织损伤的病例中，**MRI** 的应用越来越广泛。如果 MRI 扫描不能明确排除损伤，则应考虑采用内镜诊断程序（**关节镜检查**，→p. 333）。

踝关节

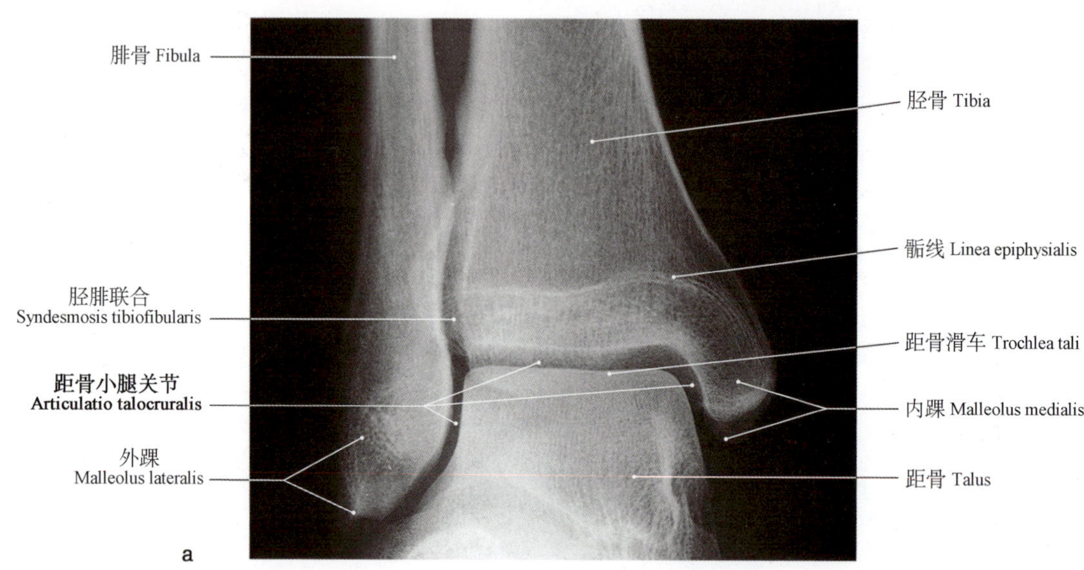

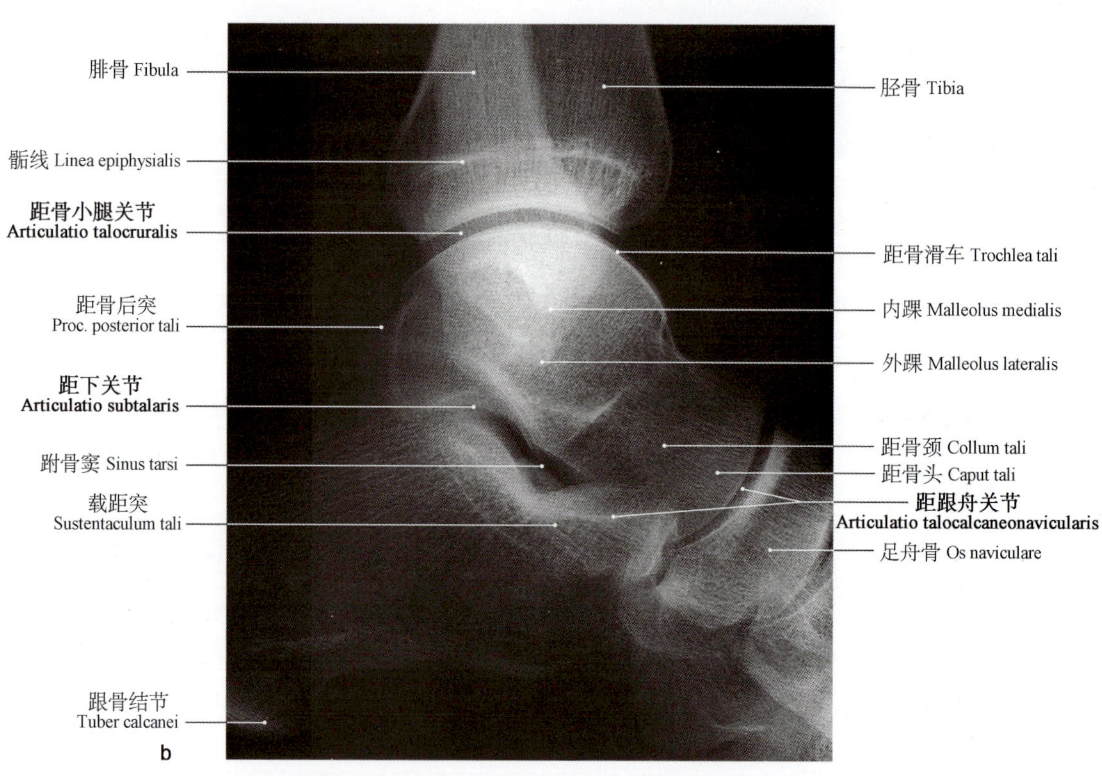

图 4.88 踝关节的上部和下部，距小腿关节及距跟舟关节，右侧；X 线前后位(AP)片(a)及侧位片(b)[T902]

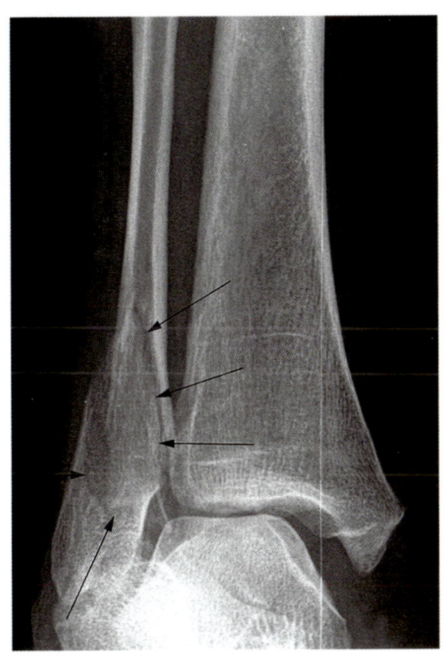

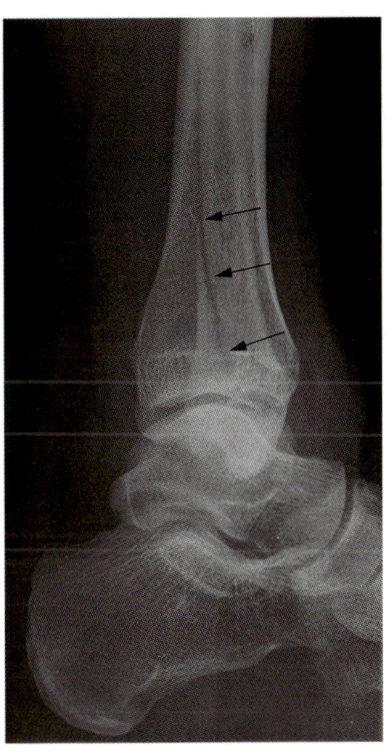

图 4.89a、b **踝关节**
右侧，伴骨折（Weber 分型 B 型）；X 线前后位（AP）片（a）及侧位片（b）[S008-3]
骨折线已用箭标记。

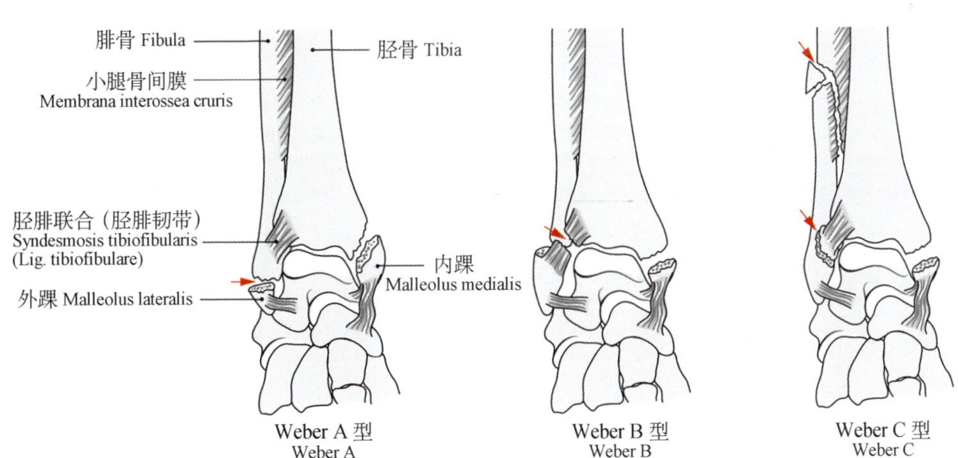

图 4.90 **踝关节骨折的 Weber A,B,C 分型**[L126]

临床要点

腓骨远端骨折被定义为 Weber **骨折**，并且根据胫腓韧带连结被累及的情况将其严重程度分为三型。

- **Weber A**：外踝骨折发生在未被损伤的胫腓韧带连结面**以下**。
- **Weber B**：骨折线**经过**可能损伤的胫腓韧带连结。
- **Weber C**：骨折发生在断裂的胫腓连结面**以上**。Weber C 型骨折通常伴有严重的踝关节失稳。

腿部筋膜

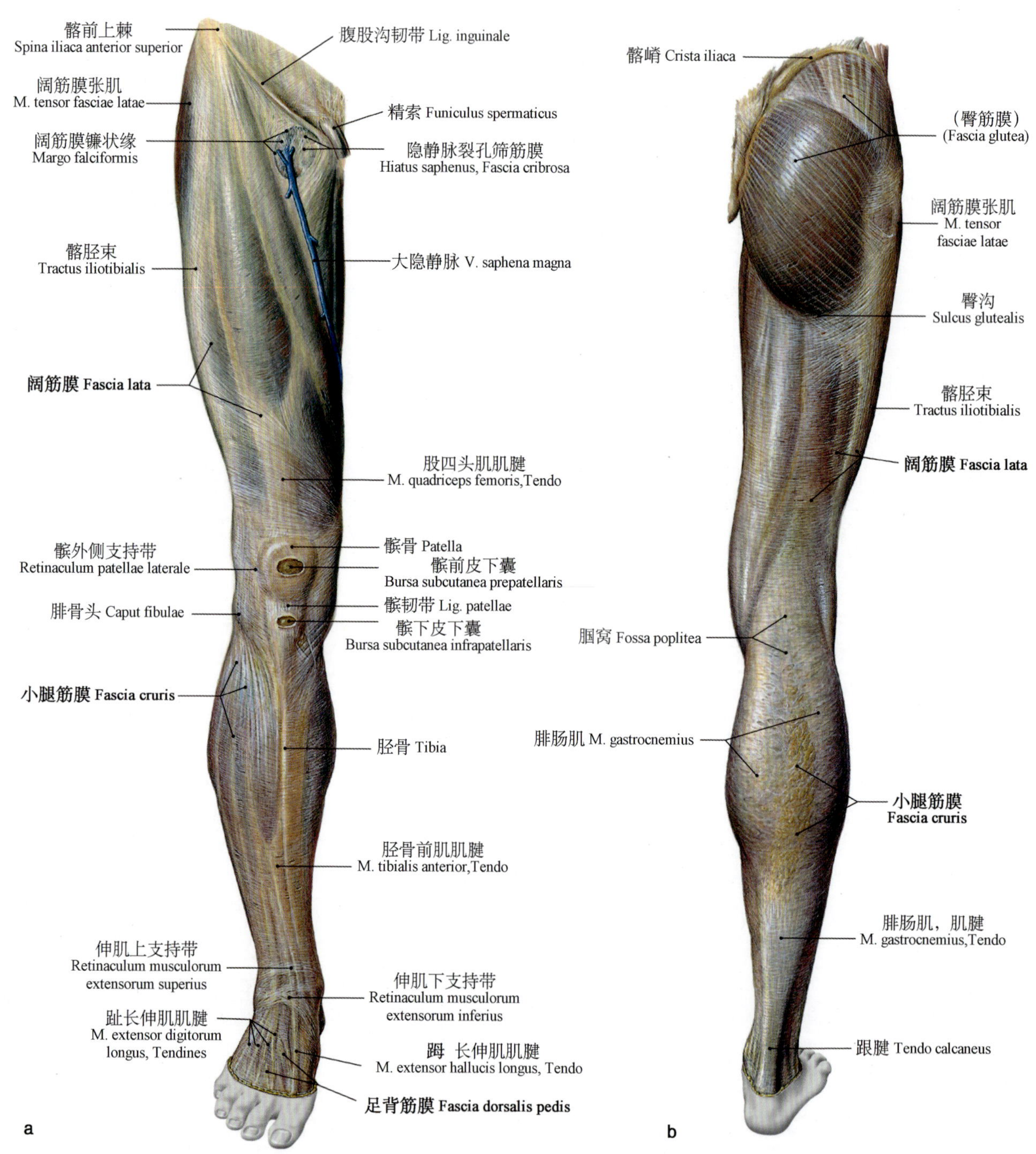

图 4.91 大腿筋膜，阔筋膜，小腿筋膜，足背筋膜，右侧，前面观(a)，后面观(b)

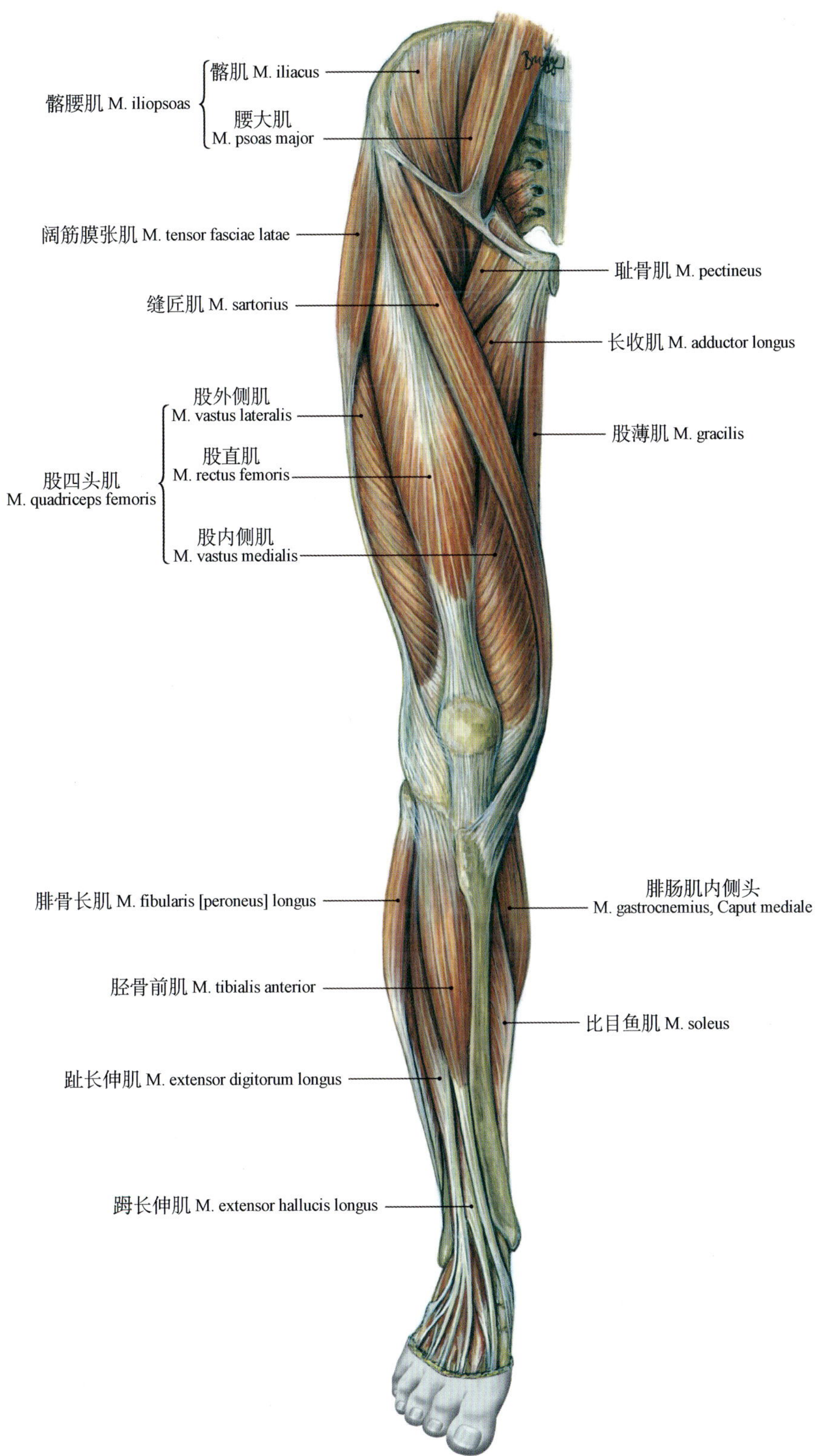

图 4.92 髋肌和大腿前群肌(右侧,前面观)

→T42,44,45,47,48

髋肌和大腿肌

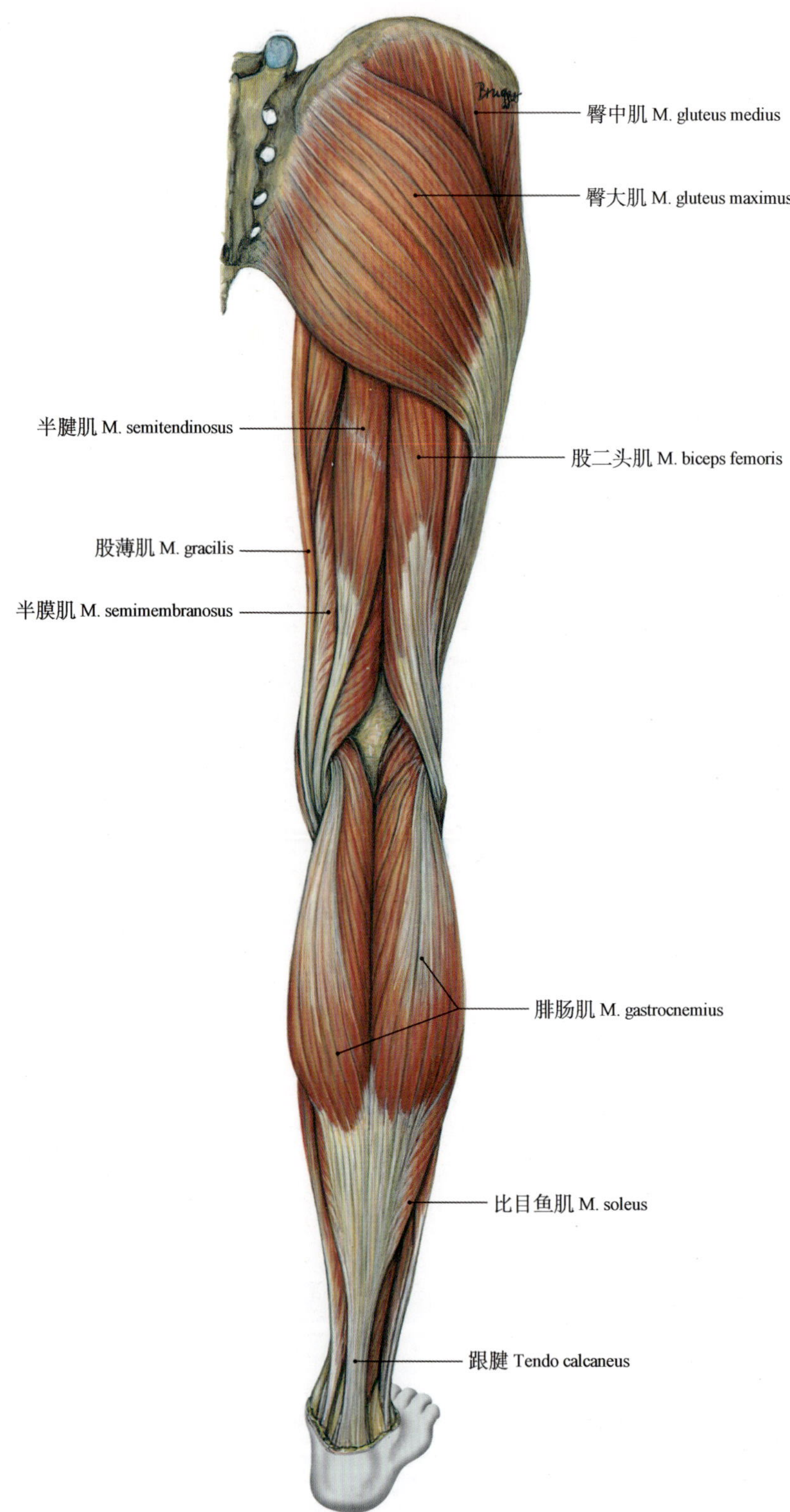

图 4.93 **髋肌和大腿后群肌(右侧,后面观)**

→T43,46,49

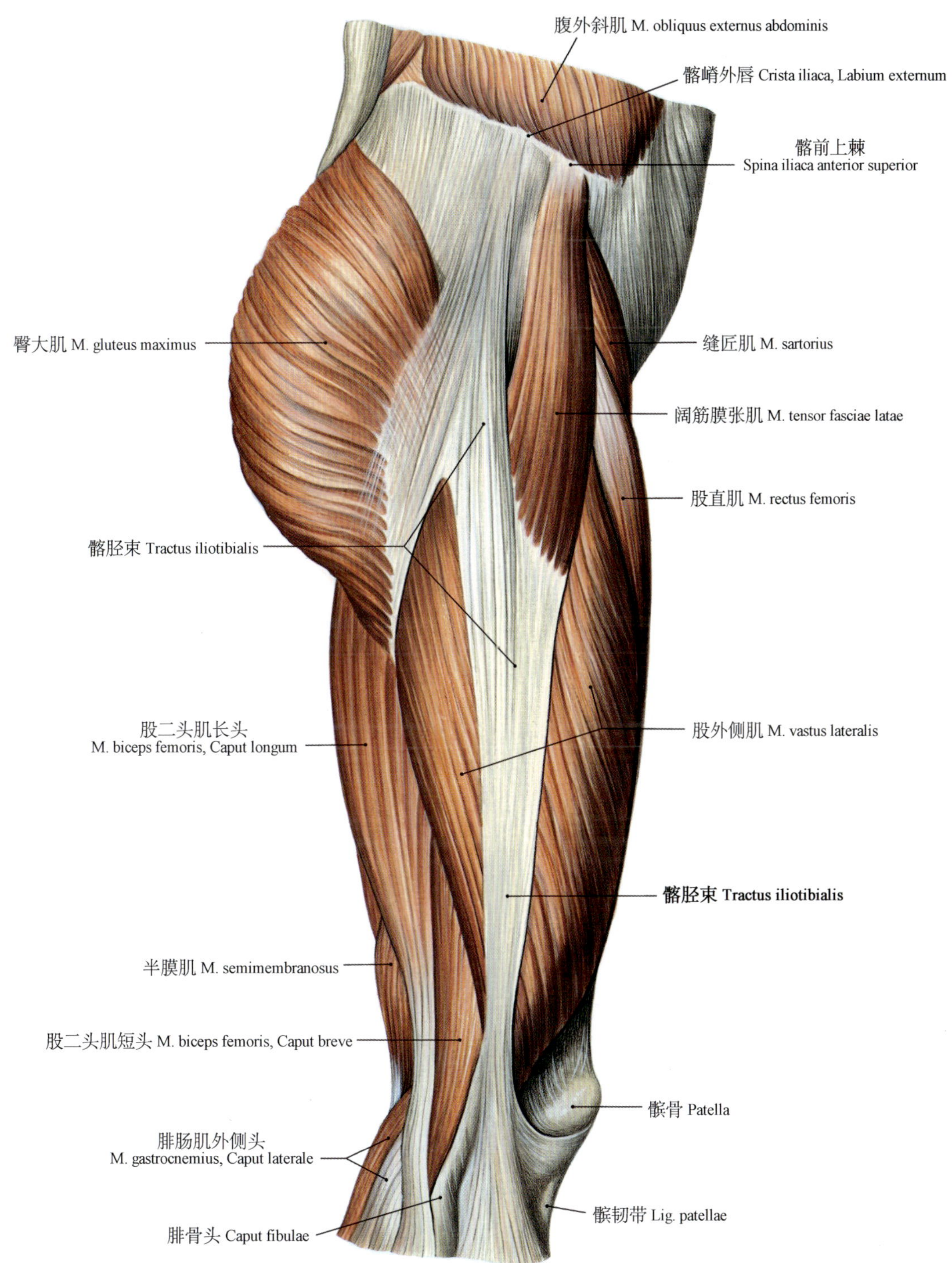

图 4.94 髋肌和大腿肌，右侧；外侧面观

大腿筋膜（阔筋膜）增厚为**髂胫束**，并连接髂骨和胫骨。髂胫束平衡体重施加在大腿骨内侧的压力。这种作用称为张力带效应。

→T43,44,46

髋肌和大腿肌

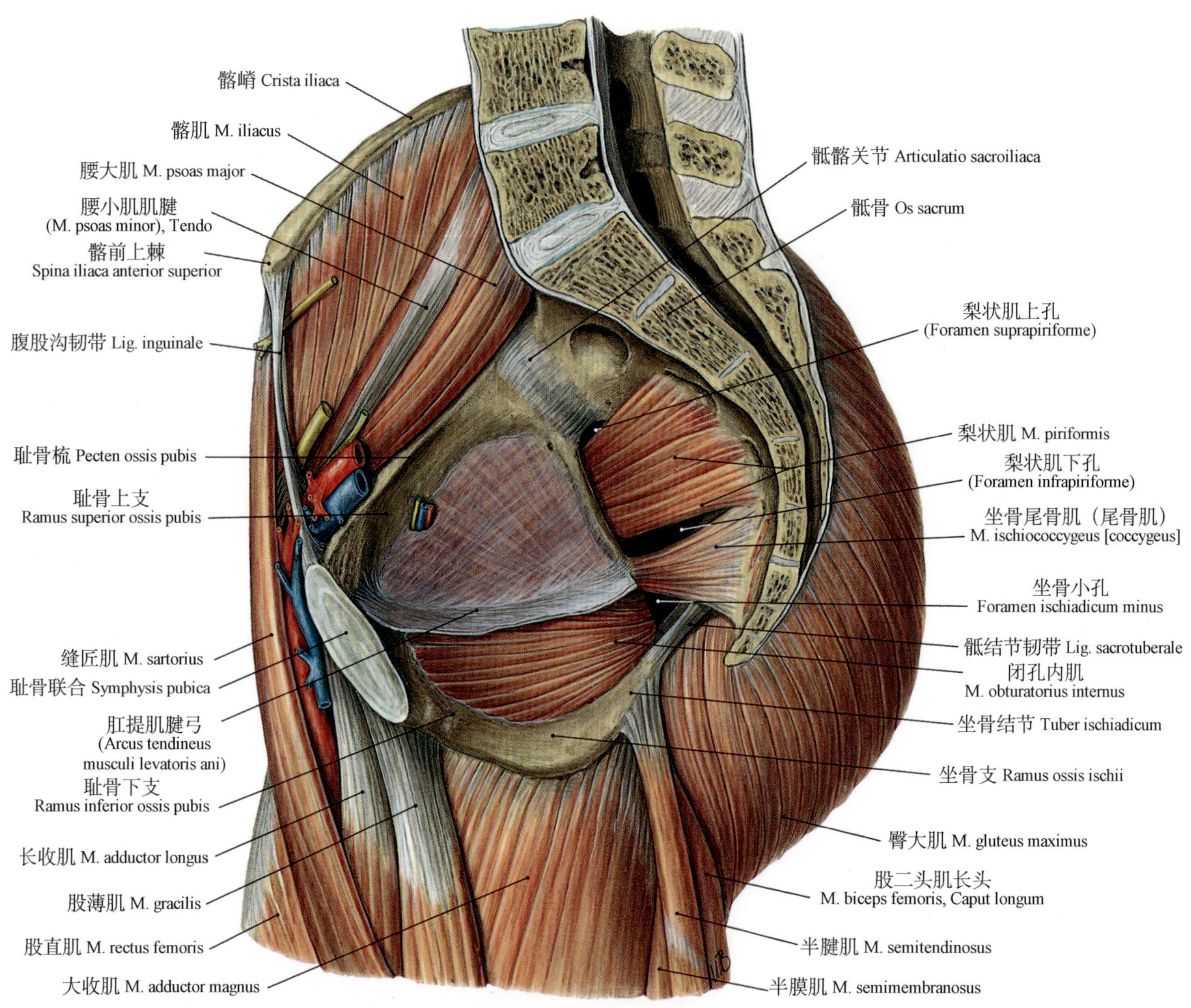

图 4.95 髋肌和大腿肌(右侧,内侧面观)

→T 20a,42-46

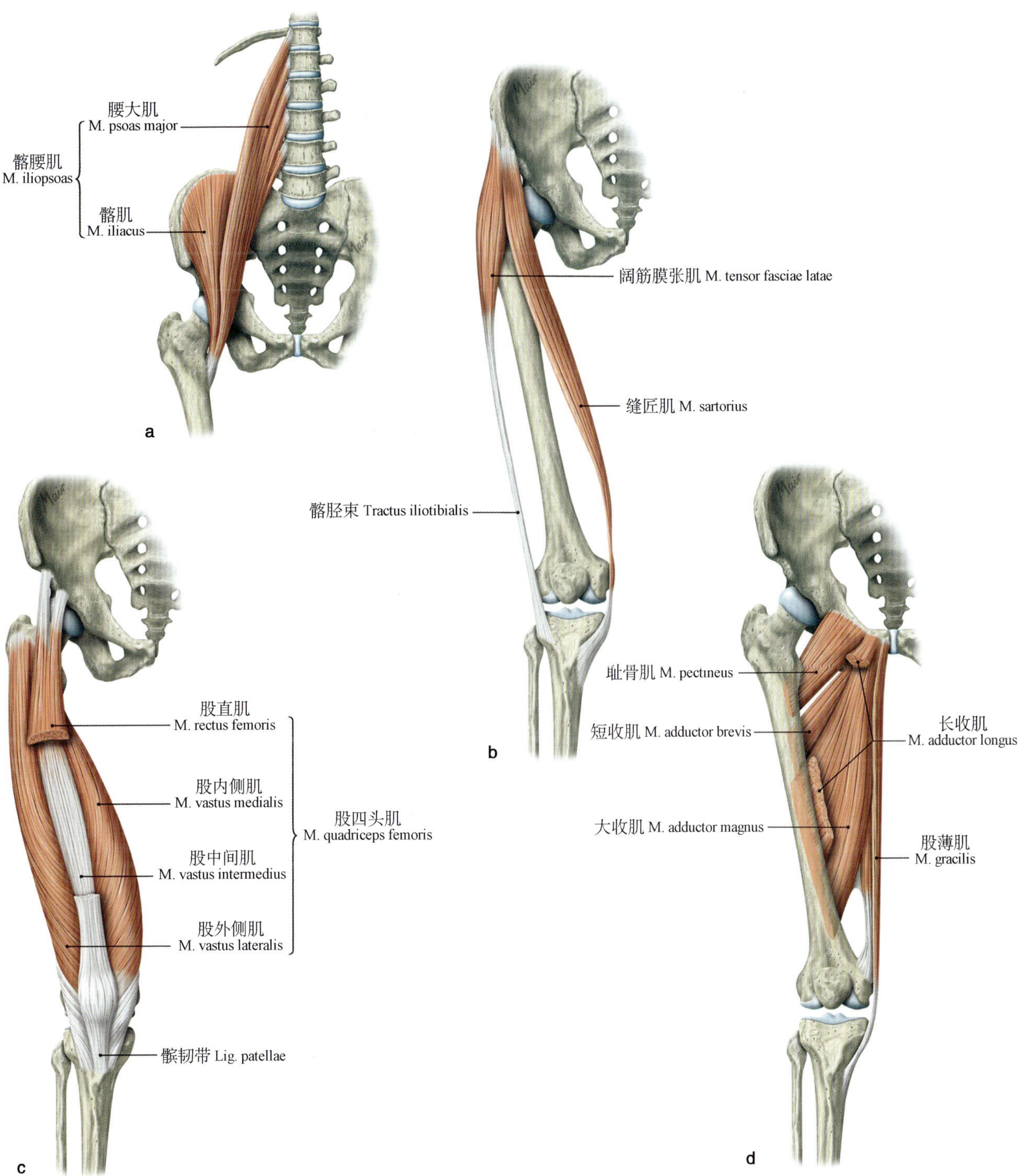

图 4.96 **髋和大腿前群肌,大腿内侧群肌(右侧,前面观)**[L127]

髋部及大腿肌在从仰卧位起床、稳定站姿及行走中发挥核心作用。**髋肌前群**包含**髂腰肌**的各部分(a)。是髋关节**最重要的屈肌**。

在大腿外侧,**阔筋膜张肌**通过其止点(b)支持**髂胫束**的张力带系统,进而防止股骨骨折。阔筋膜张肌与**缝匠肌**(b)一同发挥屈髋作用。由于神经支配的缘故,阔筋膜张肌也属于髋肌后外侧群。

具有四个头的**股四头肌**(c)是**唯一的伸膝肌**,在身体从蹲位**站起**时发挥重要作用。股直肌跨越两个关节还具有屈髋作用。

位于内侧的**内收肌群**(内收肌群 d)是髋关节最重要的收肌,在行走和站立时稳定髋部。

→T 42-45

髋肌和大腿肌

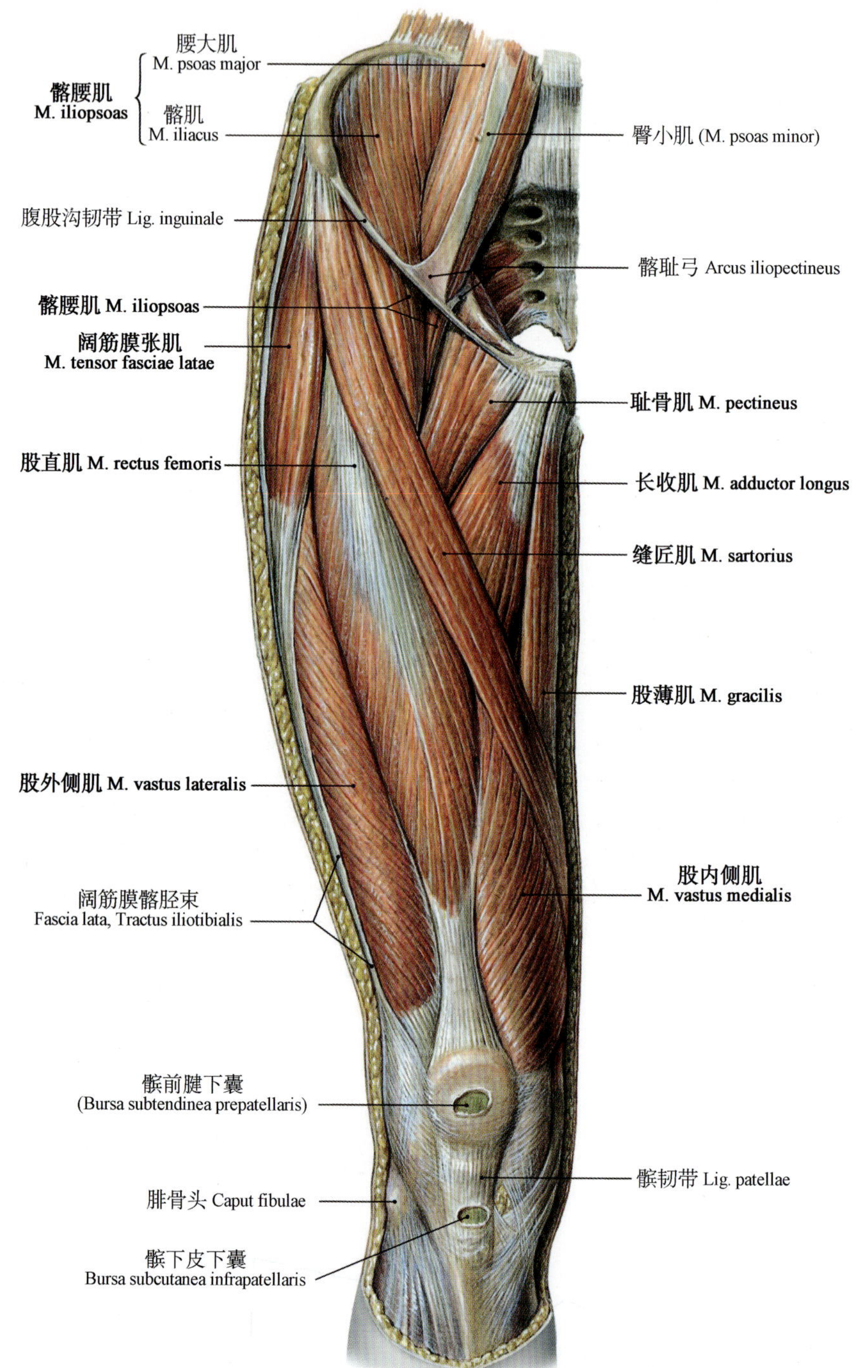

图 4.97　髋肌和大腿前群肌，大腿内侧群肌

右侧；前面观；前部移除阔筋膜后的髂胫束。

髂腰肌由两块不同的肌组成，分别起于脊柱腰段内表面（腰大肌）和髂窝（髂肌）。在腹股沟韧带下方，这两块肌仅下行很短距离便共同止于股骨小转子。

缝匠肌被分开的阔筋膜完全包裹并向内侧横跨过大腿，止于膝关节冠状轴（伸）后方胫骨内侧面。因此，它能够屈髋关节和膝关节。

在内侧，**内收肌群**肌彼此重叠为多层，因此只有位于浅层的耻骨肌、长收肌、股薄肌可见。**股四头肌**的四个头（股直肌、股外侧肌、股内侧肌和股中间肌）位于缝匠肌的远端及外侧。

它们共同的肌腱包裹籽骨髌骨后，移行为髌韧带，止于胫骨粗隆。最外侧的髋肌即**阔筋膜张肌**放射融入髂胫束。位于胫骨内侧髁下方的缝匠肌、股薄肌和半腱肌的共同止点通常被称为“浅鹅足”。

→T42,45,46

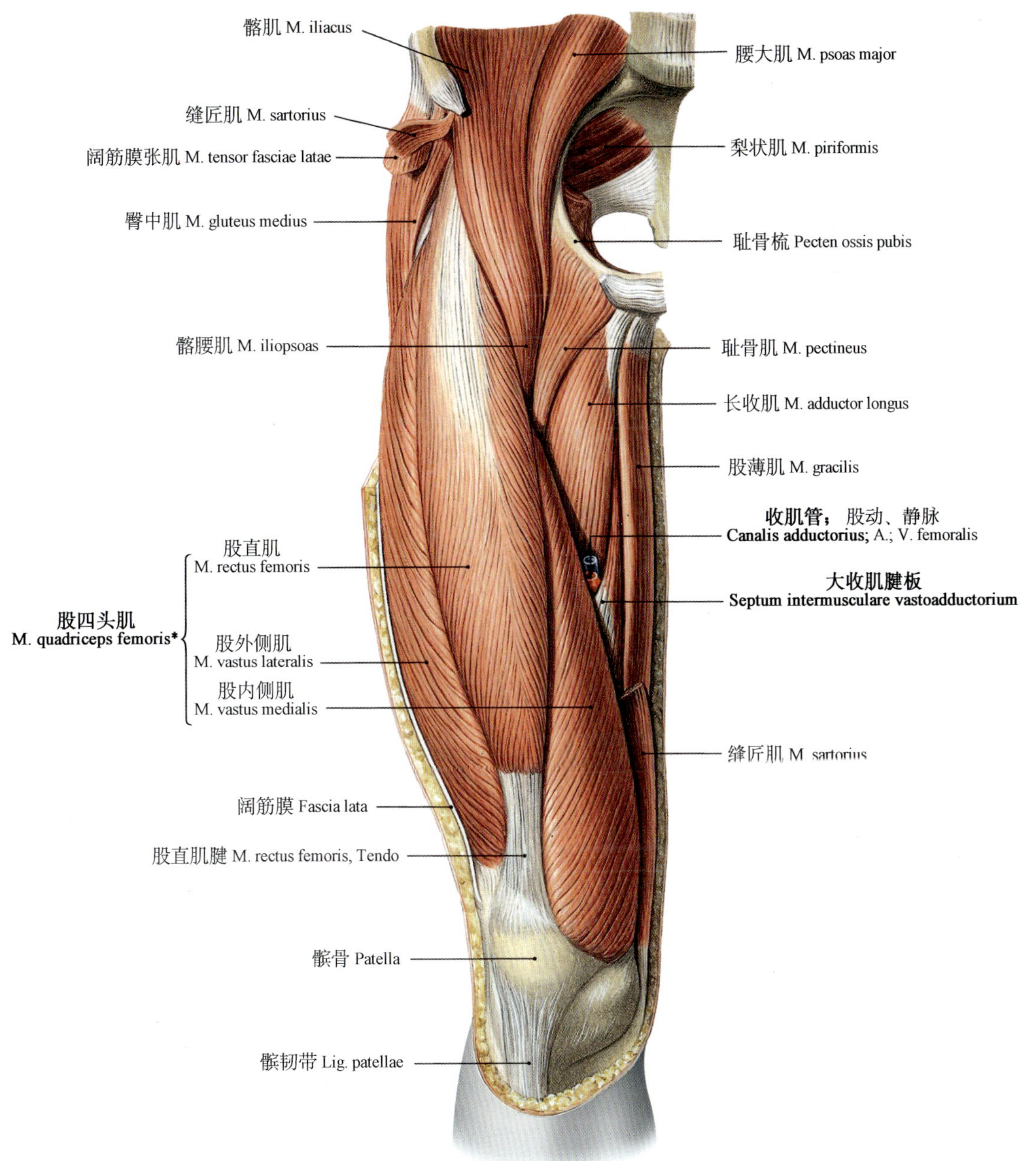

图 4.98 髋肌和大腿前群肌，大腿内侧群肌

右侧；前面观；阔筋膜及缝匠肌和阔筋膜张肌移除后。

缝匠肌移除后，可见以长收肌为后界的**收肌管**（Canalis adductorius）口。收肌管被大收肌腱板覆盖，并与股内侧肌、长收肌和大收肌的筋膜相连。

股四头肌的 4 个头（股直肌、股外侧肌、股内侧肌和股中间肌）位于收肌管外侧。

* 股四头肌的第 4 个头股中间肌位于股直肌深面。

→T42,45,46

临床要点

如果髋关节由于髂腰肌长久性收缩导致**痉挛**或**肌张力障碍**而固定在屈曲状态，身体将不能直立。在治疗上，可通过注射肉毒素阻断突触，抑制支配肌运动的神经，使肌肉得到放松。肌的走行能够解释为什么腹股沟韧带下方注射仅能干预少部分（译者注：因为这里只是髂腰肌很小的一部分），因此如果效果不理想，还需要在腰大肌的腰段进行补充注射。

髋肌和大腿肌

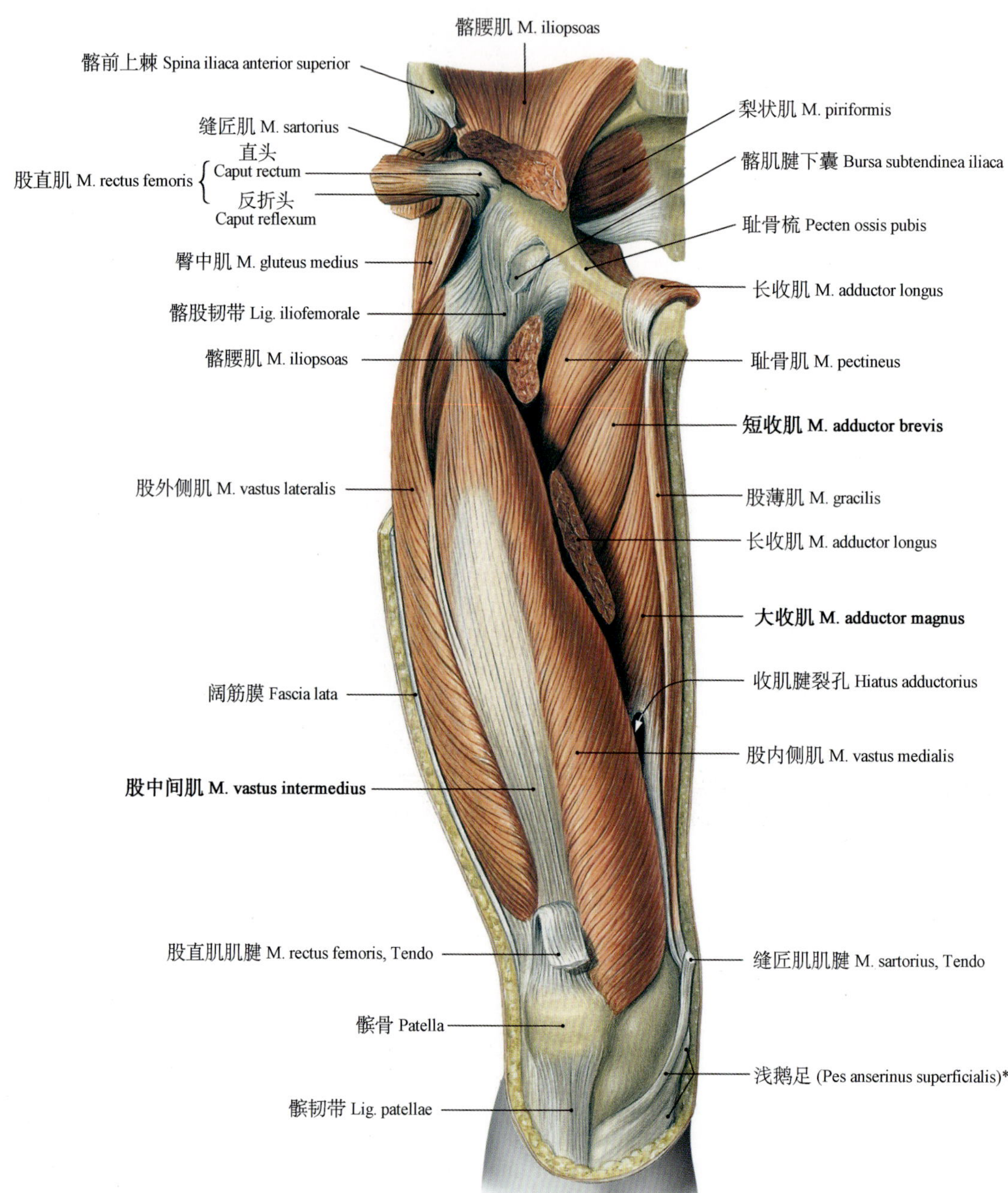

图 4.99 **髋肌和大腿前群肌，大腿内侧深层肌**

右侧；前面观；阔筋膜、缝匠肌、股直肌和长收肌已移除，并在关节区域部分移除髂腰肌。

股直肌和部分长收肌部分被向上翻开。移除股直肌后，可见股四头肌的**股中间肌**。切除缝匠肌和长收肌显露深层的收肌群，包括**短收肌**及部分**大收肌**。

* 缝匠肌、股薄肌、半腱肌的共同止点。

→T42,45,46

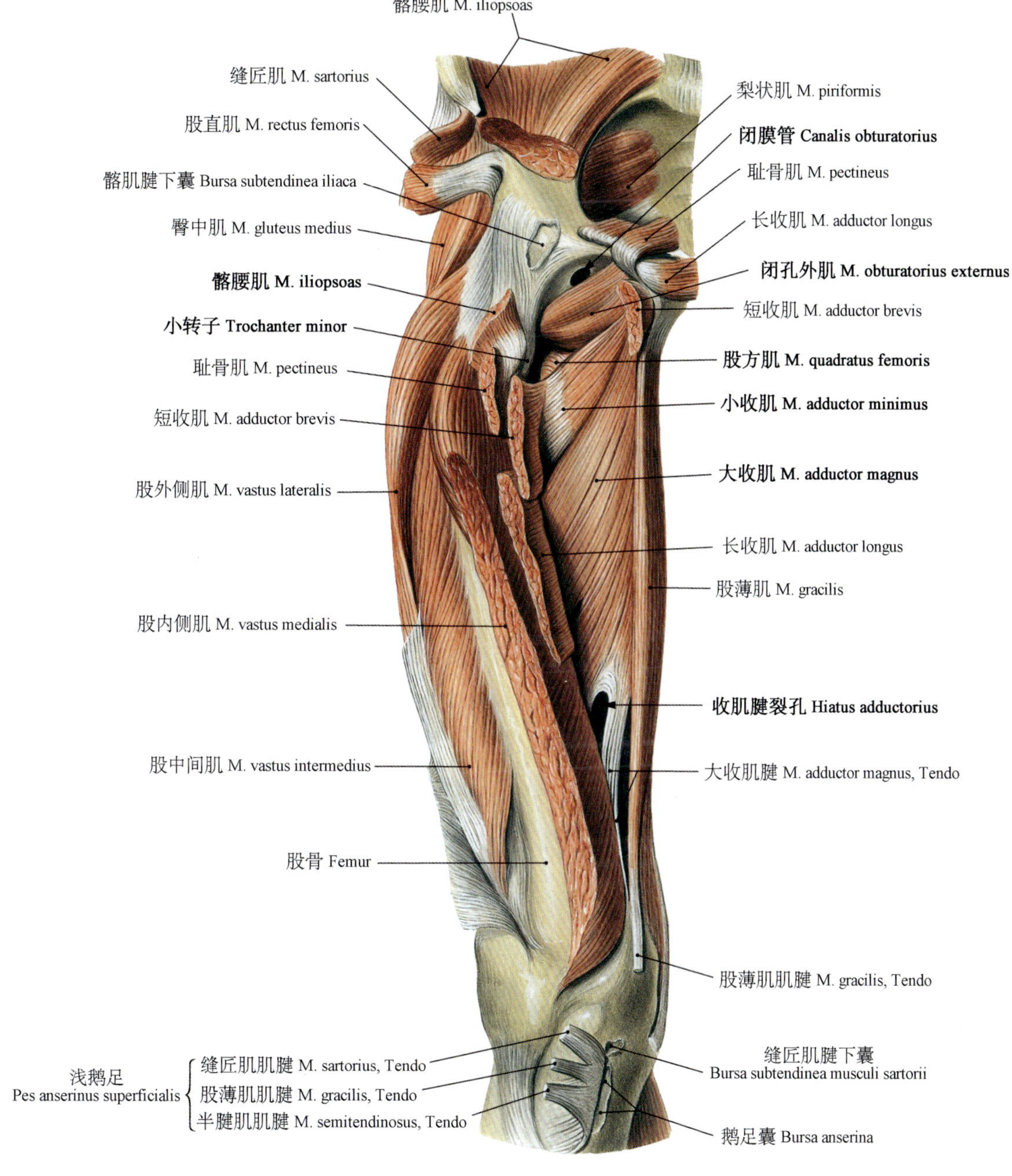

图 4.100 髋肌和大腿前群肌，大腿内侧肌深层

右侧；前面观；广泛移除浅层及部分深层肌肉。

除了翻开浅层收肌，如果将短收肌也翻至一侧，则可显露**大收肌**，其上部也称为小收肌。大收肌及其肌腱形成**收肌腱裂孔**（Hiatus adductorius），有大腿的血管（股动、静脉）通过，向后方进入腘窝。在近侧端，切除耻骨肌和短收肌可确定髂腰肌在小转子上的止点。也可见在闭孔膜上的开口**闭膜管**，形成了小骨盆和大腿之间的神经血管通道。在此开口的尾端，几乎水平走行的**闭孔外肌**纤维和较深的**股方肌**被显露出来，它们都属于髋肌后群的旋外肌（见第 360 页）。由于这两块肌在局部解剖课中并不被经常提及，因此很难观察到它们的走行。

→T42-45,47

髋肌和大腿肌

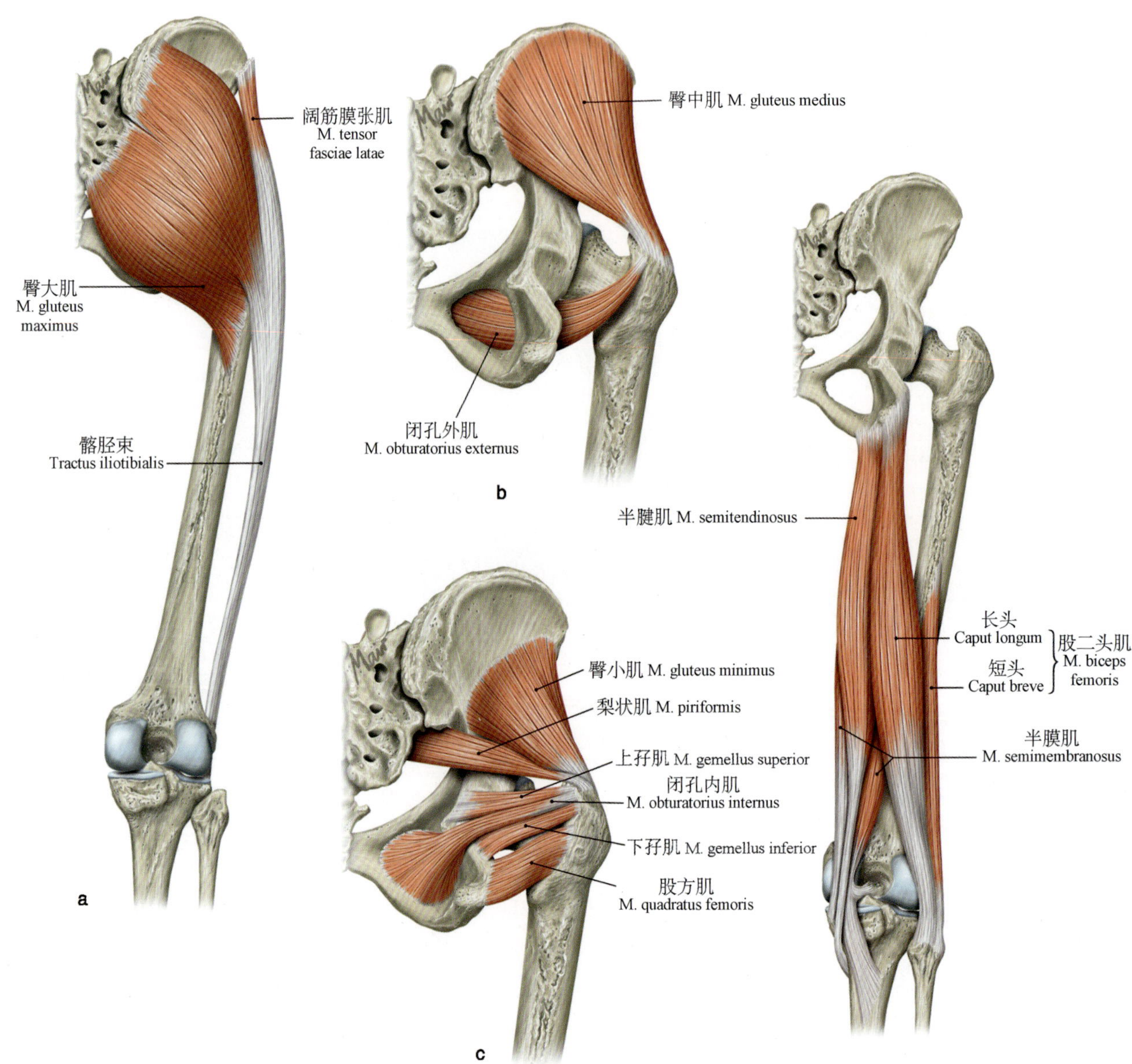

图 4.101a-c **髋肌后群(右侧,后面观)**[L127]

髋肌后群可分为后外侧群及盆转子肌群。

后外侧群包括臀大肌、臀中肌和臀小肌。根据其神经支配,阔筋膜张肌(图 4.96b)也可包括在该群。**臀大肌**(a)是髋部最重要的**伸肌**和**外旋肌**,如在爬楼梯时所必需。而**较小的臀肌**(臀中肌和臀小肌,b 和 c)则是**髋部**最重要的**外展肌**和**内旋肌**,在站立和行走时稳定髋部,并防止单腿站立时骨盆向另一侧倾斜(小的臀肌功能及其功能障碍会导致 Trendelenburg **征**,见第 389 页)。

内侧群或**盆转子肌群**(梨状肌、闭孔内肌、闭孔外肌、上孖肌、下孖肌、股方肌,c)仅发挥**外旋肌**的作用。

图 4.102 **大腿后群肌(坐骨大腿肌),右侧;后面观**[L127]

大腿后群肌(**坐骨大腿肌,腘绳肌**)是指它们在大腿后面(背侧)走行,并均起于坐骨结节,止于小腿骨,因此这些肌跨越 2 个关节,不仅是膝关节**最强的屈肌**,还能帮助伸髋关节。此外,外侧的**股二头肌**还在 2 个关节的**外旋**运动中发挥作用,而内侧的**半腱肌**和**半膜肌**则参与**内旋**功能。

→T43,44,47

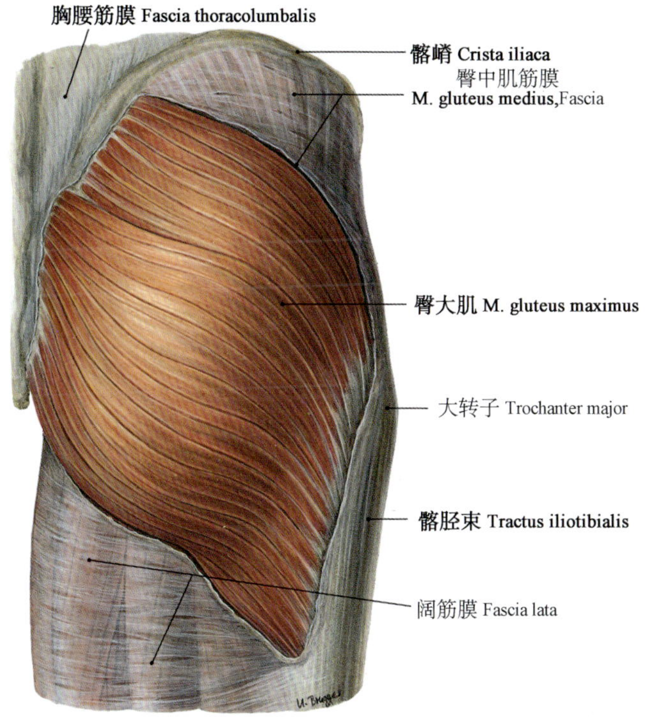

a

图 4.103 髋肌和大腿后群肌

右侧，后面观，切除阔筋膜(a)并分离臀大肌(b)。

该图显示了**臀大肌**浅层和深层的起止点。臀大肌浅层起于骶骨后面、髂嵴和胸腰筋膜，深层起于骶结节韧带。臀大肌纤维斜行走行，而其深面的**臀中肌**几乎呈垂直走行。臀大肌浅部止点在阔筋膜和髂胫束，深部止点在股骨的臀肌粗隆。若切除或向一旁翻开臀大肌，则能够显现位于臀大肌深部的臀中肌部分和**盆转子肌群**。**梨状肌**将坐骨大孔分隔为**梨状肌上孔**和**梨状肌下孔**，是来自骨盆的神经血管通道的重要出口。需要指出的是，**闭孔内肌**在坐骨小切迹转折点和转子窝止点之间的部分更具腱性。

→T43,44,47

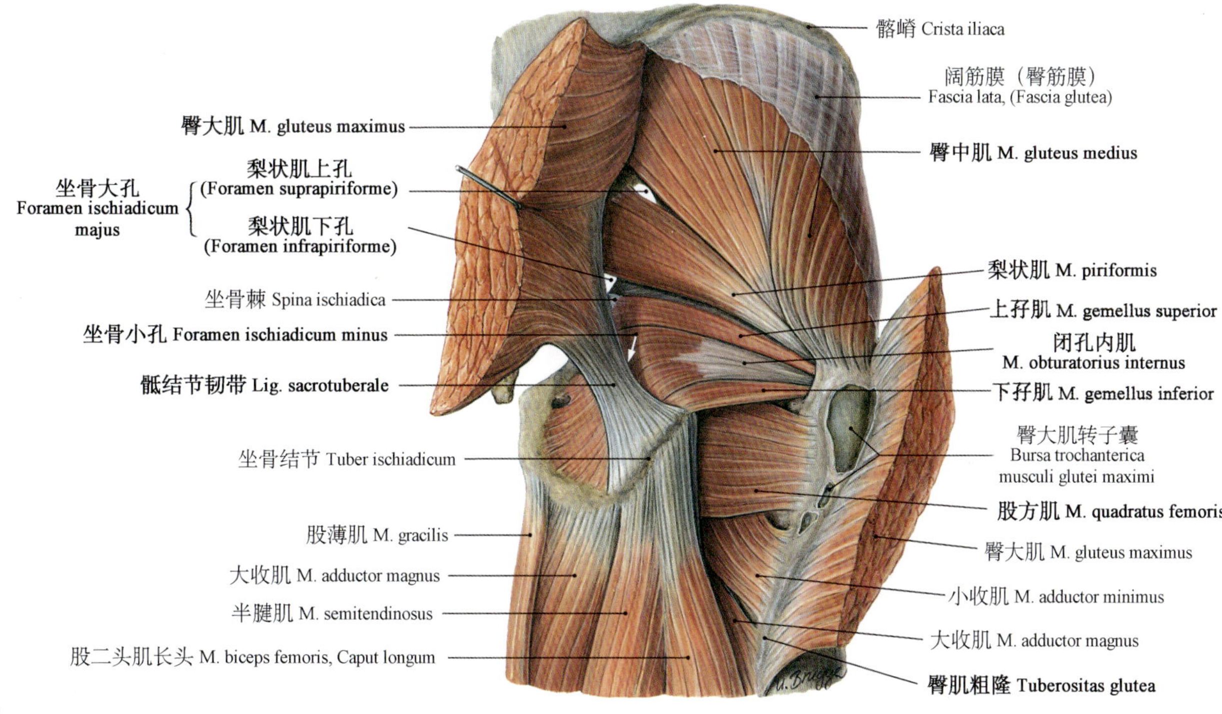

b

髋肌和大腿肌

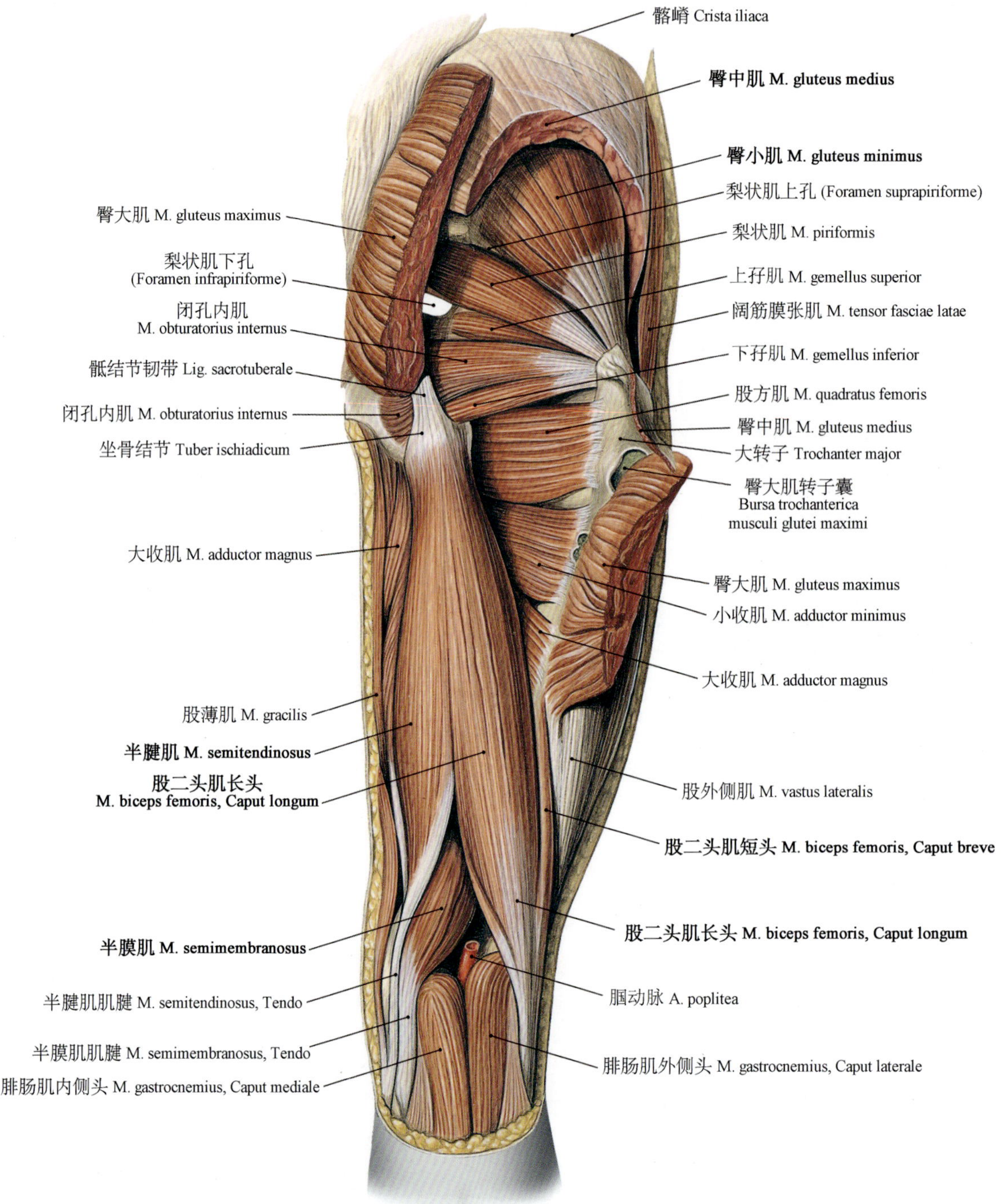

图 4.104 **髋肌和大腿后群肌**

右侧；后面观；部分移除臀大肌和臀中肌。

切除臀中肌和臀大肌后，可见**臀小肌**。臀小肌与臀中肌同属**小臀肌**，它们的作用是辅助髋外展并提供单腿站立时髋的稳定性。

在大腿后侧，起于坐骨结节止于小腿骨的**大腿后群肌**已被分离。在内侧，**半腱肌**（因止点的长腱而得名）位于**半膜肌**（因起点的扁腱而得名）的浅面；外侧的**股二头肌**有 2 个头，长头起于坐骨结节，短头起于股骨的远端（粗线的外唇）。

→T43,47

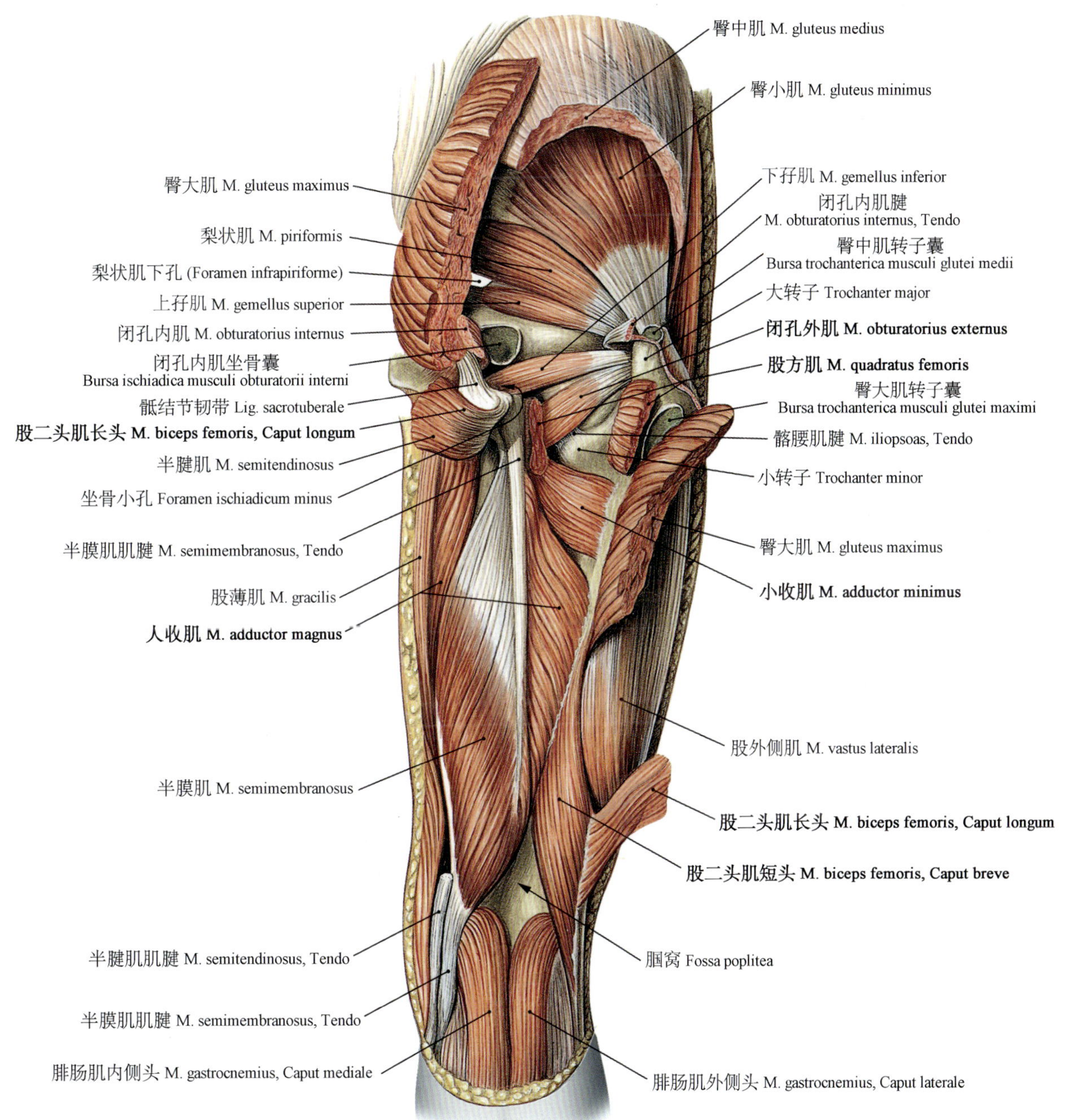

图 4.105 髋肌和大腿后面的深层肌

右侧；后面观；移除浅层臀肌和坐骨大腿肌。

切开股方肌后，可见深面的**闭孔外肌**，其走行通常很难看到。移除股二头肌长头后可以显露其深层的部分内收肌群。**大收肌**由两个功能不同的部分组成，并且具有不同的神经支配。大收肌的大部分起于耻骨下支（这部分有时被称作**小收肌**）和坐骨耻骨支，后部则起于坐骨结节，并且根据其功能和神经支配，该部属于坐骨大腿肌。

→T43,44,46,47

大腿肌

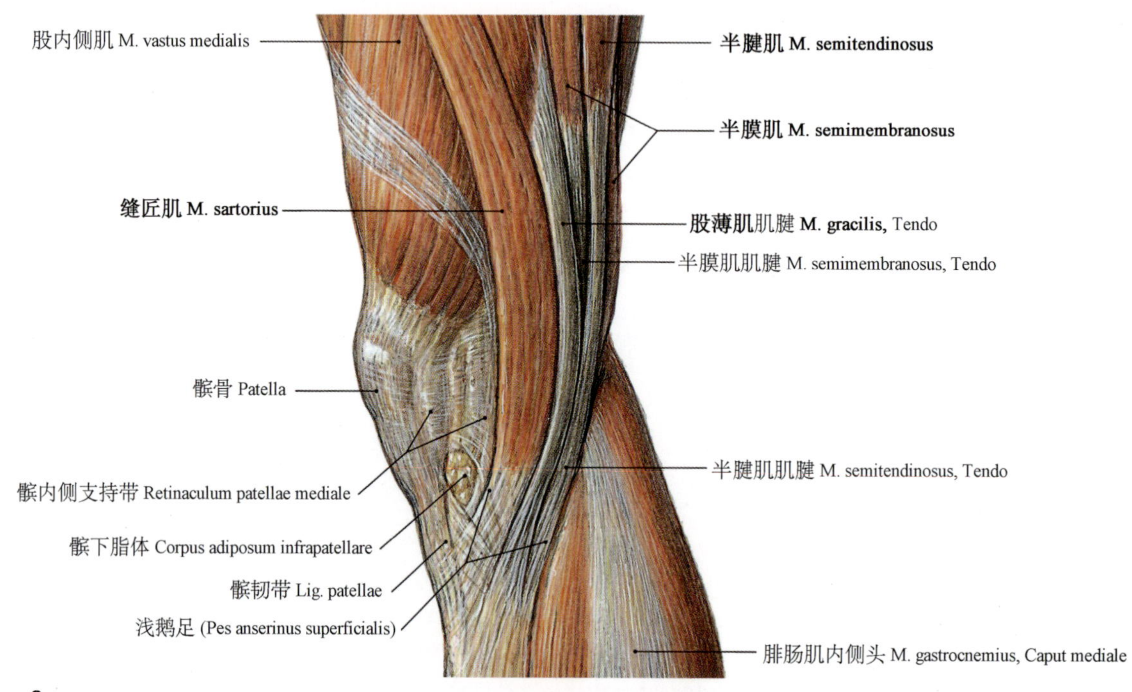

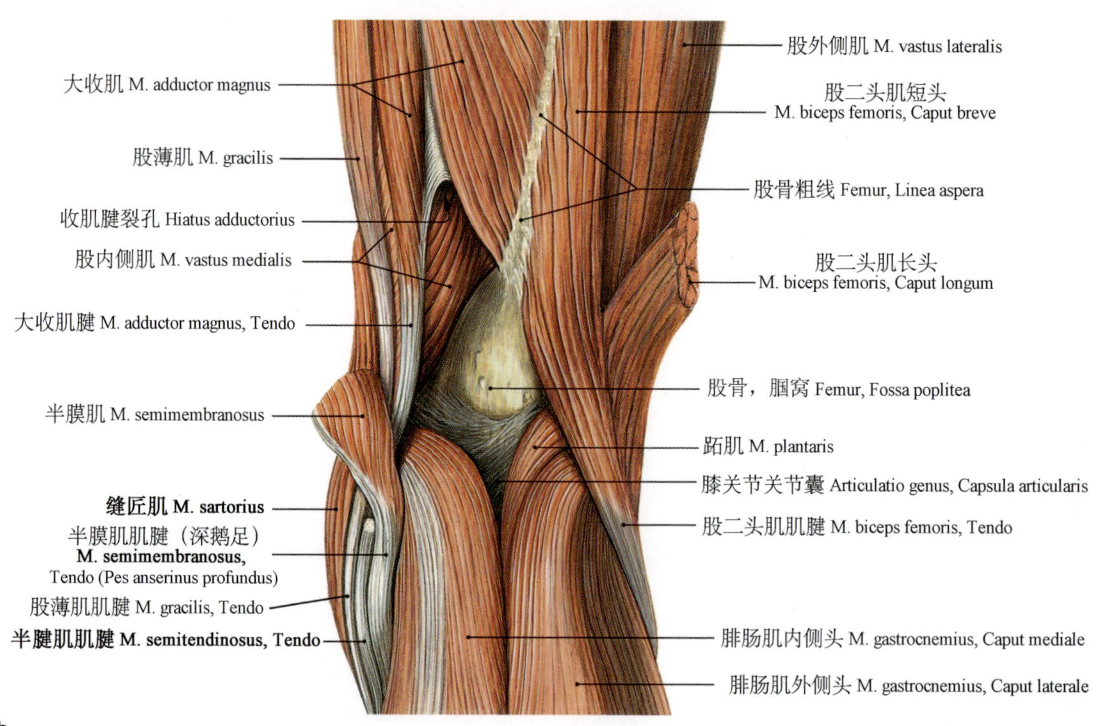

图 4.106 膝关节区的肌

右侧，内面观（a）和后面观（b）。

缝匠肌、股薄肌和半腱肌共同止于胫骨内侧髁下方，通常被称为“浅鹅足”。半膜肌的深部止点则通常称为“深鹅足”。

→T 45-47

（崔 进 译）

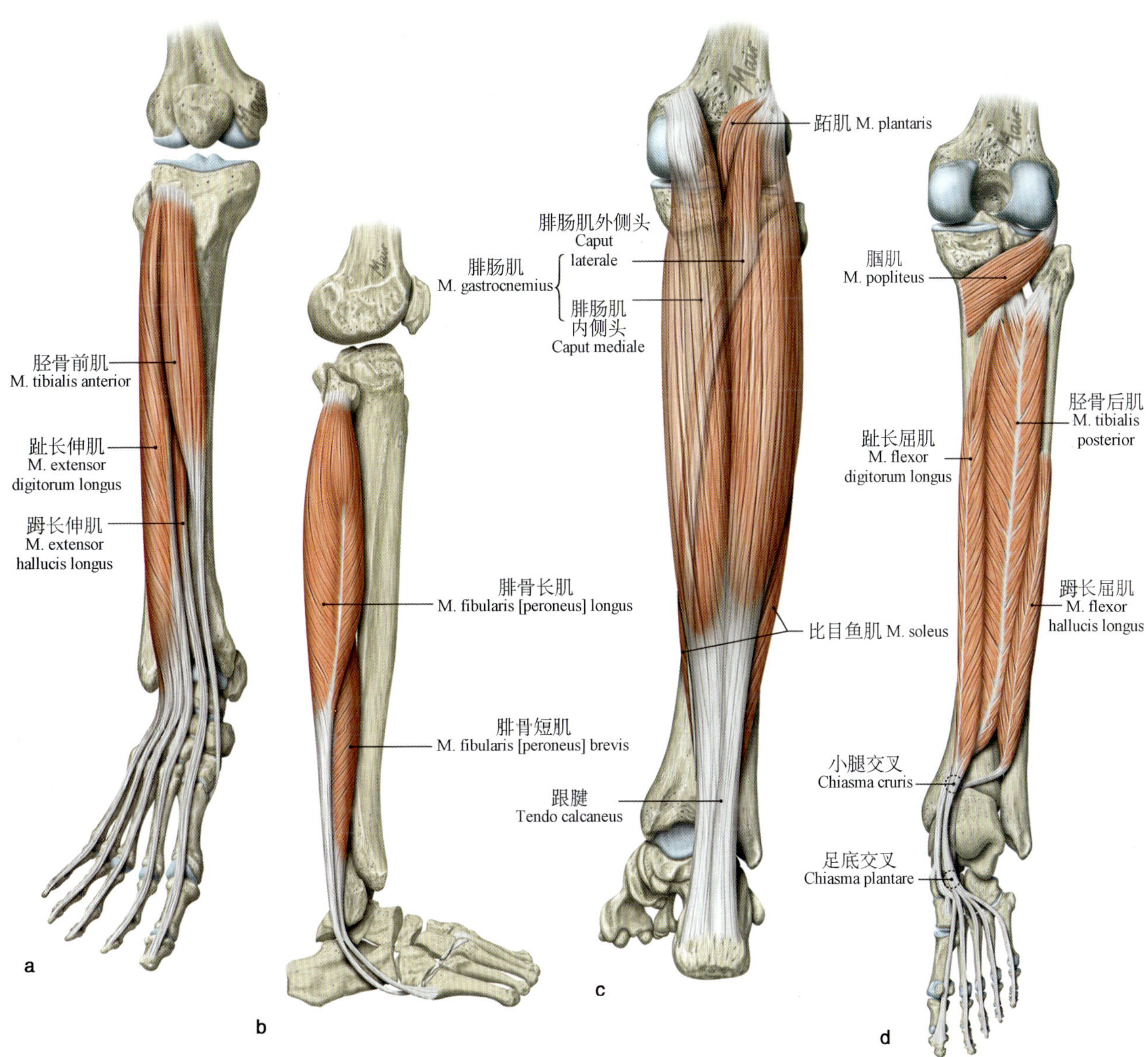

图 4.107 小腿肌

右侧，前面观(a)、侧面观(b)和后面观(c、d)[L127]。

小腿有 3 个肌群。为了理解其功能，了解它们与踝关节运动轴的位置关系尤为重要(→图 4.81)。位于踝关节横轴**前方**的肌均为**伸肌**，位于踝关节横轴**后方**的肌均为**屈肌**。肌腱位于距跟舟关节斜轴**内侧**的肌，其纤维方向是从内上向外下，这些肌作为旋后肌可以使足内翻。相反，位于斜轴**外侧**的肌抬起可使足外翻，称为**旋前肌**。

小腿前群肌是伸肌(a)。它们参与踝关节的伸，并在距跟舟关节和其他足关节中具有重要的旋前功能。**胫骨前肌**是最重要的伸肌(a)，同时**趾长伸肌**和**踇长伸**肌也可伸足趾。

小腿外侧(腓侧)的肌(b)是**腓骨长肌和腓骨短肌**，它们是最重要的旋前肌，并在踝关节中作为足底屈肌，由于它们的位置在屈曲延长轴下面。真正的屈肌(足底屈肌)位于足后侧，可分为浅层肌群和深层肌群。

小腿三头肌(c)属于后群浅层肌，包括浅层**两个头的腓肠肌**和深层的**比目鱼肌**。小腿三头肌是最强大的屈肌并在足内翻时发挥重要作用。相比而言，**跖肌**的重要性次之。

小腿后群深层肌(屈肌 d)与前群的伸肌相对应。除具有屈踝关节的作用外，**胫骨后肌**还是强大的旋后肌。**趾长屈肌**和**踇长屈肌**是趾关节的屈肌。**腘肌**作为膝关节的重要稳定器具有特殊的地位。趾长屈肌腱和胫骨后肌腱在内踝的上方进行交叉(**小腿交叉**)，趾长屈肌腱和踇长屈肌腱则在足底进行交叉(**足底交叉**)。

→T 48-51

小腿肌

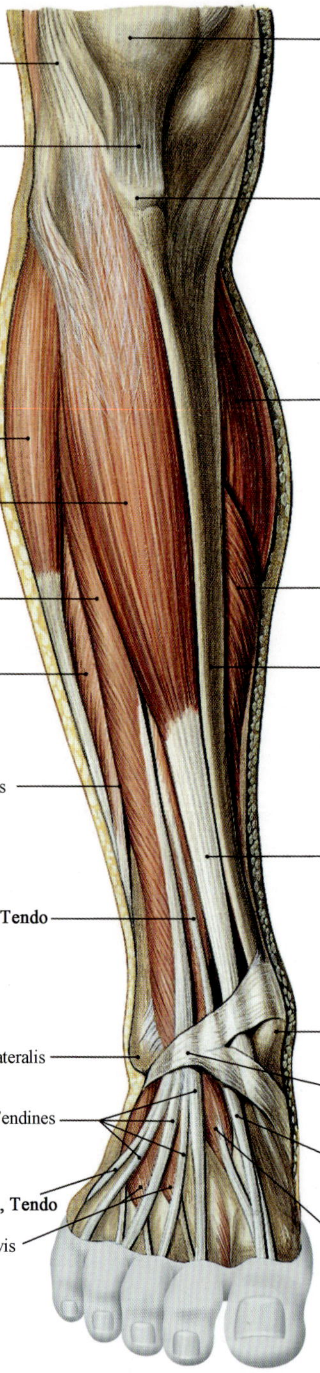

髂胫束 Tractus iliotibialis
髌骨 Patella
髌韧带 Lig. patellae
胫骨粗隆 Tuberositas tibiae
腓肠肌 M. gastrocnemius
腓骨长肌 **M. fibularis [peroneus] longus**
胫骨前肌 **M. tibialis anterior**
趾长伸肌 **M. extensor digitorum longus**
比目鱼肌 M. soleus
腓骨短肌 **M. fibularis [peroneus] brevis**
胫骨内侧面 Tibia, Facies medialis
前肌间隔 Septum intermusculare cruris anterius
胫骨前肌肌腱 M. tibialis anterior, Tendo
踇长伸肌肌腱 **M. extensor hallucis longus, Tendo**
内踝 Malleolus medialis
外踝 Malleolus lateralis
伸肌支持带 **Retinaculum musculorum extensorum**
趾长伸肌肌腱 M. extensor digitorum longus, Tendines
踇长伸肌肌腱 M. extensor hallucis longus, Tendo
第三腓骨肌肌腱 **M. fibularis [peroneus] tertius, Tendo**
趾短伸肌 M. extensor digitorum brevis
踇短伸肌 M. extensor hallucis brevis

图 4.108 **小腿和足部前面、外侧肌(右侧,前面观)**

伸肌群中的**胫骨前肌**可以在胫骨边缘触及。由于它的肌腱位于距跟舟关节轴的内侧,与其他伸肌相比,其功能是薄弱的旋后肌。**趾长伸肌**起自胫骨和腓骨的近侧,而**踇长伸肌**位于小腿远端另外两个伸肌之间。有的趾长伸肌分裂并与不同的纤维一起附着在第5跖骨,称为**第三腓骨肌**。在远端,肌腱则由小腿筋膜**伸肌支持带**加强和引导。足部的支持带在足部伸展时对韧带起固定作用。腓骨肌(**腓骨长肌**和**腓骨短肌**)构成外侧肌群,它们起自腓骨的近端和远端。临床上,它们通常被称为腓骨肌(希腊语术语:perone)。

→T48,49

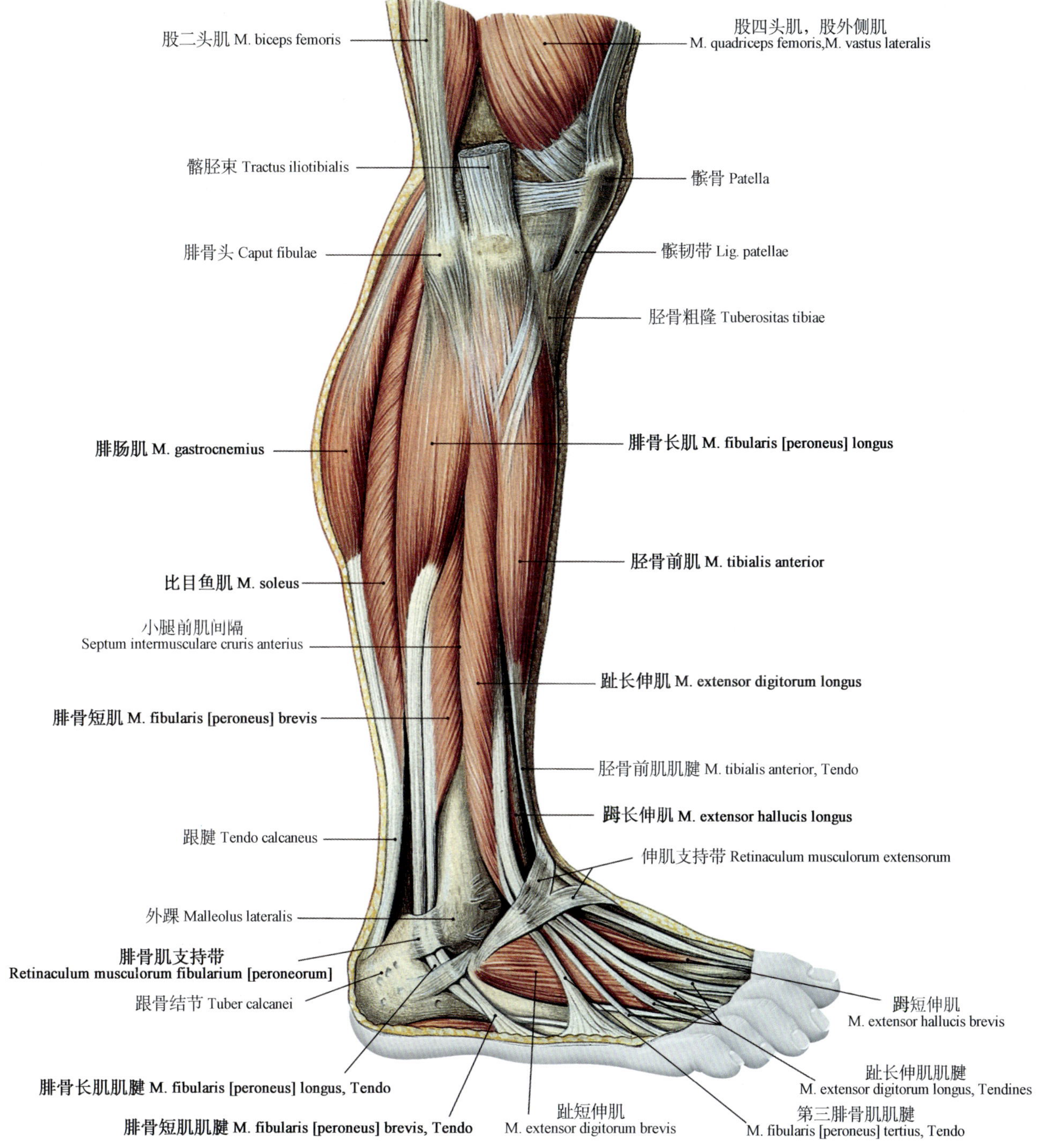

图 4.109　**小腿肌和足肌(右侧,外侧面观)**

从侧面观,小腿的全部 3 群肌均可以观察到。腓骨肌在外侧,恰在前群伸肌的后面,而屈肌则位于后方。由于后群的深屈肌紧邻小腿骨,所以只能观察到浅层肌(小腿三头肌),包括**腓肠肌**和深层的**比目鱼肌**。腓骨肌群的肌腱是靠**腓骨肌支持带**固定的。腓骨短肌止于第 5 跖骨,而腓骨长肌的肌腱在足底穿第 1 跖骨和内侧楔形骨,从而有力地支持足弓。值得注意的是**踇长伸肌**位于胫骨前肌和趾长伸肌之间的远处。

→T48-50,52

小腿肌

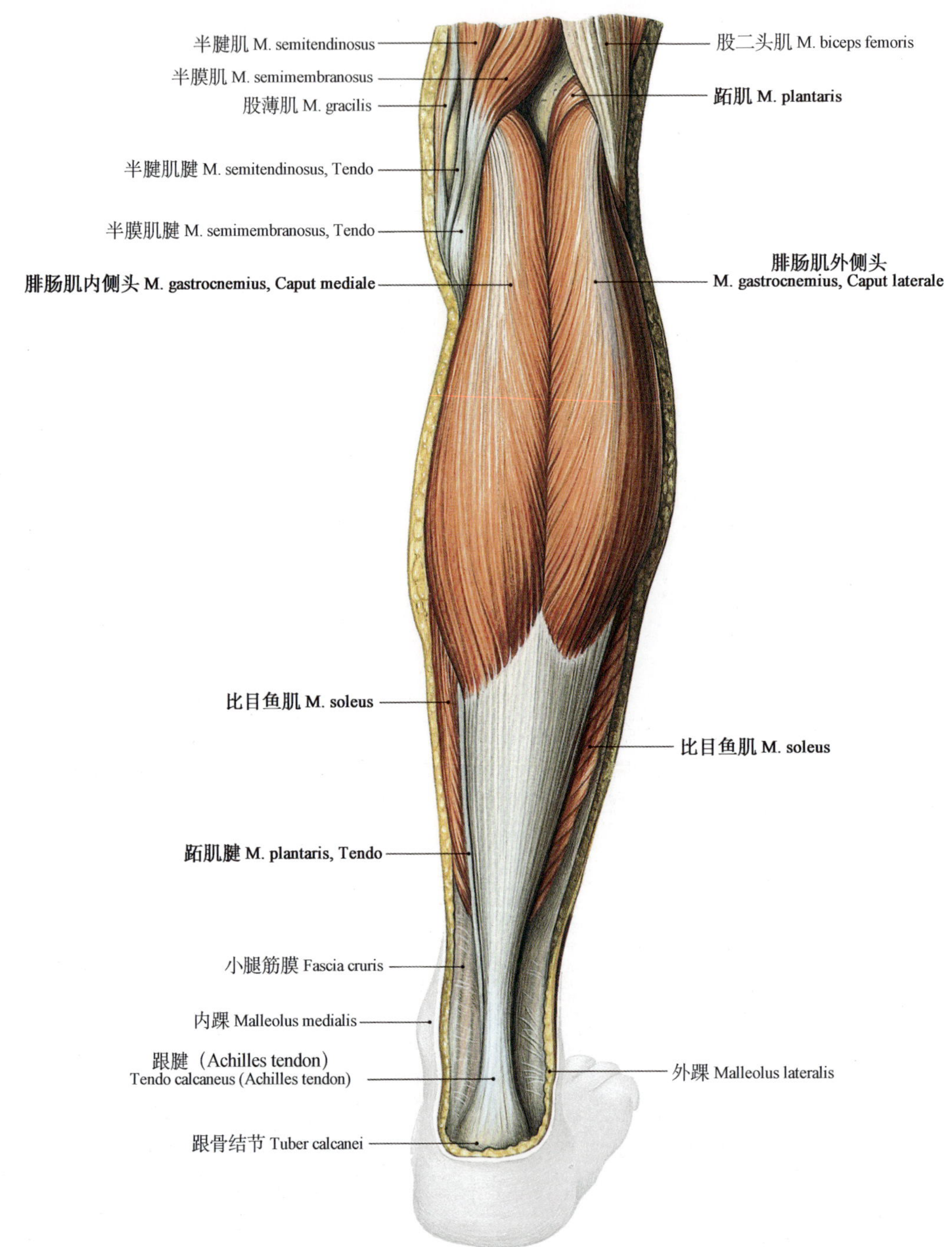

图 4.110　小腿后群肌浅层(右侧,后面观)

浅层屈肌群由**小腿三头肌**和**跖肌**组成。强大的小腿三头肌由 2 个头的**腓肠肌**和深层的**比目鱼肌**组成。所有的后群浅层肌通过**跟腱**(Tendo calcaneus)止于跟骨。小腿三头肌是踝关节最强大的屈肌,也是最强大的旋后肌,甚至比胫骨后肌还要强。如果其损伤(如椎间盘突出伴脊髓节段 S1 或胫神经损伤),就会站立困难。

→T50

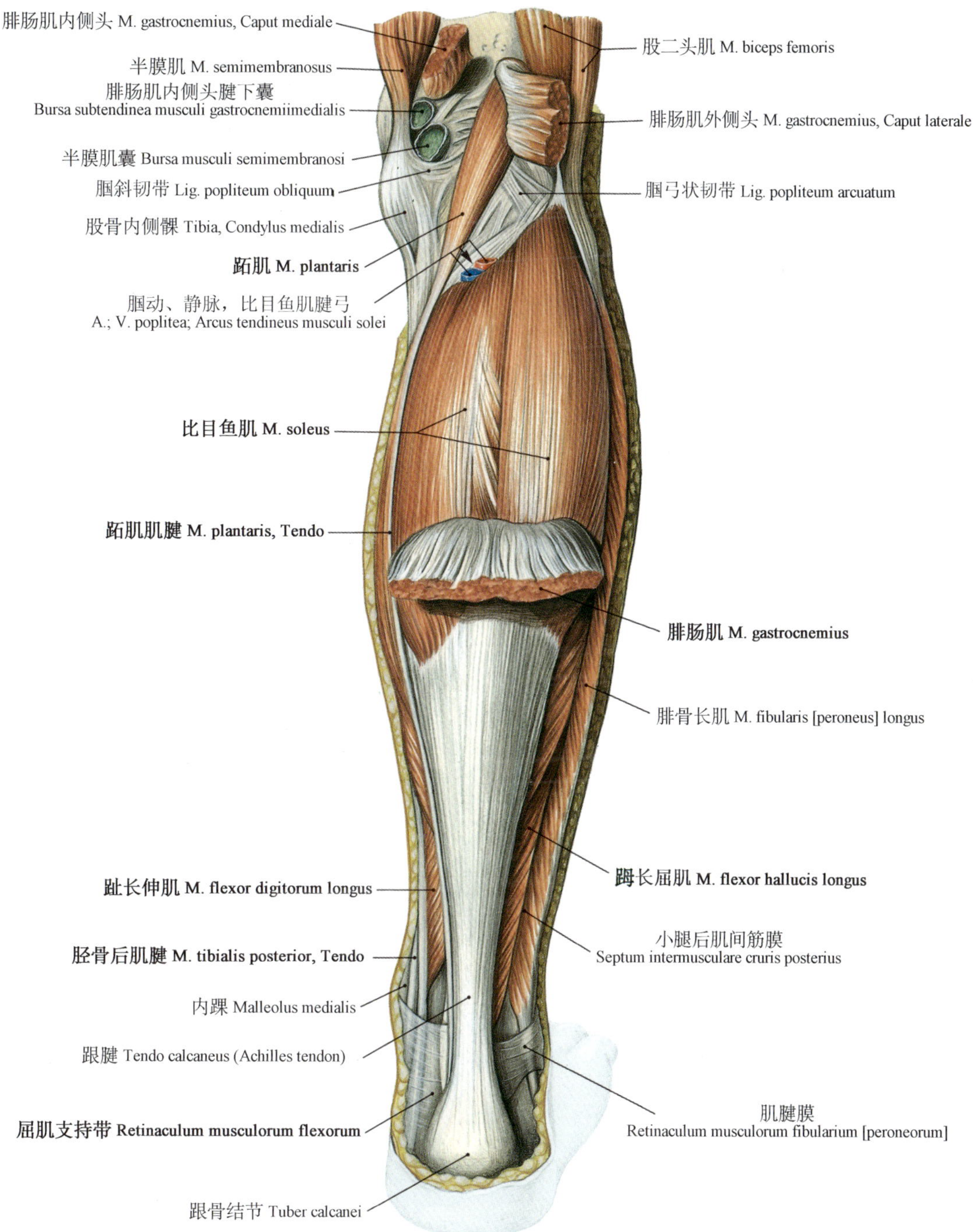

图 4.111　小腿后群浅层肌

右侧；后面观；腓肠肌的起点已经切断。

当把**腓肠肌**向下翻，可观察到**跖肌**的近端，其位于**比目鱼肌的**深面。深屈肌的肌腹位于较远处，切除小腿筋膜后可在跟腱两侧观察到。**屈肌支持带**可以对其肌腱起引导和固定的作用。

→T51

小腿肌

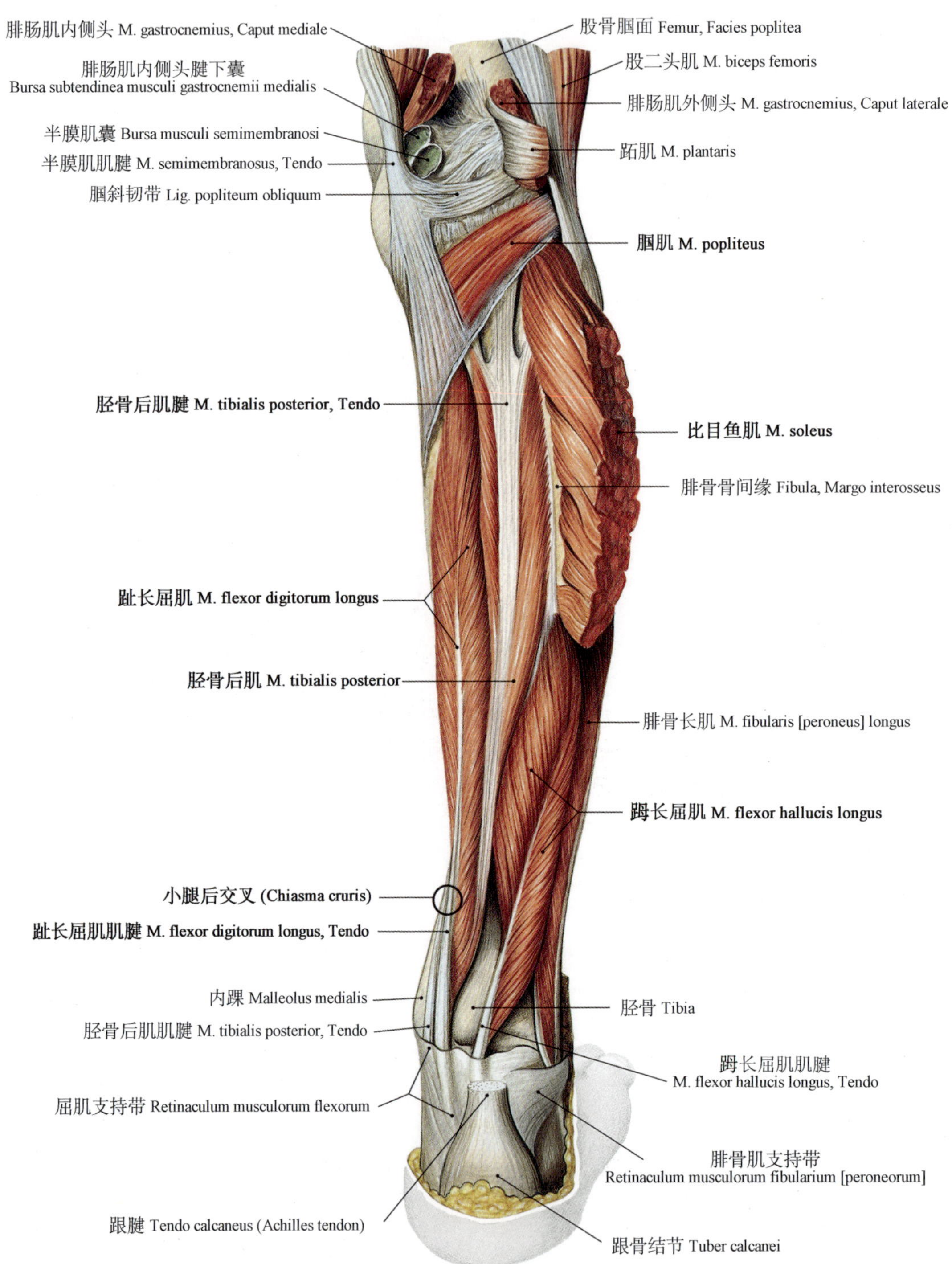

图 4.112 **小腿后群肌深层**

右侧；后面观；浅层屈肌已切除。

去除浅层屈肌后可以观察到深层的肌。**胫骨后肌**位于趾长屈肌和踇长屈肌之间。**趾长屈肌**起点靠近内侧，其次是**胫骨后肌**，然后是**踇长屈肌**。它们的肌腱集中在内踝处，由**屈肌支持带**固定和引导。趾长屈肌的肌腱与胫骨后肌的肌腱在此交叉(**小腿后交叉**)。

腘肌起自胫骨外侧髁和外侧半月板后角，位于近侧。肌肉止于胫骨近端后部，故其功能是一块相对强大的**旋内肌**。因此，腘肌的主要功能是在极端的横向旋转时维持膝关节的**稳定**。

→T51

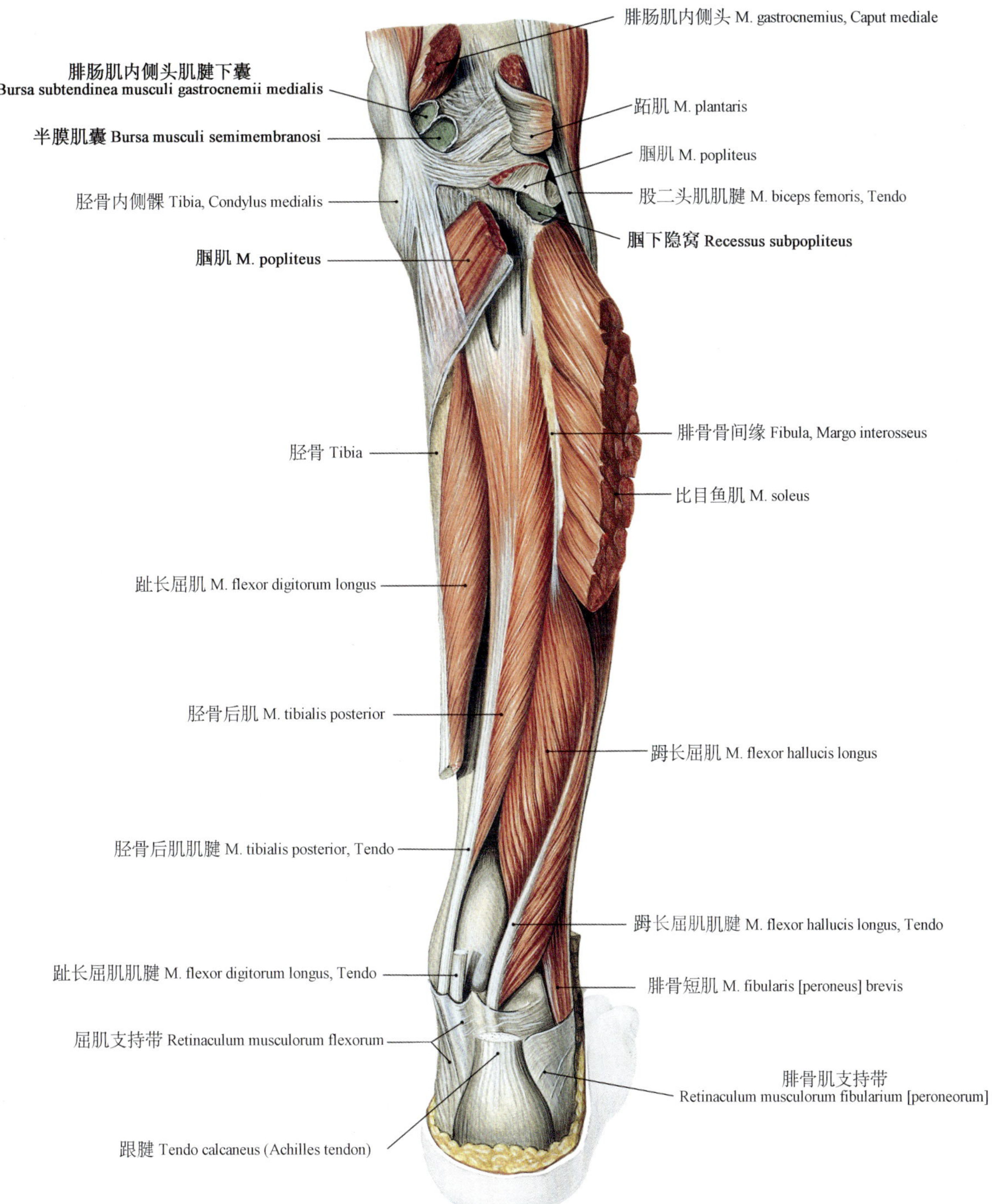

图 4.113　小腿后群肌深层

右侧；后面观；切除浅层屈肌并分开腘肌后。

切断腘肌后，可见腘下囊，其通常与膝关节腔相交通，因此也被称为**腘下隐窝**。

在后群肌的起点和止点处，也可能发现其他滑膜囊（**半膜肌下黏液囊**和**腓肠肌内外侧头腱下囊**）也可发现滑膜囊。它们也与关节腔相通。

→T51

足的腱鞘

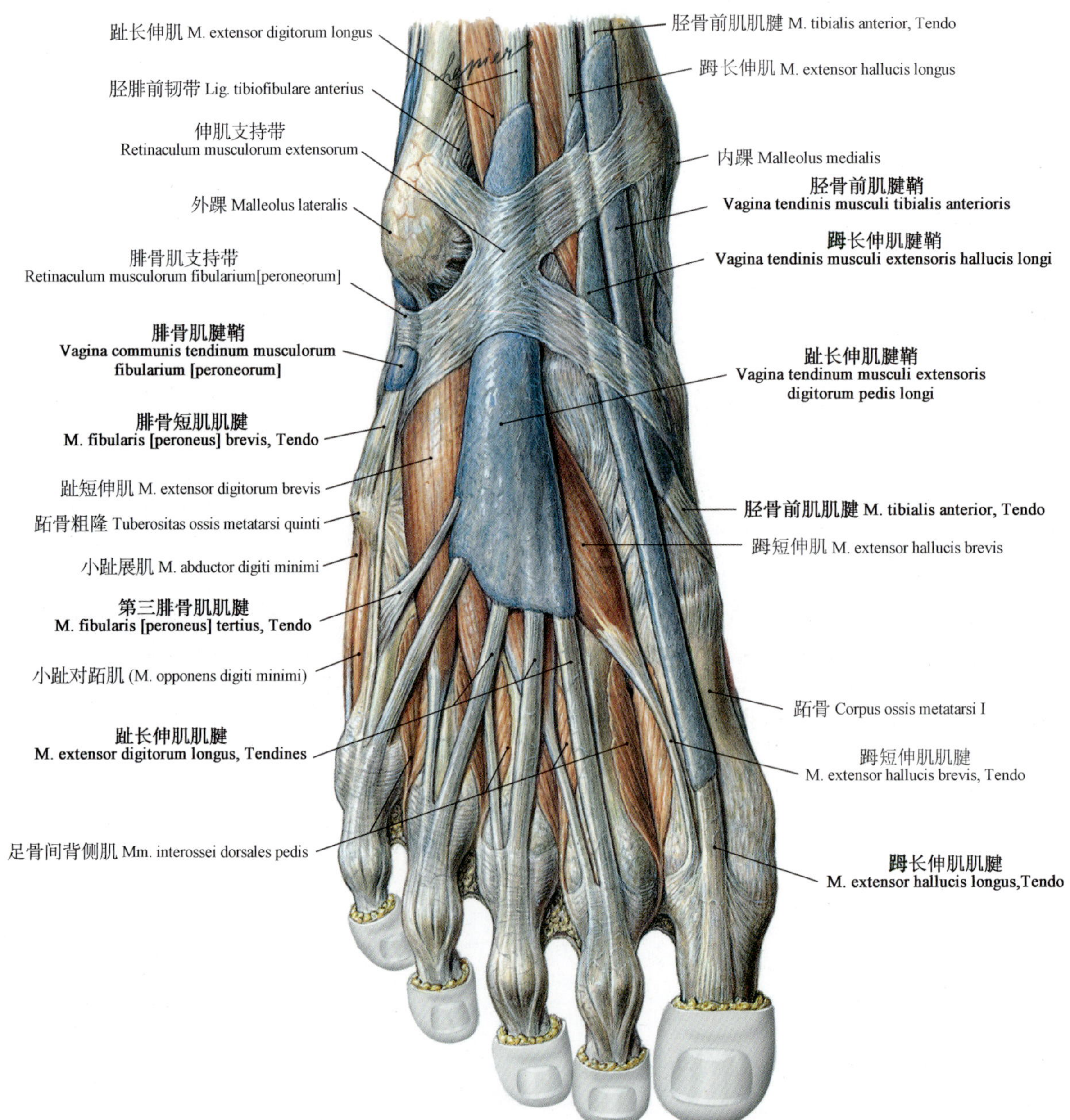

图 4.114 **足背侧的腱鞘(右侧,后面观)**

除伸肌支持带外,小腿筋膜已切除。在肌收缩的过程中,足部**支持带**在肌运动时对肌腱起固定和引导作用。每一块伸肌都有自己的腱鞘(Vagina tendinis),它围绕着所有肌腱形成一个“引导管”,并作为一个滑动面。相比之下,腓骨长肌和腓骨短肌肌腱有一个共同的滑膜鞘。

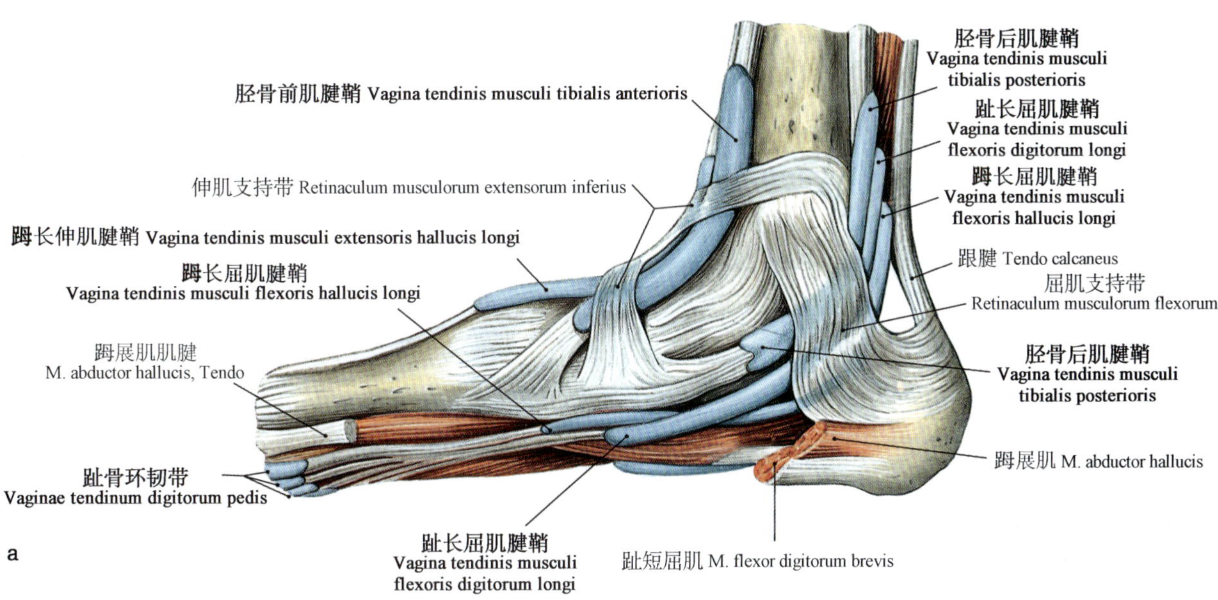

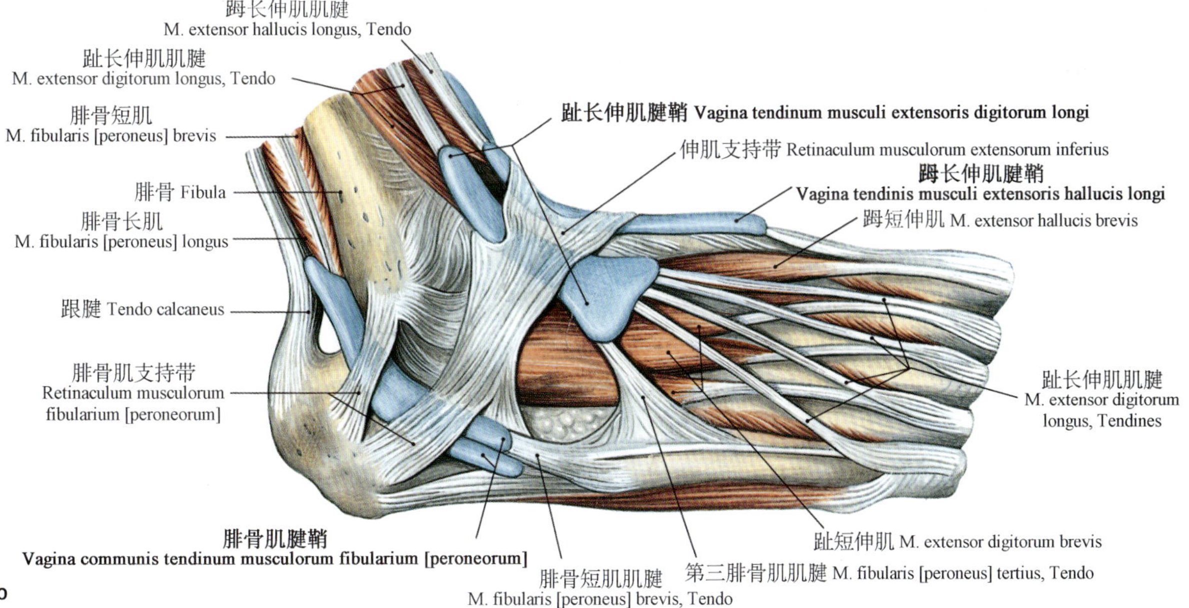

图 4.115 足的腱鞘

右侧，内侧面观（a）和外侧面观（b）。

小腿全部 3 个群肌的肌腱均有滑膜鞘包绕，肌腱被支持带固定在骨上。屈肌支持带在内踝形成**踝管**，神经、血管（胫神经、胫后动脉、胫后静脉）通过踝管到达足底。

足肌

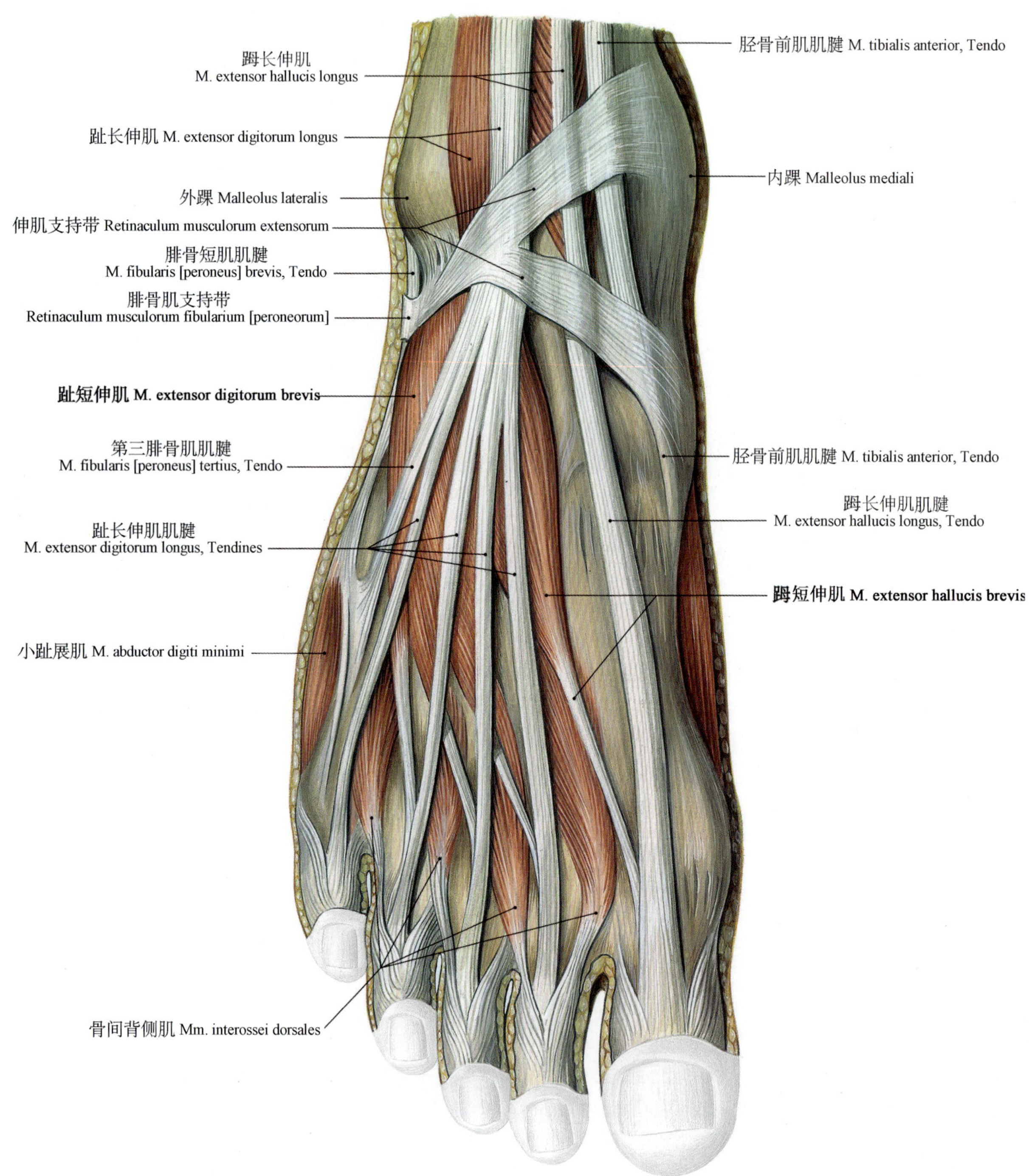

图 4.116 足背肌(右侧,上面观)

趾长伸肌腱的肌腹位于小腿的腹侧,也包括 2 条短伸肌。**趾短伸肌**和**踇短伸肌**起自跟骨的后面,其肌腱向外侧辐射止于趾长伸肌腱和趾背腱膜。因此,它们有助于足趾和第 1 跖趾关节的伸展。也可观察到骨间背侧肌,有时被认为是足底肌(见第 379 页)。

→T48,52,54

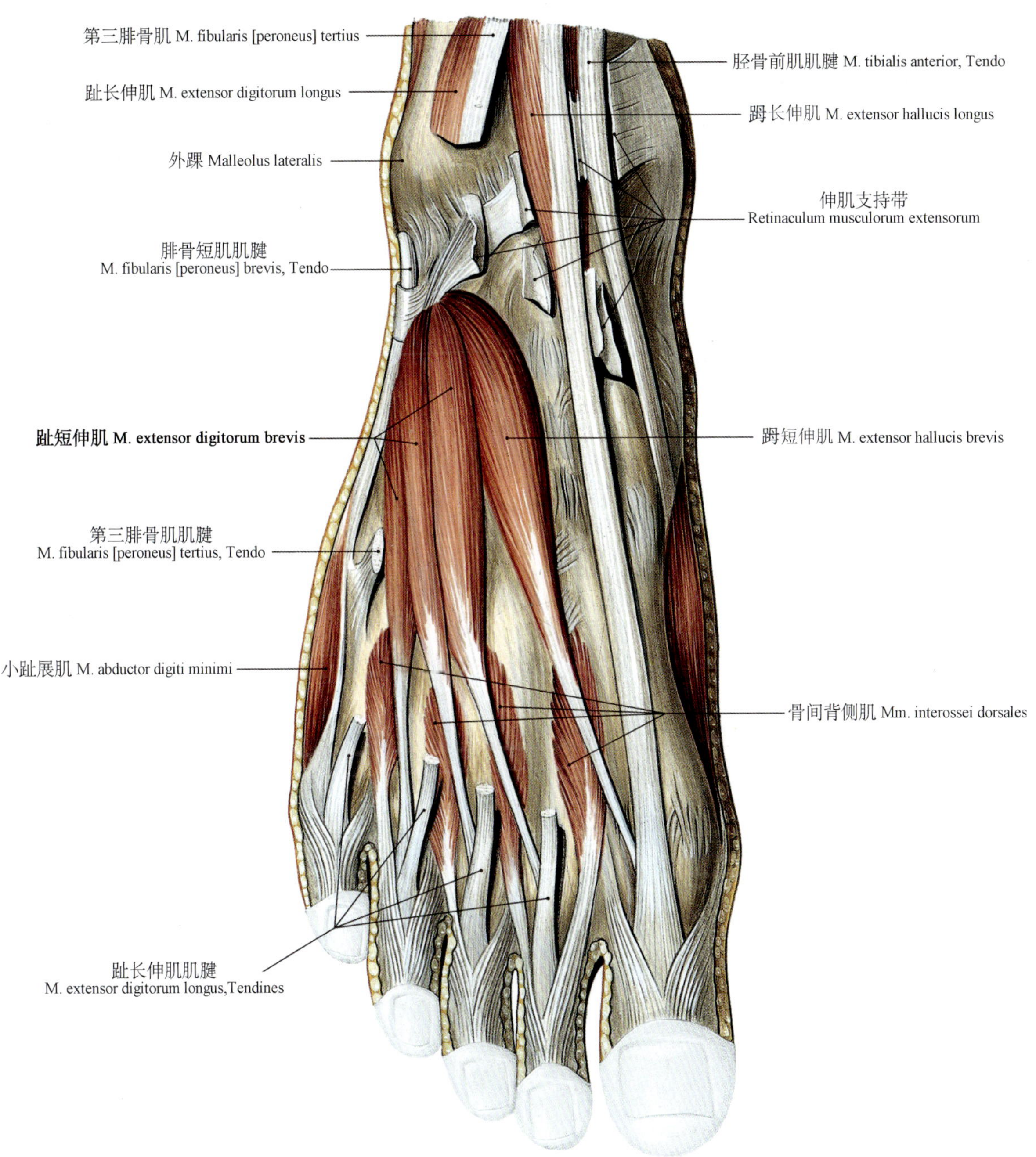

图 4.117　足背肌(右侧,上面观)

分开伸肌支持带,切除部分趾长伸肌腱,以便观察足背肌。它们组成了足趾(**趾短伸肌**)和踇趾(**踇短伸肌**)的短伸肌。这些肌起自跟骨的背侧,止于第 2~4 趾的足背腱膜或足踇指近节指骨的背侧。

→T48,52,54

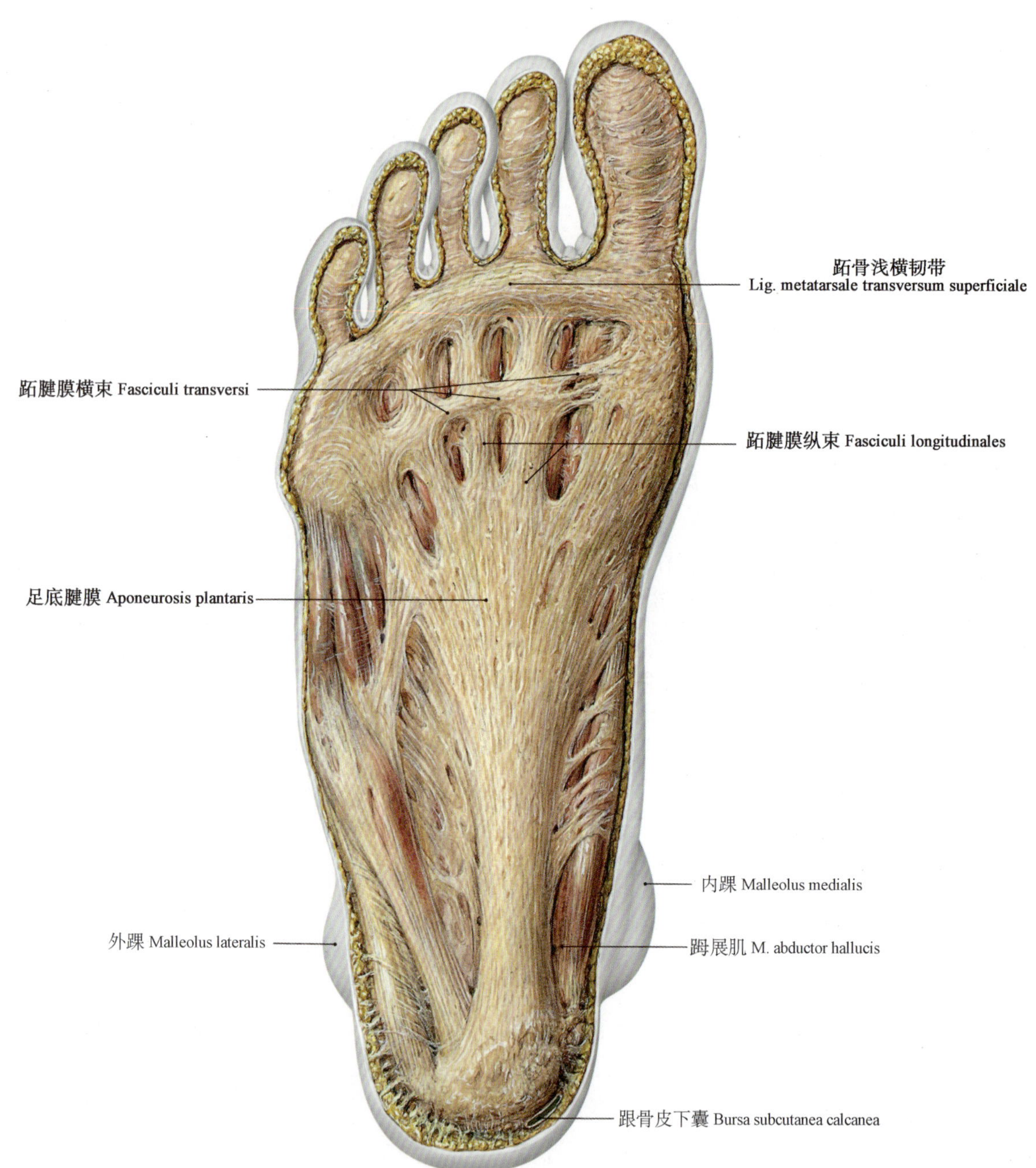

图 4.118 足底腱膜(右侧,底面观)

足底腱膜是由致密结缔组织构成的膜质板,其中间厚,两侧薄。它的**纤维纵束**从跟骨延伸到跖趾关节韧带。在跖骨上方,它们通过横向纤维束(**纤维横束**)连接。足趾近端趾骨基部以上的交联统称为**跖骨浅横韧带**。两个隔膜从足底腱膜延伸到骨,从而在足底形成3个肌间隔。

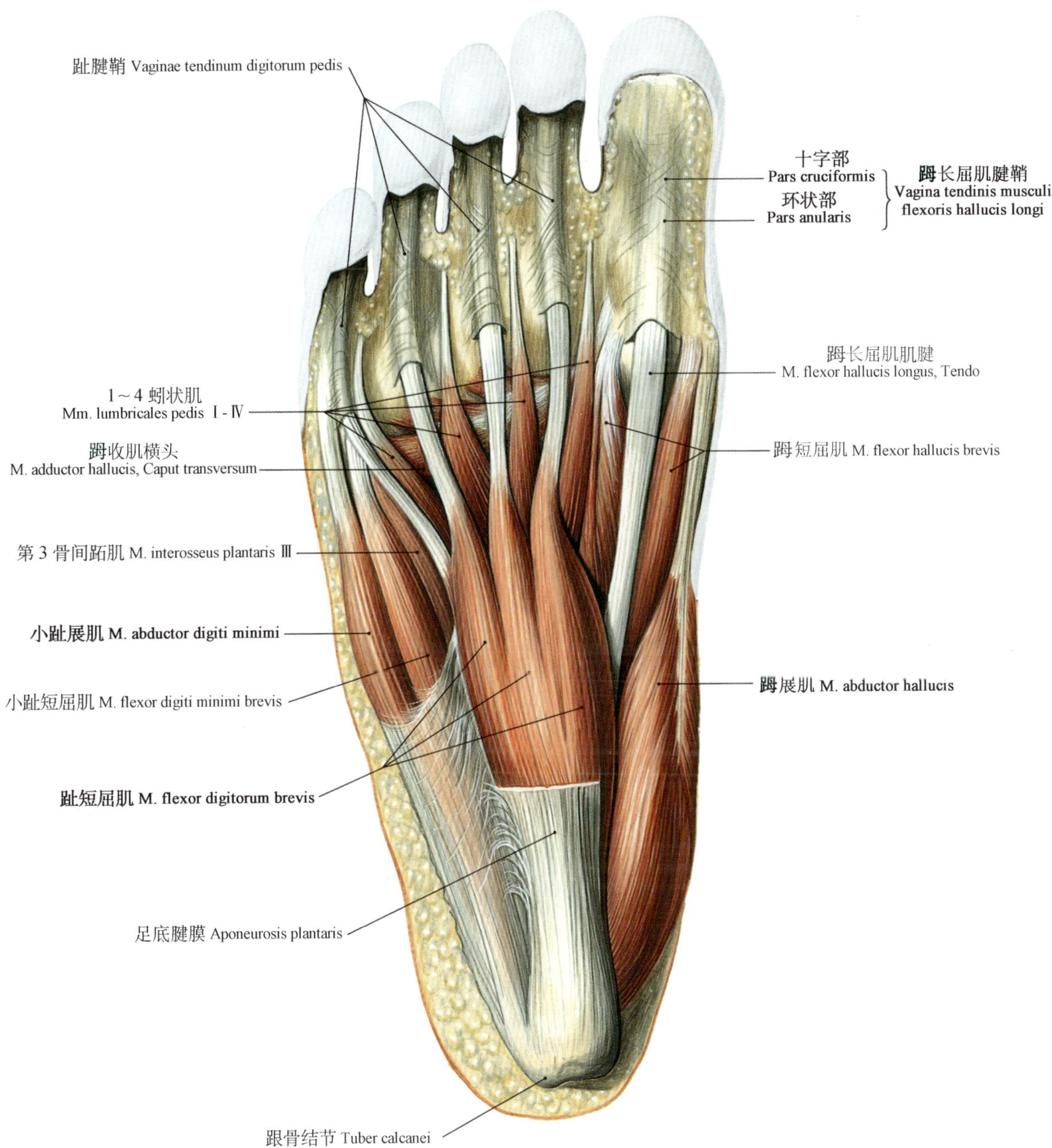

图 4.119 足底浅层肌

右侧；下面观；足底腱膜已切除。

不像手部的肌，足底肌较少参与单个足趾的不同运动，而是作为一个**维持足弓的主动张力系统**，因此应该被视为一个功能单位。足底肌支持韧带是一个被动的稳定系统。由于隔膜从足底腱膜延伸到足部骨骼，肌被分成3 **个足趾区域**（足跗趾、中间足趾和小足趾）。这些区域彼此之间并没有明显的分隔，所以在解剖肌时将它们想象成4 **层**会更有意义。

浅层肌包括**跗展肌**、**趾短屈肌**和**小趾展肌**。趾短屈肌腱形成裂隙有趾长屈肌腱穿过。趾屈肌的肌腱有自己的腱鞘，与跗骨区肌腱不相连。这些鞘包括加强韧带，部分在肌腱周围形成“管”（环部）并在肌腱之间存在交叉纤维（十字部）。

→T 52-55

足肌

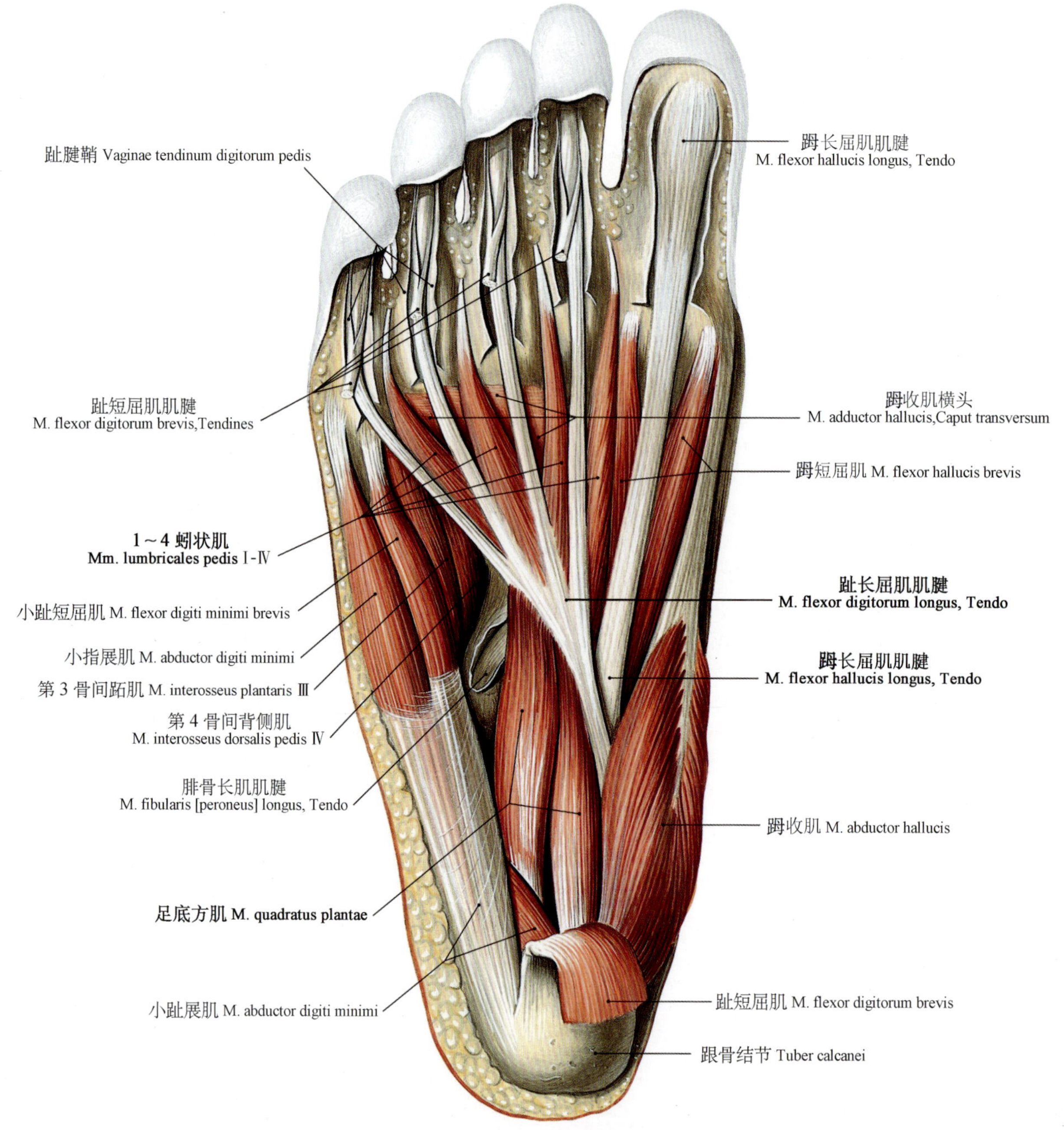

图 4.120　足底肌中间层

右侧；下面观；趾短屈肌已切除。

（足底中间层的）肌有4 **层**，互相叠在一起。趾短屈肌切除后，**第 2 层**肌的肌腱和止点清晰可见。这一层由长屈肌（**踇长屈肌**和**趾长屈肌**）和分隔两块肌的**肌腱**交叉而成。趾长屈肌肌腱是**足底方肌**的止点，它在功能上协同趾长屈肌，从而作为足趾的副屈肌。趾长屈肌肌腱也是 4 条**蚓状肌**的起点，蚓状肌内侧止于近节趾骨的内侧（2～5）。

→T53-55

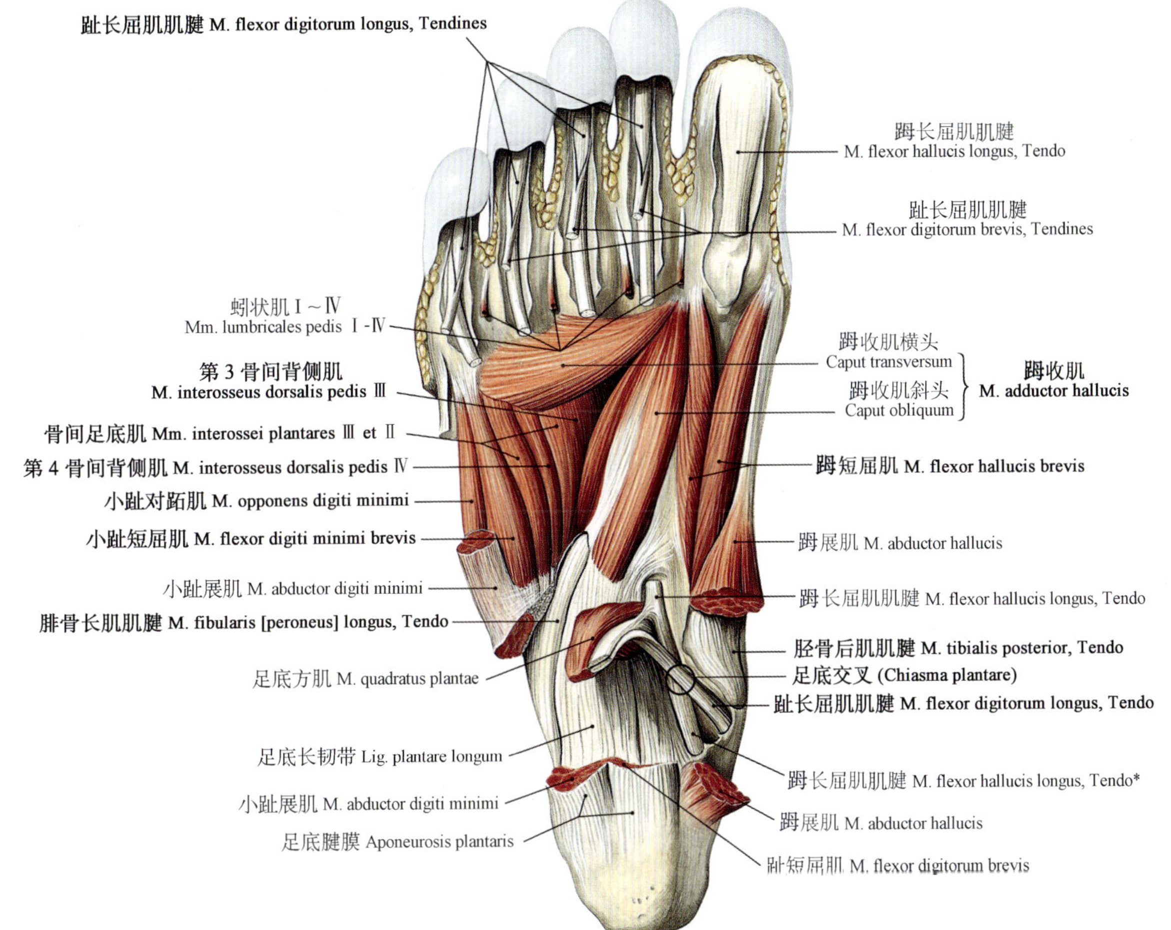

图 4.121 足底深层和最深层肌

右侧；底面观；第1层和第2层与长屈肌腱已切除。

蹈短屈肌和**蹈收肌**位于**深层(第3层)**足蹈趾的间隔内，**小趾短屈肌**和易变异的**小趾对跖(掌)肌**位于小趾的间隔内。

最深层由3条**骨间足底肌**和4条**骨间背侧肌**、**胫骨后肌**和**腓骨长肌的肌腱**组成。

* 趾长屈肌腱与蹈长屈肌腱的交叉点也称为足底交叉。

→T51,53-55

1～4 骨间背侧肌
Mm. interossei
dorsales pedis Ⅰ-Ⅳ

a

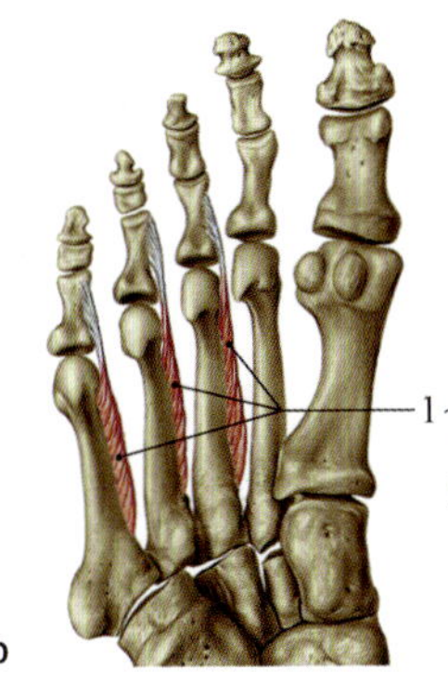

图 4.122 足间背侧肌(a)、骨间足底肌(b)

右侧，上面观(a)和底面观(b)。

4条**骨间背侧肌**(Ⅰ-Ⅳ)都是二头肌，它们起自1～5跖骨基底部的相对侧。它们以这样的方法止于第2～4趾骨的近侧，肌Ⅰ和Ⅱ沿着第2足脚趾的内侧和外侧走行，而肌Ⅲ和Ⅳ沿着第3和第4足脚趾的外侧走行。因此，这些肌不仅弯曲**第2～4趾**的跖趾关节，而且还引导其外侧外展和**第2趾**内收。

3条**骨间足底肌**(Ⅰ-Ⅲ)只有一个头，起自第3～5跖骨的足底侧。它们止于相对应趾骨的内侧。它们除了具有屈跖趾关节功能外，也可使足趾**内收**。

→T53-55

腰骶丛

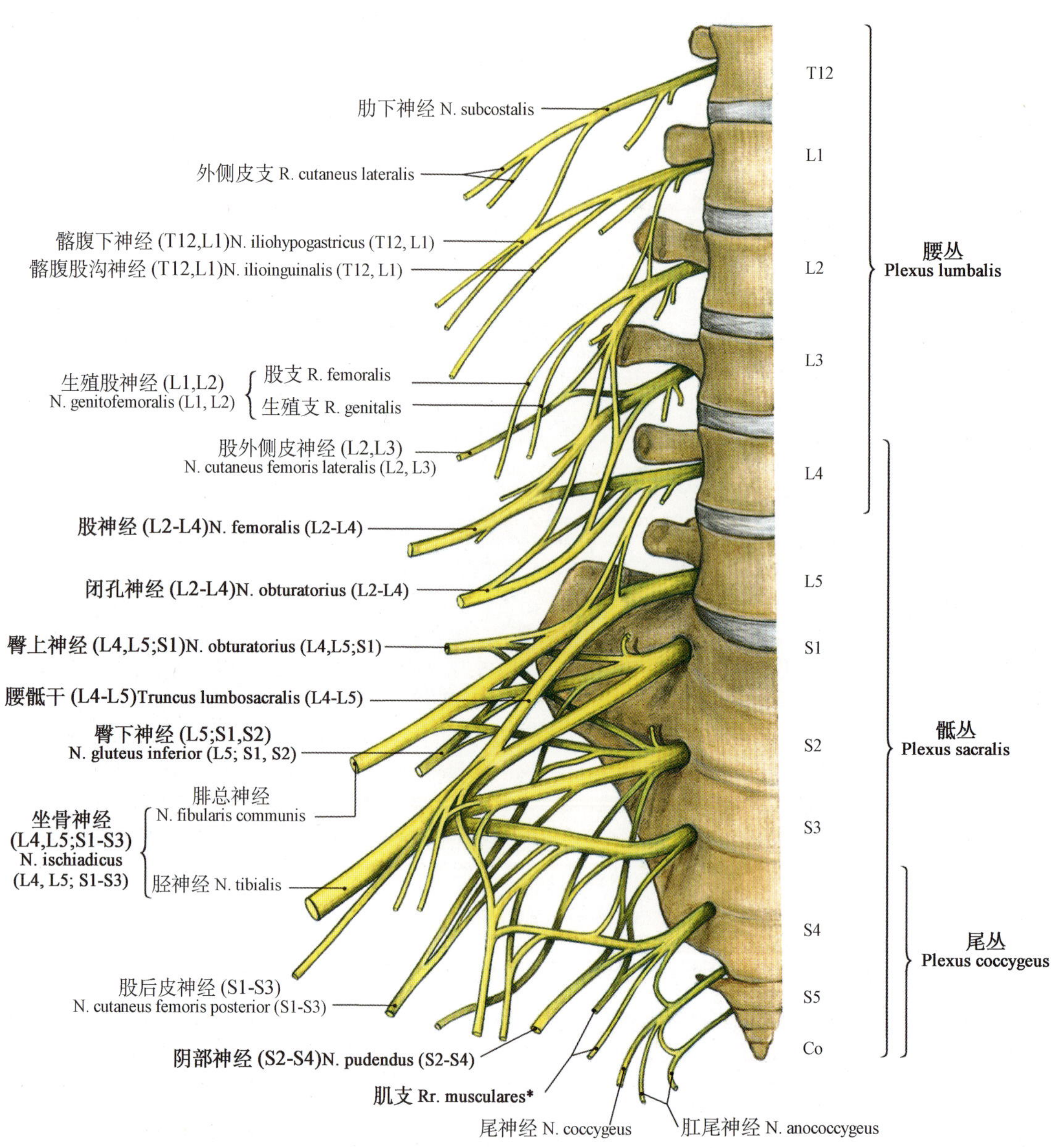

图 4.123 腰骶丛(T12-S5,Co1),神经节段的排列(右侧,前面观)

下肢由**腰骶神经丛**支配。神经丛由脊神经的前支组成,它们来自脊髓腰、骶、尾部的脊髓节段,联合形成**腰丛**(T12-L4)和**骶丛**(L4-S5,Co1)。S4-Co1 节段也称为尾丛。这 2 个神经丛由**腰骶干**连接,将脊髓节段 L4,L5 的神经纤维从腰丛传输到小骨盆。从功能上讲,腰丛最重要的神经是股神经和闭孔神经。**股神经**为髋肌前群和大腿前群肌的运动神经(屈髋关节和伸膝关节),同时股神经也是股前区、股前内侧区和小腿内侧区域的感觉神经。**闭孔神经**为内收肌群的运动神经,同时也是大腿内侧的感觉神经。骶神经丛最粗最长的分支是**坐骨神经**。它的 2 个分支(胫神经和腓总神经)为腘绳肌(屈髋关节和伸膝关节)及小腿和足全部肌的运动神经。它也是小腿和足部的感觉神经。**臀上神经**和**臀下神经**支配臀肌,它们是臀部主要的伸肌、旋外肌和外展肌。**阴部神经**支配会阴区的肌,同时也是外生殖器的感觉神经。盆底肌则直接由相应的肌支支配。(*)

→T40

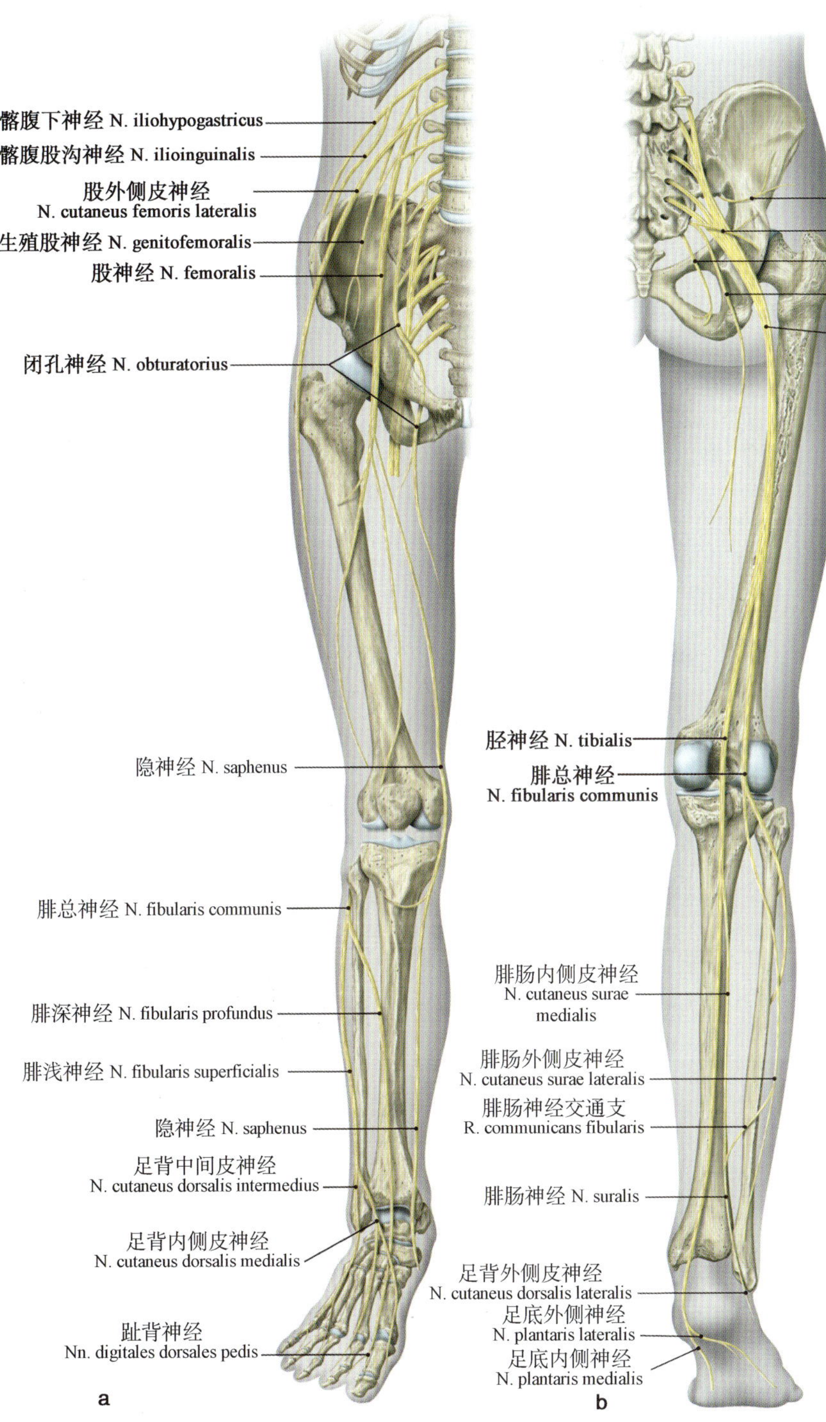

图 4.124　腰骶丛(T12-S5,Co1):腿的神经

右侧,前面观(a)和后面观(b)[L127]。

腰丛神经(T12-L4)位于髋关节的**前方**,支配腹部前外侧腹壁的下部及大腿的前侧。**骶丛**的分支位于髋关节的**后面**。它们支配大腿的背侧,以及小腿的大部分和整个足部。

腰丛(T12-L4)

- 至髂腰肌和腰方肌(T12-L4)的运动分支
- 髂腹下神经(T12,L1)
- 髂腹股沟神经(T12,L1)
- 生殖股神经(L1,L2)
- 股外侧皮神经(L2,L3)
- 股神经(L2-L4)
- 闭孔神经(L2-L4)

骶丛(L4-S5,Co1)

- 至以下肌肉的运动支(髂腰肌、闭孔内肌,上孖肌和下孖肌,股方肌,梨状肌;L4-S2)的运动分支
- 臀上神经(L4-S1)
- 臀下神经(L5-S2)
- 坐骨神经(L4-S3)
- 股后皮神经(S1-S3)
- 至坐骨结节皮区的皮支(穿皮神经,S2,S3)和尾骨(肛尾神经 S5-Co1)皮肤区域的皮肤分支
- 阴部神经(S2-S4)
- 盆内脏神经(节前副交感神经纤维;S2-S4)
- 至盆底(肛提肌和坐骨尾骨肌,S3,S4)的运动分支

皮肤神经支配

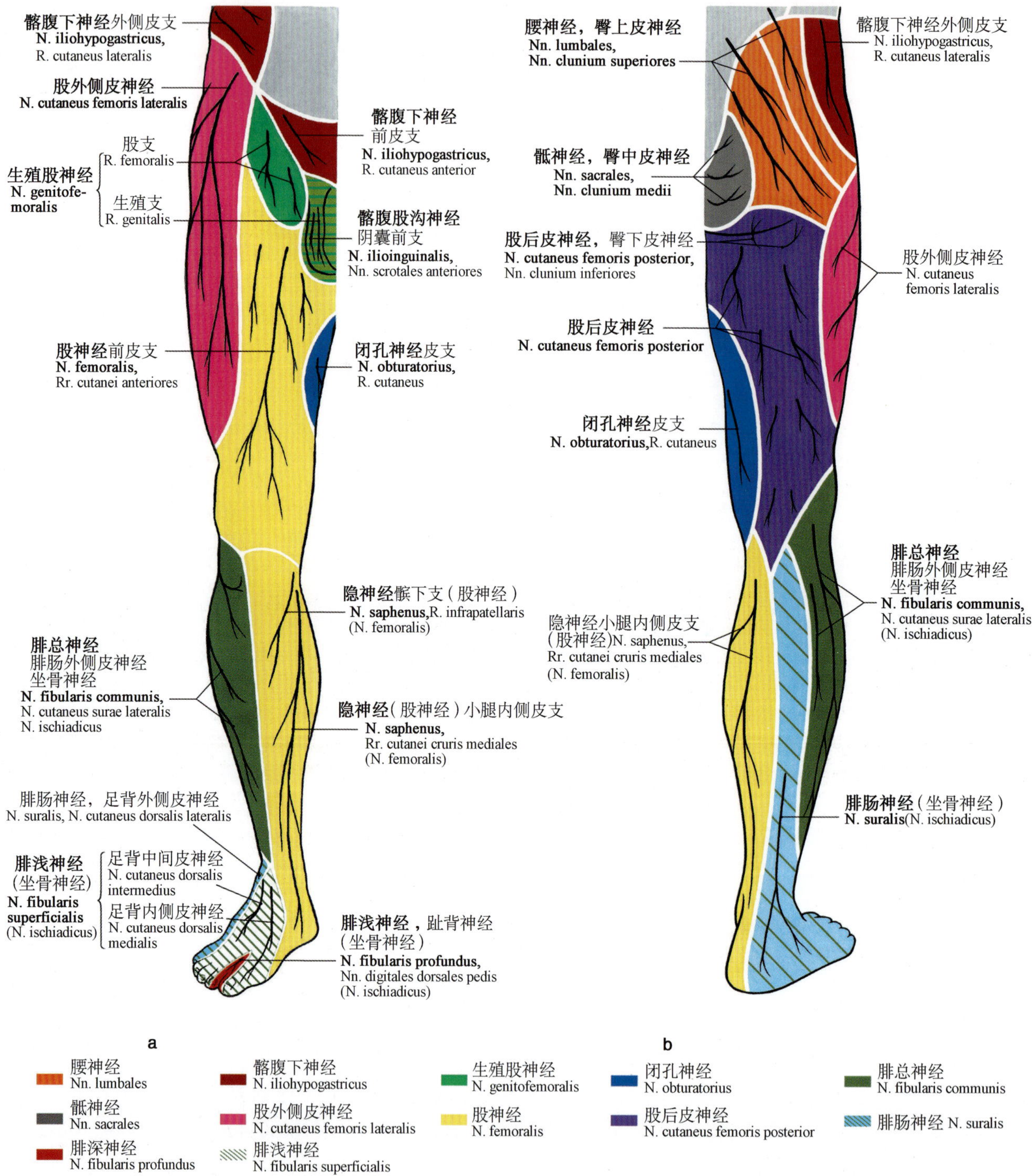

图 4.125a、b　**下肢皮神经**

右侧；前面观(a)和后面观(b)。

腹股沟区和腿**前部**的感觉**神经**支配**均**来自**腰丛**。小腿外侧和足背的感觉神经则来自骶丛。**臀区**的感觉神经来自腰神经**后支**(臀上皮神经)和骶神经(臀中皮神经)，而整个小腿的后面和足底的感觉神经来自骶神经。

临床要点

腰丛和骶丛神经分支的走行影响着其分布区域**牵涉痛**的**模式**。如果因血肿或肿瘤压迫**腰丛**，疼痛通常会向大腿**前部**放射。如果压迫**骶丛**，疼痛会放射到大腿的**后部**(**坐骨神经痛**)，甚至向下延伸至小腿。

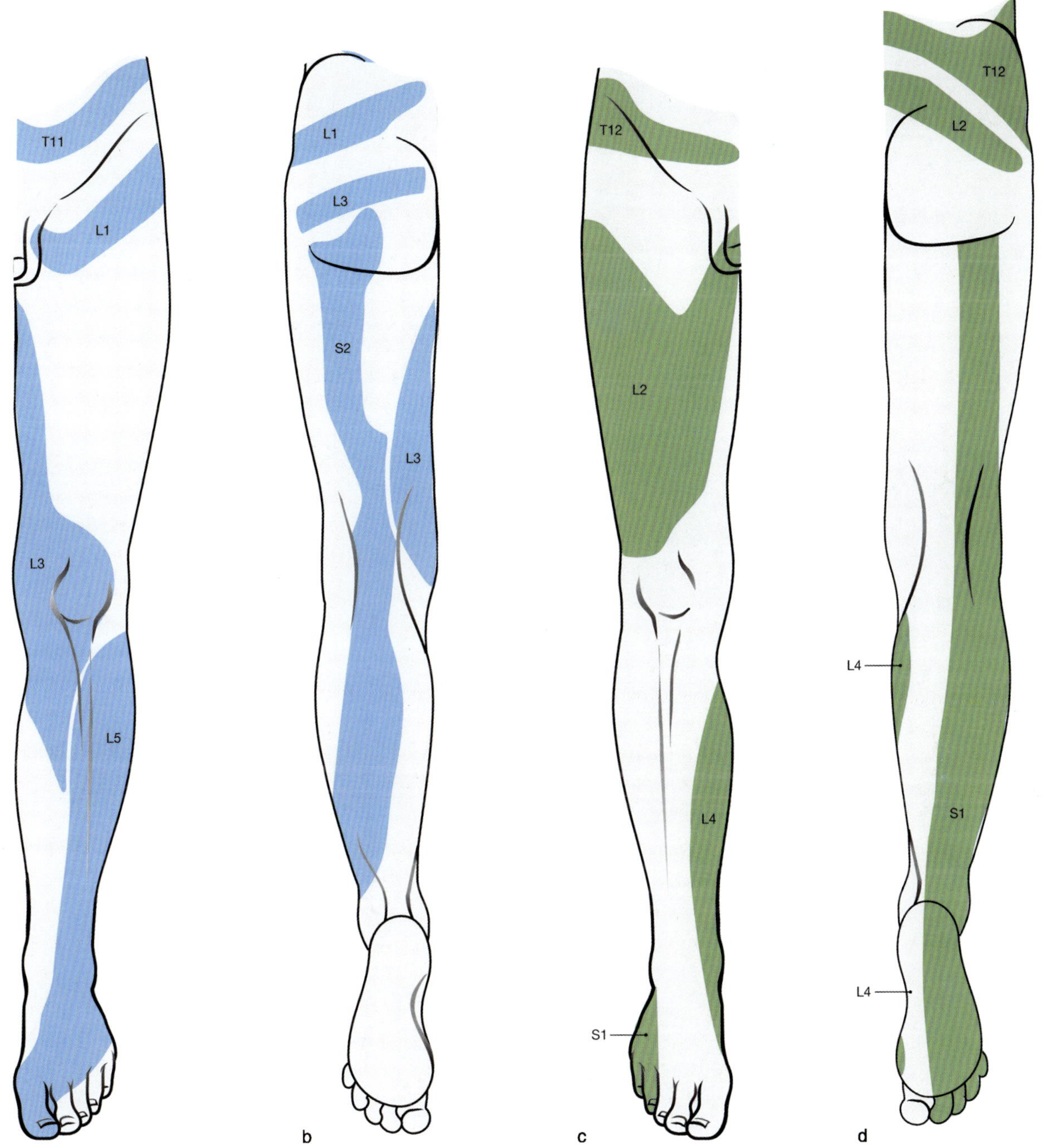

图 4.126　下肢皮神经节段性支配(皮节)

右侧,前面观(a,c)和后面观(b,d)[L126]。

不同皮区的感觉可由一个脊髓节段支配。这些皮肤区域称为皮区。由于下肢皮神经来自多个脊髓节段的感觉纤维,因此皮区的边界与皮神经支配区域并不对应(图 4.125)。与躯干皮区的圆形走行相比,下肢前面的皮区从外上斜向内下,后面的皮区则呈纵行(发育,见第 158 页)。

临床要点

在常见病**椎间盘突出的诊断**中,被牵涉皮区的定位非常重要。椎间盘突出多发生在下部腰椎,可损伤 L4-S1 神经根。L4 节的神经纤维支配**足内侧**,**跗趾**和**第 2 趾**由L5 节支配。整个足外侧,包括**小趾**,其感觉神经来自S1 神经。

腰丛

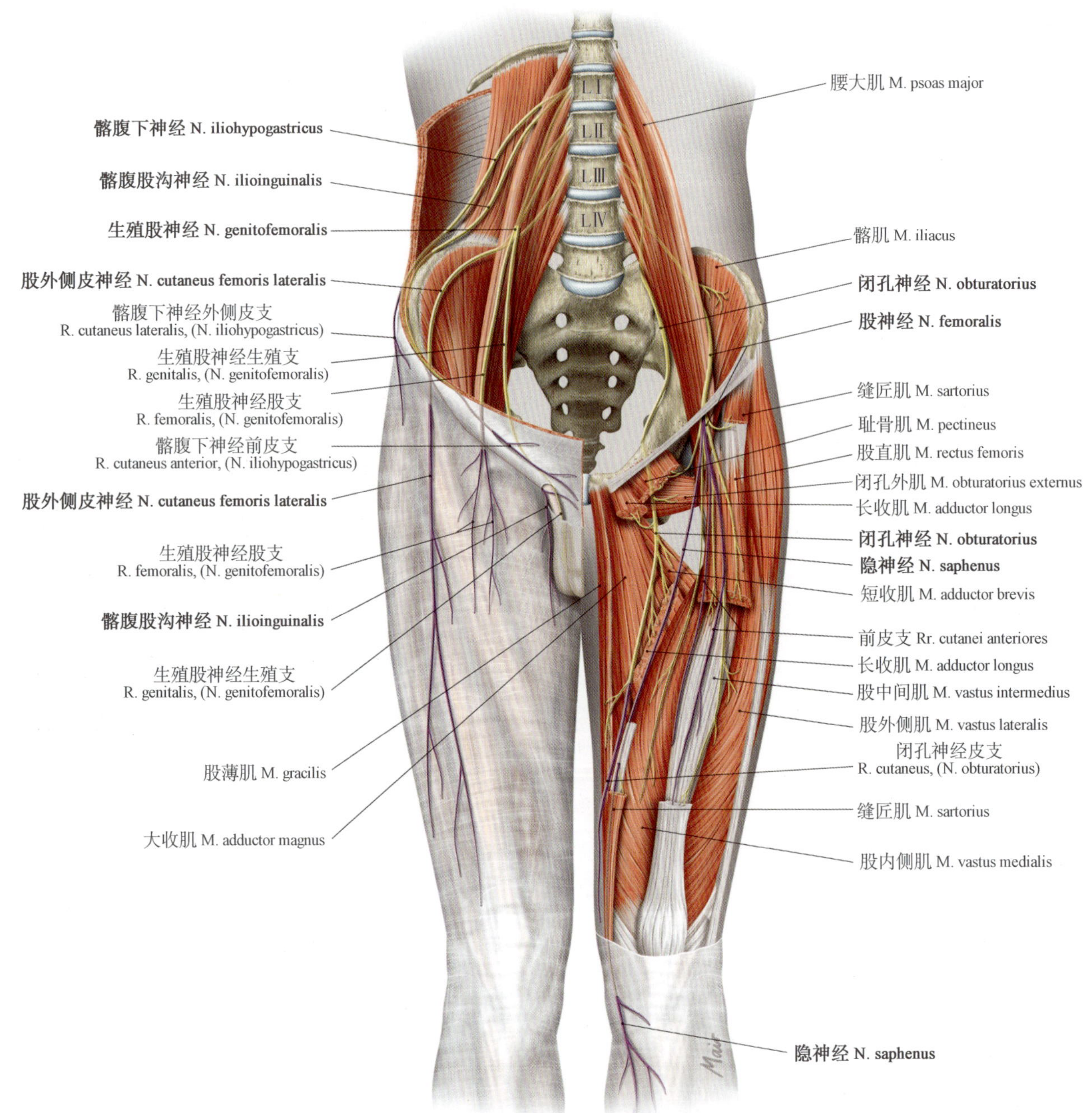

图 4.127　腰丛神经的走行与支配区域(T12-L4)

前面观,皮支用紫色高亮显示[L127]。

髂腹下神经和**髂腹股沟神经**(更靠下面)从肾后方经过腰方肌,然后在腹横肌和腹内斜肌之间前行。它们均支配这些腹肌的下部。此外,髂腹下神经也是腹股沟韧带上方皮肤的感觉神经,而髂腹股沟神经也支配外生殖器前部的感觉。**生殖股神经股支**穿过腰大肌,跨过输尿管,然后分出外侧支,穿过血管腔隙,支配腹股沟韧带下方的皮肤,生殖股神经的另一支是**生殖支**,其穿过腹股沟管到达阴囊。生殖股神经的生殖支为男性外生殖器前部和提睾肌的感觉神经。

股外侧皮神经向外侧穿过肌腔隙,为大腿外侧部的感觉神经。**股神经**穿过肌腔隙,在肌腔隙内以扇形发出数个分支。其前皮支支配大腿前部的皮肤。肌支支配臀部(髂腰肌)和大腿肌肉(缝匠肌和股四头肌)及耻骨肌。股神经的终支为**隐神经**,进入收肌管(见第 409 页),穿内侧肌间隔,经膝关节内侧,为小腿内侧和前部的感觉神经。**闭孔神经**最初位于腰大肌的内侧,然后穿过闭膜管(见第 409 页)达大腿内侧。在这里,它发出一个肌支至闭孔外肌,并分成个分支,前支和后支(位于短收肌的前方和后方),支配内收肌群的肌肉。前支以皮支支配大腿内侧,而后支支配膝关节关节囊。

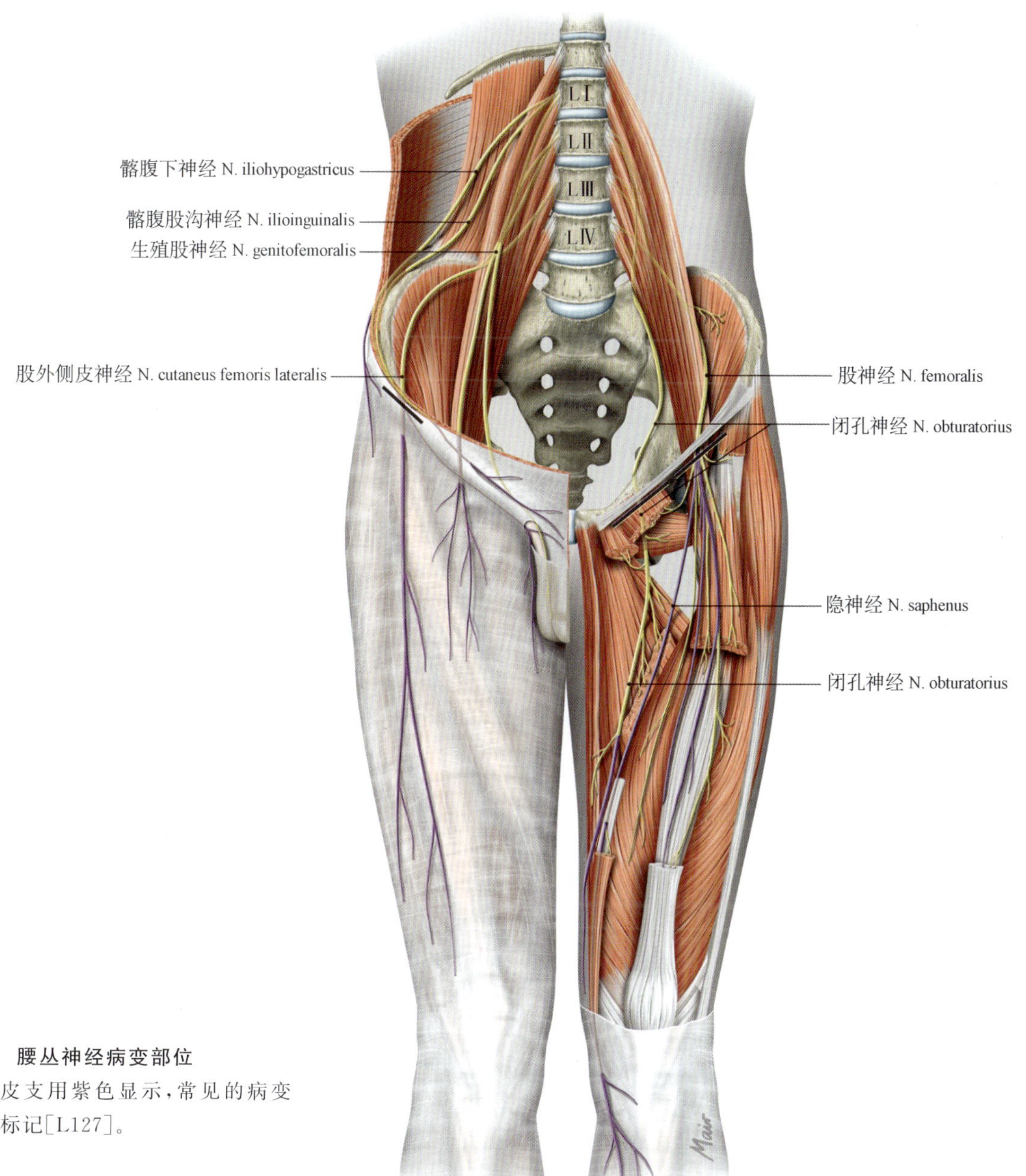

图 4.128　腰丛神经病变部位

前面观。皮支用紫色显示，常见的病变部位用黑线条标记[L127]。

→T40

临床要点

髂腹下神经、**髂腹股沟神经**和**生殖股神经**的**病变**由于其隐蔽性而罕见。然而，由于它们与肾和输尿管非常接近，故肾的某些疾病（肾盂扩张、肾盂肾炎或肾结石）可能导致**疼痛辐射**到腹股沟区或外生殖器区。

在髋关节前入路手术的情况下，或由紧身裤导致的腹股沟韧带下部的嵌顿，**股外侧皮神经**可能受到损伤。这可能导致感觉丧失或大腿外侧疼痛（**感觉异常性股痛**）。

股神经常因外科手术或诊断操作（心导管）而在腹股沟处受损。除了髋部受限外，膝关节完全失去伸的功能，导致上下楼困难。髌腱反射（膝反射）消失，大腿前、小腿内侧感觉缺失。

闭孔神经在穿过闭膜管时有损伤的风险。除了骨盆骨折，腹腔脏器脱垂（疝）或晚期卵巢癌也可能是病变的原因。由于内收肌的退化，直立的姿势变得不平衡，合拢和交叉双腿变得不可能。大腿内侧的敏感度或感觉功能降低。疼痛性运动障碍也可能发生，这类似于膝关节疾病（**Romberg 的膝关节现象**）。

（秦　铭　译）

骶丛

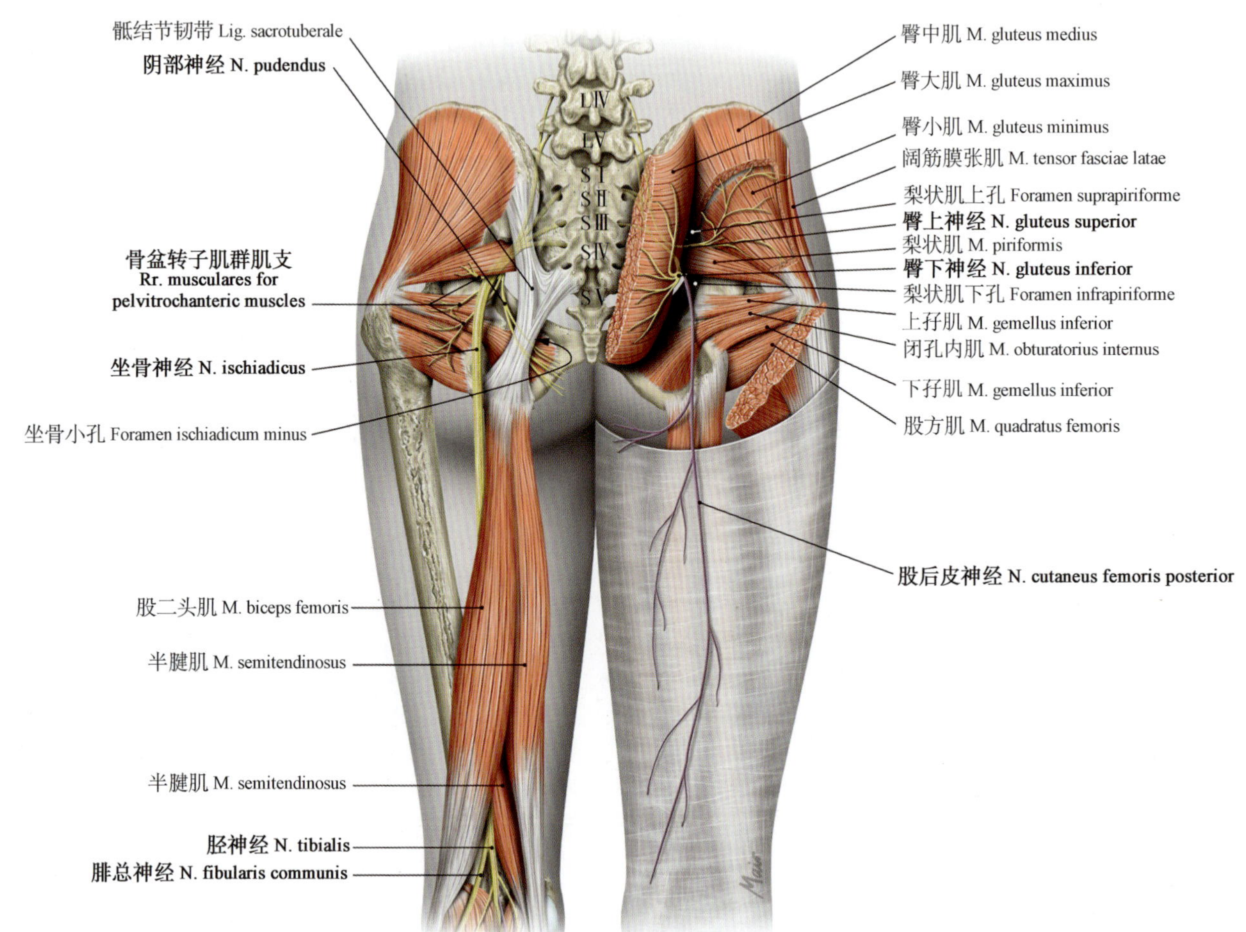

图 4.129　**骶丛神经的走行和分布(L4-S5,Co1)**
后面观,图中皮支显示为紫色[L127]。

臀上神经经梨状肌上孔出小骨盆,支配臀小肌(髋关节最重要的外展和旋内肌)和阔筋膜张肌的运动。**臀下神经**经梨状肌下孔出盆支配臀大肌,臀大肌是髋关节最强大的伸肌和旋外肌。

坐骨神经是人体最粗大的神经,它由两部分(胫神经和腓总神经)组成,它们仅由结缔组织鞘(神经外膜)包裹,构成一条长度不恒定的神经干。坐骨神经经梨状肌下孔出盆腔,经股二头肌深面行至腘窝。

大多数情况下,**胫神经**和**腓总神经**在行至大腿下1/3处分开。但在少数情况下(约12%),2条神经在出盆腔时即分开(高位分杈)。这种情况下,腓总神经常穿过梨状肌。在大腿,胫神经发出运动纤维支配腘绳肌和大收肌后层,而腓总神经在大腿仅支配股二头肌短头。坐骨神经的2条神经干支配小腿和足部所有肌的运动,并管理整个小腿(内侧除外,内侧由股神经发出的隐神经支配)和足部(内侧除外)的皮肤感觉。

出梨状肌下孔后,**股后皮神经**发出感觉性的臀下皮神经至臀下部皮肤,然后在浅筋膜深面继续行至大腿后面中部,管理大腿后部皮肤感觉。

阴部神经的走行相对较复杂,出梨状肌下孔后与其同名血管一起绕过坐骨棘,并经坐骨小孔内侧到达坐骨肛门窝,然后在闭孔内肌筋膜内(Alcock管)沿外侧走行。阴部神经支配肛门外括约肌(M. sphincter ani externus)以及所有会阴肌,并管理外生殖器(阴茎/阴蒂)后部皮肤感觉。

骨盆转子肌肌支也经梨状肌下孔出盆,而**盆底的肌支**和副交感神经**盆内脏神经**不离开小骨盆。一些细小的**皮支**穿经骶结节韧带(皮神经穿支)或坐骨尾骨肌(肛尾神经),但其意义相对较小。

→T40

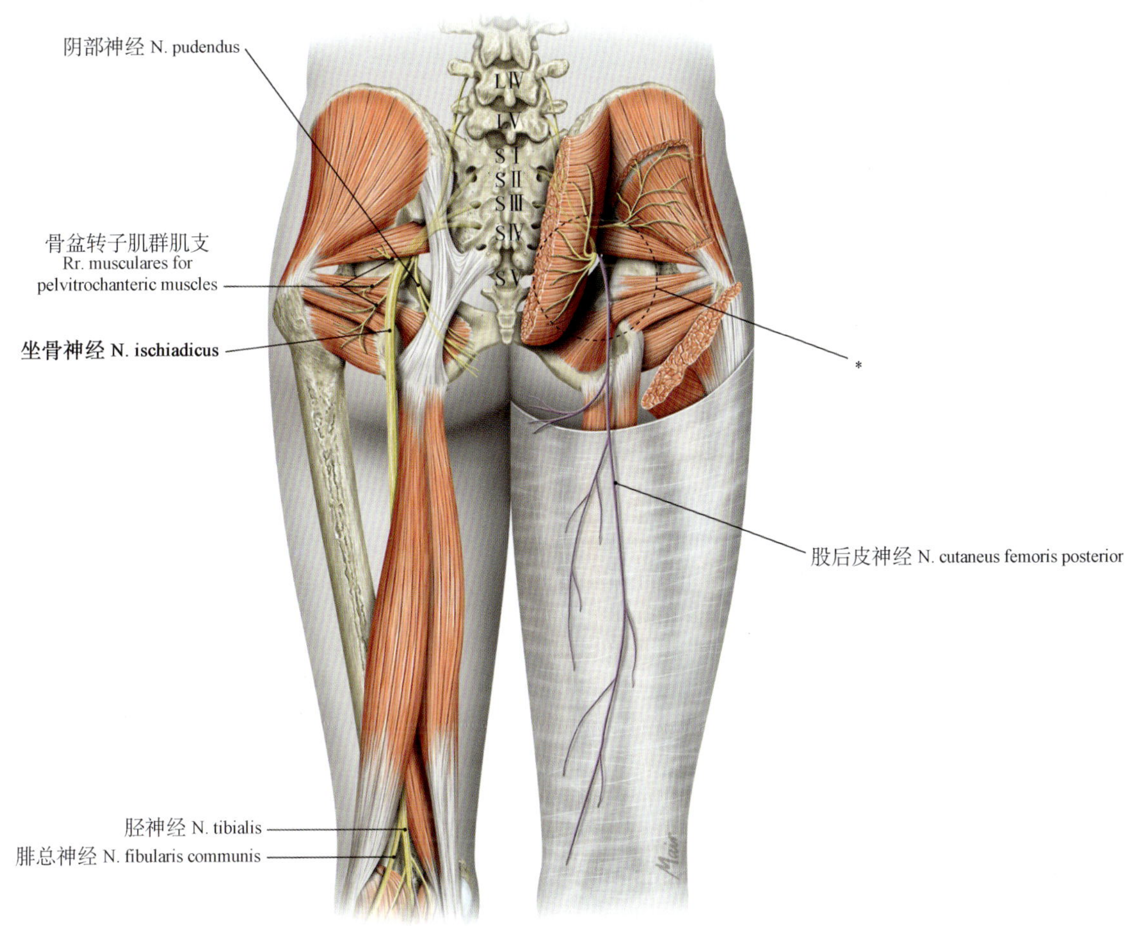

图 4.130 骶丛神经最易损伤的部位
后面观，图中皮支显示为紫色[L127]。
盆腔出口处的神经损伤，如不正确的臀部肌内注射，如图所示的人体右侧。
* 由不正确的臀肌内注射造成的损伤。

临床要点

骶丛损伤-第 1 部分(第 2 部分见第 389 页)

在坐骨神经**高位分杈**情况下，**腓总神经**穿经梨状肌时可能会受压，产生与椎间盘突出症类似的疼痛。除臀肌内注射，**坐骨神经**也可因久坐压迫或在骨盆骨折、脱位和髋部手术时受损，导致腘绳肌麻痹，从而限制了髋关节的后伸，更重要的是限制了膝关节的屈曲和旋转。若胫神经和腓总神经都完全受损，小腿部和足部的所有肌都会瘫痪，致使**无法站立或行走**。如行走时抬起腿，足会拖在地上(**跨阈步态**)，更无法用足尖站立。小腿(前内侧除外)和足部的感觉几乎完全消失(胫神经或腓总神经的单独损伤见第 390 页和第 391 页)。个别骨盆转子肌肌支及皮支的损伤在功能上意义不大。但是，到盆底的**肌支**特别是副交感神经的**盆内脏神经**在小骨盆的手术过程中可能会受损，如直肠或前列腺的切除。盆底功能不全可导致**大小便失禁**。副交感神经的损伤可导致男性**勃起功能障碍**和女性**阴蒂海绵体**出现问题。

臀肌内注射

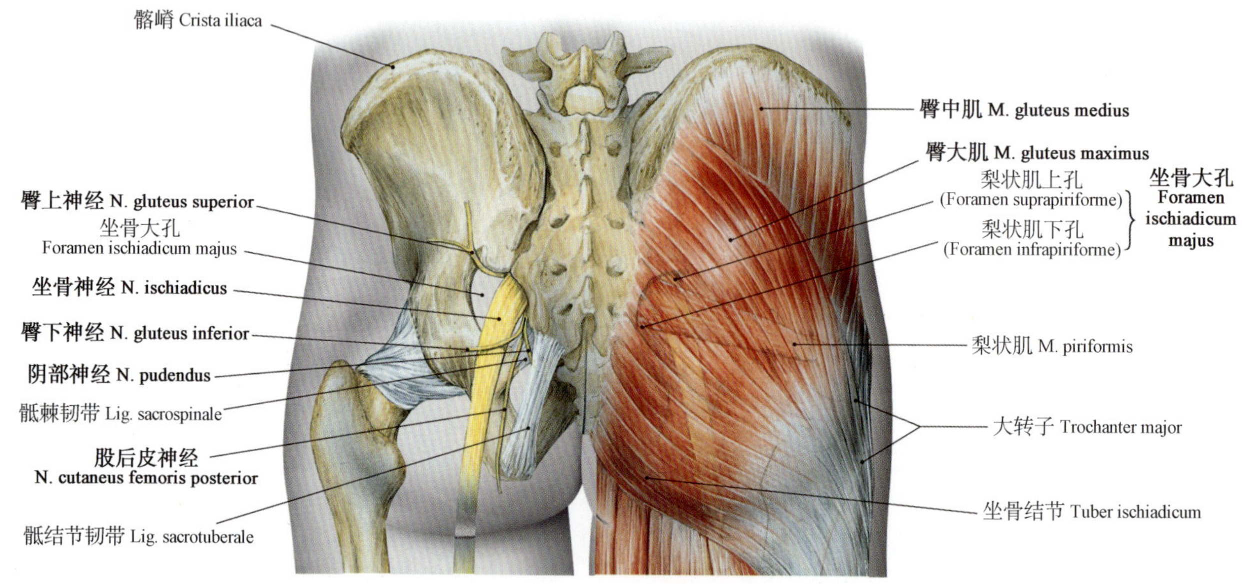

图 4.131 **臀部骨骼和坐骨神经的体表投影**

在臀大肌上**错误的臀肌内注射**，可能导致所有出坐骨大孔的神经血管受损。而阴部内动、静脉和阴部神经经坐骨小孔进入坐骨肛门窝，受到相对较好的保护。因此，臀肌内注射应在臀中肌内进行(图 4.132)。

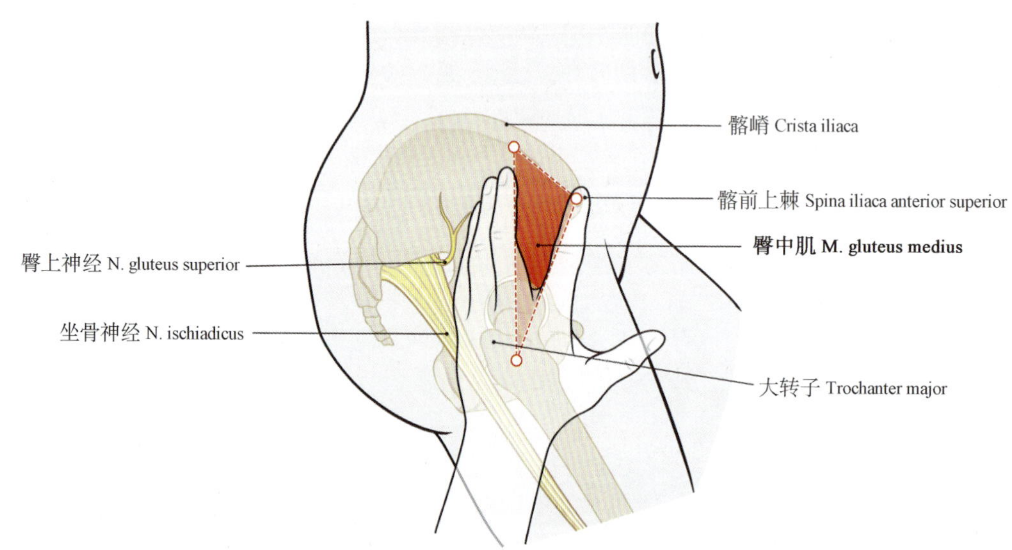

图 4.132 **臀肌内注射(根据 v. Hochstetter)[L126]**

如图中所示，为了确保臀部的神经血管不受损伤，**臀肌内注射**应在两个展开的手指和髂嵴之间的三角形区域内进行，其中示指置于髂前上棘，手掌放于大转子。尽管如此，行向阔筋膜张肌的臀上神经肌支仍可能受损。

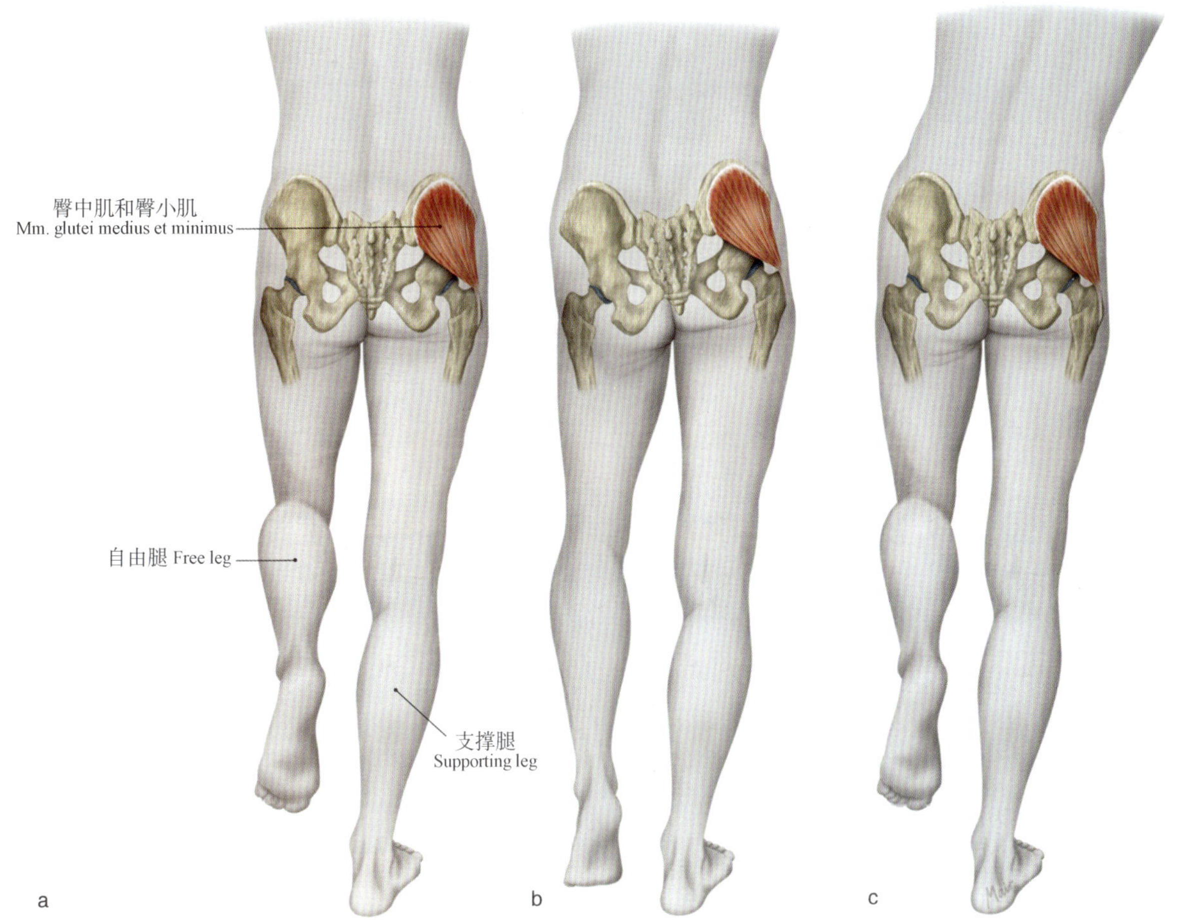

图 4.133a-c　Trendelenburg 征和 Duchenne 征（跛行）显示右侧臀小肌瘫痪[L127]

a　如果身体重心移至另一条腿，臀肌将外展同侧腿。单腿站立时，同侧的肌会稳定骨盆防止其倾向对侧（自由腿或非支撑腿的一侧）。

b　当一些小的臀肌功能障碍，如髋部发育异常或臀上神经受损时，如用患侧的腿站立，骨盆会向健侧下降（Trendelenburg 征）。

c　行走时，通过将躯干向患侧屈来抬高健侧的骨盆（Duchenne 征或跛行）。

临床要点

骶丛神经损伤-第 2 部分（第 1 部分见第 387 页）

由于**阴部神经**的走行受到其他结构的保护，其损伤较少见，但还是会造成膀胱和直肠周围的会阴肌和括约肌功能不全，导致**失禁**，并使外生殖器的感觉缺失导致**性功能障碍**。但阴部神经受到保护，其损伤较为罕见。而分娩时，为了使会阴区和外生殖器的感觉消失，可进行**阴部神经阻滞**。其方法是经阴道触摸坐骨棘，在阴部神经进入 Alcock 管之前，即坐骨棘外上方约 1cm 处注射局部麻醉药将其完全麻醉。但自引入硬膜外麻醉后，可通过脊髓下段的硬膜外隙注射麻药，故阴部神经阻滞就变得次要了。

如果臀部**肌内注射不正确**，通过梨状肌上孔和梨状肌下孔的神经血管可能受损。除了血管，臀上神经和臀下神经，股后皮神经和坐骨神经也可能受影响。参照 v. Hochstetter 的描述，已采用臀中肌进行肌内注射（→图 4.132）。**臀上神经**损伤使臀小肌（髋关节最重要的外展肌和旋内肌）和阔筋膜张肌瘫痪。臀小肌的功能障碍导致患侧腿不能单腿站立，因为骨盆会向健侧倾斜（Trendelenburg 征）。若**臀下神经**受损，髋关节最强大的伸肌臀大肌瘫痪。行走时，臀大肌的功能大部分可由腘绳肌代偿。然而上楼或下楼，跳跃和跑步会很困难。**股后皮神经**的损伤会出现大腿后部的皮肤感觉障碍。

胫神经

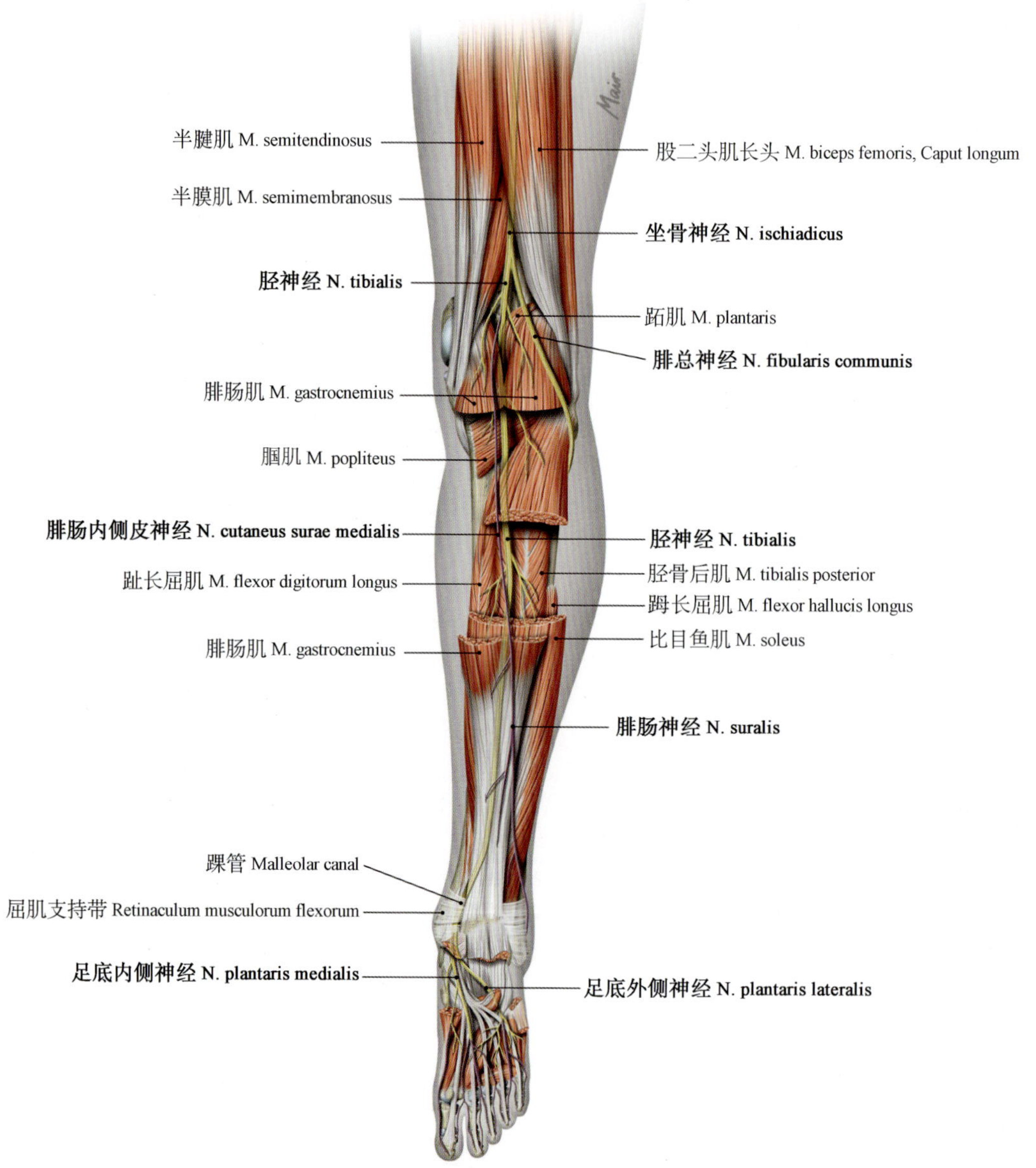

图 4.134　胫神经：皮神经的感觉支配（紫色），肌支的运动支配（右侧，后面观）[L127]

坐骨神经通常在大腿中部至远端 1/3 的交界区分为内侧的**胫神经**和外侧的**腓总神经**。胫神经支配大腿后部肌（腘绳肌和大收肌的背侧部）。胫神经顺着坐骨神经方向行向腘窝，在比目鱼肌腱弓（Arcus tendineus musculi solei）下经腓肠肌的 2 个头之间，并与胫后动、静脉一起在浅层屈肌和深层屈肌间行至内踝。在腘窝中，**腓肠内侧皮神经**发出分支至小腿内侧，在小腿远端续为**腓肠神经**，然后行至足背外侧移行为**足背外侧皮神经**，在这过程中通常会接收来自腓总神经的交通支。胫神经通过屈肌支持带（**踝管或跗管**）时，分为 2 个终支（**足底内侧神经**和**足底外侧神经**），支配足底。因此，胫神经支配小腿所有屈肌及所有足底肌的运动，并管理小腿中部的皮肤感觉，由其构成的腓肠神经则管理小腿下部和足外侧皮肤的感觉。

临床要点

胫神经损伤很罕见，但也可能在膝关节损伤时，或由于胫骨骨折或踝关节损伤（**后跗管综合征**）所致的**踝管/跗管**中神经受压时发生。**踝管**综合征会造成足底灼痛并使足底肌失去作用，无法屈曲、内收和外展足趾，骨间肌和蚓状肌的瘫痪导致**爪形足**。当神经损伤发生在膝部时，小腿所有屈肌瘫痪（踝反射呈阴性），足的跖屈严重受限，只能通过腓骨肌群来小幅度实现，导致足的**外翻**及**仰趾足**，即足保持在背屈位置，无法用足尖站立。

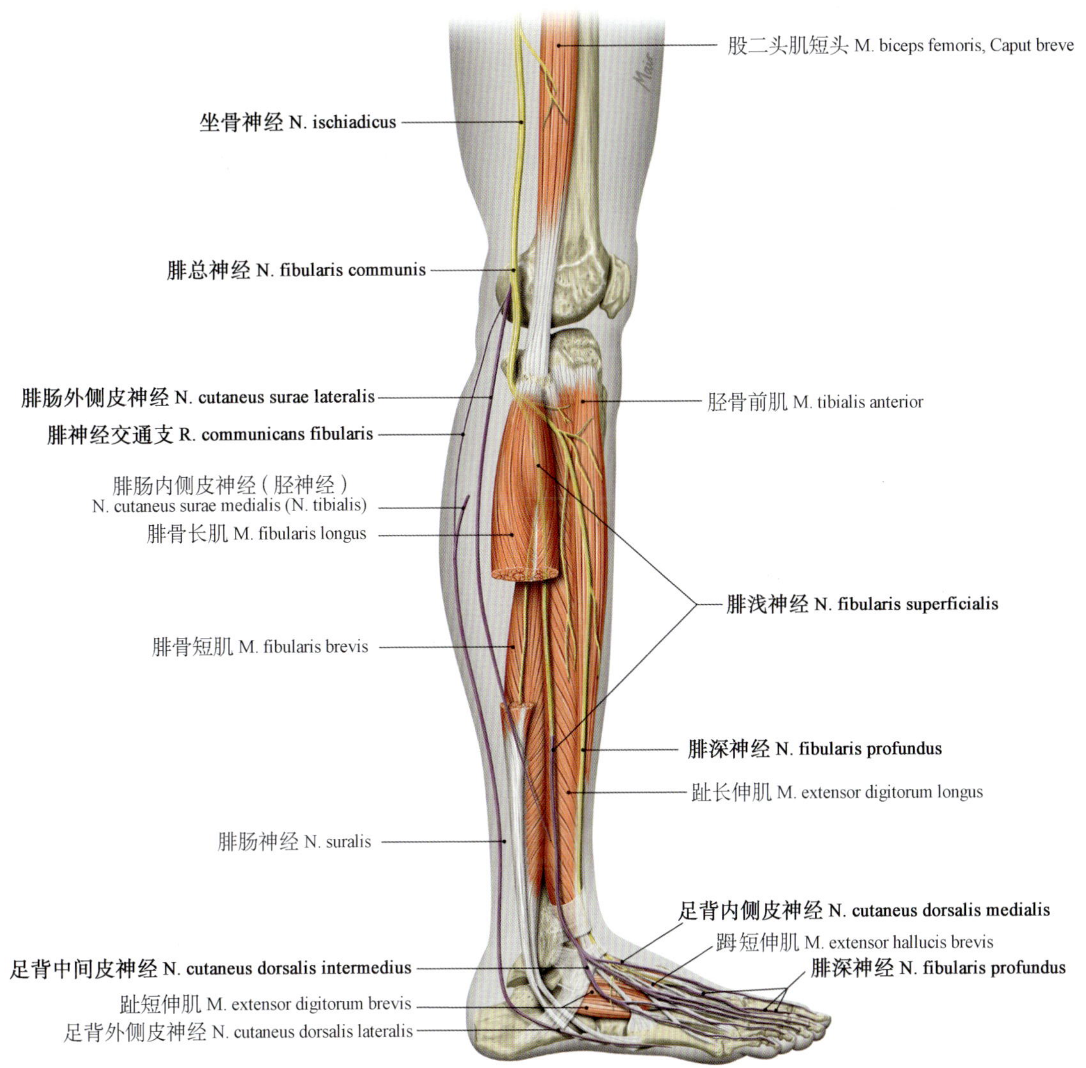

图 4.135 **腓总神经：皮神经的感觉支配（紫色），肌支的运动支配（右侧，外侧面观）**[L127]

坐骨神经在大腿中部至远端 1/3 的交界区分开后，**腓总神经**通过腘窝，在腓骨肌间隙内绕过腓骨头，并分为 2 个终支（腓浅神经和腓深神经）。腓总神经在大腿上部仅支配股二头肌的短头。在分为 2 个终支之前，腓总神经发出**腓肠外侧皮神经**分布于小腿外侧的皮肤，并发出交通支至腓肠内侧皮神经。

腓浅神经在小腿外侧间隙内继续下行并支配腓骨肌，在穿过小腿远端的筋膜前分成 2 两个感觉性终末支（**足背内侧皮神经**和**足背中间皮神经**）至足背。

腓深神经进入伸肌间隙内，与胫前动脉伴行至足背。它在走行过程中支配小腿和足的伸肌，并发出感觉性末支至第 1 趾间隙。

临床要点

腓总神经损伤是下肢最常见的神经损伤。它可由腓骨近端骨折，滑雪鞋太紧或腿部穿通伤引起，其所致的伸肌麻痹致使足趾下垂（**马蹄足或足下垂畸形**），患者须通过屈膝抬高小腿（**跨阈步态**）来代偿。由于腓骨肌瘫痪，足会保持在**旋后位置**，同时小腿外侧和足背的感觉消失。

发生小腿骨筋膜综合征时可损伤**腓深神经**，其中伸肌的创伤性肿胀（**胫骨前肌综合征**）会导致神经及与其伴行的血管受到压迫，在这种情况下，腿部的筋膜必须被分开。腓深神经的损伤也和**马蹄足畸形**和**跨阈步态**相关，但只有第 1 趾间隙的感觉功能受损，发生**前跗管综合征**时，位于伸肌支持带下的感觉神经末支被压迫导致第 1 趾间隙的感觉异常。**腓浅神经**的单独损伤较为少见（如腓骨肌的创伤），发生这种情况时，腓骨肌瘫痪导致足部于**旋后位置**，足背的感觉丧失，但第 1 趾间隙中的感觉仍然存在。

盆腔和大腿的动脉

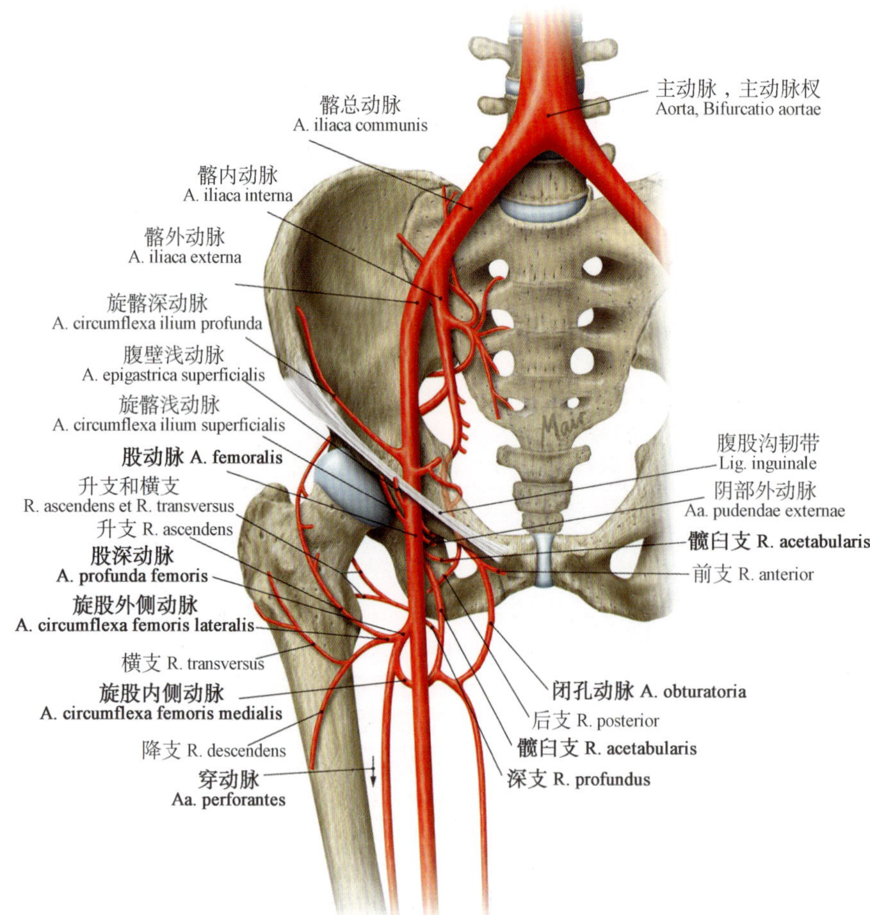

下肢的动脉

髂外动脉分支
- 腹壁下动脉
  - 提睾肌动脉/子宫圆韧带动脉
  - 耻骨支(与闭孔动脉吻合)
- 旋髂深动脉

股动脉分支
- 腹壁浅动脉
- 旋髂浅动脉
- 阴部外动脉
- 股深动脉
  - 旋股内侧动脉
  - 旋股外侧动脉
  - 穿动脉(通常为3支)
- 膝降动脉

腘动脉分支
- 膝上内侧动脉
- 膝上外侧动脉
- 膝中动脉
- 腓肠动脉
- 膝下内侧动脉
- 膝下外侧动脉

胫前动脉分支
- 胫后返动脉
- 胫前返动脉
- 内踝前动脉
- 外踝前动脉
- 足背动脉
  - 跗外侧动脉
  - 跗内侧动脉
  - 弓状动脉(跖背动脉→趾背动脉;足底深动脉→足底深弓)

胫后动脉分支
- 腓动脉
  - 穿支
  - 交通支
  - 外踝支
  - 跟骨支
  - 腓骨滋养动脉和胫骨滋养动脉
- 内踝支
- 跟骨支
- 足底内侧动脉
  - 浅支
  - 深支(→足底深弓)
- 足底外侧动脉(→足底深弓和跖足底动脉→趾足底动脉)

图 4.136 盆腔和大腿的动脉(右侧,前面观)[L127]

髂总动脉在骶髂关节前分为髂内动脉和髂外动脉。**髂外动脉**发出腹壁下动脉和旋髂深动脉分布于腹前壁,然后经腹股沟韧带下方,续为**股动脉**,供应整个下肢,其中大腿和股骨头由其最大的分支**股深动脉**供应,股深动脉的近端分支(旋股内侧动脉和旋股外侧动脉)绕股骨颈。**髂内动脉**也参与了大腿和臀部的血液供应(→图 4.139):**臀上动脉和臀下动脉**向后穿出坐骨大孔,与股深动脉的分支吻合。而**闭孔动脉**在大腿前内侧向前穿闭膜管,并通过耻骨支与来自腹壁下动脉的耻骨支吻合,但此处变异较大。如果这些血管连接发育良好,则称之为**死亡冠**,因为腹股沟区的手术可导致此处致命性的出血。

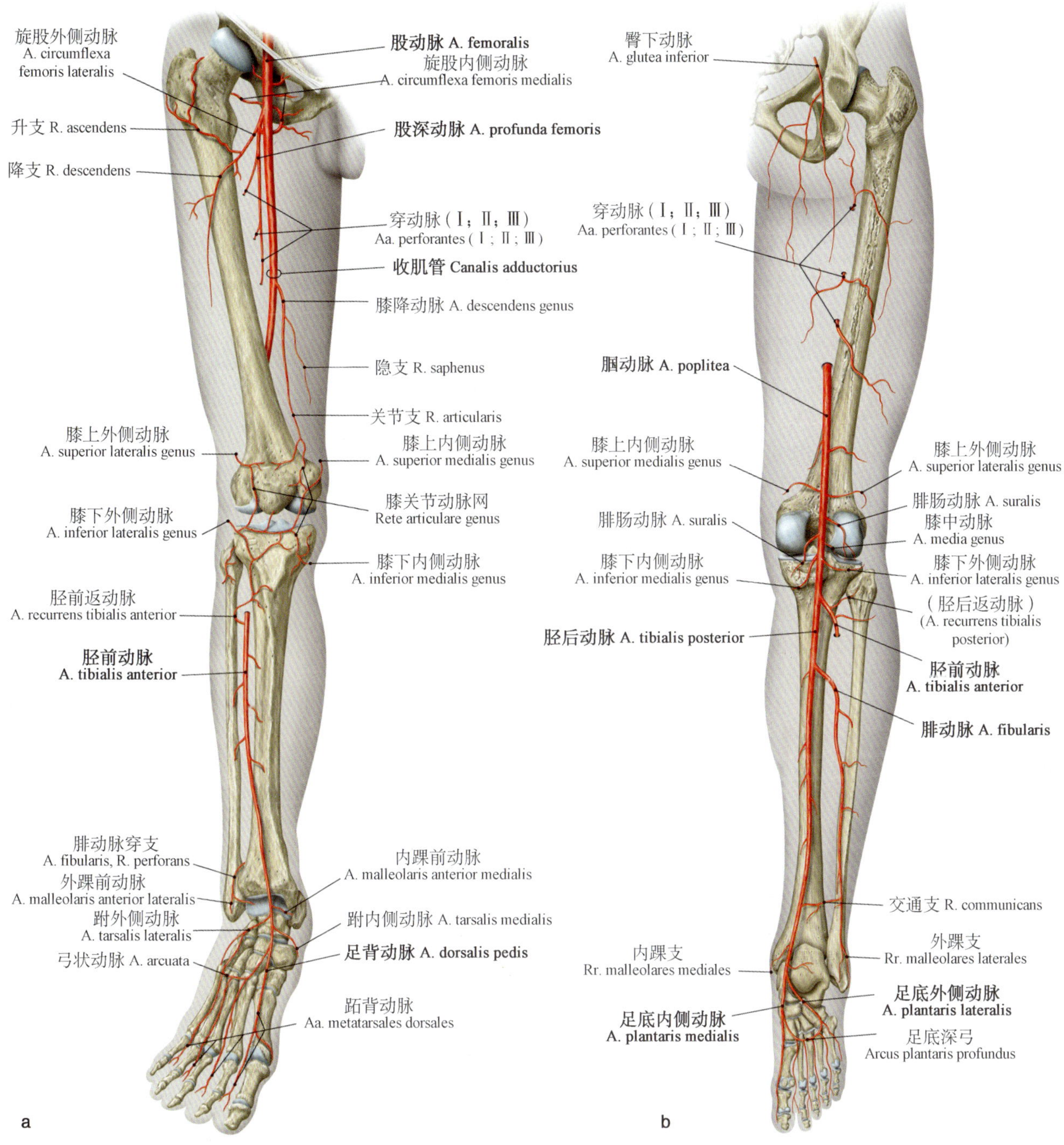

图 4.137a、b　**腿部的动脉［右侧，前面观（a）和后面观（b）］［L127］**

髂外动脉在骶髂关节的前方由髂总动脉延续而来，在腹股沟韧带下方的血管腔隙中移行为**股动脉**，并在通过收肌管后移行为**腘动脉**（发出供应膝关节的血管）。该动脉通过比目鱼肌腱弓下方，在小腿浅深屈肌间分为胫后动脉和胫前动脉，**胫后动脉**继续下行，**胫前动脉**通过小腿骨间膜进入前部的伸肌间隙，并在足背移行为**足背动脉**。胫后动脉分出**腓动脉**供应外踝，继而行至内踝并经踝管/跗管至足底，分为 2 个终支（**足底内侧动脉**和**足底外侧动脉**）。

临床要点

完整的体格检查包括触诊股动脉（腹股沟区），腘动脉（腘窝），足背动脉（足背，踇长伸肌腱外侧）和胫后动脉（内踝后方）的动脉**搏动**以排除由**动脉粥样硬化**或**血栓**导致的血管堵塞。

大腿的动脉

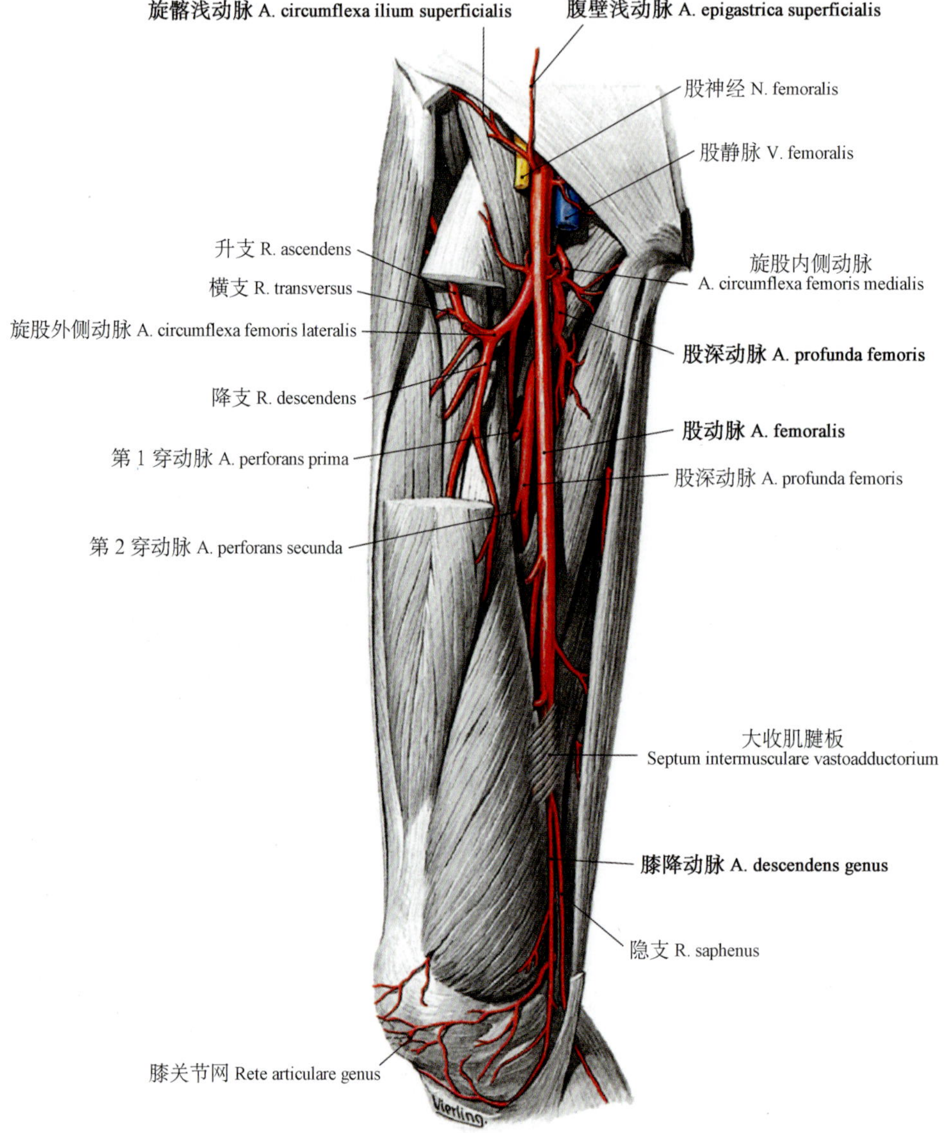

图 4.138 股动脉的分支

右侧;前面观;去除缝匠肌、切开股直肌后[S010-2-16]。

股动脉在股神经(外侧)和股静脉(内侧)之间走行,有5个分支。

- **腹壁浅动脉**是1条细小的浅表血管,供应下腹壁。
- **旋髂浅动脉**是1条浅表血管,沿腹股沟韧带向外延伸。
- **阴部外动脉**供应外生殖器(阴唇支/阴囊前支)。
- **股深动脉**是最大的分支,在内侧走行。
- **膝降动脉**起自收肌管,供应膝关节和膝部的皮肤。

股深动脉是供应髋关节和大腿的主要血管,股动脉的其他分支不供应大腿。股深动脉通过其分支(**旋股内侧动脉和旋股外侧动脉**)供应股骨、股骨颈和股骨头及大腿后群肌和臀部的部分区域,这些分支也可以直接来自股动脉。

临床要点

进行**左心室插管**时,从股动脉置入导管,插入至左心室以评估心室射血量和冠状动脉的状况。

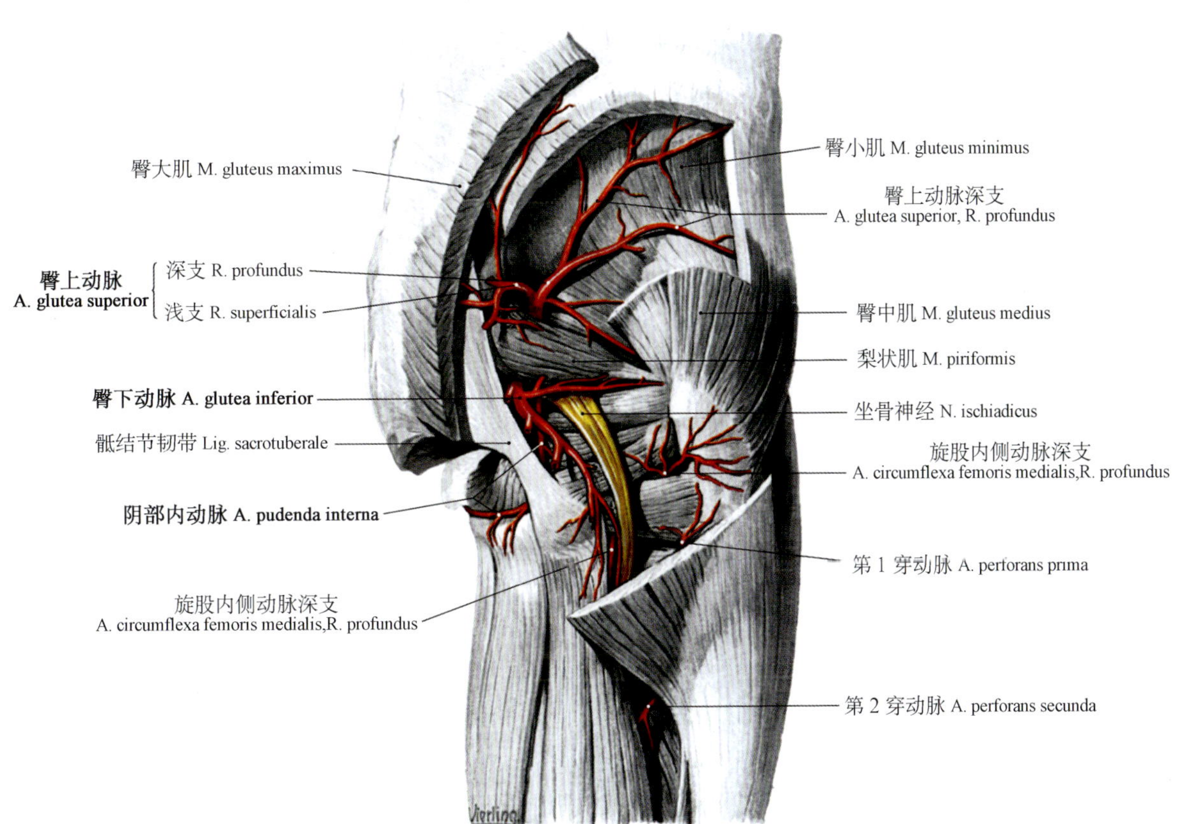

图 4. 139 **臀部的动脉**

右侧；后面观；臀大肌和臀中肌已切除[S010-2-16]。

臀区和大腿背侧由**髂内动脉**壁支(→图 7. 10)和**股深动脉**分支供应。

髂内动脉在后上部的分支：

- **臀上动脉**从坐骨大孔出盆腔并供应臀肌。它向外侧行于臀中肌和臀小肌之间。
- **臀下动脉**经坐骨大孔行至臀大肌。

股深动脉的分支：

- **旋股内侧动脉**：其深支供应大收肌的后部、腘绳肌及股骨头。
- **旋股外侧动脉**：其升支行至臀肌和股骨颈。它与旋股内侧动脉、臀上动脉和臀下动脉相吻合。
- **穿动脉**(通常为 3 支)：穿过内收肌群和腘绳肌。

髂内动脉的分支(包括闭孔动脉)间相互吻合并与股深动脉相吻合，从而形成侧支循环。

临床要点

在腿的不同部位都有由动脉吻合形成的**侧支循环**。股深动脉与髂内动脉分支间的连接可有较大变异，在紧急情况下，这些连接让股动脉在近端与股深动脉相连。

腘窝和小腿后面的动脉

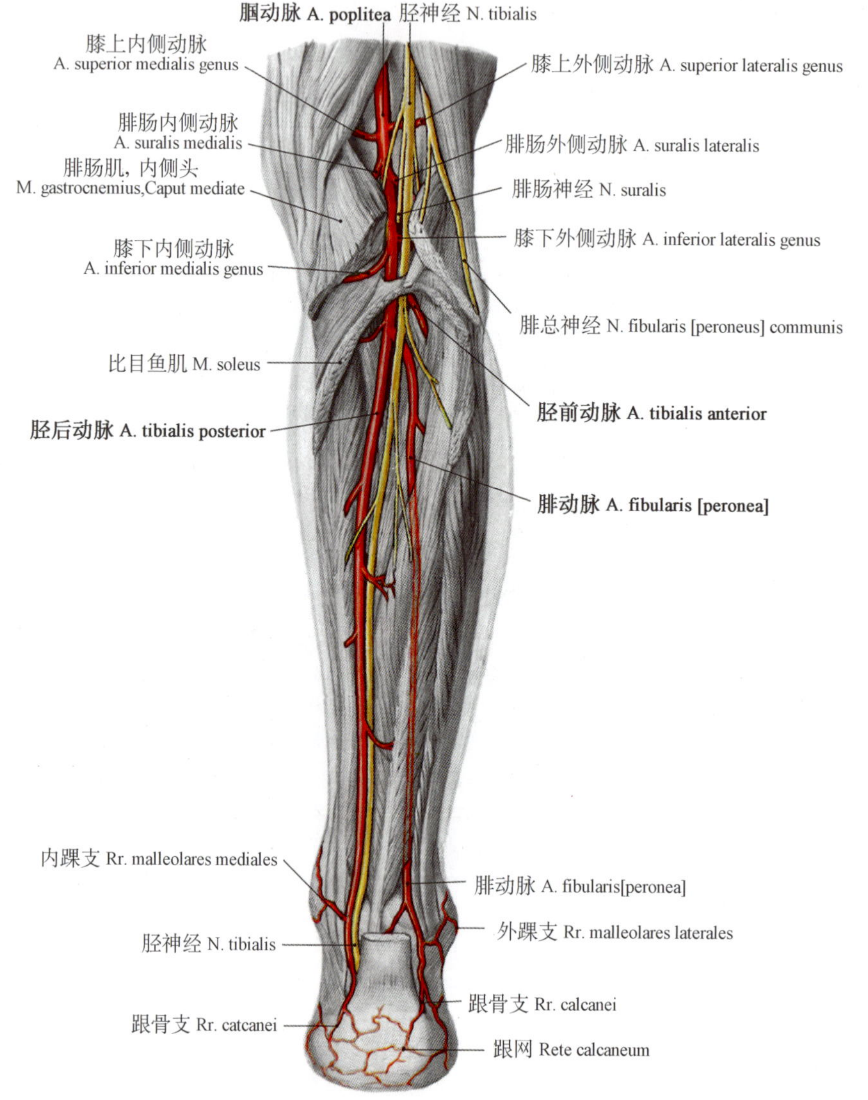

图 4.140 腘动脉和胫后动脉的分支

右侧；后面观；小腿浅层肌已切除[S010-2-16]。

股动脉穿过收肌腱裂孔后移行为**腘动脉**，在腘窝中继续走行，并发出分支，在膝关节前方形成血管网(膝关节网)。

- **膝上内侧动脉**和**膝上外侧动脉**环绕股骨内侧髁和外侧髁。
- **膝中动脉**至膝关节。
- **膝下内侧动脉**和**膝下外侧动脉**至胫骨近端/腓骨头。
- **腓肠动脉**至小腿肌。

终末分支：

- **胫前动脉**：穿小腿骨间膜(→图 4.141)。
- **胫后动脉**：续于腘动脉，并在通过踝管/跗管之前发出以下分支至足底：

-**腓动脉**：最大的分支，沿着腓骨的背侧下行；与**外踝支**一起供应外踝，与**跟骨支**一起供应足跟外侧。

-**内踝支**和**跟骨支**供应内踝和足跟内侧。

临床要点

与臀部的**侧支循环**相比，若腘动脉发生闭塞，**膝关节网**间的连接(由小腿的返动脉和股深动脉的第 3 穿支动脉供应)不足以供应小腿。相反，而**踝关节周围的动脉弓**通常发育良好，如果 2 条胫动脉或腓动脉中的任意一条发生闭塞，则足部的血供不会受到严重影响。

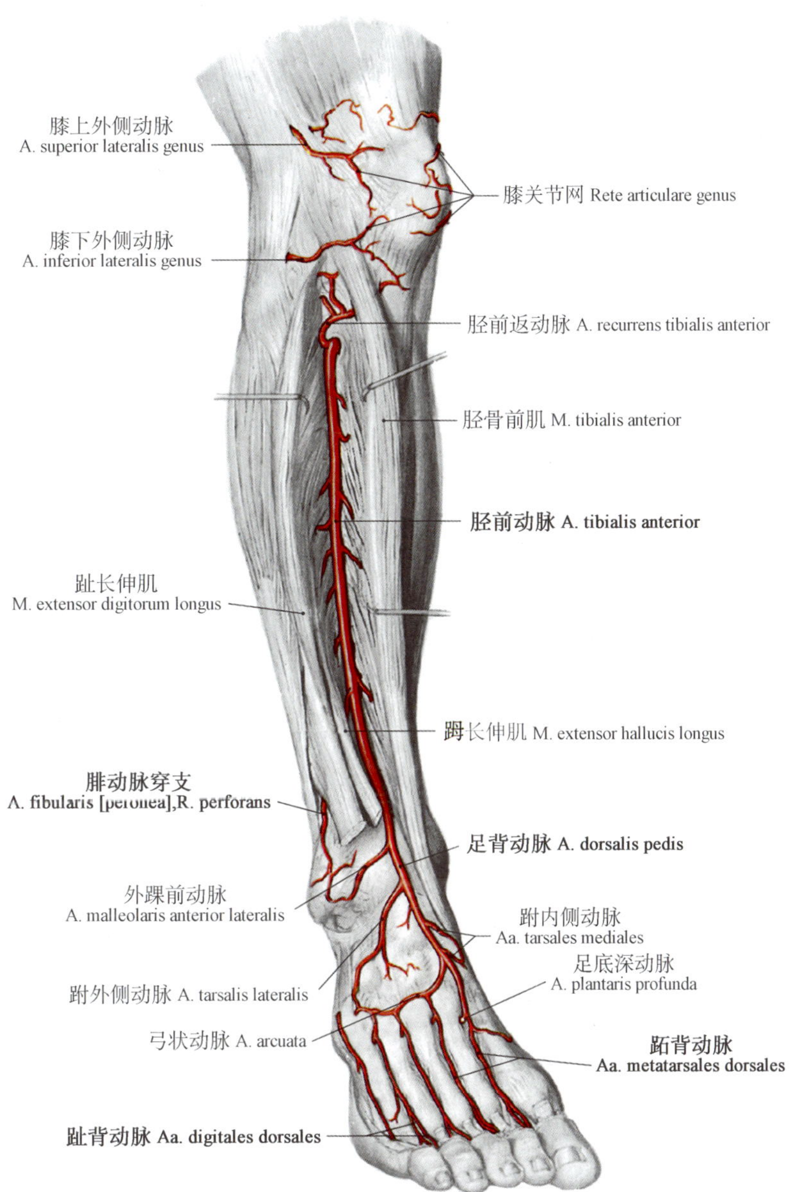

图 4.141 胫前动脉和足背动脉的分支

右侧，前面观，分开腿部伸肌，趾长伸肌和踇长伸肌的肌腱已切除[S010-2-16]。

胫前动脉穿过小腿骨间膜并在伸肌肌间隙中下行至足背，续为足背动脉。它有 4 个分支。

- **胫前返动脉和胫后返动脉**：这 2 条血管分别通过骨间膜前方和后方返回至膝关节。
- **内踝前动脉和外踝前动脉**：这 2 条动脉与胫后动脉和腓动脉一起，构成内侧和外侧脚踝(踝)的血管丛。

足背动脉也有 4 个分支。

- **跗内侧动脉和跗外侧动脉**：至足的内侧和外侧。
- **弓状动脉**：形成一个弓，向外侧走行并发出跖背动脉，后续为趾背动脉至足趾。
- **足底深动脉**：与足底的足底深弓相连。

临床要点

由于**胫骨**有丰富血液供应(通过滋养血管)，在紧急情况下如不能找到外周通路，可经**骨内通路输**入大量液体，其方法是将导管从胫骨粗隆内侧插入胫骨内侧髁。

足底的动脉

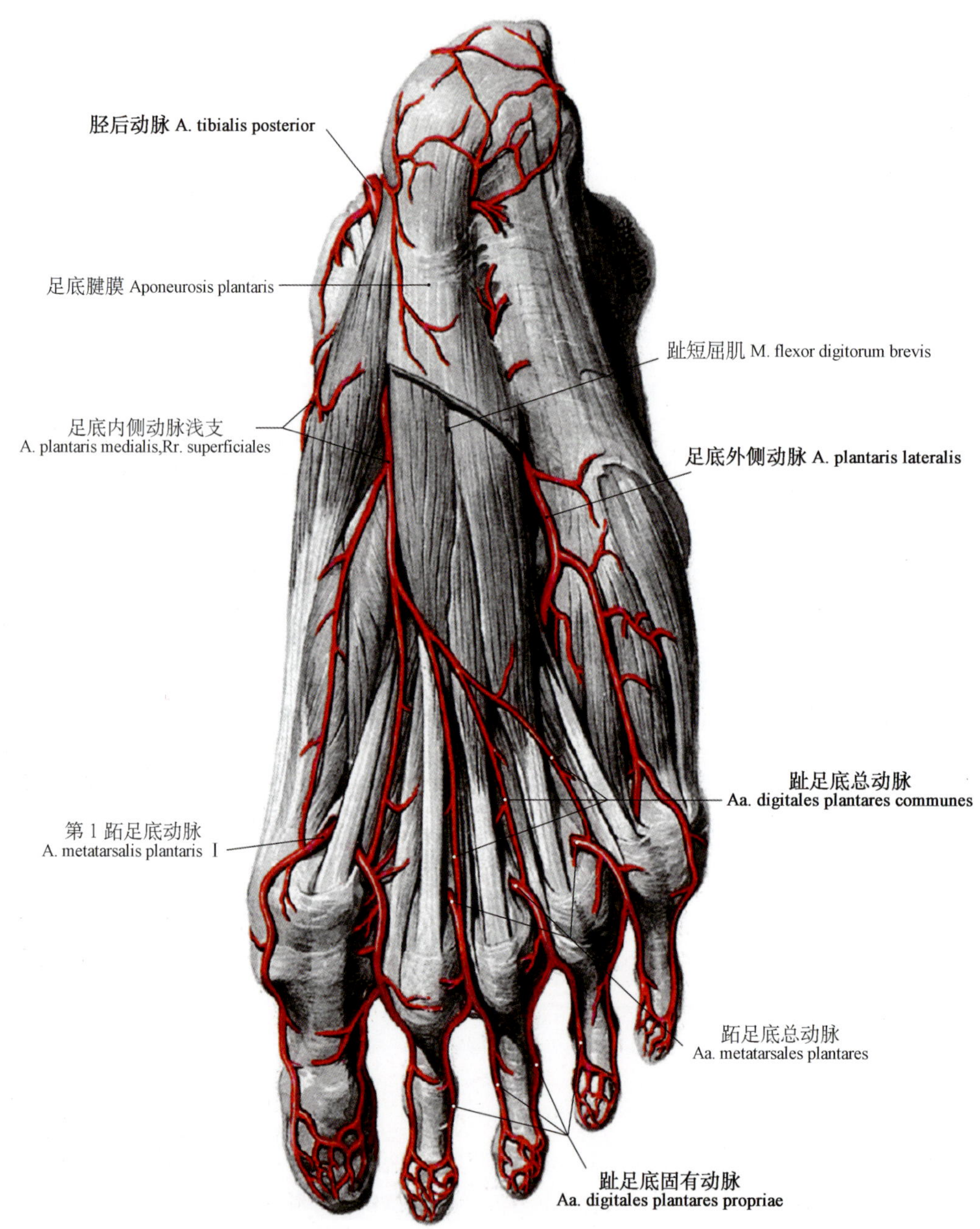

图 4.142 **足底浅动脉**

右侧,足底面观,足底腱膜已切除[S010-2-16]。

胫后动脉穿过踝管/跗管后,在足底分为2个终末支。

- **足底内侧动脉**:在趾短屈肌内侧走行。
- **足底外侧动脉**:在趾短屈肌外下方走行。2条血管一起构成足底深弓(→图 4.143)。

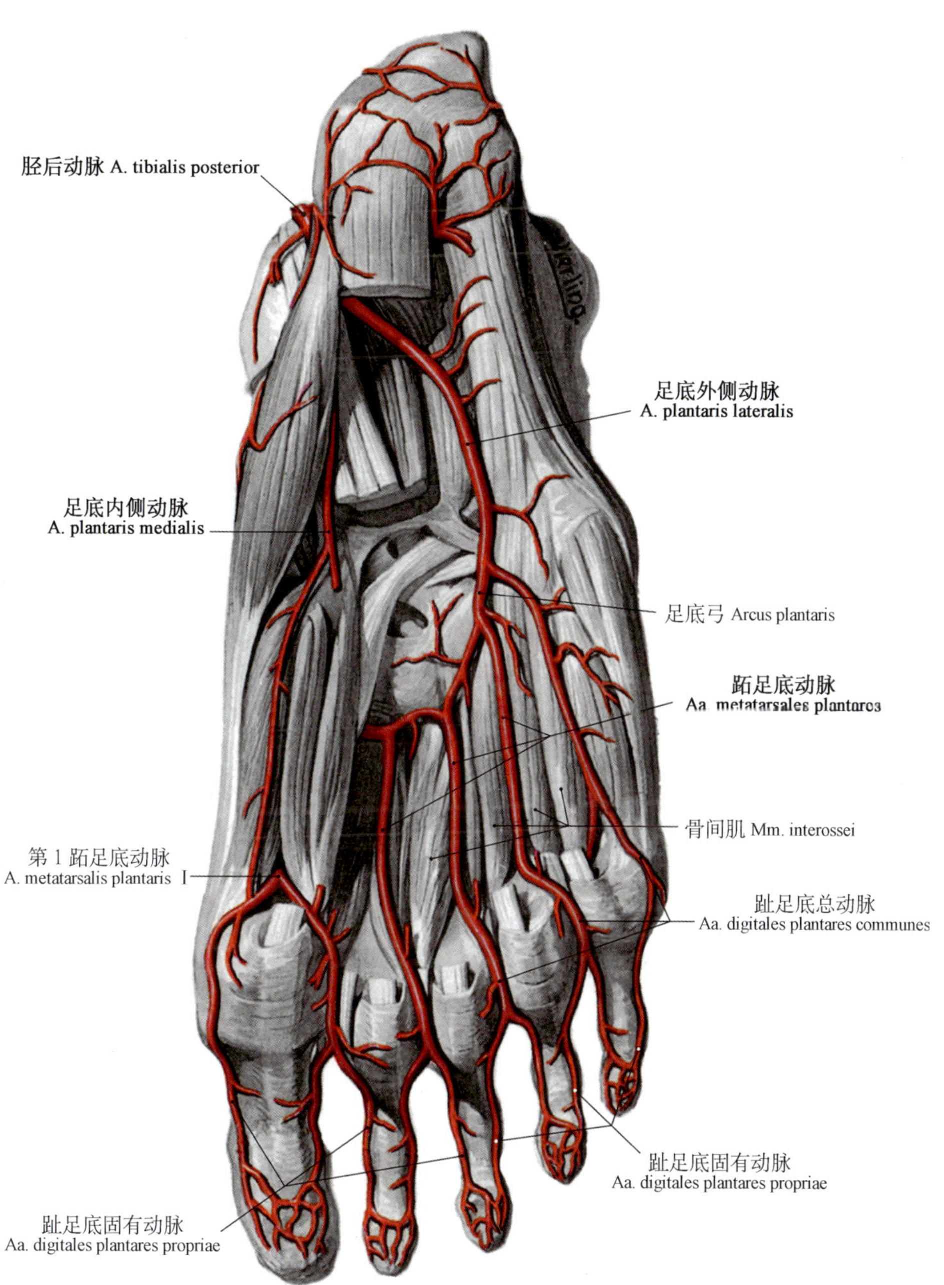

图 4.143 **足底深动脉**

右侧；足底观；足底腱膜，趾短屈肌及趾长屈肌和䠂长屈肌的肌腱已切除[S010-2-16]。

足底外侧动脉和足底内侧动脉的深支共同构成足底动脉弓(**足底深弓**)。足底深弓发出的跖足底动脉和趾足底总动脉及趾足底固有动脉一起供应足趾的底侧。

腿部的静脉

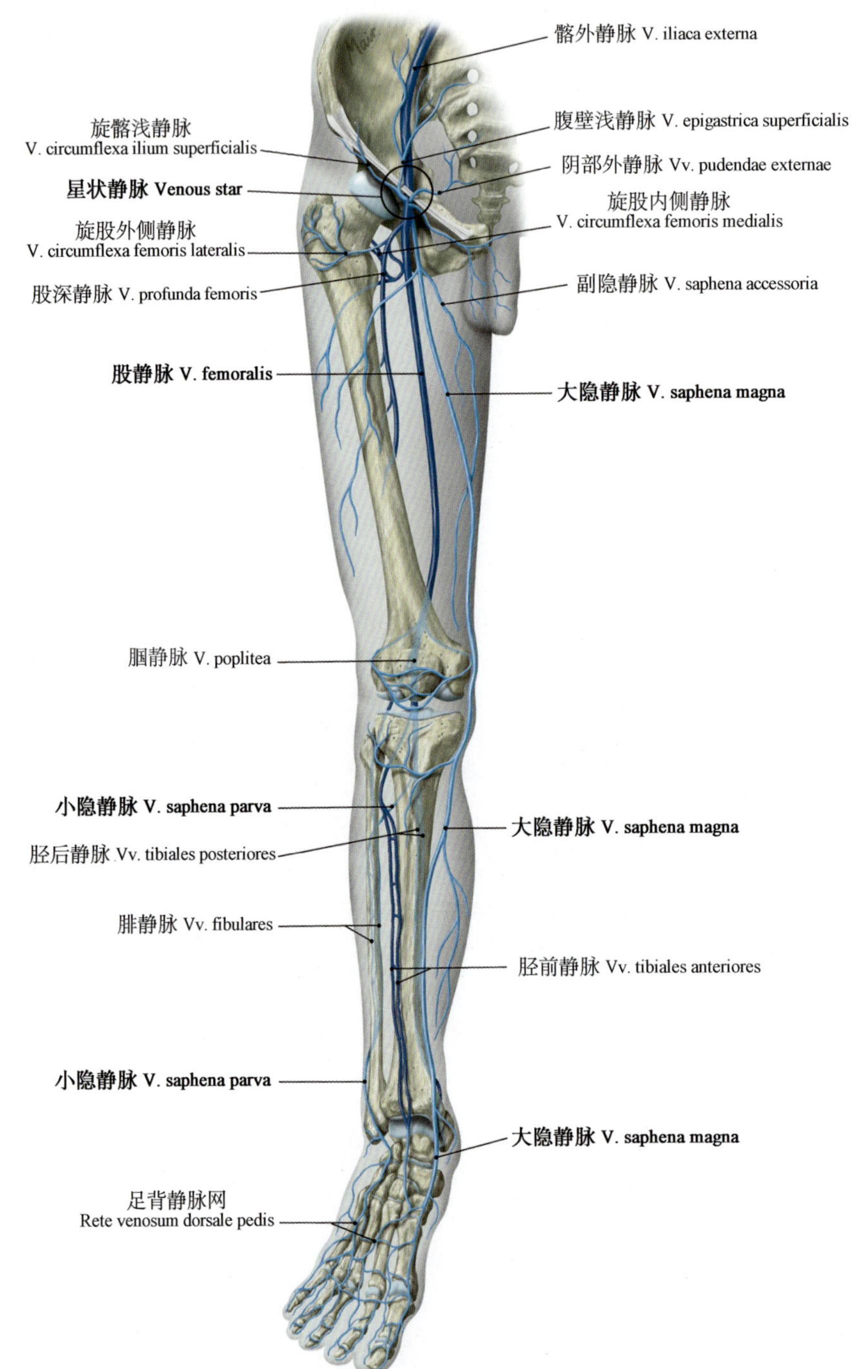

图 4.144 **腿部的静脉(右侧,前面观)**[L127]

深静脉系统(深蓝色)的静脉与相应的动脉伴行。在小腿,通常有 2 条静脉与各自的动脉伴行,但大腿和腘窝中只有 1 条伴行静脉。下肢的**浅静脉系统**(浅蓝色)由 2 个主要的血管干组成,收集足背及足底两侧的血液。

大隐静脉起自足内侧,从内踝**前方**沿着小腿和大腿内侧上行至隐静脉裂孔(→图 4.157)。在被称为**星状静脉**的区域,它收集来自腹股沟区的几条属支(见下文),并汇入股静脉。

在小腿的后面,**小隐静脉**起自足的外侧,外踝**后方**,经小腿中间行至腘窝,并汇入腘静脉。大隐静脉和小隐静脉间存在数量不等的交通支。

大隐静脉在星状静脉区的属支

- 腹壁浅静脉。
- 旋髂浅静脉。
- 副隐静脉(不恒定并存在变异)。
- 阴部外静脉。

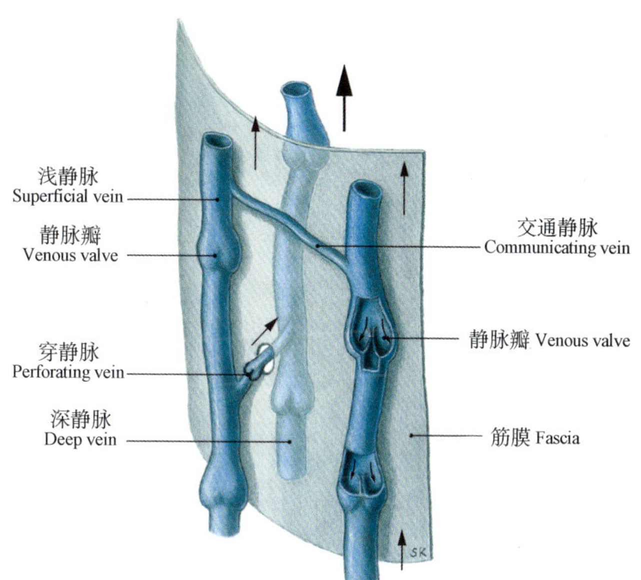

图 4.145 **腿部含静脉瓣的浅静脉和深静脉:结构原理**[L238]

四肢中存在位于浅筋膜内的**浅静脉系统**和位于**深筋膜深面**与相应动脉伴行的**深静脉系统**。两个系统通过穿静脉(Vv. perforantes)相连。由于静脉瓣引导血液从浅静脉流向深静脉,大部分血液(85%)通过腿部的深静脉回流至心。在众多穿静脉中,有3组具有特殊的临床意义。

- Dodd 穿静脉:大腿中1/3内侧。
- Boyd 穿静脉:小腿近端的内侧(膝以下)。
- Cockett 穿静脉:小腿远端的内侧。

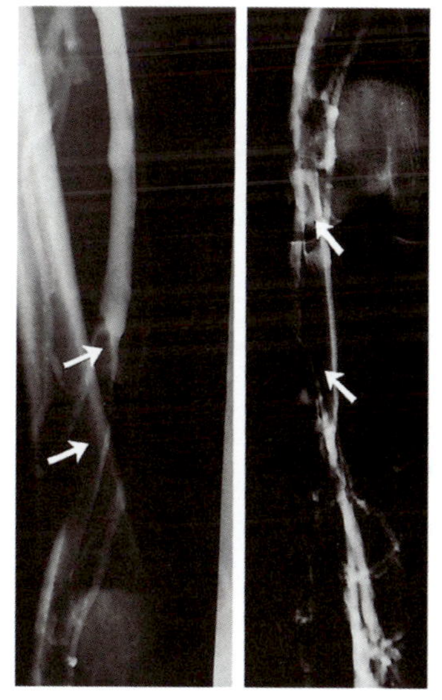

图 4.146 **股静脉血栓(箭所示)所致的下肢急性静脉栓塞**[R132]

临床要点

由于血液主要通过腿部的深静脉回流至心,因此如果**深静脉栓塞**的血凝固块随血流到达肺部,可导致致命的**肺栓塞**。而浅静脉的炎症(**血栓性静脉炎**),如由于长时间的固定所致,在大多数情况下是无害的。

临床上,股静脉通常被用作**右心导管插入术**的入路,因为导管可以插入该静脉并沿其推进至右心室。而浅静脉可用于**搭桥手术**,桥接冠状动脉的闭塞部分。

伴随静脉肿胀形成的浅静脉扩张(**静脉曲张**)是一个常见病。通常由结缔组织薄弱和静脉瓣功能不全所引起,但也可继发于腿部深静脉的闭塞。这两者的区别很重要,因为利用手术切除曲张的静脉(**静脉剥脱术**)只能在深静脉通畅的情况下进行。

腿部的淋巴管

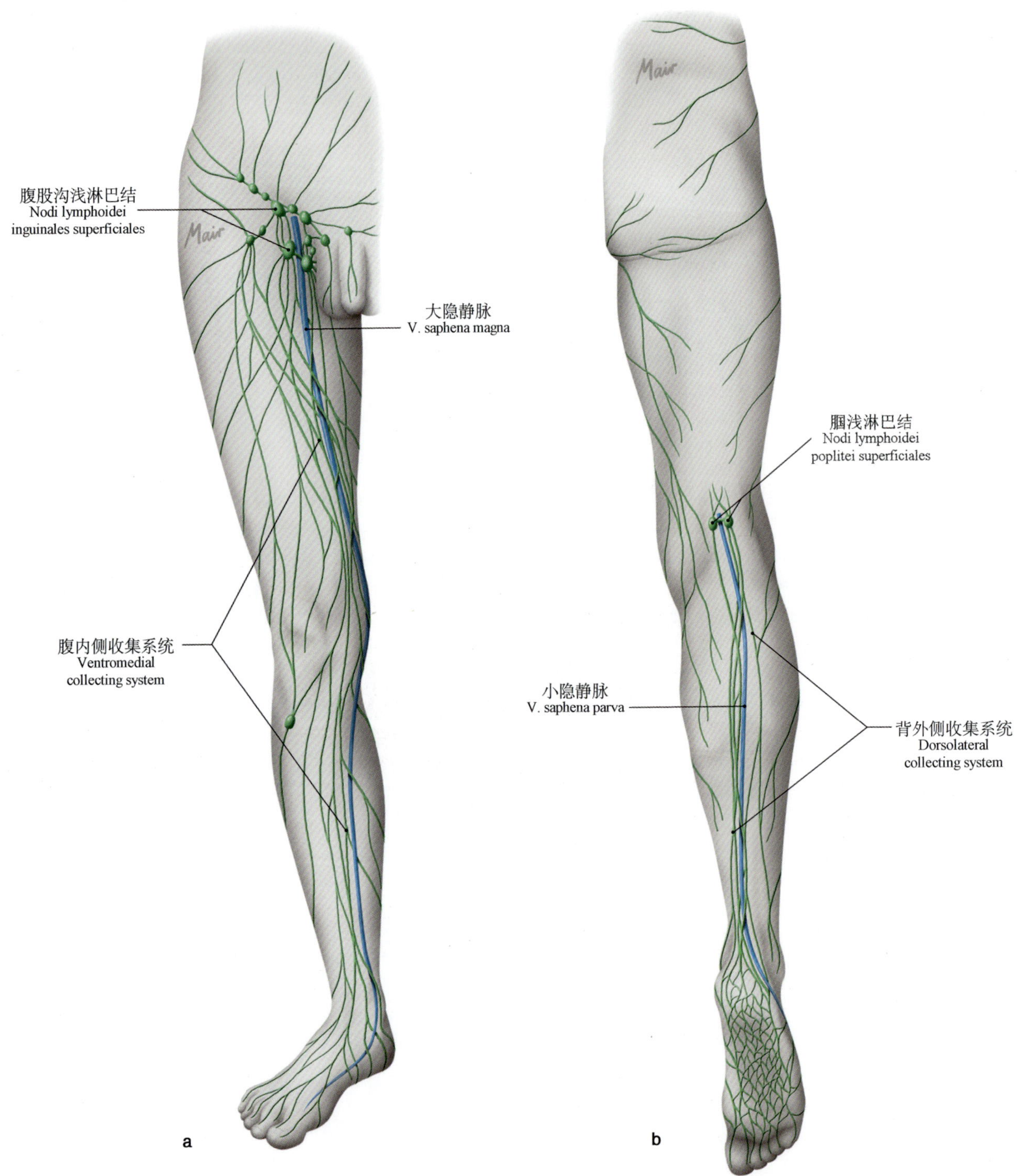

图 4.147 腿部的浅淋巴管

右侧，前面观(a)和后面观(b)[L127]。

沿着腿部的静脉，走行着**浅**和**深**各一的淋巴管或淋巴干系统(**集合管束**)，在某些地方还含有淋巴结。沿大隐静脉的**腹内侧浅表收集系统**是下肢主要的淋巴引流系统，注入腹股沟浅淋巴结(Nodi lymphoidei inguinales superficiales)(见第403页)。较小的**背外侧收集系统**只引流足外侧的淋巴，它靠近小隐静脉走行并注入腘窝的淋巴结(**腘浅淋巴结**和**腘深淋巴结**)，然后再从腘窝的淋巴结入腹股沟深淋巴结(Nodi lymphoidei inguinales profundi)。深部收集系统直接注入腘窝深淋巴结和腹股沟深淋巴结。

腿部的静脉血主要由深静脉回流，而大部分淋巴通过浅淋巴收集系统引流。

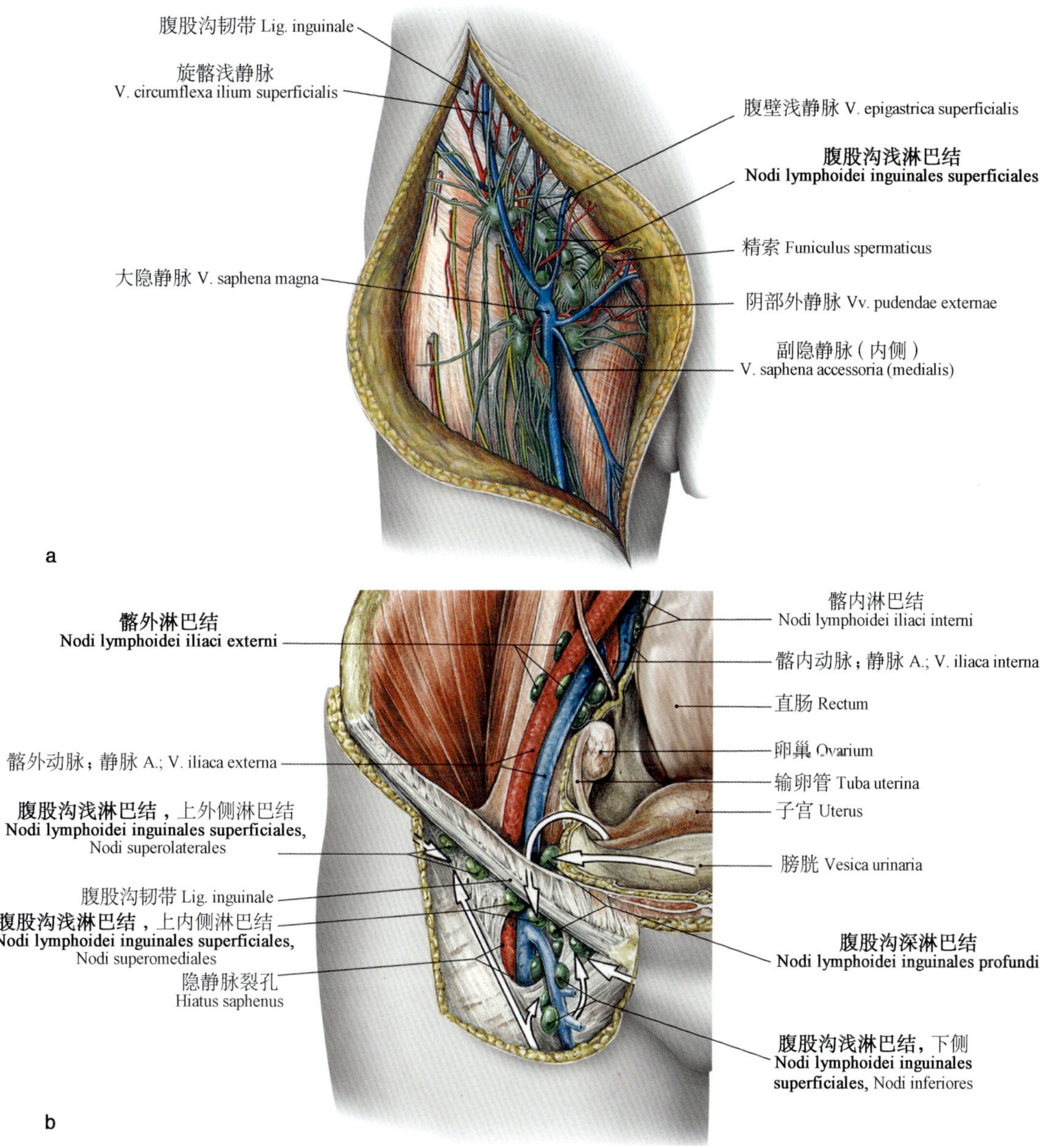

图 4.148 腹股沟区的浅淋巴结(a)及其引流范围(b)(右侧，前面观)

腹股沟有 4～25 个腹股沟浅淋巴结(Nodi lymphoidei inguinales superficiales)，其中的淋巴液汇入 1～3 个位于股静脉内侧的腹股沟深淋巴结(Nodi lymphoidei inguinales profundi)，然后进入盆腔内的髂外淋巴结。腹股沟浅淋巴结沿大隐静脉呈**纵行排列**，沿腹股沟韧带下方呈横行排列。

腹股沟淋巴结不仅是腿部的局部淋巴结，而且还收集**腹壁**下部和**背部**及**会阴区**和**外生殖器**的淋巴(→图 2.110，图 2.113)。**肛管下部**和**阴道下部**的淋巴液，以及来自**子宫**和邻近的**输卵管**的淋巴液(通过沿子宫圆韧带的淋巴管)也汇入腹股沟淋巴结。

临床要点

淋巴结触诊是完整体格检查的一部分。腹股沟淋巴结几乎代表了整个下肢的局部淋巴结，只有足外侧和小腿的淋巴回流首先注入腘窝的淋巴结，而这些淋巴结通常难以触及。因此，可发生自上述区域及肛管和女性内生殖器至腹股沟区的淋巴转移。但在男性，只有来自外生殖器(阴茎，阴囊)的淋巴注入腹股沟淋巴结，而睾丸的淋巴则通过精索注入腰淋巴结。

腹股沟区和大腿的浅血管和神经

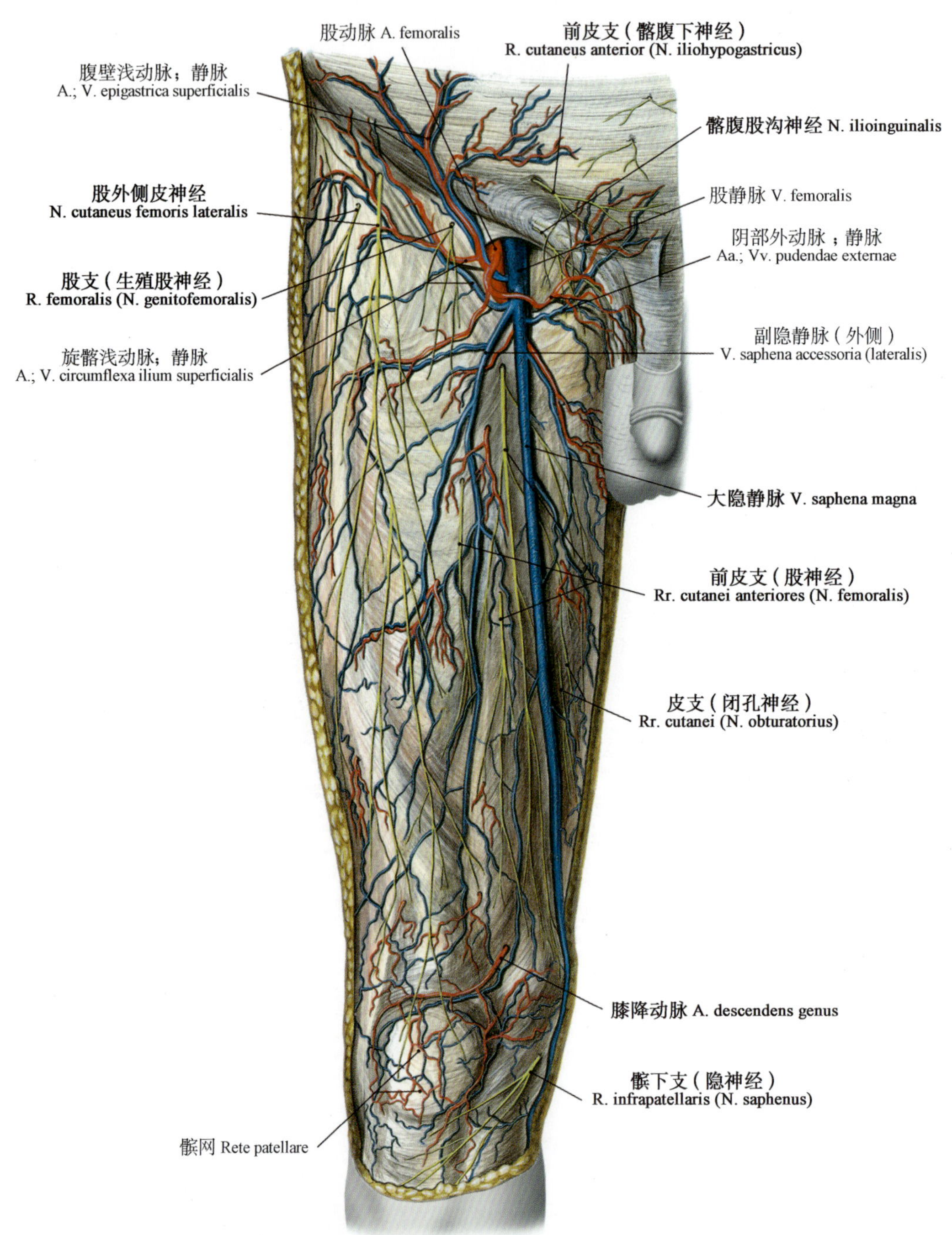

图 4.149 **腹股沟区，股前区和膝部的筋膜外血管和神经（右侧，前面观）**

解剖该区域时，应特别注意皮神经和浅静脉的走行。**髂腹股沟神经**从腹股沟韧带上方的腹股沟管穿出。其上方可见**髂腹下神经**的**前皮支**。**大隐静脉**沿大腿的内侧上行，并在隐静脉裂孔处汇入股静脉，并在此收集来自腹股沟区的几条属支，形成所谓的**星状静脉**（见第 400 页），这些静脉通常与股动脉细小的分支伴行。在股动脉外侧，**生殖股神经**的**股支**穿过血管腔隙。在髂前上棘内侧，**股外侧皮神经**穿过肌腔隙并与其分支一起支配大腿外侧皮肤，**股神经**的**前皮支**在多个部位穿过筋膜并管理大腿的前面皮肤。在大隐静脉的内侧，**闭孔神经**的细小**皮支**支配大腿内侧的可变区域。在膝下内侧，隐神经的髌下支穿过筋膜。在髌骨上方，细小的膝降动脉行至髌网。

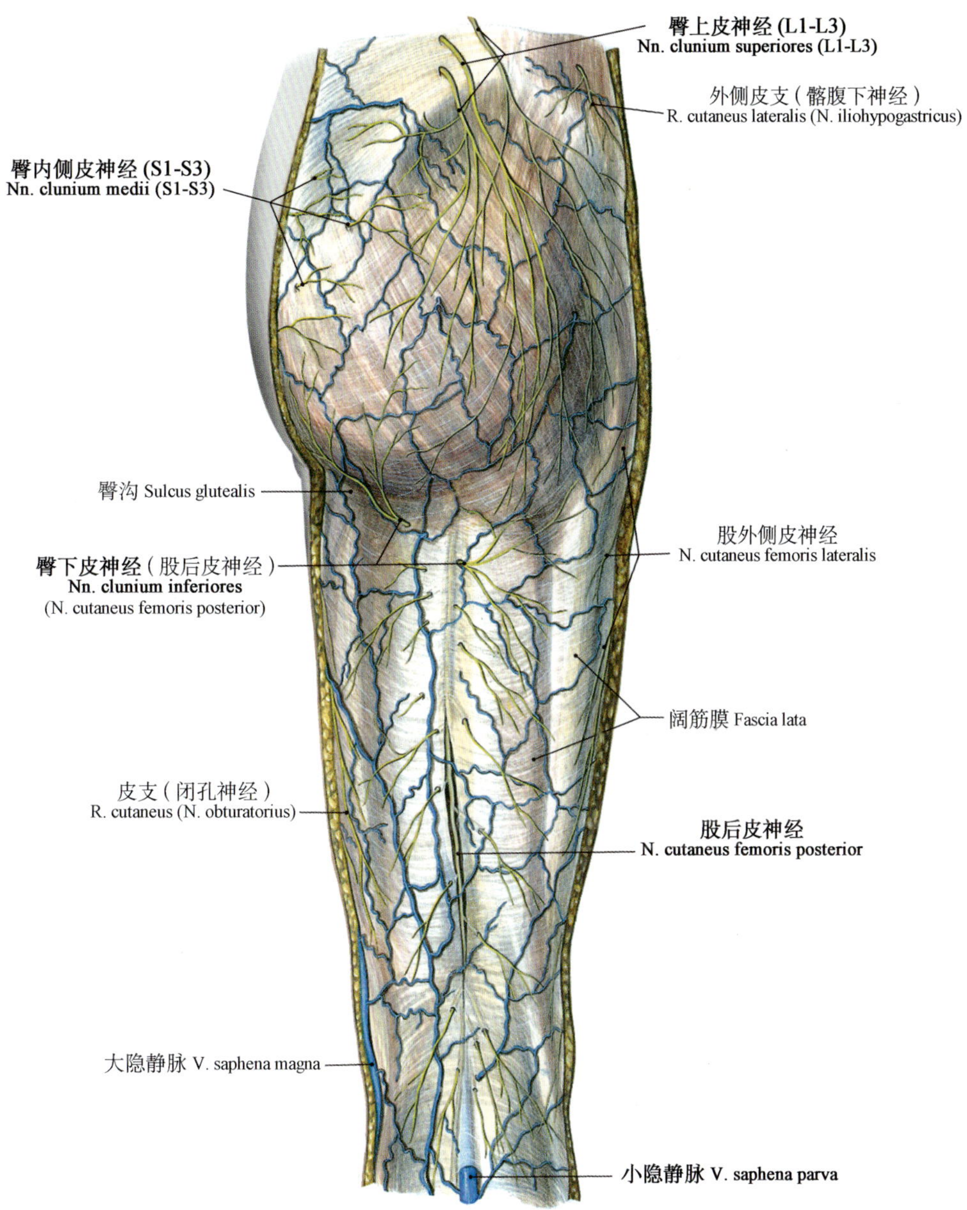

图 4.150 **臀区，股后区和腘窝浅层的血管和神经（右侧，后面观）**

大腿后侧没有明显的浅静脉。小腿部的小隐静脉在腘窝汇入深部的股静脉。臀部皮肤由 3 组皮神经支配。**臀上皮神经**（来自 L1-L3 的前支）经过背部固有肌的外侧。**臀内侧皮神经**（来自 S1-S3 的后支）在位于骶骨后面的起始点穿过臀大肌。而**臀下皮神经**是股后皮神经的分支，在臀大肌下方上行。**股后皮神经**在大腿后面中部下行，大部分在下行过程中穿出筋膜，管理大腿后部皮肤的感觉。

腿部的浅血管和神经

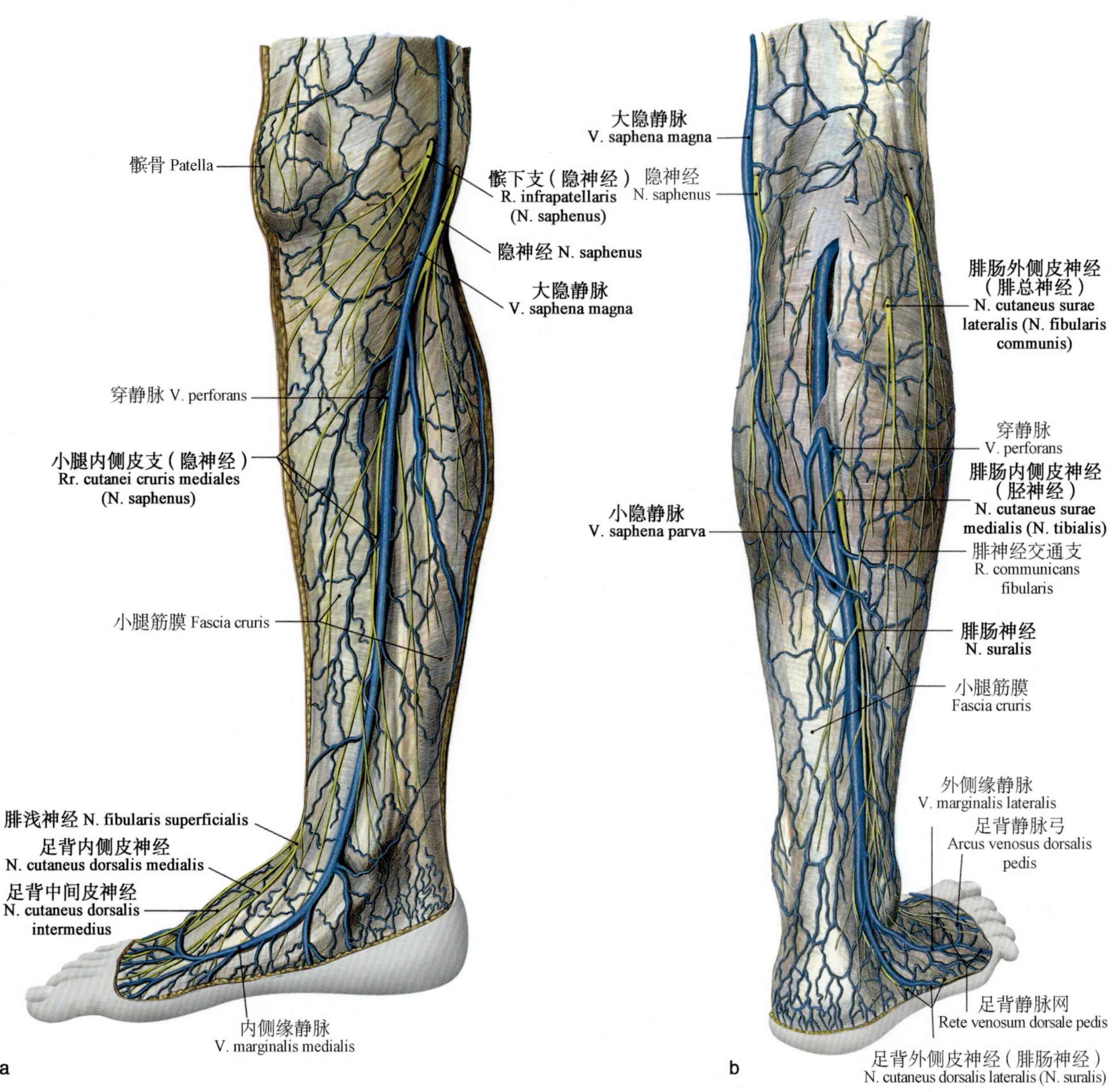

图 4.151 **小腿和足部的浅静脉和神经，右侧；内侧面观(a)和后外侧观(b)**

大隐静脉起自足内侧至内踝的区域，然后沿小腿和大腿内侧上行。在膝内侧，**隐神经**穿过筋膜，其神经干在背侧与大隐静脉会合并与之伴行，并在此分出感觉性的**小腿内侧皮支**，管理腿前部和内侧的皮肤感觉，然后下行至足内侧。隐神经的**髌下支**在大隐静脉前面穿过筋膜，支配髌骨下方的皮肤。在小腿外侧下 1/3 处，**腓浅神经**穿过筋膜并分成 2 个终支(**足背内侧皮神经**和**足背中间皮神经**)继续行至足背。在小腿的后面，**小隐静脉**起自足外侧的浅静脉，并在外踝后方上行，穿过腘窝的筋膜汇入股静脉。它与胫神经的分支**腓肠内侧皮神经**伴行，其在小腿的下 1/3 处移行为**腓肠神经**并继续下行。该神经通常接收来自**腓肠外侧皮神经**或直接来自腓总神经的交通支。腓肠神经的终支是**足背外侧皮神经**，支配足背的外侧。

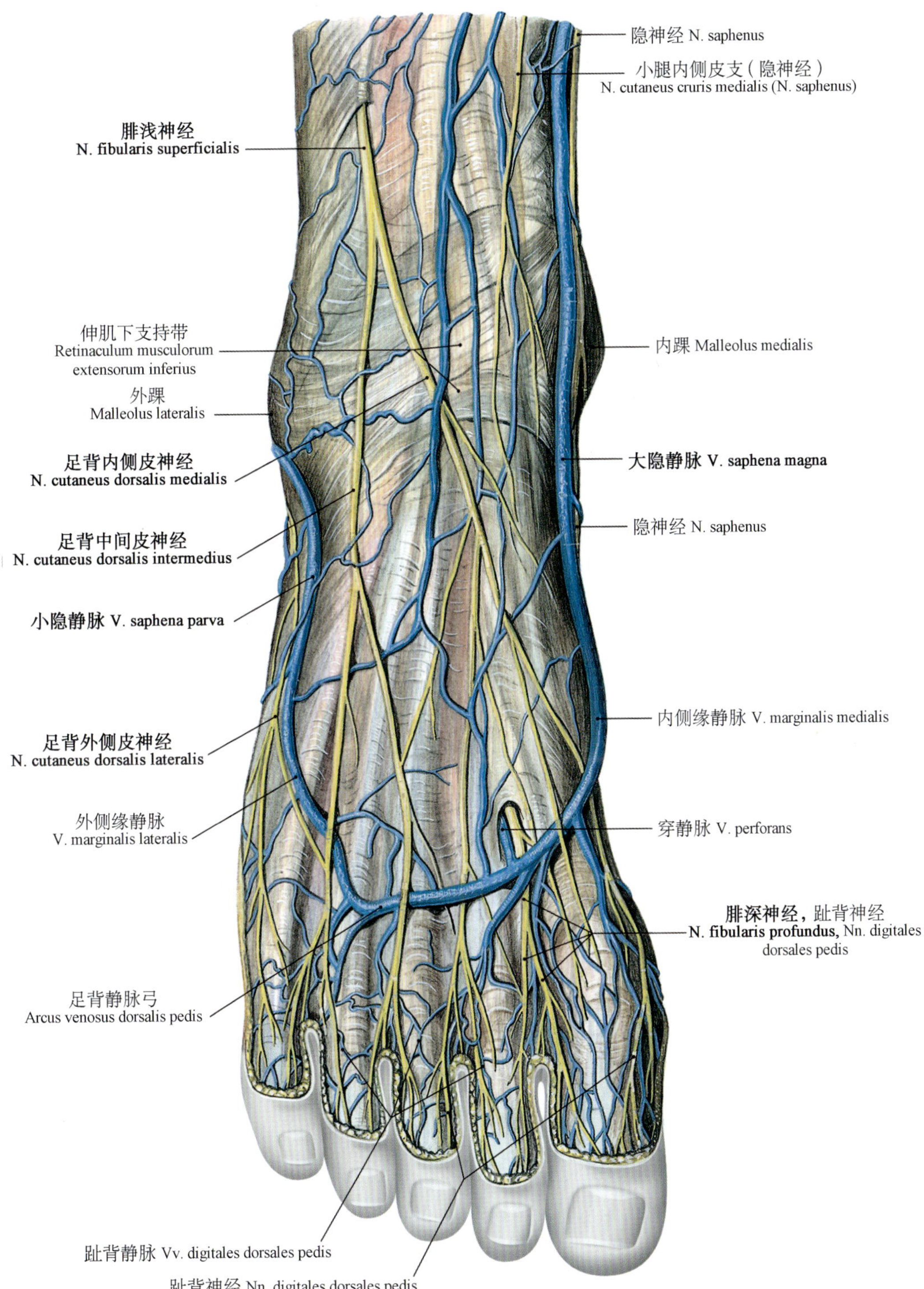

图 4.152 **足背的浅静脉和神经（右侧，足背面观）**

大隐静脉源自足背内侧的浅静脉，为足背静脉弓的延续。较小的**小隐静脉**起自足外侧。在小腿的远端，**腓浅神经**从外侧穿过筋膜，之后常分成**足背内侧皮神经**和**足背中间皮神经**，管理足背和足趾背侧的皮肤感觉。足的外侧由腓肠神经发出的**足背外侧皮神经**支配。只有第 1 趾间隙由**腓深神经**在此穿出筋膜所形成的终支管理皮肤感觉。

大腿的血管和神经

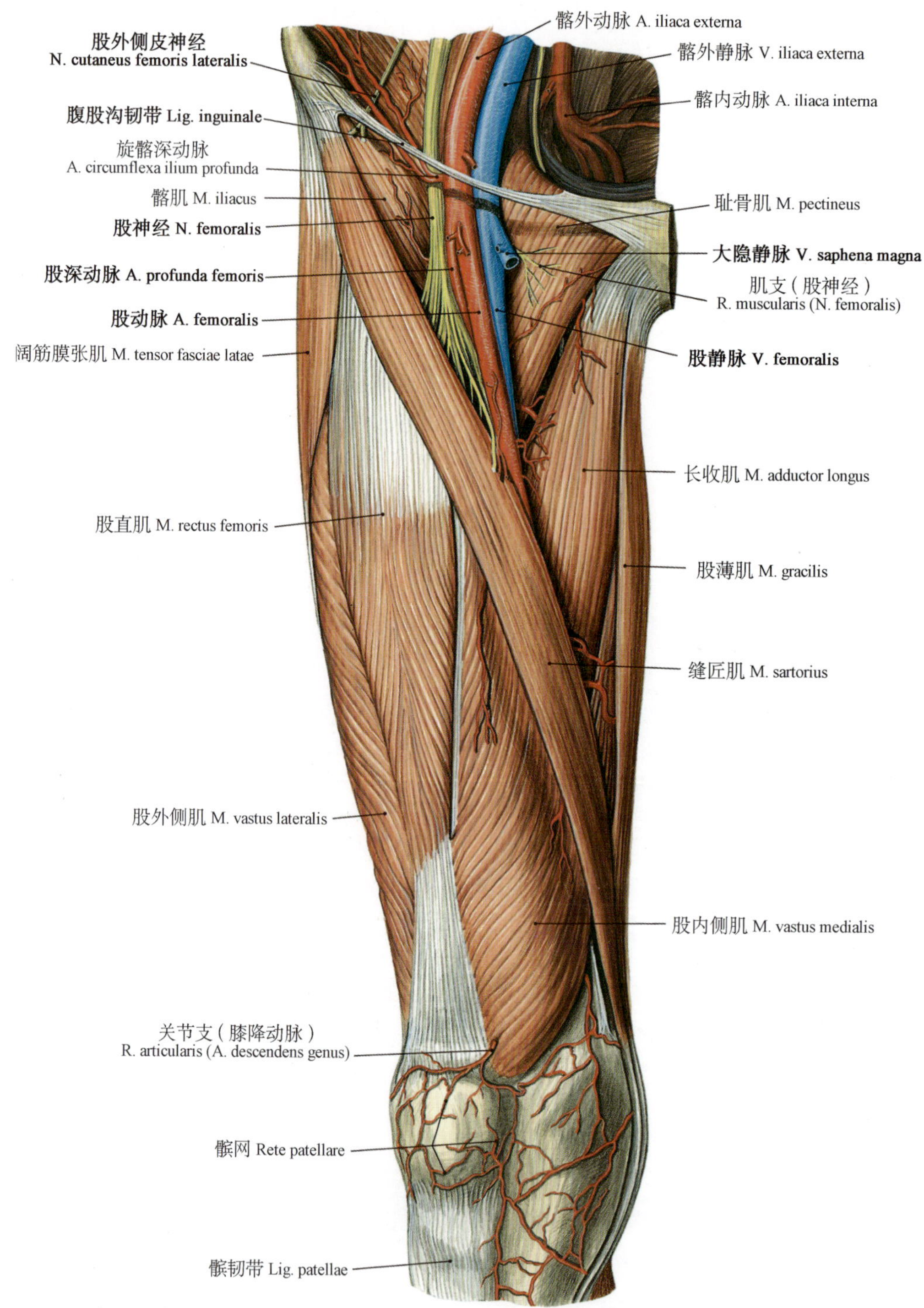

图 4. 153 股前区的血管和神经(右侧，前面观)

去除阔筋膜后，显露股三角(Trigonum femorale)区的各肌和深部的血管和神经。股三角由近侧的腹股沟韧带(Lig. inguinale)、内侧的股薄肌和外侧的缝匠肌围成。

从内侧向外侧，股静脉、股动脉和股神经通过腹股沟韧带的下方。**大隐静脉**汇入**股静脉**。**股动脉**发出一些细小的动脉至腹股沟区，而在腹股沟韧带下方3～6 cm处发出**股深动脉**。在髂窝中，**股神经**呈扇形发出分支。其中，**隐神经**在缝匠肌深面继续下行；而股神经的**肌支**则支配大腿前群肌和耻骨肌，其**前皮支**支配大腿前部的皮肤。在髂前上棘内侧，**股外侧皮神经**在腹股沟韧带深面进入肌腔隙。

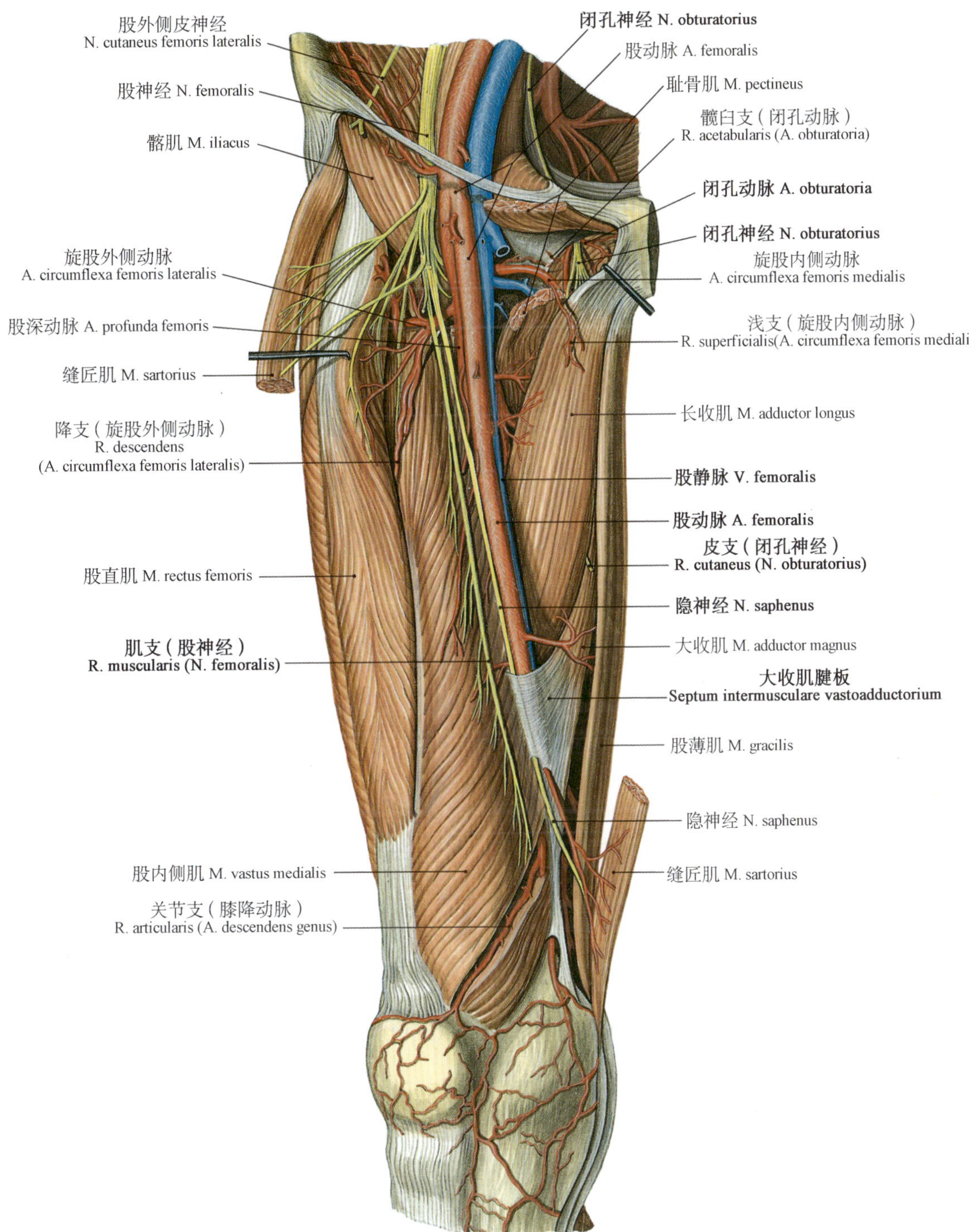

图 4.154　股前区的血管和神经

右侧，前面观，切除部分缝匠肌，并切开耻骨肌。

股动脉、**股静脉**和**隐神经**可追踪至**收肌管**内。收肌管的入口由股内侧肌、长收肌及**大收肌肌间隔**组成，大收肌肌间隔跨越了上述肌和大收肌。分离耻骨肌，可见**闭膜管**的出口，**闭孔神经**、**闭孔动静**、**静脉**经闭膜管出盆腔。

临床要点

中枢神经系统受损或脑卒中可能导致下肢**痉挛**。痉挛时，由于闭孔神经支配的内收肌的肌张力增加，使大腿不能外展，导致无法行走和站立。为缓解痉挛，可通过注射肉毒杆菌（肉毒杆菌毒素）抑制运动终板上的信号传导来松弛这些肌。但有时**注射苯酚**不可逆地破坏**闭孔神经**更有效。操作时，从腹股沟韧带下方，耻骨联合外侧数厘米处进针，在闭孔神经出闭膜管处注入药物。

大腿的血管和神经

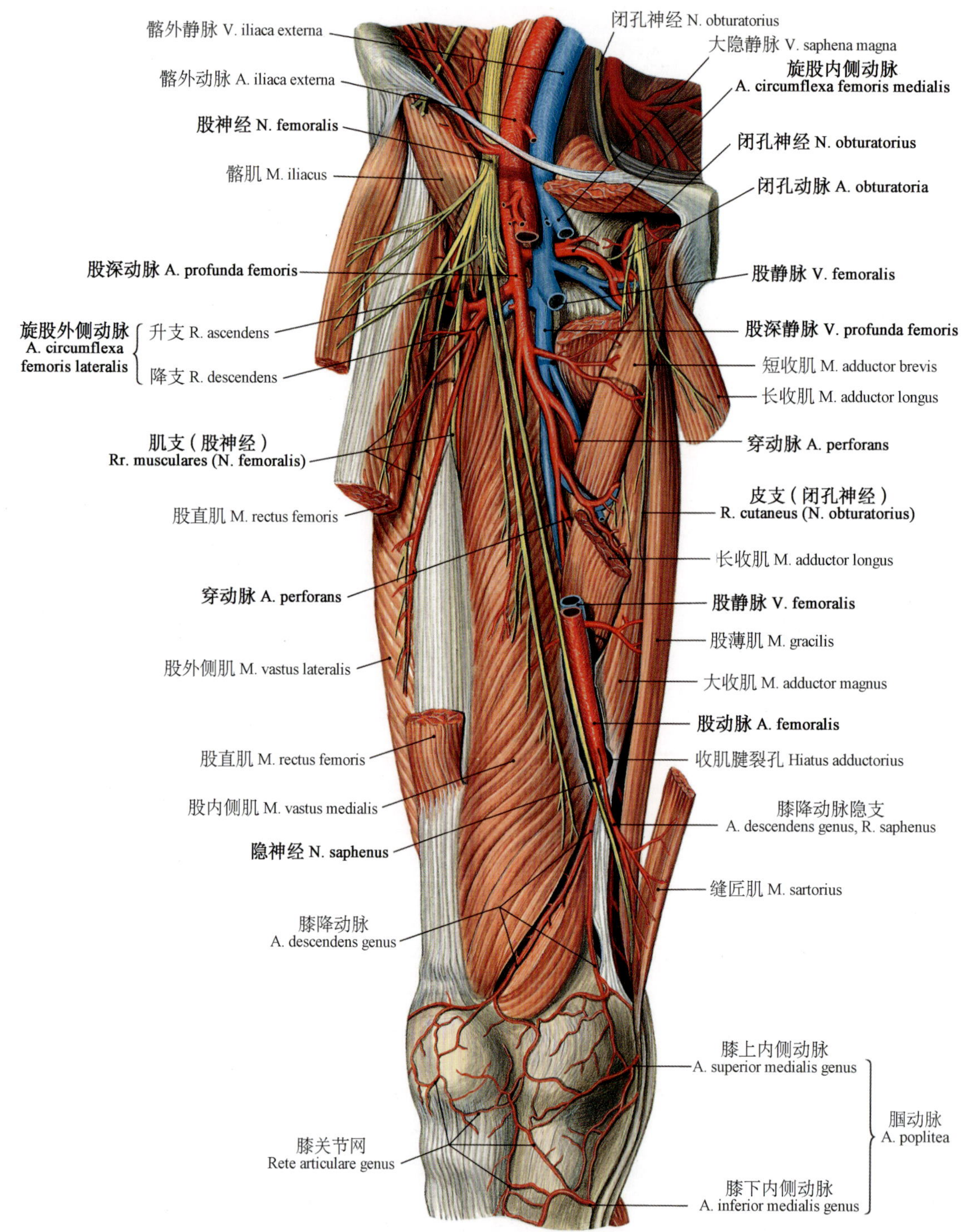

图 4.155 股前区的血管和神经

右侧；前面观；部分切除缝匠肌和股直肌，并切断耻骨肌和长收肌，收肌管大部分已打开。

此处可见**股深动脉**及其分支，该动脉起自腹股沟韧带下方 3～6cm，是大腿和股骨头的主要血管（见第 319 和第 394 页）。其分支有**旋股内侧动脉和旋股外侧动脉**，这些分支有时单独从股动脉发出。旋股内侧动脉发出深支营养股骨颈和股骨头及内收肌和腘绳肌的近端，该动脉与**闭孔动脉**吻合，后者还营养内收肌和髋关节（髋臼）。旋股外侧动脉的升支营养髋外侧的肌，其降支营养大腿前部肌。股深动脉的主干下行，一般发出 3 条穿向大腿后部的**穿动脉**，以供应深部的内收肌和腘绳肌。

（顾昊煜　译）

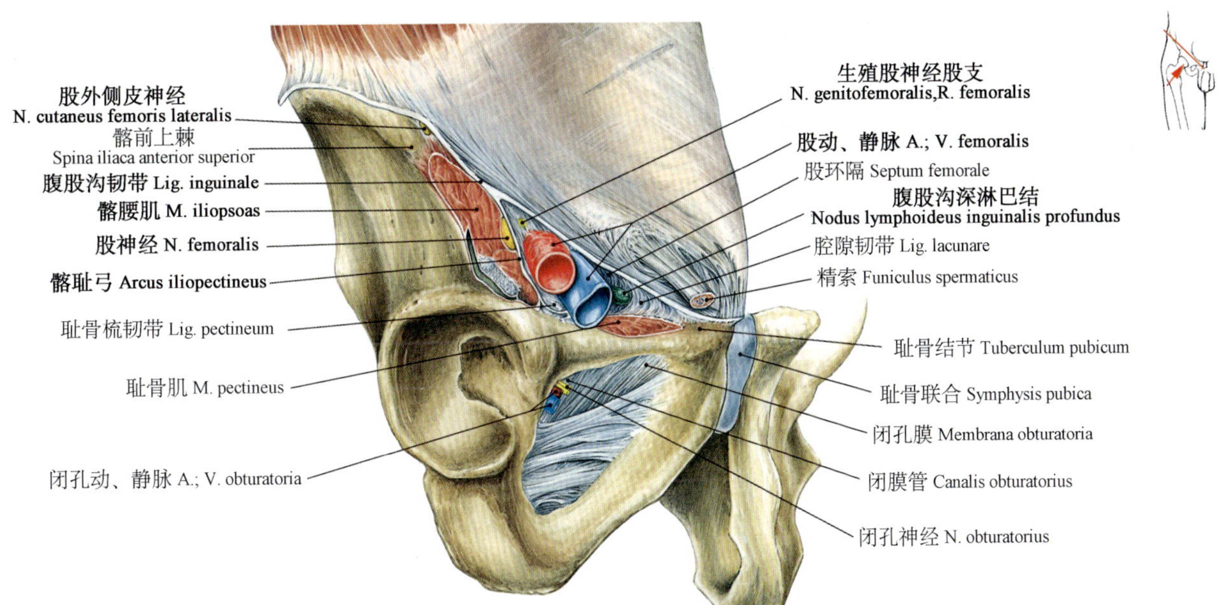

图 4.156 右侧肌腔隙和血管腔隙；经腹股沟韧带水平的斜切面(前面观)

髂耻弓连腹股沟韧带于骨盆，并借此将髋骨和**腹股沟韧带**之间的间隙(髂耻窝)分为外侧的**肌腔隙**和**内侧血管腔隙**。肌腔隙几乎完全被**髂腰肌**所占据，另有股外侧皮神经和股神经行于该肌的表面。**股外侧皮神经**紧贴髂前上棘行于肌腔隙的外侧份，**股神经**则行于肌腔隙的内侧份。血管腔隙内，由外向内依次为**生殖股神经股支**、**股动脉**、**股静脉**和**腹股沟深淋巴结**，后者位于血管腔隙的最内侧份。

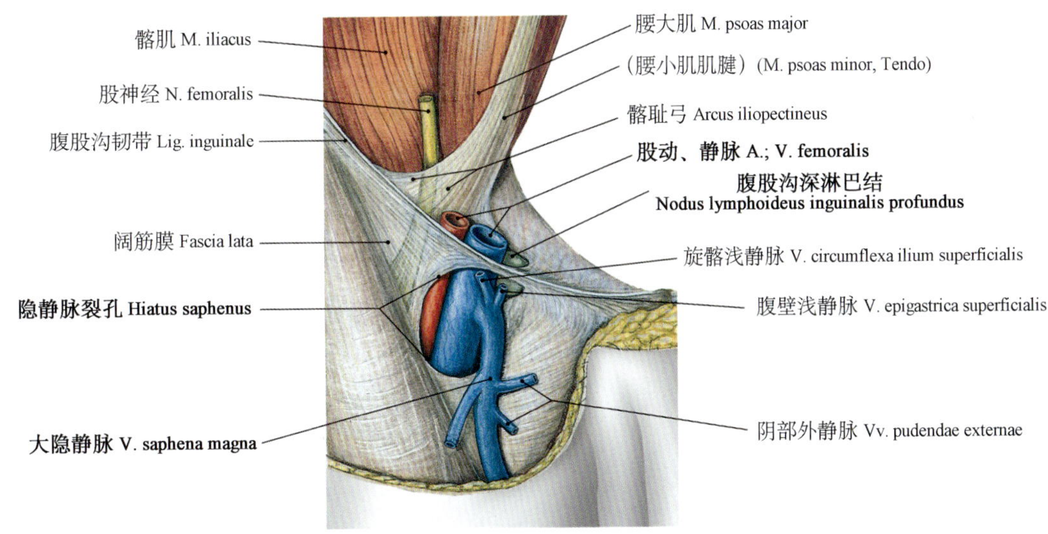

图 4.157 隐静脉裂孔和血管腔隙

右侧；前面观；腹前壁、髂筋膜和腹腔脏器已被移除。

隐静脉裂孔为一阔筋膜上的开口，大隐静脉经此注入股静脉。**腹股沟深淋巴结**位于血管腔隙的最内侧份。

临床要点

髂耻窝内结构的毗邻关系对于诊断和治疗具有极为重要的意义。窝内的主要结构由内而外依次为：**股静脉**、**股动脉**和**股神经**(iVAN)。由于股动脉的搏动易被扪及，经股静脉施行心脏右心房的导管插入术时，可于该动脉内侧约1cm处进行经皮股静脉穿刺。股神经行于股动脉的外侧，在诸如动脉血气检查及左心导管插入术时，穿刺针或可伤及该神经。

臀区和股部的血管和神经

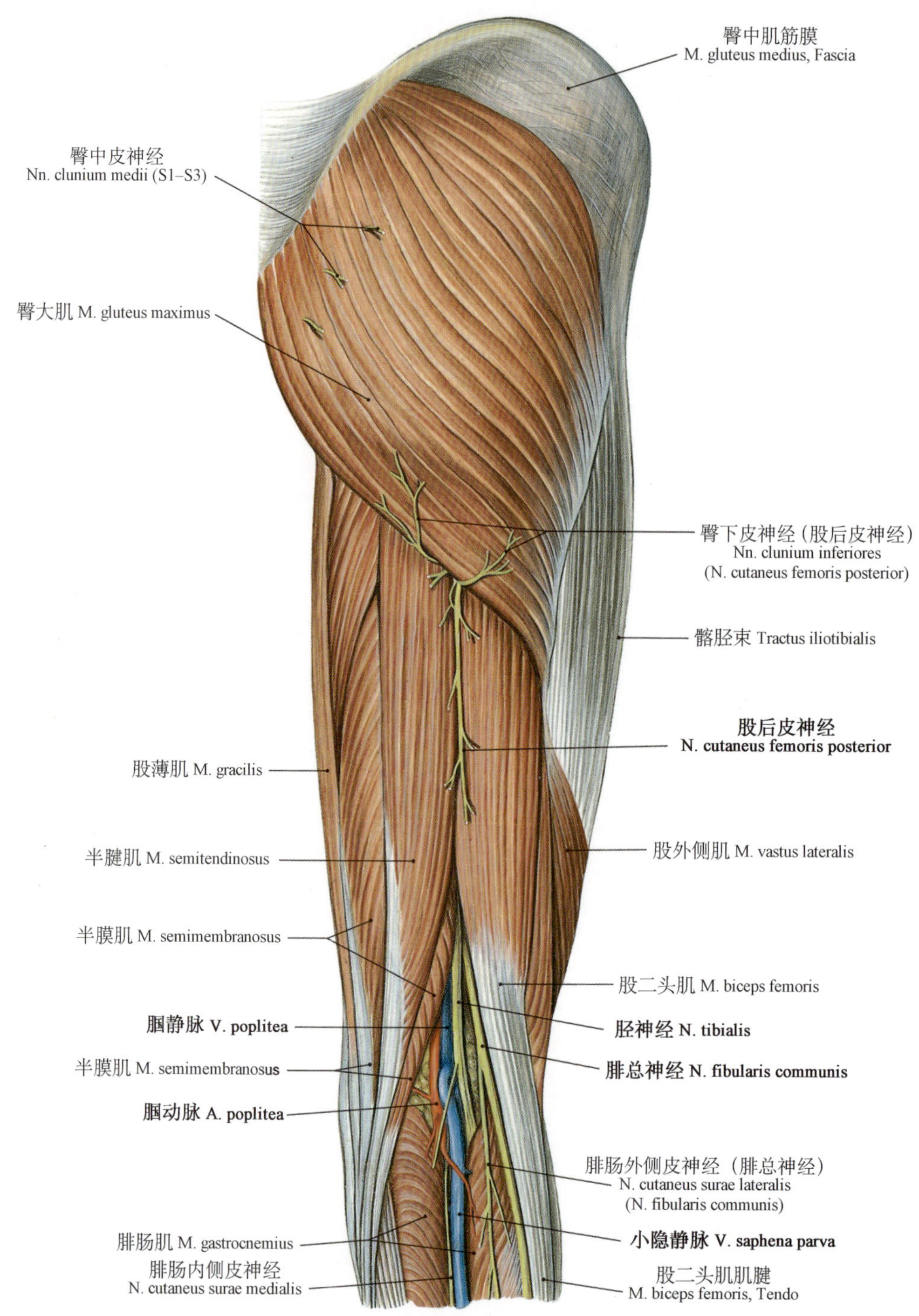

图 4.158 臀区、股后区和腘窝的血管和神经

右侧；后面观；阔筋膜已去除。

股后皮神经支配股后区的感觉，该神经于臀大肌下缘进入股二头肌和半腱肌之间的沟内，于筋膜深面沿大腿中线下行；在解剖时必须考虑股后皮神经的走行。在股后区的下份，股二头肌和半腱肌彼此分开，形成**腘窝**（Fossa poplitea）的内上和外上界。作为股动脉的延续，腘动脉穿经收肌管后进入腘窝，腘静脉在收肌腱裂孔处移行股静脉。股动、静脉与坐骨神经的终末支（胫神经和腓总神经）伴行。在腘窝内，**腓总神经**行向外下，位置较为表浅，**胫神经、腘静脉和腘动脉**（NVA）则行于内侧，位置较为深在。小隐静脉沿小腿后面中线进入腘窝，注入腘静脉。

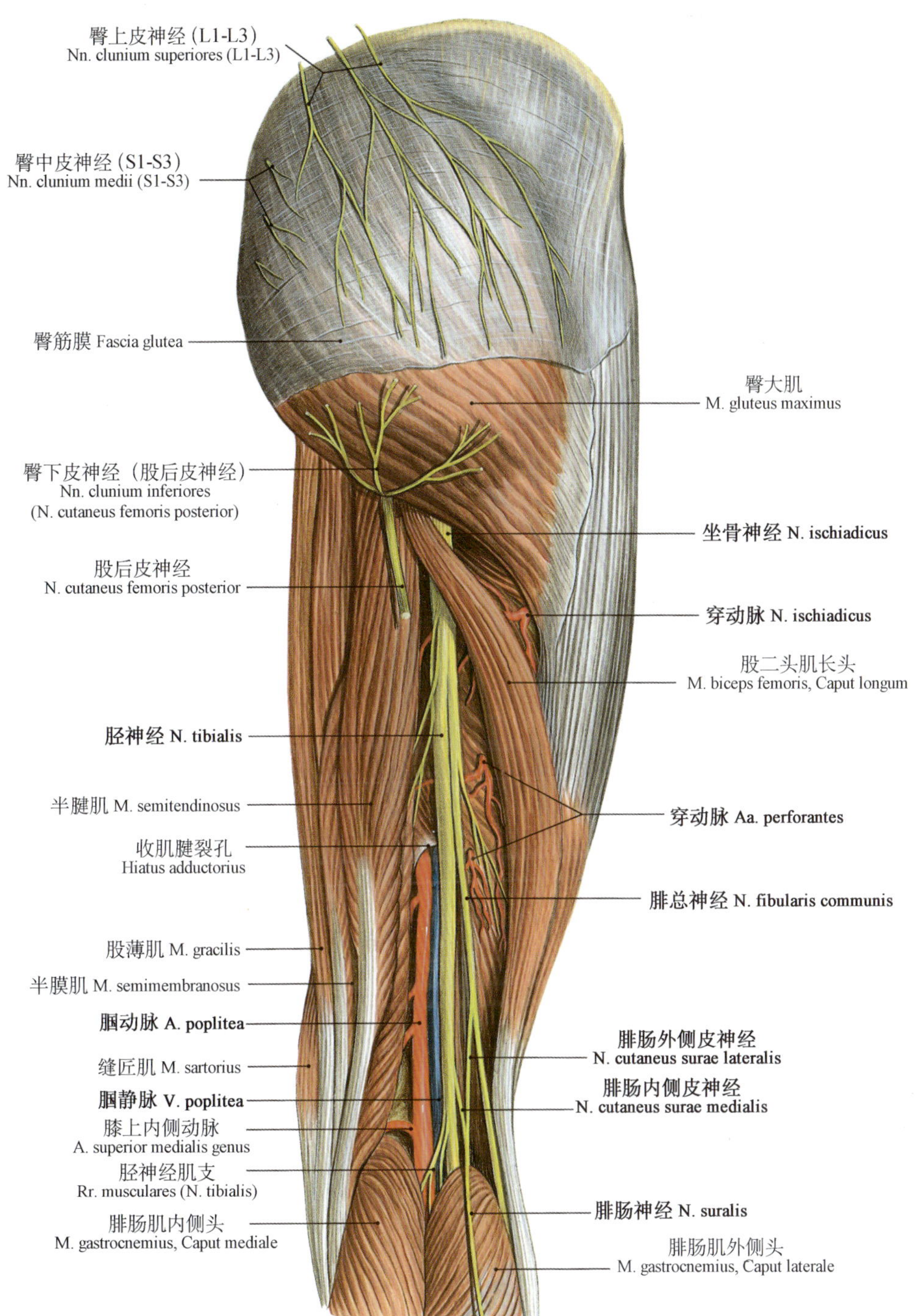

图 4.159　臀区、股后区和腘窝的血管和神经

右侧;后面观;移除阔筋膜并将股二头肌长头拉向外侧。

坐骨神经经二头肌深面下行至大腿,并通常在远端 1/3 的水平分为 2 个终支。正如此图所示,部分个体的坐骨神经可于较高水平分为 2 个终支。**胫神经**可视为坐骨神经的延续,其继续下行,而**腓总神经**则行向外下,继而于腘窝下方绕腓骨颈进入小腿腓侧筋膜鞘。支配小腿感觉的皮神经多发自腘窝内,胫神经发出**腓肠内侧皮神经**,腓总神经发出**腓肠外侧皮神经**。**腓肠神经**通常由腓肠内侧皮神经及腓肠外侧皮神经所发出的交通支构成。在股部,股深动脉发出的**穿动脉**向后穿过位于坐骨神经外侧的大收肌,以营养大腿后肌群。

臀区和股部的血管、神经

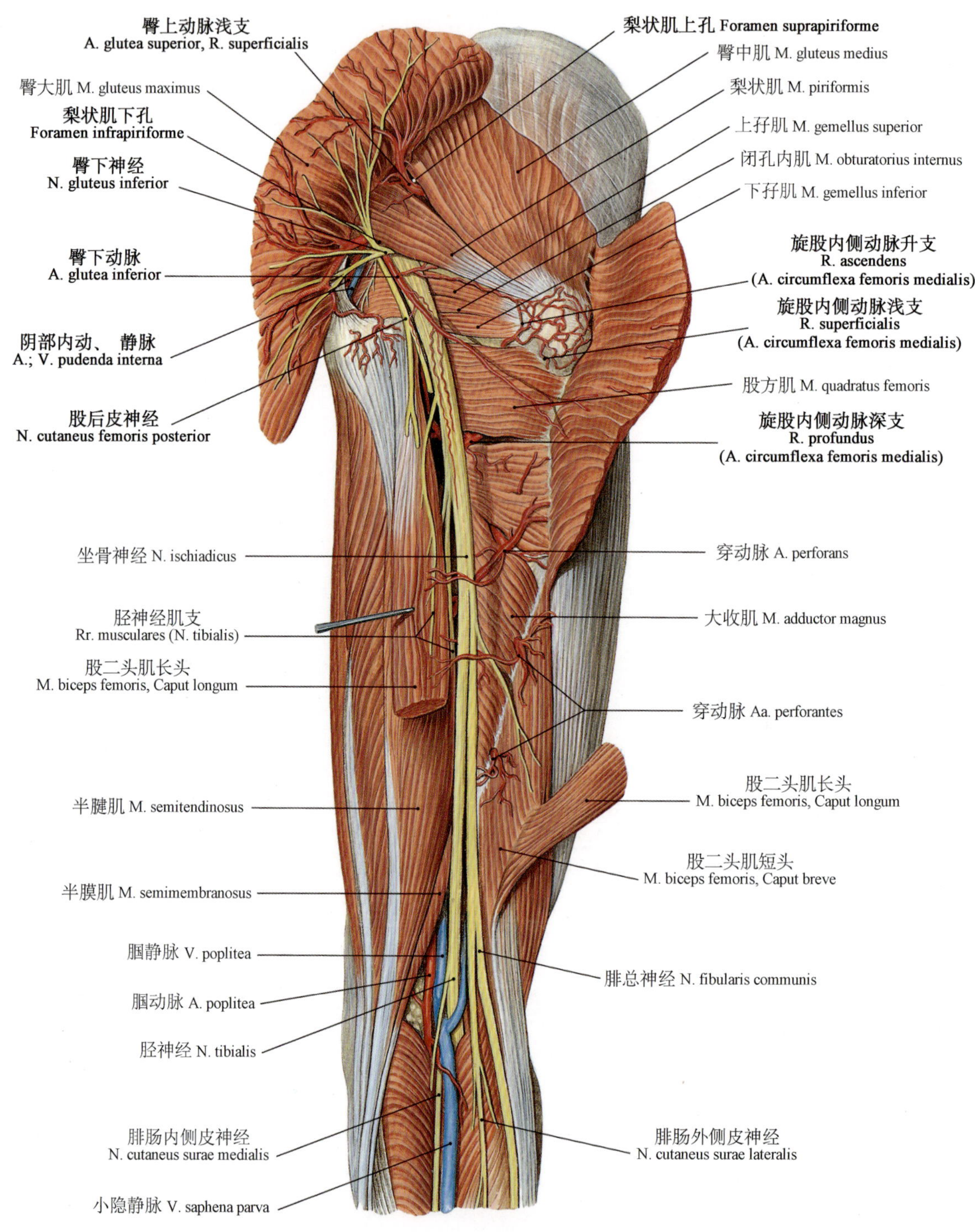

图 4.160　臀区、股后区和腘窝的血管、神经

右侧；后面观；切断臀大肌和股二头肌长头。

坐骨神经与**股后皮神经**、**臀下神经**和**臀下动、静脉**一道穿经梨状肌下孔。**阴部神经**和**阴部内动、静脉**穿梨状肌下孔后，即绕过骶棘韧带，自骶结节韧带下方，并进而经坐骨小孔进入坐骨肛门窝。臀下神经支配臀大肌。**臀上神经**和**臀上动、静脉**一道穿梨状肌上孔，行于臀中肌深面，并与深层的血管分支一起分布于臀中肌。

临床要点

臀区的局部解剖关系可解释**肌内注射**选用**臀中肌**而非臀大肌的原因。臀大肌注射可导致出血或损伤对髋部运动(臀上神经和臀下神经)和腿部运动(坐骨神经)起着重要作用的神经。

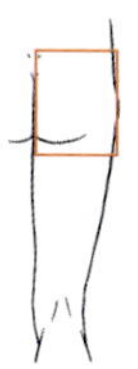

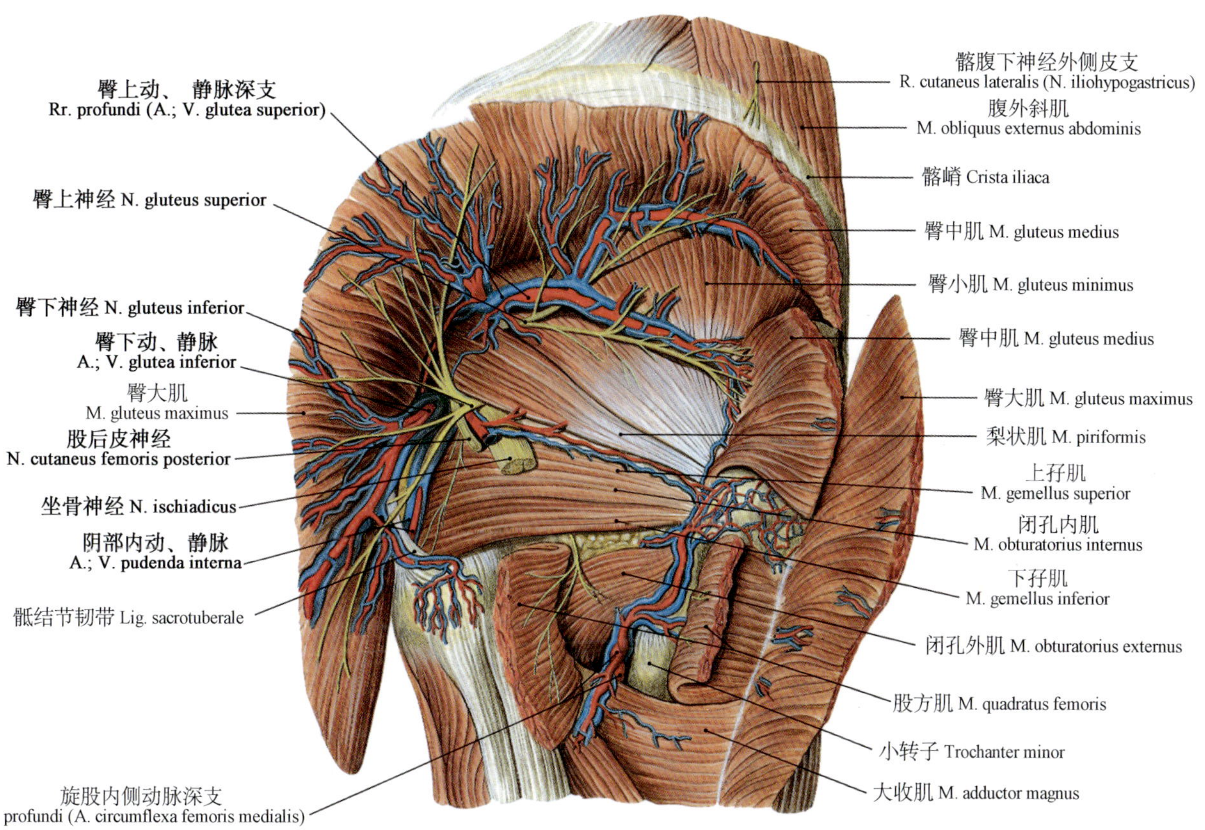

图 4.161 **臀区和股后区的血管和神经**

右侧；后面观；切断并部分移除臀大肌和臀中肌，移除坐骨神经穿出梨状肌下孔后的部分。

切断臀中肌后，可清晰显露与**臀上动静脉**相伴穿出梨状肌上孔的**臀上神经**，该神经于臀中肌及其深面的臀小肌之间行向外侧至阔筋膜张肌，借此支配上述诸肌。**旋股内侧动脉**的部分分支于不同的位置穿行于髋关节旋外肌之间。其中，旋股内侧动脉的深支穿过肌后与臀区的动脉相吻合。

临床要点

臀区的局部解剖对于后方入路的**髋关节手术**具有至关重要的意义。在任何可能的情况下，不应切断髋关节旋外肌（尤其是股方肌和闭孔外肌），以避免伤及股骨头重要血供来源的旋股内侧动脉。

腘窝的血管和神经

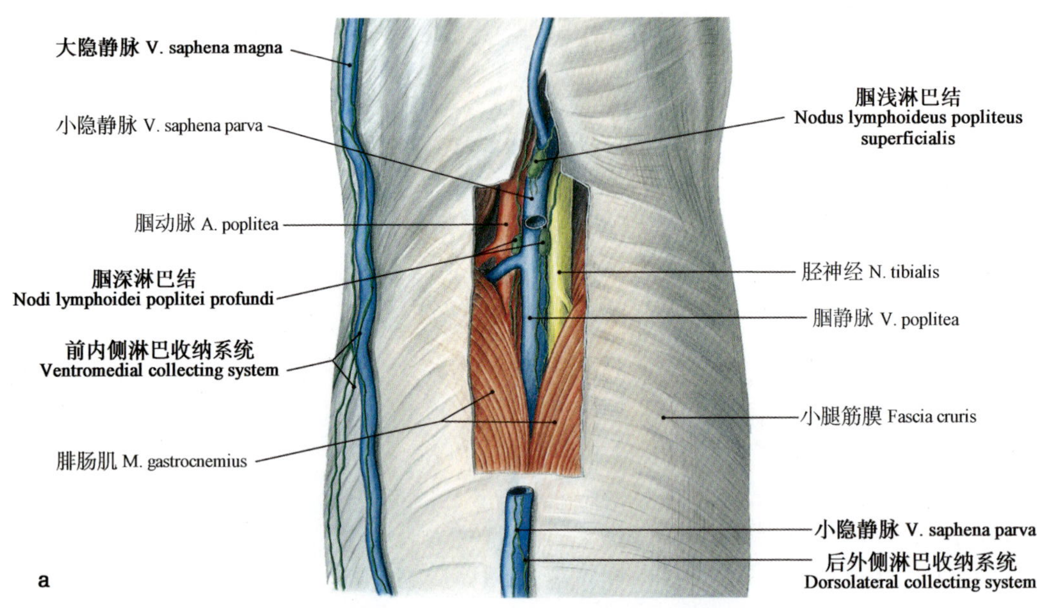

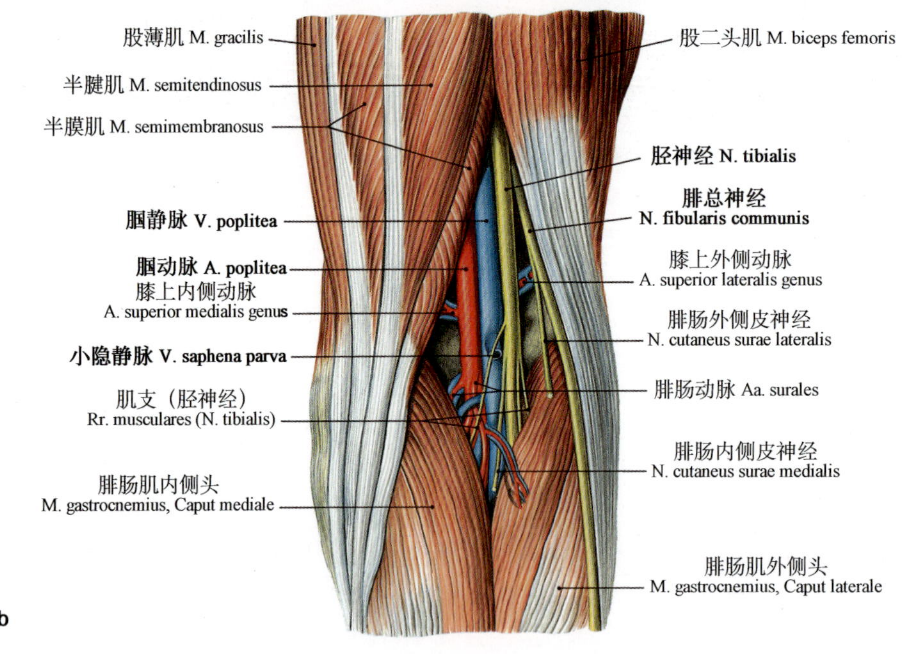

图 4.162a、b **腘窝的血管和神经**

右侧；后面观；移除部分(a)或全部(b)筋膜。

在腘窝内，**腓总神经**走行于外侧浅表，**胫神经**、**腘静脉**、**腘动脉**(NVA)则走行于内侧深面。**小隐静脉**沿小腿后面中线上行至腘窝，汇入腘静脉。**后外侧淋巴束**与小隐静脉伴行，而**大隐静脉**与前内侧淋巴束相伴上行。**后外侧淋巴束**的第一级淋巴结为**腘浅淋巴结**和**腘深淋巴结**(见第 402 页)。

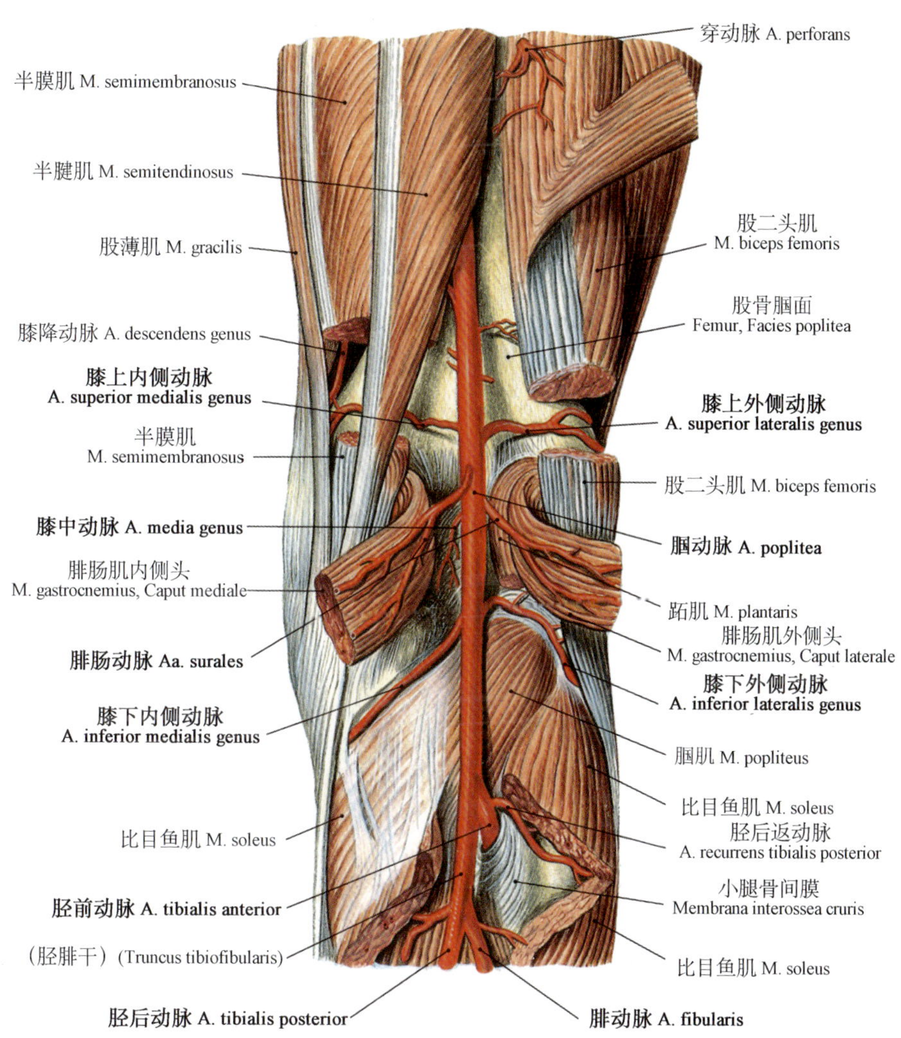

图 4. 163　**腘窝的动脉**

右侧；后面观；移除部分浅层肌。

腘动脉营养膝关节，由其发出的膝上内侧动脉、膝上外侧动脉、膝下内侧动脉和膝下外侧动脉分别自膝关节的上方和下方形成“皇冠样”的血管丛，并参与形成膝关节前方的膝关节网。在膝关节水平，膝中动脉自腘动脉发出并营养膝关节。腓肠动脉供应腓肠肌。腘窝以下，腘动脉于腓肠肌的内、外侧头之间下行，并于比目鱼肌腱弓下缘分为 2 个终支。**胫后动脉**为腘动脉的直接延续，继续于小腿后面下行，**胫前动脉**则穿小腿骨间膜至小腿前面的伸肌筋膜鞘。

临床要点

临床上，胫前动脉起始处和胫后动脉发出的腓动脉的起始处之间的腘动脉被称为**胫腓干**。

小腿的血管和神经

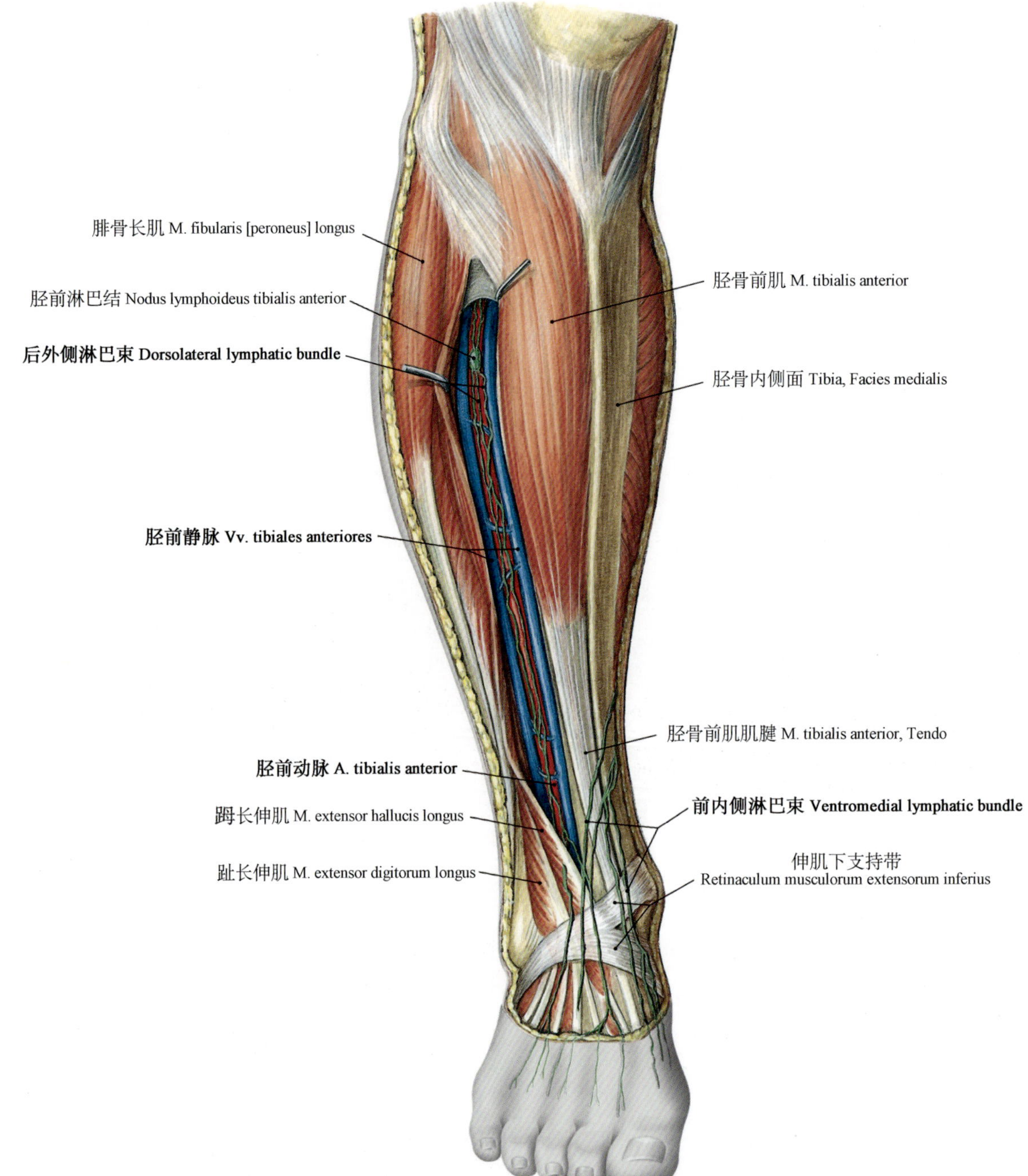

图 4.164 小腿的血管和神经

小腿前区，右侧；后面观，伸肌被拉向两侧。

本图展示了浅、深淋巴管系统。**浅淋巴管**构成了前内侧淋巴束并于足的内侧与大隐静脉伴行，而后外侧淋巴束与小隐静脉伴行走于足外侧。**深淋巴管**伴行深静脉和动脉，行于小腿 3 个筋膜鞘内。此图所示的为走行于小腿前筋膜鞘内的深淋巴管及其伴行血管。

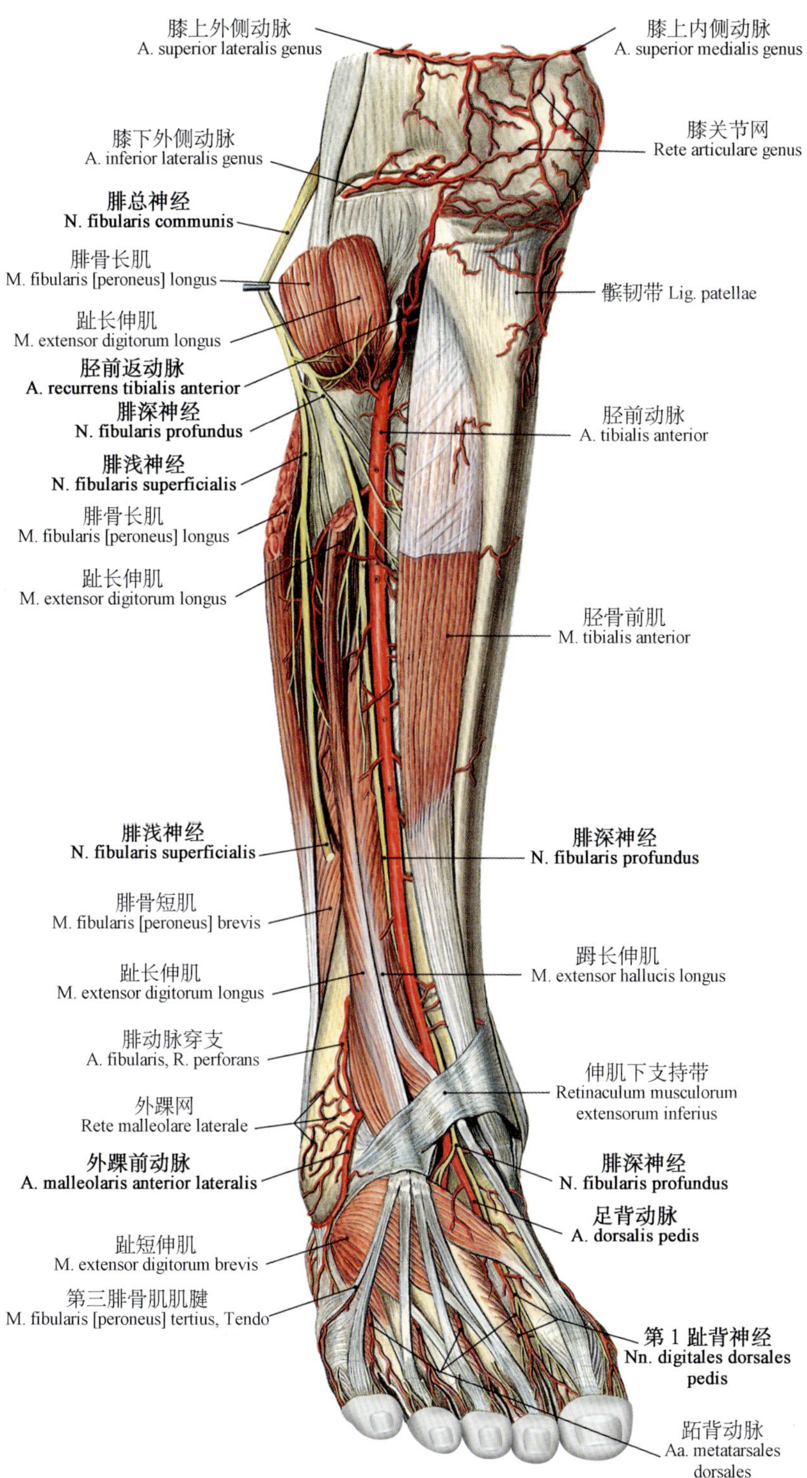

图 4.165　小腿的血管和神经，小腿前区

右侧；前面观，移除小腿筋膜并切断趾长伸肌和胫骨长肌。

胫前动脉于小腿前筋膜鞘内下降，行于趾长伸肌和胫骨前肌之间，并在足背续为**足背动脉**。**胫后返动脉**是胫前动脉在小腿后区发出的第 1 条分支，随后该动脉穿过小腿骨间膜，随之发出**胫前返动脉**。在踝关节水平，胫前动脉发出**内踝前动脉**和**外踝前动脉**参与形成踝关节动脉网，如腿部的 1 条动脉闭塞的话，动脉网可提供足够的侧支循环。

腓总神经向外绕腓骨头进入小腿外侧肌群，并在此分为 2 支。其中，**腓浅神经**于小腿外侧筋膜鞘内下降，并支配腓骨长、短肌，进而于远端 1/3 穿小腿筋膜浅出。相反，**腓深神经**行于小腿前筋膜鞘，与其内的胫前动脉伴行沿途发出肌支支配小腿伸肌和足背肌，其终末皮支分布于第 1、2 趾相邻的皮肤。

临床要点

腓总神经贴近腓骨头处可因腓骨近端骨折、石膏或腿部交叉等原因而损伤，从而导致小腿伸肌瘫痪，从而出现足趾下垂（**马蹄样足或足下垂畸形**，见第 391 页）。这是最常见的下肢神经损伤。

腘窝和小腿的血管和神经

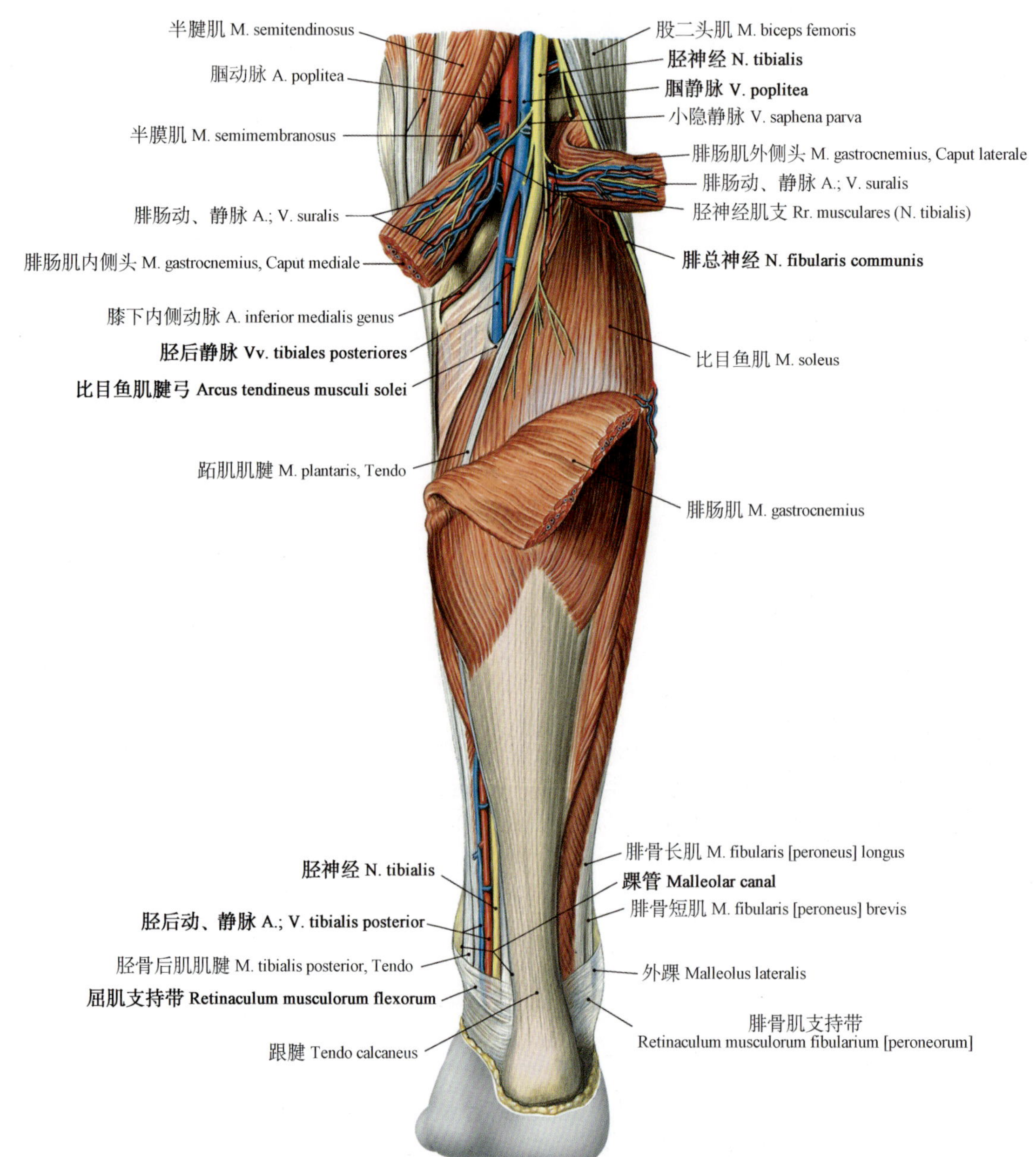

图 4.166 **腘窝和小腿后区的血管神经**

右侧；后面观；移除小腿筋膜并切断腓肠肌。

胫后动脉与 2 条同名静脉及**胫神经**经比目鱼肌腱弓(Arcus tendineus musculi solei)深面下行，并由小腿浅、深屈肌之间行向内踝，进而穿屈肌支持带深面**踝管**（跗管）至足底。

临床要点

行于踝管内的**胫神经**可因受压而引发**内侧踝管综合征**(medial tarsal tunnel syndrome，见第 390 页)。患者可出现足底灼烧样疼痛及足底肌的功能丧失。此时，患者足趾无法屈、收和展。骨间肌和蚓状肌的瘫痪导致**爪形足畸形**。

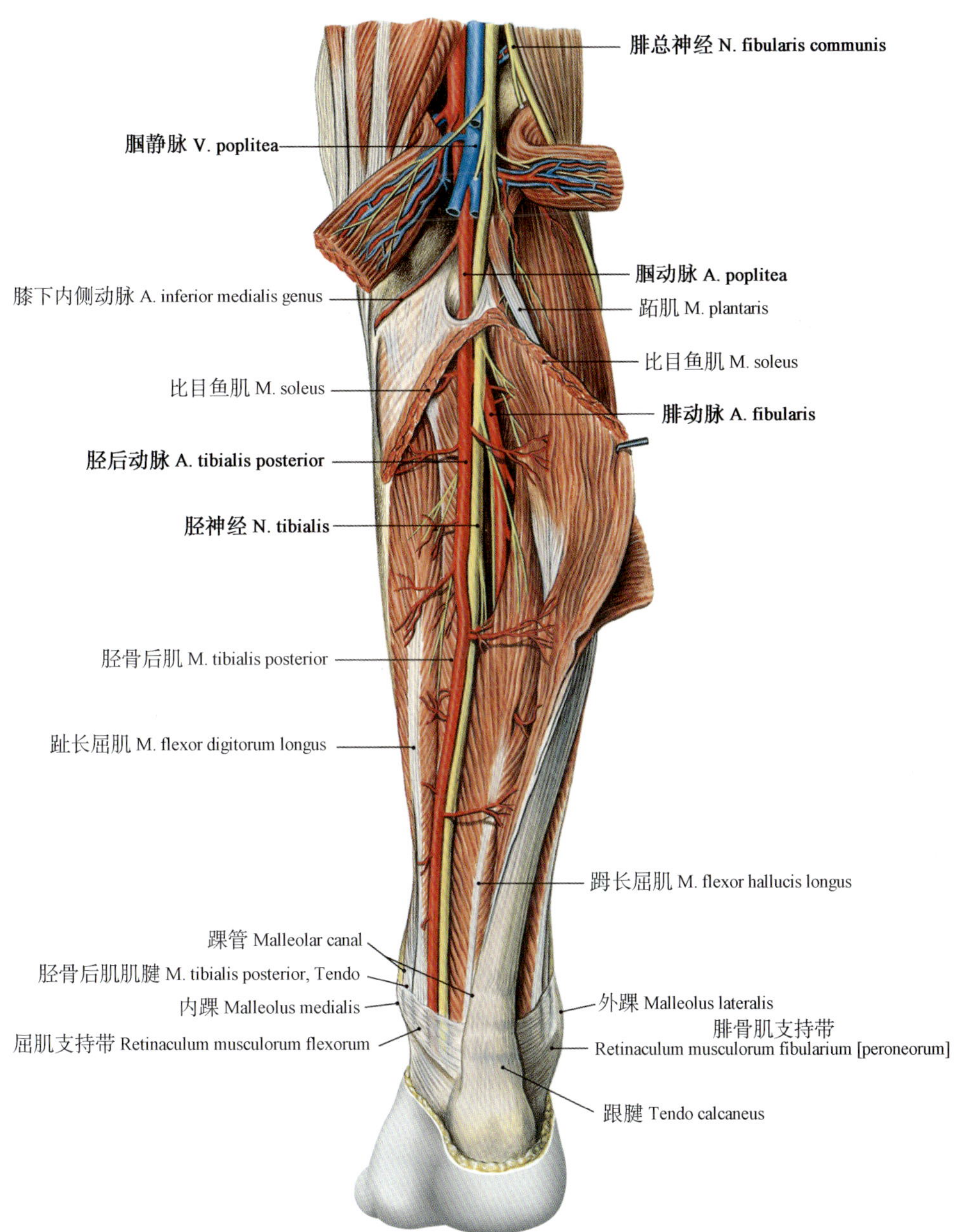

图 4.167 **腘窝和小腿后区的血管和神经**
右侧；后面观；切断腓肠肌和比目鱼肌。

胫后动脉经比目鱼肌腱弓深面穿出后即发出其最重要的分支腓动脉，该动脉行向外踝。

小腿的血管和神经

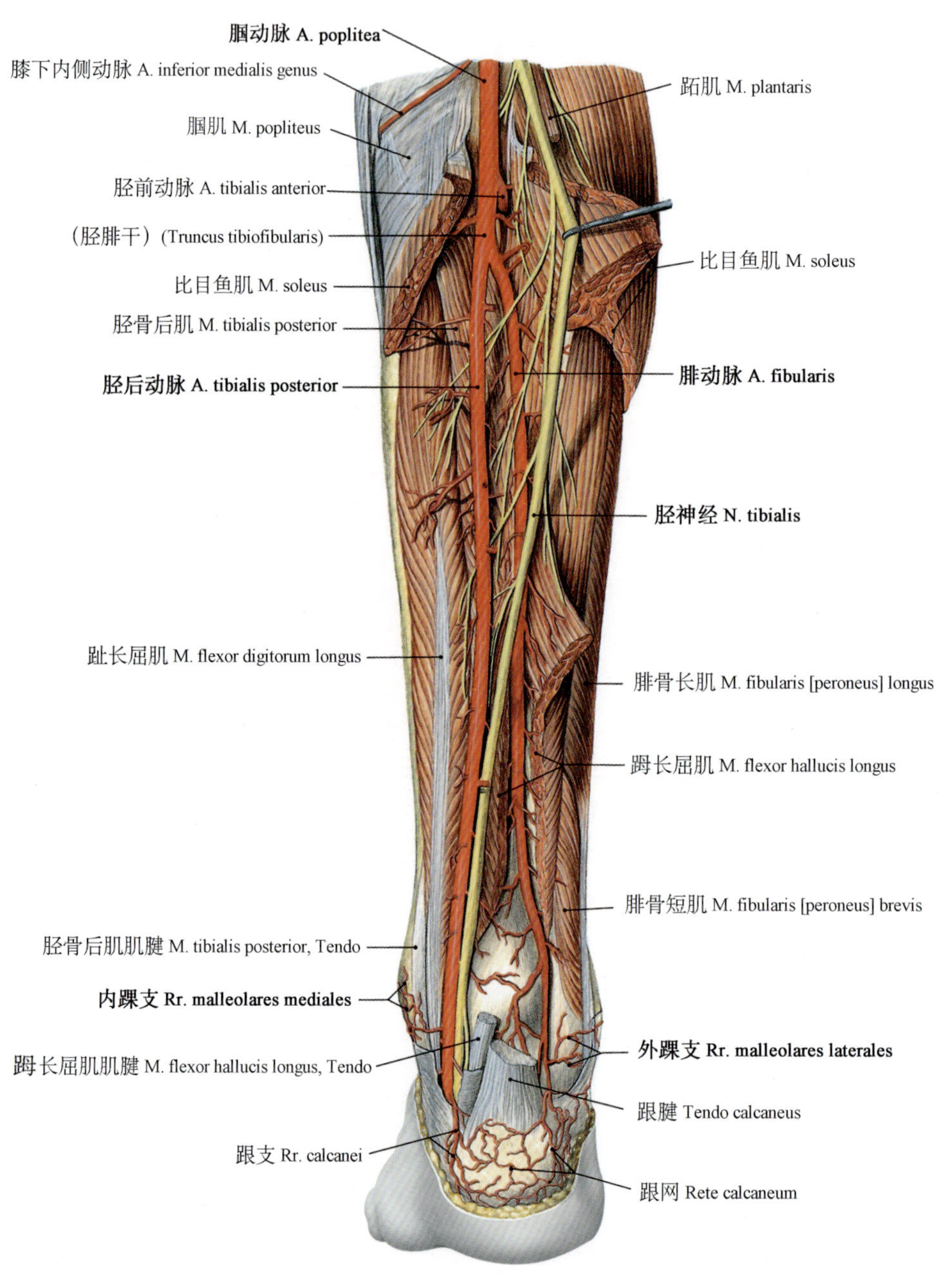

图 4.168　**小腿后区的血管和神经**

右侧；后面观；移除小腿筋膜并切断腓肠肌、比目鱼肌和踇长屈肌。

胫后动脉与**胫神经**一起于小腿浅、深屈肌之间下行至内踝，进而穿屈肌支持带深面的**踝管（跗管）**至足底。在行向外踝的过程中，**腓动脉**穿踇长屈肌至小腿后面最深处，紧贴小腿骨间膜。**外踝支**与胫前动脉和胫后动脉的分支一起围绕踝关节形成动脉环，在血管闭塞时，此动脉环可以提供充足的侧支循环。

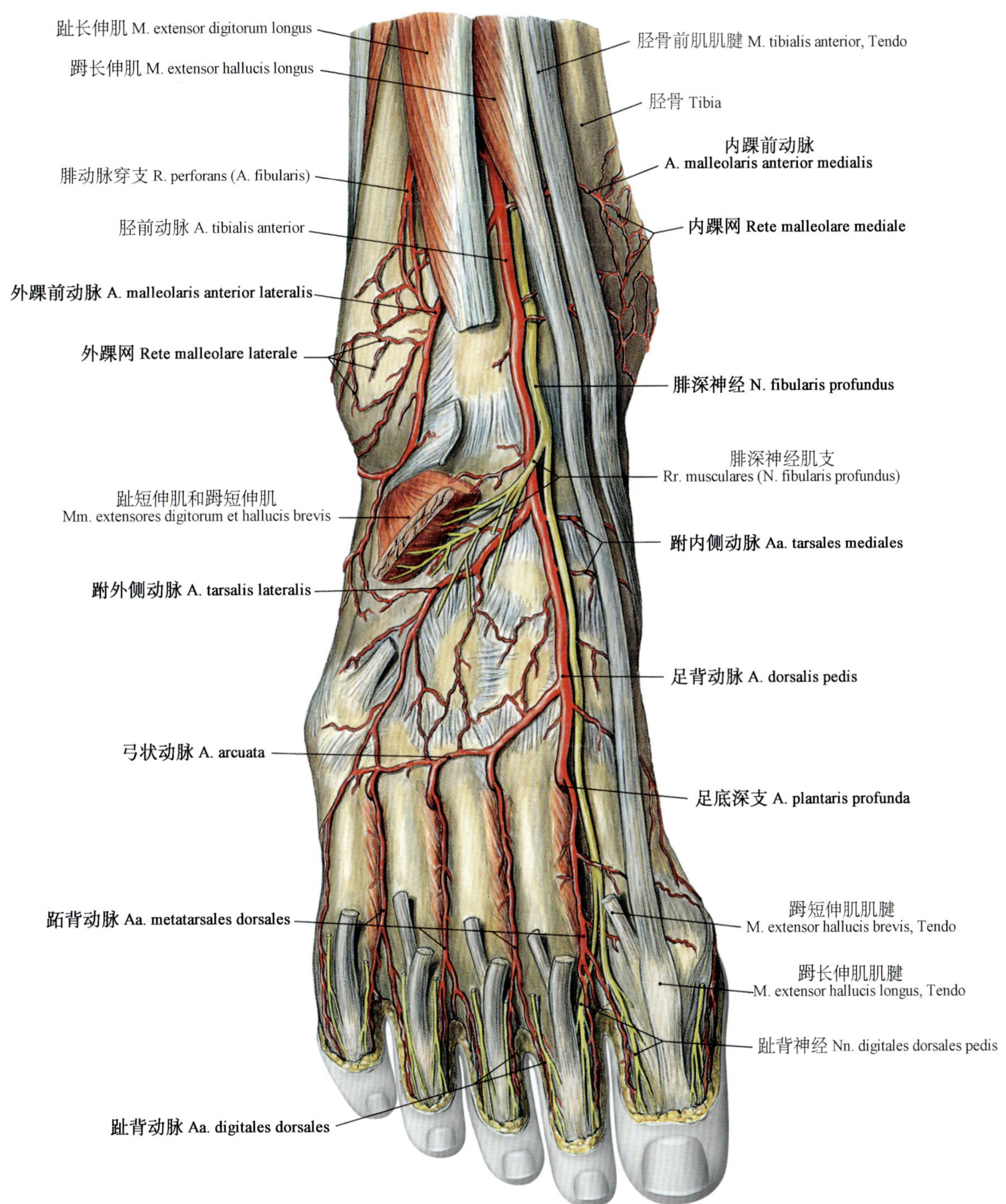

图 4.169 **足背的血管和神经**

右侧；足背面观；移除趾短伸肌和趾长伸肌肌腱。

胫前动脉于足背延续为**足背动脉**，并与**腓深神经**伴行，该神经支配小腿伸肌和足背肌，其感觉性终支分布于第 1、2 趾相邻的皮肤。胫前动脉与**内踝前动脉**和**外踝前动脉**于踝关节周围形成血管网（内踝网与外踝网）。**足背动脉**发出几条**细小的跗内侧动脉**和 1 条**跗外侧动脉**至跗骨，而后续为弓状动脉，后者呈弓形行向足背外侧，并发出跖背动脉，由其发出趾背动脉以营养足趾。足底深支参与形成足底深弓，以此参与足底的血液循环。

足底的血管和神经

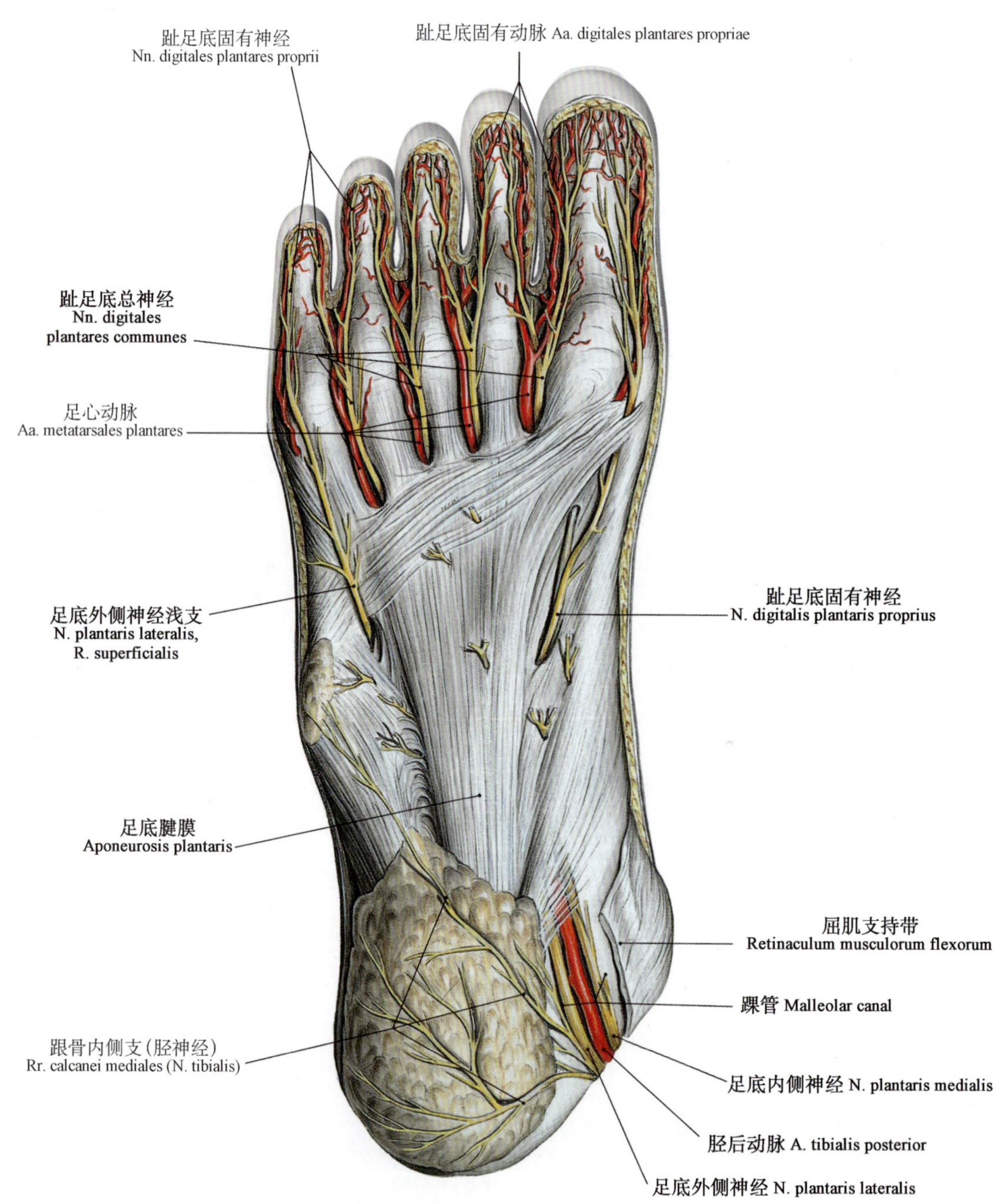

图 4.170 **足底浅层的动脉和神经(右侧,底面观)**

胫神经于内踝处穿经屈肌支持带深面踝管时已分为2个终支(足底内侧神经和足底外侧神经),后者发出多条趾足底神经。足底外侧神经与尺神经在手部的分支方式相似,分为深支和浅支。足底内侧神经于足底内侧有一额外分支——趾足底固有神经。前述感觉支行于足底腱膜(Aponeurosis plantaris)的纵向纤维之间。胫后动脉行至足底后,发出分支。

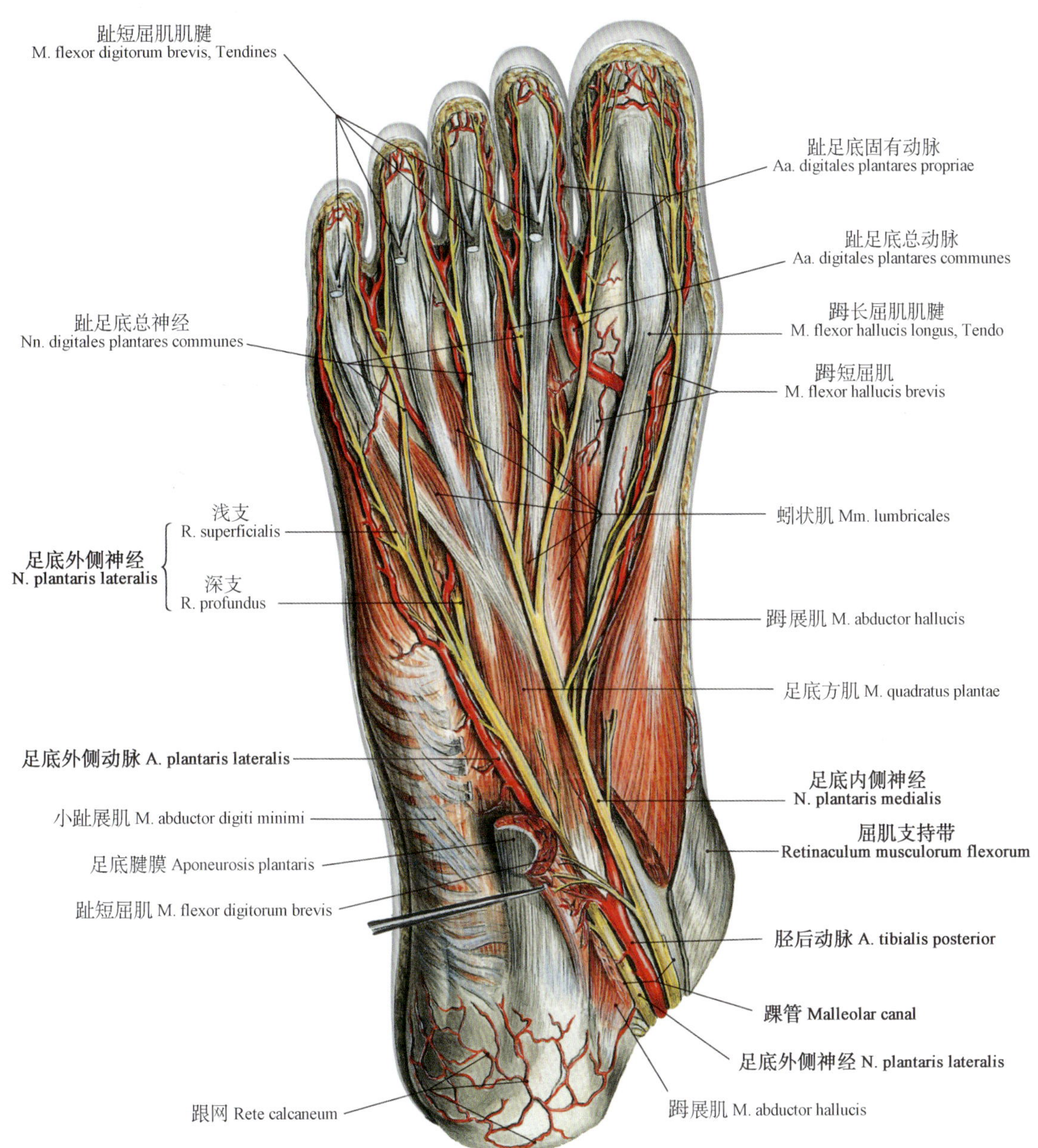

图 4.171　足底中层的动脉和神经(右侧,足底面观)

将趾短屈肌和踇展肌切开,以显露穿经踝管/跗管的血管神经。足底内侧神经和足底外侧神与源自胫后动脉的同名动脉伴行。前述血管为足底中层血管神经束的组成部分,经趾短屈肌深面行向足趾。在其走行过程中,神经发出肌支分布于足底短肌。

足底的血管和神经

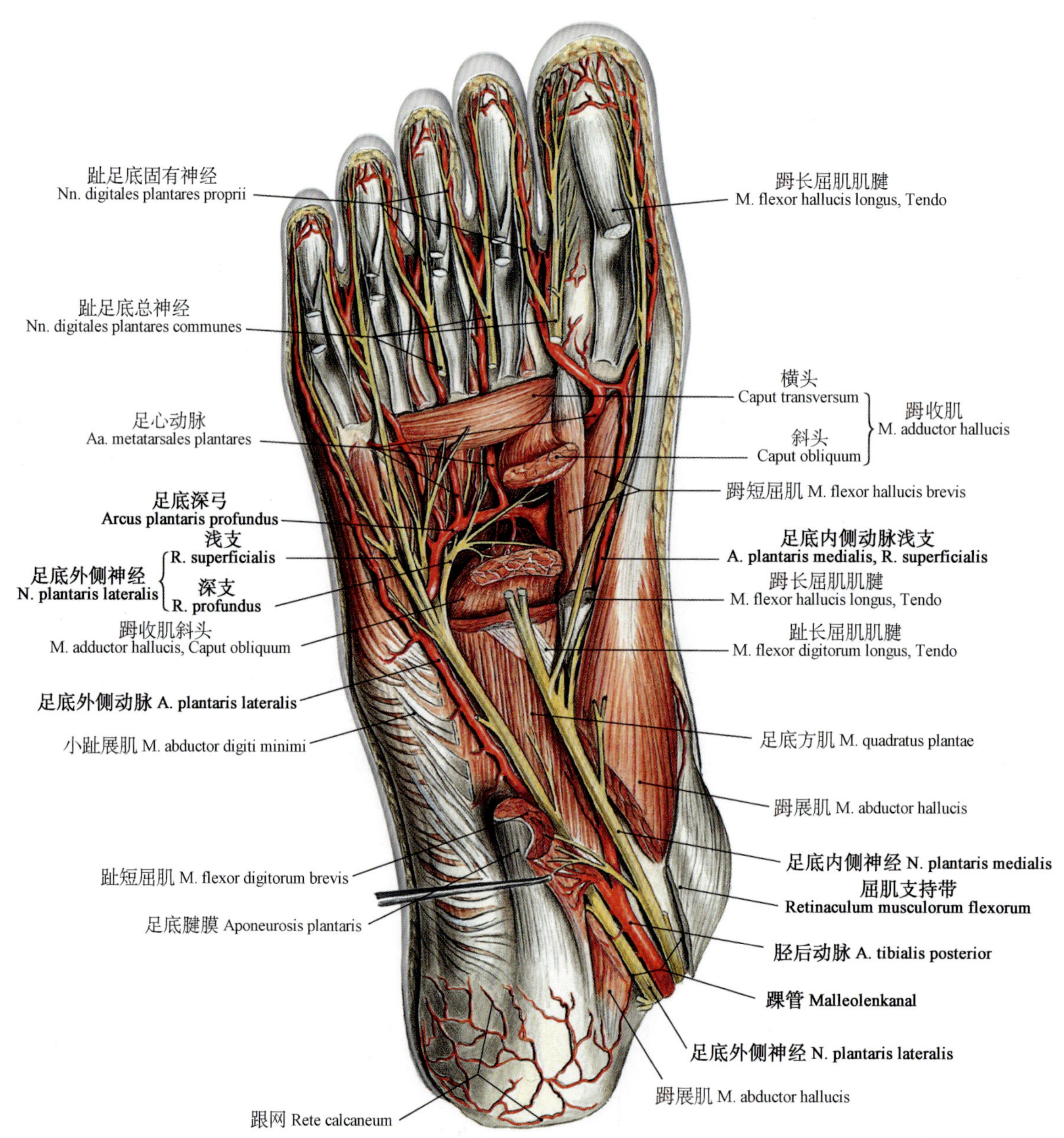

图 4.172 足底深层动脉和神经(右侧,足底面观)

切开趾短屈肌和踇展肌,显露穿经踝管/跗管内的神经血管。此外,切断踇收肌斜头,可见足底深弓(Arcus plantaris profundus)和足底外侧神经的深支。

足底深弓为足底外侧动脉的延续,另有足底内侧动脉深支和发自足背动脉的足底深支汇入。与足底外侧动脉的深支一道构成血管弓,行于骨间肌的表面,并参与形成足底深层血管神经束。

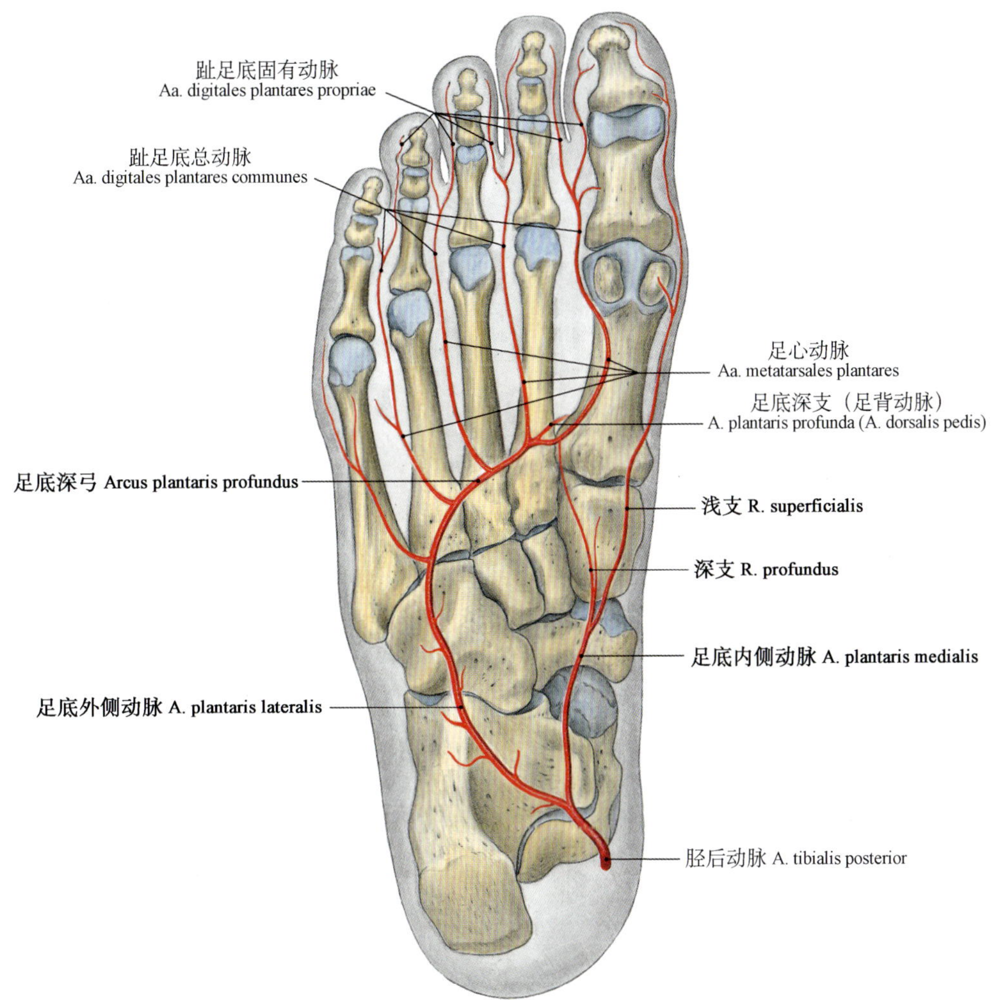

图 4.173 足底的动脉(右侧,足底面观)
足底由胫后动脉的终支供应。**足底内侧动脉**发出**浅支**至足底内侧,其**深支**连与**足底深弓**,后者为**足底外侧动脉**的直接延续。

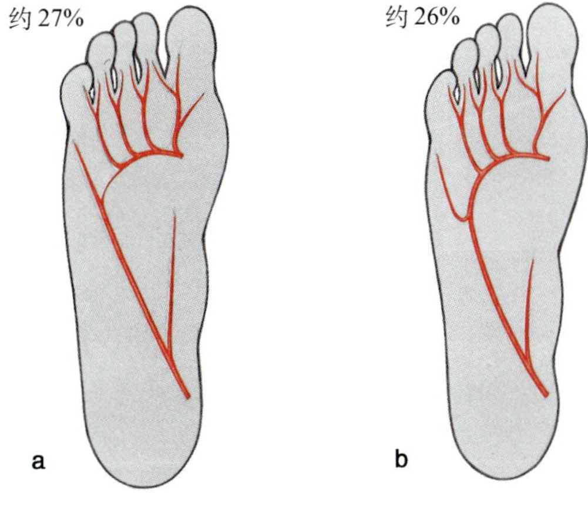

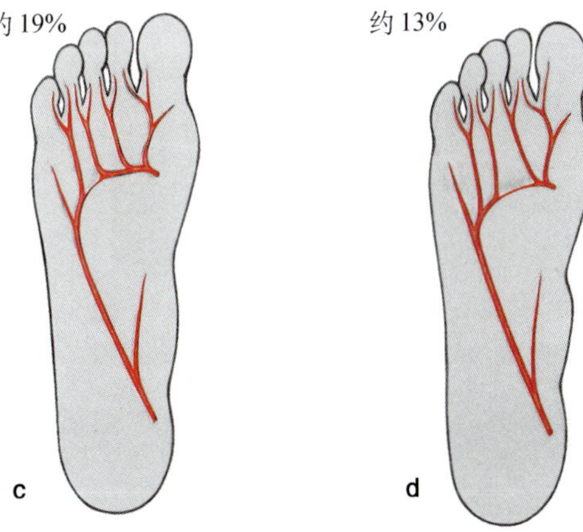

图 4.174a-d 足趾动脉的变异(右侧,足底面观)
足底深弓主要接受来自足背动脉发出的足底深支(a)或胫后动脉(b)的动脉血。部分个体中,足底深支和胫后动脉均发出分支以营养足趾(c,d)。

髋关节，斜切面

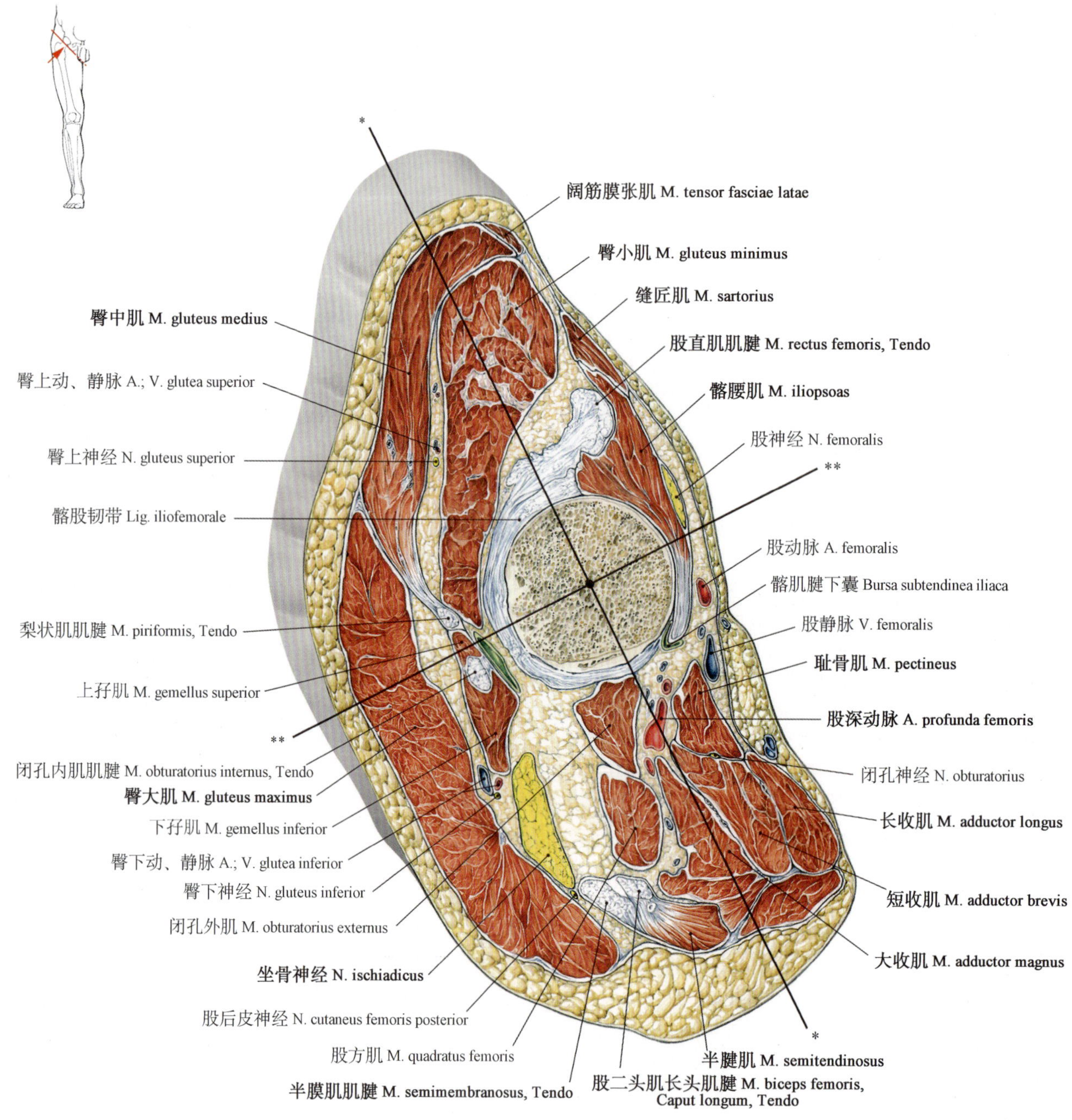

图 4.175 大腿、股骨、经髋关节的斜切面

右侧，下面观，示髋关节的运动轴。

在股骨头水平，经股部斜切面显示各肌群相对于股骨头的位置和运动轴。**臀大肌**位于髋关节的后方，而较小的臀肌（**臀中肌和臀小肌**）则有一部分位于髋关节纵轴和横轴的前方。此种位置关系为臀大肌可以外旋和伸髋，而较小的臀肌既可屈髋，同时也是最有力的髋关节旋内肌提供了解释。**髂腰肌**位于髋关节横轴的前方，是最重要的屈肌。功能上，大腿前群肌（缝匠肌、股直肌）、阔筋膜张肌和表浅的**收肌**（长收肌、短收肌、耻骨肌、大收肌的主要部分）协同髂腰肌发挥作用。由于大收肌的后部位于横轴的后方，从功能和神经支配角度来说，它与股后肌群同属伸肌。

四肢的横断面有助于观察不同筋膜鞘或层次中神经血管的位置关系。在离开小骨盆后，**坐骨神经**起初位于臀大肌的深面。在其前方，**股深动脉**被耻骨肌覆盖。

* 髋关节运动的冠状轴。

** 髋关节运动的矢状轴。

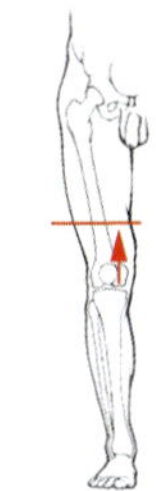

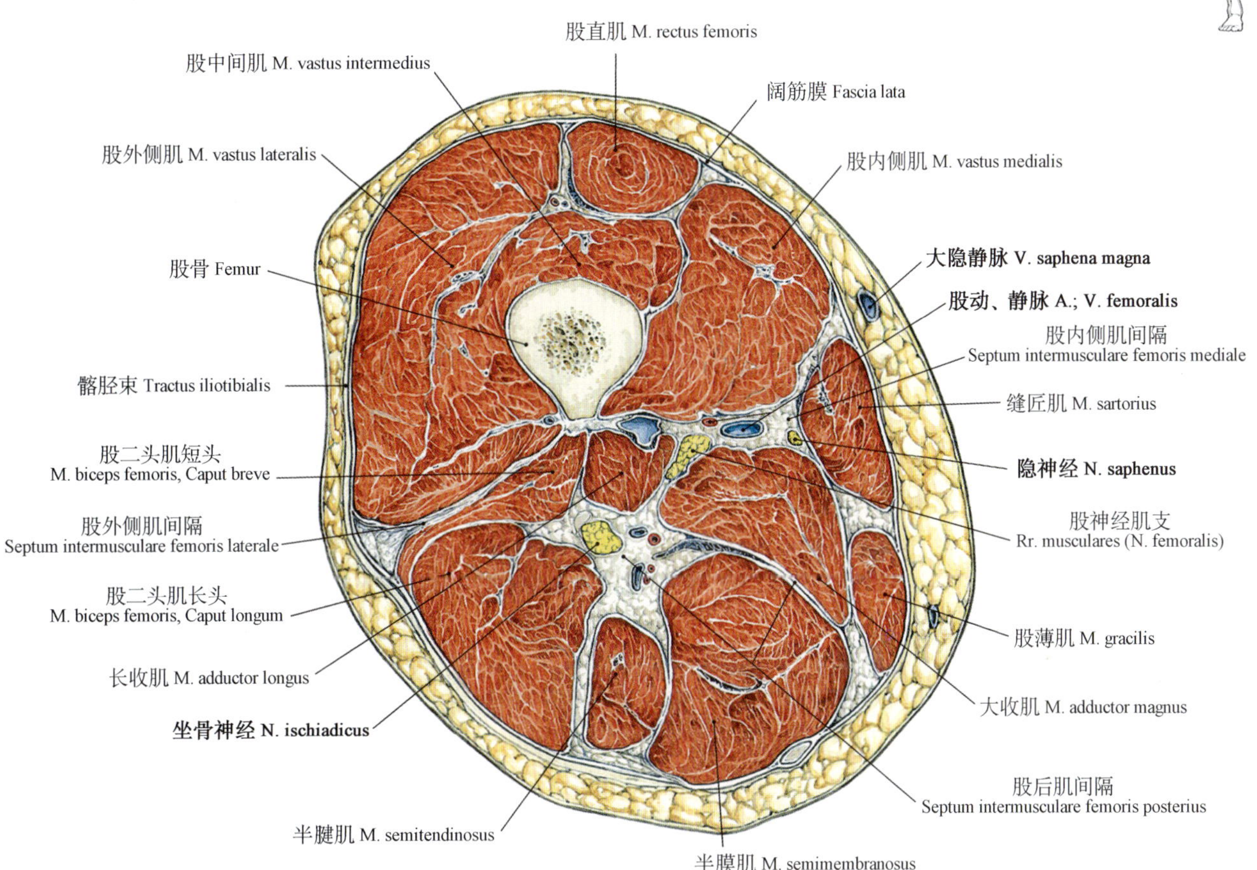

图 4.176 大腿，股骨，右侧，经大腿中份的横断面（下面观）

在此切面上，可以分辨大腿的3 **大肌群**。大腿前群肌包括股四头肌和缝匠肌，收肌位于大腿内侧，而股后肌群位于背面。

大隐静脉位于大腿内侧浅筋膜中。**股动、静脉**与**隐神经**相伴，穿行于股四头肌形成的收肌管（Canalis adductorius）内。收肌管的后界为长收肌和大收肌，内侧界为股内侧肌，前界为缝匠肌。**坐骨神经**位于大腿后面，股二头肌的深方。

膝关节，横断面

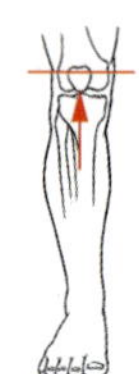

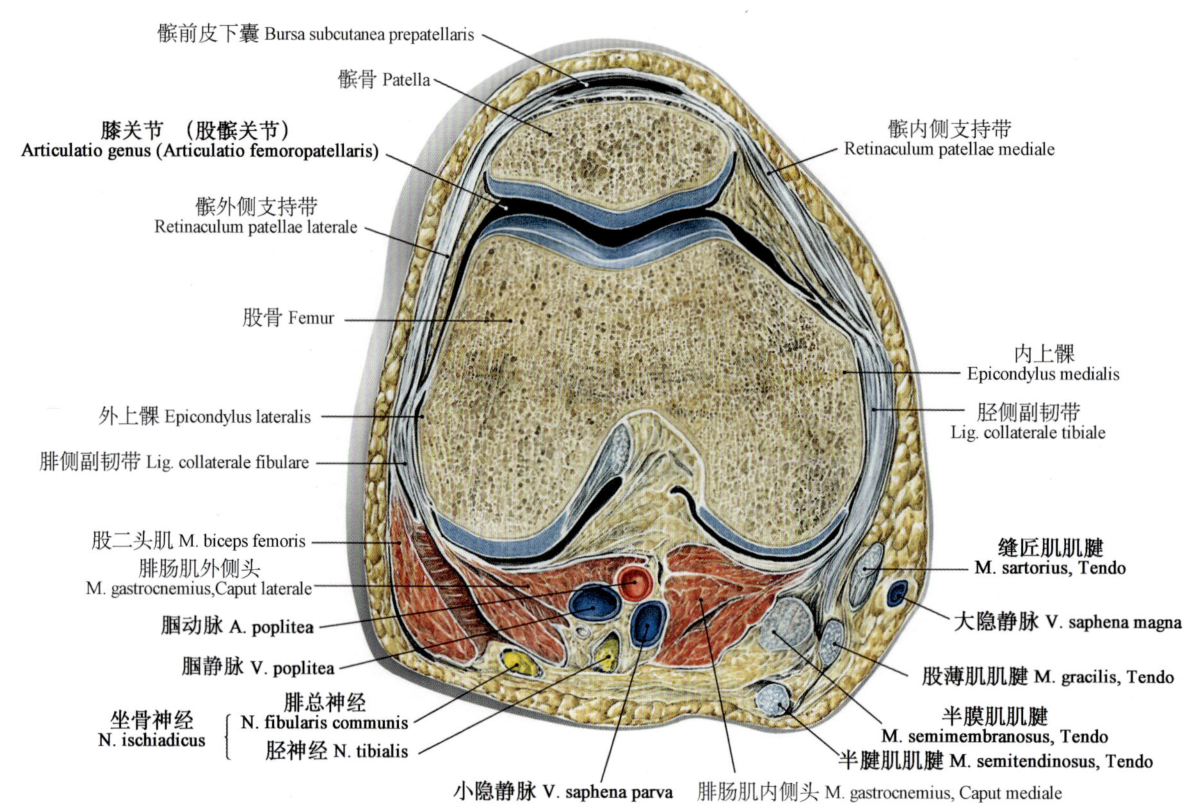

图 4.177 **膝关节(右侧，横断面，下面观)**

经膝关节的横断面显示**股髌关节**的关节面。**股二头肌**位于膝关节的后外侧，是最重要的旋外肌。膝关节内侧可见诸多旋内肌：**缝匠肌**、**股薄肌**和**半腱肌**的肌腱位置表浅，其继续行向远端，并以联合腱的方式附着于胫骨内面，通常被称为“浅鹅足”。**半膜肌腱膜**的附着点位置较深，被称为“深鹅足”。

大隐静脉位于膝关节内侧的浅筋膜中。在断面后份，坐骨神经的终支(胫神经和腓总神经)位于外侧浅层，而腘静脉和小隐静脉位置较深，腘动脉的位置最为深在(NVA)。

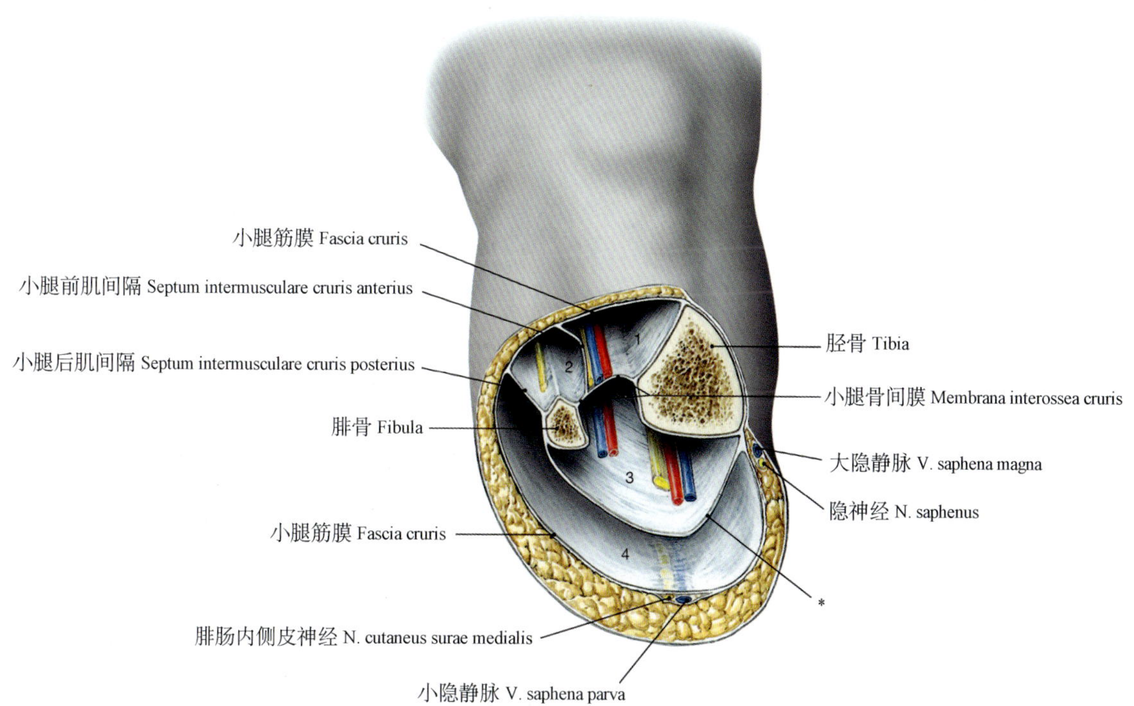

1. 前（伸肌）筋膜鞘
胫前动、静脉
腓深神经
胫骨前肌
趾长伸肌
踇长伸肌
第三腓骨肌

2. 外侧（腓侧）筋膜鞘
腓浅神经
腓骨长肌
腓骨短肌

3. 后深（屈肌）筋膜鞘
胫后动、静脉
腓动、静脉
胫神经
趾长屈肌
胫骨后肌
踇长屈肌

4. 后浅筋膜鞘
小腿三头肌
跖肌

图 4.178　小腿，右侧，经小腿中份横切面示骨纤维管（筋膜鞘）（下面观）

小腿筋膜借纤维结缔组织隔附着于小腿骨面，藉此将小腿分为多个彼此分隔的骨纤维管，或称为筋膜鞘。筋膜鞘内，血管神经行于特定肌群肌腹之间（→图 4.180）。前肌间隔分隔前方的伸肌筋膜鞘和外侧的腓侧筋膜鞘，后者又借后肌间隔与后浅筋膜鞘分隔。小腿筋膜的深层分隔浅屈肌与深屈肌，后者与小腿骨间膜相贴。在**前（伸肌）筋膜鞘**内，腓深神经与胫前动脉和胫前静脉伴行。腓浅神经位于**外侧（腓侧）筋膜鞘**内。在**后深（屈肌）筋膜鞘**内，可见胫神经及与其伴行的胫后动静脉。此外，此筋膜鞘内还可见腓动、静脉，后者被踇长屈肌所覆盖，行于诸肌之间。浅筋膜内，大隐静脉行于小腿内侧，小隐静脉则行于小腿后面。

* 小腿筋膜的深部。

小腿，横断面

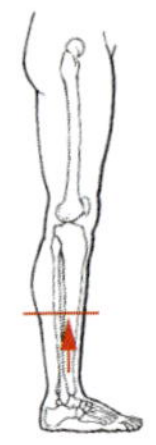

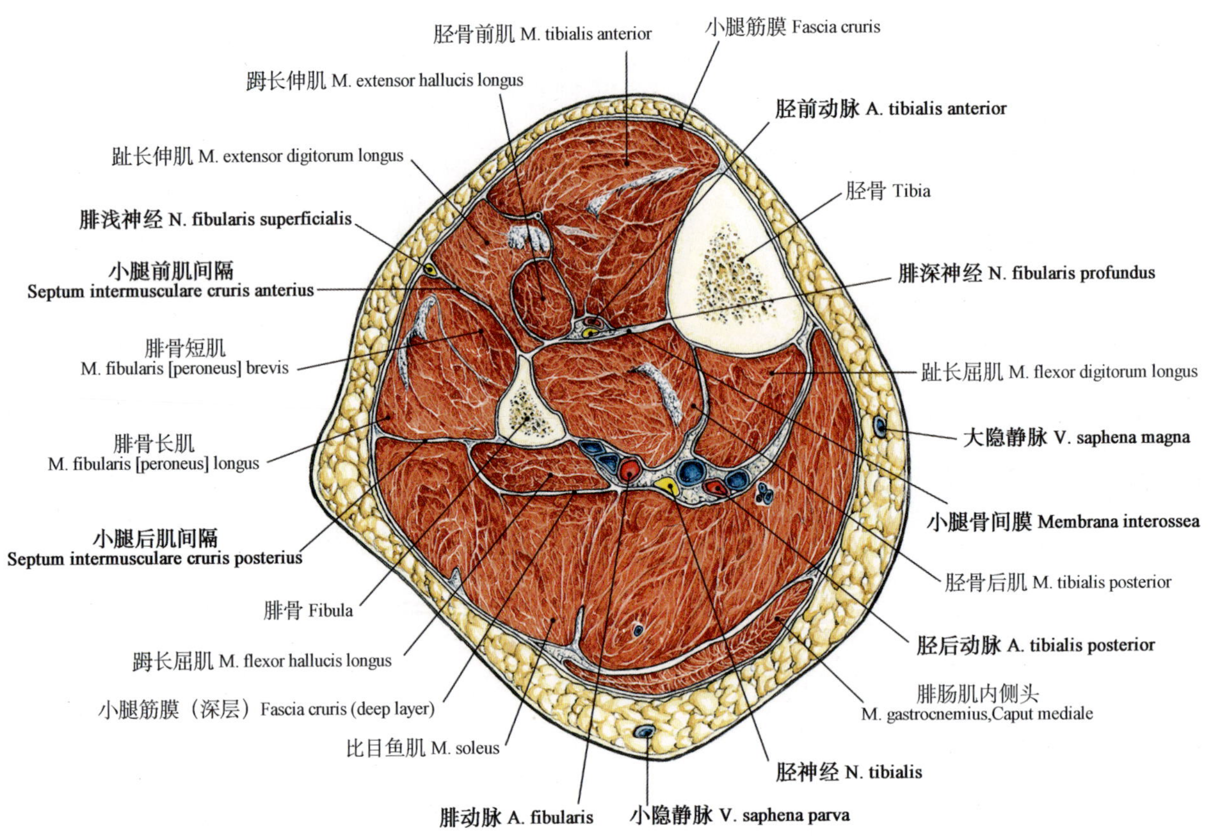

图 4.179 **小腿，右侧，经小腿中份的横断面（下面观）**

小腿筋膜借结缔组织隔附着于小腿骨面，进而形成**骨纤维管或筋膜鞘**。在小腿各筋膜鞘内，血管、神经行于各肌群肌的肌腹之间。

小腿前（伸肌）筋膜鞘内有腓深神经和胫前动脉，具有极其重要的临床意义。

临床要点

压迫综合征（筋膜室综合征）最常发生于小腿前（伸肌）筋膜鞘，其次为外侧（腓侧）筋膜鞘。在创伤后伸肌肿胀或长途步行后情况下，筋膜鞘内的血管神经可因肌肉压迫而受损。除疼痛外，患者可出现胫前动脉的分支足背动脉的脉搏短绌。但最常发生的是腓深神经受压而造成的损伤（见第 391 页），从而导致踝关节的功能（伸踝）障碍及第 1、2 足趾相邻皮肤感觉缺失。急诊治疗方案包括即刻切开小腿筋膜，并需要长期固定开放的腿部。为了确诊，需使用压力传感器测量筋膜室内的压力。

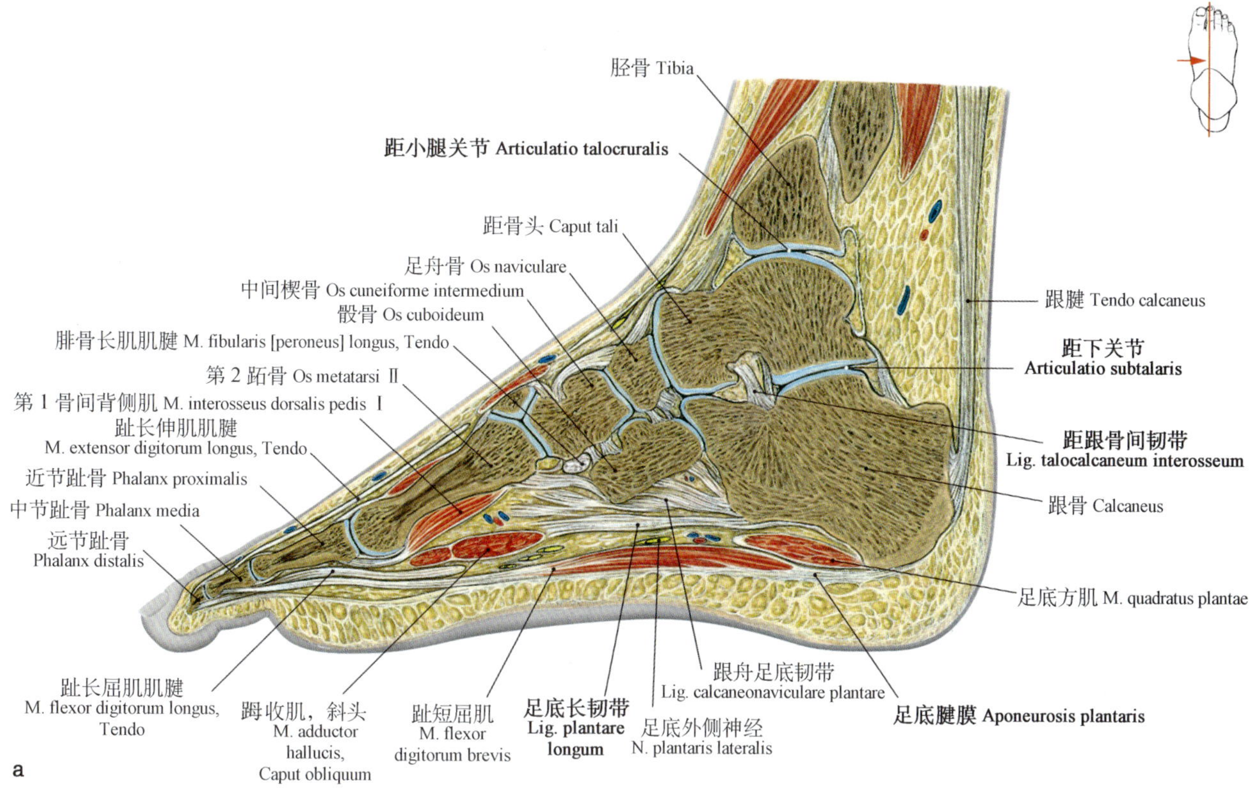

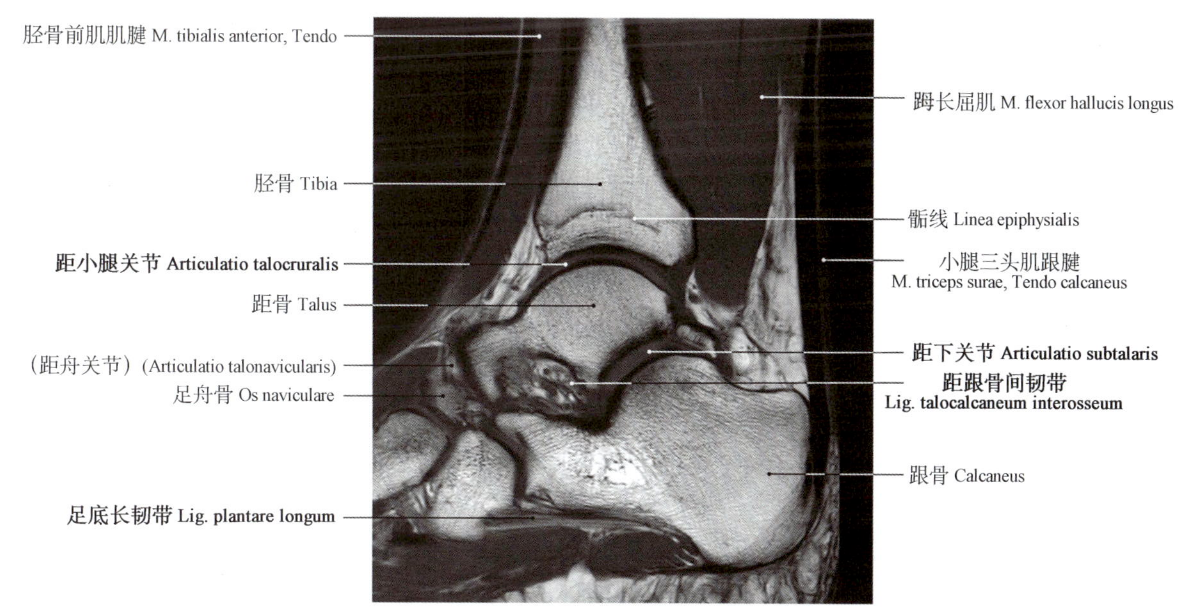

图 4.180a、b　足，右侧，经第 2 跖骨的矢状面（→图 4.175a）和相应的 MRI（→图 4.175b）（下面观）[T832]

此矢状面上可见踝关节（**距小腿关节**）的关节腔及其下方的后关节（**距下关节**）。足底**纵弓**由三条相互重叠的韧带固定（足底腱膜、足底长韧带、跟舟足底韧带，→图 4.76）。

练习题

为了解你是否完全熟悉本章的内容，请口头作答以下解剖学练习题。

在骨架上指认股骨的组成部分及其上最重要结构：

- 哪些肌附着于大转子和小转子？
- 股骨髁的曲率如何影响膝关节的屈曲运动？侧副韧带如何影响关节的稳定性？

在关节模型上解释膝关节的结构：

- 哪些骨性结构相互形成关节？
- 哪些韧带可稳定膝关节？临床上如何检查这些韧带？
- 膝关节为何种类型的关节？
- 膝关节可做何种类型的运动？运动的范围如何？
- 膝关节的运动轴有哪些？
- 膝关节不同运动方式的肌有哪些？

指认小腿各肌群：

- 相对于踝关节运动轴，小腿诸肌的位置如何？肌的位置如何影响其功能？
- 描述小腿三头肌的起止与走行。
- 小腿诸肌的神经支配如何？肌功能障碍时，可影响何种关节运动？

指认腓总神经，并于断面上描述其走行：

- 阐明腓总神经的支配范围。
- 腓总神经损伤最常发生于何处？
- 在诸如腓骨高位骨折所引起的腓骨头处神经损伤可出现何种症状？

下肢哪些动脉搏动可被触及并用于临床检查？

- 指认股动脉的分支并解释其营养范围。

下肢静脉系统的构成是怎样的？

- 作为医师，你可以选择哪些下肢静脉进行心脏插管？

阐明下肢的淋巴回流：

- 腹股沟淋巴结的组成如何？
- 腹股沟各组淋巴结分别收纳身体哪些部分的淋巴回流？

（何　晨　译）

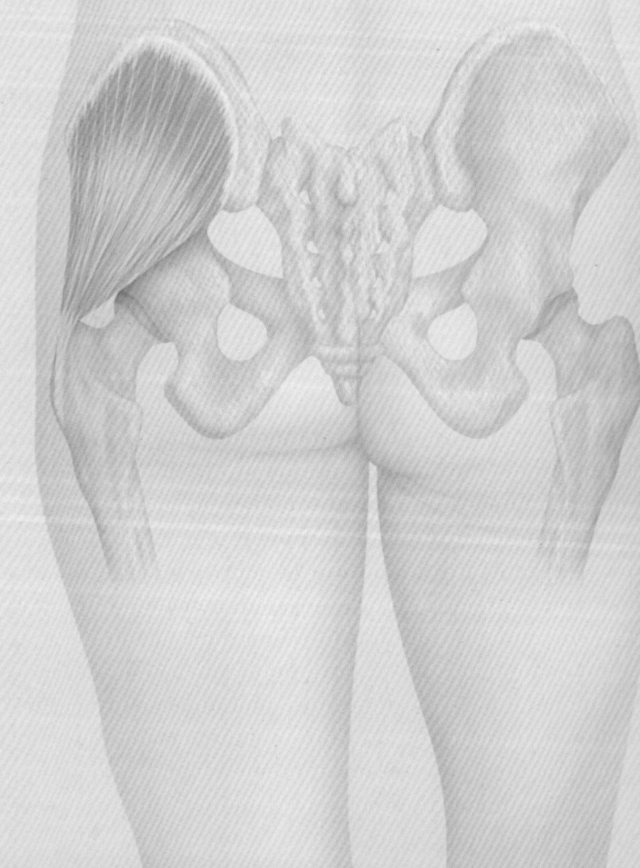

附　　录

图片示例

附录

图片示例

本工作中每个图片的来源在每个标题末尾的方括号中给出，所有没有注明出处的图片与表格来源于 Elsevier GmbH，Munich。
衷心感谢以下同事在超声成像、计算机断层扫描成像、磁共振成像、内镜摄影和术中摄片方面的贡献。

E282	Kanski, J.: Clinical Ophthalmology: A Systemtic Approach. 5th Ed., Butterworth-Heinemann, 2003
E347-09	Moore, K.L./Persaud, T.V.N./Torchia, M.G.: The Developing Human. 9th Ed., Elsevier/Saunders 2013
E402	Drake, R.L./Vogl, A. W./Mitchell A.W.M./Tibbitts, R.M./ Richardson, P.E.: Gray's Anatomy for Students. 1st Ed., Elsevier/Churchill Livingstone, 2005
E460	Drake, R.L./Vogl, A. W./Mitchell A.W.M./Tibbitts, R.M./ Richardson, P.E.: Gray's Atlas of Anatomy. 1st Ed., Elsevier/ Churchill Livingstone, 2008
E838	Mitchell, B./Sharma, R.: Embryology. An Illustrated Colour Text. Elsevier/Churchill Livingstone, 1st Ed., 2005
E943	Kanski, J.: Clinical Ophthalmology: A Systemic Approach. 6th Ed., Butterworth-Heinemann, 2007
F885	Senger, M./Stoffels, HJ./Angelov DN: Topography, syntopy and morphology of the human otic ganglion: A cadaver study. Ann Anat 2014;196(5):327–35
G159	Forbes, A. et al.: Atlas of Clinical Gastroenterology. 3rd Ed., Mosby 2004
G198	Mettler, F.: Essentials of Radiology. 2nd Ed., Saunders 2005
G210	Standring, S.: Gray's Anatomy. 40th Ed., Elsevier/Churchill Livingstone, 2008
G617	Folkerth, R.D./Lidov H.: Neuropathology, Elsevier 2012
J803	Biederbick & Rumpf, Adelsdorf
L106	Henriette Rintelen, Velbert
L107	Michael Budowick, USA
L126	Dr. med. Katja Dalkowski, Erlangen
L127	Jörg Mair, München
L131	Stefan Dangl, München
L141	Stefan Elsberger, Planegg
L157	Susanne Adler, Lübeck
L238	Sonja Klebe, Löhne
L240	Horst Ruß, München
L266	Stephan Winkler, München
L271	Matthias Korff, München
L275	Martin Hoffmann, Neu-Ulm
L280	Johannes Habla, München
L281	Luitgard Kellner, München
L284	Marie Davidis, München
L285	Anne-Katrin Hermanns, „Ankats Art", Maastricht, NL
M502	Prof. Dr. med O. Trentz, Zürich
M519	Prof. Dr. med. G. A. Wanner, Zürich
M526	Prof. Dr. med. T.H.K. Schiedeck, Ludwigsburg
O548	Prof. Dr. med. Andreas Franke, Kardiologie, Klinikum Region Hannover
O892	PD Dr. med. habil. L. Mirow, Landkreis Mittweida Krankenhaus GmbH
P319	Frau Dr. med. Berit Jordan, Uniklinik Halle
P320	Prof. Dr. med. Frank Hanisch, Uniklinik Halle
R132	Classen, M./Diehl, V./Kochsiek, K.: Innere Medizin. 5. A., Elsevier/Urban & Fischer, 2003
R170	Welsch, U.: Sobotta Lehrbuch der Histologie. 2. A., Elsevier/Urban & Fischer, 2006
R235	Böcker, W./Denk, H./Heitz, P./Moch, H.: Pathologie. 4. A., Elsevier/Urban & Fischer, München 2008
R236	Classen, M./Diehl, V./Kochsiek, K.: Innere Medizin. 6. A., Elsevier/Urban & Fischer, 2009
R242	Franzen, A.: Kurzlehrbuch Hals-Nasen-Ohren-Heilkunde. 3. A., Elsevier/Urban & Fischer, 2007
R247	Deller, T./Sebestény, T.: Fotoatlas Neuroanatomie. 1. A., Elsevier/Urban & Fischer, 2007
R252	Welsch, U.: Sobotta: Atlas Histologie: 7. A., Elsevier/Urban & Fischer, 2005
R254	Garzorz, N.: Basics Neuroanatomie. 1. A., Elsevier/Urban & Fischer, 2009
R316-007	Wicke, L.: Atlas der Röntgenanatomie. 7. A., Elsevier/Urban & Fischer, 2005
R317	Trepel, M.: Neuroanatomie. 5. A., Elsevier/ Urban & Fischer, 2011
R331	Fleckenstein, P./Tranum-Jensen, J.: Röntgenanatomie. Elsevier/Urban & Fischer, 2004
R349	Raschke, M. J./Stange, R.: Alterstraumatologie – Prophylaxe, Therapie und Rehabilitation. 1. A., Elsevier/Urban & Fischer, 2009
S002-7	Lippert, H.: Lehrbuch Anatomie. 7. A., Urban & Fischer, 2006
S008-3	Kauffmann, G. W./Moser, E./Sauer, R.: Radiologie. 3. A., Elsevier/Urban & Fischer, 2006
S010-2-16	Benninghoff, A./Drenckhahn, D.: Anatomie. 16. A. Band 2, Urban & Schwarzenberg, 2004
S010-1-17	Benninghoff, A./Drenckhahn, D.: Anatomie. 17. A., Band 1, Elsevier/Urban & Fischer, 2008
T534	Prof. Dr. med. Matthias Sitzer, Klinik für Neurologie, Klinikum Herford
T127	Prof. Dr. med. Dr. Peter Scriba, München
T719	Prof. Dr. med. Norbert Kleinsasser, HNO-Klinik, Universität Würzburg
T720	PD Dr. med. Hannes Kutta, Universitätsklinikum Hamburg-Eppendorf
T786	Dr. med. Stephanie Lescher/Prof. Dr. med. Joachim Berkefeld, Institut für Neuroradiologie, Klinikum der Goethe Universität Frankfurt
T832	PD Dr. med. Frank Berger, Institut für Klinische Radiologie der LMU München
T863	Dr. med. C. Markus, Uniklinik Würzburg
T867	Prof. Dr. med. Gerd Geerling, Düsseldorf
T872	Prof. Dr. med. M. Uder, Erlangen
T882	Prof. Dr. med. Christopher Bohr, Erlangen
T884	Dr. med. dent. Tobias Wicklein, Erlangen
T887	Prof. Dr. med Stephan Zierz, Uniklinik Halle
T890	Prof. Dr. med. Jakob Altarast†, Zentrum Radiologie, Universität Gießen
T891	Prof. Dr. med. Hartmut Brückmann/PD Dr. med. Jennifer Linn, Neuroradiologie, Institut für radiologische Diagnostik, Universität München
T892	Prof. Dr. med. Werner Daniel, Abteilung Kardiologie, Universität Erlangen
T893	Prof. Dr. med. Michael Galanski/Dr. Schäfer, Abteilung Diagnostische Radiologie, Med. Hochschule Hannover
T894	Prof. Dr. med. Michael Gebel, Abteilung Gastroenterologie und Hepatologie, Med. Hochschule Hannover
T895	Dr. Gabriele Greeven, St.-Elisabeth-Krankenhaus, Neuwied
T896	Prof. Dr. med. Dr. rer. nat. Matthias Hoffmann/Prof. Dr. med. Hüseyin Bektas, Klinik für Viszeral- und Transplantationschirurgie, Med. Hochschule Hannover
T897	Prof. Dr. med. Jens Hohlfeld, Klinik für Pneumologie, Med. Hochschule Hannover
T898	Prof. Dr. med. Udo Jonas, Urologie, Med. Hochschule Hannover
T899	Prof. Dr. med. Anselm Kampik/Prof. Dr. med. Arthur Müller, Augenklinik, Universität München
T900	PD Dr. med. Tim Kirchhoff/Dr. med. Jürgen Weidemann, Abteilung Diagnostische Radiologie, Med. Hochschule Hannover
T901	Dr. Meyer, Abteilung Gastroenterologie und Hepatologie, Med. Hochschule Hannover
T902	Prof. Pfeifer, Radiologie Innenstadt, Institut für radiologische Diagnostik, Universität München
T903	Prof. Dr. med. Kurt Possinger/Prof. Dr. med. Ulrich Bick, Medizinische Klinik und Poliklinik II mit Schwerpunkt Onkologie und Hämatologie, Charité Campus Mitte, Berlin
T904	Prof. Dr. Alfred Ravelli†, ehem. Institut für Anatomie, Universität Innsbruck
T905	Prof. Dr. med. Dr. med. dent. Rudolf H. Reich, Klinik für Mund-Kiefer-Gesichtschirurgie, Universität Bonn
T906	Prof. Dr. med. Maximilian Reiser/Dr. Wagner, Institut für radiologische Diagnostik, Universität München
T907	Dr. Scheibe, Chirurgische Abteilung, Rosmann-Krankenhaus Breisach
T908	Prof. Dr. med. Georg F. W. Scheumann, Klinik für Viszeral- und Transplantationschirurgie, Med. Hochschule Hannover
T909	Prof. Dr. med. Helmut Schillinger, Frauenklinik, Universität Freiburg
T910	Prof. Dr. med. Dr. med. dent. Henning Schliephake, Mund-Kiefer-Gesichtschirurgie, Universität Göttingen
T911	Prof. Dr. med. Hans Walter Schlößer, Zentrum Frauenheilkunde, Med. Hochschule Hannover
T912	cand. med. Carsten Schröder, Kronshagen
T916	Prof. Dr. med. Thomas J. Vogl, Radiologische Poliklinik, Universität München
T917	Prof. Witt, Klinik für Neurochirurgie, Universität München

A

A-cells, synovia 滑膜细胞 27
Abdomen 腹部 4
- CTangiography 腹部 CT 血管造影 49
Abdominal muscles 腹肌 114
- CT (computed tomography) 腹部 CT(计算机断层扫描)112
- deep layer 深层 109
- middle layer 中层 107-108
- missing 肌缺如
- oblique 斜位 111,117
- posterior 后部 116
- superficial layer 浅层 102,107
Abdominal wall 腹壁
- anterior 腹前壁 144
- - inside 腹前壁内面 113,144
- - of a newborn 新生儿腹前壁 144,150
- - segmental sensory innervation 腹前壁节段性感觉神经支配 142
- Head's zones Head 带 142
- hernias 腹壁疝 61
- incisional hernias 腹壁切口疝 109
- muscles 腹壁肌 103
- orientation lines 腹壁方位线
- - in men 男性腹壁方位线 60
- - in women 女性腹壁方位线 60
- surface relief 腹壁表面浮突 59
Abduction 展(外展) 7
- carpometacarpal joint of the thumb 拇指的腕掌关节展 180
- finger 手指外展 219
- limbs 四肢外展 8
- shoulder joint 肩关节外展 174
- temporomandibular joint (TMJ) 颞下颌关节外展 8
Abductors, hip 髋外展 360
Accessory phrenic nerve 副膈神经 228,262
Acetabular convexity 髋臼凸度 345
Acetabular entrance plane 髋臼入口平面 317
- angle 髋臼入口平面的角度 317
Acetabular roof 髋臼顶 345
Acetabulum 髋臼 300
- notch at the roof 髋臼顶的切迹 345
- retroversion 髋臼后倾 317
- roof 髋臼顶 345
Achilles tendon (Tendo calcaneus) Achilles 腱(跟腱) 341,369-371,421-422,433
Acromioclavicular joint, injuries 肩锁关节损伤 171,185
- Tossy classification 肩锁关节损伤 Tossy 分类 185
Acromion 肩峰 58,94,163,172-173,175,182,186,189,194,195,263
Adduction 内收 7
- carpometacarpal joint of the thumb 拇指腕掌关节内收 180
- finger 手指内收 219
- knee joint 膝关节内收 324
- limbs 四肢内收 8
- shoulder joint 肩关节内收 174
- temporomandibular joint (TMJ) 颞下颌关节内收 8
Adductor canal 内收肌管 409
Adductor hiatus 内收肌裂孔 359
Adminiculum lineae albae 白线支座 144
Adolescent kyphosis (Scheuermann's kyphosis) 青少年脊柱后凸(Scheuermann 的后凸畸形)88
Adrenaline 肾上腺素 45
Ala ossis 骨翼
- ilii 髂骨翼 300-301,344
- sacri 骶翼 75
Alcock's canall Alcock 管 386
Allantois 尿囊 19
Amastia 无乳腺畸形 138
Amnion 羊膜 19
Amniotic cavity 羊膜腔 18-19
Amniotic sac 羊膜囊 19
Amphiarthrosis 微动关节 27,338
Ampulla ductus deferentis 输精管壶腹 144
Anal area 肛区
- regional lymph nodes 肛区局部淋巴结 125
- superficial lymphatic ducts 肛区浅表淋巴管 125
Anastomoses, cavocaval/portocavall 吻合,肛管-腔静脉吻合,肛管-门静脉吻合 121
Angulus 角
- acromii (Scapula) 肩峰角(肩胛角)163
- costae 肋角 65
- inferior scapulae 肩胛下角 58,94-95
- infrasternalis 胸骨下角 59
- lateralis scapulae 肩胛外角 163
- mandibulae 下颌角 88
- sterni (Ludovici) 胸骨角 59,63,77
- subpubicus 耻骨下角 312
- superior scapulae 肩胛上角 163
- venosus 静脉角 41
Ankle joint fracture 踝关节骨

折
- Weber's classification 踝关节骨折 Weber 分类 348
- X-ray 踝关节骨折 X-射线 348-349
Ankle joint(s) 踝关节
- effect of the leg muscles 小腿肌肉的作用 343
- eversion/inversion 踝关节外翻/内翻 343
- extension/flexion 踝关节伸/屈 343
- lower 下踝关节 337,342
-- eversion 下踝关节外翻 342
-- injuries 下踝关节损伤 336
-- inversion 下踝关节内翻 342
-- pivot joint 下踝车轴关节 342
-- pronation 下踝关节内旋 342
-- range of motion 下踝关节运动范围 342
-- supination 下踝关节旋后 342
-- X-ray 下踝关节 X-射线 348
- pronators 踝关节旋前肌 343
- supinators 踝关节旋后肌 343
- upper 上踝关节 335-336
-- arthrosis 上踝关节病 334
-- dorsal extension 上踝关节背伸 342
-- dorsal extensors 上踝关节背伸肌群 343
-- dorsiflexion 上踝关节背屈 342
-- ginglymus 上踝屈戌关节 342
-- hinge joint 上踝铰链关节 342
-- injuries 上踝关节损伤 336
-- ligaments 上踝关节韧带 335-336
-- plantar flexion 上踝关节跖屈 342
-- plantar flexors 上踝关节足底屈肌 343
-- range of motion 上踝关节运动范围 342
-- supination trauma 上踝关节旋后创伤 336
-- X-ray 上踝关节 X 射线 348-349
Ankle 踝 311
- arterial ring 踝动脉环 396
Ankylosing spondylitis 强直性脊柱炎 83
Ankylosis 关节强直 26
- knee joint 膝关节强直 30
Annular ligament(s) 环状韧带
- elbow 肘关节的环状韧带 176
- finger joints 指关节的环状韧带 223
Ansa 环
- cervicalis 宫颈环 262
- subclavia 锁骨下环 46
Anterior 前
Anteversion, shoulder joint 肩关节前屈 174
Anulus 环
- fibrosus 纤维环 62,80,83,87,133,135
-- chondrosis/sclerosis 纤维软骨环/纤维硬化环 93
- inguinalis 腹股沟管环
-- profundus 腹股沟管深环 144-147
-- superficialis 腹股沟管浅环 107-109,145-146,149-150
- umbilicalis 脐环 59,102-103,107,111-112,143,150
Aorta 主动脉 61,92,122,392
Aortic coarctation 主动脉缩窄 119
- bypass circuit 主动脉侧支循环 119
- rib notches 肋切迹 65
Apertur 口
- pelvis 骨盆口
-- inlet 骨盆入口 298-299
-- outlet 骨盆出口 298
- thoracis inferior/superior 胸廓下口/上口 63
Apex 尖
- capitis fibulae 腓骨头尖 307,346
- dentis 齿突尖 70
- ossis sacri 骶骨尖 57,75-76
- patellae 髌尖 320,346
Apical 尖
Aponeurosis 腱膜
- musculi bicipitis brachii 肱二头肌腱膜 157,196-198,202,272,277
- palmaris 掌肌腱膜 157,214,249,280,285
- plantaris 跖肌腱膜 340-341,376-377,379,398,424-426,433
Apophysis 突 21
Appearance 外观 4
Appendicitis 阑尾炎 17
Appendix vermiformis 阑尾 16-17
Arachnoidea mater spinalis 脊髓蛛网膜 130-131,133-135
Arantius
- duct of(Ductus venosus) (静脉导管)39
- ligament of (Lig. venosum) (静脉韧带)39
Arcus 弓
- anterior atlantis 寰椎前弓 65,84,88
- aortae 主动脉弓 36,39,46
-- X-ray 主动脉弓 X 射线 47
- costalis 肋弓 59,63-64,103
- ductus thoracici 胸导管弓 41
- iliopectineus 髂耻弓 144,313,356,411
- palmaris 掌弓

-- profundus 掌深弓 242,249,251,282
-- superficialis 掌浅弓 242,250-251,281,285
- plantaris 足底弓 399
-- profundus 足底深弓 393,398-399,426-427
- posterior atlantis 寰椎后弓 65,84-85,88,100,129-130
- pubicus 耻骨弓 312
- tendineusmusculi 腱弓
-- levatoris ani 肛提肌腱弓 354
-- solei 比目鱼肌腱弓 369,390,420
- venosus 静脉弓
-- dorsalis pedis 足背静脉弓 406-407
-- palmaris 掌静脉弓
--- profundus 掌深静脉弓 253
--- superficialis 掌浅静脉弓 252
- vertebrae 椎弓 65,70,72,86,90,132,134
Area intercondylaris 髁间窝
- anterior 髁间前窝 306
- posterior 髁间后窝 306
Areola mammae 乳晕 138
Arm bud 手臂芽 158
Arteria(-ae) 动脉
- arcuata 动脉弓 393,397,423
- auricularis posterior 耳后动脉 128
- axillaris 腋动脉 36,44,104,224,228-229,234,242,244-245,247,255,263-264,266-267
-- branches 腋动脉分支 245,247,262
- basilaris 基底动脉 246
- brachialis 肱动脉 36,242-245,247-250,266-267,270-277,286
-- branches 肱动脉分支 248
-- superficialis 肱浅动脉 259
- carotis 颈动脉
-- communis 颈总动脉 36,46,118,137,244,246
-- externa 颈外动脉 36
-- interna 颈内动脉 36
- cervicalis 颈动脉
-- ascendens 颈升动脉 244,246
-- profunda 颈深动脉 129,246
-- superficialis 颈浅动脉 143
- circumflexa 旋动脉
-- femoralis 旋股动脉
--- lateralis 旋股外侧动脉 22,293,319,392-395,409-410
--- medialis 旋股内侧动脉 22,293,319,392-395,409-410,414
-- humeri 旋肱动脉
--- anterior 旋肱前动脉 242,244-245,266
--- posterior 旋肱后动脉 127,242,244-245,247,258,262-263,266,271
-- ilium 旋髂动脉
--- profunda 旋髂深动脉 118,147,392,408
--- scapulae 旋肩胛动脉 127,244-245,247,262-263,271
--- superficialis 旋髂浅动脉 143,392,394,404
Arteria(-ae) 动脉
- collateraliss 副动脉
-- media 中副动脉 242,271
-- radialis 桡侧副动脉 242-243,270-271,273,275,276,278
-- ulnaris 尺侧副动脉
--- inferior 尺侧下副动脉 242-243,248,250,267
--- superior 尺侧上副动脉 242,248-250,267,272-273,286
- Comitans nervi 神经伴行动脉
-- mediani 正中神经伴行动脉 242,275
-- ulnaris 尺神经伴行动脉 250
- descendens genus 膝降动脉 393-394,404,410,417
- digitales 指动脉
-- dorsales 指背动脉
--- (Manus) (手)249,285
--- (Pes) (足)397,423
-- palmares 掌动脉
--- Communes 指掌侧总动脉 242,249-251,280-281,285,287
--- propriae 指掌侧固有动脉 242,249-251,280-281,285,288
-- plantares 足底动脉
--- communes 趾足底总动脉 398-399,425,427
--- propriae 趾足底固有动脉 398-399,424-425,427
- dorsalis 背动脉
-- pedis 足背动脉 36,397,419,423,427
--- branches 足背动脉分支 397
--- pulse 足背动脉摸脉点 36
-- scapulae 肩胛动脉 246
- ductus deferentis 输精管壶腹动脉 145
- epigastrica 腹壁动脉
-- inferior 腹壁下动脉 111,118,123,143-147,149,392
-- superficialis 腹壁浅动脉 143,392,394,404
-- superior 腹壁上动脉 111,118,122-123,143
- facialis 面动脉
-- pulse 面动脉摸脉点 36
- femoralis 股动脉 36,49,114,117,144,146,357,392-394,404,408-411,428-429

-- branches 股动脉分支 394
-- pulse 股动脉摸脉点 393
-- superficialis 股浅动脉 49
- fibularis 腓动脉 36,393,396-397,417,419,421-422,432
- glutea 臀动脉
-- inferior 臀下动脉 393,395,414-415,428
-- superior 臀上动脉 395,414,428
- iliaca 髂动脉
-- communis 髂总动脉 36,46,49,392
-- externa 髂外动脉 36,49,123,144,146,392,403,408,410
--- branches 髂外动脉分支 393
-- interna 髂内动脉 36,49,392,403,408
- inferior 下动脉
-- lateralis genus 膝下外侧动脉 329,393,396-397,417,419
-- medialis genus 膝下内侧动脉 329,393,396,410,417,420-422
- intercostalis(-es) 肋间动脉
-- posteriores 肋间后动脉 104-105,119,122
-- suprema 肋间最上动脉 246
- interossea 骨间动脉
-- anterior 骨间前动脉 242,250,275,278,283,285
-- communis 骨间总动脉 36,242-243,250,274-275
-- posterior 骨间后动脉 205,242,250,275,278,279,285
-- recurrens 骨间返动脉 242-243,250,276,279
- lienalis 脾动脉 49
- lumbalis 腰动脉 136
- malleolaris anterior 踝前动脉
-- lateralis 外踝前动脉 393,397,419,423
-- medialis 内踝前动脉 393,397,423
- mammaria(-ae) 乳房动脉
-- interna 乳房内动脉(胸廓内动脉的临床术语) 115,118-119,122-123,140,143
-- laterales 乳房外侧动脉 140,255
-- mediales 乳房内侧动脉 140,255
- media genus 膝中动脉 329,393,417
- mesenterica 肠系膜动脉
-- inferior 肠系膜下动脉 36,46
-- superior 肠系膜上动脉 36,46,49
Arteria(-ae) 动脉
- metacarpales 掌动脉
-- dorsales 掌背动脉 249,283-285
-- palmares 掌侧动脉 251,282,285
- metatarsales 跖动脉
-- dorsales 跖背动脉 393,397,419,423
-- plantares 跖足底动脉 398-399,424,426-427
- musculophrenica 肌膈动脉 118,122-123
- obturatoria 闭孔动脉 144,392,409-411
- occipitalis 枕动脉 127-129
- pedis 足动脉 36,393
- perforans(-tes) 穿动脉 392-395,410,413-414,417
- pericardiacophrenica 心包膈动脉 118,123
- phrenica inferior 膈下动脉 115
- plantaris 足底动脉
-- lateralis 足底外侧动脉 393,398-399,425-427
-- medialis 足底内侧动脉 393,398-399,426-427
-- profunda 足底深动脉 397,423,427
- poplitea 腘动脉 36,329,362,369,393,396,410,412-414,416-417,420-422,430
-- branches 腘动脉分支 396
- princeps pollicis 拇主要动脉 242,249,251,280,282
- profunda 深动脉
-- brachii 肱深动脉 36,127,242,244-245,248,266-267,270-271,286
-- femoris 股深动脉 36,49,293,319,392-395,408-410,428
- pudenda 阴部动脉
-- externa 阴部外动脉 143,392,394,404
-- interna 阴部内动脉 414-415
- pulmonalis sinistra,X-ray 左肺动脉 X 线检查 47
- radialis 桡动脉 36,242-243,248-251,260,272-277,281-284,287
-- branches 桡动脉分支 249-250
-- indicis 示指动脉 242,249,251,280,282
-- pulse 桡动脉摸脉点 242
-- run 桡动脉走行 284
- recurrens 返动脉
-- radialis 桡侧返动脉 242-243,248-250,273-276
-- tibialis 胫侧返动脉
--- anterior 胫前返动脉 393,397,419
--- posterior 胫后返动脉 393,397,417
-- ulnaris 尺动脉 242-243,274-275,277-278
- renalis 肾动脉 36,46,49
- spinalis anterior 脊髓前动脉

134
- subclavia 锁骨下动脉 36,46,118,122,244-246
-- branches 锁骨下动脉分支 246
- subscapularis 肩胛下动脉 118,242,244-245,247,266
- superior 上动脉
-- lateralis genus 膝外侧上动脉 22,393,396-397,416-417,419
-- medialis genus 膝中动脉 22,393,396,410,413,416-417,419
- suprascapularis 肩胛上动脉 244-246,262,271
- suralis 腓肠动脉 393,396,416-417,420
-- lateralis 腓肠外侧动脉 396
-- medialis 腓肠内侧动脉 396
- tarsalis(-es) 跗动脉
-- lateralis 跗外侧动脉 393,423
-- mediales 跗内侧动脉 393,397,423
- testicularis 睾丸动脉 36,144,146-147,150
- thoracica 胸廓动脉
-- branches 胸廓动脉分支 118
-- interna (A. mammaria interna) 胸廓内动脉(乳房内动脉) 115,118-119,122-123,140,143,246
-- lateralis 胸外侧动脉 118,140,143,244-245,247,255-256,262-265
-- superior 胸上动脉 118,122,244-245,247,262,265
- thoracoacromialis 胸肩峰动脉 242,244-245,247,262-264
-- branches 胸肩峰动脉分支 245
- thoracodorsalis 胸背动脉 118,140,244,247,262-264
- thyroidea inferior 甲状腺下动脉 246
- tibialis 胫动脉
-- anterior 胫前动脉 36,393,396-397,417-419,422-423,432
--- branches 胫前动脉分支 397
-- posterior 胫后动脉 36,393,396,398-399,417,420-422,424-427,432
Arteria (-ae) tibialis posterior 胫后动脉
--- pulse 胫后动脉摸脉点 36
- transversa 横动脉
-- cervicis 颈横动脉 262
-- colli 颈横动脉 244,246,262,265
- ulnaris 尺动脉 36,239,241-243,248-251,272-275,277,280-282,287
-- branches 尺动脉分支 249-250
-- pulse 尺动脉摸脉点 242
- umbilicalis(-es) 脐动脉 39,144,150
-- obliterated 脐动脉闭塞 113
- vertebralis 椎动脉 87,101,118,127,129-130,137,246
- vesicalis superior 膀胱上动脉 150
Arterial pulses,palpation 动脉搏动,触诊 36
Arteries 动脉
- abdominal wall 腹壁的动脉 119
-- anterior 腹前壁的动脉 118
- armpit 腋的动脉 267
- cubital fossa 肘窝的动脉 276
- dorsum of hand 手背的动脉 284
- elbow 肘的动脉 277
- forearm 前臂的动脉 272-275,278,279
- hand 手的动脉 251,283-285
- palm 掌的动脉 280-282
- pelvis 骨盆的动脉 392
- popliteal fossa 腘窝的动脉 417
- region of forearm 前臂动脉的配布 272-273
- shoulder 肩的动脉 245,271
- sole 足底的动脉 424-427
- systemic circulation 动脉的体循环 36
- thigh 股部的动脉 392
- thoracic wall 胸壁的动脉 122
- upper arm 上臂的动脉 270-271
- upper limb 上肢的动脉 242
-- lower limb 下肢的动脉 393
Arteriosclerosis 动脉粥样硬化 242,393
Arthritis,rheumatoid 类风湿关节炎 29
Arthrodesis 关节固定术 26
Arthroscopy,knee joint 膝关节镜检查 333,347
Arthrosis 关节病 29
- ankle joint 踝关节 334
- finger joints 指关节 184
- genu valgum/varum 膝外翻/内翻 297
- pelvic girdle 骨盆带 344
- pelvis 骨盆关节 344
- uncovertebral joints 钩椎关节 68
- vertebral joints 椎关节 68
- wrists 腕关节 184
Articulatio(-nes)关节
- acromioclavicularis 肩锁关节 160-161,171,173,182,194-195
- atlantoaxialis 寰枢关节
-- lateralis 寰枢外侧关节 84-86

-- mediana anterior/posterior 寰枢正中前/后关节 84
- atlantooccipitalis 寰枕关节 84-86
- bicondylaris 双髁状关节 331
- calcaneocuboidea 跟骰关节 296
- capitis costae 肋头关节 72, 80-81,89
- carpi 腕关节 179
- carpometacarpalis(-es) 腕掌关节 160,179
-- pollicis 拇指腕掌关节 179
- cartilaginea 软骨关节 27
- conoidea 车轴关节 28
- costochondrales 肋软骨连结 63
- costotransversaria 肋横突关节 72,80-81,89
- costovertebrales 肋椎关节 80-82
- cotylica 球窝关节 317-318
- coxae 髋关节 296,312,317-318,345
-- blood supply 髋关节血供 319
-- range of motion 髋关节活动度 318
- cubiti 肘关节 160,176
-- X-ray 肘关节 X 线检查 183
- cuneocuboidea 楔骰关节 296
- cuneonavicularis 楔舟关节 296
- cylindrica 屈戌关节 28
- digiti(Manus) 指关节(手) 181
- ellipsoidea 椭圆关节 28
- femoropatellaris 股髌关节 296,320,430
Articulatio(-nes) 骨连结(关节)
- femorotibialis 股胫关节 296, 320
- fibrosa 纤维连结 26
- genus 膝关节 296,320-324, 327-331,333,346-347,364,430
- humeri 肱关节(肩关节)160, 172-175,195,268
-- X-ray 肱关节(肩关节)X 线检查 182
- humeroradialis 肱桡关节 160, 176
- humeroulnaris 肱尺关节 160, 176
- interchondrales 软骨间连结 63
- intercuneiformes 楔间关节 296
- intermetacarpales 掌骨间关节 179
- intermetatarsales 跖骨间关节 338
- interphalangeae 指间关节
--(Manus) (手)160
--(Pes) (足)296
-- distales 远侧指间关节
---(Manus) (手)53,181
---(Pes) (足)383
-- proximales 近侧指间关节
---(Manus) (手)160,181
---(Pes) (足)338
- lumbosacralis 腰骶关节 63
- manus 手的关节 179-180
- mediocarpalis 腕中关节 160, 179
- metacarpophalangeae 掌指关节 160,180-181
- metatarsophalangeae 跖趾关节 296,338-339
- ovoidea 椭圆关节 28
- patellae 髌关节 326
- pedis 足趾关节 338-339
- plana 平面关节 28
- radiocarpalis 桡腕关节 160, 179,285
- radioulnaris 桡尺关节 179
-- distalis 远侧桡尺关节 160, 178-179
-- proximalis 近侧桡尺关节 160,176,178
- sacrococcygea 骶尾关节 63, 76
- sacroiliaca 骶髂关节 58,63, 91,296,298,312-313,315-316, 344-345,354
- sellaris 鞍状关节 28
- spheroidea 球状关节 28
- sternoclavicularis 胸锁关节 59,78,161,170
- sternocostales 胸肋关节 63, 78
- subtalaris 距跟关节 296, 337,348,433
- synovialis 滑膜关节 27
- talocalcaneonavicularis 距跟舟关节 296,337,348
-- X-ray 距跟舟关节 X 线检查 348
- talocruralis 距小腿关节 296, 335-336,348,433
-- X-ray 距小腿关节的 X 线检查 348-349
- talonavicularis 距舟关节 433
- tarsi transversa (Chopart ' s joint) 跗横关节 308,310
- tarsometatarsales(Lisfranc ' s joint) 跗跖关节 296, 308, 310,338
- tibiofibularis 胫腓关节 296, 306,334,346
-- proximalis 胫腓近侧关节 320
- trochoidea 车轴关节 28,342
- uncovertebralis 钩椎关节 71
- zygapophysialis 关节突关节 71,73,88,90-92,316
Athelia 无乳头畸形 138
Atlantoaxial joint, median 寰枢正中关节 84
Atlantoaxial subluxation 寰枢关节半脱位 85
Atlas 寰椎 63,65,68,71,84-

86,98,100-101,129-130
- arches, isolated fractures 寰椎弓,离断型骨折 68
- assimilation 同化 67-68
- Atrium 心房
- dextrum 右心房 39
-- X-ray 右心房 X 线检查 47
- sinistrum 左心房 39
Auricula sinistra, X-ray 左心耳 X 射线 47
Auscultation 听诊 16
Autonomic dysregulation 自主神经失调 45
Axes(human body) 轴(人体)
- longitudinal 纵轴 7
Axial layer, radiological 放射学的轴对称层 7
Axilla(armpit) 腋窝 262-265
- arteries 腋窝的动脉 267
- levels 分级 255
- lymph nodes 腋窝淋巴结 254
- lymph vessels, superficial 浅淋巴管 254
Axilla(armpit) 腋窝
- nerves 腋窝的神经 256,266-267
- vessels 腋窝的血管 266
-- epifascial 腋窝浅血管 256
Axillary foramen 腋窝孔
- lateral 四边孔 195,200,247,262,268-269,271
-- vessels and nerves 四边孔的血管和神经 127
- medial 三边孔 195,200,247,268-269,271
-- vessels and nerves 三边孔的血管和神经 127
Axis 轴 63,65,68,70-71,84-86,88,100-101
Azygos system 单一系统 121

B

B-cell zone, lymph nodes B 细胞区,淋巴结 42
B-cells, synovia B 细胞,滑液 27
Back(Dorsum) 背部
- dermatomes 背部皮节 126
- nerves 背部的神经 127
- orientation lines 背部方位线 58
- regions 背部分区 58
- segmental cutaneous innervation 背部皮肤节段性神经支配 126
- surface relief 背部的轮廓 58
- upper, vessels and nerves 背上部的血管和神经 128
- vessels 背部血管 127
Back muscles 背肌 94-101
- deep layer 背肌深层 96-99
-- lateral tract 背肌深层外侧列 97
--- intertransversal system 横突间肌群 97
--- sacrospinal system 骶棘肌群 97
-- medial tract 背肌肉层内侧列 97
--- spinal system 棘肌系 97
--- transversospinal system 横突棘肌群 97
-- spinotransversal system 棘横突肌群 97
-- superficial layer 背肌浅层 94-96
- neck 颈背部肌肉 98-101
Back of the hand(Dorsum manus) 手背部
- arteries 手背的动脉 284
- nerves 手背的神经 261,284
- osseofibrous compartments 手背骨纤维隧道 209
- tendon sheaths 手背腱鞘 213
- tendons 手背肌腱 212
- vessels, epifascial 手背筋膜外血管 261
Backpack palsy 背包麻痹 231
Baker's cyst Baker 囊肿 323
Ball-and-socket joint 球窝关节 28
- clavicular joints 锁骨关节 161
- shoulder joint 肩关节 174
- sternoclavicular joint 胸锁关节 78
Basal 基底的
Base plate, vertebral 底板,椎骨 74
Basis 底
- ossis 骨底
-- metacarpi 掌骨底 184
-- metatarsi 跖骨底 308
-- sacri 骶骨底 75-76,90,344
- patellae 髌底 320,346
- phalangis 指骨底
-- (Manus) (手)168
-- (Pes) (足)308
Bechterew's syndrome Bechterew 综合征 83,316
Benninghoff's arcade schema Benninghoff 拱廊 27
Bicondylar joint 双髁关节 320,331
Bifurcatio 杈
- aortae 主动脉杈 36,49,392
- tracheae, X-ray 气管杈 X 线检查 47
Big toe 踇趾
- digital compartment 骨筋膜鞘 377
- metatarsophalangeal deformity 跖趾畸形 339
Blastocyst 囊胚 18
- cavity 囊胚腔 18
Blastodermic disc 胚盘 18-19
Blister formation(Bullae), skin 皮肤水疱 51
Blood circulation 循环
- foetal 胎儿循环 39
- low pressure system 低血压系统 38
Bochdalek's triangle(Trigonum

lumbocostale） Bochdalek 三角（腰肋三角）115-116

Body proportions 身体比例

- in different stages of development 不同发育阶段身体比例 6
- Normal 正常身体比例 6
- percentile curves 身体比例百分位数曲线 6
- Body，regions 身体分区 12-13

Bone age 骨龄 159

Bone marrow 骨髓

- biopsy/puncture 骨髓活检/穿刺 24
- blood-forming， distribution 骨髓造血分布 24
- red/yellow 红/黄骨髓 24

Bone(s) 骨

- accessory 副骨 20
- air-filled 含气骨 20
- development of cartilaginous precursors 软骨前体的发育 159
- flat 扁骨 20
- fracture 骨折 23
- functional adjustment 骨的功能调节 22
- irregular 不规则骨 20
- long 长骨 20-21
- short 短骨 20
- structure 骨的结构 21
- subchondral 软骨下骨 27

Bony joints 骨性连结 26

- duct of(Ductus arteriosus) 动脉导管 39
- ligament of（Lig. arteriosum） 动脉韧带 39

Bottle sign 骨性标志 239

Bow legs（Genu varum） 足弓（膝内翻）296-297

Boyd's veins Boyd 静脉 401

Brachial pulse 肱动脉摸脉点 36

Brachium *see* Upper arm

Brain，MRI 脑磁共振 50

Breast cancer 乳腺癌 141

- ductal 乳腺导管癌 141
- location percentage 乳腺各部癌发生的百分比 141
- Mammography 乳腺癌钼靶检查 141
- sentinel lymph nodes 乳腺癌前哨淋巴结 141

Bronchus principalis dexter/sinister，X-ray 左右主支气管 X 线检查 47

Bursa(-ae) 囊

- (Art. genus) （膝关节）321
- acromialis 肩峰囊 29
- anserina 鹅足囊 359
- bicipitoradialis 肱二头肌桡骨囊 176，203
- coccygea 尾骨滑膜囊 127
- infrapatellaris profunda 髌下深囊 321，323
- ischiadica musculi obturatorii interni 闭孔内肌坐骨囊 363
- musculi 肌囊
- -- coracobrachialis 喙肱肌囊 189
- -- semimembranosi 半膜肌囊 369-371
- Subacromialis 肩峰上囊 172，175，189
- Subcutanea 皮下囊
- -- calcanea 跟骨囊 376
- -- infrapatellaris 髌下皮下囊 350，356
- -- olecrani 鹰嘴皮下囊 157
- -- prepatellaris 髌前皮下囊 350，430
- -- sacralis 骶皮下囊 127
- -- spinae iliacae posterioris superioris 髂后上棘皮下囊 127
- subdeltoidea 三角肌下囊 195
- subfascialis prepatellaris 髌前筋膜下囊 323
- subligamentosa 韧带下囊 29
- subpoplitea 腘肌囊 323
- subtendinea 腱下囊 29
- -- iliaca 髂肌腱下囊 358-359，428
- -- musculi 肌腱下囊
- --- gastrocnemii medialis 腓肠肌内侧头腱下囊 369-371
- --- sartorii 缝匠肌腱下囊 359
- -- prepatellaris 髌前腱下囊 356
- -- subscapularis 肩胛下肌腱下囊 173，189
- Suprapatellaris 髌上囊 321，323，333
- Synoviales 滑液囊 29
- -- maximi 大滑液囊 361-363
- -- medii 中滑液囊 363
- -- trochanterica musculi gluteiBursitis 臀粗隆肌滑囊炎 29，323

Bypass circulation 侧支循环

- horizontal/vertical 水平/垂直侧支循环 119
- stenosis of the aortic isthmus 主动脉峡部狭窄后的侧支循环 119
- Bypass，coronary stenosis 旁路，冠状动脉狭窄 123

C

Calcaneus 跟骨 308-311，335，337，340，433

- ossification centres 跟骨骨化中心 25

Callus 胼胝 23

Calx［Regio calcanea］ 钙质［跟区］13，295

Canalis 管；道

- adductorius 收肌管 357，393，409

- arteriae vertebralis 椎动脉管 65
- carpi 腕管 217,239,281,287
- inguinalis 腹股沟管 146
- nervi hypoglossi 舌下神经管 85
- obturatorius 闭膜管 312,317-318,359,409,411
- sacralis 骶管 75-76,93
- vertebralis 椎管 93,132-133,135
Capitulum humeri 肱骨小头 164,176,183
Capsula articularis 关节囊
- (Art. atlantoaxialis lateralis) 寰枢外侧关节囊 84
- (Art. atlantooccipitalis) 寰枕关节囊 84
- (Art. capitis costae) 肋头关节囊 80
- (Art. coxae) 髋关节囊 317-318
- (Art. cubiti) 肘关节囊 176
- (Art. genus) 膝关节囊 321,326,364
- (Art. humeri) 肱关节囊 173-174,189
- (Art. radioulnaris distalis) 桡尺远侧关节囊 178
- (Art. sternoclavicularis) 胸锁关节囊 78,170
Caput 头 4-5
- breve 短头
-- (M. biceps brachii) 肱二头肌短头 35,104,157,189,194-198,266
-- (M. biceps femoris) 股二头肌短头 353,360,362-364,391,414,429
- costae 肋头 65,72,80,89
- epididymidis 附睾头 147
- femoris 股骨头 49,302-304,317-318,344-345
- fibulae 腓骨头 294-295,306-307,320-322,334,346-347,350,353,356,367
- humerale (M. pronator teres) 肱骨头(旋前圆肌)头 211
- humeri 肱骨头 164-165,172,182
- Humeroulnare 肱尺头
-- (M. flexor digitorum superficialis) (指浅屈肌)203,205
-- (M. flexor pollicis longus) (拇长屈肌)205
- laterale 外侧头
-- (M. triceps brachii) (肱三头肌)35,103,157,188,195-196,199-200,207-208,236-237,268,270-271,286
-- (M. gastrocnemius) (腓肠肌)322-323,353,362-365,368-370,413,416-417,420,430
- longum 长头
-- (M. biceps brachii) (肱二头肌)35,172-173,175,189,194-198,200,266
-- (M. biceps femoris) (股二头肌)353-354,360-364,390,413-414,428-429
-- (M. triceps brachii) (肱三头肌)35,103,127,157,172,188-189,195-200,236-237,266-268,270-271,286
- mediale 内侧头
-- (M. gastrocnemius) (腓肠肌)322,351,362-365,368-371,413,416-417,420,430,432
-- (M. triceps brachii) (肱三头肌)35,157,196-200,202-204,207-209,236-237,266-267,270,286
- medusae(head of medusa) 水母头 40
- obliquum (M. adductor hallucis) 斜头(拇收肌)379,426,433
- ossis metatarsi 跖骨小头 308
- phalangis 指骨头
-- (Manus) (手)168
-- (Pes) (足)308
- profundum (M. flexor pollicis brevis) 深头(拇短屈肌)215,217,288
- radiale(M. flexor digitorum superficialis) 桡骨头(指浅屈肌)203,205,274
Caput 头
- radii 桡骨头 167,183
- rectum(M. rectus femoris) 直头(股直肌)317,358
- reflexum (M. rectus femoris) 反折头(股直肌)317,358
- superficiale (M. flexor pollicis brevis) 浅头(拇短屈肌)215,217,282,288
- tali 距骨头 308-311,348,433
- transversum 横头
-- (M. adductor hallucis) (踇收肌)377-379,426
-- (M. adductor pollicis) (拇收肌)215-216
- ulnae 尺骨头 157,166,178,210,212,220
- ulnare(M. pronator teres) 尺骨头(旋前圆肌)205,211,274
Caput-collum-diaphyseal angle (CCD-angle) 头-颈-干夹角 304
Cardiac catheterisation 心导管插入术 394,411
Cardiovascular system 心血管系统 36-38
- prenatal 出生前的心血管系统 39
Carina tracheae,X-ray 气管隆嵴,X线 47

Carotid pulse 颈动脉摸脉点 36
Carpal tunnel 腕管 238-239, 281,287
- syndrome 腕管综合征 239
Carpus(wrist) 腕(手腕)159-160
- fractures 腕部骨折 184
- joints 腕部的关节 179
- ligaments 腕部的韧带 180
- transverse section 腕的横断面 287
Cartilaginous joints 软骨连结 26
Cartilago(-ines) 软骨
- articularis(Femur) 关节软骨(股骨)21
- costales 肋软骨 63,78,109
- costalis 肋软骨 64
- cricoidea 环状软骨 88
- thyroidea 甲状软骨 92,137
Cauda equina 马尾 43,93,131, 135
Caudal 尾 9
Cavea thoracis, posterior wall 胸腔,后壁 106
Cavitas 腔
- articularis 关节腔 27
- glenoidalis 关节盂腔 163, 172,182,189
- medullaris 髓腔 21,303
- serosa scroti 阴囊浆膜腔 149
- symphysialis 耻骨联合腔 316
Cavocaval anastomoses 腔静脉吻合 121
Cavum serosum scroti 阴囊腔 147
Central 中央的 9
Centrum tendineum diaphragmatis 膈中心腱 106, 114-117
Cerebrospinal fluid 脑脊液 93
Cervical 颈
- lordosis 颈椎前凸 68
- rib(s) 颈肋 20,62,65
- vertebrae/vertebral column 颈椎/脊柱颈段 65,70-71
- - access,functional 脊柱颈段功能性入路 137
- - CT 脊柱颈段的 CT 92
- - lateral X-ray 脊柱颈段的侧位 X 线片 88
- - upper 上位颈椎 86
Cervico-occipital transition region,head joints 颈枕过渡区,头部的关节 84
Chiasma 交叉
- crurale 小腿交叉 365,370
- plantare 足底交叉 365,379
Chicken pox 水痘 15
Chondrocytes 软骨细胞 27
Chondrosis, Anulus fiBrosus 软骨形成,纤维环 93
Chopart's joint(Art. tarsi transversa) Chopart 关节(跗横关节)308,310,338
- luxations 跗横关节脱位 308
Chorda 索
- arteriae umbilicalis 脐动脉索 111,143-144,149
- dorsalis 脊索 19,61-62
- extension 伸展索 19
- obliqua 斜索 176,178
- urachi (Lig. umbilicale medianum) 脐尿管(脐正中韧带) 111
Chorion 绒毛膜 19
- frondosum 叶状绒毛膜 19
- laeve 平滑绒毛膜 19
Chorionic cavity 绒毛膜腔 19
Chorionic villi 绒膜绒毛 19
Chyle vessels 乳糜管 37
Cingulum 带
- pectorale 胸带 160-161
- pelvicum 盆带 63,296
- Circulation 循环
- large(systemic) 大(系统)循环 37
- small(pulmonary) 小(肺)循环 37
Circumduction 环转 7
Circumferentia articularis 环状关节面
- (Radius) 桡骨 167,176,178
- (Ulna) 尺骨 166
Cisterna 池
- cerebellomedullaris 小脑延髓池 130
- chyli 乳糜池 41
Clavicula 锁骨 20,59,78,103, 157, 160-162, 170, 172, 182, 186, 188, 194-195, 197-199, 245,263
- X-ray 锁骨的 X 线 47
Clavicular joint 锁骨的关节
- ball-and-socket joint 球窝关节 161
- lateral 锁骨外侧关节 171
- medial 锁骨内侧关节 170
- - range of motion 锁骨内侧关节运动范围 161
Claw foot 弓形足 390
Claw hand, ulnar nerve lesion 爪形手,尺神经损伤 241
Claw toes 爪形趾 339
Clitoris,corpus cavernosum 阴蒂,海绵体 387
Clivus 斜坡 84
Cloacal membrane 泄殖腔膜 19
Club foot 马蹄内翻足 390
- congenital 先天性马蹄内翻足 158,341
CNS(central nervous system) 中枢神经系统 43
Coalitiones 骨性结合 26
Coccyx 尾骨 76
Cockett's veins Cockett 静脉 401

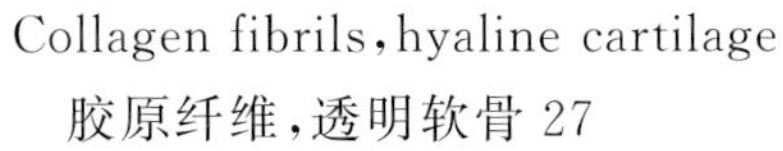

Collagen fibrils, hyaline cartilage 胶原纤维，透明软骨 27
Collateral 侧支的
- arteries (Rete articulare cubiti) 侧支动脉(肘关节动脉网)243
- circulations 侧支循环
-- cubital region 肘部的侧支循环 243
-- gluteal region 臀区的侧支循环 395
-- knee 膝部的侧支循环 396
- ligament(s) 副韧带
-- elbow joint 肘关节的副韧带 176
-- knee joint 膝关节的副韧带 326
--- lateral (LCL) 膝关节外侧副韧带 325
--- medial (MCL) 膝关节内侧副韧带 324
Collodiaphyseal angle 颈干角 256
- humerus 肱骨颈干角 164
Collum 颈 4-5
- anatomicum 解剖颈 164-165
- chirurgicum 外科颈 164-165
- costae 肋颈 65,72,80
- femoris 股骨颈 302-304,317,344-345
- fibulae 腓骨颈 307,320
- radii 桡骨颈 167,176,178,183
- scapulae 肩胛骨颈 163,182
- tali 距骨颈 310-311,348
Colon 结肠 16-17
Columna vertebralis 脊柱 67-68,135
Compacta 致密的 23
Compact bone 骨密质 21
Compartimentum cruris 小腿骨筋膜室
- anterius 前骨筋膜室 431
- laterale 外侧骨筋膜室 431
- posterius 后骨筋膜室 431
Compression syndrome 卡压综合征
- forearm 前臂卡压综合征 211
- lower leg 小腿低位卡压综合征 432
Computed tomography (CT) 计算机断层扫描
- abdominal muscles 腹部肌肉的计算机断层扫描 112
- cervical spine 脊柱颈段的计算机断层扫描 92
- coronary, paranasal sinuses 冠状动脉，鼻窦的计算机断层扫描 49
- lumbar spine 脊柱腰段计算机断层扫描 92
Conchanasalis 鼻甲
- inferior 下鼻甲 49
- media 中鼻甲 49
Condylar joint 髁状关节 28
Condylus 髁
- humeri 肱骨髁 164
Condylus 髁
- lateralis 外侧髁
-- femoris 股骨外侧髁 302-303, 305, 320-322, 327, 333, 346-347
-- tibiae 胫骨外侧髁 306,320,333,346-347
- medialis 内侧髁
-- femoris 股骨内侧髁 302-303, 320-321, 327, 333, 346-347
-- tibiae 胫骨内侧髁 305-306,320,322,346-347,369,371
- occipitalis 枕髁 69
Connexus intertendinei 腱间结合 212,220
Contrast agent X-ray, large intestine X线片造影，大肠 47
Cooper's ligaments (Ligg. suspensoria mammaria) Cooper 韧带(乳房悬韧带)
Cor 心 16-17,36,38,45
Cornu 角
- coccygeum 尾骨角 76
- sacrale 骶骨角 75-76
Coronal plane (frontal plane) 冠状面(额面)161
Coronary layer, radiological 冠状动脉分层，放射影像 7
Coronary stenosis 冠状动脉狭窄 123
Corpus 体
- adiposumin frapatellare (Hoffa's fat pad) 髌下脂肪体(Hoffa 脂垫)50,321,326,364
- axis 枢椎体 85
- callosum 胼胝体 50
- claviculae 锁骨体 59,162
- costae 肋骨体 65
- femoris 股骨体 302-303,346
- fibulae 腓骨体 307,334,346
- humeri 肱骨体 164,198
- mammae 乳房体 103
- ossis 骨体
-- ilii 髂骨体 300-301,345
-- ischii 坐骨体 300-301
-- metatarsi 跖骨体 308,372
-- pubis 耻骨体 300-301
- phalangis 指(趾)骨体
-- (Manus) (手)骨 168
-- (Pes) (足)308
- radii 桡骨体 167,210
- sterni 胸骨体 64,77-78,106
- tali 距骨体 310-311
- tibiae 胫骨体 306,334,346
- ulnae 尺骨体 166,210
- unguis 指甲 53
- vertebrae 椎骨 64-65,70-72,74,81,88-93,134
Cortex, hair 皮质，头发 52
Costa(-ae) 肋骨 20,65-66,72,89-90
- fluctuantes 肋骨起伏 62,66

- prima 肋骨主要组成 66
- spuriae 假肋 62-63,66
- verae 真肋 62-63,66
- X-ray 肋骨 X 线影像 47

Cotyloid joint 髋臼联合 317-318

Cough muscle 咳肌 192

Coxa 髋
- valga 髋外翻 304
- vara 髋内翻 304

Coxarthrosis 髋关节变性病 304,317

Cranial 头盖 9

Cremasteric reflex 睾提肌反射 145

Crista 嵴
- anterius(Capsula interna) 前嵴 50
- capitis costae 肋骨小头嵴 65
- colli costae 肋颈嵴 65
- Crus 脚
- dextrum (Pars lumbalis diaphragmatis) 右旋嵴(膈腰部) 114-115,151
- iliaca 髂嵴 58,90,94-95,114,117,127,300,344,350,353,354,361,362,388,415
- intermedium(Pars lumbalis diaphragmatis) 骨间嵴 15
- intertrochanterica 转子间嵴 302,304,344
- laterale 外侧嵴
- - (Anulus inguinalis superficialis) (腹股沟管皮下环)107,109,145
- - (Pars lumbalis diaphragmatis) (膈腰部)115

Crista 嵴
- mediale 内侧嵴
- - (Anulus inguinalis superficialis) (腹股沟浅环)102,107,109,145
- - (Pars lumbalis diaphragmatis) (膈的腰部)115
- medialis fibulae 腓骨内侧嵴 307
- musculi supinatoris 旋后肌嵴 166
- obturatoria 闭孔嵴 300-301
- occipitalis externa 枕外嵴 69
- pubica 耻骨嵴 300
- sacralis 骶骨嵴
- - lateralis 骶外侧嵴 75
- - medialis 骶内侧嵴 75
- - mediana 骶正中嵴 75-76,90
- sinistrum (Pars lumbalis diaphragmatis) 左嵴(膈的腰部) 115-116
- supraepicondylaris 髁上嵴
- - lateralis 外侧髁上嵴 164,183
- - medialis 内侧髁上嵴 164,183
- tuberculi majoris/minoris 大结节嵴/小结节嵴 164

Cruciate ligament(s) 交叉韧带
- anterior(ACL) 前交叉韧带 327
- finger joints 指关节的交叉韧带 223
- - ruptures 交叉韧带断裂 223
- injury 交叉韧带损伤 327
- knee joint 膝关节交叉韧带 322,326-327
- posterior(PCL) 后交叉韧带 327
- reconstruction 交叉韧带重建 333

Crumbly nails 甲破裂 53

Cryptorchidism 隐睾 148

CT angiography CT 血管成像
- abdomen 腹部血管 CT 成像 49
- pelvis 盆部血管 CT 成像 49

Cubital pulse 肘部动脉摸脉点 36

Cubita 尺骨 160

Cupula dextra/sinistra, X-ray 左/右膈穹,X 线片 47

Curticle,hair follicle 表皮,毛囊 52

Cutaneous innervation(segmental) 皮肤的神经支配(节段性)15
- back 背部皮肤的神经支配 126
- lower limb 下肢皮肤的神经支配 383
- upper limb 上肢皮肤的神经支配 226-227

Cutaneous nerves, extremity 皮神经,极性
- lower limb 下肢 382
- upper limb 上肢 226

CVC(central venous catheter), cephalic vein 中心静脉导管,头静脉 257

Cytotrophoblast 细胞滋养层 18

D

Deck plate,vertebral 顶板,椎骨 74

Dendritic cells, follicular/interdigitating 树突细胞,滤泡/指突状细胞 42

Dens 齿突
- axis 枢椎齿突 65,70-71,85,88
- fracture 齿突骨折 70

Depression,limbs 下转运动,肢体 8

Dermatomes 皮节 15,61
- abdominal/thoracic wall 腹/胸壁 142
- back 背部 126
- disc prolapse 椎间盘突出 227
- lower limb 下肢 383
- upper limb 上肢 159,227

- vertebral canal stenoses 椎管狭窄 227
Dermis 真皮 51-52
- papillary 乳头状真皮 51
- reticular 网状真皮 51
Descensus testis 睾丸下垂 148
- disorders 睾丸下垂疾病像 148
Development 发育 18
Dexter 右侧的 9
Diabetes mellitus, polyneuropathy 糖尿病,多发性神经病 44-45
Diameter/Conjugata 径线(骨盆)
- anatomica 解剖径 299
- diagonalis 对角径 299
- transversa 横径 298-299
- vera 真直径 298-299
Diaphragma 膈肌 16-17,106,113-117,123
- constriction 膈肌收缩 117
- passageways 膈肌孔裂 116
- X-ray 膈肌 X 线检查 47
Diaphragmatic hernias, congenital/acquired 膈疝,先天的/后天的 116
Diaphysis 骨干 21
Diarthrosis 动关节 27
Digital arteries 指动脉 250
Digitus(-i) 趾,指 294
- anularis 环指 156
- manus 手指 160
- medius 中指 156,288
- minimus[quintus] 小指
-- (Manus) (手)156
-- (Pes) (足)308-309
- pedis 足趾 296
- primus(Pes) 第 1 足趾 308-309
- quartus(Pes) 第 4 足趾 308-309
- secundus(Pes) 第 2 足趾 308-309
- tertius(Pes) 第 3 足趾 308-309
DIP(distal interphalangeal joint) 指骨间远侧关节 181
Direction terms, human body 人体方位术语 8-9
Discus 盘
- articularis 关节盘 29
-- (Art. radioulnaris distalis) (桡尺骨远侧关节)178-179
-- (Art. sternoclavicularis) (胸锁关节)78,170
- interpubicus 耻骨间盘 312,315-316
- intervertebralis 椎间盘 68,80-81,83,84,86-88,92,93,133,135
Distal 远侧 9
Distal radius fracture 桡骨远端骨折 184,237
Dithalamic joint 双腔关节 78,80
Divisiones anteriores/posteriores (Plexus brachialis) 前股/后股(臂丛)224
Dodd's veins Dodd 静脉 401
Dorsal 背侧 9
Dorsal aponeuroses 背侧腱膜 220-221
- lateral tracts 外侧腱膜外侧束 212,218,220
- middle tracts 背侧腱膜中间束 212,218,220
Dorsalflexion 背屈
- ankle joint, upper 上踝关节背屈 342
- finger joints 指关节背屈 181
- limb 肢体背屈 8
- wrist joints 腕关节背屈 180
Dorsum 背部
- manus 手背 12-13,156,212
-- arteries and nerves 手背的动脉和神经 283-284
-- epifascial vessels and nerves 手背的浅血管和神经 261
-- vaginae tendinum 手背腱鞘 213
- pedis 足背 12-13,294-295,407,423
-- fascia 足背筋膜 350
-- muscles 足背肌 374-375
-- nerves 足背神经 407,423
-- veins, epifascial 足背浅静脉 407
-- vessels 足背血管 423
- superficial relief 背部轮廓 58
Drawertest 抽屉实验
- anterior 前抽屉测试 327,332
- posterior 后抽屉测试 327
Duchenne's limp, failure of the small gluteal muscles Duchenne 跛行,臀小肌肌无力 389
Ductus 导管
- arteriosus(Botalli) 动脉导管 39
-- persistent 永存的动脉导管 3-4
- deferens 输精管 144-147,149
- lactiferi 输乳管 139
- lymphaticus dexter 右淋巴管 41,140
- thoracicus 胸导管 37,41,115,140
-- metastases 胸导管转移 265
-- opening 导管-打开 265
- venosus(Arantii) 静脉导管 39
Duodenum 十二指肠 16
Dura mater 硬膜
- cranialis 硬脑膜 84
- spinalis 硬脊膜 84,130-131,133-135

Dystonia 肌张力障碍 204
- M. iliopsoas 髂腰肌 357

E

Ectoderm 外胚层 19
Elbow 肘部
- annular ligament 肘部环状韧带 176
- arteries 肘部的动脉 277
- epifascial vessels 肘部浅血管 258
- extensors 肘部伸肌 196
- nerves 肘部的神经 277
- - epifascial 肘部皮神经 258
- veins, blood sampling 肘部静脉采血 259
Elbow joint 肘关节 176
- collateral ligaments 副韧带 176
- extension 肘关节伸 177
- flexion 肘关节屈 177
- flexors 肘关节屈肌 196
- pivot-hinge joint 车轴-滑车关节 176
- pronation 旋前 177
- range of motion 肘关节运动范围 177
- supination 旋后 177
- X-ray 肘关节 X 线 183
Elevated shoulder, Klippel-Feil syndrome 肩部抬高 92
Elevation 上举 7
- limbs 上肢上举 8
- shoulder joint 肩关节上举 174
Ellipsoid joints, wrist 椭圆关节,腕 180
Emboli 栓子 242,393
Embryoblast 胚细胞 18
Embryogenesis 胚胎发育 18
Eminentia 隆起
- iliopubica 髂耻隆起 300
- intercondylaris 髁间隆起 306, 320,346
Enarthrosis 杵臼关节 317-318
Encephalon 脑 43
Endometrial glands/capillaries 内膜腺/毛细血管 18
Enteric nervous system 肠神经系统 45
Entoderm 内胚层 18-19
Epiblast 外胚层 18
Epicondylus 上髁
- lateralis 外上髁
- - (Femur) (股骨)外上髁 302,305,320,346,430
- - (Humerus) (肱骨)外上髁 164,176,177,183,188,199, 207-210,258,270,278
- medialis 内上髁
- - (Femur) (股骨)内上髁 302-303,305,320,324,346,430
- - (Humerus) (肱骨)内上髁 156,164,176,177,183,197-198,202-205,267,272,275, 277
Epidermis 表皮 51-52
Epididymis 附睾 149
Epidural anaesthesia 硬膜外麻醉 63
Epiglottis 会厌 88
Epimer(formation) 异构体(形成)61
Epineurium 神经外膜 133
Epiorchium 睾丸外膜 147,149
Epiphysis 骺
- anularis 环状骺 70,72,74,83
- distalis(Femur) 远端骨骺(股骨)21
- proximalis 近端骨骺 21
Eponychium 甲上皮 53
Erb's palsy (upper plexus lesion) Erb's palsy (臂丛上干损伤)155,225
Eversion 外翻
- limbs 肢体外翻 8
- - lower ankle joint 下踝关节 342
- - upper ankle joint 上踝关节 343
Extension 伸 7
- carpometacarpal joint of the thumb 拇指的腕掌关节 180
- elbow joint 肘关节 177
- knee joint 膝关节 320,331
- limbs 四肢 8
- pelvis 骨盆 8
- upper ankle joint 上踝关节 343
- vertebral column 脊柱 8,79
Extensors, lower leg 伸肌,小腿 365
External rotation 旋外
- hip 髋 360
- knee joint 膝关节 331
- limbs 四肢 8
- shoulder joint 肩关节 174
Externus 外部 9
Extremitas 端
- acromialis(Clavicula) 肩峰端(锁骨)162
- sternalis (Clavicula) 胸骨端(锁骨)162

F

Facial defects, pedicle flap graft 面部缺陷,带蒂皮瓣移植 94
Facies 面
- anterior 前面
- - (Radius) (桡骨)167,205
- - (Ulna) (尺骨)166
- anterolateralis (Humerus) 前外侧面(肱骨)166
- anteromedialis (Humerus) 前内侧面(肱骨)164
- articularis 关节面
- - (Patella) (髌骨)320-321,333, 346
- - acromialis 肩峰 311

- - anterior　前关节面
- - - (Atlas)　(寰椎)65
- - - (Axis)　(枢椎)70
- - - Anterior　前跟关节面 311
- - - Media　中跟关节面 311
- - - Posterior　后跟关节面 311
- - carpalis　腕关节面 167,178
- - clavicularis　锁骨关节面 162-163,172
- - cuboidea　骰骨关节面 311
- - fibularis　腓骨关节面 306-307
- - inferior　内关节面 80
- - - (Atlas)　寰椎 65
- - - (Tibia)　胫骨 306-307,334-335
- - malleoli　踝关节面
- - - lateralis　踝关节外侧关节面 307,334-335
- - - medialis　踝关节内侧关节面 306-307,334-335
- - navicularis(Talus)　舟关节面(距骨)311
- - posterior(Axis)　后关节面(枢椎)70
- - sternalis claviculae　锁骨的胸骨关节面 162
- - superior　上关节面
- - - (Tibia)　(胫骨)306
- - - (Vertebra)　(枢椎)70
- - talaris　距关节面
- - - anterior(Calcaneus)　前距关节面(跟骨)311,337
- - - media(Calcaneus)　中距关节面(跟骨)311,337
- - - posterior(Calcaneus)　后距关节面(跟骨)311,337
- - tuberculi costae　肋结节关节面 65
- auricularis(Os sacrum)　耳状面(骶骨)75-76,300
- costalis(Scapula)　肋面(肩胛骨)163
- intervertebralis　椎间面 72,74,80,88-91
- - inferior　下椎间面 74
- - superior　上椎间面 74
- lateralis　外侧面
- - (Fibula)　(腓骨)307
- - (Radius)　(桡骨)167
- - (Tibia)　(胫骨)306
- lunata　月状面 300-301,318
- malleolaris　踝面
- - lateralis　外踝面 310-311
- - medialis　内踝面 310-311
- medialis　内面
- - (Tibia)　(胫骨)306-307,366,418
- - (Ulna)　(尺骨)166
- patellaris(Femur)　髌面(股骨)302,305,321,333
- pelvica　盆面 76
- poplitea(Femur)　腘面(股骨)302-303,320,346,364,370,417
- posterior　后面
- - (Humerus)　(肱骨)165
- - (Radius)　(桡骨)167
- - (Scapula)　(肩胛骨)163
- - (Tibia)　(胫骨)306-307
- - (Ulna)　(尺骨)166
- sacropelvica　骶盆面 300
- superior(Talus)　上面(距骨)311
- symphysialis　耻骨联合面 300,315
Faecal incontinence　大便失禁 387,389
Falx inguinalis　腹股沟镰 144
Fascia　筋膜
- antebrachii　前臂筋膜 157,197-198,280
- axillaris　腋筋膜 102,254
- brachii　臂筋膜 102,157,256,286
- clavipectoralis　锁胸筋膜 102,263
- cremasterica　睾提肌筋膜 149
- cribrosa　筛筋膜 350
- cruris　小腿筋膜 350,368,406,416,431-432
- deltoidea　三角肌筋膜 94-95
- dorsalis pedis　足背筋膜 350
- endothoracica　胸内筋膜 104-105
- extraperitonealis　腹膜外筋膜 146
- glutea　臀筋膜 103,350,361,413
- infraspinata　冈下肌筋膜 94-96,188,199
- lata　阔筋膜 350,356-358,361,405,411,429
- musculi serrati　前锯肌筋膜 105
- nuchae　项筋膜 129
- pectoralis　胸肌筋膜 139,189
- spermatica　精索筋膜
- - externa　精索外筋膜 147,149-150
- - interna　精索内筋膜 149-150
- thoracica　胸廓筋膜
- - externa　胸廓外筋膜 104-105
- - interna　胸廓内筋膜 105
- thoracolumbalis　胸腰筋膜 82-83,92-99,103,111,361
- transversalis　腹横筋膜 98,109,111,113-114,117,123,137,144-149
Fasciculus(-i)　束
- lateralis (Plexus brachialis)　侧束(臂丛)155,224-225,228,232,234,263,266
- longitudinales　纵束
- - (Aponeurosis plantaris)　(足底腱膜)376
- - (Lig. cruciforme atlantis)　(寰椎十字韧带)85
- medialis (Plexus brachialis)

内侧束(臂丛)155,224-225,228,232,234,263,266
- posterior (Plexus brachialis) 后束(臂丛)155,224-225,228-229,232,234,263,266
- transversi(Aponeurosis plantaris) 横束(足底腱膜)376
Female external genitalia 女性外生殖器
- regional lymph nodes 女性外生殖器的局部淋巴结 125
- superficial/deep lymph vessels 浅/深淋巴管 125
Female surface anatomy 女性表面解剖 4-5
Femoral 股的
- hernias 股疝 145
- neck fracture 股骨颈骨折 293,319
-- Coxa vara 髋内翻 304
- neck-shaft angle 颈-干角 304
-- Coxa valga 髋外翻 256,304
-- Coxa vara 髋内翻 304
- pulse 股动脉摸脉点 36
Femoralis head necrosis 股骨头坏死 319
Femur 股骨 4-5,20,50,293,296,302-305,320-322,324-325,333,344-347,359 364,370,417,429-430
- adductor group 内收肌群 355-356
- antetorsion angle 前倾角 303
- distal end 远端 305
- oblique section through the hip joint 经髋关节的斜断面 428
- proximal end 近端 304
- spongiosa structure 骨松质结构 304
- transverse section 横断面 429
Fertilisation 受精 18
Fibrae intercrurales 脚间纤维 102,107,145
Fibrous cartilage 纤维软骨 26
Fibula 腓骨 20,296,306-307,320-322,324-325,334-336,348,370-371,373,431-432
- connections 腓骨连结 334
Fibular 腓侧 9
Filum (-a 丝)
- radicularia 根丝 134
-- posteriora 后根丝 130
- terminale 终丝 135
Finger joints 手指的关节 181
- annular and cruciate ligaments 环状和十字韧带 223
-- ruptures 断裂 223
- arthrosis 关节炎 184
Finger joints 指关节
- extensor muscles 伸肌 213,221
- flexor muscles 屈肌 218,221
- ligaments 指关节韧带 181
- range of movement 指关节活动度 181
Finger pad, hairless skin 手指垫,无毛发皮肤 51
Finger(s) 手指 158
- bending mechanism 屈指机制 222
- cuts, examination 手指切割检查 217
- extensor tendons 指伸肌腱 223
- flexor effects 手指屈肌作用 221
- flexor tendons 指屈肌腱 223
- long extensor tendons 指长伸肌腱 220-221
- long flexors 指长屈肌 221
- shaping finger 手指塑形 33
Fissura sterni congenita 先天性胸骨裂 77
Flat foot 扁平足 341
Flexion 屈 7
- ankle joint, upper 上踝关节 343
- carpometacarpal joint of the thumb 拇指腕掌关节 180
- contracture, limited mobility 挛缩,活动度受限 30
- cubital joint 肘关节 177
- knee joint 膝关节 320,331
- limbs 四肢 8
- pelvis 骨盆 8
- vertebral column 脊柱 8,79
Foetus, ultrasound 胎儿,超声 48
Foot(Pes) 脚(足)4-5,296,308
- bones 足的骨 340
- drop deformity 足下垂畸形 391,419
- joints 足关节 338-339
- location/direction terms 方位术语 9
- longitudinal arch, tensioning/bending stress reduction 纵弓,伸展/弯曲应力减小 340-341
- muscles 肌肉 367,379
- nerves 神经 406
- pronation, tibial nerve lesions 旋内,胫神经损伤 390
- sagittal section(MRI) 矢状面(磁共振)433
- skeleton 骨骼 308-310
- tendinous sheaths(Vaginae tendinum) 腱鞘 372-373
- tensioning of the arches 足弓伸展 377
- transverse arch 横弓 341
- veins, epifascial 浅静脉 406
Foramen(-ina) 孔
- costotransversarium 肋横突孔 72,82
- infrapiriforme 梨状肌下孔 354,361-363,386,388,414
- intervertebrale 椎间孔 68,73,80,83,88,90,92,132

-- constriction 椎间孔缩窄 73,132
- ischiadicum 坐骨孔
-- majus 坐骨大孔 313-315,361,388
-- minus 坐骨小孔 313-315,354,361,363,386
- magnum 枕骨大孔 69,130
- nutricium(-a) 滋养孔,21
--(Clavicula) (锁骨)162
--(Radius) (桡骨)167
--(Tibia) (胫骨)306-307
--(Ulna) (尺骨)166
- obturatum 闭孔 49,300,313,315,344-345
- Ovale 卵圆孔 39
- sacralia 骶孔
-- anteriora 骶前孔 75,91
-- posteriora 骶后孔 75-76
- suprapiriforme 梨状肌上孔 354,361-362,386,388,414
- transversarium 横突孔 65,70-71,92
- venae cavae 腔静脉孔 106,114-115
- vertebrale 椎孔 65,70,72,74,92
Forearm(Antebrachium) 前臂 4-5,156,160
- arteries and nerves 前臂的动脉和神经
-- deep layer 前臂深层的动脉和神经 274-275,278,279
-- superficiallayer 前臂浅层动脉和神经 272-273
- compression syndrome 前臂卡压综合征 211
- diagonal axis 前臂对角线 160,211
- epifascial veins and nerves 浅静脉和神经 260
- extensors 前臂伸肌 221
- fascia 前臂筋膜 157
- muscles 前臂肌 206
-- dorsal 前臂背侧肌 206-210
Forearm (Antebrachium) muscles 前臂肌
-- radial 桡侧肌群 206
-- ventral 前臂腹侧肌 201-205
- one junctures, pronation/supination position 一个关节,旋前/旋后位 178
- pronation 前臂旋前 211
- shaft axis 前臂轴线 160
- supination 旋后 211
- supinators 旋后肌 196
- transverse section 前臂横断面 287
Fossa 窝
- acetabuli 髋臼窝 300-301,318,344-345
- axillaris 腋窝 156,255-256,262-267
-- superficial lymphatic vessels and lymph nodes 腋窝浅淋巴管和淋巴结 254-255
- coronoidea 冠突窝 164,183
- cubitalis 肘窝 12,60
- iliaca 髂窝 300
- iliopectinea 髂耻窝 411
- infraclavicularis 锁骨下窝 157
- infraspinata 冈下窝 163
- inguinalis 腹股沟窝 149
-- lateralis 腹股沟外侧窝 113,144,149
-- medialis 腹股沟内侧窝 113,144,149
- intercondylaris 髁间窝 302-303,305,320,346-347
- malleoli 锤骨窝 307
- olecrani 鹰嘴窝 165,183
- ovalis 卵圆窝 39
- paravesicalis 膀胱旁窝 113
- poplitea 腘窝 13,295,350,363,405,412-414,416-417,420-421
- radialis 桡窝 164
- subscapularis 肩胛下窝 163
- supraspinata 冈上窝 163
- supravesicalis 膀胱上部窝 144,149
- trochanterica 转子窝 302-304
Fovea 凹
- articularis 关节凹 167
- capitis femoris 股骨头凹 302-304,344-345
- costalis 肋凹
-- inferior 下肋凹 72,79-80
-- processus transversi 横突肋凹 72-73,80-82,134
-- superior 上肋凹 72-73,79-80
- dentis 齿突凹 65
- radialis(Tabatière) 桡窝(鼻烟窝)212,220,249,284
Fractures 骨折 23
- healing 骨折愈合 23
- of the humerus 肱骨骨折
-- axillary nerve lesion 腋神经损伤 233
-- distal 肱骨远端骨折 165
-- proximal 肱骨近端骨折 165
-- radial/ulnar nerve lesion 桡/尺神经损伤 165
-- X-ray 肱骨骨折的 X 线片 182
- X-ray X 线片 182
Free leg 非支撑腿 389
Frohse-Fränkel's arcade Frohse-Fränkel 弓 236,273
Froment's sign, ulnar nerve lesion Froment 征,尺神经损伤 241
Frontal 冠状 9
Frontal plane 冠状面 7,161
Frykholm's operation Frykholm 手术 137
Fundusgastricus 胃底 47
Funiculus 索

- spermaticus 精索 102,107-108,144-147,149,151,350,403,411
- unbilicalis 脐索 39,150
Funny bone 麻骨 240
- N. ulnaris compression 尺神经卡压 241,277

G

Galea aponeurotica 帽状腱膜 52
Gallbladder(Vesica biliaris) 胆囊 17
Ganglion(-ia) 神经节
- cervicale 颈神经节
-- medium 颈中神经节 46
-- superius 颈上神经节 46
Ganglion(-ia) 神经节
- cervicothoracicum [stellatum] 颈胸神经节 45-46,155,225
- ciliare 睫状神经节 45
- coeliacum 腹腔神经节 45-46
- impar 奇神经节 46
- lumbalia 腰神经节 46
- mesentericum inferius/superius 肠系膜下/上神经节 45
- oticum 耳神经节 45
- pelvica 盆神经节 46
- pterygopalatinum 翼腭神经节 45
- sacralia 骶神经节 46
- sensorium nervi spinalis 脊髓感觉神经节 44,87,130-135
- spinale 脊神经节 87
- stellatum [cervicothoracicum] 星状神经节[颈胸神经节]45-46,155,225
- submandibulare 下颌下神经节 45
- thoracica 胸神经节 46
- trunci sympathici 交感干神经节 44,132,134-135
Gaster 胃 16-17
- Pars cardiaca 贲门部 116
- Gastrulation 原肠胚 19
General lamellae 普通骨板 23
Genu 膝 296
- corporis callosi 胼胝体膝 50
- valgum(knock knees) 膝外翻(膝关节内扣)296-297
- varum(bow legs) 膝内翻(弓形腿)296-297
Geriatric kyphosis 老年人驼背 88
Germ layers 胚层 19
Gibbus formation(hunchback), kyphosis 驼背形成,脊柱后凸 88
Gimbernat's ligament(Lig. lacunare) Gimbernat 韧带(腔隙韧带)144,146,411
Ginglymus 屈戌关节 28
- ankle joint 踝关节 342
Glandula(-ae) 腺
- areolares 乳晕腺 138
- lacrimalis 泪腺 45
- suprarenalis 肾上腺 45,137
- thyroidea 甲状腺 16,137
Gluteal 臀
- muscles 臀肌 360
-- small,paralysis 臀小肌瘫痪
--- Duchenne's sign/limp Duchenne 征/跛行 389
--- Trendelenburg sign Trendelenburg 征 389
- region 臀区
-- arteries 臀区的动脉 395
-- cutaneous nerves 臀区的皮神经 382
-- intramuscular injection 臀部肌内注射 389,414
-- nerves 臀区的神经 405,412-415
-- vessels 臀区的血管 412-415
--- epifascial 臀区筋膜上血管 405
Gonarthrosis 膝关节病 297,304-305,320,330,346
- total endoprosthesis (TEP) 全膝关节假体 305
Grynfelt's Grynfelt 的
- lumbar hernias Grynfelt 腰疝 95
- triangle (Trigonum lumbale [fibrosum] superius) Grynfelt 三角(腰上三角)95
Gubernaculum testis 睾丸引带 148,150
Gut 肠道 61
Guyon's canal Guyon 管 240-241,250,280,281,287
Gynaecomastia 男子女性型乳房 138

H

Hair(s)(Pili) 毛 52
- bulb 毛球 52
- cuticle 毛小皮 52
- follicle 毛囊 52
- funnel 毛漏斗 52
- papilla 毛乳头 52
- root 毛根 52
- shaft 毛干 52
Hairless skin 无毛皮 51
Hallux 趾 294,308-309,340
- valgus 趾外翻 339
Hammer toe 槌状趾 339
Hamulus ossis hamati 钩骨钩 168,179,184,239,241
Hand 手
- muscles 肌 214-215
- of benediction, median nerve lesion 祝福手,正中神经损伤 239
- skeleton 骨骼 168-169
Hangman's fracture Hangman 骨折(枢椎椎弓骨折)70
Havers' canal Havers 管 23
Head(Caput) 头(头)4-5
Head joints 头部关节 86

- cervico-occipital transition region 颈枕过渡区 84
- deep ligaments 深韧带 84-85
-- ventral ligaments 腹侧深韧带 86
Head's zone Head 带 142
Heart(Cor) 心 6-17
Hemivertebra 半椎体 88,92
- Klippel-Feil's syndrome Klippel-Feil 综合征(短颈综合征)92
Henle's layer Lenle 层 52
Hepar(liver) 肝 16-17
Hernia diaphragmatica spuria/vera 假/真膈疝 116
Hernias, abdominal wall 疝，腹壁 61,109
Herpes zoster 带状疱疹 15
- shingles 带状疱疹 142
Hesselbach's
- ligament (Lig. interfoveolare) Hesselbach 韧带(凹间韧带) 144
- triangle(Trigonum inguinale) Hesselbach 三角(腹股沟三角) 144
- Hiatus 裂孔
- adductorius 收肌腱裂孔 358-359,364,410,413
- aorticus 主动脉裂孔 114-116
- basilicus 贵要静脉裂孔 252
- hernia, paraoesophageal 食管旁裂孔疝 117
- oesophageus 食管裂孔 114-115
- sacralis 骶管裂孔 75-76
- saphenus 隐静脉裂孔 350,403,411
- venae cephalicae 头静脉裂孔 189
High endothelial venules 高内皮微静脉 42
Hilar comma, X-ray 肺门，X线检查 47
Hinge joint 滑车关节 28
- ankle joint, upper 上踝关节 342
Hip 髋 296
- bone 髋骨 300-301
- dysplasia 髋发育不良 317
- joint 髋关节 317-318,345
-- axis of movement, sagittal/transverse 髋关节矢状面和横断面的运动轴，矢状/横向 428
-- blood supply 髋关节的血供 319
-- deformities 髋关节畸形 344
-- fractures 髋关节骨折 344
-- Lauenstein's projection Lauenstein 投影 345
-- range of motion 髋关节运动范围 318
-- surgery, dorsal access 髋关节手术后入路 415
- muscles 髋肌 353-354
-- abductors 外展肌 360
-- adductor group 内收肌群 355-356
-- deep 深层肌 363
-- dorsal 后群肌 352,360-362
-- dorsolateral group 后外侧肌群 360
-- external rotators 外旋肌 360
-- flexors 屈肌 355
-- internal rotators 内旋肌 360
-- ischiocrural muscles 坐骨小腿肌 360
-- ventral 前群肌 351,355-359
Hochstetter's injection, ventrogluteal Hochstetter 注射，臀肌前 388
Hodgkin's lymphoma 霍奇金淋巴瘤 42
Hoffa's fat pad(Corpus adiposum infrapatellare) Hoffa's 脂肪垫(髌下脂体) 50,321,326,364
Horner's syndrome 霍纳综合征 225
Hueter's triangle Hueter 三角 177
Humeral 肱骨的
- head 肱骨头
-- elevation 肱骨头上移 189
-- fracture, X-ray 肱骨头骨折，X线片 182
- shaft 肱骨干
-- radial nerve lesion 桡神经损伤 270
Humerus 肱骨 20,35,159-160,164-165,172,176,183,189,194,195,200,211,268,272,286
- collodiaphyseal angle 肱骨颈干角 164
- retrotorsion 肱骨后扭转 164
- shaft axis 肱骨干轴线 160
Humpback 驼背 88
Huxley's layer Huxley 层 52
Hyaline cartilage 透明软骨 26,27
Hydrocele 阴囊积水 147
Hyperlordosis 脊柱前凸过度 88
Hypoblast 内胚层 18
Hypogastrium [Regio pubica] 腹下区(耻区)60
Hypomer 中胚层外侧板 61
Hypomochlion, patella 关节旋转中心，髌骨 320
Hyponychium 甲床 36,53
Hypothenar 小鱼际 38,156,186,214,287
- muscles 小鱼际肌 31

I

Ileum 回肠 16

Ilium 髂骨 300
Impingement syndrome 撞击综合征 175
Implantation 植入 18
Impressio ligamenti costoclavicularis 肋锁韧带压迹 162
Incisional hernias, abdominal wall 切口疝,腹壁 109
Incisura 切迹
- acetabuli 髋臼切迹 300-301
- clavicularis 锁切迹 77
- costalis 肋切迹 77
- fibularis 腓切迹 306
- ischiadica 坐骨切迹
-- major 坐骨大切迹 300-301, 345
-- minor 坐骨小切迹 300-301, 345
- jugularis 颈静脉切迹 59,77
- radialis 桡切迹 166,176
- scapulae 肩胛切迹 163,173
- trochlearis 滑车切迹 166, 176,178,183
- ulnaris 尺切迹 167
- vertebralis 椎切迹
-- inferior 椎下切迹 72-74,88,90
-- superior 椎上切迹 73-74,88, 90
Inclination, spine 前屈,脊柱 8
Index(finger) 示指 156
Inferior 下 9
Inguinal 腹股沟
- canal 腹股沟管 146
- hernia(s) 腹股沟疝 145
-- demarcation, three finger rule 腹股沟疝鉴别的三指法则 57
-- diagnosis 腹股沟疝诊断 57
-- direct 腹股沟直疝 57
-- indirect 腹股沟斜疝 145
-- TEPP (total extraperitoneal patch plasty) TEPP(全腹膜外补片成形术)57
- lymph nodes, palpation 腹股沟淋巴结,触诊 403
- region 腹股沟区
-- cutaneous nerves 腹股沟区的皮神经 382
-- epifascial vessels 腹股沟区的筋膜上血管 404
-- lymph nodes 腹股沟区的淋巴结 403
-- nerves 腹股沟区的神经 404
-- pain radiation 腹股沟区痛觉放射 385
-- vein 腹股沟区的静脉 404
- ring, superficial 腹股沟管浅环 145
Inner (tibial collateral) ligaments, knee joint 内侧(胫侧副)韧带,膝关节 321-322
Integumentum commune(Cutis) 皮(皮肤)51
Interarticular portion, vertebral arch 关节间部,椎弓 72,90
Intermediate sinus 中间窦 42
Intermedius 中间 9
Internal organs, projection onto the body's surface 内脏,体表的投射 16-17
Internal rotation 旋内
- hip 髋关节 360
- knee joint 膝关节 331
- limbs 四肢 8
- shoulder joint 肩关节内旋切迹 174
Internus 内 9
Interphalangeal joints 指间关节
- distal 远侧指间关节 181
-- bending mechanisms 远侧指间关节屈曲机制 222
-- dorsiflexion 远侧指间关节背屈 181
-- extensor muscles 远侧指间关节伸肌 213,221
-- flexor muscles 远侧指间关节屈肌 218-219,221
-- palmar flexion 手掌屈曲 181
Interphalangeal joints distal 远侧指骨间关节
-- range of motion 远侧指骨间关节的运动范围 181
- proximal 近侧指骨间关节 181
-- bending mechanism 近侧指骨间关节屈曲机制 222
-- dorsiflexion 近侧指骨间关节背屈 181
-- extensors 近侧指骨间关节伸肌 213,221
-- flexors 近侧指骨间关节屈肌 218,221
-- palmar flexion 手掌屈曲 181
Intersegmental 节段间的
- artery 动脉 62
- vein 静脉 62
- vessel 导管 62
Interstitial lamellae 间骨板 23
Intervertebral 椎间的
- disc prolapse 椎间盘突出 93
-- dermatomes 皮节 227,383
-- lumbal 腰部的 87
-- median, MRT 正中,MRT93
- discs 椎间盘 87
Intestine, embryonic/foetal 肠,胚胎/胎儿 19
Intestinum tenue (small intestine) 小肠 17
Intra-articular discs 关节内盘 29
Intragluteal injection 臀肌注射 414
- according to v. Hochstetter v. Hochstetter 臀肌注射法 388
- damage of Plexus sacralis 骶丛损伤 387
Intramuscular injection, incor-

rect 不正确的肌内注射 389
Inversion 内翻
- limbs 四肢 8
-- lower ankle joint 下踝关节 342
-- upper ankle joint 上踝关节 343
Ischiocrural(hamstring) muscles 坐骨小腿肌(腘绳肌)360-361
Ischium 峡 300
Isthmus, vertebral arch 峡,椎弓 72,90

J

Jejunum 空肠 16
Joint(s) 关节 28
- auxiliary structures 辅助结构 29
- capsule 关节囊 27
- dithalamic 双腔关节 78,80
- effusion 渗出 29
- false 假关节 27
- guiding/restraining ligaments 引导/约束韧带 29
- hyaline cartilage 透明软骨 27
- labra 关节唇 29
- ligaments 关节韧带 29
-- capsular 囊韧带 29
-- extra-articular/intra-articular 关节外/内韧带 29
- lubrication(synovia) 关节润滑作用(滑液)29
- planar 平面关节 28
- range of motion 关节的运动范围 30
- reinforcing ligaments 关节的加强韧带 29
- space 关节间隙 27
- true 真关节 27
- types 关节类型 28
Junctura(-ae) 结合
- cartilaginea 软骨结合 26
- synoviales 滑膜结合 28

K

Kidney(Ren) 肾 16-17
Klippel-Feil syndrome Klippel-Feil 综合征 92
Klumpke' spalsy (lower plexus lesion) Klumpke 麻痹(臂丛下干损伤)155,225
Knee 膝
- epifascial vessels 筋膜上血管 404
- nerves 神经 404
Knee joint 膝关节 293, 320-324,326-331,333,346-347
- 90° flexion 膝关节 90°屈 327
- adduction 膝关节内收 324
- ankylosis 膝关节强直 30
- arthroscopy 膝关节镜检查 333,347
- bursae 滑液囊 321
Knee joint 膝关节
- bursae 滑液囊 323
- capsule 关节囊 326
- collateral ligament 副韧带
-- lateral(LCL) 外侧副韧带 324
-- medial(MCL) 内侧副韧带 324
- cruciate ligaments 交叉韧带 322,326-327
-- injuries 交叉韧带损伤 327
- effusion, clinical examination 膝关节积液的临床检查 332
- extension 膝关节伸 320,331
- extensors 膝关节伸肌 355
- external rotation 膝关节旋外 331
- flexion 膝关节屈 320,331
- internal rotation 膝关节旋内 331
- lateral collateral ligament (LCL) 膝关节外侧副韧带 324
- ligaments 膝关节韧带
-- extracapsular 膝关节囊外韧带 321-322
-- functional tests 膝关节韧带功能检查 333
-- injuries 膝关节韧带损伤 320
-- intracapsular 膝关节囊内韧带 321-322
- medial collateral ligament (MCL) 膝关节内侧副韧带 324
- menisci 膝关节半月板 328-329
-- injuries 膝关节半月板损伤 332
-- supply 膝关节半月板的营养 329
- MRI 膝关节磁共振成像 50, 347
- muscles 膝关节肌 364
- range of motion 膝关节的活动范围 331
- rotational movement 膝关节旋转运动 331
- stabilisation 膝关节稳定性 327
- transverse section 膝关节的横断面 430
- X-ray, anterior-posterior 膝关节前后位的 X 线片 346
Kyphosis 脊柱后凸 88
- gibbus formation (hunchback) 脊柱后凸(驼背)88

L

Labium 唇
- externum(Crista iliaca) 外唇(髂嵴)300-301,353
- internum(Crista iliaca) 内唇(髂嵴)300-301
- laterale(Linea aspera) 外侧唇(股骨粗线)302

- mediale(Linea aspera) 内侧唇(股骨粗线)302,304
Labrum 唇
- acetabuli 髋臼唇 318
- glenoidale 关节盂唇 29,172,189
Lacuna 腔隙
- musculorum 肌腔隙 144,313,411
- vasorum 血管腔隙 114,144,151,313,411
Lamellar bone 板层骨 23
Lamina 层
anterior(Vagina musculi recti abdominis) 前层(腹直肌鞘)102-103,107-109,111
- arcus vertebrae 椎弓板 70,72,74,81-83,92
- cribrosa 筛板 151
- parietalis(Tunica vaginalis testis) 壁层(睾丸鞘膜)147
- posterior(Vagina musculi recti abdominis) 后层(腹直肌鞘)109,123
- prevertebralis(Fascia cervicalis) 椎前层(颈筋膜)137
- profunda(Fascia thoracolumbalis) 深层(胸腰筋膜)99
- superficialis 浅层
- - (Fascia cervicalis) 颈筋膜 137
- - (Fascia thoracolumbalis) 胸腰筋膜 99
Landsmeer's ligament Landsmeer 韧带 222
Large intestine(colon) 大肠(结肠)16-17
- contrast agent imaging 大肠造影剂成像 47
Larrey's cleft(Trigonum sternocostale) Larrey(胸肋三角)115,118,120
Larynx 喉 92
Lateralis 外侧 9
Lateral flexion, spine 脊柱侧屈 8
Laterotrusion, temporomandibular joint 侧殆运动(侧方运动?),颞下颌关节 8
Lauenstein's projection, hip joint Lauenstein 位,髋关节 345
Leg veins 下肢的静脉 400
- superficial/deep 下肢浅/深静脉 401
- thrombosis 下肢静脉血栓
- - acute 下肢急性静脉血栓 401
- - deep, pulmonary embolism 下肢深静脉血栓致肺栓塞 401
- venous valves 下肢静脉瓣 401
Lever arm, muscle 杠杆臂,肌 35
Ligament injuries, Magnetic Resonance Imaging(MRI) 韧带损伤,磁共振成像 182
Ligamentum(-a) 韧带
- acromioclaviculare 锁骨韧带 171-173,189
- Alaria 翼状韧带 85
- anterolaterale(clinical term ALL) 前外侧韧带(临床术语)325
- anulare radii 桡骨环状韧带 176,178,210
- apicis dentis 齿突尖韧带 84-85
- arcuatum 弓韧带
- - laterale(quadratus arcade) 外侧弓状韧带(腰方肌弓)114-116,151
- - mediale(psoas arcade) 内侧弓状韧带(腰大肌弓)114-116
- - medianum 正中弓状韧带 115
- arteriosum(Botalli) 动脉韧带 39
- atlantooccipitale laterale 寰枕外侧韧带 86
- bifurcatum 分歧韧带 336-338
- calcaneocuboideum 跟骰韧带 336-337
- - plantare 跟骰足底韧带 338-339
- calcaneofibulare 跟腓韧带 335-337
- calcaneonaviculare 跟舟韧带 336-337
- - plantare 跟舟足底韧带 336-341,433
- capitis 头韧带
- - costae 肋头韧带
- - - Interarticulare 肋头关节间韧带 80
- - - radiatum 肋头辐状韧带 81-82
- - femoris 股骨头韧带 315,317-318
- - fibulae 腓骨头韧带
Anterius 腓骨头前韧带 327,334
Posterius 腓骨头后韧带 322
- - radiatum 头辐状韧带 79
- carpi 腕韧带
- - palmare 腕掌侧韧带 239,241
- - radiatum 腕辐状韧带 179-180
- carpometacarpalia 腕掌韧带
- - dorsalia 腕掌背侧韧带 180
- - palmaria 腕掌掌侧韧带 179-180,239,241
- collaterale(-ia) 侧副韧带
- - (Art. metacarpophalangea) (掌指关节) 180-181
- - (Manus) (手) 181
- - (Pes) (足) 338
- - carpi 腕侧副韧带

--- radiale　腕桡侧副韧带 179-180
--- ulnare　腕尺侧副韧带 179-180
-- fibulare　腓侧副韧带 321-327,329,331-332,347
-- genus lateralis　膝关节侧副韧带 29
-- mediale [deltoideum]　内侧副韧带(三角肌)335-337
-- radiale　桡侧副韧带 176,210
-- tibiale　胫侧副韧带 321-327,329,347,430
--- rupture　胫侧副韧带断裂 332
-- ulnare　尺侧副韧带 176
- conoideum　锥状韧带 171-173,189,195
- coracoacromiale　喙肩韧带 29,172-173,175,189,194-195
- coracoclaviculare　喙锁韧带 171-173,195,197
- coracohumerale　喙肱韧带 29,172-175,189
- costae radiatum　肋头辐状韧带 80
- costoclaviculare　肋锁韧带 78,170
- costotransversarium　肋横突韧带 79,81,99
-- laterale　肋横突外侧韧带 81-82
-- superius　肋横突上韧带 81-82,98
- costoxiphoidea　肋剑突韧带 102,107
- cruciatum　交叉韧带
-- anterius　前交叉韧带 29,50,322,326-329,333,347
-- posterius　后交叉韧带 322-323,326-329,347
- cruciforme atlantis　寰椎十字韧带 84-85
- cuboideonaviculare　骰舟韧带
-- dorsale　骰舟背侧韧带 336-337
-- plantare　骰舟足底韧带 338-339
- cuneocuboideum dorsale　楔骰背侧韧带 337
- cuneonavicularia　楔舟韧带
-- dorsalia　楔舟背侧韧带 336-337
-- plantaria　楔舟足底韧带 338
- denticulatum　齿状韧带 130,133-134
- falciforme hepatis　肝镰状韧带 111,113,144
- flava　黄韧带 29,81-83,92,99,131,133,135
- fundiforme penis　阴茎袢状韧带 102,145
- glenohumerale　盂肱韧带
-- inferius　盂肱下韧带 173
-- medium　盂肱中韧带 173
Ligamentum (-a) glenohumerale 盂肱韧带
-- superius　盂肱上韧带 173
- iliofemorale　髂股韧带 312,317-318,358,428
- iliolumbale　髂腰韧带 98,131,312-316
- inguinale　腹股沟韧带 108,114,145-146,294,312-314,350,354,356,392,403,408,411
- intercarpalia　腕骨间韧带
-- dorsalia　腕骨间背侧韧带 180
-- interossea　腕骨间骨间韧带 179
-- palmaria　腕骨间掌侧韧带 180
- interclaviculare　锁间韧带 78,170
- intercuneiformia dorsalia　楔间背侧韧带 337
- interfoveolare(Hesselbach ligament)　凹间韧带(Hesselbach 韧带)144
- interossea　骨间韧带 180
- interspinalia　棘间韧带 29,81,83-84,92,98,131
- intertransversaria　横突间韧带 82,98-99,131
- ischiofemorale　坐股韧带 317-318
- lacunare (Gimbernat's ligament)　陷窝韧带(Gimbernat 韧带)144,146,411
- longitudinale　纵韧带
-- anterius　前纵韧带 79,81-84,86-87,106,111,134-135,312
-- posterius　后纵韧带 79,81,83-84,87,134-136
- lumbocostale　腰肋韧带 116
- manus　手的韧带 179-180
meniscofemorale　板股韧带
-- anterius　板股前韧带 322,328
-- posteriuss　板股后韧带 322-323,328
- meniscotibiale　板胫韧带
-- anterius　板胫前韧带 328
-- posterius　板胫后韧带 328
- metacarpale(-ia)　掌骨韧带
-- interossea　掌骨骨间韧带 179
-- palmaria　掌骨掌侧韧带 179-180
-- transversum　掌骨横韧带
--- profundum　掌骨深横韧带 179
--- superficialis　掌骨浅横韧带 214,280
- metatarsale(-ia)　跖骨韧带
-- dorsalia　跖骨背侧韧带 336
-- plantaria　跖骨足底韧带 339
-- transversum　跖骨横韧带
--- profundum　跖骨深横韧带 336,338-339

- - - superficiale 跖骨浅横韧带 376
- nuchae 项韧带 84,96,101
- palmaria (Manus) 掌韧带(手) 179,181
- patellae 髌韧带 50,321,323-326,328,331,347,350,353,355-358,364,366-367,408,419
- pectineum 耻骨梳韧带 411
- pisohamatum 豆钩韧带 179-180
- pisometacarpale 豆掌韧带 179-180
- plantare longum 足底长韧带 336,338,340-341,379,433
- popliteum 腘韧带
- - arcuatum 腘弓状韧带 322-323,369
- - obliquum 腘斜韧带 322-323,369-370
- pubicum 耻骨韧带
- - inferius 耻骨下韧带 312,314-316
- - superius 耻骨上韧带 312-313,316
- pubofemorale 耻股韧带 317-318
- radiocarpale 桡腕韧带
- - dorsale 桡腕背侧韧带 180
- - palmare 桡腕掌侧韧带 179-180
- reflexum 反转韧带 102,107,145
- retinaculare 支持韧带
- - obliquum 斜支持韧带 223
- - transversum 横支持韧带 223
- sacrococcygeum posterius 骶尾后韧带
- - profundum 骶尾后深韧带 314
- - superficiale 骶尾后浅韧带 314
- sacroiliacum 骶尾韧带
- - anterius 骶尾前韧带 312-313,315-316
- - interosseum 骨间韧带 314-316
- - posterius 骨间后韧带 314-316
- sacrospinale 骶棘韧带 299,313-315,317,388
- sacrotuberale 骶结节韧带 98,299,313-315,317,354,361-363,386,388,395,415
- sternoclaviculare anterius 胸锁前韧带 78,170
Ligamentum(-*a*) 韧带
- sternocostale 胸肋韧带
- - intraarticulare 关节内韧带 78
- - radiatum 辐状韧带 78
- supraspinale 棘上韧带 81-83,98,100,314
- suspensorium(-ia) 悬韧带
- - mammaria (Cooper ' s ligaments) 乳腺悬韧带(Cooper 韧带) 139
- - penis 阴茎悬韧带 102
- talocalcaneum 距跟韧带
- - interosseum 距跟骨间韧带 336-337,433
- - laterale 距跟外侧韧带 336
- - mediale 距跟内侧韧带 335
- - posterius 距跟后韧带 335
- talofibulare 距腓韧带
- - anterius 距腓前韧带 336-337
- - posterius 距腓后韧带 335
- tarsi plantaria 跗骨足底韧带 339
- tarsometatarsalia 跗跖韧带
- - dorsalia 跗跖背侧韧带 336-337
- - plantaria 跗跖足底韧带 336,338-339
- teres 圆韧带
- - hepatis 肝圆韧带 39,111,113,144
- - uteri 子宫圆韧带 125
- tibiofibulare 胫腓韧带 348
- - anterius 胫腓前韧带 334-336,372
- - posterius 胫腓后韧带 335-336
- transversum 横韧带
- - acetabuli 髋臼横韧带 318
- - atlantis 寰椎横韧带 84-85
- - - disruption 寰椎横韧带破裂 85
- - genus 膝横韧带 327-328
- - scapulae 肩胛横韧带
- - - inferius 肩胛下横韧带 269,271
- - - superius 肩胛上横韧带 171,173-174,194-195,269,271
- trapezoideum 斜方韧带 171-173,189,195
- ulnocarpale palmare 尺腕掌侧韧带 179-180
- umbilicale medianum (Chorda urachi) 脐正中韧带(脐尿索) 111,147,149
- venosum (Arantii) 静脉韧带 39
- Limb 肢
- lower 下肢 291-433
- - arteries 下肢的动脉 393
- - bone 下肢骨 296
- - cutaneous nerves 下肢的皮神经 382
- - dermatomes 下肢皮节 383
- - development 下肢发育 158
- - joints 下肢关节 296
- - location/direction terms 方位术语 9
- - mechanical axis 运动轴 297
- - muscles 下肢肌

--- Dorsal　下肢后面的肌 352
--- Ventral　下肢前面的肌 351
-- orientation Lines　下肢方位线 9
-- ossification centres　下肢骨化中心 25
-- segmental cutaneous innervation　下肢节段性皮肤神经支配 383
-- superficial lymph vessels　下肢浅淋巴管 402
-- surface relief　下肢表面隆凸 294-295
-- veins　下肢的静脉 400
- movement terms　运动术语 8
- upper　上肢 130,153-288
-- arteries　上肢的动脉 242
-- bones　上肢骨 160
-- cartilaginous osteogenisis　上肢软骨成骨 159
-- cutaneous nerves　上肢的皮神经 226
-- dermatomes　上肢皮节 159,227
-- development　上肢发育 158
-- joints　上肢的关节 160
-- location/direction terms　上肢方位术语 9
-- lymph vessels　上肢淋巴管 252-253
-- orientation lines　上肢方位线 9
-- ossification centres　上肢骨化中心 25,159
-- segmental cutaneous innervation　上肢节段性皮肤的神经支配 227
-- veins　上肢的静脉 252-253
Limbus acetabuli　髋臼缘 300-301
Linea(-ae)　线
- alba　白线 59,102,107,111,112,144-145
- arcuata　弓状线 109,113,144,298,300,315,344
- aspera　粗线 303-304,364
- axillaris　腋线
-- anterior　腋前线 9,60
-- posterior　腋后线 9,58
- epiphysialis　骨线 21,346-348,433
- glutea　臀线
-- anterior　臀前线 301
-- inferior　臀下线 301
-- posterior　臀后线 301
- intercondylaris　髁间线 302
- intermedia(Crista iliaca)　中间线（髂嵴)300-301
- intertrochanterica　转子间线 302
- mediana　正中线
-- anterior　前正中线 9,60
-- posterior　后正中线 9,58
- medioclavicularis　锁骨中线 9,60
- musculi solei　比目鱼肌线 306,334
- parasternalis　胸骨旁线 9,60
- paravertebralis　椎旁线 9,58
- pectinea　耻骨肌线 302,304
- scapularis　肩胛线 9,58
- semicircularis　半环线 144
- semilunaris　半月线 109
- sternalis　胸骨线 9
- supracondylaris　髁上线
-- lateralis　外侧髁上线 302
-- medialis　内侧髁上线 302
- terminalis　界线 298-299,315,345
- transversae　横线 75
- trapezoidea　斜方线 162
Lingua　舌 88
Lisfranc's joint(Articulationes tarsometatarsales)　Lisfranc 关节(跗跖关节)308,310,338
- luxations　Lisfranc 关节脱位 308
Little toe, digital compartment　小趾,足趾的肌群 377
Liver(Hepar)　肝 16-17
Lobus(-i)　叶
- Frontalis　额叶 50
- glandulae mammariae　乳腺叶 103,139
- occipitalis　枕叶 50
Longitudinal axis　纵轴 7
Longtubular bone　长骨 21
- blood supply　长骨的血供 22
- structure　长骨结构 23
Low pressure system, blood circulation　低血压系统,血液循环 38
Lower leg(Crus)　小腿 4-5,296
- bone connections　小腿骨连结 334
- compression syndrome　卡压综合征 432
- epifascial veins　小腿筋膜上静脉 406
- extensors　小腿伸肌 365
- fascia　小腿筋膜 350
- muscles　小腿肌 365,367
-- dorsal　小腿后群肌 368-371
-- effects　小腿肌肉的作用 343
-- ventral and lateral　小腿前群和外侧群肌 366
- nerves　小腿的神经 406,418-422
- osteofibrous compartments　小腿骨纤维管 431
- plantar flexors　足底屈肌 365
- pronation　小腿旋前 365
- supinators　小腿旋后肌 365
- transverse section　小的腿横断面 5,431-432
- vessels　小腿的血管 418-422
Lower limb　下肢
- anlage　下肢原基 158
Lumbal puncture　腰椎穿刺

131
Lumbalisation 骶椎腰化 67
Lumbar 腰
- lordosis 腰椎前弯症 68
- motion segment 腰椎运动节段 83
- rhombus（Michaelis's rhomboid） 腰椎斜方 63
- ribs 肋骨 62,66,73
- vertebra(e) 腰椎 74
-- access,functional 腰椎功能性入路 137
-- 腰椎的 CT 扫描 92
-- movement restrictions,objectivity 腰椎运动受限的客观性评估 110
-- MRI(magnetic resonance imaging) 腰椎磁共振成像 93
-- vessels and nerves 腰椎的血管和神经 131
-- X-ray 腰椎 X 线片 90-91
Lumbosacral plexus 腰骶丛 380-381
Lung(Pulmo) 肺 16-17
Lunula 弧缘 53
Luxation(s) 脱位
- Chopart's joint Chopart 关节脱位 308
- Lisfranc's joint Lisfranc 关节脱位 308
- patella 髌骨脱位 320
- shoulder joint 肩关节脱位 173,185
- subcoracoid,X-ray 喙突的 X 线 185
Lymph 淋巴
- capillaries 毛细淋巴管 41
- nodes 淋巴结 41-42
-- artery 淋巴结动脉 42
-- enlargements 淋巴结增大 42
-- examination 淋巴结检查 42
-- groin,palpation 腹股沟淋巴结，触诊 403
-- palpation 淋巴结触诊 255
-- vein 淋巴结静脉 42
- vessels/lymphatic system 淋巴管/淋巴系统 41
Lymphadenectomy 淋巴结切除术 255
Lymphadenitis 淋巴结炎 42
Lymphatic bundle 淋巴束
- dorsolateral 背外侧淋巴束 402,416,418
- upper arm,medial 上臂内侧淋巴束 254
- ventromedial 腹内侧淋巴束 402,416,418
Lymphatic organs 淋巴器官 41-42
- secondary 次级淋巴器官 42
Lymphatic trunks 淋巴干
venous angle 静脉角 37
Lymphocytes 淋巴 42

M

Macrophages 巨噬细胞 42
Magnetic resonance imaging (MRI) 磁共振成像
- brain 脑的磁共振成像 50
- Foot 足的磁共振成像 433
- knee joint 膝关节的磁共振成像 50,347
- ligament injuries 韧带损伤的磁共振成像 182
Main axes 主要轴线；Human body 人体 7
Main planes, 主要平面
Maisonneuve fractures Maisonneuve 骨折 334
Male surface anatomy 男性表面解剖学 4-5
Malleolar 踝的
- canal 踝管 373,390,420-421,424-426
-- tibial nerve compression 胫神经卡压 390,420
- mortice 滑车关节 334（正文未见）
Malleolus 踝
- lateralis 外踝 294-295，307，334-336，348，366，368，372，374-376,407,420-421
- medialis 内踝 295，306-307，334-335，348，366，368-370，372,374,376,407,421
Mamma 乳房 138-139
- blood supply 乳房血供 140
- hypertrophy 乳房增生 138
- lymphatic drainage pathways 乳房的淋巴回流路径 140
- mammary gland 乳腺 138，139
- milk line 乳线 138
- nipples，surplus/absence 乳头，多余/缺如 138
- sagittal section 乳房的矢状断面 139
- X-ray 乳房 X 线检查 141
Mammary shadow,X-ray 乳房影像，X 线检查 47
Mammography 乳房的钼靶 X 线摄影 141
Mandibula 下颌骨 20
Manubrium sterni 胸骨柄 64，77-78,106,123
Manus(hand) 手 4-5,160,212
- arteries 手的动脉 251,285
- joints 手的关节 179-180
- ligaments 手的韧带 179-180
- location/direction terms 方位术语 9
- vaginae tendinum 腱鞘 216
- X-ray，anterior-posterior 前后位 X 线片 184
Marginal ridge 边缘嵴 72,83
Marginal sinus，lymph nod es 边缘窦，淋巴结 42

Margo 缘
- anterior 前缘
- - (Fibula) (腓骨)307
- - (Radius) (桡骨)167
- - (Tibia) (胫骨)胫前淋巴结 294,306
Margo 缘
falciformis 镰状缘 350
- interosseous 骨间缘
- - (Fibula) (腓骨)骨间缘 370-371
- - (Radius) (桡骨)骨间缘 167
- - (Tibia) (胫骨)骨间缘 306-307
- - (Ulna) (尺骨)骨间缘 166-167
- lateralis(Scapula) (肩胛骨)外侧缘 163-164,182
- liber(Unguis) (甲)游离缘 53
- medialis 内侧缘
- - (Humerus) (肱骨)内侧缘 164
- - (Scapula) (肩胛骨)内侧缘 47,163
- - (Tibia) (胫骨)内侧缘 306
- posterior 后缘
- - (Fibula) (腓骨)后缘 307
- - (Radius) (桡骨)后缘 167
- - (Ulna) (尺骨)后缘 166
- superior(Scapula) (肩胛骨)上缘 163
Massa lateralis atlantis 寰椎侧块 65,86
Matrix unguis 甲床 53
Maxilla 上颌骨 20
MCP(metacarpophalangeal joints) 掌指关节 181
Medial 内侧的 9
Medial collateral ligament (MCL),knee 内侧副韧带,膝关节 324
Medial meniscus,lesions 内侧半月板,损伤 330
Median (sagittal) plane 正中(矢状)面 7
Median/medianus 正中的 9
Mediotrusion, temporomandibular joint 内错位,颞下颌关节 8
Medulla 髓质
- oblongata 延髓 46
- ossium rubra 红骨髓 24
- spinalis 脊髓 43,130,132,225
Medulla of hair 毛发髓质 52
Medullary sinus 髓窦 42
Melanin,hair 黑色素,毛发 52
Membrana 膜
- atlantooccipitalis 寰枕膜
- - anterior 寰枕前膜 84,86
- - posterior 寰枕后膜 84,86,101
- fibrosa (Capsula articularis) 纤维膜(关节囊) 27,326
- intercostalis interna 肋间内膜 98,106
- interossea 骨间膜
- - antebrachii 前臂骨间膜 178,210,279
- - brachii 臂骨间膜 283,285,287
- - cruris 小腿骨间膜 322,334-335,348,417,431-432
- obturatoria 闭孔膜 312,315,317-318,411
- synovialis(Capsula articularis) 滑膜(关节囊) 27,326
- tectoria 覆膜 84
Membrum 肢
- inferius 下肢 4-5,296
- superius 上肢 4-5,160
Meniscus(-i) 半月板 29,328-329
- arterial blood supply 半月板动脉血供 329
- infrapatellaris profunda 髌下深血管 29
- knee joint,supply 膝关节,血供 329
- lateralis 外侧半月板 29,322-323,326-328,330,333,347
- medialis 内侧半月板 29,323-324,326-328,330,347
- movability 半月板活动性 328
- tears/injuries 半月板撕裂/损伤 320,330
Meralgia paraesthetica 感觉异常性股痛 385
Mesoderm 中胚层 19,61
- intraembryonic 胚内中胚层 19
Mesorchium 睾丸系膜 147,149
Mesotendineum 腱系膜 288
Metacarpalia 掌骨 159
Metacarpophalangeal joints (MCP) 掌指关节 181
- bending mechanism 掌指关节屈曲机制 222
- dorsiflexion 掌指关节伸 181
- extensor muscles 掌指关节伸肌 213,221
- flexor muscles 掌指关节屈肌 218,221
- palmar flexion 掌指关节屈 181
- radial abduction 掌指关节桡侧外展 181
- range of motion 掌指关节运动范围 181
- ulnar abduction 掌指关节 181
Metacarpus 掌骨 160,288
- ligaments 掌韧带 180
- transverse section 掌骨横断面 288
Metaphysis 干骺端 21
- proximalis 近端干骺端 21

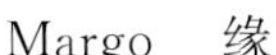

Metatarsus 跖骨 296,308
Michaelis's rhomboid (lumbar rhombus) Michaelis 菱形区(腰部菱形区)13,63
Middle finger 中指 288
Mikulicz's line Mikulicz 线 297
Milk line 乳线 138
Mimetic muscles 面肌 31
Mineralisation zone, hyaline joint cartilage 矿化带,透明关节软骨 27
Mohrenheim's fossa (Trigonum clavipectorale, clavi-deltoideo-pectorale) Mohrenheim 窝(锁骨胸肌三角,锁骨三角肌胸肌三角)102,263
Morbus 疾病
- Bechterew Bechterew 病 83
- Hodgkin Hodgkin 病 42
- Parkinson Parkinson 病 45
- Perthes Perthes 病 319
- Scheuermann Scheuermann 病 88
Morgagni hernia Morgagni 疝 116
Morula 桑椹胚 18
Movement 运动
- directions 运动方向 7
- muscles 运动肌肉 31
- terms 运动形式 8,10-11
Multi-detector CT layers 多排 CT 层 49
Muscle(s) 肌(群)
- lever arm 杠杆臂 31
- movement/phaseal 肌肉运动 31
- multi-lobed 多裂肌 34
- pennate 羽状肌
-- multipennate 多羽肌 34
-- semipennate 半羽肌 34
- red/white 红肌/白肌 31
- single-headed 单头肌 34
- static/dynamic activity 静态/动态活动肌肉 31
- supporting/tonic 支持的/紧张的肌肉 31
- tendon force 肌腱力 35
- tendon sheath 腱鞘 33
- torn muscle fibre 撕裂肌纤维 34
- two-headed 二头肌 34
- two-lobed 二腹肌 34
- types 肌的类型 32,34
Musculoskeletal system, active/passive 肌肉骨骼系统,主动/被动 34
Musculus(-i) 肌
- abdominis 腹肌 103,114
-- CT 肌 CT112
-- deep layer 深层肌 109
-- frontal section 肌冠状面 117
-- middle layer 中层肌 107-108
-- superficial layer 浅层肌 107
- abductor 外展肌
-- digitiminimi 小指展肌
--- (Manus) (手) 215-217,288
--- (Pes) (足) 372,374-375,377-379,425,426
-- hallucis 踇展肌 373,376-379,425,426
-- pollicis 拇展肌
--- brevis 拇短展肌 207,214-217,282,284
--- longus 拇长展肌 157,187-188,202-204,206-210,217,278,279,283-285,287-288
- adductor 收肌
-- brevis 短收肌 355,358-359,384,410,428
-- hallucis 踇收肌 341,377-379,426,433
-- longus 长收肌 31,351,354-359,384,408-410,428-429
-- magnus 大收肌 322-323,354-355,358-359,361-364,384,409-410,414-415,428-429
-- minimus 小收肌 359,361-363
-- pollicis 拇收肌 188,215-217,281-284,288
- anconeus 肘肌 157,187-188,196,200,207-210,279
- arrector pili 竖毛肌 52
- articularis genus 膝关节肌 321
- biceps 二头肌
-- brachii 肱二头肌 31,34-35,103-104,156-157,172-173,175-176,178,186,188-189,194,196-200,202-205,207,211,235,266-267,270,272-273,275-277,286
-- femoris 股二头肌 322-323,352-354,360-364,367-371,386,390-391,412-414,416-417,420,428-430
Musculus(-i) 肌
- biventer 二腹肌 34
- brachialis 肱肌 35,103,157,186,188,196-200,202-205,207-208,267,270,272-274,277,286
- brachioradialis 肱桡肌 31,156-157,186,188,197-200,202-209,211,215,249,272-273,276-277,287
- colli 颈肌 101
- coracobrachialis 喙肱肌 104,189,194-198,235,266-267,286
- cremaster 睾提肌 102,107-108,145-147,149
- dartos 肉膜肌 150
- deltoideus 三角肌 31,58-59,102-104,156-157,186-189,194-195,197-200,233,256,263-264,270

-- atrophy, N. axillaris lesion 肌萎缩,腋神经损伤 233
- digastricus 二腹肌 98,100-101
- dorsi 背肌 92,98,100-101
-- deep layer 背深层肌 95
-- deepest layer 背最深层肌 99
-- superficial layer 背浅层肌 94,96
- epicranius 颅顶肌 129
- erector spinae 竖脊肌 58,95-96,99,112
- extensor 伸肌
-- carpi 腕伸肌
--- radialis 桡侧腕伸肌 157,276,287
---- brevis 桡侧腕短伸肌 157,187-188,199-200,202,206-210,212,272,276,278-279,284,287
---- longus 桡侧腕长伸肌 157,186-188,199-200,202-209,212,278,284,287
--- ulnaris 尺侧腕伸肌 31,157,187,206-210,212,220,278-279,283,287
-- digiti minimi 小指伸肌 31,157,206-209,212,220,278,287-288
-- digitorum 指伸肌
--- (Manus) (手)31,157,187-188,206-209,212-213,218,220,223,276,278-279,284-285,287-288
--- (Pes) (足)350-351,366,372,391,418-419,423,433
--- brevis(Pes) 趾短伸肌(足) 366-367,372-375,391,419
--- longus(Pes) 趾长伸肌(足) 343,365-367,373-375,391,432
-- halluces 踇伸肌
--- brevis 踇短伸肌 366-367,372-375,391,423
--- longus 踇长伸肌 343,350-351,365-367,372-375,418-419,423,432
-- indicis 示指伸肌 206,209-210,287
-- pollicis 拇伸肌
--- brevis 拇短伸肌 157,187-188,203,206-210,212,220,278-279,283-284,287-288
--- longus 拇长伸肌 157,188,206-207,209-210,212,220,279,283-285,287-288
- fibularis[peroneus] 腓骨肌
-- brevis 腓骨短肌 336-337,339,343,365-367,371-375,391,419-420,422,432
-- longus 腓骨长肌 31,339,341,343,351,365-367,369-370,373,378-379,391,418-420,422,432-433
-- tertius 第三腓骨肌 366-367,372-375,419
- flexores antebrachii 前臂屈肌 277
- flexor 屈肌
--- pollicis 拇屈肌
--- brevis 拇短屈肌 214-217,281-282,288
--- longus 拇长屈肌 201-205,215,217,239,241,272,275,287-288
-- (Manus) 手屈肌 282,287
-- carpi 腕屈肌
--- radialis 桡侧腕屈肌 31,157,186,188,201-205,211,217,239,241,272,274,281-282,287
--- ulnaris 尺侧腕屈肌 31,157,186,201-205,207-210,215-216,240,249,272,274-275,281-282,287
-- digiti minimi brevis 小指短屈肌 216-217,377-379
-- digitorum 指屈肌 277,282,369
--- brevis 指短屈肌 373,377-379,425-426,433
--- longus 指长屈肌 343,365,370-371,378-379,390,421-422,426,432-433
Musculus (-i) flexor digitorum 指屈肌
--- profundus 指深屈肌 186,201,205,215,217,219,221-223,239,241,275,277,285,287-288
--- superficialis 指浅屈肌 186,201-205,215,217,219,221-223,239,241,272-275,285,287-288
-- hallucis 踇屈肌
--- brevis 踇短屈肌 377-379,423,425-426
--- longus 踇长屈肌 341,343,365,369-371,377-379,390,421-422,425-426,432-433
- fusiformis 梭形肌 34
- gastrocnemius 腓肠肌 295,322-323,350-353,362-371,390,412-413,416-417,420,430,432
- gemellus 孖肌
-- inferior 下孖肌 360-363,386,414-415,428
-- superior 上孖肌 360-363,386,414-415,428
- gluteus 臀肌
-- maximus 臀大肌 58,103,295,352-354,360-363,386,388,395,412-415,428
-- medius 臀中肌 111,352,357-359,361-363,386,388-389,412,414-415,428
-- minimus 臀小肌 360,362-363,386,389,395,415,428
- gracilis 股薄肌 31,351-352,

354-359,361-364,368,384,408-410,412-413,416-417,429-430
- iliacus 髂肌 111,114,144,351,354-357,384,408-411
- iliocostalis 髂肋肌
-- cervicis 颈髂肋肌 96-97,100-101
-- lumborum 腰髂肋肌 96-97,111
-- thoracis 胸髂肋肌 96-97,127
- iliopsoas 髂腰肌 117,144,351,355-359,363,411,428
-- dystonia/spasticity 髂腰肌肌张力障碍/髂腰肌痉挛 357
- infraspinatus 冈下肌 94-96,103,127,175,187,189,192,194-195,200,230
- intercostales 肋间肌
-- externi 肋间外肌 98,104-106,108-109,194
-- interni 肋间内肌 104-109,194
-- intimi 肋间最内肌 104
- interossei 骨间肌
-- dorsales 骨间背侧肌
--- (Manus) (手骨间背侧肌) 187-188,212-213,215,217-223,282,285,288
--- (Pes) (足骨间背侧肌) 372,374-375,378-379,433
-- palmares 骨间掌侧肌 215,217-221,223,282,285,288
-- plantares 骨间足底肌 377-379
- intersectus 间肌 34
- interspinales 棘间肌
-- cervicis 颈棘间肌 97-98,100,130
-- lumborum 腰棘间肌 97-98
-- thoracis 胸棘间肌 97
- intertransversarii 横突间肌
-- laterales 横突间外侧肌
--- cervicis 颈横突间外侧肌 100
--- lumborum 腰横突间外侧肌 98-99,131
-- mediales lumborum 腰横突间内侧肌 98-99,131
-- posteriores cervicis 颈横突间后肌 97-98,101
-- thoracis 胸横突间肌 98
- ischiococcygeus [coccygeus] 坐骨尾骨肌[尾骨肌]354
- latissimus dorsi 背阔肌 31,58,94-96,99,102-104,108-109,111,116,127-128,156,187-188,192,194-195,199,232,262-264,266
-- pedicle flap graft 背阔肌蒂皮瓣移植 94
- levator(-es) 提肌
-- costarum 肋提肌
--- breves 肋短提肌 98
--- longi 肋长提肌 98
-- scapulae 肩胛提肌 35,95-96,101,127-128,190,194-195,230
- longissimus 最长肌
-- capitis 头最长肌 96-98,100-101,127-129
-- cervicis 颈最长肌 96-97,100-101
-- thoracis 胸最长肌 96-97,111
- longus colli 颈长肌 106
Musculus(-i) 肌
- lumbricales 蚓状肌
-- (Manus) (手蚓状肌)214-222,282,284-285,288
-- (Pes) (足蚓状肌)377-379
- masseter 咀嚼肌 31
- multifidus (-i) 多裂肌 98-101,127,129
-- cervicis 颈多裂肌 97
-- lumborum 腰多裂肌 97
-- thoracis 胸多裂肌 97
- obliquus 斜肌
-- capitis 头斜肌
--- inferior 头下斜肌 98,100-101,129-130
--- superior 头上斜肌 98,100-101,129-130
-- externus abdominis 腹外斜肌 31,59,94-96,98,102-104,107-109,111-112,117,127,137,143,145-151,188,194,353,415
-- internus abdominis 腹内斜肌 95-96,98,107-109,111-112,117,145-149,151
- obturatorius 闭孔肌
-- externus 闭孔外肌 359-360,363,384,415,428
-- internus 闭孔内肌 354,360-363,386,414-415,428
- occipitofrontalis 枕额肌 129
- omohyoideus 肩胛舌骨肌 194-195,197,265
- opponens 对掌肌
-- digitiminimi 小指对掌肌
--- (Manus) (手小指对掌肌) 215-217,288
--- (Pes) (足小趾对掌肌) 372,379
-- pollicis 拇对掌肌 215-217,282,284,288
- palmaris 掌肌
-- brevis 掌短肌 214,280
-- longus 掌长肌 157,186,201-205,211,214,272,274,287
- pectineus 耻骨肌 351,355-359,384,408-409,411,428
- pectoralis 胸肌
-- major 胸大肌 31,59,102-104,107-109,138-139,157,186,188,194,197,199-200,232,256,263-267

- - - pedicle flap graft 胸大肌带蒂皮瓣移植术 94
- - minor 胸小肌 104,191,194-195,197-198,232,264-265
- pennatus 羽肌 34
- piriformis 梨状肌 354,357-363,386,388,395,414-415,428
- plantaris 跖肌 322,364,368-371,390,417,420-422
- planus 扁肌 34
- popliteus 腘肌 322-323,326,329,365,370-371,390,417,422
- pronator 旋前肌
- - quadratus 旋前方肌 201-205,211,215,275,282,285
- - teres 旋前圆肌 186,188,201-205,209-211,238,272-275,277,287
- psoas 腰肌
- - major 腰大肌 92,99,108,111,114-116,137,151,351,354-355,357,384,411
- - minor 腰小肌 108,111,114,116,354,356,385,411
- pyramidalis 锥状肌 107-108,111,147,150
- quadratus 方肌
- - femoris 股方肌 359-363,386,414-415,428
- - lumborum 腰方肌 98-99,111-112,114-116,131,137,151
- - plantae 足底方肌 378-379,425-426,433
- quadriceps femoris 股四头肌 31,50,294,321,323-325,350-351,355-357,367
- rectus 直肌
- - abdominis 腹直肌 59,107-109,111-113,123,137,143-144,147,149-150,194
- - capitis 头直肌
- - - lateralis 头外侧直肌 101
- - - posterior 头后直肌
- - - - major 头后大直肌 98,100-101,129-130
- - - - minor 头后小直肌 98,100-101,130
- - femoris 股直肌 31,317-318,351,353-359,384,408-410,428-429
- rhomboideus 菱形肌
- - major 大菱形肌 35,94-96,127-129,190,195,230
Musculus (-i) rhomboideus 菱形肌
- - minor 小菱形肌 35,95,128-129,190,195,230
- rotatores 回旋肌
- - cervicis 颈回旋肌 97
- - lumborum 腰回旋肌 97
- - thoracis 胸回旋肌 97-99
- sartorius 缝匠肌 31,103,294,351,353-359,364,384,408-410,413,428-430
- scalenus 斜角肌
- - anterior 前斜角肌 106,194,265
- - medius 中斜角肌 101,106,130,194,265
- - posterior 后斜角肌 96,101,106,194
- semimembranosus 半膜肌 322-323,352-354,360,362-364,368-370,386,390,412-414,416-417,420,428-430
- semipennatus 半羽肌 34
- semispinalis 半棘肌
- - capitis 头半棘肌 96-98,100-101,128-130
- - cervicis 颈半棘肌 96-98,100,129
- - thoracis 胸半棘肌 98,100-101
- semitendinosus 半腱肌 31,352,354,359-364,368,386,390,412-414,416-417,420,428-430
- serratus 锯肌
- - anterior 前锯肌 31,59,95-96,102-105,107-109,116,138,188,191,194-195,231,262-263
- - posterior 后锯肌
- - - inferior 下后锯肌 95-96
- - - superior 上后锯肌 95-96,127
- soleus 比目鱼肌 351-352,365-371,390,396,417,420-422,432
- spinalis 棘肌
- - capitis 头棘肌 97-98
- - cervicis 颈棘肌 97
- - thoracis 胸棘肌 96-97
- splenius 夹肌
- - capitis 头夹肌 94-98,100-101,128-129
- - cervicis 颈夹肌 95-97,100-101
- sternalis 胸骨肌 104
- sternocleidomastoideus 胸锁乳突肌 31,92,94-96,102,104,128,137,188,194,262,265
- sternothyroideus 胸骨甲状肌 106
- subclavius 锁骨下肌 104,191,194-195,197,231,262-263,265
- suboccipitales 枕下肌 98,100-101
- subscapularis 肩胛下肌 173,175,189,192,194-195,197-198,232,266
- supinator 旋后肌 203-206,209-211,273-274,276,279
- supraspinatus 冈上肌 172-173,175,189,193-195,197,199,230
- tensor fasciae latae 阔筋膜张肌 31,103,294,350-351,353,355-357,360,362,386,408,428

- teres　圆肌

-- major　大圆肌 31,58,94-96,103,127,157,187-188,192,194-195,197,199-200,232,263,266,268-270

-- minor　小圆肌 103,127,175,187-189,192,195,200,233,268

- thoracis　胸肌 103-105

- Tibialis　胫骨肌

-- anterior　胫骨前肌 336,339,343,350-351,365-367,372,374-375,391,397,418-419,423,432-433

-- posterior　胫骨后肌 336,339,341,343,365,369-371,379,390,420-422,432

- transversospinales　横突棘肌 99

- transversus　横肌

-- abdominis　腹横肌 98,109,111-114,116-117,137,144-149,151

-- thoracis　胸横肌 106,123

- trapezius　斜方肌 31,58,94-96,100-101,103,128,137,157,187-188,190,194-195,198-199

- triceps　三头肌

-- brachii　肱三头肌 31,35,103,127,156-157,172,187-189,195-201,204,207-209,237,266-268,270-271,286

-- surae　小腿三头肌 31,343,365,433

Musculus(*-i*)　肌

- vastus　股肌

-- intermedius　股中间肌 31,355,358-359,384,429

-- lateralis　股外侧肌 31,351,353,355-359,362-364,367,384,408,410,412,429

-- medialis　股内侧肌 31,351,355-359,364,384,408-410,429

N

Nail　甲

- discolouration　甲变色 53

- dystrophy　甲营养不良 53

- finger phalanx　指甲 53

- fragile　指甲脆性 53

- mottling　甲斑 53

- mycosis　指真菌病 53

- wall　甲壁 53

- white spots　甲白色斑点 53

Neck(Collum)　颈部 4-5

- area, deep posterior, vessels and nerves　颈部面积,颈深后部,颈部血管和神经 130

- fracture　颈部骨折 85

- muscles　颈肌 98,100-101

- nerves　颈神经 128-130

- short muscles　颈短肌 100

- vessels　颈部血管 128-129

Nervoussystem　神经系统

- autonomic(vegetative,visceral)　自主神经(植物性神经系统,内脏性神经系统)31,43,45-46

-- disorders　自主神经系统紊乱 45

- central(CNS)　中枢神经系统 43

- enteric　肠神经系统 45

- peripheral(PNS)　周围神经系统 43

- somatic(animalistic)　躯体神经系统 43

- structure　神经系统结构 43

Nervus(-i)　神经

- accessorius　副神经[Ⅺ] 128-129,228,262

- anococcygeus　肛尾神经 380

- auricularis magnus　耳大神经 126-128

- axillaris　腋神经 44,127,224,226,228,233-234,262-263,267,270-271

-- lesion, atrophy of M. deltoideus　腋神经损伤,三角肌萎缩 233

- cardiacuscervicalis　颈心神经

-- inferior　颈下心神经 46

-- medius　颈中心神经 46

-- superior　颈上心神经 46

- cervicales　颈神经 44,84,134

- clunium　臀皮神经

-- inferiores　臀下皮神经 382,405,412-413

-- medii　臀中皮神经 126,382,405,412-413

-- superiores　臀上皮神经 126-127,382,405,413

- coccygeus　尾神经 44,134,380

- cranialis　颅神经 43

- cutaneous　皮神经

-- antebrachii　前臂皮神经

--- lateralis　前臂外侧皮神经 157,226,234-235,257,260,267,270-271,280

--- medialis　前臂内侧皮神经 44,157,224,226,228,234,240,257,260,262,266

--- posterior　前臂后皮神经 126,157,226,234,257-258,260-261,270-271,284

-- brachii　臂皮神经

--- Lateralis　臂外侧皮神经

---- inferior　臂外侧下皮神经 126-127,226,234,258,270-271

---- posterior　臂外侧后皮神经 234

---- superior　臂外侧上皮神经 126,226,233,258,270

--- medialis　臂内侧皮神经 44,157,224,226,228,234,240,257-258,260,262,265-266

--- posterior　臂内侧后皮神经 127,157,226,234,258,260,

270-271
-- dorsalis 足背皮神经
--- intermedius 足背中间皮神经 381-382,391,406-407
--- lateralis 足背外侧皮神经 381-382,391,406-407
--- medialis 足背内侧皮神经 381-382,391,406-407
-- femoris 股皮神经
--- lateralis 股外侧皮神经 117,126,144,151,380-382,384-385,404-405,408-409,411
Nervus (*-i*) *cutaneus femoris lateralis* 股外侧皮神经
---- lesions 股外侧皮神经损伤 385
--- posterior 股后皮神经 126,380-382,386-388,405,412-415,428
---- lesions 股后皮神经损伤 389
-- surae 腓肠皮神经
--- lateralis 腓肠外侧皮神经 381-382,391,406,412-414,416
--- medialis 腓肠内侧皮神经 381,390-391,406-407,412-414,416,431
- digitales 指神经
-- dorsales 手指背神经
--- manus 手指背神经 226,261,284,288
--- pedis 足趾背神经 381-382,407,419,423,426
-- palmares 指掌侧神经
--- communes 指掌侧总神经 226,234,238,281
--- proprii 指掌侧固有神经 226,234,280-281,288
-- plantares 足底神经
--- communes 足底总神经 424-426
--- proprii 足底固有神经 424,426
- dorsalis scapulae 肩胛背神经 128-129,224,228,230,262
-- compression/lesion 肩胛背神经卡压/肩胛背神经损伤 230-231
- facialis 面神经[Ⅶ]45-46
- femoralis 股神经 117,143-144,151,380-382,384-385,408-411,428
-- lesions 股神经损伤 385
- fibularis 腓神经
-- communis 腓总神经 380-382,386-387,390-391,396,412-414,416,419-421,430
--- lesions 腓总神经损伤 387,391,419
-- profundus 腓深神经 381-382,391,407,419,423,432
--- lesions 腓深神经损伤 391
-- superficialis 腓浅神经 381-382,391,406-407,419,432
--- lesions 腓浅神经损伤 391
- genitofemoralis 生殖股神经 143,145-147,151,380-382,384-385,411
-- lesions 生殖股神经损伤 385
- glossopharyngeus 舌咽神经[Ⅸ]45-46
- gluteus 臀神经
-- inferior 臀下神经 380-381,386-388,414-415,428
--- Lesions 臀下神经损伤 389
-- superior 臀上神经 380-381,386-388,415,428
--- lesions 臀上神经损伤 389
- hypogastricus 腹下神经 46
- iliohypogastricus 髂腹下神经 143,151,380-382,384-385,415
-- lesions 髂腹下神经损伤 385
- ilioinguinalis 髂腹股沟神经 143,145-146,151,380-382,384-385,404
-- lesions 髂腹股沟神经损伤 385
- intercostalis 肋间神经 44,104-105,117,132,134,143,224,262
- intercostobrachialis 肋间臂神经 127,157,226,257,262-264
- interosseous antebrachii 前臂骨间神经
-- anterior 前臂骨间前神经 234,238,275,287
-- posterior 前臂骨间后神经 236-237,279,283,287
- ischiadicus 坐骨神经 380-382,386-388,390-391,395,413-415,428-430
-- lesions 坐骨神经损伤 387
- laryngeus 喉神经
-- inferior 喉下神经 137
-- recurrens 喉返神经 46,137
- lumbales 腰神经 44,134,382
- medianus 正中神经 157,211,224,226,228-229,234,238-239,241,247-250,262,265-267,272-277,280-281,286-287
-- hand of benediction 祝福手 239
-- lesions 正中神经损伤 238-239
-- segmental structure 正中神经节段性结构 236
- musculocutaneus 肌皮神经 44,157,198,224,226,228-229,234-235,262,265-267,270,280,286
-- lesions 肌皮神经损伤 235
-- segmental structure 肌皮神经节段性结构 235
- obturatorius 闭孔神经 144,151,380-382,384-385,409-411,428

Nervus (-i) obturatorius 闭孔神经
-- lesions 闭孔神经损伤 385
--- phenol injection 苯酚注射闭孔神经损伤 409
-- muscle tone/spasticity 闭孔神经肌张力/痉挛状态 409
- occipitalis 枕神经
-- major 枕大神经 127-130
-- minor 枕小神经 126-128, 228,262
-- tertius 第 3 枕神经 127,130
- oculomotorius 动眼神经[Ⅲ] 45-46
- pectoralis(-es) 胸神经
-- lateralis 胸外侧神经 224, 228,232,262
-- lesions 胸神经损伤 232
-- medialis 胸内侧神经 224, 228,232,234,262-263
- phrenicus 膈神经 115,224, 228,262
- plantaris 足底神经
-- lateralis 足底外侧神经 381, 390,424-426,433
-- medialis 足底内侧神经 381, 390,424-426
- pudendus 阴部神经 380-381, 386-388
-- lesion 阴部神经损伤 389
- radialis 桡神经 44,127,157, 211, 224, 226, 228-229, 233-234,236-237,247-248,260-262, 266-267,270-271,273-279,283-284,286-287
-- lesions 桡神经损伤
--- humeral(body) fracture 肱骨(体)骨折致桡神经损伤 165,270
--- wrist drop 桡神经损伤致垂腕 237
- sacrales 骶神经 44,134,382
- saphenus 隐神经 381-382, 384-385,406-407,409-410,429, 431
- scrotales anteriores 阴囊前神经 382
- spinalis 脊神经 43-44,61-62, 87,92,130-135
- splanchnicus(-i) 内脏神经
-- lumbales 腰内脏神经 46
-- major 内脏大神经 44,46, 115,134
-- minor 内脏小神经 46,115
-- pelvici 盆内脏神经 46,381
-- sacrales 骶内脏神经 46
- subclavius 锁骨下肌神经 224,228,231,262
- subcostalis 肋下神经 151,380
- suboccipitalis 枕下神经 127, 129-130
- subscapulares 肩胛下神经 224, 228,232,234,266
-- lesions 肩胛下神经损伤 232
- supraclaviculares 锁骨上神经 143,226
-- intermedii 锁骨上中间神经 256
-- laterales 锁骨上外侧神经 126-127,256-258
-- mediales 锁骨上内侧神经 256
- suprascapularis 肩胛上神经 194,224,228,230,262,266,271
-- compression/lesion 肩胛上神经卡压/损伤 163,230
- suralis 腓肠神经 381-382, 390-391,406,413
- thoracicus (-i) 胸神经 44, 127,134,143,226,228
--- longus 胸长神经 224,231, 262-265
--- lesions 胸长神经损伤 231
- thoracodorsalis 胸背神经 224,228,232,234,262-264,266
-- lesions 胸背神经损伤 232
- tibialis 胫神经 380-381,386-387, 390, 396, 412-414, 416, 420-422,430,432
-- compression 胫神经卡压 420
-- lesions 胫神经损伤 390
--- tarsal tunnel syndrome 踝管综合征 390
- ulnaris 尺神经 44,224,226, 228-229,234,239-241,247,249-250,261-262,265-267,270-275, 277-278,280-282,286-287
-- lesions 尺神经损伤 240-241
--- claw hand 爪形手 241
--- Froment's sign Froment 征 241
--- funny bone (肱骨内踝部,"麻骨")241,277
--- thumb-little finger test 拇指-小指试验 241
-- segmental structure 尺神经节段性结构 240
- vagus 迷走神经[Ⅹ]45-46
Neural tube 神经管 61-62
Neuropathy, autonomic 神经病,自主神经病 45
Neutral-zero method 中立位零度法 30
Nipples, missing/surplus 乳头,缺如/过多 138
Nodus(-i) lymphoideus(-i) 淋巴结
- abdominis parietales et viscerales 腹壁和腹部脏器淋巴结 41
- aortici laterales 主动脉外侧淋巴结 125
Nodus(-i) lymphoideus(-i) 淋巴结
- axillares 腋淋巴结 41,252-254
-- apicales 尖淋巴结 140,255, 265

- - centrales 中央淋巴结 140，255，265
- - humerales 腋窝外侧淋巴结 140
- - interpectorales（Rotter's nodes）胸肌间淋巴结 140
- - laterales 外侧淋巴结 140，255，265
- - pectorales 胸肌淋巴结 255，265
- - subscapulares 肩胛下淋巴结 140，255，265
- - superficiales 腋浅淋巴结 256
- brachiales 肱淋巴结 124
- cavales laterales 腔静脉外侧淋巴结 125
- cervicales 颈淋巴结 41
- - anteriores 颈前淋巴结 265
- - - profundi 颈前深淋巴结 265
- - - superficiales 颈前浅淋巴结 265
- - laterales 颈外侧淋巴结 265
- - - profundi 颈外侧深淋巴结 265
- - - superficiales 颈外侧浅淋巴结 265
- cubitales 肘淋巴结 252，254
- deltopectoralis 三角胸肌淋巴结 252
- iliaci 髂淋巴结
- - communes 髂总淋巴结 125
- - externi 髂外淋巴结 125，403
- - interni 髂内淋巴结 125，403
- inguinales 腹股沟淋巴结 41
- - profundi 腹股沟深淋巴结 403，411
- - superficiales 腹股沟浅淋巴结 125，402-403
- - - inferiores 腹股沟下侧浅淋巴结 124-125，403
- - - superolaterales 腹股沟上外侧浅淋巴结 124，403
- - - superomediales 腹股沟上内侧浅淋巴结 124-125，403
- interpectorales 胸肌间淋巴结 255
- lumbales 腰淋巴结 125
- paramammarii 乳房旁淋巴结 140，255
- parasternales 胸骨旁淋巴结 140
- pectorales 胸肌淋巴结 124，140
- pelvis parietales et viscerales 盆壁和盆腔脏器淋巴结 41
- poplitei 腘淋巴结
- - profundi 腘深淋巴结 416
- - superficiales 腘浅淋巴结 402，416
- preaortici 主动脉前淋巴结 125
- retroaortici 主动脉后淋巴结 125
- subaortici 主动脉下淋巴结 125
- supraclaviculares 锁骨上淋巴结 265
- tibialis anterior 胫前淋巴结 418

Noradrenaline 去甲肾上腺素 45

Nucleus 核
- lentifromis 豆状核 50
- pulposus 髓核 62，80，83，87

O

Occipital region，vessels and nerves 枕区，血管和神经 128-129

Occiput/occipital bone 枕骨 69

Occlusion，temporomandibular joint 咬合，颞下颌关节 8

Oesophageal varices，portal hypertension 食管静脉曲张，门静脉高压 40

Oesophagus 食管 16，114，116，137

Olecranon 鹰嘴 156-157，166，176，178，183，188，199-200，207-210，258，260，270，277-278
- fractures 鹰嘴骨折 183

Omphalocele 脐膨出 112

Opposition，limbs 对指，四肢 8

Orbita(orbit) 眶 20，49

Orientation lines，human body 方向线，人体 9

Os(-sa) 骨
- accessoria 附肢骨 20
- brevia 短骨 20
- capitatum 头状骨 168-169，179-180，184，239，241，285，287
- - ossification 头状骨骨化 25
- carpi 腕骨 20，160，168
- coccygis 尾骨 20，57，63，67，76，315，344
- coxae 髋骨 20，63，91，296，300-301
- cuboideum 骰骨 308-310，337，339-341，433
- - ossification 骰骨骨化 25
- cuneiforme(-ia) 楔骨 340-341
- - intermedium 中间楔骨 308-310，341，433
- - laterale 外侧楔骨 308-310，341

Os(-sa)cuneiforme(-ia) 楔骨
- - mediale 内侧楔骨 308-310，338，341
- - ossification 楔骨骨化 25
- digitorum[Phalanges] 指骨[趾骨]
- - (Manus) 手指骨 20，160，168
- - (Pes) 足趾骨 20，296，309-310
- frontale 额骨 20

- hamatum　钩骨 168-169,179-180,239,241,287
-- ossification　钩骨骨化 25
- hyoideum　舌骨 88
- ilium　髂骨 49,90-91,144,298,300-301,316,345
- irregularia　不规则骨 20
- ischii　坐骨 20,298,300-301
- longa　长骨 20-21
- lunatum　月骨 168-169,179,184,285
-- ossification　月骨骨化 25
- manus　手骨 168-169
- metacarpi　掌骨 20,160,168,179,181,184,285,288
-- indicis　示指骨 288
-- pollicis　拇指骨 288
- metatarsi　跖骨 20,296,309-310,337,340,433
- naviculare　舟骨 308-310,337-338,340,348,433
-- ossification　舟骨骨化 25
- occipitale　枕骨 69,84-86,88
- pedis　足骨 308-310
- pisiforme　豌豆骨 168-169,179,184,215,217,281
-- ossification　豌豆骨骨化 25
- plana　扁骨 20
- pneumatica　含气骨 20
- pubis　耻骨 49,298,300-301
- sacrum　骶骨 20,63,67,75-76,90,131,295,298,315-316,344,354
-- gender differences　骶骨性别差异 76
- scaphoideum　舟骨 168-169,179-180
-- ossification　舟骨骨化 25
- sesamoidea　籽骨 20
-- (Manus)　手籽骨 168,179,184
-- (Patella)　髌骨 320
-- (Pes)　足籽骨 309,339
- tarsi　跗骨 20,296,310
- temporale　颞骨 130
- thoracis　胸骨 63
- trapezium　大多角骨 168-169,179,184,239,241,287
-- ossification　大多角骨骨化 25
- trapezoideum　小多角骨 168-169,179-180,184,239,241,287
-- ossification　小多角骨骨化 25
- triquetrum　三角骨 168-169,179-180,184,287
-- ossification　三角骨骨化 25
- zygomaticum　颧骨 20

Ossification　骨化
- chondral　软骨骨化 159
- desmal　韧带骨化 159
- diaphyseal　骨干骨化 25
- epi-and apophyseal　骨骺骨化和骨突骨化 25
- skeleton　骨骼骨化 25

Ossification centres　骨化中心
- connections　骨化中心连接 26
- lower limb　下肢骨化中心 25
- primary/secondary　初级骨化中心/次级骨化中心 25
- upper limb　上肢骨 25,159

Osteochondrosis　骨软骨病 93
- intervertebral　椎间骨软骨病 68

Osteocytes　骨细胞 23

Osteofibrous tubes/compartments of the leg　骨纤维管/小腿筋膜鞘 431

Osteon　骨单位 23

Osteoporosis　骨质疏松症 90
- vertebral fractures　椎骨骨折 90

Ott's sign　Ott 征 110

Outer (fibular collateral) ligaments, knee joint　外侧(腓侧)副韧带,膝关节 321,324

Ovary(Ovarium)　卵巢 403
- regional lymph nodes　卵巢局部淋巴结 125
- superficial/deep lymph vessels　卵巢浅/深淋巴管 125
- Ovulation　排卵 18

P

Pacemaker, implantation via V. cephalica　经头静脉植入起搏器 257

Painful arch, shoulder joint　疼痛弧,肩关节 175

Palm of the hand(Palma manus)　手掌 12,60,156
- arteries and nerves　手掌的动脉和神经
-- deep layer　手掌深层的动脉和神经 282
-- middle layer　手掌中层的动脉和神经 281
-- superficial layer　手掌浅层的动脉和神经 280
- bacterial infections　手掌细菌感染 216
- muscles　手掌肌 214-215,288
-- deep layer　手掌深层肌 217
-- middle layer　手掌中层肌 215
-- superficial layer　手掌浅层肌 214
- phlegmon　手掌蜂窝织炎 216
- tendon sheaths　手掌腱鞘 216

Palmar　手掌的 9
- aponeurosis (Aponeurosis palmaris)　掌腱膜 214,280
- Arch　掌弓
-- deep　掌深弓 251,282
-- superficial　掌浅弓 251,281
- flexion　掌屈 8
-- distal interphalangeal joints　远端指间关节屈 181
-- metacarpophalangeal joints

掌指关节屈 181
- - proximal interphalangeal joints 近端指间关节屈 181
- - wrist joints 腕关节 180
- Pancreas 胰 16
Panniculus adiposus 脂膜 102，111
Papilla mammaria 乳头 103，138，254
Paracortical zone，lymph nodes 副皮质区，淋巴结 42
Parasympathicus 副交感神经系统 45-46
- cranial part 副交感神经系统颅部 45
- pelvic part 副交感神经系统盆部 45
Park bench lesion，N. radialis damage 神经走行过程中的损伤，桡神经损害 165
Parkinson's disease 帕金森病 45
Pars 分部
- abdominalis 腹部
- - (M. pectoralis major) 胸大肌腹部 102-104，107，193
- - (Oesophagus) 食管腹部 114，116
- - aortae (Aorta abdominalis) 主动脉腹段(腹主动脉) 36，39，41，46，49，92，114-115
- acromialis (M. deltoideus) 肩峰部(三角肌) 193
- anterior(Lig. collaterale ulnare) 前部(尺侧副韧带)176
- anularis (Vagina tendinis musculi flexoris hallucis longi) 环部(踇长屈肌腱鞘) 377
- ascendens 升部
- - (M. trapezius) 斜方肌 94，190
- - aortae(Aorta ascendens) 主动脉(升主动脉) 36，46，49
- atlantica(A. vertebralis) 寰椎部(椎动脉) 101，130，246
- basilaris(Os occipitale) 基底部(枕骨) 85-86
- cervicalis (Ductus thoracicus) 颈部(胸导管) 41
- clavicularis 锁骨部
- - (M. deltoideus) (三角肌)锁骨部 193，263
- - (M. pectoralis major) (胸大肌)锁骨部 102，104，157，193，263
- costalis diaphragmatis 膈肌肋部 105，114-115，117
- cranialis(Parasympathicus) 颅部(副交感神经) 46
- cruciformis(Vagina tendinis musculi flexoris hallucis longi) 交叉纤维(踇长屈肌腱鞘) 377
- descendens 降部
(Lig. iliofemorale) 髂股韧带降部 317
- - (M. trapezius) 斜方肌降部 94，190
- - aortae (Aorta descendens) 主动脉(降主动脉) 36，49
- diaphragmatica 膈部
- - (Pleura costalis) (肋胸膜) 105
- - (Pleura parietalis) (壁胸膜) 116
- infraclavicularis(Plexus brachialis) 锁骨下部(臂丛) 91，104，224，228，232，234，263-264
- intermedia (A. pulmonalis dextra)，X-ray 中间部(右肺动脉)X线 47
- intracranialis (A. vertebralis) 颅内部(椎动脉) 246
- lateralis 外侧部
- - (Os occipitale) (枕骨) 86
- - (Os sacrum) (骶骨) 75-76，131，344
- liberamembri 自由肢体
- - inferioris 自由下肢 296
- - superioris 自由上肢 160
- lumbalis diaphragmatis 膈肌腰部 114-116，151
- parasympathica 副交感神经 46
Pars 部
- parietalis (Vagina synovialis tendinis) 壁部(腱滑膜鞘) 32
- pelvica 盆部
- - (Parasympathicus) (副交感脑神经) 46
- - (Ureter) (输尿管) 144
- posterior (Lig. collaterale ulnare) 后部(尺侧副韧带) 176
- prevertebralis (A. vertebralis) 椎前部(椎动脉) 246
- profunda (Compartimentum cruris posterius) 深部(小腿后骨筋膜鞘) 431
- spinalis (M. deltoideus) 肩胛冈部(三角肌) 193
- sternalis diaphragmatis 膈肌胸骨部 114-116
- sternocostalis (M. pectoralis major) 胸肋部(胸大肌) 102-104，107，193
- superficialis 浅部
- - (Compartimentum cruris posterius) (小腿后骨筋膜鞘) 431
- - (Plexus brachialis) (臂丛) 234
- supraclavicularis (Plexus brachialis) 锁骨上部(臂丛) 224，228，230-231
- - - lesions 臂丛锁骨上部损伤 231
- sympathica 交感神经系统 46
- tendinea (Vagina synovialis tendinis) 肌腱部(腱滑膜鞘)

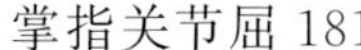

32
- thoracica 胸部
- - (Ductus thoracicus) (胸导管) 41
- - (Oesophagus) (食管) 116
- - aortae (Aorta thoracica) 主动脉(胸主动脉) 36,46,116,119
- tibiocalcanea (Lig. collaterale mediale) 胫跟部(内侧副韧带) 335-336
- tibionavicularis (Lig. collaterale mediale) 胫舟部(内侧副韧带) 336
- tibiotalaris 胫距部
- - anterior (Lig. collaterale mediale) 胫距前部(内侧副韧带) 336
- - posterior (Lig. collaterale mediale) 胫距后部(内侧副韧带) 335-336
- transversaria (A. vertebralis) 横突部(椎动脉) 130,246
- transversa 横部
- - (Lig. iliofemorale) (髂股韧带) 317
- - (M. trapezius) (斜方肌) 94,190
Parts of the body, location/motion 身体部位,方位/运动 9
Patella 髌骨 20,50,294,296,320-321,324-325,333,346-347,350,353,357-358,364,366-367,406,430
- dancing patella 舞蹈膝 332
- hypomochlion 支点 320
- luxation 髌骨错位 320
- sesamoid bone 籽骨 320
Pecten ossis pubis 耻骨梳 114,298,300-301,315,354,357-358
Pediculus arcus vertebrae 椎弓根 70,72,74,79,81,83,87-92
Pelvic 骨盆的
- dimensions, internal 骨盆内径 298-299
- girdle 骨盆带
- - arthrosis 骨盆关节病 344
- - metastases 骨盆转移 44
- X-ray images 骨盆 X 线检查 344
Pelvis 骨盆 4-5,298,344
- arteries 骨盆动脉 392
- arthrosis 骨盆关节病 344
- CT angiography 骨盆 CT 血管造影 49
- deformed, rickets (vitamin D deficiency) 骨盆畸形,佝偻病(维生素 D 缺乏) 63
- female 女性骨盆 298-299
- - joints 女性骨盆关节 312-315
- - ligaments 女性骨盆韧带 312-315
- - pelvic dimensions 女性骨盆径线 299
- - transverse diameter 女性骨盆横径 299
- male 男性骨盆 298
- - joints 男性骨盆关节 312-313
- - ligaments 男性骨盆韧带 312-313
- - X-ray 男性骨盆 X 线检查 344
- metastases 骨盆转移 344
- movement terms 骨盆运动形式 8
- transverse diameter 男性骨盆横径 299
- X-ray 骨盆 X 线检查 344
Pelvitrochanteric muscles 骨盆转子肌 360-361,386
Pemphigoid, bullous 类天疱疮,大疱性 51
Pemphigus 天疱疮 51
Penis, erectile dysfunction 阴茎,勃起功能障碍 387
Percussion 叩诊 16
Pericardium 心包 116
Perineal region 会阴区
- regional lymph nodes 会阴区局部淋巴结 125
Perineal region 会阴区
- superficial lymphatic ducts 会阴区浅淋巴管 125
Periorchium 睾丸鞘膜 147,149
Periosteum 骨膜 23,27
- structure 骨膜结构 21,23
Peripheral 周围的 9
Peritoneum 腹膜
- parietale 壁腹膜 105,113-114,117,137,146-149
- viscerale 脏腹膜 105,150
Perthes' syndrome Perthes 综合征 319
Pes anserinus 鹅足
- profundus 深鹅足 364
- superficialis 浅鹅足 358-359,364
Petit's
- lumbar hernias Petit 腰疝 95
- triangle (Trigonum lumbale inferius) Petit 三角(腰下三角) 95
Phalanx 指骨
- distalis 远节指骨
- - (Manus) (手远节指骨) 53,160,168,169,181,184,285
- - (Pes) (足远节趾骨) 296,308-310,340,433
- media 中节指骨
- - (Manus) (手中节指骨) 160,169,181,184,285
- - (Pes) (足中节趾骨) 296,308-310,433
- proximalis 近节指骨
- - (Manus) (手近节指骨) 160,

168-169,181,184,285
-- (Pes) (足近节趾骨) 296, 308-310,340,433
Pharyngeal membrane 咽颅底筋膜 19
Pharynx 咽 137
Phenol injection, N. obturatorius damage 苯酚注射,闭孔神经损伤 409
Phlegmon, palm 蜂窝织炎,手掌 216
Pia mater spinalis 软脊膜 131, 133,135
Pili 体毛 52
Pilosebaceous gland unit 毛皮脂腺单位 52
PIP (proximal interphalangeal joint) 近端指骨间关节 181
Pitted nails 凹点甲 53
Pivot joint 枢轴关节 28
- ankle joint, lower 踝关节,下踝关节 342
Pivot-hinge joint 屈戌关节 320,331
- elbow joint 肘关节 177
Placenta 胎盘 19,39
Planes of the human body 人体平面 7
Planta 足底 13,294,424-427
Plantar 足底的 9
- aponeurosis 足底腱膜 376
-- fascial compartments 足底腱膜鞘 377
- flexion 跖屈 8
-- upper ankle joint 上踝关节跖屈 342
- flexors, lower leg 跖屈肌,小腿跖屈肌 365
Platysma 颈阔肌 102,137
Pleura 胸膜
- parietalis 壁层胸膜 104-105, 116
- visceralis (pulmonalis) 脏层胸膜(肺胸膜) 104-105
Pleural puncture 胸腔穿刺术 105
Plexus 丛
- aorticus abdominalis 腹主动脉丛 46
- brachialis 臂丛 43-44, 104, 224-225, 228, 230, 232, 234, 262-264
-- branches 臂丛分支 262
-- lesion 臂丛损伤 155
-- nerves 臂丛神经 228
- cardiacus 心丛 46
- cervicalis 颈丛 43,130,262
- cervicobrachialis 颈臂丛 44
- coccygeus 尾丛 380
- coeliacus 腹腔丛 44,46
- hypogastricus 腹下丛
-- inferior 下腹下丛 45-46
-- superior 上腹下丛 45-46
- lumbalis 腰丛 151,380,384
-- branches 腰丛分支 381
-- lesion 腰丛损伤 385
- lumbosacralis 骶丛 43-44, 380-381
- mesentericus 肠系膜丛
-- inferior 肠系膜下丛 46
-- superior 肠系膜上丛 44,46
- oesophageus 食管丛 46
- pampiniformis 蔓状静脉丛 145,150
- renalis 肾丛 46
- sacralis 骶丛 151, 380, 386-387
Plexus 丛
-- branches 骶丛分支 381
-- lesion 骶丛损伤 387,389
- solaris (solar plexus) 腹腔丛 44
- ultrasound imaging 超声成像 228
- venosus 静脉丛
-- areolaris 乳晕静脉丛 120, 143
-- pampiniformis 蔓状静脉丛 147
-- submucosus 黏膜下静脉丛 40
-- vertebralis 椎静脉丛
--- externus anterior 椎外前静脉丛 136
--- internus 椎内静脉丛
---- anterior 椎内前静脉丛 131,134-136
---- posterior 椎内后静脉丛 131,133,136
Plexus anaesthesia 神经丛麻醉 229
Plexus palsy 神经丛麻痹
- Erb's palsy (upper plexus lesion) Erb 麻醉(上神经丛损伤) 155,225
- Klumpke's palsy (lower plexus lesion) Klumpke 麻醉(下神经丛损伤) 155,225
Plica(-ae) 皱襞
- alares 翼状襞 321
- axillaris 腋襞
-- anterior 腋前襞 156
-- posterior 腋后襞 156
- synovialis 滑膜襞 27
-- infrapatellaris 髌下滑膜襞 50,321
- umbilicalis 脐襞
-- lateralis 脐外侧襞 113,144, 147
-- medialis 脐内侧襞 111,113, 144
-- mediana 脐正中襞 111,113, 144
- vesicalis transversa 膀胱横襞 144
PNS (peripheral nervous system) 周围神经系统 43
Pollex (thumb) 拇指 156
Polymastia 多乳房 138

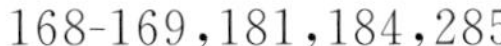

Polyneuropathy 多神经病 44
- Diabetes mellitus 糖尿病多神经病 45
Polythelia 多乳头 138
Pons 脑桥 46
Popliteal fossa 腘窝
- arteries 腘动脉 417
- arteries and nerves 腘动脉和神经 276
- collateral circulation 腘窝侧支循环 243
- epifascial nerves 腘窝浅神经 257,260
- epifascial veins 腘窝浅静脉 257,259-260
- nerves 腘神经 405,412-414,416,420-421
- recurring arteries 腘窝循环动脉 243
- vessels 腘窝血管 412-414,416,420-421
- - epifascial 腘窝浅血管 405
Popliteal pulse 腘动脉摸脉点 36
Port systems,access via V. cephalica 通过头静脉进入 257
Portal 门静脉的
- hypertension 门静脉高压 40
- vein circulation 门静脉循环 40
Portocaval anastomoses 门腔吻合 121
Posterior 后的 9
Prechordal plate 脊索前板 19
Primitive node 原结 19
Primitive streak 原条 19
Processus 突起
- accessorius(Vertebra lumbalis) 副突(胸椎)72-74
- articularis 关节突
- - (Zygapophysis superior) (上关节突)72
- - inferior (Vertebra) 下 (椎骨)65,70-74,83,88,90,92
- - superior 上关节突
- - - (Os sacrum) 骶骨上关节突 75-76
- - - (Vertebra) 椎骨上关节突 63,65,70-75,80,82-83,88,90-92,131
- axillaris 腋突 140
- coracoideus 喙突 163,171-175,182,189,194-195,197
- coronoideus 冠突 166,176,178,183
- costalis 肋突 73-74,91-92
- lateralis 外侧突
- - tali 距骨外侧突 308,311
- - tuberis calcanei 跟骨结节 309,311
- mamillaris 乳突 72-74,92
- mastoideus 乳突 88,100,130
- medialis tuberis calcanei 跟骨结节内侧突 309-311
Processus 突起
- posterior tali 距骨后突 310-311,348
- spinosus 棘突 58,65,70-74,83,88,90-94,100-101,132
- styloideus 茎突
- - (Os temporale) (颞骨)100-101
- - radii 桡骨茎突 156,167,178-180
- - ulnae 尺骨茎突 156-157,166,178-180,184
- transversus 横突 65,70,72,80,89,92,101,130
- - atlantis 寰椎横突 98,130
- uncinatus (Uncus corporis) 钩突(椎体钩)70-71,87
- vaginalis peritonei 腹膜鞘突 144,148-149
- - persistens 腹膜鞘突残留 149
- xiphoideus 剑突 77,106
- xiphosternalis 剑突的 77
Profundus 深的 9
Promontorium 骶岬 63,68,75-76,90,114,398
Pronation 内旋
- ankle joint,lower 下踝关节内旋 342
- elbow joint 肘关节内旋 177
- forearm 前臂内旋 178
- limbs 肢体内旋 8
- lower leg 小腿内旋 465
Proteoglycans, hyaline cartilage 蛋白聚糖,透明软骨 27
Protraction, tenporomandibular joint 前伸,颞下颌关节 8
Protuberontin occipitalis externa 枕外隆凸 94,129
Proximal 近端的 9
Prune-Belly syndrome 梅干腹综合征 61
Pseudoarthrosis 假关节 26
Psoas areade(Lig. arcuatun mediale) 腰大肌拱廓(内侧弓状韧带)114-116
Pubic 耻骨的
- bone 耻骨 300
- symphysis 耻骨联合 316
- pudendal nerve block 阴部神经阻滞 389
Pulmonary 肺的
- circulation 肺循环 37
- embolism,deep vein thrombosis 肺栓塞,深静脉血栓形成 401
Pulmo 肺的 16-17,39,45
Pulse-taking/palpation 脉诊/触诊 36
- A. femoralis 股动脉触诊 393
- A. radialis 桡动脉触诊 242
- A. ulnaris 尺动脉触诊 242
Punchbiopsy of the iliac crest 髂嵴穿刺活检 24
Putamen 壳 50

Q

Quadratus arcade(Lig. arcuatum laterale) 腰方肌弓(外侧弓状韧带)114-116,151

R

Rachischisis 脊柱裂 62-63
Radial 桡侧的 9
- abduction 桡侧展 8
- - metacarpophalangeal joints 掌指关节外展 181
- - wrist joints 腕关节外展 180
- pulse 桡动脉脉搏 36
- tunnel 桡管 236,273,276-277
- zone, hyaline cartilage 放射带,透明软骨 27
Radiological sectional planes Radioulnarjoint 桡尺关节放射学断面
- distal 桡骨远端 178
- proximal 桡骨近端 178
Radius 桡骨 20,35,159-160,167-169,176,178-180,183-184,205,207-212,215,217,220,285,287
Radix 根
- anterior(N. spinalis) 前根(脊神经)44,87,131-135
- lateralis 外侧根
- - (N. medianus) (正中神经外侧根)234
- - (Plexus brachialis) (臂丛外侧根)234
- medialis 内侧根
- - (N. medianus) 正中神经内侧根 234
Radix medialis 内侧根
- - (Plexus brachialis) 臂丛内侧根 234
- parasympathica (Nn. splanchnici pelvici) 副交感神经内侧根(盆内脏神经)46
- posterior(N. spinalis) 后根(脊神经)44,87,131-135
Ramus(-i) 分支
- (A. lumbalis) 腰动脉支 136
- (Nn. spinales) 脊神经支 61
- acetabularis 髋臼支
- - (A. circumflexa femoris medialis) (旋股内侧动脉)319,392
- - (A. obturatoria) (闭孔动脉)392,409
- acromialis 肩峰支
- - (A. axillaris) (腋动脉)247
- - (A. thoracoacromialis) (胸肩峰动脉)118,245,264
- anterior 前支
- - (A. collateralis radialis) (桡侧副动脉)271,275-276
- - (A. media genus) (膝中动脉)329
- - (A. obturatoria) (闭孔动脉)392
- - (A. recurrens ulnaris) (尺侧返动脉)242
- - (N. cutaneus antebrachii medialis) (前臂内侧皮神经)226
- - (N. obturatorius) (闭孔神经)151
- - (N. spinalis) (脊神经)130-135
- articularis 关节神经
- - (A. descendens genus) (膝降动脉)408-409
- - (A. femoralis) (股动脉)393
- ascendens 升支
- - (A. circumflexa femoris lateralis) (旋股外侧动脉)319,393-394,410
- - (A. circumflexa femoris medialis) (旋股内侧动脉)392,414
- bronchiales(A. thoracica interna) 支气管(胸廓内动脉)118
- calcanei 跟骨
- - (A. fibularis [peronea]) (腓动脉)396
- - (A. tibialis posterior) (胫骨后动脉)396,422
- - mediales(N. tibialis) 内侧支(胫神经)424
- carpalis 腕支
- - dorsalis 腕背支
- - - (A. radialis) 桡动脉腕背支 249,283-284
- - - (A. ulnaris) 尺动脉腕背支 242,250-251,274,281
- - palmaris 腕掌支
- - - (A. radialis) 桡动脉腕掌支 242,249,251
- - - (A. ulnaris) 尺动脉腕掌支 251
- clavicularis 锁骨支
- - (A. axillaris) (腋动脉)247
- - (A. thoracoacromialis) (胸肩峰动脉)118,245
- collateralis 侧支
- - (A. intercostalis posterior) (肋间后动脉)122
- - (Aorta thoracica) (胸主动脉)119
- communicans(-tes) 交通支
- - (A. fibularis) (腓神经)393
- - (N. spinalis) (脊神经)44,132-135
- - (Truncus sympathicus) (交感干)46,134
- - albus 白交通支 135
- - cum nervo ulnari 尺神经交通支 234,281
- - fibularis (N. cutaneus surae lateralis) 腓神经交通支(腓肠外侧皮神经)381,391,406
- - griseus 灰交通支 135
- - ulnaris 尺神经交通支 226

- cutaneus(-i) 皮支
-- (N. obturatorius) (闭孔神经) 382, 384, 404-405, 409-410
-- anterior(-es) 前皮支
--- (N. femoralis) (股神经) 143,151,382,404
--- (N. iliohypogastricus) (髂腹下神经) 143,382,384,404
--- (N. obturatorius) (闭孔神经) 384-385
--- (N. saphenus) (隐神经) 408
--- (N. spinalis) (脊神经) 44, 134
--- abdominales (Nn. intercostales) 腹前皮支(肋间神经) 143
--- pectorales 胸前皮支
---- (Nn. intercostales) (肋间神经) 143,226,256
---- (Nn. thoracici) (胸神经) 143
-- crurismediales 小腿内侧皮支
--- (N. femoralis) (股神经) 382
--- (N. saphenus) (隐神经) 406
-- lateralis(-es) 外侧皮支
--- (A. lumbalis) (腹主动脉) 136
--- (Aorta thoracica) (胸主动脉) 119
--- (N. iliohypogastricus) (髂腹下动脉) 126, 382, 384, 405,415
--- (N. subcostalis) (肋下神经) 380
--- (Nn. intercostales) (肋间神经) 126,132

Ramus(-i)cutaneus(-i)lateralis(-es) 外侧皮支
--- (Nn. spinales) (脊神经) 44,126,134
--- (Plexus lumbalis) (腰神经丛) 126
--- pectorales 胸外侧皮支
---- (Nn. intercostales) (肋间神经) 128,143,226,256
---- (Nn. thoracici) (胸神经) 128,143
-- medialis(-es) 内侧皮支
-- (A. lumbalis) (腰动脉)136
-- (Aorta thoracica) (胸主动脉) 119
--- (Nn. spinales) (脊神经) 126,132
-- posteriors 后皮支
--- (Nn. cervicales) (颈神经) 128
--- (Nn. intercostales) (肋间神经) 128
--- (Nn. thoracici) (胸神经) 128,226
- deltoideus 三角肌支
-- (A. axillaris) (腋动脉) 247
-- (A. profunda brachii) (肱深动脉) 270
-- (A. thoracoacromialis) (胸肩峰动脉) 118,245
- descendens 降支
-- (A. circumflexa femoris lateralis) (旋股外侧动脉) 319, 393-394,409-410
-- (A. circumflexa femoris medialis) (旋股内侧动脉) 392
- dorsalis(-es) 背侧支
-- (A. lumbalis) (腰动脉)131, 136
-- (Aorta thoracica) (胸主动脉)119
-- (N. spinalis) (脊神经)61
-- (N. ulnaris) (尺神经) 234, 260-261,272,274-275,278
-- (V. lumbalis) (腰静脉)131
- femoralis (N. genitofemoralis) 股支(生殖股神经) 143, 146-147,151,380,382,384,404,411
- genitalis (N. genitofemoralis) 生殖支(生殖股神经) 145-147, 151,380,382,384
- inferior ossis pubis 耻骨下支 300-301,316,344,354
- infrapatellaris (N. saphenus) 髌下支(隐神经) 382,404,406
- intercostales anteriores (A. thoracica interna) 肋间前支(胸廓内动脉) 118-119,123, 246
- interganglionaris (Truncus sympathicus) 节间支(交感干) 134
- lateralis(N. spinalis) 外侧支(脊神经) 132,135
- malleolares 踝支
-- laterales 外踝支
--- (A. fibularis) (腓动脉) 393,396,422
-- mediales 内踝支
--- (A. fibularis) (腓动脉) 422
--- (A. tibialis posterior) (胫后动脉) 393
- mammarii 乳房支
-- laterales (A. thoracica lateralis) 乳房外侧支(胸外侧动脉) 119
-- mediales (A. thoracica interna) 乳房内侧支(胸内侧动脉) 118-119,246
- mastoideus(A. occipitalis) 乳突支(枕动脉) 128
- medialis(N. spinalis) 内侧支(脊神经) 132,135
- mediastinales (A. thoracica interna) 纵隔支(胸廓内动脉) 118
- meningeus(N. spinalis) 脑膜

支(脊神经) 44,132-135
- muscularis(-es) 肌支
-- (N. femoralis) (股神经) 408-410,429
-- (N. fibularis profundus) (腓深神经) 423
-- (N. radialis) (桡神经) 279
-- (N. saphenus) (隐神经) 408
-- (N. tibialis) (胫神经) 413-414,416,420
-- (Plexus brachialis) (臂丛) 224
-- (Plexus lumbosacralis) (腰骶丛) 380
- obturatorius(A. epigastrica inferior) 闭孔支(腹壁下动脉) 118,392
- occipitalis 枕支
-- (A. auricularis posterior) (耳后动脉) 128
-- (A. occipitalis) (枕动脉) 128
- oesophagealis(V. gastrica sinistra) 食管支(胃左静脉) 40
- ossis ischii 坐骨支 300-301,344,354
- palmaris 掌支
-- (N. medianus) (正中神经) 238
-- profundus(A. ulnaris) 掌深支(尺动脉) 250-251,281
-- superficialis(A. radialis) 掌浅支(桡动脉) 242,249-251,274,281,284
-- (N. ulnaris) (尺神经) 226,234,260,274,280-281
- pectoralis(-es) 胸支
-- (A. axillaris) (腋动脉) 247
-- (A. thoracoacromialis) (胸肩峰动脉) 118,245,263-264
- perforans(-tes) 穿支
-- (A. fibularis) (腓动脉) 423
-- (A. thoracica interna) (胸廓内动脉) 118,122,246
Ramus(-i) perforans(-tes) 穿支
-- (A. ulnaris) (尺动脉) 251
-- (V. thoracica interna) (胸内动脉) 122
-- (Vv. paraumbilicales) (附脐静脉) 120
- phrenicoabdominalis (N. phrenicus) (膈神经) 115
- posterior(-es) 后支
-- (A. collateralis radialis) (桡侧副动脉) 271
-- (A. media genus) (膝中动脉) 329
-- (A. obturatoria) (闭孔动脉) 392
-- (A. recurrens ulnaris) (尺返动脉) 242
-- (N. auricularis magnus) (耳大神经) 126
-- (N. cutaneus antebrachii medialis) (前臂内侧皮神经) 226
-- (N. spinalis) (脊神经) 129-135
-- laterales(Nn. thoracici) 后外侧支(胸神经) 127
-- mediales(Nn. thoracici) 后内侧支(胸神经) 127
- profundus(-i) 深支
-- (A. circumflexa femoris medialis) 旋股内侧动脉 392,395,414-415
-- (A. glutea superior) (臂上动脉) 415,395
-- (A. plantaris medialis) (足底内侧动脉) 427
-- (A. transversa colli) (颈横动脉) 128-129,246
-- (N. plantaris lateralis) (足底外侧神经) 425-426
-- (N. radialis) (桡神经) 211,234,236-237,273-276,278-279,283
-- (N. ulnaris) (尺神经) 234,240,281-282
-- (V. glutea superior) (臀上神经) 415
- pubicus 耻骨支
-- (A. epigastrica inferior) (腹壁下动脉) 118
-- (A. obturatoria) (闭孔动脉) 118,392
- radicularis anterior 前根 134
- saphenus (A. descendens genus) 隐支(膝降动脉) 393-394,410
- spinalis(-es) 脊支
-- (A. intercostalis posterior) (肋间后动脉) 134
-- (A. lumbalis) (腰动脉)136
-- (Aorta thoracica) (胸主动脉) 119
- sternales(A. thoracica interna) 胸骨支(胸廓内动脉) 118-119,246
- superficialis 浅支
-- (A. circumflexa femoris medialis) (旋股内侧动脉) 409,414
-- (A. glutea superior) (臀上动脉) 395,414
-- (A. plantaris medialis) (足底内侧动脉) 426-427
-- (A. transversa colli) (颈横动脉) 129,246,265
-- (N. medianus) (正中神经) 226
-- (N. plantaris lateralis) (足底外侧神经) 424-426
-- (N. radialis) (桡神经) 157,234,236-237,260-261,273-276,278-279,284,287
-- (N. ulnaris) (尺神经) 234,

240,281-282
- superior ossis pubis 耻骨上支 300-301,316,344,354
- thymici (A. thoracica interna) 胸腺支(胸廓内动脉) 118
- tracheales (A. thoracica interna) 气管支(胸廓内动脉) 118
- transversus(A. circumflexa femoris lateralis) 横支(旋股外侧动脉) 319,392,394
- ventralis(-es) 腹支
Range of motion, joints 活动范围,关节 30
Recessus 窝
- axillaris 腋窝 29,172-173
- costodiaphragmaticus 肋隔隐窝 105
-- X-ray X线 47
- subpopliteus 腘窝 371
Reclination, spine 脊柱 8
Rectum 直肠 10,16-17,45,114,403
Rectus sheath 腹直肌鞘 31
- structure 腹直肌鞘结构 111
Recurrentarteries 回返动脉
- elbow region 肘部区域 243
- Rete articulare cubiti 肘关节网 243
Referred pain 牵涉痛 142
Regio 区
- abdominalis lateralis 腹外侧区 12,60
- analis 肛区 13
- antebrachii 前臂区
-- anterior 前臂前区 12,60,156
--- arteries 前臂前区动脉 272-275
--- nerves 前臂前区神经 272-275
---- epifascial veins and nerves 前臂前区浅静脉和神经 260
-- posterior 前臂后区 12-13,60,156
--- arteries 前臂后区动脉 278-279
--- nerves 前臂后区神经 278-279
Regio 区
- axillaris 腋区 12-13,60,156
- brachii 臂区
-- anterior 臂前区 12,60,156,257
--- arteries 前臂动脉 257,266-267,271
--- epifascial veins and nerves 前臂浅静脉和神经 257-258
--- nerves 前臂神经 257-258,266-267,271
-- epifascial veins 臂浅静脉
-- posterior 臂后区 13,156
--- arteries 臂后区动脉 270
--- epifascial vessels 臂后区浅静脉 258
--- nerves 臂后区神经 270
-- vessels 臂后区血管 266
- calcanea [Calx] 足跟区 13
- cervicalis 颈区
-- anterior 颈前区 12,60
-- lateralis 颈外侧区 12,60
-- posterior 颈后区 13,58,130
--- nerves 颈后区神经 129-130
--- vessels 颈后区血管 129
- cruris 小腿区 406
-- anterior 小腿前区 12-13,294,418-419
-- posterior 小腿后区 12-13,295,420-422
- cubitalis 肘区
-- anterior 肘前区 12,60
--- nerves 肘前区神经 257,260
--- veins 肘前区静脉 257,260
-- arteries 肘部动脉 276
-- nerves 肘部神经 276
-- posterior 肘后区 13
--- arteries 肘后区的动脉 277
--- epifascial vessels and nerves 肘后区的浅静脉和神经 258
--- nerves 肘后区的神经 277
-- veins, varieties 肘部静脉变异 259
- deltoidea 三角肌区 12-13,58,60,156
-- arteries 三角肌动脉 271
-- epifascial vessels and nerves 三角肌浅血管和神经 257-258
-- nerves 三角肌神经 271
- epigastrica 腹上区 12,60
- femoris 股区
-- anterior 股前区 12,294,404,408-410
-- posterior 股后区 13,295,405,412-415
- genus 膝区
-- anterior 膝前区 12,294,404
-- posterior 膝后区 13,295
- glutealis 臀区 13,58,295,405,412-415
- hypochondriaca 季肋区 12,60
- inframammaria 乳房下区 12,60
- infrascapularis 肩胛下区 13,58
- inguinalis 腹股沟区 12,60,294,404
-- lymph nodes 腹股沟淋巴结 403
- lumbalis 腰区 13,58,131
- mammaria 乳腺区 12,60
- nuchalis, vessels and nerves 颈区,血管和神经 128
- occipitalis 枕区 13
-- vessels and nerves 枕区血管和神经 128-129
- pectoralis 胸区 12,60
- pedis 足区 406

- presternalis 胸骨前区 12,60
- pubica [Hypogastrium] 耻骨区[下腹区]12,60
- sacralis 骶区 13,58
- scapularis 肩胛区 13,58
- sternocleidomastoidea 胸锁乳突肌区 11,60
- surae 腓肠区 13
- thoracica lateralis 胸外侧区 264-265
-- superficial lymph vessels and nodes 胸外侧区浅淋巴管和淋巴结 254
-- vessels and nerves 血管和神经 265
--- epifascial vessels and nerves 胸外侧区浅血管和神经 256
- umbilicalis 脐区 12,60
- urogenitalis 尿生殖区 12,60
- vertebralis 脊柱区 13,58
Regions of thebody 身体部位 12-13
Ren 肾脏的 16-17,49,92,137
Reposition, limbs 复位,肢体复位 8
Restless leg 不宁腿 389
- Plexus sacralis lesion 骶丛损伤致不宁腿 387
Rete 网
- acromiale 肩峰网 118,245,263
- articulare 关节网
-- cubiti 肘关节网 243,278
--- collateral arteries 肘关节网副动脉 243
--- recurrent arteries 肘关节网返动脉 243
-- genus 膝关节网 393-394,396-397,410,419
- calcaneum 跟骨动脉网 396,422,425-426
- carpale 腕网
-- dorsale 腕背网 283-285
-- palmare 腕掌动脉网 285
- malleolare 踝网
-- laterale 外踝网 419,423
-- mediale 内踝网 423
- patellare 髌网 404,408
-- manus 手的 261
-- pedis 足的 400,406
-- venosum dorsale 足背静脉网
- Reticular cells 网状细胞 42
Retinaculum(-a) 支持带
- cutis 皮支持带 51
- Musculorum 肌支持带
-- extensorum 伸肌支持带
--- (Manus) (手) 157,188,202,207-210,212-213,220,283-284
--- (Pes) (足) 366-367,372,374-375
--- inferius(Pes) 伸肌下支持带(足) 350,373,407,418-419
--- superius(Pes) 伸肌上支持带(足) 350
-- fibularium [peroneorum] 腓骨肌支持带[膜] 367,369-371,373-374,420-421
-- flexorum 屈肌支持带
--- (Manus) (手) 186,214-217,239,241,250,285,287
--- (Pes) (足) 369-371,373,390,420-421,424-426
- patellae 髌支持带
-- laterale 髌外侧支持带 321,326,350,430
-- mediale 髌内侧支持带 321,326,364,430
Retraction, temporomandibular joint 后移,颞下颌关节 8
Retroposition, tibia 后移,胫骨 306
Retrotorsion, humerus 后倾,肱骨 164
Retroversion 后伸
- acetabulum 髋臼后伸 317
- shoulder joint 肩关节后伸 174
- tibia 胫骨后伸 306
Retrusion, temporomandibular joint 后移,颞下颌关节 8
Rheumatoid arthritis 类风湿关节炎 29
Rib erosion 肋骨侵蚀 65
- aortic isthmus stenosis 主动脉峡部狭窄 65
Rib-spinejoints 肋椎关节 80-81
- connections 肋椎关节连接 82
- ligaments 肋椎关节韧带 81
Ribs 肋骨 65-66
- accessory 副肋 62
- anomalies 肋骨变异 65
- depression (by the Mm. intercostales interni) 降肋(肋间内肌)106
- development 肋骨生长 62
- elevation(by the Mm. intercostales externi) 提肋(肋间外肌)106
- false 假肋 62,66
- floating 浮肋 62
- fractures 肋骨骨折 64
- free 浮肋 66
- true 真肋 62,66
- two-headed 双头肋 65
Rickets(vitamin D deficiency), pelvis deformity 软骨症(维生素D缺乏),骨盆畸形 63
Romberg's knee phenomenon Romberg膝关节现象 385
Roof of shoulder 肩关节顶 173
Root sheath 根鞘 52
- connective tissue 结缔组织根鞘 52
- inner 内根鞘 52
- outer 外根鞘 52
Rostral/rostralis 喙/吻 9

Rotation 旋转 7
- knee joint 膝关节旋转 331
- spine 脊柱旋转 8
Rotator cuff 肩袖 189
- kinematics 运动学 189
Rotator cuff 肩袖
- muscles 肩袖肌 189
Rotter's lymph nodes(Nodi lymphoidei axillares interpectorales) Rotter 淋巴结(胸肌间淋巴结) 140

S

Sacral kyphosis 骶曲 68
Sacral triangle 骶骨三角 13
Sacralisation 骶化 67
Sacroiliac joint 骶髂关节 316
Sacrum 骶骨 75-76
- differences in both sexes 骶骨的性别差异 76
Saddle joint 鞍状关节 28
Sagittal axis 矢状轴 7
Sagittal layer, radiological 矢状层,放射学 7
Sagittal plane 矢状面 7
Scaphoid fractures 舟状骨骨折 184
Scapular plane 肩胛平面 161
Scapula 肩胛骨的 20,35,58,94-95,160-161,163,172
- alata 翼状肩 231
- X-ray 肩胛骨 X 线检查 47
Scheuermann's disease Scheuermann 病 88
Schober's sign Schober 征 110
Sciatica 坐骨神经痛 382
Scintigraphy, thyroid 显像,甲状腺 48
Sclerosis, Anulus fibrosus 硬化,纤维环 93
Sclerotome 生骨节 61
- caudal/cranial 尾侧生骨节/颅侧生骨节 62
Scoliosis 脊柱侧凸 63,68
Sebaceous glands 皮脂腺 51
Secondaryfollicles, lymph nodes 次级卵泡,淋巴结 42
Sensory deficiencies, ulnar nerve lesion 感觉消失,尺神经损伤 241
Sentinel lymph node 哨位淋巴结 42
- breast cancer 乳腺癌哨位淋巴结 141
Septum 隔
- femorale 股隔 411
- intermusculare 肌间隔
- - brachii 臂肌间隔
- - - laterale 臂外侧肌间隔 157,188,199-200,207-209,270,286
- - - mediale 臂内侧肌间隔 157,197-198,202-205,238,240,266,286
- - cruris 小腿肌间隔
- - - anterius 小腿前肌间隔 366-367,431-432
- - - posterius 小腿后肌间隔 369,432
- - femoris 股肌间隔
- - - laterale 股外侧肌间隔 429
- - - mediale 股内侧肌间隔 429
- - - posterius 股后肌间隔 429
- - vastoadductorium 大收肌 357,394,409
- nasi 鼻中隔 49
- scroti 阴囊隔 149
Sesamoid bones 籽骨 20
- patella 髌骨 320
Sexual characteristics, secondary 性征,第二性征 4
Sexual function, disorders 性功能,性功能障碍 389
Sharpey's fibres Sharpey 纤维 23
Shingles 带状疱疹 15
- Herpes zoster 带状疱疹 142
Shoulder 肩
- arteries 肩部动脉 244-245,271
- blade anastomoses 肩胛动脉吻合 246-247
- blade 肩胛骨 163
- epifascial vessels 肩胛部浅血管 257-258
- girdle 肩带 161
- - muscles 肩带肌 190-191,194,195
- - range of motion 肩带的运动范围 161
- muscles 肩肌 186-187,189,192-195
- - dorsal 肩后肌 187,192,199,200
- - ventral 肩前肌 186
- nerves 肩部神经 271
- - epifascial nerves 肩部浅神经 258
- separation 肩分离 185
- veins 肩的静脉 257
Shoulder joint 肩关节 172-175,189
- abduction 肩关节外展 174
Shoulder joint 肩关节
- adduction 肩关节内收 174
- anteversion 肩关节屈 174
- axillary lesion 腋窝病变 233
- ball-and-socket joint 球窝关节 174
- dislocation 肩关节脱臼 173,185
- elevation 肩关节上提 174
- external rotation 肩关节旋外 174
- internal rotation 肩关节旋内 174
- painful arch 疼痛弧 175
- range of motion 肩关节活动范围 174

- repositioning of dislocation 肩关节复位 185
- retroversion 肩关节伸 174
- X-ray 肩关节 X 射线检查 182
Simian hand 猿手 239
Sinister(left) 左边的 9
Sinus 窦
- frontalis 额窦 50
- lactiferi 输乳管窦 139
- maxillaris 上颌窦 49
- sagittalis superior 上矢状窦 130
- tarsi 跗骨窦 310,348
- transversus 横窦 130
- valvulae 静脉窦 38
Sinus(reticular) wall cell 网状细胞 42
Sinuses, coronal CT 鼻窦,冠状位 CT 49
Skeletal muscles, structure 骨骼肌,结构 32
Skeletal system 骨骼系统 20
Skeleton 骨骼 20
- ossification 骨化 25
- upper limb 上肢骨 160
Skin 皮肤
- blister formation (Bullae) 皮肤水疱形成(大疱)51
- layers 皮肤层次 51
- tension lines 皮肤张力线 14
Sliding hernia (axial) 滑动疝(轴向) 95,117
Small intestine (Intestinum tenue) 小肠 17
Solar plexus (Plexus solaris) 腹腔神经丛 44
Sole of the foot (Planta pedis) 足底
- arteries 足底动脉 427
- - deep layer 深层足底动脉 399,426
- - middle layer 中层足底动脉 425
- - superficial layer 浅层足底动脉 398,424
- Muscles 足底肌
- - deep and deepest layer 足底深层和最深层肌 379
- - middle layer 足底中层肌 378
- - superficial layer 足底浅层肌 377
- Nerves 足底神经
- - deep layer 足底深层神经 426
- - middle layer 足底中层神经 425
- - superficial layer 足底浅层神经 424
Somites 体节 61
- division 体节分化 61
Spasticity 痉挛 204
- M. iliopsoas 髂腰肌痉挛 357
- N. obturatorius, increased muscle tone 闭孔神经,肌张力增加 409
Spatium 间隙
- epidurale 硬膜外隙 87,93,131,133,135
- intercostale 肋间隙 63
- retropubicum 耻骨后隙 150
- subarachnoideum 蛛网膜下隙 131,133
- subdurale 硬膜下隙 131,133,135
Special lamellae 特化骨板 23
Spermatic cord 精索 147,149
- content 精索内容物 147
Spermatocele 精子囊肿 147
Spieghel's hernia Spieghel 疝 109
Spina 脊柱的,棘
- bifida 脊柱裂 62,92
- - Klippel-Feil syndrome Klippel-Feil 综合征 92
- Iliaca 髂棘
- - anterior 髂前棘
- - - inferior 髂前下棘 300-301
- - - superior 髂前上棘 49,59,102-103,107-108,294,300-301,313,350,353,354,358,388,411
- - posterior 髂后棘
- - - inferior 髂后下棘 300-301,344
- - - superior 髂后上棘 98,103,300-301,314,344
Spina *脊柱的,棘*
- ischiadica 坐骨棘 300-301,344-345,361
- scapulae 肩胛冈 58,94,103,157,163,174,188,195
Spinal joints 脊柱关节
- movement directions 脊柱关节运动方向 110
- Scoliosis 脊柱侧弯 68
Spinal nerves 脊神经 44,132-134
- loss of sensitivity 脊神经感觉缺失 15
Spinal radicular syndrome 脊髓神经根综合征 87
Spine 脊柱 48,67-68
- CT 脊柱 CT 检查 92
- extension 脊柱伸 79
- flexion 脊柱屈 79
- ligaments 脊韧带 79,81-82
- metastases point 转移点 89
- movement terms 脊柱运动模式 8
- MRI 脊柱 MRI 检查 93
- nerves 脊柱神经 135
Spinotransverse system, deep muscles of the back 棘突横突肌,背部的深层肌肉 97
Spleen(Splen/Lien) 脾 16-17
Splen [Lien] 脾 16-17
Splenium corporis callosi 胼胝体压部 50

Spondylolisthesis 脊椎前移 73,91
Spondylolysis 椎骨脱离 73
Spondylophytes 椎体骨赘 93,132
Spongiosa(spongy bone tissue) 骨松质(松质骨组织)21
Spongious trabeculae 骨松质骨小梁 23,304
Steppage gait 跨阈步态 337,387
Sternal bars 胸骨条 62
Sternal tap 胸骨柄穿刺 24,77
Sternoclavicular joint, ball-and-socket joint 胸锁关节,球窝关节 78
Sternum 胸骨 20,63,77-78
- articular connections 胸骨关节连结 78
- development 胸骨发育 62
- fusion disorders 胸骨融合障碍 62
Stomach(Gaster) 胃 16-17
Stratum 层
- fibrosum 纤维层 23,32
- osteogenicum 成骨层 23
- papillare 乳头层 51
- synoviale 滑膜层 32
Subcutis 皮下组织 51-52
Subluxation, atlantoaxial 半脱位,寰枢椎 85
Substantia 物质
- compacta 骨密质 21,303
- spongiosa 骨松质 21,303,305
Sulcus 沟、裂
- analis 肛裂 295
- arteriae 动脉沟
- - subclaviae 锁骨下动脉沟 65
- - vertebralis 椎动脉沟 65,86
- calcanei 跟骨沟 311
- costae 肋骨沟 80
- glutealis 臀沟 295,350,405
- intertubercularis 结节间沟 164-165,182
- malleolaris 腓踝沟 306-307,334
- musculi subclavii 锁骨下肌沟 162
- nervi 神经沟
- - radialis 桡神经沟 165,200,268
- - spinalis 脊神经沟 65,70
- - ulnaris 尺神经沟 165,240
- obturatorius 闭孔沟 300
- sinus sigmoidei 乙状窦沟 84-85
- tali 距骨沟 311
- tendinis/tendinum musculi 肌腱沟
- - fibularis longi 腓骨长肌腱沟 309,311
- - flexoris hallucis longi 踇长屈肌腱沟 310-311
- venae subclaviae 锁骨下静脉沟 65
Superficial/superficialis 浅表的 9
Superior 上面的 9
Supination(position) 旋后(方位)
- ankle joint, lower 踝关节旋后 342
- elbow joint 肘关节旋后 177
- forearm, bone connections 前臂旋后 178
- limbs 肢体旋后 8
- trauma of the upper ankle joint 上踝关节后旋 336
Supinator canal 旋后肌管 236,273,276-277
Supinators, lower leg 旋后肌,小腿 365
Supporting and movement muscles 张力性肌和运动肌 31
Supraspinatus tendon, degenerative changes 冈上肌腱,退行性病变 175
Sura 腓肠 295
Surface anatomy 表面解剖
- female 女性的表面解剖 4-5
- male 男性的表面解剖 4-5
Sustentaculum tali 载距突 309-311,338,348
Sutura 骨缝
- coronalis 冠状缝 7
- sagittalis 矢状缝 7
Sweat glands 汗腺 51
- eccrine 小汗腺 51
- excretory duct 汗腺排泄管 51
Sympathetic system(Sympathicus) 交感神经系统 45-46
Sympathetic trunk 交感干 45,134
Symphysis 联合
- intervertebralis 椎间盘 71
- manubriosternalis 柄胸结合 77-78
- pubica 耻骨联合 63,117,144,298,312,315-316,344,354,411
- xiphosternalis 剑胸结合 77
Synarthrosis 不动关节 26
Synchondrosis 软骨结合 26-27
- costae 胸肋结合 78
- manubriosternalis 柄胸结合 78
Syncytiotrophoblast 合胞体滋养层 18
Syndesmosis 韧带联合 26
- tibiofibularis 胫腓关节 296,334,348
Synostosis 骨性结合 26
Synovia 滑膜 29
- A-cells A 型滑膜细胞 27
- B-cells B 型滑膜细胞 27
Systemic circulation 体循环 37
- arteries 体循环动脉 36
- veins 体循环静脉 38

T

T-cell zone, lymph nodes T细胞区，淋巴结 42
Tabatière(Fovea radialis) 鼻烟窝 212,220,249,284
Talus 距骨 308-311,335,337,340,348,433
- ossification centres 距骨骨化中心 25
Tangential fibre zone, hyaline cartilage 正切纤维带，透明软骨 27
Tarsal tunnel 跗管 424
- syndrome 跗管综合征 420
- - anterior 前跗管综合征 391
- - medial 后跗管综合征 390
Tarsus 跗骨 296,308
Temporal pulse 颞动脉搏动 36
Temporomandibular joint, terms of movement 颞下颌关节，运动形式 8
Tendinous intersections 腱划 59,107-109
Tendon sheaths 腱鞘 32
- foot 足部腱鞘 372-373
- palmar, carpal and digital 腕掌和指腱鞘 216
- palm 手掌肌腱鞘 216
Tendons 肌腱
- chondral-apophyseal attachment zones 软骨-骨突附着区 33
- periosteal-diaphyseal attachment zones 骨膜-骨干附着区 33
- vector force 肌腱力向量 35
Tendovaginitis stenosans 狭窄性腱鞘炎 33
Tendo 肌腱 32
- calcaneus 跟腱 335-336,341,350, 352, 365, 367-371, 373, 420-422,433
- conjunctivus (tendinous archof M. transversus) 腹股沟镰(横腱弓)144,146
Tenosynovitis 腱鞘炎 33
Tension banding, Tractus iliotibialis 髂胫束 353,355
Tension lines, skin 张力线，皮肤 14
Terminal hair(long hair) 终毛(长毛)52
Terms of location/motion 方位/运动 8-9
Testis 睾丸
- testicular ectopy 睾丸异位 148
- testicular retention 睾丸滞留 148
Testis 睾丸
- testicular sheaths 睾丸鞘 147,149
- testicular torsion 睾丸扭转 147
Thalamus 丘脑 50
Thenar eminence 鱼际 156,186,214,287
Thigh 股的 4-5
- arteries 股动脉 392
- fascia 股阔筋膜 350
- muscles 大腿肌 353-354
- - dorsal(hamstring) 大腿后群肌(腘绳肌) 360-363
- - medial 大腿内侧肌群 355-357
- - - deep medial 大腿内侧深层肌 358-359
- - ventral 大腿前群肌 355-359
- nerves 股神经 404-405,408-410,412-415
- oblique section 大腿斜断面 428
- transverse section 大腿横切面 429
- vessels 股血管 408-410,412-415
- - epifascial 大腿浅血管 404-405
Thoracic 胸的
- kyphosis 胸椎后凸 68
- nerves 胸神经 44,134
- stomach 胃 116
- vertebrae (vertebral column, spine) 胸椎(脊柱)72
- - AP X-ray 前后位X线检查 89
- - structural features 胸椎结构特点 72
- - transition into the lumbar spine 向腰椎移行部 73
- - with spinal cord 有脊髓的胸椎 134
- wall 胸壁
- - arteries 胸壁动脉 122
- - dermatomes 胸壁的节段性 142
- - lateral 胸外侧壁 264
- - - epifascial vessels/nerves 胸外侧壁浅血管/神经 256
- - - lymph vessels/nodes, superficial 胸壁外侧淋巴管/淋巴结，浅表的 254
- - movements 胸壁运动 64
- - muscles 胸壁肌 103-105
- - - superficial layer 胸壁肌浅层 102
- - orientationlines 胸壁标志线
- - - in men 男性胸壁标志线 60
- - - in women 女性胸壁定向线 60
- - segmental sensory innervation 胸壁节段感觉神经支配 142
- - structure 胸壁结构 104
- - surface relief 胸壁体表标志 59
- - veins 胸壁静脉 122

Thorax 胸 4-5
- anterior wall 胸腔前壁 106
- bones 胸骨 63
- muscles 胸肌 188
- overview X-ray 胸腔 X 线全扫 47
- posterior wall 胸腔后壁 106
Thumb 拇指
- interphalangeal joint, extensor muscles 拇指指间关节,伸肌 213,221
- carpometacarpal joint 拇指腕掌关节 179-180
- - abduction 拇指腕掌关节展 180
- - adduction 拇指腕掌关节收 180
- - extension 拇指腕掌关节伸 180
- - flexion 拇指腕掌关节屈 180
- - range of motion 拇指腕掌关节活动范围 180
Thumb-little finger test 拇指-小指实验 239
- N. ulnaris, lesion 尺神经,损伤 241
Thyroid gland (Glandula thyroidea) 甲状腺 16
- scintigraphy 甲状腺显像 48
Tibia 胫骨 20,296,306-307,320-322,324-325,333-336,346-348,350,366,369-371,418,423,431-433
- connections 胫骨连结 334
- distal end 胫骨远端 334-335
- head of 胫骨头 50
- intraosseous access 胫骨骨内通路 397
- retroposition 胫骨后移 306
- retroversion 胫骨后倾 306
Tibial/tibialis 胫骨的 9
Tibialis compartment syndrome 胫骨筋膜综合征 391
Tide mark, hyaline cartilage 潮痕,透明软骨 27
Toes 足趾 158
- arterial blood supply, varieties 足趾动脉血供 427
- joints, range of motion 足趾关节,活动范围 342
Tonus, abnormal increase 痉挛,异常增加 204
Tossy's classification of acromioclavicular joint injury Tossy 肩锁关节损伤分类 185
Total endoprosthesis (TEP) 全假体 305,319
- gonarthrosis 膝关节病 305
Trabeculae 骨小梁 21,42
Trachea 气管 16,137
- X-ray 气管 X 线检查 47
Tractus 束
- horizontalis (Nn. lymphoidei inguinales) 水平束(腹股沟淋巴结) 124
- iliotibialis 髂胫束 350,353,355-356,360-361,366-367,412,429
- verticalis (Nn. lymphoidei inguinales) 垂直束(腹股沟淋巴结) 124
Transversal plane 横断面 7
Transverse axis 水平轴 7
Transversus muscle, tendinous arch (Tendo conjunctivus) 横肌,腱弓(腹股沟镰) 146
Trendelenburg's sign Trendelenburg 征 360
- small gluteal muscles, failure 臀小肌,失功能 389
Triceps slit 肱三头肌间隙 200,236,248,268-271
- vessels and nerves 肱三头肌间隙的血管和神经 127
Trigger finger 扳机指 33
Trigonum 三角
- arteriae vertebralis (vertebral triangle) 椎动脉三角 101,129
- clavipectorale (clavi-deltoideo-pectorale, Mohrenheim's fossa) 锁骨胸肌三角(Mohrenheim 窝) 12,60,102,263
- femorale 股三角 408
- femoris 股三角 12
- inguinale (Hesselbach's triangle) 腹股沟三角(Hesselbach 三角) 144
- lumbale 腰三角 94,103
- - inferius (Petit's triangle) 腰下三角(Petit 三角) 95
- - superius (Grynfelt's triangle) 腰上三角(Grynfelt 三角) 95
- lumbocostale (Bochdalek's triangle) 腰肋三角(Bochdalek 三角) 115-116
- sternocostale (cleft of Larrey) 胸肋三角 115,118,120
Trochanter 转子
- major 大转子 294-295,302-304,317,344-345,361-363,388
- minor 小转子 302-304,317-318,344-345,359,363,415
Trochlea 滑车
- fibularis 腓骨滑车 310-311
- humeri 肱骨滑车 164-165,176,183
- tali 距骨滑车 308,310-311,348
Trochoginglymus 屈戌关节 331
Trophoblast 滋养层 18
Truncus(-i) 干 4-5
- brachiocephalicus 头臂干 36,118
- bronchomediastinalis 支气管纵隔干 41,265
- coeliacus 腹腔干 36,46,49,114

- costocervicalis 肋颈干 122，246
- inferior(Plexus brachialis) 上干(臂丛)155,224-225
- intestinales 肠干 41
- jugularis 颈干 41,265
- lumbales 腰干 41
- lumbosacralis 腰骶干 151，380
- medius(Plexus brachialis) 中干(臂丛) 155,224-225
- nervi spinalis 脊神经干 44，132-135
- pulmonalis 肺动脉干 39
-- X-ray 肺动脉干 X 线检查 47
- subclavius 锁骨下干 41,140，265
- superior (Plexus brachialis) 上干(臂丛) 155,224-225
- sympathicus 交感干 46,115，132,134,151,225
- thyrocervicalis 甲状颈干 244,246
- tibiofibularis 胫腓干 417,422
- vagalis anterior/posterior 迷走神经前/后干/46
Trunk(Truncus) 躯干 4-5
- directions of movement 躯干的运动方向 110
- skeleton 躯干骨 63
-- bones 躯干骨 63-64
-- cartilage 躯干骨软骨 46,63-64
- Wall 躯干壁
-- anterior 躯干前壁
--- arteries 躯干前壁动脉 118
--- regional lymph nodes 躯干前壁局部淋巴结 124
--- superficial lymphatic trunks 躯干前壁浅表淋巴干 124
--- veins 躯干前壁静脉 120
--- vessels on the inner side 躯干前壁内面血管 123
Trunk(Truncus)wall 躯干壁
-- arteries 躯干壁动脉 119
-- defect,pedicle flap graft 缺损,带蒂皮瓣移植 94
-- development of 体壁的发育 61-62
-- female 女性躯干壁
--- pathways 通路 143
--- topography 局部解剖 143
-- posterior，superficial trunks 躯干后壁浅层 124
Trunk-arm muscles 躯干-臂肌
- deep layer 深层 95
- superficial layer 浅层 94
Trunk-shoulder girdle muscles 躯干-肩带肌
- deep layer 深层 95
- superficial layer 浅层 94
Tuba uterina 输卵管 403
- regional lymph nodes 输卵管局部淋巴结 125
- superficial and deep lymphatic vessels 输卵管浅和深淋巴管 125
Tuber 结节
- calcanei 跟骨结节 310-311，338-339,348,367-370,377-378
- ischiadicum 坐骨结节 300-301，314，344-345，354，361-362,388
Tuberculum 小结节
- adductorium 收肌结节 302-303,320
- anterius 前结节 65，70-71，92,106
- conoideum 锥状结节 162
- costae 肋结节 65,72,80
- dorsale 背结节 167
- iliacum 髂结节 301
- infraglenoidale 盂下结节 163,182
- intercondylare laterale/mediale 髁间外侧结节/髁间内侧结节 306,346
- laterale(Talus) 外侧结节(距骨) 311
- majus 大结节 164-165，173-175,182,189
- mediale(Talus) 内侧结节(距骨) 311
- minus 小结节 164-165,182
- musculi scaleni anterioris 前斜角肌结节 65
- ossis scaphoidei 舟骨结节 184
- posterius 后结节 65，70-71，86,88,92,98,100
- pubicum 耻骨结节 300-301，411
- supraglenoidale 盂上结节 163
Tuberositas 粗隆
- deltoidea 三角肌粗隆 164
- glutea 臀肌粗隆 302，304，361
- iliaca 髂骨粗隆 300
- ossis 骨粗隆
-- cuboidei 骰骨粗隆 309-310
-- metatarsi 跖骨粗隆 310
--- primi 第 1 跖骨粗隆 309
--- quinti 第 5 跖骨粗隆 308-309,337,372
-- navicularis 舟骨粗隆 309
-- sacri 骶骨粗隆 75-76
- phalangisdistalis 远节指骨粗隆
-- (Manus) (手远节指骨粗隆) 168-169
-- (Pes) (足远节趾骨粗隆) 309
- radii 桡骨粗隆 167,176,178，183
- tibiae 胫骨粗隆 50,294,306，320-321,324,334,346,366-367
- ulnae 尺骨粗隆 166,176
Tunica 膜

- dartos 肉膜 150
- vaginalis testis 睾丸鞘膜 147,150
Two-headed ribs 双头肋骨 65
Type A synoviocytes A 型滑膜细胞 27
Type B synoviocytes B 型滑膜细胞 27

U

Ulna 尺骨 20, 35, 159-160, 166, 168, 169, 176, 178-180, 183-184, 207-208, 211, 215, 287
Ulnar 尺骨的 9
- abduction 尺侧展 8
-- metacarpophalangeal joints 掌指关节尺侧展 181
-- wrist joints 腕关节尺侧展 180
- pulse 尺动脉搏动 36
Ultrasound,foetus 超声,胎儿检查 48
Umbilicalcord 脐带 19
Umbilical hernia 脐疝 112
Umbilicus 脐 111,113
Uncovertebral joints, arthrosis 钩椎关节,钩椎关节病 68
Uncus corporis(Proc. uncinatus) 椎体钩(钩突) 70-71,87,92
Upper limb(arm) 上肢(臂) 4-5,156,160
- anastomoses 上肢吻合 247, 269
- arteries 上肢动脉 267
- development 上肢发育 158
- fascia 上肢筋膜 157
- lateral side, arteries 上肢外侧,动脉 270-271
- MRI(magnetic resonance imaging) 上肢磁共振成像 286
- muscles 上肢肌 188,196
-- dorsal 上肢后群肌 187, 196,199-200,207-208
-- ventral 上肢前群肌 186, 196-199
- nerves 上肢神经 234, 266-267,270-271
-- epifascial 上肢浅神经 258
- rotational axis 上肢旋转轴 160
- surface relief 上肢体表标志 156
- transverse section 上肢横切面 286
- vessels 上肢血管 266
-- epifascial 上肢浅血管 258
Upside-down stomach 高位胃 116
Urachus 脐尿管 150
Ureter 输尿管 49,144
Urinary incontinence 尿失禁 387,389
Uterine 子宫的
- cancer,metastatic route 子宫癌,子宫癌转移途径 125
- epithelium 子宫上皮 18
- lumen 子宫腔 18
Uteroplacental circulation 子宫胎盘循环 18
Uterus 子宫 403
- regional lymph nodes 子宫局部淋巴结 125
- superficial and deep lymphatic vessels 子宫浅表淋巴管 125

V

Vagina 阴道
- regional lymph nodes 阴道局部淋巴结 125
- superficial/deep lymph vessels 阴道浅/深淋巴管 125
Vagina(-ae) 鞘
- carotica 颈动脉鞘 137
- communis tendinummusculorum 肌总腱鞘
-- fibularium [peroneorum] 腓骨肌总腱鞘 372-373
-- flexorum(Manus) 屈肌总腱鞘(手)216,239,241
- musculi recti abdominis 腹直肌鞘 102-103, 107-109, 111, 123,150
- synovialis 滑膜鞘 32
-- digitorum manus 手指滑膜鞘 216
- tendinis/tendinum 腱鞘 32, 186
-- (Manus) (手)216
-- (Pes) (足)372-373
-- digitorum pedis 趾肌腱鞘 373,377-378
-- dorsum manus 手背肌腱鞘 213
-- intertubercularis 结节间腱鞘 172,175,198
-- musculi 肌腱鞘
--- abductoris longi 长展肌腱鞘 213,216
--- extensoris 伸肌腱鞘
---- carpi radialis/ulnaris 桡侧腕伸肌腱鞘/尺侧腕伸肌腱鞘 213
---- digiti minimi 小指伸肌腱鞘 213
---- digitorum pedis longi 踇长伸肌腱鞘 372-373
---- digitorum 趾伸肌腱鞘 213,241
---- hallucis longi 踇长伸肌腱鞘 372-373
---- indicis 示指伸肌腱鞘 213
---- pollicis brevis 拇短伸肌腱鞘 213,216
---- pollicis longi 拇长伸肌腱鞘 213
--- lexoris 屈肌腱鞘
--- digitorum longi 趾长屈肌腱鞘 373

- - - - carpi radialis 桡侧腕屈肌 216,239,241,284
- - - - hallucis longi 踇长屈肌腱鞘 373,377
- - - - pollicis longi 拇长伸肌腱鞘 216,239,241
- - - tibialis 胫骨肌腱鞘
- - - - anterioris 胫骨前肌腱鞘 372-373
- - - - posterioris 胫骨后肌腱鞘 373
Vallum unguis 甲廓 53
Valvulae venosae 静脉瓣 38
Varicella zoster virus 水痘-带状疱疹病毒 15
Varices 静脉曲张 401
- portal hypertension 门静脉高压致静脉曲张 40
Varicocele 精索静脉曲张 147
Vas(-a)lymphaticum (-a)毛细淋巴管 41
- afferens 输入淋巴管 42
- efferens 输出淋巴管 42
Veins 静脉 38
- abdominal wall, anterior 腹壁前静脉 120
- systemic circulation 体循环静脉 38
- thoracicae wall 胸壁静脉 122
Vellus hair 毳毛 52
Vena(-ae) 静脉
- accessoria 副静脉 120-122
- auricularis posterior 耳后静脉 128-129
- axillaris 腋静脉 38,104,120,253-255,263-265
- azygos 奇静脉 38,40,115,120-122
- basilica 贵要静脉 38,157,252,254,257,259-260,286-287
- - antebrachii 前臂贵要静脉 252,259,261
- basivertebralis 椎体静脉 136
- brachialis 肱静脉 38,253,263,286
- brachiocephalica 头臂静脉
- - dextra 右头臂静脉 38,121-122
- - sinistra 左头臂静脉 38,120-122
- cava 腔静脉
- - inferior 下腔静脉 37-40,92,115-116,120-121
- - superior 上腔静脉 37-39,120-121
- - X-ray 腔静脉X线检查 47
- cephalica 头静脉 38,102,120,143,157,252-254,256-260,263-265,286-287
- - access for pacemaker/port systems 起搏器通路/头静脉系统 257
- - antebrachii 前臂头静脉 252,259-261
- - central venous catheter(CVC) 中心静脉导管 257
- cervicalis 颈静脉
- - profunda 颈深静脉 129
- - superficialis 颈浅静脉 143
- circumflexa 旋静脉
- - femoris lateralis/medialis 旋股外侧动脉/旋股内侧动脉 400
- - humeri posterior 旋肱后静脉 127,258,263
- - ilium 旋髂静脉
- - - profunda 旋髂深静脉 147
- - - superficialis 旋髂浅静脉 120-121,143,400,403-404,411
- - scapulae 旋肩胛静脉 127,263
- colica sinistra 左结肠静脉 40
- digitales 指静脉
- - dorsales pedis 趾背静脉 407
- - palmares 指掌侧静脉 253
- epigastrica(-ae) 腹壁静脉
- - inferior 腹壁下静脉 40,111,120-121,123,143-145,147
- - superficialis 腹壁浅静脉 40,120-121,143,400,403-404,411
- - superiores 腹壁上静脉 111,120,123,143
- femoralis 股静脉 38,114,117,120-121,144,146,357,400,404,408-411,428,429
- - thrombosis 股静脉血栓形成 401
- fibulares 腓静脉 400
- gastrica sinistra 胃左静脉 40
- glutea 臀静脉
- - inferior 臀下静脉 415,428
- - superior 臀上静脉 428
- hemiazygos 半奇静脉 40,115,121-122
- hepaticae 肝静脉 38,40,116
- iliaca 髂静脉
- - communis 髂总静脉 38,40
- - externa 髂外静脉 38,120-121,144,146,400,403,408,410
- - interna 髂内静脉 38,40,121,403
- iliolumbalis 髂腰静脉 121
- intercostalis(-es) 肋间静脉 104,117
- - anteriores 肋间前静脉 120,122
- - posteriores 肋间后静脉 105,120,122
- - superior 肋间上静脉 121-122
- - suprema 肋间最上静脉 121
- interossea(-ae) 骨间静脉 253
- - posterior 骨间后静脉 205
- intervertebralis 椎间静脉 136
- jugularis 颈静脉

- - anterior 颈前静脉 38
- - externa 颈外静脉 38,128,265
- - interna 颈内静脉 38,41,137
- lumbalis ascendens 腰升静脉 40,121,136
- mammaria interna 胸廓内静脉 122
- marginalis 缘静脉
- - lateralis 外侧缘静脉 406-407
- - medialis 内侧缘静脉 406-407
- mediana 正中静脉
- - antebrachii 前臂正中静脉 252,257,259-260,287
- - basilica 贵要正中静脉 259-260
- - cephalica 头正中静脉 259
- - cubiti 肘正中静脉 38,157,252,257,259-260
- mesenterica 肠系膜静脉
- - inferior 肠系膜下静脉 38,40
- - superior 肠系膜上静脉 38,40
- metacarpales palmares 掌心静脉 253
- obturatoria 闭孔静脉 144,409,411
- occipitalis 枕静脉 127-129
- ovarica 卵巢静脉 38
- paraumbilicales 附脐静脉 40,111,120,143
- pectorales 胸肌静脉 120
- perforans 穿静脉 406-407
- phrenicae inferiores 膈下静脉 40,115
- poplitea 腘静脉 38,50,369,400,412-414,416,420-421,430
- portae hepatis 肝门静脉 37-40
- profunda 深静脉
- - brachii 肱深静脉 127,253
- - femoris 股深静脉 38,400,410
- pudenda(-ae) 阴部静脉
- - externae 阴部外静脉 120-121,143,400,403-404,411
- - interna 阴部内静脉 414-415
- pulmonalis, X-ray 肺静脉,X线检查 47
- radiales 桡静脉 253
- rectalis(-es) 直肠静脉
- - inferiores 直肠下静脉 40
- - superior 直肠上静脉 40
- renalis 肾静脉 38,40
- sacralis 骶静脉
- - lateralis 骶外侧静脉 121
- - mediana 骶中静脉 121
- saphena 隐静脉
- - accessoria 副隐静脉 120,400,403-404
- - magna 大隐静脉 38,120,143,151,350,400,402,408,410-411,416,429-432
- - parva 小隐静脉 38,50,400,402,405-407,412,414,416,420,430-432
- scapularis dorsalis 肩胛背静脉 120
- sigmoidea 乙状结肠静脉 40
- spinalis posterior 腹后静脉 131
- splenica [lienalis] 脾静脉 38,40
- subclavia 锁骨下静脉 38,41,120,247,253
- subcostalis 肋下静脉 121
- subcutaneae abdominis 腹皮下静脉 143
- subscapularis 肩胛下静脉 263
- suralis 腓肠静脉 420
- testicularis 睾丸静脉 38,144,146
- thoracica 胸廓静脉
- - interna(mammaria) 胸廓内静脉 38,115,120,123,140,143
- - lateralis 胸外侧静脉 120,143,255,263-265
- thoracoacromialis 胸肩峰静脉 120
- thoracodorsalis 胸背静脉 120,263-264
- thoracoepigastrica 胸腹壁静脉 120,143,253,254,256,263-264

Vena(-ae) 静脉
- tibiales 胫静脉
- - anteriores 胫前静脉 38,400,418
- - posteriores 胫后静脉 38,400,420
- transversa colli 颈横静脉 128,265
- ulnares 尺静脉 253,287
- unbilicalis 脐静脉 39,144,150
- vertebralis 椎静脉 129
- vesicales 膀胱静脉 150

Venous star 静脉网 400,404

Venous valves 静脉瓣 38
- veins of the leg 小腿静脉瓣 401

Venter 腹
- (Musculus) (肌腹)32
- inferior(M. omohyoideus) 下腹(肩胛舌骨肌)194-195,197
- occipitalis(M. occipitofrontalis) 枕腹(枕额肌)129
- posterior(M. digastricus) 后腹(二腹肌)98,100-101
- superior(M. omohyoideus) 上腹(肩胛舌骨肌)265

Ventral 腹侧的 9

Ventriculus 室
- dexter 右心室 39
- lateralis 侧脑室 50

- sinister 左心室 39
- - X-ray 心室 X 线检查 47
Venules 小静脉 38
- high endothelial 高内皮静脉 42
Vermiform appendix (Appendix vermiformis) 阑尾 16-17
Vertebra(-ae) 椎骨
- cervicales 颈椎 20,67,70-71,88,92,130
- - X-ray 颈椎 X 线检查 88
- coccygeae 尾椎 76
- lumbales 腰椎 49,58,67,73,74,90-91,93
- - X-ray 腰椎 X 线检查 91
- - - dog-like figure (Scotty dog) 苏格兰狗(Scotty dog)91
- - - lateral 外侧腰椎 X 线检查 90
- prominens 隆椎 58,63,68,71,94,101
- thoracicae 胸椎 67,72-73
- - X-ray, anterior-posterior 胸椎前后位 X 线检查,89
Vertebrae 椎骨
- base plate 基板 74
- deck plate 盖板 74
- structural features 椎骨结构特点 72
Vertebral 椎骨的
- arch 椎弓
- - cleft formation 椎弓裂隙形成 68,73
- - connections 椎骨连结 81-82
- - interarticular portion 椎弓关节间部 72,90
- - isthmus 椎弓峡部 72,90
- - lateral clefts 椎弓侧裂 73
- - ligaments 椎弓韧带 82
- body 椎体 62
- - formation 椎体形成 62
- canal 椎管
- - arteries 椎管动脉 136
- - contents 椎管内容物 130,133,135
- - stenoses, dermatomes 椎管狭窄,胸节 227
- - veins 椎管静脉 136
- - vessels and nerves 椎管血管和神经 131
- fractures, osteoporosis 椎骨骨折,椎体骨质疏松症 90
- fusion 椎骨融合 62,88
- slippage 椎体滑脱 73,91
Vertebralis triangle (Trigonumarteriae vertebralis) 椎动脉三角 101,129
Vertical axis 垂直轴 7
Vesica 气囊
- biliaris [fellea] 胆囊 17,39
- urinaria 膀胱 114,144,146,150,403
Vinculum(-a) tendinum 腱纽
- breve 短腱纽 217
- longa 长腱纽 217
Virchow's gland Virchow 腺 265
Vola *see* Palma
Volar 手掌的 9
Volar flexion 掌屈 8
Volkmann's canal Volkmann 腔 23
Volume-rendering technique (VRT) 容积重建技术 49

W

Ward's triangle Ward 三角 22
Weber's
- classification Weber 分型 349
- fractures Weber 骨折 334,349
- - X-ray X 线检查 348-349
Wedge-shaped vertebra 楔形椎体 62
White spots, nail 白斑,指甲 53
Wrist drop, radial nerve lesion/damage 腕下垂,桡神经损伤 129,237
Wrist joint(s) 腕关节
- arthrosis 腕关节 184
- distal 腕关节远端 179
- dorsiflexion 腕关节伸 180
- ellipsoid joints 腕关节椭圆关节 180
- palmar flexion 腕关节屈 180
- proximal 腕关节近端 179
- radial abduction 腕关节收 180
- range of motion 腕关节活动范围 180
- ulnar abduction 腕关节展 180

X

X-knee (genu valgum) 膝外翻 296-297
X-ray X 线检查
- ankle joint fracture 踝关节骨折 X 线检查 348-349
- anterior-posterior 正位 X 线检查
- - Art. Genus 膝关节 X 线检查 346
- - hand 手的 X 线检查 184
- Art. cubiti 肘关节 X 线检查 183
- Art. talocalcaneonavicularis 距跟舟关节 X 线检查 348
- Art. talocruralis 踝关节 X 线检查 348-349
- Conventional 常规踝关节 X 线检查 47
- elbow joint 肘关节 X 线检查 183
- humeral fractures 肱骨骨折 X 线检查 182
- humeral head fracture 肱骨头骨折 X 线检查 182
- luxatio subcoracoidea 肩关节喙突下脱位 185
- pelvis of a man 男性骨盆 X 线检查 344
- pelvis 骨盆 X 线检查 344

-- lower ankle joint　下踝关节 X线检查 348
-- upper ankle joint　上踝关节 X线检查 348-349
- Weber's fracture　Weber 骨折 348-349

Y

Yolk sac　卵黄囊 19

Z

Zona　带
- arcuata　弓状带 144
- orbicularis　轮匝带 317
Zygapophysis superior(Proc. articularis)　上关节突 72
Zygote　受精卵 18

（乔　梁　霍奕鸣　译）